Inhalt – Kurzübersicht

Kay Goerke   Christa Junginger (Hrsg.)

PFLEGE KONKRET
Gynäkologie Geburtshilfe

PFLEGE KONKRET

Gynäkologie Geburtshilfe

Lehrbuch für Pflegeberufe

3., vollständig überarbeitete Auflage

Herausgeber:

Kay Goerke, Schwetzingen und Christa Junginger, München

Autoren:

Gisela Blaser (Texte Wickel und Auflagen), Angelika Ensel (Kap. 10, 11), Kay Goerke, Schwetzingen (Kap. 1–9, 17), Christa Junginger, Ulm (Kap. 2, 4–7, 10), Nicole Menche, Langen (Kap. 1–6, 8–16), Nicole Schulz, München (Kap. 15, 16), Michael Zimmer (Kap. 2)

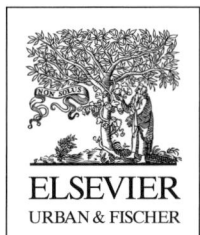

ELSEVIER
URBAN & FISCHER

URBAN & FISCHER

München · Jena

Zuschriften und Kritiken an

Elsevier GmbH
Urban & Fischer Verlag
Lektorat Pflege
Karlstraße 45
80333 München
E-Mail: pflege@elsevier.de

Wichtiger Hinweis für den Benutzer

Die Erkenntnisse in der Medizin unterliegen laufendem Wandel durch Forschung und klinische Erfahrungen. Verlag, Herausgeber und Autoren dieses Werkes haben große Sorgfalt darauf verwendet, dass die in diesem Werk gemachten therapeutischen Angaben (insbesondere hinsichtlich Indikation, Dosierung und unerwünschten Wirkungen) dem derzeitigen Wissensstand entsprechen. Das entbindet den Nutzer dieses Werkes aber nicht von der Verpflichtung, anhand der Beipackzettel zu verschreibender Präparate zu überprüfen, ob die dort gemachten Angaben von denen in diesem Buch abweichen und seine Verordnung in eigener Verantwortung zu treffen.

Bibliografische Information der Deutschen Nationalbibliothek

Die Deutsche Nationalbibliothek verzeichnet diese Publikation in der Deutschen Nationalbibliografie; detaillierte bibliografische Daten sind im Internet unter http://dnb.d-nb.de abrufbar.

Planung, Projektmanagement: Hilke Nüssler, München
Lektorat: Ina Pfitzer, Stuttgart, Barbara Pschichholz, Freiburg
Bildredaktion: Martina Gärtner, München
Herstellung: Nicole Ballweg, München
Satz und Bildbearbeitung: Kösel, Krugzell
Druck und Bindung: Printer Trento, Trento/Italien
Umschlaggestaltung: SpieszDesign, Neu-Ulm
Titelfotografie: Mike Sucker, Marburg

ISBN 978-3-437-25592-2

Aktuelle Informationen finden Sie im Internet unter der Adresse: **www.elsevier.com** und **www.elsevier.de**

Vorwort zur 3. Auflage

Alle Jahre wieder …

…bzw. alle 4 Jahre wieder, wenn man sich die Erscheinungsjahre der ersten (1998) und der zweiten Auflage (2002) vor Augen führt. Mit der kompletten Überarbeitung des Buches, das nun in der dritten Auflage vorliegt, haben Autoren und Herausgeber zum einen dem medizinischen Fortschritt Rechnung getragen, zum anderen konnten wir dadurch auch auf die vielen Wünsche und Zuschriften unserer Leserinnen und Leser eingehen.

Wir denken, dass die ausgewogene Kombination von Text, aussagekräftigen Bildern, Tabellen und Verständnisfragen wesentlich zum Erfolg des Buches beigetragen hat. Wir haben selbstverständlich dieses Konzept weiter geführt und ergänzt. Nicht nur als Lehrbuch, sondern auch als Nachschlagewerk bei der täglichen Arbeit hat sich das Buch im Stationsalltag wohl deshalb bewährt.

Auch im Hinblick auf das neue Krankenpflegegesetz und die neuen Ausbildungsrichtlinien für Pflegende rückt das ganzheitliche Verständnis von Pflege und Medizin immer mehr ins Zentrum. Auch dies haben wir bei der Überarbeitung berücksichtigt.

Wir sind natürlich weiterhin sehr gespannt und auch angewiesen auf Ihre Rückmeldungen. Denn nur mit ehrlicher Kritik unserer Leserinnen und Leser kann das Buch sich weiterentwickeln und verbessern.

Autorinnen und Autoren
Herausgeber, 2007

Aus dem Vorwort zur 1. Auflage

Noch ein Lehrbuch der Gynäkologie und Geburtshilfe für Pflegende und Hebammen?

In den letzten Jahren sind schon einige Lehrbücher der Gynäkologie und Geburtshilfe „speziell" für Pflegeberufe oder Hebammen neu erschienen. In der Praxis sind die Lernenden und Lehrenden mit diesem Lehrbuchmaterial aber unzufrieden: Die Pflegenden klagen, dass die Lehrbücher zu „medizinlastig" sind und die Pflege nur in Form von Fallbeispielen oder als Anhängsel in diesen Büchern erscheint. Die Hebammen sind froh darüber, dass es inzwischen überhaupt Lehrbücher für sie gibt, doch wünschen sich viele von ihnen eine bessere Vernetzung von Medizin- sowie Pflegewissen mit dem Know-how, das sie als Hebammen täglich unter Beweis stellen müssen.

Nach vielen Gesprächen mit Pflegenden und Hebammen entschlossen wir uns, uns an dieses Buch heranzuwagen, das diesen Wünschen besser Rechnung tragen soll. Dabei ist uns aber bewusst, dass der Schwerpunkt dieses Buches auf der Pflege liegt und ein Hebammenkernlehrbuch

(noch) nicht ersetzen kann. Das Ziel von *Pflege konkret Gynäkologie Geburtshilfe* ist allerdings auch nicht nur die reine Wissensvermittlung, sondern auch, für jede Berufsgruppe Verständnis zu wecken und somit ein Miteinander insbesondere in der Klinik zu fördern, dabei jedoch die Interessen der Patientinnen nicht außer acht zu lassen.

Schließlich neigen wir Hebammen, Pflegende und auch Ärzte dazu, die Patientin nur noch als Patientin zu sehen und dabei zu vergessen, dass sich hinter der Patientin eine Frau verbirgt, die ebenso wie wir in ihrem Alltagsleben ihre Frau steht und als mündiger Mensch behandelt werden möchte. Des Weiteren haben gerade wir Autor*innen* versucht, uns nicht nur von einer gewissen Distanz aus in die Rolle der Patientinnen hineinzuversetzen, sondern als „vielleicht einmal Betroffene" bzw. als „bereits Betroffene" zu schreiben und das zu Papier zu bringen, was uns in dieser Lage wichtig war bzw. gewesen wäre. Dabei hoffen wir, mit der Buchreihe *Pflege konkret* den richtigen Rahmen für diese Anliegen gefunden zu haben.

Kennzeichnend für die *PFLEGE KONKRET* Reihe sind:

- Konsequente Ausrichtung der Stoffauswahl auf die Bedürfnisse der Pflegenden: Häufige Krankheiten werden sehr ausführlich und seltene Krankheiten nur knapp behandelt
- Durchgehende Verzahnung von Pflege und Medizin: Pflege- und Medizintexte sind, wo immer möglich, unmittelbar miteinander verzahnt. Dies macht die Zusammenhänge zwischen ärztlichem und pflegerischem Planen und Handeln deutlich
- Standardisierte Gliederung nahezu aller Kapitel des Werkes, um das rasche Nachschlagen wie auch das effiziente Lesen und Lernen zu erleichtern
- Durchgängiges Farbleitsystem: Pflegetexte, Medizintexte und Texte zu anatomischen und (patho-)physiologischen Grundlagen sind durch verschiedene Farben gekennzeichnet und dadurch leicht voneinander zu unterscheiden

- Ausführliche Darstellung von diagnostischen und therapeutischen Prinzipien, denen in bisherigen Lehrbüchern für die Pflege kaum Raum eingeräumt wurde. Im Arbeitsalltag entfällt jedoch ein ganz erheblicher Teil der Arbeitszeit der Pflegenden auf die Unterstützung bei diagnostischen und therapeutischen Maßnahmen
- Durchgängige didaktische Hilfsmittel: Nicht nur das Farbleitsystem des Werkes, sondern auch verschiedenfarbige Kästen für Definitionen, wichtige Krankheitslehre- und Pflegeinhalte, Notfälle und Literaturtipps bzw. Kontaktadressen erleichtern die Orientierung im Buch. Daher ist es möglich, sich sekundenschnell zurechtzufinden, und das Buch auch als kompetentes und praxisorientiertes Nachschlagewerk zu nutzen
- Wiederholungsfragen am Ende jeden Kapitels ermöglichen aktives Lernen und Wiederholen der zentralen Informationen.

PFLEGE KONKRET Gynäkologie Geburtshilfe optimal nutzen:

Benutzerhinweis

Wo ist das Inhaltsverzeichnis?

Pflege konkret Gynäkologie Geburtshilfe enthält kein ausführliches Gesamtinhaltsverzeichnis am Anfang des Buches, sondern eine Kurzübersicht. Am Anfang eines jeden Kapitels finden Sie dann eine Übersichtsseite mit einer ausführlichen Kapitelgliederung. Weiter hat das Buch ein sehr ausführliches Register, über das sich am schnellsten eine bestimmte Information finden lässt.

Farbleitsystem

Das Buch nutzt bei den Überschriften und „Textkästen" ein durchgängiges Farbleitsystem. So lässt sich der jeweilige Informationsschwerpunkt des nachfolgenden Textes auf einen Blick erkennen. Dabei werden folgende Leitfarben verwendet:

Grün	**Informationsschwerpunkt Pflege**
	🛏 Hervorgehobene Info für die Pflegenden

Blau	**Informationsschwerpunkt Krankheitslehre und klinische Medizin**
	🔎 Hervorgehobene Info aus Krankheitslehre und klinischer Medizin Informationsschwerpunkt Pharmakotherapie (Arzneimittelbehandlung)
	🔖 Kurze Info aus dem Bereich Arzneimitteltherapie
	Pharma-Info. Ausführliche Übersicht der Einsatzgebiete, Vor- und Nachteile einer Arzneimittelgruppe und sich bei der Therapie ergebende Pflegeprobleme

Gelb	**Definitionen**
	⦂ Prägnante Definitionen von Krankheiten, diagnostischen und therapeutischen Methoden

Rosa	**Warnhinweise oder Notfälle**
	! **Vorsicht**-Kasten. Warnhinweise für die Pflegenden
	🚨 **Notfall**-Kasten. Erstmaßnahmen und Verhaltensregeln für die Pflegenden bei Notfällen

Wiederholungsfragen

An jedem Kapitelende befinden sich Wiederholungsfragen, die die Kernpunkte des Kapitels nochmals aufgreifen und eine kompakte Stoffwiederholung ermöglichen.

Abbildungen

Studieren Sie das Bildmaterial! Ein Bild sagt mehr als viele Worte – rund 600 Abbildungen machen gerade die schwierigen Zusammenhänge anschaulich.

Die Abbildungen sind jeweils kapitelweise nummeriert, wobei die Tabellen der leichteren Auffindbarkeit wegen mit den Bildern und „Pharma-Infos" durchlaufend mitgezählt wurden.

Vernetzungen und Querverweise

Die Texte eines Lehrbuchs für Pflegeberufe lassen sich nicht wie eine Perlenkette Fakt für Fakt und Satz für Satz aneinanderreihen. Die alle Körpersysteme, psychischen und sozialen Funktionen umfassenden Anforderungen der Pflege bilden ein hochgradig *vernetztes* System. *Pflege konkret Gynäkologie Geburtshilfe* erleichtert hier das Lernen durch viele tausend Querverweise, die Anknüpfungspunkte bieten, um erfolgreich lernen und Inhalte vernetzen zu können.

Gewichtete Terminologie

In der Pflege und Medizin herrscht ein Neben- oder Durcheinander von lateinischen, griechischen, deutschen und neuerdings auch englischen Fachbegriffen. Dieses Buch hilft Ihnen, den jeweils gängigsten Begriff zu erkennen. Bei der Erstnennung eines Begriffes werden die zugehörigen Fachwörter in allen relevanten Versionen bzw. Sprachen vorgestellt, der am häufigsten verwendete aber wird in Fettschrift und die weniger gebräuchlichen in Klammern und Kursivschrift genannt, z. B.

AIDS (*acquired immune deficiency syndrome*, erworbenes Immuno-Defizienz-Syndrom).

Abkürzungen

Die im Werk verwendeten Abkürzungen finden Sie vorne im Buch. Eine Liste der wichtigsten medizinischen Fachbegriffe ist am Anfang des Buches abgedruckt.

Kleingedrucktes

Anliegen der Autorinnen und Autoren war es, die Inhalte von *Pflege konkret Gynäkologie Geburtshilfe* den Bedürfnissen der Pflegenden auszurichten und eine Überfrachtung des Buches mit Detailwissen zu vermeiden. Dennoch hat jede Klinik durch ihre jeweils besondere fachliche Ausrichtung eigene Schwerpunkte in der Ausbildung, weshalb oft weitere klinische Informationen mit abgedeckt werden mussten. Daher wurden auch Informationen aufgenommen, die möglicherweise nicht für alle Pflegenden von Bedeutung sind.

Inhalte, die nicht zentrale Bausteine der entsprechenden Kapitel darstellen, wurden daher in kleinerer Schrift gehalten.

Geschlechter- und Personenansprache in diesem Buch

Die Autorinnen und Autoren haben lange darüber nachgedacht, wie sie in der Schreibweise der Tatsache gerecht werden können, dass Patienten, Pflegende, Ärzte und Angehörige anderer Berufsgruppen Frauen *und* Männer sind.

Die konsequente Lösung, nämlich die durchgängige Verwendung der femininen *und* maskulinen Schreibweise würde die Lesbarkeit der Texte erheblich erschweren, z. B. Patient/Patienten. Deshalb wird in diesem Buch immer nur eine Form oder ein neutraler Begriff, z. B. „Pflegende", verwendet – gemeint sind dabei aber stets beide Geschlechter!

Berufsbezeichnung für Pflegende

Mit Einführung des neuen Krankenpflegegesetzes lautet die Berufsbezeichnung Gesundheits- und Krankenpflegerin/-pfleger bzw. Gesundheits- und Kinderkrankenpflegerin/-pfleger. Hierbei handelt es sich um eine geschützte Berufsbezeichnung. Alle Personen, die bereits die Berufsbezeichnung Krankenschwester bzw. -pfleger oder Kinderkrankenschwester bzw. -pfleger tragen, dürfen sich seit dem 1. Januar 2004 ebenfalls Gesundheits- und Krankenpflegerin usw. nennen.

Die Berufsbezeichnungen sind für die Lesbarkeit eher umständlich und lang. Daher wird in *Pflege konkret Gynäkologie Geburtshilfe* stets von Pflegenden oder Pflegekraft gesprochen. Gemeint sind hiermit stets die Personen, die eine dreijährige Ausbildung absolviert und das Recht erworben haben, eine der oben genannten Berufsbezeichnungen zu tragen. Die Auszubildenden in diesen Berufen werden ebenfalls einbezogen, wenngleich sie viele Pflegetätigkeiten erst nach Abschluss der Ausbildung eigenverantwortlich ausführen dürfen.

Im allgemeinen Sprachgebrauch werden auch Angehörige als „Pflegende" bezeichnet, z.B. wenn sie einen pflegebedürftigen Verwandten zu Hause betreuen. Um hier eine Unterscheidung zu treffen, werden pflegende Angehörige stets als „Angehörige" und nicht als „Pflegende" bezeichnet.

Literatur und Kontaktadressen

Neu gestaltet ist die Angabe von Literatur und Kontaktadressen am Ende eines jeden Kapitels. Als Erstes finden Sie hier die Literaturnachweise, diese Angaben beziehen sich sowohl auf die Literatur, die die Autoren bei der Erstellung ihrer Texte verwendet haben, als auch auf weiterführende Literatur. Die Kontaktadressen bieten Ihnen die Möglichkeit zu Experten, Selbsthilfegruppen usw. Kontakt aufzunehmen.

Pharma-Info

Um dem Wunsch vieler Auszubildender nach umfassenden Informationen über die häufig eingesetzten Arzneimittel gerecht zu werden, gibt es die Rubrik „Pharma-Info". Hier findet sich (fast) alles, was für die Pflegenden zu Medikamenten und Medikamentengruppen wissenswert ist.

Die Erkenntnisse in der Arzneimitteltherapie unterliegen einem laufenden Wandel. Die Herausgeber und Autoren dieses Buches haben große Sorgfalt darauf verwendet, dass die in diesem Werk gemachten therapeutischen Angaben (insbesondere hinsichtlich Indikation, Dosierung und unerwünschten Wirkungen) dem derzeitigen Wissensstand entsprechen. Das entbindet den Nutzer dieses Werkes aber nicht von der Verpflichtung, anhand Beipackzettel zu verschreibender Präparate zu überprüfen, ob die dort gemachten Angaben von denen in diesem Buch abweichen und seine Verordnung in eigener Verantwortung zu treffen.

Wichtige Fachbegriffe in Medizin und Pflege

Ätiologie	Ursache(n) einer Erkrankung
afferent	zum Zentrum hinführend
Aminosäure	Grundmolekül der Eiweiße
Anatomie	(griech. zerschneiden), Lehre vom Bau der Körperteile
Anastomose	operativ hergestellte Verbindung
Antigen	Struktur, die eine Immunreaktion des Organismus auslösen kann
Antikörper	vom Abwehrsystem produzierter Abwehrstoff
Aorta	Körperschlagader
Arteriosklerose	„Gefäßverkalkung"
aspirieren	ansaugen
autonom	selbständig
benigne	gutartig
Chromosom	Träger von Erbinformation
dexter, dextra	rechts
DNA	(engl. Abk. für Desoxyribonuklein-säure, kurz DNS) Erbsubstanz
dys...	Wortteil für krankhafte Störung eines Zustands oder einer Funktion
efferent	vom Zentrum wegführend
Elektrolyt	(gelöstes) Körpermineral, z.B. Natrium oder Kalium
endogen	im Körper selbst entstehend
exogen	von außen
extra	außerhalb von
fixieren	befestigen
gastrointestinal	den Magen-Darm-Trakt betreffend
Gen	Erbanlage
genital	zu den Geschlechtsorganen gehörend
hormonal	das innersekretorische System betreffend
hyper...	das normale Maß übersteigend
hypo...	das normale Maß unterschreitend
Hypophyse	Hirnanhangdrüse
Hypothalamus	wichtiger Abschnitt des Zwischenhirns
Immunität	erworbene Abwehrkraft gegen Krankheitserreger
Indikation	„Heilanzeige", Kriterium, bei dessen Vorliegen ein bestimmtes Verfahren zu wählen ist
injizieren	einspritzen
Insuffizienz	unzureichende Funktionstüchtigkeit
intrazellulär	innerhalb der Zellen
ischämisch	nicht (ausreichend) durchblutet
Joule	Einheit für Energie – sowohl bei der Berechnung von Nahrungsmitteln (4,1 Joule = 1 kcal [Kilo-Kalorie]) als auch in der Elektrizitätslehre
Kapillare	kleinstes Blutgefäß
kardiovaskulär	das Herz-Kreislauf-System betreffend
Karzinom	bösartiger epithelialer Tumor
kaudal	Richtung Fuß
Koma	tiefe Bewusstlosigkeit
Kompensation	Ausgleich
komprimieren	zusammenpressen

kranial	Richtung Kopf
lateral	seitwärts, von der Medianebene entfernt
maligne	bösartig
Manifestation	Offenbarwerden, zu Tage treten
medial	in der Mitte gelegen, mittelwärts
Membran	dünne Scheidewand
Morbus	Krankheit (Abk. M.)
motorisch	die Bewegung betreffend
nerval	durch das Nervensystem vermittelt
oral	den Mund betreffend, durch den Mund
Parasympathikus	„entspannungs-" und regenerationsorientierter Teil des vegetativen Nervensystems
Parenchym	Organfunktionsgewebe
parenteral	unter Umgehung des Magen-Darm-Traktes
Pathologie	Lehre von den erkrankten Geweben
peri ...	um ... herum
Physiologie	Lehre von den normalen Körpervorgängen, Grundlagenfach der Medizin
post...	nach, hinter
prä...	vor
primär	erstrangig, auch: ursprünglich, ohne andere Ursachen
Prognose	zu erwartender Krankheitsverlauf
Protein	Eiweiß
pulmonal	die Lunge betreffend
Punktion	Einstechen
reflektorisch	auf dem Reflexwege
rektal	den Mastdarm betreffend
retro...	zurück-, rückwärts liegend
Rezeptor	„Empfänger" für bestimmte Reize oder Stoffe
Rezidiv	Rückfall
Sekretion	Ausscheidung
sekundär	nachfolgend, als Folge einer Erkrankung
sensibel	die Sinne betreffend, empfindungsfähig
sensorisch	die Sinne betreffend, empfindungsfähig
sinister, sinistra	links
spinal	das Rückenmark betreffen
superfizial	oberflächlich, zur Körperoberfläche hin
superior	oberer
Sympathikus	„leistungsorientierter" Teil des vegetativen Nervensystems
Symptom	Krankheitszeichen
Syndrom	Symptomenkomplex, Gruppe von Krankheitszeichen
Trauma	Verletzung, Wunde
Tumor	Geschwulst
Ulkus	Geschwür
vegetativ	das autonome (vegetative) Nervensystem betreffend
ventral	bauchwärts, vorn
zerebral	das Gehirn betreffend

Abkürzungsverzeichnis

↑	Werte ansteigend bzw. oberhalb der Norm
↓	Werte abfallend bzw. unterhalb der Norm
☞	vergleiche mit, siehe, Querverweis
<	kleiner
>	größer
®	Registered Name, Handelsname
A. Aa.	Arterie, Arterien (lat. Arteria, Arteriae)
Abb.	Abbildung
Abk.	Abkürzung
ACTH	Adrenokortikotropes Hormon
AIDS	Aquired Immune Deficiency Syndrome
Amp.	Ampulle
Ätiol.	Ätiologie
ATL	Aktivitäten des täglichen Lebens
AZ	Allgemeinzustand
BB	Blutbild
BE	Broteinheit
BGA	Blutgasanalyse
BSG	Blutsenkungsgeschwindigkeit
BZ	Blutzucker (korrekt: Blutglukosekonzentration)
bzw.	beziehungsweise
ca.	circa (ungefähr)
Ca^{2+}	Kalzium-Kation
Ch	Charrière (1 Ch = 1/3 mm Durchmesser)
Cl$^-$	Chlor-Anion
CK	Zervikalkanal
CT	Computertomogramm
CTG	Cardiotokogramm
d.h.	das heißt
EKG	Elektrokardiogramm
evtl.	eventuell
fl	Femtoliter (10^{-15} Liter)
FSH	Follikelstimulierendes Hormon
ggf.	gegebenenfalls
h	Stunde
Hb	Hämoglobin
HbF	Fetales Hämoglobin
HCG	Humanes Choriongonadotropin
HIV	Humanes Immundefizienz Virus
IE	Internationale Einheit
i.m.	intramuskulär
IUP	Intrautereinpessar
i.v.	intravenös
K$^+$	Kalium-Kation
kg	Kilogramm
kJ	Kilojoule
KG	Körpergewicht
l	Liter
lat.	lateinisch
M.	Morbus
M., Mm.	Muskel, Muskeln
max.	maximal
mind.	mindestens
Min., min	Minute
MRT	Magnetresonanztomographie
µg	Mikrogramm (10^{-6} g)
µl	Mikroliter (10^{-6} l)
mg	Milligramm
ml	Milliliter
ms	Millisekunde(n)
N., Nn.	Nerv, Nerven (lat. Nervus, Nervi)
ng	Nanogramm (10^{-9} g)
nl	Nanoliter (10^{-9} l)
Na$^+$	Natrium-Kation
NW	Nebenwirkung(en)
OP	Operation
Pat.	Patient, Patientin
p.c.	Post conceptionem (= nach der Befruchtung)
PE	Probeexzision
p.m.	post menstruationem (= nach der Menstruation)
postop.	postoperativ (nach der Operation)
präop.	präoperativ (vor der Operation)
QF	Querfinger
RH	Releasing Hormon
Rö	Röntgen
RR	Blutdruck
s.c.	subcutan (unter die Haut)
Sek., s	Sekunde
Std.	Stunde
Supp.	Suppositorium (Zäpfchen)
Tab.	Tabelle
Tabl.	Tablette(n)
Tr.	Tropfen
U	Unit (engl. Einheit)
u.a.	unter anderem
usw.	und so weiter
u.U.	unter Umständen
v.a.	vor allem
V.a.	Verdacht auf
V., Vv.	Vene, Venen (lat. Vena, Venae)
Vit.	Vitamin(e)
z.B.	zum Beispiel
ZNS	Zentrales Nervensystem (Gehirn und Rückenmark)
ZVD	Zentraler Venendruck
zz., zzt.	Zurzeit

Abbildungsnachweis

Der Verweis auf die jeweilige Abbildungsquelle befindet sich bei allen Abbildungen im Buch am Ende des Legendentextes in eckigen Klammern.

A218: K. Goerke, A. Valet: Gynäkologie und Geburtshilfe, Kurzlehrbuch, 2. Aufl., Gustav Fischer Verlag, 1997

A300: Reihe Klinik- und Praxisleitfaden, Urban & Fischer Verlag

A300-157: S. Adler, Lübeck, in Verbindung mit der Reihe Klinik- und Praxisleitfaden, Elsevier GmbH, Urban & Fischer Verlag

A300-190: G. Raichle, Ulm, in Verbindung mit der Reihe Klinik- und Praxisleitfaden, Elsevier GmbH, Urban & Fischer Verlag

A300-215: S. Weinert-Spieß, Neu-Ulm, in Verbindung mit der Reihe Klinik- und Praxisleitfaden, Elsevier GmbH, Urban & Fischer Verlag

A400: Reihe Pflege konkret, Elsevier GmbH, Urban & Fischer Verlag

A400-120: M. und P. Gusta, Stuttgart, in Verbindung mit der Reihe Pflege konkret, Elsevier GmbH, Urban & Fischer Verlag

A400-157: S. Adler, Lübeck, in Verbindung mit der Reihe Pflege konkret, Elsevier GmbH, Urban & Fischer Verlag

A400-190: G. Raichle, Ulm, in Verbindung mit der Reihe Pflege konkret, Elsevier GmbH, Urban & Fischer Verlag

A400-215: S. Weinert-Spieß, Neu-Ulm, in Verbindung mit der Reihe Pflege konkret, Elsevier GmbH, Urban & Fischer Verlag

B109: M. Oethinger (Hrsg.): Mikrobiologie und Immunologie, 8. Aufl., Jungjohann Verlag, 1994

C105: K. Bork: Haut und Brust, Gustav Fischer Verlag, 1995

C160: T. Fujita, K. Tanaka, J. Tokunaga: Zellen und Gewebe, Gustav Fischer Verlag, 1986

E105: E. Petersen: Infektionen in Gynäkologie und Geburtshilfe, Thieme Verlag, Stuttgart, 1988

E106: G. Martius et al. (Hrsg.): Lehrbuch der Gynäkologie und Geburtshilfe, 2. Aufl., Thieme Verlag, Stuttgart, 1996

E107: L. Nilsson: Ein Kind entsteht, Bonniers, Schweden

E143: Recom Verlag, Baunatal

E175: J. Murken (Hrsg.): Pränatale Diagnostik und Therapie, 2. Aufl., Enke Verlag, Stuttgart, 1987

F115: M. J. Roede, J. C. van Wieringen: Tijdschrift voor Sociale Gezondheidszorg, Growth Diagrams 1980, Jaargang 63, Niederlande, 1985

J520-246: Getty Images Deutschland GmbH, München

J520-257: T. May, Getty Images Deutschland GmbH, München

J520-258: A. Neal, Getty Images Deutschland GmbH, München

J600-122: Ph. Plailly, Focus Photo- und Presseagentur GmbH, Hamburg

J640: Mauritius, Mittenwald

J660: MEV Verlag, Augsburg

J666: PhotoDisc, Seattle

J667: GettyImages/PhotoDisc

J668: Corbis,

J669: Digital Stock, USA

J710-004: T. May, Getty Images, München

J720: Superbild/B.S.I.P.

J782: BilderBox, Thening, Österreich

K115: A. Walle, Hamburg

K156: D. Lamb, Fort Bragg, Kalifornien

K160: H.-D. Beyer, Berlin

K183: E. Weimer, Würselen

K206: R. Frommann, Hamburg

K225: DOEHRINGs, Lübeck

L109: G. und A. Cornford, Reinheim

L190: G. Raichle, Ulm

M123: T. Dirschka, R. Hartwig, Bochum

M161: M. Zimmer, Bammental

M204: M. Heinz, Berlin

M295: N. Schulz, München

M296: G. Blaser, Bornheim-Sechten

O136: H. Eisele, Aalen

O144: A. Lehmann, Ulm

O145: A. Unseld, Langenau

O150: C. Kodsi, Stuttgart

O166: M. Asmussen, Dänemark

O174: W. Engelhardt, Augsburg

O177: S. Schmidt, Ulm

O199: C. Schwerdt, München

O408: M. Gärtner, Gauting

O422: R. Pecka, München

R120: U. Welsch: Sobotta Lehrbuch Histologie, Elsevier GmbH, Urban & Fischer, München 2003

S106: Christophers, Ständer: Haut- und Geschlechtskrankheiten, 6. Aufl., Urban & Schwarzenberg, München, 1997

T112: Prof. Bennek, Universität Leipzig, Kinderchirurgie, Leipzig

T122: A. Lentner, Aachen

T128: U. Augenstein, Singen

T129: W. Kriegel, RWTH-Aachen, Abteilung für Verbrennungschirurgie und Plastische Chirurgie, Aachen

T156: F. Bahlmann, Universitäts-Frauenklinik, Mainz

T157: M. Köller, Kreiskrankenhaus Kirchheim/Teck

T170: E. Walthers, Marburg

T181: Schmidt von Rohrscheidt, Irschenberg

T192: K. Goerke, Medizinisches Zentrum für Frauenheilkunde und Geburtshilfe, Marburg

T193: A. Hasenburg, Herne

T194: S. Dieterle, Herne

T196: P. Kaiser, Müllheim

U119: Brompton GmbH, Berg

U132: Whitehall-Much GmbH, Münster

U133: KCI Medicus, Höchstadt/Eich

U134: Unipath GmbH, Köln

U135: Hoechst AG, Frankfurt/M.

U136: Hoffmann La Roche AG, Basel

U140: tyco healthcare GmbH, Neustadt-Donau

U143: Hollister, Unterföhring

U144: Medela Medizintechnik, Oberschleißheim

U150: bioMérieux Deutschland GmbH, Nürtingen

U163: Boehringer Mannheim; Mannheim

U223: B. Braun Melsungen AG, Melsungen

U234: Boehringer Ingelheim Pharma KG, Ingelheim am Rhein

V154: JOBST GmbH, Emmerich

V158: AMOENA GmbH & Co., Raubling

V168: Rhombo-Medical, Ochsenfurt

V169: Nestlé, München

V220: Paul Hartmann AG, Heidenheim

V226: Gazelle Technologies Inc., USA

V392: Mapa GmbH, NUK Stillhilfen, Leven

V390: Domo Vital Vertriebs GmbH, Rosendahl/Dorfeld

V391: bio-medicare, Pirmasens/Erlenbrunn

V393: Emil Leipold GmbH, Ahorn

W180: Nationale Gesundheitssurveys der Deutschen Herz-Kreislauf-Präventionsstudie 1984–1986 und 1990–1991

W181: Gemeinsamer Bundesausschuss (G-BA), juristische Person des öffentlichen Rechts, Siegburg

W183: Arbeitsgemeinschaft Freier Stillgruppen Bundesverband e.V., Würzburg

W184: Landesverein für Innere Mission in Schleswig-Holstein, Rickling

W244: Deutsche AIDS-Hilfe e.V., Berlin

W252: gegen-Mißbrauch e.V., Göttingen

X114: G. Wöllner, Ulm

X211: U. Sulkowski, Münster

X218: Praxis Dr. Fritzenschaft, Kempten

Abbildungsnachweis für die Kapiteleingangsfotos:

Kap. 1, 3, 9: Photo Disc, Seattle

Kap. 2: E. Weimer, Würselen

Kap. 4: DOEHRINGs, Lübeck

Kap. 5, 6, 12: MEV Verlag, Augsburg

Kap. 7, 13, 16: Gazelle Technologies Inc., USA

Kap. 8: C. Baker, Getty Images, München

Kap. 10, 15: R. Pecka, München

Kap. 11: Petit Format/Nestle, Focus Photo- und Presseagentur GmbH, Hamburg

Kap. 14: B. Wolf, Getty Images, München

Notfälle in *PFLEGE KONKRET Gynäkologie Geburtshilfe:*

1 Der Weg zur Diagnose in der Gynäkologie

: **Gynäkologie:** *Frauenheilkunde.* Befasst sich mit Prophylaxe, Diagnose sowie konservativer und operativer Therapie von gutartigen und bösartigen Erkrankungen der weiblichen Geschlechtsorgane und der weiblichen Brust. Darüber hinaus gehören zu diesem Fach die Empfängnisverhütung, die Diagnose und Therapie von hormonellen Störungen der Frau, die Fortpflanzungsmedizin und zusammen mit Psychologen die Therapie sexueller Störungen.

Eng verzahnt ist die Frauenheilkunde mit der *Geburtshilfe* (☞ Kap. 10). Daher werden Gynäkologie und Geburtshilfe zu *einem* medizinischen Fachgebiet zusammengefasst (✉ 1).

Neben der Diagnose und Therapie von aktuellen Beschwerden spielt die Früherkennung von Krebserkrankungen eine große Rolle. Leider gehen viele Frauen aus Scham und Angst ungern zum **Gynäkologen.** Da den Frauen diese Gefühle meist nicht vollständig durch das vor der gynäkologischen Untersuchung stattfindende Gespräch genommen werden können, berücksichtigen Arzt und Pflegende diese Gefühle bei der Untersuchung. Insbesondere die Erklärung über die Untersuchung und das Eingehen auf die individuellen Bedürfnisse der Patientin können die Situation erleichtern. Hierzu gehört z. B., den Wunsch einer Patientin nach einer Ärztin als Untersucherin zu berücksichtigen und darauf zu achten, Doppeluntersuchungen durch Stations- und Ober- bzw. Chefarzt zu vermeiden.

⚕ Bei längerer Berufstätigkeit kann durch die tägliche Routine die Sensibilität des Arztes und der Pflegenden für Schamgefühle der Patientinnen abnehmen. Um die eigene Sensibilität zu erhalten, ist es sinnvoll, sich immer wieder gedanklich in die Lage der Patientinnen zu versetzen: Wie würde man sich selbst an Stelle der Patientin auf dem gynäkologischen Untersuchungsstuhl fühlen? Wie fühlt man sich, wenn außer Arzt und Pflegeperson plötzlich noch andere Personen während der Untersuchung anwesend sind, die der Patientin vielleicht nicht einmal vorgestellt wurden? Sich solche Fragen zu stellen ist wichtig, um dem natürlichen Schamgefühl der Patientin mit der notwendigen Sensibilität zu begegnen.

1.1 Anamnese

Die gynäkologische Diagnostik beginnt mit der Erhebung der allgemeinen und der **gynäkologischen Anamnese.** Dies dient einerseits der Kontaktaufnahme mit der Patientin, andererseits der Eingrenzung möglicher Erkrankungen.

Die Ausführlichkeit richtet sich nach dem Krankheitsbild: Hat die Patientin akute, starke Beschwerden, behandelt der Arzt zunächst diese, ehe er sich nach der genauen Familienanamnese erkundigt. Er fragt insbesondere nach:
- Den aktuellen Beschwerden, insbesondere dem Schweregrad, dem zeitlichen Auftreten und dem Verlauf der Beschwerden

- Dem Zeitpunkt der letzten Menstruation (angegeben wird der erste Tag der letzten Blutung) und Zyklusstörungen
- Der ersten Regelblutung (*Menarche*) und/oder der letzten Regelblutung überhaupt (*Menopause*)
- Einer bestehenden Schwangerschaft (*Gravidität*)
- Bisherigen Schwangerschaften und Geburten einschließlich Fehlgeburten (*Abort* ☞ 12.2.1), Schwangerschaften außerhalb der Gebärmutter (*Extrauteringraviditäten* ☞ 12.1) und Schwangerschaftsabbrüchen (*Abruptio* ☞ 9.5)
- Früheren Erkrankungen der Genitalorgane, z. B. *Adnexitiden* (Entzündungen der Eierstöcke und Eileiter ☞ 4.4.1) oder des äußeren Genitale (☞ Abb. 4.1)
- Vorangegangenen Operationen insbesondere im Unterbauch, da dann z. B. Verwachsungen als Ursache für Schmerzen oder Sterilität in Frage kommen können
- Der Einnahme von Medikamenten einschließlich der „Pille"
- Derzeit oder früher angewendeten Verhütungsmaßnahmen (Kontrazeption)
- Allgemeinerkrankungen, da beispielsweise ein Diabetes mellitus Vaginalinfektionen (☞ 4.6.1) begünstigt
- Erkrankungen in der Familie, insbesondere Fehlbildungen (☞ 14.2.6), Fehlgeburten oder bösartige Erkrankungen.

Nach der Erhebung der Anamnese erläutert der Arzt der Patientin die weiteren anstehenden Untersuchungsschritte.

1.2 Untersuchung der Brust

Anatomie und Physiologie der weiblichen Brust ☞ 3.1

Ob die **Untersuchung der Brust** vor oder nach der gynäkologischen Untersuchung stattfindet, ist von den Gepflogenheiten des Untersuchers und der Fragestellung abhängig: Sucht die Patientin ihren Arzt z. B. nicht nur wegen einer gynäkologischen Routineuntersuchung auf, sondern auch wegen eines unklaren Befundes bei der Selbstuntersuchung ihrer Brust (☞ 3.2.1), wird der Arzt in der Regel mit der Untersuchung der Brust beginnen, um die Patientin nicht länger im Ungewissen zu lassen.

Grundsätzlich sollte die Frau nur so weit entkleidet sein, wie für die jeweilige Untersuchung notwendig ist. Wird die Brust zuerst untersucht, braucht die Frau zunächst nur den Oberkörper zu entkleiden. Anschließend zieht sie sich wieder an und macht für die gynäkologische Untersuchung den Unterleib frei.

☞ Ist von vornherein sicher, dass eine der Brüste pathologisch verändert und die andere gesund ist, untersucht der Arzt in der Regel zunächst die gesunde Seite. So kann er sich ein Bild davon machen, was für die gerade zu untersuchende Frau „normal" ist, ehe er die pathologisch veränderte Brust untersucht und beurteilt.

Die Untersuchung der Brust besteht aus drei Abschnitten:
- **Inspektion,** um *Größen- und Formungleichheiten* der Brüste und Mamillen sowie Hautveränderungen (z. B. *Orangenhaut* ☞ 3.3.2) zu erkennen. Zunächst betrach-

1

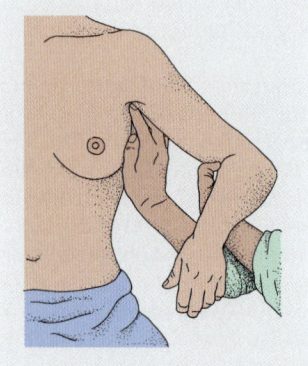 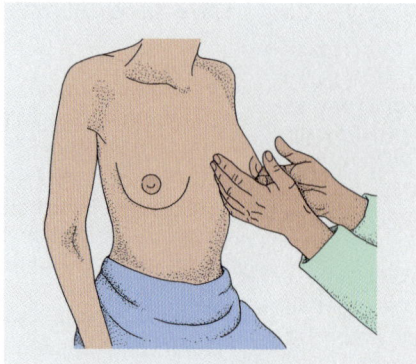 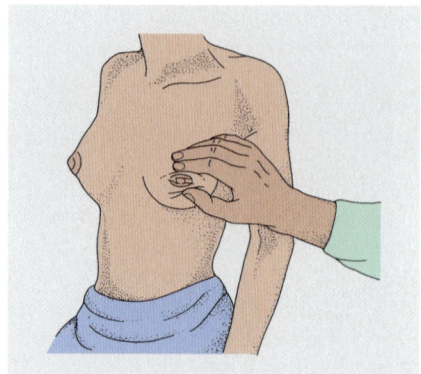

Abb. 1.1–1.3: Der Untersucher palpiert zum einen die axillären Lymphknoten (links). Zum anderen tastet er die Brust mit den Fingern durch streichende Bewegung Richtung Brustwarze ab, während er einen leichten Druck auf die Brustwand ausübt (Mitte). Hierbei wird systematisch Quadrant für Quadrant vorgegangen (oben-außen, oben-innen, unten-innen und unten-außen). Anschließend wird die Region hinter dem Warzenhof (Areola) gesondert abgetastet (rechts). [A400-120]

tet der Untersucher die Brust bei locker nach unten hängenden Armen. Danach lässt er die Patientin die Arme über den Kopf heben und sie anschließend langsam wieder senken. Dadurch wird die Brustdrüse gegenüber dem Brustmuskel bewegt. Ist es bereits zu Anheftungen (Fixierungen) zwischen Brustdrüse und Brustmuskel gekommen, werden diese während der Untersuchung durch Hauteinziehungen sichtbar

- **Abtasten** der Brüste (☞ auch Abb. 1.1–1.3). Dabei achtet der Untersucher insbesondere auf Knoten und Schmerzen. Auffällige Befunde werden genau beschrieben und dokumentiert, z. B. „ca. 1,5 mal 1 cm großer, glatt begrenzter, nicht druckschmerzhafter, gegenüber Unterlage und Haut gut verschieblicher derber Knoten bei 1.00 Uhr, 3,5 cm von der Mamille entfernt". Sekretionen aus den Mamillen (☞ 3.3.3) können durch Druck auf die Region hinter der Mamille (☞ Abb. 3.7) festgestellt werden. Tritt Sekret aus, wird häufig ein zytologischer Abstrich (☞ 1.5.2) angefertigt
- **Abtasten der Lymphknotenregionen** in den Achselhöhlen ober- und unterhalb des Schlüsselbeins sowie am Hals, um vergrößerte Lymphknoten z. B. durch Metastasen bei Brustkrebs zu erfassen.

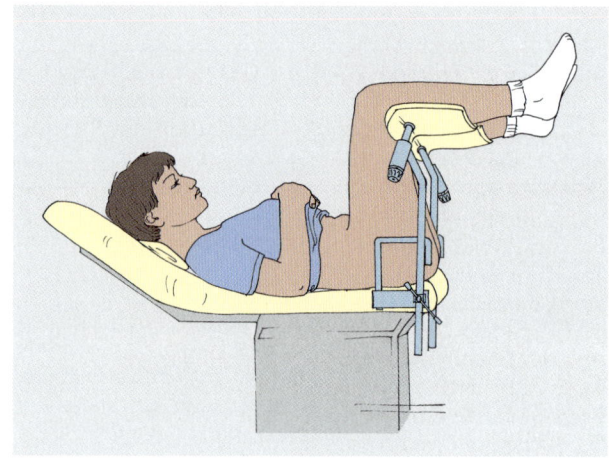

Abb. 1.6: Die Frau liegt auf dem Rücken in *Steinschnittlage*. Die Beine sind gespreizt, Hüfte/Knie gebeugt. Die Unterschenkel liegen in den Beinschalen, das Gesäß überragt knapp die Kante des Stuhls. So ist eine weitgehend entspannte Lage der Frau und die bestmögliche Palpation der inneren Geschlechtsorgane möglich. [A400-215]

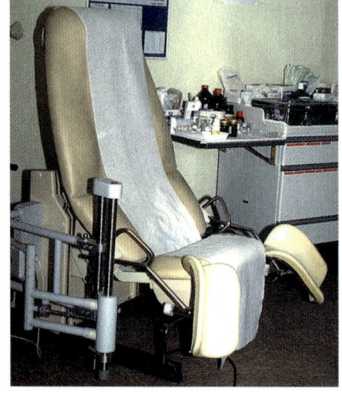 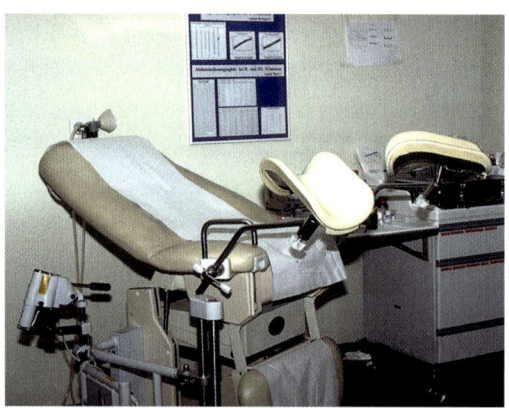

Abb. 1.4 und Abb. 1.5: Höhenverstellbarer gynäkologischer Stuhl. Beim Hinsetzen muss die Frau mit dem Gesäß ganz bis zur Rückenlehne rutschen (links). Unmittelbar vor der Untersuchung wird der Stuhl elektrisch hochgefahren und nach hinten gekippt (rechts), die Sitzfläche wird manuell nach unten weggeklappt. Nach der Untersuchung wird die Sitzfläche wieder hochgeklappt und der Stuhl heruntergefahren. [T193]

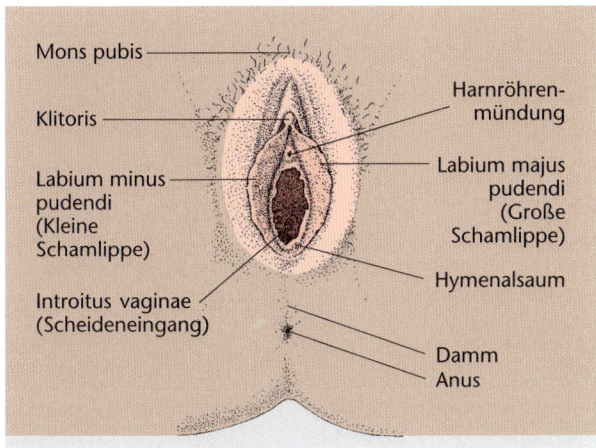

Abb. 1.7: Genitale. Anders als in Abb. 4.1 ist das Hymen auf dieser Abb. durch Kohabitation eingerissen. Es steht nur noch ein schmaler Saum (Hymenalsaum). [A400-190]

1.3 Gynäkologische Untersuchung

Aufgaben der Pflegenden bei der gynäkologischen Untersuchung ☞ 1.3.5

Da eine volle Harnblase bei der Untersuchung stört, wird die Frau vor der Untersuchung aufgefordert, Wasser zu lassen und dabei wird in manchen Fällen eine Urinprobe in einem Becher für mögliche weitere Untersuchungen zurückgestellt. Dann entkleidet die Frau in einer Kabine den Unterleib und nimmt auf dem mit Ärztekrepp abgedeckten gynäkologischen Stuhl Platz. Die eigentliche Lagerung auf dem Untersuchungsstuhl erfolgt erst unmittelbar vor der Untersuchung, um diese unangenehme Zeit für die Frau möglichst kurz zu halten.

🛏 Für ältere Patientinnen ist der Stuhl meist recht unbequem. Ein Kissen im Nacken- oder LWS-Bereich erleichtert diesen Frauen die Lagerung. Das Rückenteil darf nicht zu flach gestellt werden, da Probleme mit der Atmung auftreten können.

Aus juristischen Gründen sollte bei jeder gynäkologischen Untersuchung eine Krankenschwester oder Arzthelferin anwesend sein. Dies dient zum einen dem Selbstschutz des Arztes. So gäbe es Zeugen, falls die Patientin ihn z. B. wegen unsittlichen Berührens anklagen würde. Zum anderen fühlen die Patientinnen sich häufig wohler und sicherer, wenn eine Frau bei der Untersuchung anwesend ist. Bei Kindern sollte die Mutter anwesend sein können.

1.3.1 Untersuchung von Abdomen und Leisten

Zunächst stellt sich der Untersucher seitlich zur Patientin und tastet das Abdomen ab. Dabei achtet er vor allem auf Schmerzen und auffällige Tastbefunde wie z. B. eine vergrößerte Leber oder klopfschmerzhafte Nierenlager. Anschließend tastet er beidseits die Leistenregionen ab, da sich hier bei bösartigen Erkrankungen im Genitalbereich vergrößerte Lymphknoten finden können.

1.3.2 Inspektion

Anatomie und Physiologie der weiblichen Geschlechtsorgane ☞ 4.1

Nach der Untersuchung von Abdomen und Leisten wird die Genitalregion untersucht. Hierzu setzt sich der Arzt in der Regel hin. Wichtig für die Pflegenden sind jetzt das Einstellen der Lichtquelle und die Vorbereitung der notwendigen Materialien, z. B. zur Abstrichentnahme.

Bei der **Inspektion der Vulva** (☞ Abb. 1.7) werden die kleinen Schamlippen (*Labia minora*) sowohl von der Außen- als auch von der Innenseite betrachtet. Der Arzt achtet auf:
- **Behaarungstyp.** Eine übermäßige Schambehaarung z. B. mit Übergreifen auf die Oberschenkelinnenseiten kann auf eine vermehrte Produktion männlicher Sexualhormone hinweisen **(Hyperandrogenämie)**
- **Klitoris.** Vergrößerungen der Klitoris treten bei Hyperandrogenämie auf, z. B. beim **adrenogenitalen Syndrom** *(AGS)*, einer genetisch bedingten Erkrankung, die mit unterschiedlichen Enzymdefekten einhergeht und u. a. zu einer vermehrten Bildung von Androgenen in der Nebennierenrinde führt. Nach der Beurteilung der Klitoris wird das Häutchen um die Klitoris herum *(Präputium clitoridis)* vollständig zurückgezogen, um die sich hier häufig bildenden Vulvakarzinome (☞ 4.6.3) erkennen zu können
- **Hautveränderungen.** Ein Weißwerden der Haut (Leukoplakie) kann Hinweis auf eine Hauterkrankung wie z. B. Lichen sclerosus et atrophicans sein, die mit Schrumpfung der obersten Hautschichten und starkem Juckreiz einhergeht
- **Hymen** *(Jungfernhäutchen).* Ist das Hymen intakt oder eingerissen (☞ Abb. 1.7) bzw. liegt eine **Hymenalatresie** (griech. atresie: ohne Öffnung = *Verschluss der Vagina* ☞ Abb. 1.8) vor?
- **Blutungen,** beispielsweise aus der Vagina oder Harnröhre
- **Entzündungen** (☞ 4.6.1)
- **Fluor** *(Ausfluss),* meist als Zeichen einer Entzündung (☞ 4.3.1)

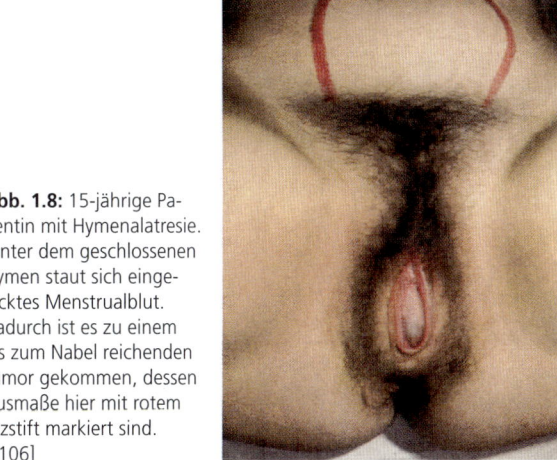

Abb. 1.8: 15-jährige Patientin mit Hymenalatresie. Hinter dem geschlossenen Hymen staut sich eingedicktes Menstrualblut. Dadurch ist es zu einem bis zum Nabel reichenden Tumor gekommen, dessen Ausmaße hier mit rotem Filzstift markiert sind. [E106]

1

- **Parasiten** wie z.B. Filzläuse oder Krätzmilben
- **Ulzera**, z.B. als Kratzdefekte bei Entzündungen, aber auch beim Vulvakarzinom (☞ 4.6.3)
- **Tumoren**, d.h. Schwellungen bei Entzündungen oder bösartigen Erkrankungen (☞ 4.6.3).

1.3.3 Spekulumuntersuchung

Spekula (lat. spekulum: Spiegel) dienen der Entfaltung der Vagina und der Darstellung der *Portio* (der Teil der Zervix, der in die Vagina hineinragt). Sie werden in verschiedenen Größen und Ausführungen angeboten (☞ Abb. 1.9–1.13). Ausgewählt werden sie entsprechend:

- Der geplanten Untersuchung. **Entenschnabelspekula** (☞ Abb. 1.9 und 1.10) werden für Untersuchungen verwendet, bei denen der Arzt eine oder beide Hände frei haben muss. Ist dies nicht erforderlich, werden **zweiblättrige Spekula** (☞ Abb. 1.12) verwendet, da sie für die Patientin in der Regel weniger unangenehm sind
- Den anatomischen Gegebenheiten. Für Kinder werden z.B. schmale und kurze Spekula benutzt, für Mehrgebärende breitere.

Vor der Untersuchung werden die Spekula im Wärmeschrank oder in warmem Wasser vorgewärmt. Damit das Einführen für die Frau nicht so unangenehm ist, werden die Spekula auf jeden Fall vorher mit warmem Wasser angefeuchtet. Ist die Vagina sehr trocken und ist die Entnahme eines Abstrichs nicht vorgesehen, kann ein Gleitmittel, z.B. Sonographie-Gel, auf die Spekula aufgetragen werden. Während der Arzt die Spekula einführt, stellt die Pflegende die Untersuchungslampe ein. Nun beurteilt der Arzt:

- Die **Vaginalhaut:** Verletzungen? Entzündungszeichen? Tumoren?
- Die **Portiooberfläche:** Weite des Muttermundes? Er ist z.B. zum Ovulationszeitpunkt leicht geöffnet (☞ Abb. 4.5). Farbe, z.B. Rötung, und Struktur der Oberfläche? Polypen (☞ 4.5.4)? Kondylome (☞ 4.7.5)? Vorwölbungen als Zeichen z.B. einer Retentionszyste (☞ Abb. 1.8)?
- Die **Sekretion** aus der Zervix (☞ auch 4.1.1): Physiologisch? Vermehrt? Blutungen?

Bevor die Spekula entfernt werden, entnimmt der Arzt oft noch Sekret für Untersuchungen (☞ 1.5) oder führt eine *Kolposkopie* (☞ 1.6, Abb. 1.28–1.32) durch.

Beim Zurückziehen der Spekula wird die Patientin zum Pressen aufgefordert. Hierbei kann beurteilt werden, inwieweit eine Senkung des Uterus (☞ 4.5.1) oder der Vagina vorliegt.

Nach dem Entfernen der Spekula schließt sich ggf. eine Vaginalsonographie an (☞ 1.7.1).

Bei allen Untersuchungen reicht die Pflegende dem Arzt das benötigte Instrumentarium an und nimmt es ihm wieder ab. Deswegen trägt sie – wie auch der Arzt – bei jeder Untersuchung Handschuhe.

Die benutzten Spekula werden in ein Auffangbehältnis mit Desinfektionslösung eingelegt, um ein Antrocknen des Vaginalsekrets zu verhindern. Hierdurch wird die spätere Reinigung (in Krankenhäusern in der Regel in der Zentralsterilisationseinheit) wesentlich erleichtert.

1.3.4 Bimanuelle Palpation

Anatomie und Physiologie des inneren Genitale ☞ 4.1.1

Die Palpation des inneren Genitale beginnt mit dem Austasten der Vagina mit ein oder zwei Fingern (zunächst benötigt der Arzt also nur eine Hand). Dabei achtet er insbesondere auf Verhärtungen und schmerzhafte Stellen. Anschließend umfährt er mit den Fingern die Portio. Von Interesse hierbei sind vor allem Größe und Form, eventuelle Unregelmäßigkeiten der Oberfläche, die Weite des äußeren Muttermundes und bei Schwangeren auch die Durchgängigkeit des *Zervikalkanals* (Cervikalkanal, kurz CK, Gebärmutterhalskanal ☞ auch Abb. 4.2 und 4.3).

Für die anschließende **bimanuelle Palpation** benötigt der Untersucher nun auch die zweite Hand. Dazu legt er die äußere Hand oberhalb der Symphyse flach auf und drückt sie dann sanft gegen den zu palpierenden *Uterus* (Gebärmutter) bzw. gegen die zu palpierende *Adnexe* (Eierstöcke *und* Eileiter). Hat er die Oberkante des Uterus ertastet, kann er Größe, Konsistenz, Lage, Form und Beweglichkeit des Uterus beurteilen. Diese Untersuchung ist zwar unangenehm, aber im Normalfall nicht schmerzhaft (Schmerzen können auf eine Entzündung, z.B. eine *Endometritis* ☞ 4.5.3, hinweisen).

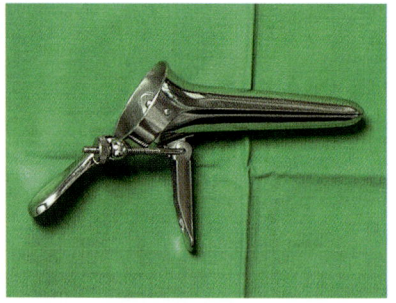
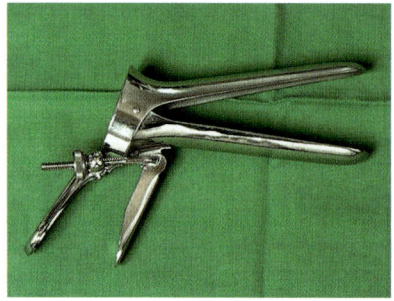

Abb. 1.9 und Abb. 1.10: Entenschnabelspekulum, links in geschlossenem und rechts in geöffnetem Zustand. Es wird in die Vagina eingeführt und hält dort nach entsprechender Arretierung selbst, so dass der Arzt es nicht festhalten muss und z.B. beide Hände bei der Entnahme von Abstrichen oder einer Biopsie benutzen kann. [K183]

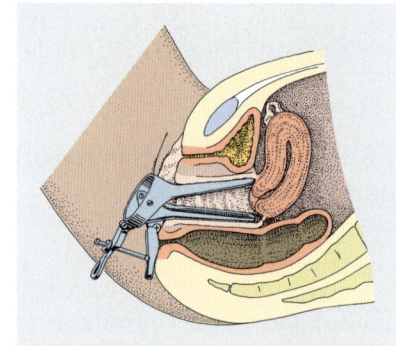

Abb. 1.11: Das eingeführte Entenschnabelspekulum im Sagittalschnitt. [A400-190]

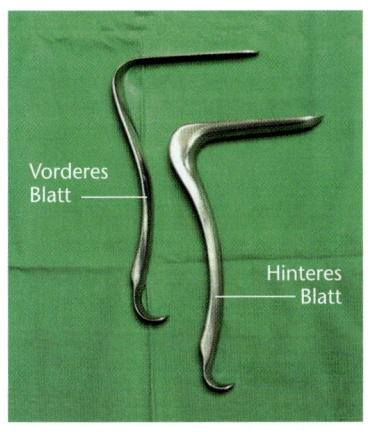

Abb. 1.12 (links): Zweiblättriges Spekulum. Zuerst wird das hintere, rinnenförmige Spekulum eingeführt, dann das flache vordere Blatt. Der Arzt hat während der Spekulumuntersuchung keine Hand frei, da er beide Spekulumblätter festhalten muss. Möchte er z. B. einen Abstrich machen, hält er nur das hintere Blatt fest. Das vordere Spekulum wird dann entweder von der Pflegenden oder von der Patientin selbst gehalten. [K183]

Vorderes Blatt

Hinteres Blatt

Abb. 1.13 (rechts): Die eingeführten Blätter des zweiblättrigen Spekulums im Sagittalschnitt. [A400-190]

Die Tastuntersuchung der *Ovarien* (Eierstöcke) ist dagegen immer mit leichtem Druckschmerz verbunden. Hierzu versucht der Arzt mit der äußeren Hand vom Abdomen her und mit der anderen Hand über das seitliche Scheidengewölbe (*Fornix vaginae*, oberes Ende der Vagina, in das die Portio ragt ☞ Abb. 4.2–4.3) die Ovarien zu erreichen. Dabei werden Größe, Form, Druckschmerzhaftigkeit, Beweglichkeit und Konsistenz der Ovarien ertastet.

Die *Tuben* (Eileiter) sind im Normalfall nicht zu tasten.

1.3.5 Rektale und rektovaginale Untersuchung

Zur vollständigen gynäkologischen Untersuchung gehört auch die **rektale Untersuchung** (☞ Abb. 1.15). Neben der Beurteilung der **Rektumschleimhaut,** durch die fast 70 % der *kolorektalen Karzinome* (bösartige Tumoren im Kolon bzw. Rektum) erkannt werden können, ist dieser Untersuchungsschritt vor allem für die Beurteilung der

Parametrien (☞ Definitionskasten) notwendig. Veränderungen können auf bestimmte Erkrankungen hinweisen. So kann z. B. eine feinknotige Verdickung der Parametrien das erste Anzeichen beim *Zervixkarzinom* (☞ 4.5.5) sein.

> **Parametrium** *(Beckenbindegewebe):* Sprungnetzartig angeordnetes System von Bindegewebssträngen *(Ligamente)* im kleinen Becken beidseits des Uterus, in dem auch die Uterusgefäße und Ureteren verlaufen.
> Es schränkt die Beweglichkeit des Uterus auf ein funktionell sinnvolles Maß ein und sorgt für seine Stabilität. Über die im Parametrium verlaufenden Lymphbahnen fließt der hauptsächliche Lymphfluss der Gebärmutter ab.

Bei der rektalen Untersuchung kann außerdem der **Douglas-Raum** hinter der Gebärmutter abgetastet werden. Da dies der tiefste Punkt der Bauchhöhle ist, sammeln sich hier Flüssigkeiten wie Blut, Eiter und Aszites,

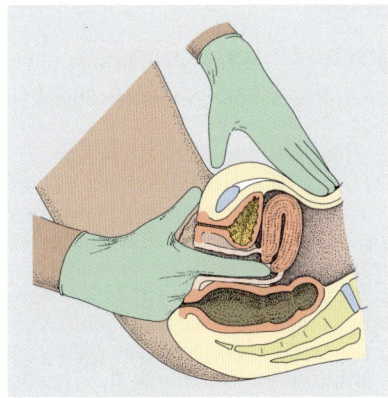

Abb. 1.14: Bimanuelle Palpation. Während ein bis zwei Finger der einen Hand in die Vagina eingeführt werden und die Portio (und damit den Uterus) etwas nach oben schieben, tastet die andere Hand des Untersuchers den Uterus von der Bauchseite aus. [A400-190]

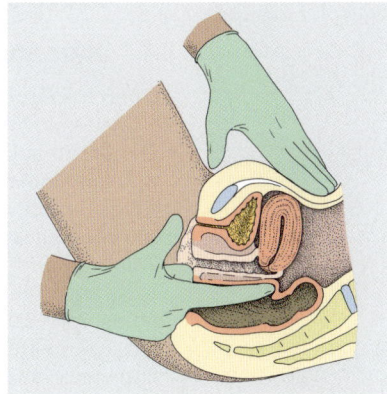

Abb. 1.15: Rektale Untersuchung: Bei Kindern kann der Arzt statt in die Vagina in das Rektum eingehen, um die Gebärmutter zu palpieren. Bei erwachsenen Frauen dient die rektale Untersuchung insbesondere der Beurteilung der bindegewebigen Aufhängestrukturen der Gebärmutter *(Uterusligamente)* und der Beurteilung der Rektumschleimhaut. [A400-190]

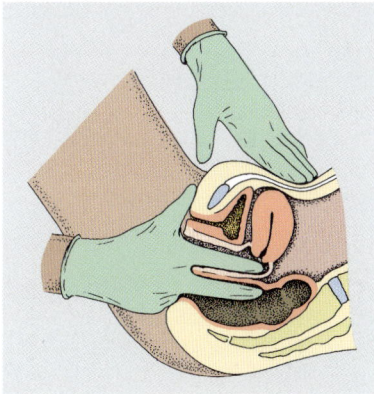

Abb. 1.16: Rektovaginale Untersuchung zur noch genaueren Beurteilung der Parametrien. Während sich die Uterusligamente bei der gesunden Frau ohne größeren Schmerz dehnen und strecken lassen, äußern Patientinnen bei Verwachsungen oder Endometrioseherden (☞ 4.5.2) oft Schmerzen. [A400-190]

die der Untersucher tasten und bei Bedarf abpunktieren kann (*Douglas-Punktion* ☞ 1.9.2, Abb. 1.50). Auch bösartige Zellen können sich hier sammeln, z.B. bei einem Ovarialkarzinom (☞ 4.4.6), und zu Metastasen führen. Diese sind dann u.U. als feine Knötchen tastbar.

Gelegentlich ist auch eine **rektovaginale Untersuchung** (☞ Abb. 1.16) notwendig. Sie ermöglicht eine noch genauere Beurteilung der Parametrien. Hierzu wird mit dem Zeigefinger von vaginal und dem Mittelfinger von rektal untersucht.

Aufgabe der Pflegenden bei der gynäkologischen Untersuchung

Untersuchungsraum vorbereiten

Die Pflegenden achten darauf, dass der Untersuchungsraum sauber und warm, aber dennoch gut gelüftet, und nicht von anderen einsehbar ist. In der Patientenumkleide legen sie genügend Vorlagen (Binden) bereit.

Materialien vorbereiten

Die Pflegenden sorgen dafür, dass ausreichend (sterile) Instrumente, Medikamente und Untersuchungsmaterialien (z.B. Abstrichröhrchen) vorhanden sind und ein komplettes Spekulasortiment im Wärmeschrank bereitliegt. Geräte wie z.B. das Sonographiegerät oder das Kolposkop werden stets betriebsbereit gehalten.

Patientin vorbereiten

Die Pflegende informiert die Frau über den Ablauf der Untersuchung und – sofern es der Arzt nicht tut – über die einzelnen Maßnahmen. Unmittelbar vor der Untersuchung schickt sie die Frau zur Toilette, damit sie ihre Blase entleert. Ist eine Urinuntersuchung nicht auszuschließen, gibt sie der Frau ein Auffanggefäß mit und erklärt ihr, wie sie den zur Untersuchung gewünschten Mittelstrahlurin (☞ 5.4.2) gewinnt und wo sie das Gefäß anschließend abstellen kann. Benötigt die Patientin Hilfe beim Auskleiden, unterstützt die Pflegende sie dabei und hilft ihr anschließend auf den Untersuchungsstuhl. Sie lässt die Patientin die Steinschnittlage (☞ Abb. 1.6) aber erst unmittelbar vor Beginn der Untersuchung einnehmen, da die meisten Frauen diese Lage als entwürdigend empfinden und diese Zeit deshalb kurz gehalten werden soll. Während der Untersuchung beruhigt die Pflegende die Patientin, z.B. durch Handhalten oder ein Gespräch.

Gewinnung des Mittelstrahlurins ☞ 5.4.2

Betreuung nach der Untersuchung

Nach der Untersuchung hilft die Pflegende der Patientin beim Absteigen vom Untersuchungsstuhl und bietet ihr Tücher zum Abwischen von Gleitmittel an. Kann sich die Frau nicht selbständig anziehen, ist sie ihr beim Ankleiden behilflich. Ist es der Frau nicht möglich, alleine auf ihre Station zurückzukehren, veranlasst die Pflegeperson der gynäkologischen Ambulanz die Abholung der Patientin durch den Hol- und Bringdienst des Krankenhauses oder durch die Kollegen von Station.

Hat die Patientin den Untersuchungsraum verlassen, räumt die Pflegende auf. Sie desinfiziert und reinigt die Sitzfläche des gynäkologischen Stuhls und erneuert die Abdeckung. Ist das Auffangbehältnis für die benutzten Instrumente voll (☞ 1.3.3) oder steht keine Untersuchung mehr an, bringt sie das Behältnis in die Zentralsterilisation, wo die Instrumente gereinigt und sterilisiert werden.

Wurde während der Untersuchung Untersuchungsmaterial entnommen, leitet sie dieses sachgerecht an die entsprechende Abteilung weiter und achtet hierbei insbesondere auf dessen korrekte Beschriftung.

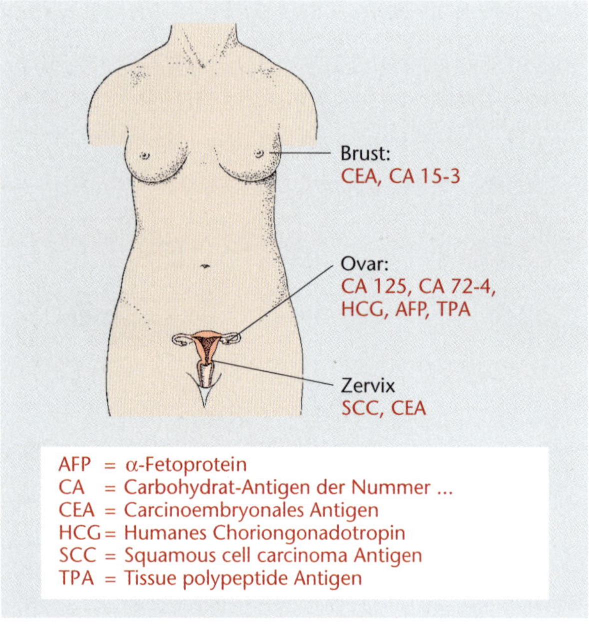

1.4 Labordiagnostik

1.4.1 Hämatologische Untersuchungen

Zu den häufigsten **hämatologischen Untersuchungen** in der Gynäkologie gehören:
- Die Bestimmung des Hämoglobins (kurz Hb ☞ Kap. 17) und des Hämatokrits (kurz Hkt oder Hk ☞ Kap. 17) bei Verdacht auf eine Anämie. Diese kann bei übermäßig starker Regelblutung (*Hypermenorrhoe* ☞ 4.3.2), bei Tumorerkrankungen und häufig auch im Verlauf einer Schwangerschaft auftreten. Außerdem ist die Bestimmung von Hämoglobin und Hämatokrit bei allen akuten Erkrankungen notwendig, die mit einer Blutung einhergehen. Diese Blutung kann auch in die Bauchhöhle erfolgen und nach außen zunächst nicht sichtbar sein, z.B. bei einer *Tubargravidität* (Eileiterschwangerschaft ☞ 12.1). In der postoperativen Phase wird ebenfalls häufig das Hb bestimmt, um eine Nachblutung so früh wie möglich erkennen zu können
- Die Kontrolle der *Entzündungsparameter* (Leukozyten ☞ 17.37; CRP ☞ 17.13; Blutsenkungsgeschwindigkeit BSG ☞ 17.11) v.a. bei unklaren Bauchschmerzen und Verdacht auf Entzündungen (z.B. Adnexitis ☞ 4.4.1)

Brust:
CEA, CA 15-3

Ovar:
CA 125, CA 72-4,
HCG, AFP, TPA

Zervix
SCC, CEA

AFP = α-Fetoprotein
CA = Carbohydrat-Antigen der Nummer ...
CEA = Carcinoembryonales Antigen
HCG = Humanes Choriongonadotropin
SCC = Squamous cell carcinoma Antigen
TPA = Tissue polypeptide Antigen

Abb. 1.17: Wichtige Tumormarker in der Gynäkologie. [A400-190]

oder einen bösartigen Tumor. Auch nach Operationen und Geburten werden die Entzündungsparameter häufiger kontrolliert, da hier die Gefahr von Infektionen größer ist.

1.4.2 Klinisch-chemische Untersuchungen

Häufige **klinisch-chemische** Untersuchungen in der Gynäkologie:
- Spezielle **Tumormarker** werden bei bösartigen Tumoren und zur Verlaufskontrolle während und nach einer Tumortherapie überprüft. Dabei handelt es sich um spezifische Eiweiße, die entweder von den Tumorzellen selbst oder von anderen, vom Tumor beeinflussten Körperzellen gebildet werden und im Blut nachweisbar sind. Von Ausnahmen abgesehen sind sie nicht organspezifisch: Deshalb sind diese Tumormarker kaum zur Erkennung von Tumoren geeignet, sondern vielmehr zur Therapie- und Verlaufskontrolle. Da diese Untersuchungen relativ teuer sind, werden sie nicht bei Tumorverdacht, sondern nur bei gesicherten bösartigen Befunden eingesetzt
- Die **Elektrolyte** wie Natrium und Kalium (☞ Kap. 17) werden vor jeder Operation überprüft, um perioperative Elektrolytdefizite rechtzeitig erkennen und ausgleichen zu können. Bei Knochenmetastasen wird auch das Kalzium (☞ Kap. 17) mitbestimmt, da die meisten Metastasen zu einem übermäßigen Knochenabbau und damit zu einem erhöhten Kalziumspiegel im Blut führen. In der Geburtshilfe wird manchmal Magnesium (☞ Kap. 17) zur Wehenhemmung (☞ Pharma-Info 12.7) eingesetzt. Dann wird in regelmäßigen Abständen der Magnesium-Spiegel im Blut untersucht
- Die **Leberwerte** GOT (ASAT ☞ Kap. 17), GPT (ALAT ☞ Kap. 17) werden bei Verdacht auf Lebermetastasen oder schwangerschaftsinduzierter Hypertonie (☞ 12.6.2), die Alkalische Phosphatase (AP ☞ Kap. 17) bei Verdacht auf Knochenmetastasen kontrolliert
- Die **Nierenwerte** (Kreatinin und Harnstoff ☞ Kap. 17) werden v.a. bei bestehenden Nierenerkrankungen oder gynäkologischen Tumoren, die den Harnabfluss beeinträchtigen können (z.B. Vulvakarzinom ☞ 4.6.3), bestimmt. Da viele Medikamente, insbesondere Zyto-

statika (☞ 2.32), über die Nieren ausgeschieden werden, ist die Überprüfung der Nierenfunktion z.B. durch Messung der Kreatinin-Clearance (☞ Kap. 17) vor Gabe dieser Arzneimittel notwendig
- Die **Blutgerinnungsparameter** (Quick; PTT; PTZ; Fibrinogen ☞ Kap. 17) werden vor jeder Operation überprüft, um Gerinnungsstörungen bereits vor dem Eingriff erkennen und behandeln zu können.

1.4.3 Serologische Untersuchungen

Zu den serologischen Untersuchungen gehören:
- Die Bestimmung des Schwangerschaftshormons HCG (human chorionic gonadotropine ☞ 4.1.2) im Blut bei Verdacht auf Schwangerschaft oder Tubargravidität (☞ 12.1) sowie zum Ausschluss einer Schwangerschaft bei unklaren Unterbauchbeschwerden bei Frauen im gebärfähigen Alter
- Der indirekte und direkte Erregernachweis bei Verdacht auf Infektionen
  - Beim **indirekten Erregernachweis,** der z.B. bei V.a. Hepatitis-, HIV- oder Röteln-Infektionen Anwendung findet, wird nicht der Erreger selbst, sondern die gegen ihn gerichteten Antikörper bestimmt. Es wird also nicht der Erreger, sondern die Immunantwort des menschlichen Körpers nachgewiesen. Zu beachten ist jedoch, dass das Vorhandensein von Antikörpern im Blut keine akute Infektion nachweist, sondern eine Infektion mit dem Erreger *irgendwann einmal*. Für eine *akute* Infektion spricht das Vorhandensein spezifischer Immunglobuline der Klasse M (kurz IgM; werden nach einer Infektion als erste gebildet), das erstmalige Auftreten von Antikörpern bei vorheriger Seronegativität **(Serokonversion)** oder ein (deutlicher) Anstieg des Antikörpertiters
  - Einen **direkten Erregernachweis** (Antigen-Nachweis) ermöglicht u.a. das gentechnische Verfahren **Polymerase-Kettenreaktion** (kurz *PCR*), das zunehmende Bedeutung erlangt. Dabei werden durch enzymatische Kettenreaktionen die nachzuweisenden charakteristischen Abschnitte der Virussubstanz (= Virusantigen) stark vermehrt und mittels Elektrophorese nachgewiesen.

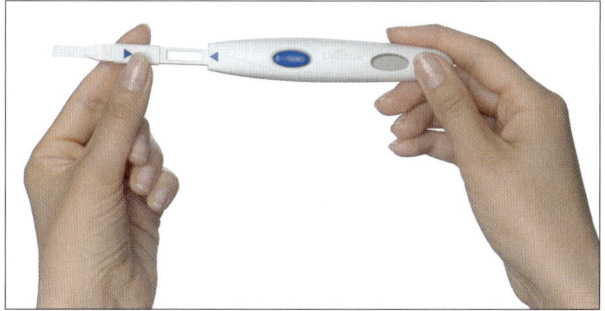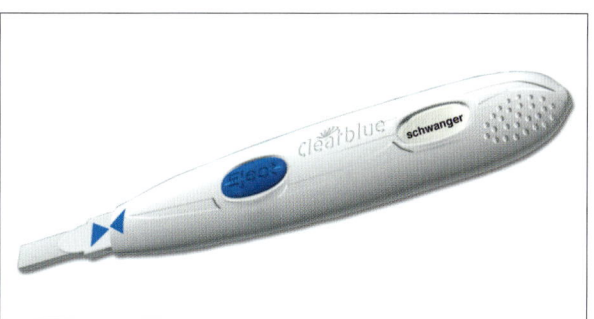

Abb. 1.18 und Abb. 1.19: Schwangerschaftstest, hier ClearBlue®. Nachdem die Testspitze für 5 Sekunden in den Urinstrahl gehalten und die Schutzkappe wieder aufgesetzt wurde, kann nach max. 3 Minuten das Ergebnis im Kontrollfenster abgelesen werden. Erscheint das Wort „schwanger" im Kontrollfenster, ist von einer Schwangerschaft auszugehen (rechts), ist „nicht schwanger" zu sehen, liegt bei richtiger Durchführung des Tests mit hoher Wahrscheinlichkeit keine Schwangerschaft vor. [U134]

1

1.4.4 Urinuntersuchungen

Urinuntersuchungen dienen v.a. der Feststellung einer Schwangerschaft und der differentialdiagnostischen Abklärung von Unterbauchschmerzen:

- Bestimmung des Schwangerschaftshormons **HCG** im Urin. Dieser Schwangerschaftstest gelingt ab dem ersten Tag nach Ausbleiben der Menstruation (der Nachweis im Blut bereits ca. 2–4 Tage früher). Ein großer Vorteil dieser Schwangerschaftstests ist, dass sie auch auf der Station durchgeführt werden können und in wenigen Minuten klar ist, ob eine Schwangerschaft vorliegt oder nicht
- Untersuchung des **Urinsediments,** also der festen Bestandteile des Urins, auf Bakterien, Leukozyten, Nitrit und Erythrozyten bei Verdacht auf Harnwegsinfekte (☞ 5.4.2) oder Harnleitersteine. Vermutet der Arzt den Einbruch eines gynäkologischen Tumors in die Harnblase, wird das Urinsediment auch auf Tumorzellen untersucht. Dazu wird es im zytologischen Labor speziell gefärbt
- Anlegen einer **Urinkultur** (☞ 5.4.2) bei Verdacht auf bakterielle Infektionen der Nieren oder ableitenden Harnwege zur Keimzahlbestimmung und -differenzierung sowie zur Resistenztestung der Keime gegen Antibiotika.

1.5 Abstriche

Pflege bei Abstrichentnahme ☞ 1.5.3

Abstriche spielen in der gynäkologischen Diagnostik eine große Rolle. Sie werden während der Spekulumuntersuchung abgenommen. Zu unterscheiden sind im Wesentlichen:

- Das Nativpräparat
- Der zytologische Abstrich
- Der bakteriologische Abstrich.

1.5.1 Nativpräparat

> **Nativpräparat:** Nicht gefärbtes und nicht fixiertes mikroskopisches Präparat.

Das **Nativpräparat** erlaubt eine sofortige Orientierung bei pathologischem Ausfluss (*Fluor* ☞ 4.3.1). Es wird in erster Linie bei Verdacht auf eine Entzündung der Vagina *(Kolpitis)* angelegt, z.B. bei Pilz- oder Trichomonadenbefall (☞ 4.6.1).

Benötigtes Material

- Ggf. Watteträger
- Objektträger
- Deckglas
- 0,9%ige Kochsalzlösung
- Mikroskop
- Ggf. 10%ige Kalilauge
- Ggf. Methylenblau.

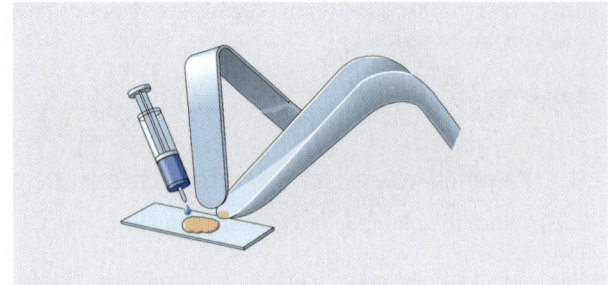

Abb. 1.20: Erstellen eines Nativpräparates. Um Veränderungen des Nativpräparates durch die Watte eines Watteträgers zu vermeiden, wird das Zellmaterial bevorzugt mit Hilfe des vorderen Spekulumblattes vom hinteren Spekulumblatt auf den Objektträger aufgetragen. [A400-190]

Durchführung

- Sekret aus dem hinteren Scheidengewölbe mit einem Watteträger oder besser mit dem Spekulum entnehmen
- Etwas Sekret auf den Objektträger geben (☞ Abb. 1.20) und ausstreichen
- Einen Tropfen Kochsalzlösung 0,9% auf den Objektträger geben
- Objektträger mit Deckglas abdecken
- Präparat unter das Mikroskop legen.

Befund

Im Normalfall sind neben den physiologischen Scheidenepithelzellen Erythrozyten, Leukozyten, Bakterien, Hefepilze und Trichomonaden (☞ Abb. 1.21) sofort unter dem Mikroskop sichtbar. Gleichzeitig kann die Menge an physiologisch vorhandenen *Milchsäure-Bakterien* (**Döderlein-Bakterien** ☞ 4.1.1) abgeschätzt werden. Sind diese in zu geringer Zahl vorhanden, spricht dies für eine Verdrängung der Döderlein-Bakterien durch pathologische Bakterien.

Beim **Amin-Test** wird das Sekret auf dem Objektträger mit 10%iger Kalilauge versetzt. *Amin* ist ein Ammoniakderivat, das von Anaerobiern produziert wird, die sich bei einer Infektion mit dem gramnegativen Stäbchenbakterium *Gardnerella vaginalis* (früher Haemophilus oder Corynebacterium vaginalis) vermehren. Amine wirken schleimhautreizend und führen zu einer Kolpitis (☞ 4.6.1). Wurde das entnommene Vaginalsekret mit 10%iger Kalilauge versetzt und entwickelt sich daraufhin ein fischartiger Geruch, besteht der Verdacht auf eine **Aminkolpitis** (☞ bakterielle Vaginosen 4.6.1).

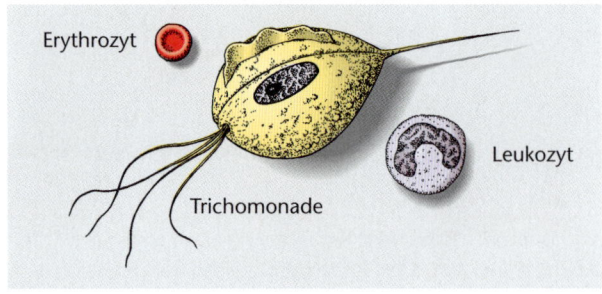

Abb. 1.21: Trichomonas vaginalis im mikroskopischen Bild, zum Größenvergleich neben einem Erythrozyten und einem Leukozyten. [A400-190]

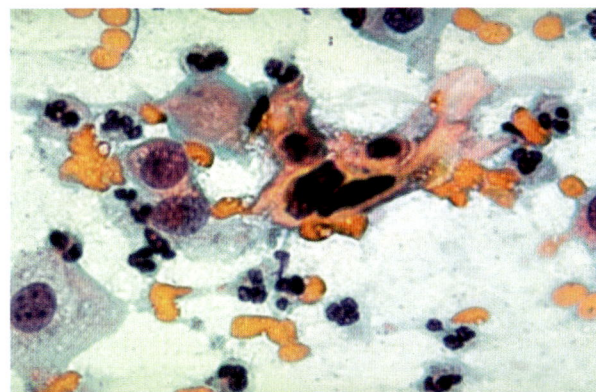

Abb.1.22: Mikroskopisches Bild eines Zellabstriches aus dem Bereich der Zervix (☞ 4.1.1). In der Bildmitte liegt eine große Zelle mit orangefarbenem, dichten Zytoplasma und stark angefärbtem, unregelmäßig geformten Zellkern. Es handelt sich um eine Plattenepithelkarzinomzelle. Außerdem sind normale Plattenepithelzellen mit bläulichen Zellkernen, Erythrozyten mit rotem Zytoplasma ohne Zellkern und bläulich eingefärbte Granulozyten mit gelappten Kernen zu erkennen. [O174]

Beim **Suchtest für Gonokokken** werden einige Tropfen Methylenblau auf das Sekret geträufelt. Vorhandene Gonokokken färben sich dann blau. Da die Gonokokken jedoch sehr empfindlich sind, fallen die Befunde häufig falsch negativ aus. Aus diesem Grund wird zur Gonokokkensuche heute nur noch selten ein Nativpräparat angefertigt; stattdessen werden industriell vorgefertigte Transportmedien mit speziell auf die Gonokokken zugeschnittenen Nährböden verwendet.

Bakteriologischer Abstrich ☞ *1.5.3*

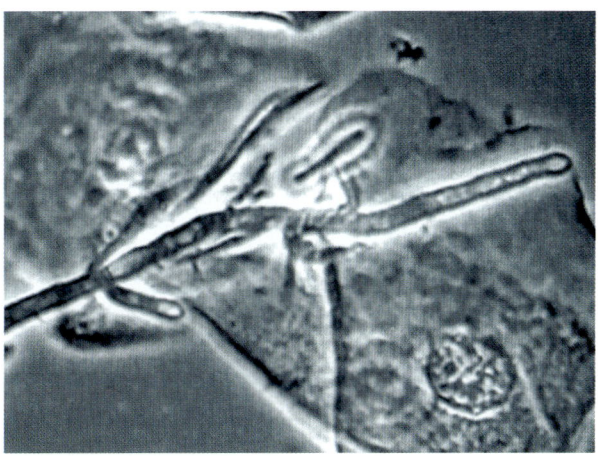

Abb. 1.23: Nativzytologie bei Pilzinfektion. [T192]

1.5.2 **Zytologischer Abstrich**

Zytologischer Abstrich: Abstrichentnahme mit nachfolgender Anfärbung und zytologischer Untersuchung der Zellen auf entartungsverdächtige Zellveränderungen oder Tumorzellen. In der Gynäkologie bedeutendes Verfahren zur Früherkennung des Zervixkarzinoms und seiner Vorstufen.

Beim **zytologischen Abstrich** entnimmt der Arzt mit Hilfe eines Watteträgers oder Holzspatels Zellmaterial von der gesamten Portiooberfläche und aus dem Zervikalkanal und streicht es auf jeweils einen Objektträger aus.

Pap-Gruppe	Zytologischer Befund	Bewertung	Empfehlung	Zeichnung
0	Zellabstrich technisch unbrauchbar	Nicht möglich	Sofortige Wiederholung	
I	Normales Zellbild	Negativer Befund: Unverdächtig	Jährliche Wiederholung	
II	Leichte entzündliche, regenerative oder degenerative Veränderungen	Negativer Befund: Unverdächtig	• Kontrolle nach 3–12 Monaten • Evtl. Einleitung einer Kolpitis- oder Östrogentherapie	
III	Schwere entzündliche oder degenerative Veränderungen	Zweifelhaft	• Kontrolle nach Kolpitis- oder Östrogentherapie (☞ 4.6.1, 4.5.7)	
III D	Leichte bis mäßige Dysplasie* (entspricht CIN I–II**)	Vorstufe eines Karzinoms	• Kolpitis- oder Östrogentherapie • 2–3 Monate nach der Therapie erneute Kontrolle • Bei Weiterbestehen des Befundes: Konisation	
IV a	Schwere Dysplasie (entspricht CIN III**)	Positiver Befund: Vorstufe eines Karzinoms	Konisation (☞ 1.9.4)	
IV b	Carcinoma in situ*** (entspricht CIN III**)	Invasives Karzinom nicht auszuschließen	Konisation oder Gewebeprobe	
V	Eindeutig bösartige Tumorzellen	Positiver Befund: Verdacht auf invasives Karzinom	Sofortige Gewebeprobe (Portio-PE ☞ 1.9.1)	

* **Dysplasie:** Fehlentwicklung von Organen oder Geweben mit unzureichender Differenzierung und daher nicht ordnungsgemäßer Funktion.
** CIN: Cervikale intraepitheliale Neoplasie (☞ 4.5.5).
*** Carcinoma in situ: Karzinom, das die Basalmembran noch nicht durchbrochen hat.

Tab. 1.24: Auswertung, Klassifikation und Konsequenzen eines **Papanicolaou-Abstrichs**.

Anschließend wird es *sofort* fixiert, z.B. in einem Gemisch aus Äther/Alkohol 50:50 oder mit Sprühfixierung, und ins zytologische Labor geschickt. Hier werden die Zellen nach einem von dem Anatom George Papanicolaou entwickelten Verfahren gefärbt (**Papanicolaou-Färbung**, kurz *Pap*) und unter dem Mikroskop beurteilt (Klassifizierung ☞ Tab. 1.24).

Die Zytologie erlaubt zum einen ein Screening zur Erfassung von Karzinomen der Portio und der Zervix sowie deren Vorstufen *(Dysplasien)*, zum anderen lässt sich auch der Hormonhaushalt der Frau beurteilen, da das Aussehen der Zellen durch Östrogene und Gestagene spezifisch beeinflusst wird.

Die Abstrichentnahme erfolgt immer vor der Tastuntersuchung, da die (Latex-)Handschuhe des Untersuchers das Untersuchungsergebnis verfälschen können. Letzteres gilt auch für Vaginalzäpfchen und -spülungen, so dass in den 24 Stunden vor der Abstrichentnahme darauf verzichtet werden muss (📖 1)

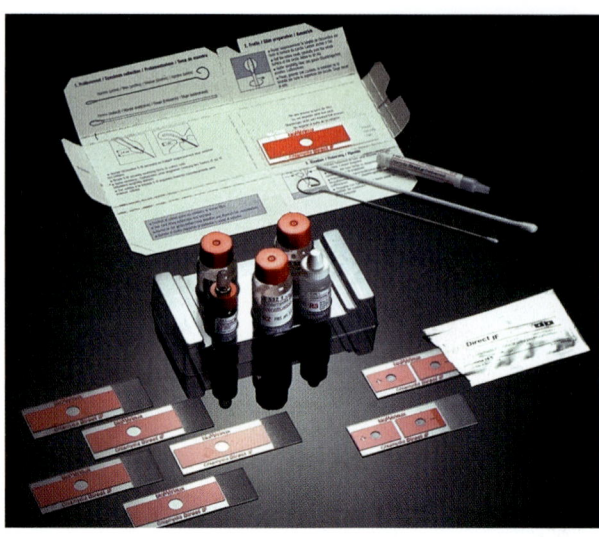

Abb. 1.25: Untersuchungsmaterial als Komplettset zum Nachweis von Chlamydien. Das industriell vorgefertigte Set enthält alle Materialien, die für die Abstrichentnahme notwendig sind (Watteträger, Öse, Testreagenzien und Objektträger). [U150]

1.5.3 Bakteriologischer Abstrich

Für eine **bakteriologische Untersuchung** wird das Vaginalsekret meist mit sterilen Watteträgern gewonnen, die den Abstrichröhrchen oder Objektträgern beigelegt sind. Sie werden nach der Materialgewinnung entweder mit in das Abstrichröhrchen gegeben und ins Labor geschickt, oder das Sekret wird auf einen Objektträger aufgetragen (z.B. zum Nachweis der intrazellulär wachsenden Chlamydien) und mit dem beiliegenden Mittel fixiert (☞ Abb. 1.25). Zu beachten ist, dass manche Erreger nur auf Spezialnährböden wachsen, die ebenfalls industriell vorgefertigt angeboten werden, z.B. Gonokokken. Wird für solche Erreger ein „normaler" Nährboden benutzt, kann die Infektion nicht nachgewiesen werden und die Diagnose bleibt unklar.

Pflege bei Abstrichentnahme

Aufgabe der Pflegenden ist die Bereitstellung der Instrumente und Materialien zur Abstrichdiagnostik sowie die Assistenz bei der Materialentnahme und -verarbeitung.

Da zytologische Abstriche nicht lufttrocknen dürfen, beschriften die Pflegenden die Objektträger bereits *vor* der Abstrichentnahme. So können sie den Abstrich unmittelbar nach der Entnahme fixieren und in die Objektträgerhülle geben. *Nach* der Abstrichentnahme achten sie auf das Ausfüllen der Laboranforderung und die korrekte Beschriftung des Verpackungsmaterials (z.B. der Objektträgerhüllen).

1.6 Kolposkopie

Kolposkopie: Betrachtung der Portio unter 6- bis 40facher Lupenvergrößerung.

Die **Kolposkopie** findet im Rahmen einer gynäkologischen Untersuchung nach Entnahme der Abstriche statt.

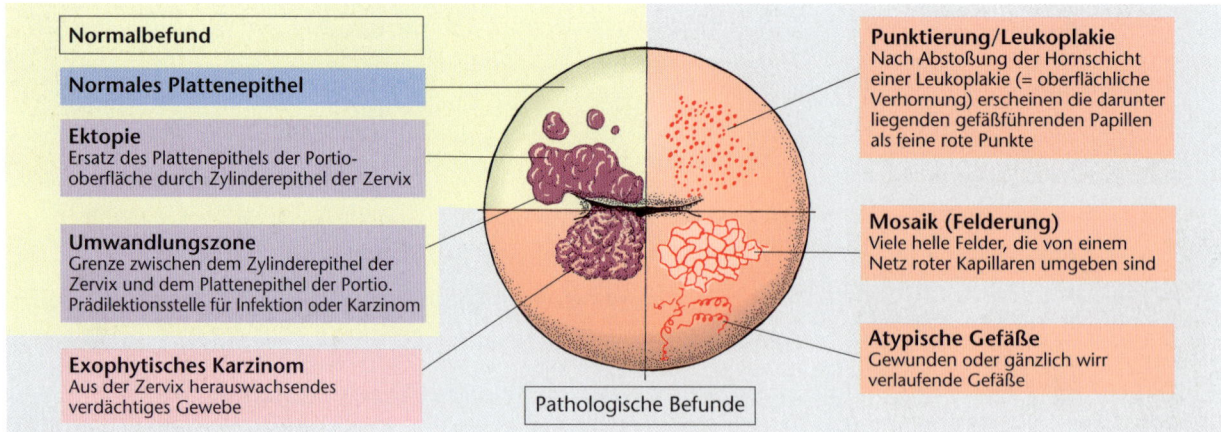

Abb. 1.26: Normale und tumorverdächtige Kolposkopie-Befunde. Bei den verdächtigen Befunden wird meist eine sofortige Biopsie zur histologischen Sicherung entnommen. [A300-190]

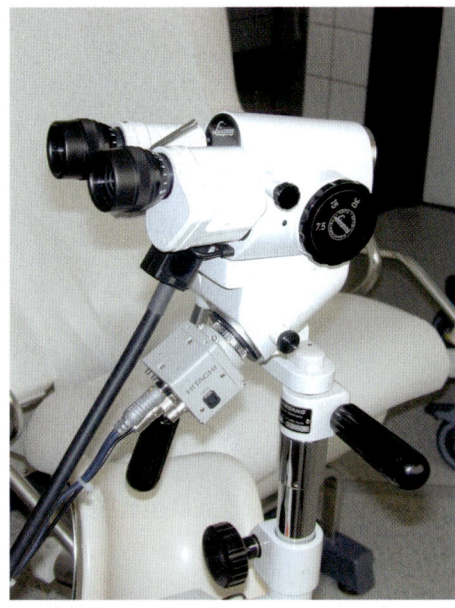

Abb. 1.27:
Kolposkop mit Videokamera. [T192]

Die Portio wird mit Hilfe eines Entenschnabelspekulums (☞ Abb. 1.9–1.10) dargestellt. Die Untersuchung ist für die Patientin nicht schmerzhaft, jedoch durch die Einführung der Spekula unter Umständen etwas unangenehm.

Da das Oberflächenrelief der Portio wenig Kontraste bietet, ist eine **Nativ-Kolposkopie** *(einfache Kolposkopie,* Betrachtung der Portio ohne Anfärben derselben) häufig nicht sehr aussagekräftig. Daher folgen im Anschluss an die Nativ-Kolposkopie oft die *Essigsäureprobe* und die *Schiller-Jodprobe* **(erweiterte Kolposkopie).**

Essigsäureprobe

Bei der **Essigsäureprobe** wird die Portio mit 3 %iger Essigsäure betupft. Essigsäure koaguliert den zervikalen Schleim und bewirkt eine verminderte Durchblutung der Portiooberfläche *(Anämisierung).* So wird häufig eine exaktere Beurteilung der Portiooberfläche möglich (☞ Abb. 1.29).

Schiller-Jodprobe

Bei der Schiller-Jodprobe wird die Portio mit einer 3 %igen Jod-Kaliumjodidlösung (= *Schiller-Jodlösung*) betupft. Jod wird von den glykogenhaltigen Plattenepithelzellen des Portioepithels gespeichert, so dass diese dunkelbraun erscheinen. Die Drüsenepithelzellen der Zervix und nicht ausgereifte Epithelzellen hingegen, die kein oder nur wenig Glykogen enthalten, färben sich gar nicht oder kaum. Diese jodnegativen Bezirke sind typisch, aber nicht beweisend für Veränderungen des Plattenepithels.

Ein häufiger Normalbefund ist die **Portioektopie,** bei der sich *ektopes* (= am falschen Ort befindliches) Zylinderepithel aus dem Zervixkanal auf der Portiooberfläche befindet, z.B. als zirkuläre Ausstülpung des Zervixepithels (☞ Abb. 1.28–1.30 und Abb. 4.47–4.48). Die Ektopie ist ungefährlich, allerdings ist die **Umwandlungszone,** d.h. die Grenze zwischen dem Plattenepithel der Portio und dem Zylinderepithel, eine *Prädilektionsstelle* (= bevorzugte Stelle) für pathologische Veränderungen (☞ Abb. 1.26). Alle pathologischen oder verdächtigen Befunde werden fotografisch dokumentiert. Bei auffälligen Befunden kann gezielt Gewebe zur histologischen Begutachtung entnommen werden (☞ 1.9.1).

Pflege bei Kolposkopie

Aufgabe der Pflegenden ist die Vorbereitung aller benötigten Utensilien einschließlich des Kolposkops. Sie sind z.B. dafür verantwortlich, dass ein Film in der Videokamera eingelegt ist. Außerdem assistieren sie während der Untersuchung.

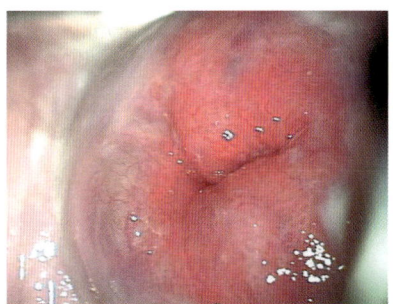

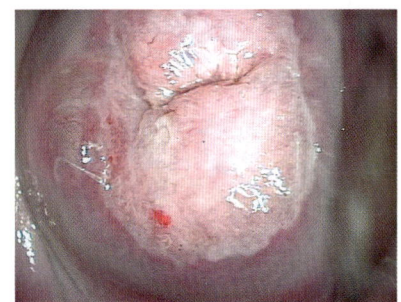

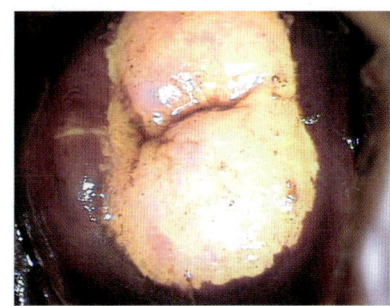

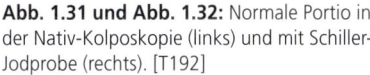

Abb. 1.28–Abb. 1.30: Portioektopie in der Nativ- (oben links), mit der Essigsäureprobe (oben Mitte) und der Schiller-Jodprobe Kolposkopie (oben rechts). [T192]

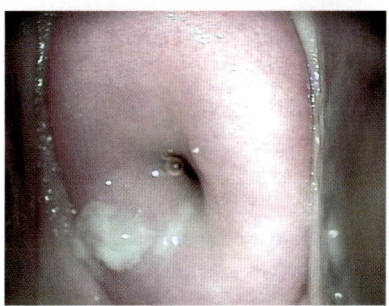

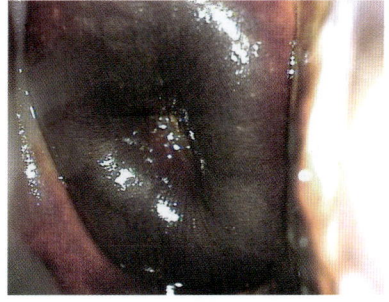

Abb. 1.31 und Abb. 1.32: Normale Portio in der Nativ-Kolposkopie (links) und mit Schiller-Jodprobe (rechts). [T192]

1.7 Bildgebende Verfahren

1.7.1 Sonographie

Die **Sonographie** *(Ultraschalluntersuchung)* ist aus der Gynäkologie nicht mehr wegzudenken: Es werden nicht nur die inneren weiblichen Genitalorgane oder die Brust sonographiert, sondern auch die Leber (etwa bei V. a. Lebermetastasen), die Nieren (z. B. bei V. a. Harnaufstau) oder bei bösartigen Erkrankungen die Lymphknoten. Außerdem ermöglicht sie das Punktieren z. B. von Aszites oder Fruchtwasser (☞ 11.3.2) unter (Ultraschall-)Sicht, was Patientin und Arzt mehr Sicherheit gibt und eine geringere Komplikationsrate zur Folge hat (◻ 2).

Sonographie der Genitalorgane

Unterschieden werden die (trans-)abdominale und die vaginale Sonographie:
- Die **(trans-)abdominale Sonographie** (durch die Bauchdecke hindurch) erlaubt die Beurteilung der Bauch- und, mit Einschränkungen, der Beckenorgane
- Die **vaginale Sonographie,** bei der ein spezieller stabförmiger Schallkopf in die Vagina eingeführt wird, erfasst Veränderungen im Bereich von Uterus und Adnexe, z. B. Tumoren oder entzündliche Eileiterverdickungen.

Die Sonographie der Genitalorgane ermöglicht neben der genauen Größenbestimmung z. B. von Uterus, Ovarien, Myomen und Ovarialtumoren das Lokalisieren der Befunde. Außerdem erlaubt sie eine Aussage über die Art der Veränderungen, ob sie z. B. zystisch oder solide (fest), gekammert oder nicht gekammert, scharf oder unscharf begrenzt sind.

Die meisten Untersuchungen werden in der Gynäkologie als vaginale Sonographie durchgeführt. Lediglich bei Kindern und Jugendlichen wird die (trans-) abdominale Sonographie der Genitalorgane angewandt. Vorsicht ist allerdings bei unklaren Blutungen geboten, die z. B. von einem in die Vagina durchbrechenden Tumor stammen können, z. B. einem Ovarial-, Rektum- oder Blasenkarzinom. In diesen Fällen erfolgt vor der Sonographie eine Spekulumuntersuchung (☞ 1.3.3).

Ovarialkarzinom ☞ 4.4.6

Sonographie der Brust

Die **Sonographie der Brust** (☞ 1.33–1.34) ergänzt die Mammographie und ist ihr in Teilbereichen überlegen. Sie wird insbesondere bei tastbaren Knoten zur Differenzierung von zystischen und tumorösen Prozessen eingesetzt. Außerdem können unter sonographischer Kontrolle Punktionen durchgeführt werden.

Sonographie in der Schwangerschaft ☞ 11.2.2

Pflege bei Sonographie

- Die Darstellung der inneren Genitalorgane mit der transabdominalen Sonographie gelingt nur bei gefüllter Blase. Deshalb wird die Patientin etwa eine halbe Stunde vor der Untersuchung zum Trinken von ca. einem halben Liter Flüssigkeit aufgefordert. Besonders geeignet sind Getränke, die keine Kohlensäure enthalten, da Kohlensäure zu Blähungen führen kann, worunter die Qualität des Ultraschallbildes leiden würde

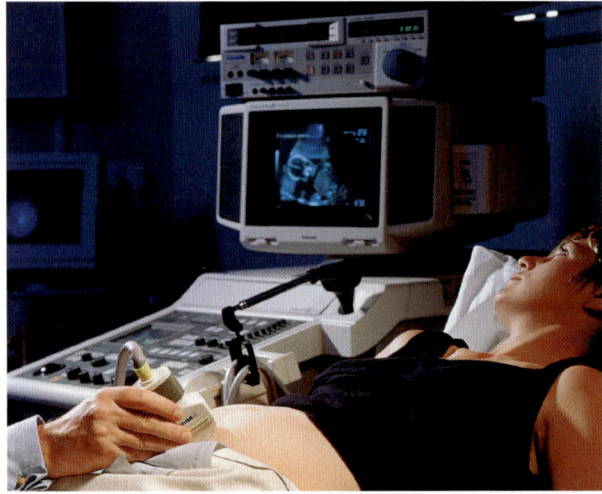

Abb. 1.35: Transabdominale Sonographie. Während sich der Arzt früher wegen der oft mangelhaften Bildqualität nicht nur auf die sonographischen Untersuchungsergebnisse stützen konnte und in der Regel weitere Untersuchungen anordnen musste, ist die Bildqualität heutzutage so gut, dass Diagnose und Indikation zur weiteren Behandlung in vielen Fällen allein aufgrund der sonographischen Untersuchungsergebnisse gestellt werden können. [K115]

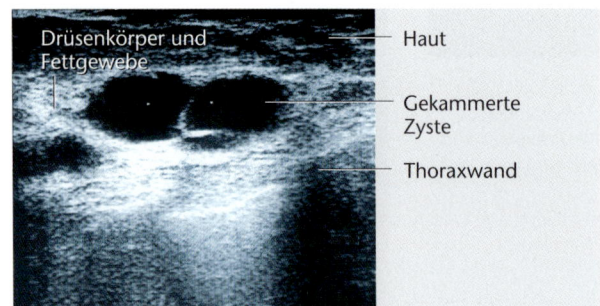

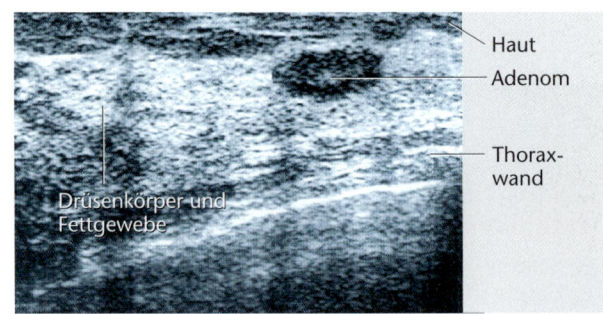

Abb. 1.33 und Abb. 1.34: Sonographische Befunde der Brust. Mit Hilfe der Sonographie können z. B. Zysten (links) oder **Fibroadenome** *(gutartige, bindegewebige Tumoren)* der Brust (rechts) identifiziert werden. [T193]

- Die transvaginale Sonographie wird bei leerer Blase durchgeführt, da die volle Harnblase ansonsten den Uterus verdrängen und der Arzt nicht genügend erkennen würde. Die Patientin wird darüber informiert, dass die Untersuchung durch die Einführung des Schallkopfes in die Vagina zwar unangenehm sein kann, aber in der Regel nicht schmerzhaft ist
- Für die Sonographie der Brust ist keine Vorbereitung erforderlich
- Die sonographische Darstellung der Oberbauchorgane gelingt am besten, wenn die Patientin in den zwei Stunden vor der Untersuchung nüchtern geblieben ist
- Nach der Untersuchung reichen Arzt oder Pflegende der Patientin Tücher zum Entfernen des Sonographiegels.

1.7.2 Konventionelle Röntgen-leeraufnahmen

Die häufigste **konventionelle Röntgenleeraufnahme** Röntgenaufnahme ohne Kontrastmittel) ist in der Gynäkologie neben der Röntgenaufnahme des Thorax vor Operationen die Mammographie.

Mammographie

Die **Mammographie** ist ein Nativröntgenverfahren zur Darstellung der Brust unter Einsatz einer speziellen Technik, da sich Weichteilgewebe bei „normalen" Röntgenaufnahmen kaum darstellen lassen. Bei der Mammographie werden stets Aufnahmen beider Brüste in jeweils zwei Ebenen angefertigt, da eine genaue Beurteilung nur im Seitenvergleich möglich ist und die Lokalisation der Befunde nur bei Aufnahmen in zwei Ebenen gelingt. Für die erste Ebene wird die Aufnahme im cranio-caudalen Strahlengang („von oben nach unten") angefertigt, diese Bilder sind meist mit „cc" gekennzeichnet. Für die zweite Ebene wird die Aufnahme im medio-lateralen Strahlengang („von der Mitte zur Seite") angefertigt, die Bilder tragen das Kürzel „ml".

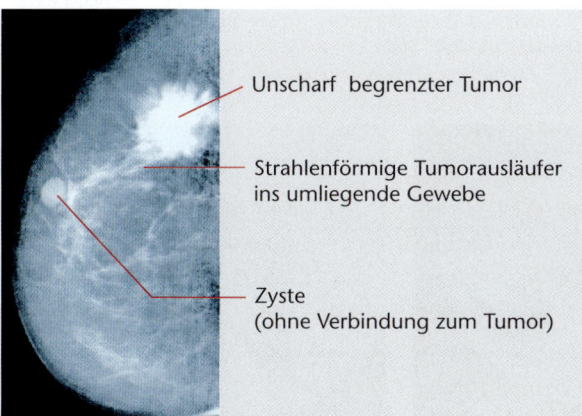

Unscharf begrenzter Tumor

Strahlenförmige Tumorausläufer ins umliegende Gewebe

Zyste (ohne Verbindung zum Tumor)

Abb. 1.36: Typische Mammographiebefunde. Während sich die links in der Mitte gelegene Zyste als glatt begrenzter, regelmäßiger Rundherd darstellt, handelt es sich bei dem Tumor rechts oben im Bild um ein Karzinom. Typisch sind das unregelmäßige Bild im Inneren des Tumors und die Ausläufer in die Umgebung („Krebsfüßchen"). [B117]

Der günstigste Zeitpunkt für die Mammographie liegt kurz nach der Menstruation, da das Brustdrüsengewebe dann am besten zu beurteilen ist. Eine besondere Vorbereitung der Patientin ist nicht erforderlich.

Indikationen

Die Mammographie dient in erster Linie der Früherkennung und Abklärung brustkrebsverdächtiger Veränderungen.

Wegen des insgesamt recht hohen Brustkrebsrisikos wird die Mammographie zum Teil auch als **Screening-Untersuchung** (Reihenuntersuchung zur Krebsfrüherkennung) bei Frauen ohne Beschwerden eingesetzt, dann wird sie allerdings nicht von den Krankenkassen bezahlt. (Es wird wohl einige Zeit dauern, bis das eigentlich ab 1.1.2005 gesetzlich vorgesehene Screening-Programm für Frauen zwischen dem 50. und 69. Lebensjahr flächendeckend umgesetzt werden kann).

Eine einmalige *Basismammographie* als „Ausgangsbild" sollte ab dem 30. Lebensjahr durchgeführt werden. Ab dem 40. Lebensjahr werden zweijährliche Routine-Kontrollen empfohlen. Zwischen dem 50. und 70. Lebensjahr oder bei Risikofaktoren (z.B. Brustkrebs bei engen Verwandten oder in der anderen Brust) sind jährliche Kontrollen empfehlenswert.

Bei unklaren Brustveränderungen ist stets eine *sofortige* Mammographie erforderlich, auch wenn die letzte Kontrolle noch nicht lange zurückliegt.

Auswertung

Neben der direkten Betrachtung der Röntgenbilder mit dem Auge wird häufig eine Lupe zu Hilfe genommen. Gutartige Knoten sind im Röntgenbild meist glatt begrenzt, Karzinome weisen oft Ausläufer in die Umgebung *(Krebsfüßchen)* oder viele kleine Verkalkungen *(Mikrokalk)* auf.

Inwieweit hochauflösender Ultraschall in den nächsten Jahren die Mammographie nicht nur ergänzen, sondern auch ersetzen wird, bleibt abzuwarten. Gleiches gilt für die Magnetresonanzmammographie der Brust (☞ 1.7.4). Noch ist die Mammographie „Goldstandard" in der Früherkennung des Mammakarzinoms.

1.7.3 Röntgenverfahren mit Kontrastmittel

(Laterales) Zystogramm ☞ 5.4.5 i.v.-Urogramm ☞ 5.4.5

Oft reichen bei Röntgenleeraufnahmen die natürlichen Dichteunterschiede der Gewebe nicht zur zuverlässigen Differenzierung der verschiedenen Organe und Strukturen aus. Dann können **Röntgenkontrastmittel** durch Kontrastverstärkung eine bessere Darstellung ermöglichen.

> **❗ Vorsicht**
>
> Bei jeder (v.a. intravenösen oder intraarteriellen) Gabe von Kontrastmitteln droht eine möglicherweise lebensbedrohliche Kontrastmittelallergie mit *Sofortreaktion* bis hin zum *anaphylaktischen Schock*.

1

Galaktographie

Bei der **Galaktographie** (*Duktographie*, Röntgenkontrastdarstellung der Milchgänge) werden die Milchgänge von der Mamille aus sondiert, mit Kontrastmittel gefüllt und röntgenologisch dargestellt. Vorher sollten allerdings noch Abstriche zur zytologischen Untersuchung (☞ 1.5.2) entnommen werden.

Die Untersuchung ist bei unklarer Sekretion aus der Mamille angezeigt. Auf den Aufnahmen sind Erweiterungen, aber auch Abbrüche oder Einengungen der Milchgänge (z. B. durch Tumoren) erkennbar. Eine Vorbereitung der Patientin ist nicht erforderlich, allerdings sollte auf mögliche Allergien gegen Röntgenkontrastmittel geachtet werden.

Hysterosalpingographie

Bei der **Hysterosalpingographie** (kurz *HSG*) handelt es sich um eine Röntgenkontrastdarstellung der Uterushöhle und der Tuben. Sie dient der Sterilitätsdiagnostik (☞ 8.2) und erlaubt die Darstellung von Fehlbildungen des Uterus sowie die Prüfung der Tubendurchgängigkeit.

Für die Hysterosalpingographie ist eine Kurznarkose empfehlenswert. Lehnt die Patientin diese ab oder sprechen andere Gründe gegen eine Kurznarkose, erhält die Patientin vor der Untersuchung ein Schmerzmittel, z. B. Dolantin®, um schmerzbedingte Tubenspasmen zu vermeiden, die einen Tubenverschluss vortäuschen können.

Nach Lagerung der Patientin in Steinschnittlage (☞ Abb. 1.6) erfolgt die bimanuelle Palpation (☞ 1.3.4) und im Anschluss daran die Desinfektion von Vagina und Portio. Dann bringt der Arzt an der Portio einen Trichter zum Abdichten an (☞ Abb. 1.40) und spritzt über ein spezielles Instrumentarium (z. B. HSG-Besteck nach Schultze) wasserlösliches Kontrastmittel unter gleichzeitiger Durchleuchtung in den Zervikalkanal ein. Normalerweise fließt das Kontrastmittel über die Uterushöhle und die Tuben in die Bauchhöhle ab, wo es vom Peritoneum resorbiert und dann über die Nieren ausgeschieden wird.

Die Hysterosalpingographie ist in letzter Zeit zunehmend durch die Hysterokontrastsonographie (HKSG, vaginale Sonographie nach Einbringen eines speziellen Sonographie-Kontrastmittels in das Cavum uteri), die Hysteroskopie (☞ 1.8.3) und Laparoskopie mit Chromopertubation (☞ 1.8.2) abgelöst worden.

Pflege vor und nach Hysterosalpingographie

- Die Untersuchung für die erste Zyklushälfte (7.–14. Zyklustag) planen, um sicherzustellen, dass keine Schwangerschaft vorliegt. Soll der Eingriff in Kurznarkose durchgeführt werden, Patientin bereits bei der Terminvereinbarung darauf hinweisen, dass sie in den sechs Stunden vor dem Eingriff nichts essen und trinken soll
- Vor der Untersuchung die Vagina antibiotisch und/oder antiseptisch behandeln, z. B. mit Mysteclin®- oder Chlorhexidin®-Vaginalzäpfchen (Arztanordnung)
- Wird der Eingriff nicht in Kurznarkose durchgeführt, eine Stunde vor dem Eingriff auf Arztanordnung Schmerzmittel verabreichen
- Unmittelbar vor der Untersuchung Patientin die Blase entleeren lassen
- Nach der Untersuchung die Patientin auf allergische Reaktionen (Kontrastmittelallergie), vaginale Blutungen und Zeichen einer Entzündung beobachten. Bei Schmerzen auf Arztanordnung Schmerzmittel verabreichen
- Patientin für 2–3 Stunden Bettruhe einhalten lassen. Abhängig von ihrem Befinden kann sie 3–24 Stunden nach dem Eingriff entlassen werden.

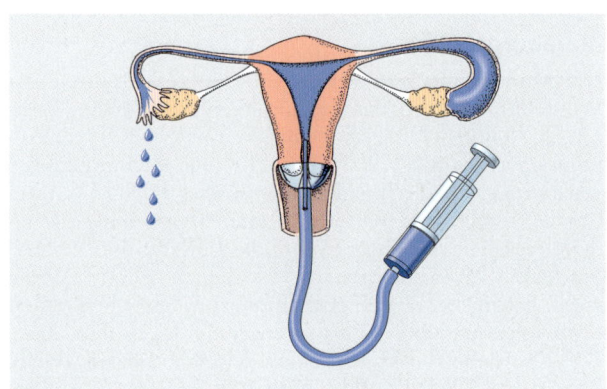

Abb. 1.40: Schematische Darstellung der Hysterosalpingographie. Ein Trichter wird dicht schließend auf die Portio aufgesetzt und über einen Schlauch Kontrastmittel in das Cavum uteri gespritzt. In diesem Fall kann das Kontrastmittel über die rechte Tube in die Bauchhöhle abfließen. Das linke Tubenende hingegen ist verschlossen, und das Kontrastmittel lagert sich dort an. [A400-190]

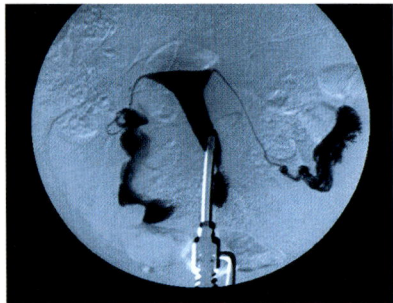

Abb. 1.37: Normalbefund einer Hysterosalpingographie: Das Kontrastmittel fließt durch das Cavum uteri und die Tuben beidseits in die Bauchhöhle ab (eine geringe Menge fließt auch zurück in die Vagina). [T193]

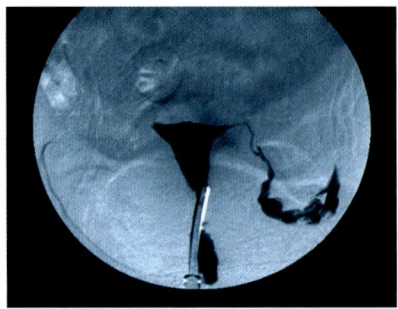

Abb. 1.38: Hysterosalpingographie nach Entfernung der rechten Tube. Das Kontrastmittel kann nur über die linke Tube abfließen. Sie ist aber durchgängig und somit wohl nicht die Ursache der Sterilität dieser Patientin. [T193]

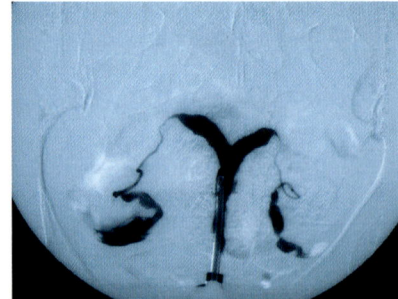

Abb. 1.39: Hysterosalpingographie bei normaler Durchlässigkeit der Tuben (Kontrastmittel in der Bauchhöhle), aber einer Fehlbildung des Uterus mit Y-Form (*Uterus bicornis* ☞ Abb. 4.32). [T193]

Kolonkontrasteinlauf

Vor großen Operationen kann ein **Kolonkontrasteinlauf** (kurz *KE*) notwendig werden, um den eventuellen Einbruch eines Tumors, z.B. des invasiven Ovarialkarzinoms (☞ 4.4.6), in das Rektum nachweisen und die Operation entsprechend planen zu können.

Pflege bei Kolonkontrasteinlauf

- Vor dem Kontrasteinlauf ist eine vollständige Darmentleerung erforderlich. In den meisten Kliniken erhält die Patientin am Tag vor der Untersuchung mittags ein Abführmittel und danach nur noch flüssige Kost. Außerdem wird sie angehalten, reichlich zu trinken (ca. 3 l). Vielfach wird am Vortag und/oder kurz vor der Untersuchung ein Reinigungseinlauf durchgeführt
- Nach der Untersuchung beobachten die Pflegenden die Patientin auf Kontrastmittelunverträglichkeit und lassen sie reichlich trinken, um einer Obstipation durch das Kontrastmittel vorzubeugen. Eine Weißfärbung des Stuhles ist durch das Kontrastmittel bedingt.

Pflege bei Kontrastmitteluntersuchungen

- Patientin zur Untersuchung nüchtern lassen, da bei Zwischenfällen die Gefahr einer Aspiration besteht und evtl. eine Intubation nötig wird. Lose Zahnprothesen entfernen. Venösen Zugang legen (lassen)
- Patientin während und bis 15 Minuten nach der Untersuchung auf die Symptome einer Kontrastmittelunverträglichkeit beobachten. Bei leichten Zwischenfällen sind dies Hitzegefühl, Juckreiz, Niesen, Hautausschlag, Übelkeit und Brechreiz. In ausgeprägteren Fällen treten Unruhe, Schwindel, Fieber und spastischer Husten hinzu. In schweren Fällen hat die Patientin Luftnot durch Verengung der Atemwege und Kehlkopfschwellung. Nach Blutdruckabfall und Bewusstseinsverlust kann sie im Kreislaufversagen sterben. Daher Äußerungen der Patientin wie z.B. „mir wird so komisch" unbedingt ernst nehmen. Kontrastmittelzufuhr stoppen und sofort Hilfe herbeirufen
- Sicherstellen, dass bei jeder Kontrastmitteluntersuchung Sauerstoffgerät sowie Notfallkoffer bzw. -wagen mit Intubationsbesteck und Notfallmedikamenten (Glukokortikoide, Theophylline, Antihistaminika) bereitstehen, damit bei Zwischenfällen eine sofortige Behandlung möglich ist
- Nach der Untersuchung auf ausreichendes Trinken der Patientin achten (Arztrücksprache bei Herzinsuffizienz), da dies die Gefahr einer Nierenschädigung verringert.

1.7.4 Computertomographie und Kernspintomographie

Die **Computertomographie** (kurz *CT*) und die **Kernspintomographie** (*Magnetresonanztomographie*, kurz *MRT*) sind in der Gynäkologie wenigen speziellen Fragestellungen vorbehalten. So kann durch diese Untersuchungen zwar die Ausdehnung von Tumoren bestimmt werden, doch reichen die Tastuntersuchung und die Sonographie hierfür in der Regel aus. In seltenen Fällen ist präoperativ eine Computer- oder Kernspintomographie notwendig, z.B. wenn unklar ist, von welchem Organ der Tumor ausgeht und ob er schon Metastasen gesetzt hat.

Zwingend notwendig ist ein CT vor einer geplanten Bestrahlung, um die exakte Strahlungsplanung vornehmen zu können.

Magnetresonanzmammographie

In einzelnen speziellen Zentren wird die Brustdrüse mit Hilfe der **Magnetresonanzmammographie** (kurz *MRM*) untersucht. Dieses Verfahren kann bei unklaren mammographischen und sonographischen Befunden eingesetzt werden, z.B. nach Operationen an der Brust zur Unterscheidung zwischen Narbengewebe und bösartigem Tumor.

Bei der Untersuchung wird der Patientin zunächst ein Kontrastmittel injiziert. Da sich Tumoren ein Versorgungssystem aus eigenen venösen und arteriellen Blutgefäßen aufbauen und dementsprechend stark durchblutet sind, reichert sich das Kontrastmittel hier an und ist dann auf den bis zu 300 Schichtaufnahmen deutlich nachweisbar.

Pflege bei Computertomographie und Kernspintomographie

- Vor der Untersuchung Angst der Patientin „vor der Technik" abbauen durch ausführliche Erklärungen oder ein Gespräch mit einer Mitpatientin, die die Untersuchung bereits hinter sich hat
- Wie bei „normalen" Röntgenuntersuchungen auch Patientin vor Untersuchungsbeginn metallhaltige Gegenstände wie Schmuck, Prothesen oder Haarspangen ablegen lassen
- Wurde der Patientin ein Kontrastmittel injiziert, sie bis 15 Minuten nach der Untersuchung auf die Symptome einer Kontrastmittelunverträglichkeit beobachten
- Falls ein venöser Zugang gelegt wurde, diesen nach der Untersuchung noch für einige Zeit belassen, um bei eventuellen Komplikationen schneller eingreifen zu können.

1.7.5 Nuklearmedizinische Untersuchungsverfahren

Knochenszintigramm

Ein **Knochenszintigramm** wird zur Diagnostik von Skelettmetastasen z.B. bei Patientinnen mit Mammakarzinom durchgeführt. Hierbei wird eine radioaktive Substanz gespritzt, die sich im Knochen anreichert. Mit einer Spezialkamera kann dann der Ort der Metastasen lokalisiert werden. Zur Bestätigung des Befundes sind konventionelle Röntgenaufnahmen notwendig.

Sentinel-Lymphknoten Darstellung (Wächterlymphknoten)

Insbesondere bei der Behandlung des Mamma-Karzinoms (☞ 3.6) wird zunehmend auf die Operation der Lymphknoten der Achselhöhle verzichtet, indem vor dem Eingriff der erste Lymphknoten (sog. Wächter- oder Sen-

1

	Laparoskopie in Vollnarkose	Laparoskopie in Lokalanästhesie
Vitalzeichenkontrolle	Zunächst 3-mal stündlich, dann je nach Zustand der Patientin und ermittelten Werten 1-mal am Tag	Direkt nach dem Eingriff und vor dem ersten Aufstehen, ansonsten je nach Zustand der Patientin
Ausscheidung	Erster Toilettengang nach 2–3 Std. (zusammen mit dem ersten Aufstehen) Auf geregelte Darmentleerung achten	Direkt nach dem Eingriff Toilettengang (in Begleitung) möglich Auf geregelte Darmentleerung achten
Ernährung	Ca. 4–6 Std. Nahrungskarenz (Anästhesieprotokoll beachten). Bei starkem Durst Ausspülen des Mundes mit (Mund-)Wasser, Ausreiben des Mundes mit „Lemon-sticks" und/oder – falls erlaubt – Lutschen von Eiswürfeln oder Trinken kleiner Mengen Tee. Am OP-Abend Suppe oder Tee und Zwieback, ab 1. postop. Tag Vollkost	Keine Nahrungskarenz notwendig
Wundkontrolle, -versorgung	Am OP-Tag lediglich Kontrolle des Verbandes auf Durchbluten. Nach Gewebeentnahme Kompression der Einstichstelle durch einen Sandsack. Entfernen des Verbandes, wenn die Wunde trocken ist	
Mobilisation	Nach Blutdruckkontrolle erstes Aufstehen nach 2–3 Std. (dabei möglichst auch erster Toilettengang)	Nach Blutdruckkontrolle sofort möglich
Körperpflege	Duschen ab dem ersten postoperativen Tag möglich	Duschen ab dem ersten postoperativen Tag möglich
Besonderes	Postoperative Schmerzen von unterhalb des Zwerchfells bis zum Nacken sind durch das eingeleitete Gas bedingt und bedürfen in der Regel keiner medikamentösen Therapie. Pat zum Aufstehen anhalten, dadurch häufig weniger Schmerzen	

Tab. 1.41: Postoperatives Vorgehen nach Laparoskopie (☞ auch Tab. 4.12).

tinel-Lymphknoten) dargestellt wird. Hierzu spritzt der Arzt am Vortag der Operation eine radioaktiv markierte Substanz um den Tumor herum in die Brust, die sich dann in den Lymphwegen anreichert. Am OP-Tag wird dann mit Hilfe einer speziellen Sonde dieser Lymphknoten aufgesucht, isoliert entfernt und im Schnellschnitt auf Tumorzellen untersucht. Ist der Wächterlymphknoten tumorfrei, kann auf die weitere Operation der Achselhöhle verzichtet werden, im anderen Fall wird eine typische Entfernung der Lymphknoten der Axilla durchgeführt.

Pflege bei nuklearmedizinischen Untersuchungsverfahren

- Die Pflegenden informieren den Patienten, dass für Mitpatienten und Besucher (auch Schwangere) auf der Station keine Gefahr besteht, da die vom Patienten abgegebene Strahlendosis bei *diagnostischen* Verfahren

sehr gering ist. Auch die Pflegenden selbst sind trotz ihres längeren Aufenthaltes auf Station nicht gefährdet
- Metallhaltige Gegenstände (Schmuck, Prothesen usw.) müssen abgelegt werden, da Metalle die Strahlung absorbieren und die Aufnahme verfälschen können
- Kurz vor der Untersuchung entleert die Patientin die Blase
- Zur Beschleunigung der Ausscheidung der Radiopharmaka über die Nieren soll der Patient bereits vor der Untersuchung ca. 1 l Flüssigkeit trinken und auch danach noch für mindestens einen Tag vermehrt trinken sowie die Blase oft entleeren.

1.8 Endoskopie

Zystoskopie ☞ 5.4.6

1.8.1 Laparoskopie

Die diagnostische **Laparoskopie** (*Bauchspiegelung,* in der Gynäkologie auch **Pelviskopie** = *Beckenspiegelung* genannt) erlaubt eine direkte Betrachtung der inneren Geschlechtsorgane. Sie ist z. B. bei Verdacht auf Fehlbildungen der Ovarien oder Tuben, bei Verdacht auf eine Extrauteringravidität, zur Abklärung unklarer Unterbauchschmerzen, zur Biopsieentnahme und zur Therapiekontrolle (z. B. beim Ovarialkarzinom ☞ 4.4.6) angezeigt.

Therapeutisch kann die Laparoskopie z. B. zur Entfernung gutartiger Tumoren (Myome; Ovarialtumoren ☞ 4.4.6), zum Ausschälen von Zysten (☞ 4.4.3), zur Entfernung oberflächlicher Endometrioseherde (☞ 4.5.2), zum Lösen von Verwachsungen oder zur Durchführung einer Sterilisation (☞ 9.4.4) eingesetzt werden; man spricht dann von *minimal-invasiven Eingriffen* (**minimal-invasive Chirurgie,** kurz *MIC*). Durch die Entwicklung weiterer Instrumente können inzwischen auch größere Eingriffe wie etwa eine *Adnektomie* (ein- oder beid-

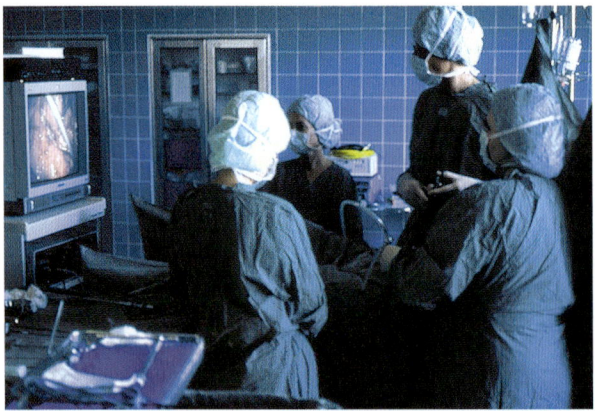

Abb. 1.42: Situation bei einer laparoskopischen gynäkologischen Operation. [T192]

seitige operative Entfernung der Adnexe ☞ 4.4.1) oder *Hysterektomie* (operative Entfernung der Gebärmutter ☞ 4.5.4, 4.5.5) minimal-invasiv durchgeführt werden.

Die **Hauptkomplikationen** bestehen in Blutungen in die Bauchdecke oder Bauchhöhle, Peritonitis, Verletzung intraabdomineller Organe und Kreislaufstörungen bis zum Kollaps, außerdem in den Komplikationen, die durch den jeweiligen therapeutischen Eingriff bedingt sind.

Durchführung

In Vollnarkose (selten auch in Lokalanästhesie) wird die Bauchhöhle über eine Kanüle mit Kohlensäuregas aufgebläht, so dass sich die inneren Organe gut voneinander abheben. Anschließend wird nach einem kleinen Bauchschnitt im Bereich des Nabels ein 20 cm langes, bleistiftdünnes Führungsrohr *(Laparoskop)* eingeführt, in dem sich Bündel von Glasfasern befinden, die Licht von einer Lichtquelle außerhalb der Bauchhöhle in den Bauchraum leiten. Der Arzt kann sich nun die inneren Geschlechtsorgane ansehen. Spezialinstrumente, die zusätzlich über weitere Einstiche eingeführt werden (☞ Abb. 9.13), erlauben Biopsien und therapeutische Eingriffe. Der Eingriff wird heute in der Regel als ambulante Operation durchgeführt.

Pflege bei Laparoskopie

Die Vorbereitungen einer diagnostischen Laparoskopie entsprechen denen einer kleinen Operation (☞ Tab. 4.12). Manchmal kann *vor* einer Laparoskopie aber nicht sicher entschieden werden, ob es bei der diagnostischen Laparoskopie bleibt, ob der Eingriff zur therapeutischen Laparoskopie erweitert werden oder ob nicht doch eine *Laparotomie* (operative Eröffnung der Bauchhöhle) erforderlich sein wird. Erweist sich beispielsweise ein mutmaßlich gutartiger Tumor doch als bösartig, muss zu seiner Entfernung das Abdomen eröffnet werden. In diesen Fällen wird die Patientin vor der Laparoskopie vom Arzt über die Möglichkeit einer Operationsausweitung aufgeklärt und wie für eine Laparotomie bzw. den größtmöglichen Eingriff vorbereitet (☞ 2.2.2).

Das Vorgehen nach der Operation fasst Tab. 1.41 zusammen. Zusätzlich erforderliche Maßnahmen sind abhängig von evtl. durchgeführten therapeutischen Eingriffen und werden vom Arzt angeordnet.

🛏 Viele Patientinnen können nach dem Eingriff erleichtert aufatmen, etwa wenn sich ein Karzinomverdacht nicht bestätigt hat. Bleibt aber beispielsweise nach einer diagnostischen Laparoskopie die Ursache der Sterilität oder der chronischen Unterbauchschmerzen unklar, belastet das die Patientin sehr. Dann ist es für die Pflegenden wichtig, für die Gefühle und Bedürfnisse der Patientin besonders sensibel zu sein, um herauszufinden, was ihr in dieser Situation hilft. So tut es einigen Frauen gut, darüber zu reden, während andere lieber alleingelassen werden wollen. Die Pflegenden bemühen sich, ein vertrauensvolles Verhältnis zur Patientin aufzubauen, um ein Gespür zu entwickeln, was der Patientin gut tut (z.B. vielleicht auch ein Angebot aus der Aromatherapie).

1.8.2 Chromopertubation

In der Sterilitätsdiagnostik (☞ 8.2) wird die Laparoskopie häufig mit einer **Chromopertubation** zur Prüfung der Durchgängigkeit der Eileiter verbunden. Dabei wird eine verdünnte Farblösung über eine Zervixsonde in die Gebärmutter eingespritzt. Bei durchgängigen Eileitern kann der Farbstoffaustritt in die Bauchhöhle laparoskopisch kontrolliert werden. Ein Vorteil gegenüber der Hysterosalpingographie (☞ 1.7.3) liegt in der fehlenden Strahlenbelastung und der Möglichkeit, die Ursache des Verschlusses zu beurteilen und eventuell gleichzeitig laparoskopisch-operativ zu beheben. Für den Eingriff sind die Bedingungen bezüglich Zyklusphase und Vorbehandlung der Vaginalflora wie bei der Hysterosalpingographie zu schaffen.

1.8.3 Hysteroskopie

Durch die **Hysteroskopie,** die *Spiegelung der Gebärmutterhöhle*, können Verklebungen, Septen, Myome oder Polypen in der Gebärmutterhöhle diagnostiziert und oft auch entfernt werden. Sie wird meist in Kurznarkose durchgeführt. Dieser Eingriff wird häufig mit einer Abrasio (☞ 1.9.3) kombiniert.

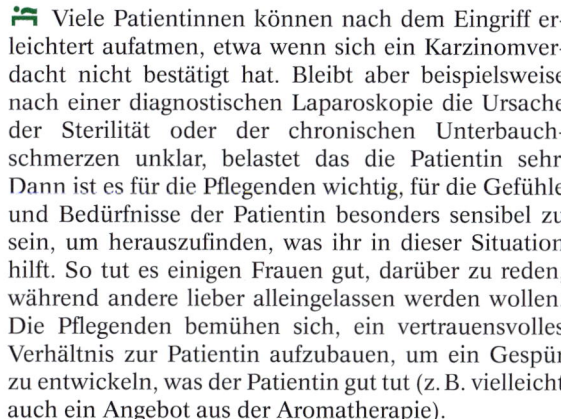

Abb. 1.43: Gynäkologische Laparoskopie (Pelviskopie). Eine Zervixsonde schiebt den Uterus nach cranio-caudal aus dem kleinen Becken heraus und fixiert ihn so für die optische Beurteilung und Manipulationen. [A400-190]

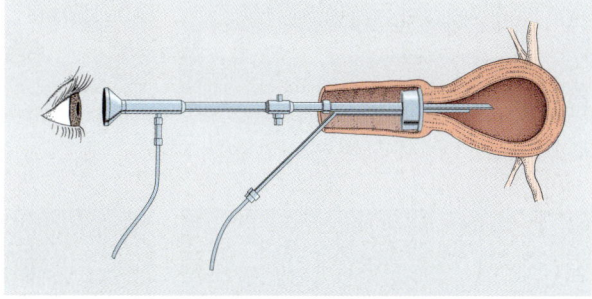

Abb. 1.44: Bei der Hysteroskopie wird zunächst das Hysteroskop in das Cavum uteri eingeführt, dann die Portio uteri durch einen mit Unterdruck fixierten Hysteroskopadapter verschlossen und das Cavum mit Kohlensäuregas oder Ringer-Lösung aufgefüllt. [A400-190]

1

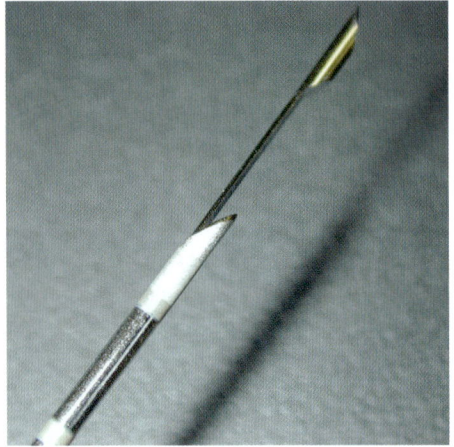

Abb. 1.45:
Stanznadel
[T192]

Pflege

Die Pflege entspricht derjenigen bei einer Hysterosalpingographie (☞ 1.7.3).

1.9 Invasive Untersuchungsverfahren

1.9.1 Probeexzision

> **Probeexzision** *(PE):* Gewinnung einer Gewebeprobe zur histologischen Untersuchung.

Probeexzision an Vulva, Vagina und Zervix

Bei einem mit bloßem Auge sichtbaren Tumor von Vulva, Vagina oder Zervix kann Material für die histologische Untersuchung durch eine einfache **Knips-** oder **Stanzbiopsie** oder durch das Ausschneiden mit dem Skalpell gewonnen werden. Für die Stanzbiopsie benötigt der Arzt eine Hohlnadelstanze (☞ Abb. 1.46 und 1.47), für die Knipsbiopsie stehen verschiedene Zangen zur Verfügung (☞ Abb. 1.48 und 1.49). Die entnommenen Gewebeproben werden sofort nach der Entnahme in eine Konservie-

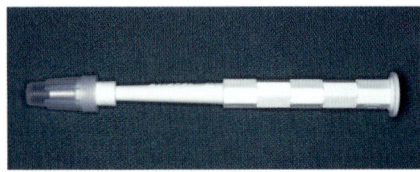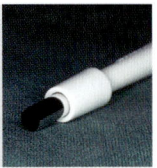

Abb. 1.46 und 1.47: Hohlnadelstanze. [T192]

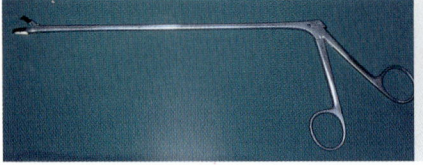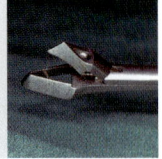

Abb. 1.48 und 1.49: Zange zur Knipsbiopsie. [T192]

rungslösung gegeben und mit den nötigen Begleitpapieren zur histologischen Untersuchung ins Labor gebracht.

Eine Knips- oder Stanzbiopsie kann in örtlicher Betäubung, an der Portio auch ohne jegliche Anästhesie durchgeführt werden. Bei einer Probeexzision mit dem Skalpell richtet sich die Form der Analgesie nach dem Ausmaß des Eingriffes. Kleinere Gewebeentnahmen sind problemlos in örtlicher Betäubung möglich.

Pflege bei Probeexzision an Vulva, Vagina und Zervix

Nach den Eingriffen achten die Pflegenden auf mögliche Nachblutungen. Klagt die Patientin über Schmerzen, verabreichen sie Analgetika nach Arztanordnung.

Probeexzision der Brust

Schnellschnittuntersuchung bei Verdacht auf Brustkrebs ☞ *3.6*

Gewebe aus der Brust wird in der Regel mittels *Stanz-* oder *Feinnadelbiopsie* bzw. während der Operation durch Ausschneiden mit dem Skalpell gewonnen. Die **Stanzbiopsie** (☞ Abb. 1.45) wird v. a. zur histologischen Sicherung vor einer präoperativen Chemo- oder Strahlentherapie eingesetzt, wenn es sich um einen sehr ausgedehnten Tumorbefund handelt, außerdem bei Patientinnen mit erhöhtem OP- und Narkoserisiko, um die OP-Zeit (Warten auf den Schnellschnitt ☞ 3.6) zu verkürzen.

Die **Feinnadelbiopsie** wird – meist unter Ultraschallkontrolle – zum Abpunktieren von Zysten oder zur Gewinnung kleinster Gewebsstücke eingesetzt. Um dem Arzt das Aspirieren der Flüssigkeit zu erleichtern, wird die Spritze in einen *Pistolet-Griff* eingelegt. Dieser liegt besser in der Hand als eine einfache Spritze und lässt sich zielgerichteter führen. Eine spezielle Vorbereitung der Patientin ist nicht erforderlich.

1.9.2 Douglas-Punktion

Der Douglas-Raum zwischen Uterus und Rektum (☞ Abb. 1.50) ist die tiefste Stelle der Bauchhöhle, so dass sich dort freie Flüssigkeit ansammeln und von der Vagina aus abpunktiert werden kann. Durchgeführt wird die **Douglas-Punktion** zum Nachweis von freiem Blut im Bauchraum, zur Diagnostik und Therapie eines Douglasabszesses (z. B. durch Entzündungen der Adnexe mit Abszessbildung) und zur Punktion von Zysten. Die Douglas-Punktion wird zunehmend von der Sonographie und Laparoskopie (☞ 1.8.1) abgelöst.

Pflege bei Douglas-Punktion

Vor der Punktion sollte die Patientin ihren Darm entleeren. Nach der Punktion fallen folgende pflegerische Maßnahmen an:
- Beobachtung der Patientin auf Zeichen einer Darmverletzung, also engmaschige Kontrolle von Blutdruck, Puls und Temperatur sowie des Abdomens auf Zeichen einer beginnenden Peritonitis (Bauchschmerz? Zunehmende Abwehrspannung der Bauchmuskulatur?)
- Beobachtung des Wundgebiets auf Entzündungszeichen. Hat der Arzt eine Gummi- oder Robinsondrainage zur Abszessdrainage eingelegt, bleibt diese bis zur

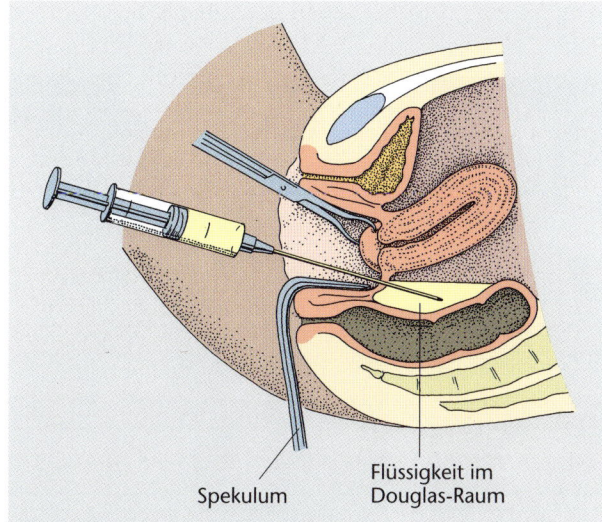

Abb. 1.50: Douglas-Punktion. Zuerst zieht der Arzt die Portio mit einer Kugelzange nach vorne. Dann sticht er vom hinteren Scheidengewölbe aus mit einer etwa 20 cm langen Punktionskanüle ein. Nachdem die Flüssigkeit abgeflossen oder abpunktiert ist, spült der Arzt den Douglas-Raum und legt häufig eine Zieldrainage ein. [A400-190]

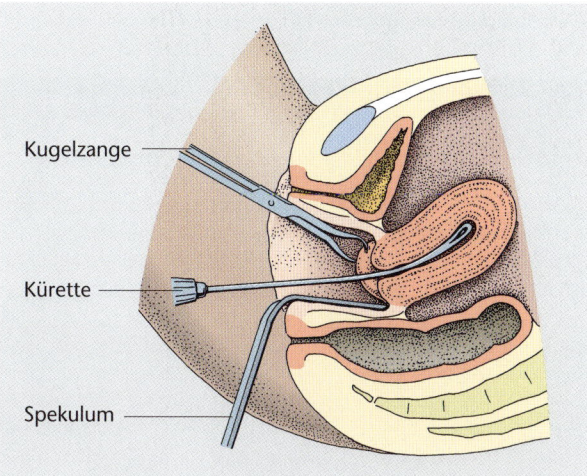

Abb. 1.51: Abrasio. Unter Spekulumsicht fasst der Arzt die Portio mit einer Kugelzange und zieht sie etwas nach unten (kaudal). Dadurch wird der Uterus gestreckt, und der Zervikalkanal kann leichter passiert werden. Er wird zunächst mit immer dicker werdenden Hegarstiften gedehnt, bis die Kürette durch den Kanal passt. In ringsum geführten Bewegungen in Uteruslängsrichtung wird die Funktionalis abgeschabt und anschließend der histologischen Untersuchung zugeführt. [A400-190]

Ausheilung liegen. In dieser Zeit regelmäßig den Verband wechseln.

Umgang mit Gummi- und Robinsondrainagen ☞ *2.2.3*

> **! Vorsicht**
> Abszesse sind septisch. Abgeleitetes Sekret ist daher auch als septisch zu betrachten. Septische Verbände werden erst nach aseptischen durchgeführt.

1.9.3 Abrasio uteri

Der zytologische Abstrich (☞ 1.5.2) gibt lediglich Auskunft über das Epithel im Zervixbereich. Besteht der Verdacht auf ein Karzinom in der Gebärmutterhöhle, muss die gesamte oberste Schicht der Gebärmutterschleimhaut *(Funktionalis)* durch eine **Abrasio uteri** *(Abrasio, Kürettage, Curettage, Ausschabung)* abgetragen und histologisch untersucht werden. Therapeutisch wird eine Abrasio z.B. bei Gebärmutterpolypen oder nach einer Fehlgeburt (☞ 12.2.1) eingesetzt.

Der Eingriff wird meist in Vollnarkose durchgeführt. Als Hauptkomplikationen sind Nachblutungen und (aufsteigende) Infektionen zu nennen. Gelegentlich kommt es auch vor, dass der Arzt die Gebärmutterwand perforiert, ohne es zu merken. Dann können Blutungen in die Bauchhöhle *(innere Blutungen)* auftreten, die sich v.a. durch Kreislaufreaktionen infolge des Blutverlustes (Blutdruckabfall, Pulsanstieg, evtl. Schock), Zunahme des Bauchumfanges und Schmerzen äußern.

Bei Karzinomverdacht werden Korpus- und Zervixschleimhaut getrennt (in „Fraktionen") gesammelt und untersucht, deshalb spricht man auch von einer **fraktionierten Abrasio** oder *Zervix-Corpus-Curettage* (kurz *C-C*). Zunächst wird die Zervix abradiert und dann die

Größe der Gebärmutter mit Hilfe einer Sonde bestimmt (sog. Sondenlänge). Anschließend wird der Zervikalkanal mit speziellen Metallstiften (*Hegarstiften* ☞ Abb. 1.57) in aufsteigender Größe geweitet und die Korpusschleimhaut ausgeschabt. Hierbei achtet der Arzt darauf, dass er alle Stellen der Gebärmutterhöhle erreicht.

Anders als bei der **nicht-fraktionierten Abrasio** können abradierte Tumorzellen bei der fraktionierten Abrasio der Zervix oder dem Korpus zugeordnet werden, was Konsequenzen für die darauf folgende Behandlungsstrategie hat.

Pflege bei Abrasio uteri

- Die postoperativen Schmerzen entsprechen meist den Schmerzen während der Menstruation und bedürfen normalerweise keiner medikamentösen Behandlung
- Wegen der Gefahr einer inneren Blutung ist die Überwachung der Kreislaufparameter wichtig.

Pflege vor gynäkologischen Operationen einschließlich Abrasio ☞ *Tab. 4.12*

1.9.4 Konisation

Mit der **Konisation** werden karzinomverdächtige Befunde der Zervix (☞ 4.5.5 und Abb. 1.26) abgeklärt. Dabei schneidet der Arzt unter Vollnarkose ein kegelförmiges Gewebestück (griech. konos = Kegel ☞ Abb. 1.58) aus der Portio heraus und schickt es zur histologischen Untersuchung.

Bei dem Eingriff wird das gesamte verdächtige Gewebe erfasst, um einerseits alle verdächtigen Bezirke untersuchen zu können und andererseits auch alle Problemzonen zu entfernen. Aus diesem Grund ist die Konisation nicht nur ein diagnostischer, sondern auch ein therapeutischer Eingriff. Um auch hochsitzende *(endozervikale)*

Durchführung einer Abrasio uteri [T192]

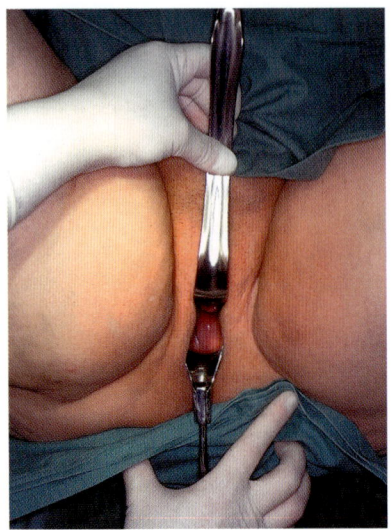

Abb. 1.52: Spekulumeinstellung der Portio.

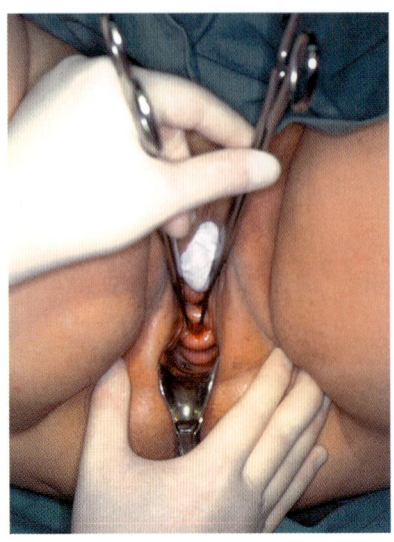

Abb. 1.53: Anhaken der vorderen Muttermundslippe mit zwei Kugelzangen.

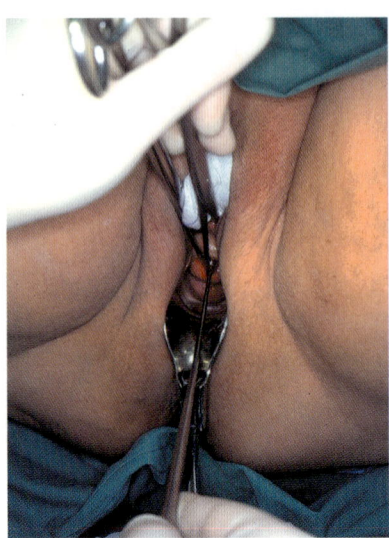

Abb. 1.54: Kürettage der Zervix mit kleiner Kürette.

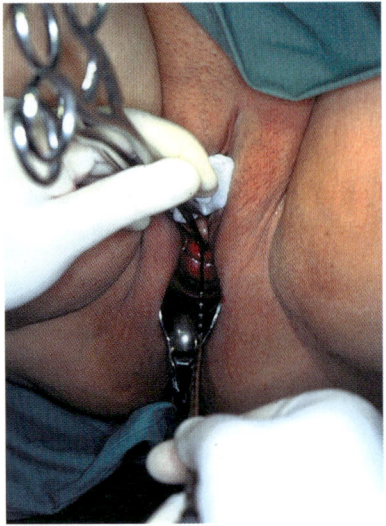

Abb. 1.55: Messen der Uterussondenlänge.

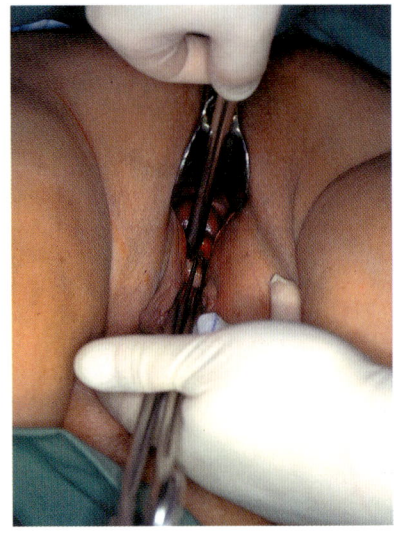

Abb. 1.56: Dilatation des Zervikalkanals mit Hegarstiften.

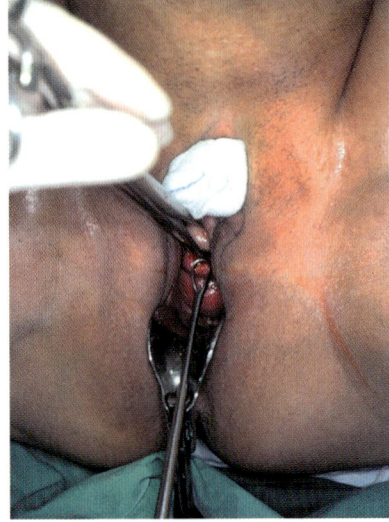

Abb. 1.57: Kürettage des Cavum uteri mit großer Kürette.

Veränderungen zu diagnostizieren, schließt sich der Konisation immer eine Abrasio des Restzervikalkanals (*Abrasio cervicis*) an.

Pflege bei Konisation

Pflege vor gynäkologischen Operationen einschließlich Konisation ☞ Tab. 4.12

> **! Vorsicht**
> Zwischen dem 6. und 10. postoperativen Tag können Nachblutungen durch Ablösen des Wundschorfes auftreten. Die Patientin sollte hierüber Bescheid wissen und sich trotz des nur geringen oder fehlenden Krankheitsgefühls körperlich schonen.

1.10 TNM-Stadien

Die **TNM-Klassifikation** ist eine international gebräuchliche Einteilung von bösartigen Tumoren. Je nach festgestelltem Stadium der Erkrankung ergeben sich unterschiedliche Therapien für die Patientin.

Bei der TNM-Klassifikation steht **T** für Tumor (Größe des Primärtumors), **N** für Nodus lymphaticus (Fehlen oder Vorhandensein regionärer Lymphknotenmetastasen) und **M** für das Fehlen oder Vorhandensein von Fernmetastasen. Alle drei Buchstaben werden mit Zahlen oder weiteren Buchstaben kombiniert (☞ Tab. 1.59).

Es gibt für alle bösartigen Tumoren Tabellen, in denen die Bedeutung dieser Klassifikation abgelesen werden kann. So bezeichnen die Zahlen hinter dem T je nach Tumorart

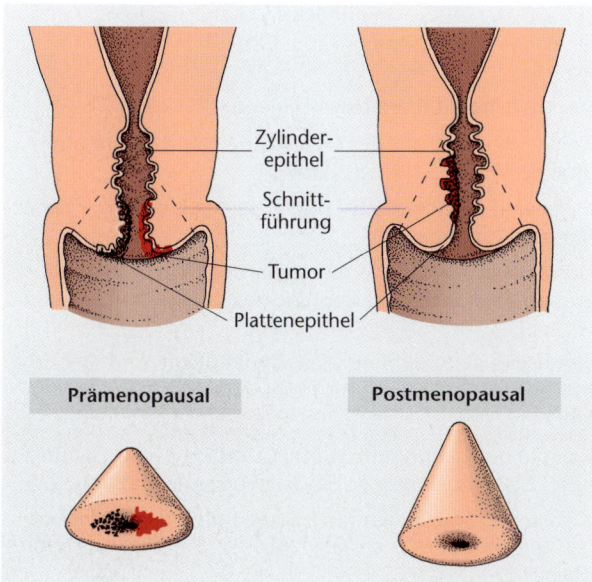

Abb. 1.58: Konisation. Die Schnittführung ist abhängig vom Alter der Patientin. Vor der Menopause ist die Prädilektionsstelle für Karzinome eher auf der Portiooberfläche zu finden, im Senium im Zervikalkanal. Bei geschlechtsreifen Frauen wird dementsprechend ein flacher Konus entfernt, bei Frauen in der Postmenopause ein spitzer Konus. [A400-190]

unterschiedliche Tumorgrößen. Beispielsweise bedeutet T1 beim Mammakarzinom Tumoren bis 2 cm, T2 bis 5 cm und T3 über 5 cm. Da diese Einteilung häufig zu grob ist, gibt es Untergruppen (beim Mammakarzinom z.B. T1a bis 0,5 cm, T1b bis 1 cm und T1c von 1 bis 2 cm Tumor-

T	Primärtumor
Tis T0	Nicht invasives Karzinom *(Carcinoma in situ)*
T1, T2, T3, T4 TX	Keine Anhaltspunkte für Primärtumor Zunehmende Größe und Ausdehnung des Primärtumors Mindesterfordernisse zur Erfassung des Primärtumors nicht erfüllt
N	**Regionale Lymphknoten**
N0	Keine Anhaltspunkte für regionale Lymphknoten-beteiligung
N1, N2, N3 N4 NX	Befall regionaler Lymphknoten Befall nicht regionaler Lymphknoten Mindesterfordernisse zur Erfassung von Lymphknoten-beteiligung nicht erfüllt
M	**Metastasen**
M0 M1 MX	Keine Anhaltspunkte für Fernmetastasen Fernmetastasen vorhanden Mindesterfordernisse zur Erfassung von Fernmetastasen nicht erfüllt
G	**Histopathologisches Grading**
G1, G2, G3	Gut, mäßig, schlecht differenziert (je höher die Grad-zahl, desto unähnlicher ist der Tumor dem Ursprungs-gewebe und desto bösartiger ist er)
G4 GX	Undifferenziert Differenzierungsgrad kann nicht bestimmt werden

Tab. 1.59: Das TNM-System zur Stadieneinteilung von Tumoren nach der UICC (Internationale Union gegen Krebs).

größe). Bei den Lymphknoten (N) haben die Zahlen ebenfalls je nach Tumor unterschiedliche Bedeutung. Nur bei den Fernmetastasen (M) gibt es eine einfache Unterteilung in M0 (keine) und M1 (Fernmetastasen vorhanden). Der Ort der Metastasierung wird in Textform oder standardisierten Abkürzungen (PUL für Lunge oder HEP für Leber) angegeben.

Diese Einteilungen werden immer wieder verändert oder verfeinert. Deshalb ist es wichtig, insbesondere beim Studium alter Akten, sich über die damalige und die aktuell gültige Klassifikation im Klaren zu sein (⊞ 3).

1.11 ICD-Diagnosestatistik

Die *Internationale Klassifikation der Krankheiten* (engl. *International Statistical Classification of Diseases and Related Health Problems*, kurz **ICD**) ist seit 1968 für die Bundesrepublik Deutschland verbindliche Diagnoseklassifikation sowohl in der ambulanten als auch in der stationären Versorgung. Sie wird weltweit angewandt und regelmäßig von der Weltgesundheitsorganisation (WHO) überarbeitet.

Die Diagnoseschlüssel bestehen aus bis zu sechs Zahlen und Buchstaben. Beispiele sind:
• Uterus myomatosus: D25.9
• Mamma-Karzinom oben aussen: C50.4
• Endometriose des Ovars N80.1
• Geburtshindernis durch Beckenendlage: O64.1

Außerdem gibt es Spezialausgaben für bestimmte Fachgebiete, z.B. die **ICD-O-3** *(Internationale Klassifikation der Krankheiten für die Onkologie 3. Revision)* für die Onkologie.

Neben den eigentlichen Hauptdiagnosen spielen jedoch auch pflegerelevante Nebendiagnosen eine wichtige Rolle. In vielen Krankenhäusern werden deshalb die Pflegenden in die Kodierung mit einbezogen und sind aufgefordert, relevante Nebendiagnosen zu kodieren, z.B.:
• Stuhlinkontinenz: R15
• Ikterus des Neugeborenen mit Phototherapie: P58.9
• Hypertonie: I15.9

1.12 DRGs

Die *Diagnosis Related Groups* (kurz **DRGs**) sind ein Patientenklassifikationssystem zur pauschalierenden Abrechnung im Krankenhausbereich. Die DRGs sind seit Anfang 2004 Pflicht, jedoch noch budgetneutral, in ihrer Endstufe (voraussichtlich ab 2007) sollen sie dann budgetrelevant sein.

Grundlage sind die *Australian Refined Diagnosis Related Groups* **(AR-DRGs),** die auf die deutschen Verhältnisse übertragen werden zu den *German Diagnosis Related Groups* **(G-DRGs).** Zunächst wird der Patient aufgrund seiner ICD-Hauptdiagnose einer von 23 Hauptdiagnosekategorien und dann je nach erbrachten diagnostischen und therapeutischen Leistungen einer dazugehörigen Unterkategorie zugeordnet. In einem nächsten Schritt werden Komplikationen und gleichzeitig bestehende Erkrankungen (Komorbidität) sowie z. B. das Alter des Patienten berücksichtigt. So ergeben sich Patientengruppen, die dann zu (kostenmäßig) ähnlichen DRGs zusammengefasst werden, deren Behandlungskosten zueinander in Relation gesetzt werden. Die **Bewertungsrelation** multipliziert mit den durchschnittlichen Behandlungskosten in Euro **(Basisfallwert)** ergibt dann die Summe, die das Krankenhaus für die Behandlung des Patienten von der Krankenkasse erhält.

Es wird erwartet, dass durch Einführung der DRGs der wirtschaftliche Druck auf die Krankenhäuser zunehmen wird und die Liegezeiten der Patienten sinken, was wiederum die Arbeitsbelastung aller im Krankenhaus Tätigen steigen lassen wird. Hinzu kommt, dass nur eine arbeitsintensive Kodierung sicherstellt, dass ein Haus auch das Geld bekommt, das ihm für seine Leistungen zusteht (□ 4).

Literatur und Kontaktadressen

□ Literaturnachweis

1. Nauth, H.: Gynäkologische Zytodiagnostik Thieme, Stuttgart 2002

2. Sohn et al.: Ultraschall in Gynäkologie und Geburtshilfe. Thieme Verlag, Stuttgart 2002

3. Schmidt-Matthiessen et al.: Gynäkologische Onkologie. Schattauer Verlag, Stuttgart 2002

4. Zaiß, A.: DRG: Verschlüsseln leicht gemacht. Deutscher Ärzte Verlag, Köln 2005

Vertiefende Literatur

Baltzer et al.: Praxis der Gynäkologie und Geburtshilfe. Thieme Verlag, Stuttgart 2004

Feige et al.: Frauenheilkunde. Elsevier, Urban & Fischer Verlag, München 2005

Giersiepen, K. et al.: Tumorstadienverteilung in der Zielgruppe für das Mammographie-Screening. In: Deutsches Ärzteblatt 30/2004, C1701-C1706

Goerke et.al: Klinikleitfaden Gynäkologie und Geburtshilfe. Elsevier, Urban und Fischer Verlag, München 2003

Goerke et al.: Kurzlehrbuch Gynäkologie und Geburtshilfe. Elsevier, Urban & Fischer Verlag, München 2004

Köhler, A.: Mammographie-Screening. Flächendeckendes Angebot bereits im Jahr 2005. In: Deutsches Ärzteblatt 19/2003, S.975-978

Hölzel, D.: Disease-Management-Programm Brustkrebs. In: Deutsches Ärzteblatt 101/2004, S. A1810

✉ Kontaktadressen

1. Deutsche Gesellschaft für Gynäkologie und Geburtshilfe, Robert-Koch-Platz 7, 10115 Berlin, Tel.: 030/5148833, www.dggg.de

Wiederholungsfragen

1. Wonach erkundigt sich der Arzt im Rahmen der gynäkologischen Anamnese? (☞ 1.1)

2. Worauf achtet der Arzt bei der Inspektion der Vulva? (☞ 1.3.2)

3. Welchen Vorteil hat ein Entenschnabelspekulum gegenüber einem zweiblättrigen Spekulum? (☞ 1.3.3)

4. Welche Untersuchungen gehören zur gynäkologischen Untersuchung? (☞ 1.3.1–1.3.5)
   Welche Aufgaben haben die Pflegenden während der gynäkologischen Untersuchung? (☞ 1.3.5)

5. Wie wird die Patientin zur gynäkologischen Untersuchung vorbereitet? (☞ 1.3.5)

6. Welche Hilfestellungen können der Patientin während der Untersuchung gegeben werden? (☞ 1.3)

7. Was umfasst die Nachsorge bei der gynäkologischen Untersuchung? (☞ 1.3.5)

8. Was sind Tumormarker? (☞ 1.4.2)

9. Welche Abstriche spielen in der Gynäkologie eine Rolle? (☞ 1.5.1–1.5.3)

10. Welche Aufgaben haben die Pflegenden bei der Abstrichentnahme? (☞ 1.5.3)

11. Welche Aufgaben haben die Pflegenden bei der Kolposkopie? (☞ 1.6)

12. Welche Aufgaben haben die Pflegenden bei der Sonographie? (☞ 1.7.1)

13. Worauf achten die Pflegenden vor und nach einer Hysterosalpingographie? (☞ 1.7.3)

14. Worauf achten die Pflegenden bei Kontrastmitteluntersuchungen? (☞ 1.7.3)

15. Wie erfolgt die Darstellung des Wächter-Lymphknoten (Sentinel Lymphknoten) bei Frauen mit einer Brustkrebserkrankung? (☞ 1.7.5)

16. Welche Aufgaben haben die Pflegenden vor und nach einer Laparoskopie? (☞ 1.8.1)

17. Welche Beobachtungskriterien sind nach einer Douglas-Punktion wichtig? (☞ 1.9.2)

18. Worin besteht der Unterschied zwischen einer fraktionierten Abrasio und einer nicht-fraktionierten Abrasio? (☞ 1.9.3)

19. Was ist unter einer Konisation zu verstehen und wann wird sie angewandt? (☞ 1.9.4)

2 Pflege in der Gynäkologie

⛫ Pflegende in der Gynäkologie sind in einem vielseitigen Aufgabengebiet tätig: Ihre Aufgaben reichen von Beratung (☞ 2.1.4) und präventiven Tätigkeiten über die Assistenz bei diagnostischen und therapeutischen Maßnahmen sowie die perioperative Versorgung und die Betreuung konservativ behandelter Patientinnen bis hin zur Begleitung in Krisensituationen.

In den letzten Jahren hat sich das Altersspektrum der zu betreuenden Patientinnen erweitert: Waren es in der Vergangenheit überwiegend Frauen ab der Geschlechtsreife bis ins höhere Alter, suchen und benötigen heute immer mehr junge Frauen gynäkologische Fachberatung und Behandlung. In großen Frauenkliniken zählen aufgrund besonderer Situationen auch Mädchen vor der Pubertät (☞ Kap. 7) zu den Patientinnen. Unabhängig von Alter und Erkrankung – die Frau steht immer individuell mit ihren ganz persönlichen Eigenheiten im Mittelpunkt.

2.1 Frau und Gesundheit

Die *Weltgesundheitsorganisation* (*World Health Organization*, kurz **WHO**) definiert den Begriff der **Gesundheit** in einem umfassenderen Sinn, als er im allgemeinen Sprachgebrauch benutzt wird. Nach der WHO-Definition bezeichnet Gesundheit „den Zustand völligen körperlichen, geistigen, seelischen und sozialen Wohlbefindens".

So verstanden bedeutet Gesundheit also auch Zufriedenheit mit der eigenen Stellung in der Gesellschaft. Daher werden hier zunächst einige gesellschaftliche Aspekte des Frau-Seins näher beleuchtet.

2.1.1 Die Frau in der Gesellschaft

Frauen gestern

Hartnäckig hält sich das Vorurteil, dass Frauen erst seit Mitte des vergangenen Jahrhunderts angefangen hätten, außerhalb der Familie zu arbeiten, und bis dahin nur mit Hausarbeit und Kindererziehung beschäftigt gewesen seien. Dies ist nicht richtig: Frauen haben schon im Mittelalter gearbeitet, insbesondere in der Landwirtschaft und im Handwerk. Anders als heute gab es aber keine strikte Trennung zwischen „Hausarbeit" und „Berufstätigkeit", da die Arbeit in der Regel auf dem eigenen Stück Land oder im eigenen Handwerksbetrieb stattfand.

Als im 18./19. Jahrhundert die Industrialisierung begann und der Kapitalismus Einzug hielt, verloren viele Bauern und Handwerker ihre Existenzgrundlage und wurden Lohnarbeiter **(Proletarier)**. Reichte das Einkommen für den Unterhalt nicht aus, mussten ihre Frauen mitarbeiten. Dann wurden sie für unqualifizierte und schlecht bezahlte Hilfstätigkeiten eingesetzt und mussten körperlich schwere und schmutzige Arbeiten verrichten.

Die Frau aus dem **Bürgertum** hingegen durfte keine außerhäuslichen Arbeiten verrichten und war auf die Arbeit im eigenen Haushalt beschränkt, während der Mann etwa als Lehrer oder Beamter außer Haus den Lebensunterhalt für die Familie verdiente. Anders als die außer-

häusliche Tätigkeit wurde die Hausarbeit allerdings nicht mehr als eigentliche Arbeit anerkannt und infolgedessen gesellschaftlich entwertet. Lohn der Frau, der die Hausarbeit als „Liebestätigkeit" und „weibliche Natur" und die Kindererziehung als „Mutterinstinkt" schmackhaft gemacht werden sollte, war die Liebe ihres Mannes und ihrer Familie. Da sie damit kein Geld verdienen konnte, war sie auf ihren Mann angewiesen. Gleichzeitig wurde der Mann von häuslichen Tätigkeiten befreit, um sich ganz auf seinen Beruf konzentrieren zu können. Da sich dort zwangsläufig Spannungen und Frustrationen ergaben, sollte die Familie als Pendant dazu herhalten. Die Frau wurde inoffiziell verpflichtet, ihrem Mann ein gemütliches und behagliches Heim zu schaffen und ihm die in der Arbeitswelt fehlende Wärme und Zuwendung zu geben. Dafür entwickelte sie, sozusagen der Not gehorchend, psychische Strategien, die heute als typisch weiblich gelten, z.B. Liebe ohne Gegenleistung zu geben oder Harmonie in eine leistungsorientierte, auf Konkurrenz ausgelegte Welt zu bringen. Da diese Fähigkeiten nicht in einer Schule zu erwerben waren, war die Schulzeit eines Mädchens entsprechend kurz, und die Berufsausbildung – falls es überhaupt eine gab – diente oft der Vertiefung dieser „typisch weiblichen" Fähigkeiten, erweitert um z.B. Nähen und Kochen.

Hausarbeit, Mutterschaft und Kindererziehung wurden als Ergänzung der Berufsarbeit angesehen und die Frau entsprechend als Ergänzung des Mannes. Der Mann übernahm die Funktion, die heute noch das Männerbild prägt: die Ernährerfunktion. Gerade für die meist kinderreichen Familien war diese finanzielle Absicherung (über)lebenswichtig.

Mitte des 19. Jahrhunderts begannen die Frauen, die Zulassung zum beruflichen und akademischen Bereich zu fordern. Die Wurzeln dieses Aufbegehrens waren vielfältig, so z.B. der Wunsch nach niveauvoller geistiger Tätigkeit, nach gesellschaftlicher Achtung sowie nach Selbständigkeit und finanzieller Unabhängigkeit. Auch von den Frauen, die zunächst nur aus finanziellen Gründen erwerbstätig geworden waren, mochten nach Beendigung des finanziellen Engpasses viele nicht mehr auf ihre Ar-

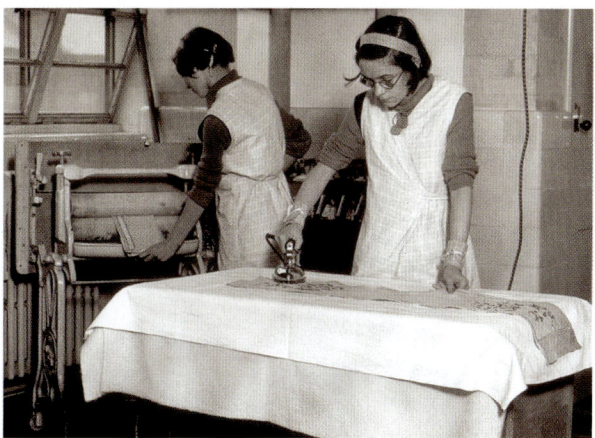

Abb. 2.1: Mädchen in einer Hauswirtschaftsschule, Dezember 1937. Hier wurden ihnen die Fähigkeiten beigebracht, die sie als Mädchen und somit spätere Hausfrau und Mutter brauchten. [J520-246]

2

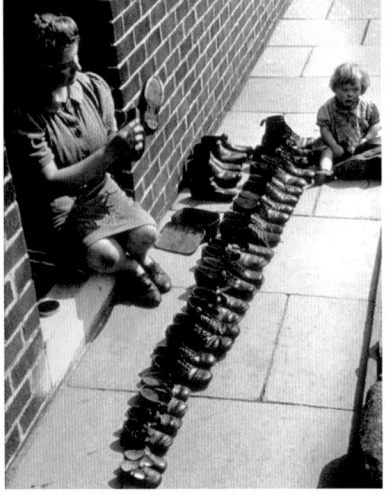

Abb. 2.2 (links): Traditionelles Frauenbild. Bis vor wenigen Jahrzehnten waren für die Mehrzahl der Frauen Familie und Haushalt Lebensinhalt. Links eine Mutter (Juni 1945), die die Schuhe ihrer großen Familie putzt, … [J520-246]

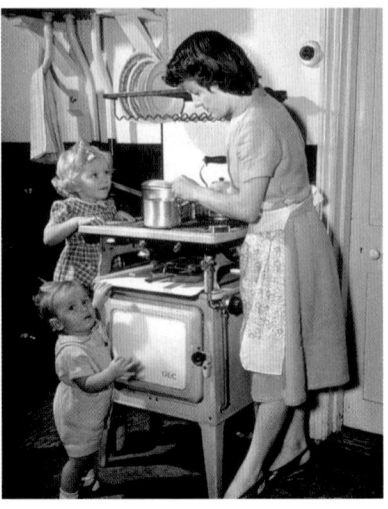

Abb. 2.3 (rechts): … und rechts eine Mutter, die für ihre Familie kocht (1950). [J520-246]

beit und die damit verbundenen Vorteile verzichten. Die Frauen begannen, ihre Teilhabe am öffentlichen Leben immer nachhaltiger zu fordern. Auch wenn die Frauen mit vielen ihrer Forderungen auf Widerstand stießen, zwei Tätigkeiten überließ man ihnen gerne: soziale Tätigkeiten und minderwertige Angestelltentätigkeiten im Handel, Gewerbe und öffentlichen Dienst.

Ende des 19. Jahrhundert stand ihnen der Zugang zum Arbeitsmarkt offen, jedoch bekamen sie weniger Lohn, weniger Aufstiegsmöglichkeiten, schlechtere Ausbildungen und keine sozialen Sicherheiten, außerdem wurden berufstätige Frauen von vielen Männern verachtet, sofern es sich nicht um Notsituationen, etwa während Kriegszeiten oder nach dem Tod des Ehepartners, handelte.

Anfang der sechziger Jahre des 20. Jahrhunderts wurde die Forderung der Frauen nach (beruflicher) Gleichstellung mit dem Mann realistischer u.a. durch die Einführung der „Pille" (☞ 9.4.3), aber auch auf Grund der wirtschaftlichen Hochkonjunktur und der daraus resultierenden Nachfrage nach Arbeitskräften sowie der wachsenden Aufgeschlossenheit der Arbeitgeber Frauen einzustellen. Bis dahin konnte die Mehrzahl der Frauen trotz

aller Bemühungen um Empfängnisverhütung nicht über ihre Kinderzahl entscheiden. Eventuell vorhandene Wünsche nach Verwirklichung eigener Interessen wurden oft genug durch die Geburt eines (weiteren) Kindes zunichte gemacht und Arbeitgeber stellten Frauen wegen einer möglichen Schwangerschaft nur ungern ein. Mit Einführung der Pille war es den Frauen erstmals möglich, ihre Kinderzahl zu begrenzen, den Zeitpunkt der Geburten zu bestimmen und somit das eigene Leben zu planen und zu gestalten (□ 1, 2).

Frauen heute

Dank der Frauenbewegung und bürgerlichen Bildungs- und Berufsbewegung sowie anderer Einflüsse, etwa der „Pille", ist mittlerweile eine neue Frauengeneration herangewachsen: eine Generation zumeist selbstbewusster, kritischer Frauen mit guter Ausbildung, die ihr Leben selbst bestimmen möchte. Doch ebenso wenig wie es früher die „typische Frau" gab – schließlich konnten proletarische Frauen nicht mit bürgerlichen Frauen verglichen werden – gibt es sie heute. Die folgenden Darstellungen sollen den heutigen Facettenreichtum an Lebensformen andeuten.

Die berufsorientierte „Karrierefrau"

In unserem Kulturkreis ist eine gute und solide Schulbildung inzwischen selbstverständlich, und die meisten Mädchen erhalten trotz enger werdendem Arbeitsmarkt einen Ausbildungs- oder Studienplatz, der ihren Fähigkeiten und Neigungen entspricht. Nicht wenige von ihnen engagieren sich beruflich sehr stark, leisten gerne etwas und sind an ihrem beruflichen Aufstieg und Erfolg sehr interessiert. Leider sind die Karrierechancen von Frauen bei gleicher Qualifikation noch immer geringer als die der Männer.

Eine berufliche Karriere erfordert oft starkes Engagement, Mobilität und Flexibilität, was mit einem harmonischen Familienleben nur schwer vereinbar ist, weswegen viele berufsorientierte Frauen bewusst kinderlos bleiben. Solange sie jung sind, ist das für viele auch kein Problem. Werden sie aber älter und rückt das *Klimakterium* (☞ Kap. 6) immer näher, geraten nicht wenige Frauen in

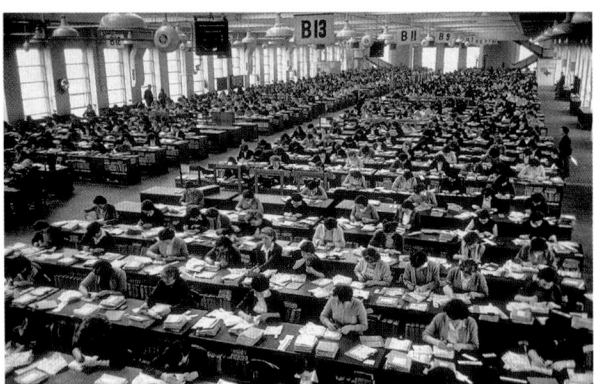

Abb. 2.4: Arbeitende Frauen. Sie wurden oft für minderwertige Tätigkeiten im Handel, Gewerbe oder öffentlichen Dienst oder für soziale Tätigkeiten eingesetzt. Hier Schreiberinnen in einem „Großraumbüro" von 1954. [J520-246]

eine Sinnkrise und wünschen sich doch noch ein Kind. Erfüllt sich der Kinderwunsch auf natürliche Weise nicht (mehr), erhoffen sie sich von der *Reproduktionsmedizin* (☞ 8.3) den erwünschten Erfolg.

Neben dem bewussten Verzicht auf Kinder gibt es aber auch Frauen, die gerne eine Familie gründen würden, jedoch ungewollt kinderlos bleiben (☞ Kap. 8). Eine Möglichkeit, mit diesem Schicksalsschlag fertig zu werden, kann das Aufgehen in einem Beruf und eine „Karriere" im Berufsleben sein.

Die teilzeitbeschäftigte Frau und Mutter

Viele Frauen wünschen sich nach einigen Jahren der Berufstätigkeit Kinder. Erfüllt sich der Wunsch, nehmen die meisten von ihnen erst einmal Elternzeit (Männer, die Elternzeit in Anspruch nehmen, sind noch immer selten). Ist das Kind abgestillt und kann in fremde (Mit-)Betreuung gegeben werden, kehren nicht wenige Mütter an ihren Arbeitsplatz zurück oder suchen sich eine neue Stelle. Die Gründe hierfür sind unterschiedlich, z. B. weil ihr Einkommen im Familienbudget fehlt, weil die Partnerschaft gescheitert ist und sie nun für sich und ihr Kind sorgen müssen oder weil sie einfach gerne berufstätig sind. Besteht die Möglichkeit einer *Teilzeitbeschäftigung*, machen viele Frauen davon Gebrauch: Statistiken zufolge arbeitet jede dritte Frau weniger als 36 Wochenstunden, während nur rund 3 % der erwerbstätigen Männer teilzeitbeschäftigt sind. Oder umgekehrt formuliert: von den schätzungsweise 4 Millionen Teilzeitbeschäftigten in Deutschland sind ca. 90 % Frauen.

Um der Doppel- bzw. Dreifachbelastung von Beruf, Familie und Haushalt und den damit verbundenen *Rollenerwartungen* (z. B. leistungsorientierte, wenig emotional Berufstätige, liebevolle Mutter mit viel Zeit für ihre Kinder, Partnerin und Geliebte des Ehemannes, perfekte Hausfrau) gerecht zu werden, entwickeln viele Frauen außerordentliche Organisationsfähigkeiten. Können sie es so organisieren, dass sie nur eine Rolle zur gleichen Zeit einzunehmen brauchen, gibt es in der Regel keine Probleme. Müssen sie aber mehrere Rollen gleichzeitig ausfüllen, etwa wenn die Kinder sie im Büro besuchen oder wenn der Ehemann berufliche Probleme besprechen

möchte während die Kinder mit ihrer Mutter etwas Lustiges unternehmen wollen, wird es schwierig. Dann entstehen *Rollenkonflikte,* d. h. die aus den verschiedenen Rollen resultierenden Erwartungen widersprechen sich und führen in der Regel zu einem schlechten Gewissen bei der Frau gegenüber ihrer sozialen Umwelt, insbesondere den Kindern.

Nicht zu unterschätzen ist die Mehrfach-Belastung der vielen berufstätigen alleinerziehenden Mütter, die ob gewollt oder ungewollt, alle Anforderungen in einer Person erfüllen müssen. Laut Zahlen des Statistischen Bundesamtes (Stand Mai 2003). lebten 9,1 Millionen in so genannten Einelternfamilien und dabei handelt es sich natürlich in der Regel um die Konstellation Mutter und Kind.

Tab. 2.8 zeigt, wie sich die Erwerbstätigenquote verheirateter und mit ihrem Ehemann zusammenlebender Frauen mit Kindern (ohne Altersbegrenzung) und allein stehender Frauen ohne Kinder bzw. allein erziehender Frauen von 1972–1996 verändert hat. Gut 55 % aller verheirateten Frauen mit Kindern gehen einer – wenn auch zum Teil nur geringfügigen – Erwerbstätigkeit nach. Selbst von den Frauen mit Kindern unter sechs Jahren sind ca. 45 % berufstätig. Mit zunehmender Kinderzahl allerdings nimmt die Erwerbstätigenquote deutlich ab (☞ Tab. 2.9): Waren 1996 fast 60 % aller Frauen mit ein oder zwei Kindern berufstätig, so sinkt die Zahl bei drei Kindern unter 50 %.

Die nicht berufstätige Frau und Mutter

Neben den „Karrierefrauen" und den teilzeitbeschäftigten Müttern gibt es eine dritte Gruppe von Frauen, die sich nach der Geburt ihrer Kinder ganz der Familie widmen möchte und sich bewusst für die „traditionelle" (bürgerliche) Frauenrolle entscheidet. Andere Frauen wiederum würden gerne arbeiten, finden jedoch – gerade in wirtschaftlich schlechten Zeiten – keine Beschäftigung, die sich mit einem harmonischen Familienleben vereinbaren lässt.

Viele nicht berufstätige Mütter und Väter klagen darüber, dass ihre Arbeit trotz gegenteiliger Beteuerungen z. B. der Politiker eher gering geachtet wird und sie wenig „Erfolge" bei der Alltagsarbeit sehen. Auf der anderen Seite sind sie sich aber auch der Freiräume bewusst, die ihnen ihr Hausfrauen- bzw. Hausmännerdasein bietet (z. B. freie Zeiteinteilung).

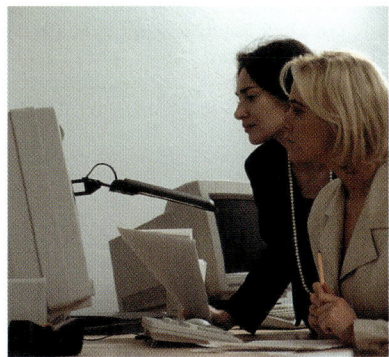 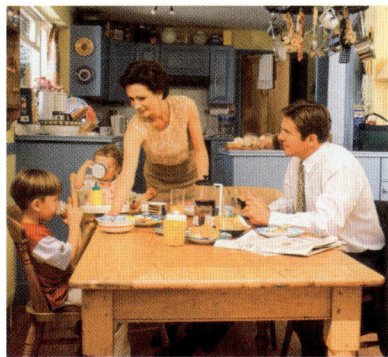 

Abb. 2.5–2.7: Berufstätig zu sein ist für die meisten Mütter mit einer Doppel- bzw. Dreifachbelastung (Beruf, Familie und Haushalt) verbunden. Umfragen haben bestätigt, dass berufstätige verheiratete Frauen Hausarbeit und Kindererziehung vorwiegend allein bewältigen müssen, selbst wenn die wöchentliche Arbeitszeit des Ehemannes nicht über der der Frau liegt. [J660, J520-257, J666]

2

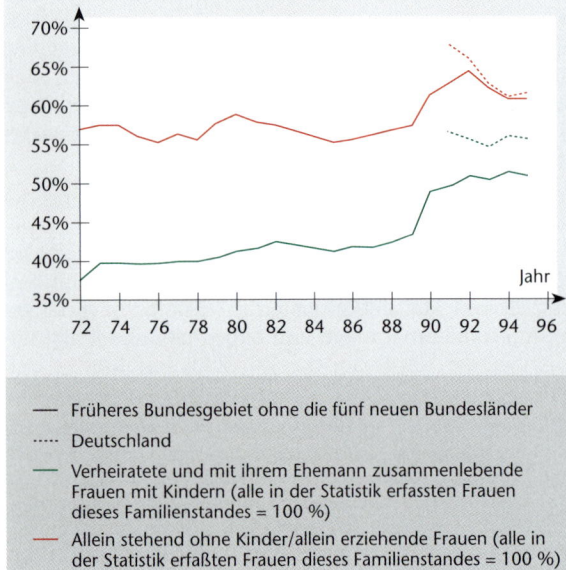

- —— Früheres Bundesgebiet ohne die fünf neuen Bundesländer
- ····· Deutschland
- —— Verheiratete und mit ihrem Ehemann zusammenlebende Frauen mit Kindern (alle in der Statistik erfassten Frauen dieses Familienstandes = 100 %)
- —— Allein stehend ohne Kinder/allein erziehende Frauen (alle in der Statistik erfaßten Frauen dieses Familienstandes = 100 %)

Tab. 2.8: Graphische Darstellung der Erwerbstätigenquoten von Frauen im Alter von 15 bis unter 65 Jahren entsprechend ihres Familienstandes nach Zahlen des Statistischen Bundesamtes von 1996. Z.B. waren im April 1990 48,5 % aller verheirateten und mit ihrem Ehemann zusammenlebenden Frauen mit Kindern erwerbstätig. Im Gegensatz dazu haben zum selben Zeitpunkt 61,6 % aller allein stehenden Frauen ohne Kinder bzw. aller allein erziehenden Frauen gearbeitet. [W183]

N = 3504 Frauen im Alter von 15 bis unter 65 Jahren

- ▢ Allein stehende/allein erziehende Frauen (Erwerbstätigenquote dieser Frauen insgesamt 62,7 %)
- ▢ Verheiratete und mit ihrem Ehemann zusammenlebende Frauen (Erwerbstätigenquote dieser Frauen insgesamt 57,1%)

Tab. 2.9: Abhängigkeit der Erwerbstätigenquote verheirateter und mit ihrem Ehemann zusammenlebender Frauen sowie allein stehender Frauen ohne Kinder bzw. allein erziehender Frauen von der Anzahl der Kinder nach Zahlen des Statistischen Bundesamtes von 1996. Auf diesen Zahlen beruht auch Tab. 2.8. [W183]

Frauen morgen

Für viele junge Frauen ist heute eine Selbstverständlichkeit, was für ihre Mütter und Großmütter eine hart erkämpfte Neuerung oder schlicht undenkbar war. Doch ist unsere Gesellschaft vom Ziel der Gleichberechtigung noch weit entfernt: immer noch werden Frauen für gleiche Arbeit durchschnittlich schlechter bezahlt als ihre männlichen Kollegen, immer noch haben es Frauen trotz gleich langer Berufserfahrung und gleicher Qualifikation schwerer als Männer, in eine Führungsposition aufzusteigen, und immer noch sind Frauen bei Problemen mit der Kinderbetreuung und im Haushalt weitgehend auf sich allein gestellt.

Ob sich hieran etwas ändern wird und wie sich die zukünftige Lebensgestaltung von Frauen entwickeln wird, hängt ganz entscheidend davon ab, inwieweit es den Frauen von heute gelingt, ihre Bedürfnisse zu artikulieren und durchzusetzen und welche gesellschaftlichen Spielräume ihnen eingeräumt werden.

Und die Männer?

Auch wenn es Männer vielleicht leichter haben als Frauen, beruflich voranzukommen, wollen manche Männer gerne ihren Beruf aufgeben und sich um ihre Familie kümmern. Doch ebenso wie es den Frauen früher schwer gemacht wurde, berufstätig zu sein, wird es den Männern heutzutage schwer gemacht, Hausmänner zu sein. Ein Mann, der Elternzeit beansprucht, gilt nicht selten als Drückeberger, und ein Mann mit Teilzeitarbeit hat kaum Karrierechancen („Karrieresackgasse"). Das Gros der

Männer scheint aber mit der traditionellen Männerrolle zufrieden zu sein.

> Optimal wäre es, wenn jedes Paar unabhängig von gesellschaftlichen Zwängen frei entscheiden könnte, wie Berufs- und Familienarbeit aufgeteilt werden. Dann würden sich wahrscheinlich Frauen und Männer wohler fühlen.

Andere Länder – andere Sitten

Die obigen Ausführungen beziehen sich im Wesentlichen auf die Verhältnisse in Deutschland. In anderen Ländern kann es völlig anders aussehen. So sind in Ländern, in denen sich der Staat um die Kinderbetreuung kümmert (z.B. durch Kinderkrippen oder Ganztagsschulen) mehr Mütter berufstätig als in Deutschland. In anderen Ländern hingegen, z.B. zahlreichen Ländern mit überwiegend islamischer Bevölkerung, sind die Frauen weit mehr als es in Deutschland jemals üblich war auf das Haus beschränkt und wird ihnen unter Umständen fast jede Teilnahme am öffentlichen Leben sowie nahezu jede Berufstätigkeit verwehrt.

Aufgrund der zunehmenden Mobilität der Menschen leben immer mehr Frauen aus fremden Ländern in Deutschland. Aus der Andersartigkeit der Gesellschaftsformen können sich Konflikte und Gesundheitsstörungen ergeben. Beispielsweise kann sich eine bisher erwerbstätige Mutter, die nun wegen fehlender Kinderbetreuungsmöglichkeiten zu Hause bleiben muss, völlig isoliert fühlen. Eine Frau aus einem islamischen Land hingegen ist vielleicht gleichzeitig fasziniert und schockiert von den Frauen hierzulande. In beiden Fällen können psychosomatische Erkrankungen die Folge sein.

2.1.2 Die Frau und ihr Körper

Auch wenn das Gesundheitsbewusstsein der Frauen und die Bedeutung, die Frauen ihrem Körper beimessen, unterschiedlich sind, fällt doch Folgendes auf:

- Frauen messen ihrer äußeren Erscheinung und ihrem Körper durchschnittlich größere Bedeutung bei als Männer und sind diesbezüglich wesentlich selbstkritischer. Insbesondere mit ihrem Körpergewicht sind viele Frauen unzufrieden
- Trotz dieser Körperbetontheit nach außen missachten viele Frauen grundlegende Bedürfnisse und Signale ihres Körpers, z. B. nach ausreichendem Schlaf.

Kleidung und Körperpflege

Schon immer war den meisten Frauen ihr Äußeres wichtig und haben sie sich gerne geschmückt. Auch heute hat die Mehrzahl der Frauen Spaß daran, geschmackvoll und modisch angezogen zu sein. Und dies beschränkt sich keinesfalls nur auf jüngere Altersgruppen; auch ältere Frauen fühlen sich wohler, wenn sie entsprechend ihrem Geschmack gekleidet und frisiert sind.

Im Gegensatz zu früher stehen den Frauen heute durchschnittlich mehr finanzielle Mittel für Kleidung und Körperpflege zur Verfügung, und ganze Industrie- und Dienstleistungszweige haben sich auf den Schönheitssektor spezialisiert. Dies ist zwar grundsätzlich positiv zu bewerten, da auch Kleidung und Körperpflege zur persönlichen Ausdrucksweise einer Frau gehören und Wohlbefinden und Gesundheit fördern können. Einige Tendenzen in unserer Gesellschaft sind aber bedenklich:

- Manche Frauen unterliegen einem regelrechten **Konsumzwang.** Sie kaufen ungehemmt und nicht selten über ihre finanziellen Verhältnisse ein, um sich selbst zu belohnen oder um sich über etwas Unangenehmes hinwegzuhelfen (gekaufte Waren als Seelentröster)
- Andere Frauen haben Angst, ihren Partner mit zunehmenden Alterserscheinungen an eine jüngere Frau zu verlieren. In der Hoffnung, für ihren Partner weiter attraktiv zu sein, wollen sie den Schönheitsidealen aus Werbung und Fernsehen und dem Traum von ewiger Jugend näher kommen und lassen sich trotz gesundheitlicher Risiken Fett absaugen, die Nasenform verändern, die Brüste verkleinern oder vergrößern und natürliche Alterserscheinungen wegoperieren.

„Dauerbrenner" Gewicht

Seit Jahrzehnten wird in Mode, Film und Werbung, kurz in unserer Gesellschaft, das Ideal der gertenschlanken Frau lanciert, die zeitlebens Kleidergröße 36 trägt. Leider noch immer treten nicht nur schlanke, sondern geradezu abgemagerte Models mit hohlen Wangen und (geschminkten) Augenrändern als „Schönheiten" auf den Laufsteg.

Für die meisten Frauen ist Kleidergröße 36 illusorisch, und auch von ihrem Idealgewicht sind sie einige Kilo entfernt. Kein Wunder also, dass das Thema Gewicht ein „Dauerbrenner" unter Frauen ist. Nicht wenige Frauen mühen sich jahrelang mit den verschiedensten Diäten ab, nur um dem Schlankheitsideal wenigstens etwas näher zu kommen. Gelingt ihnen dies trotz aller Anstrengungen nicht, fühlen sie sich unattraktiv und in ihrem Körper

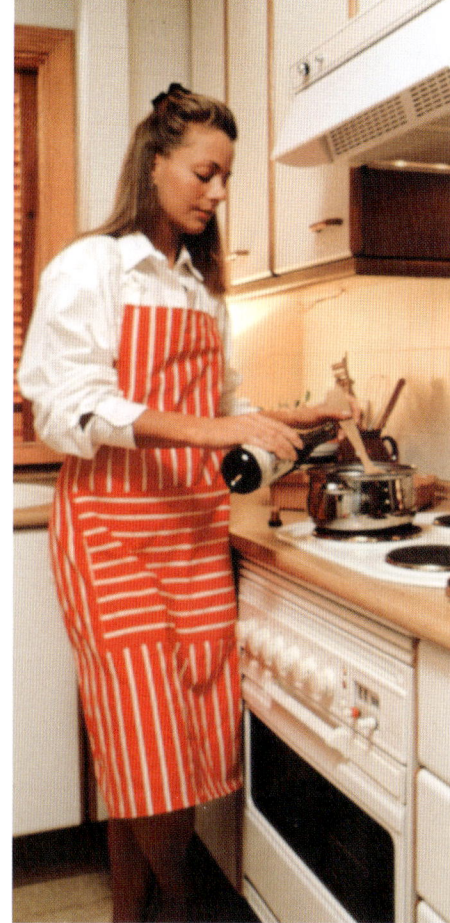

Abb. 2.10:
Egal, ob Karriere- oder Familienfrau, „Frau" hat in jeder Situation schön und gepflegt zu sein – ein fragwürdiges Ideal, dem keine Frau in der Wirklichkeit zu entsprechen vermag. [J667]

unwohl, obwohl sie eigentlich „ganz normal" und oft auch sehr schön sind.

Männer hingegen sind überwiegend mit ihrem Äußeren zufrieden, obwohl immer mehr von ihnen neueren Studien zufolge versuchen, ebenso wie die Frauen einem Schönheitsideal zu entsprechen. Das Äußere eines Mannes hat aber seit jeher in der Gesellschaft eine weit geringere Bedeutung als das Äußere einer Frau.

Bei Mädchen und jungen Frauen kann das übertriebene Schlankheitsbestreben zu Essstörungen führen, insbesondere zur **Anorexia nervosa** *(Magersucht),* die wiederum Ursache einer extragenitalen Sterilität (☞ 8.1, Abb. 8.1) sein kann. Die zu Beginn in der Regel nicht oder nur geringfügig übergewichtigen jungen Mädchen – nur ganz selten sind junge Männer betroffen – versagen sich nahezu jede Nahrung und nehmen Kilogramm um Kilogramm ab. Dazu steigern sie zusätzlich den Kalorienverbrauch durch übermäßige sportliche Betätigung, wie z. B. joggen. Selbst hochgradig untergewichtig empfinden sie sich immer noch als zu dick. Körperwahrnehmung und Körperschema sind schwer gestört, Krankheitseinsicht ist nicht vorhanden. Die Sterblichkeit dieser oft Jahre dauernden Erkrankung beträgt ca. 10 %.

Glücklicherweise ist aber seit kurzem ein gewisses Umdenken zu beobachten. Immer mehr Frauen sind nicht mehr bereit, sich von einem fragwürdigen Ideal gängeln zu lassen. Unterstützt werden sie dabei von den meisten

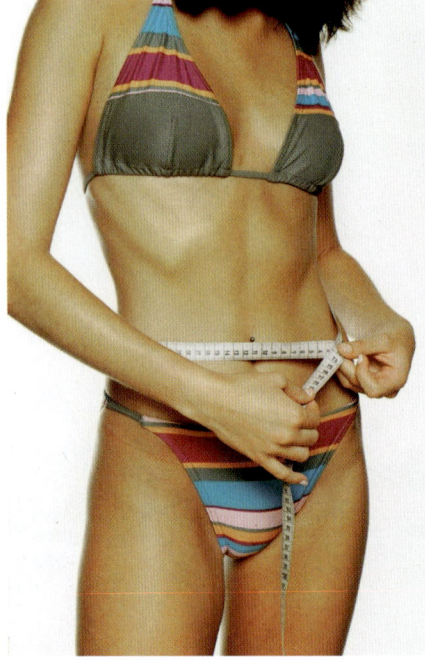

Abb. 2.11: Bis vor kurzem propagierte die Medizin noch das so genannte Idealgewicht nach Broca: Eine Frau sollte möglichst nicht mehr Kilo auf die Waage bringen als ihre Körpergröße in cm minus hundert minus 15 %. Für eine Frau von 1,68 m Körpergröße entsprach dies knapp 58 kg. Inzwischen orientieren sich die meisten Medizinern am präziseren Body-Mass-Index (BMI). [J782]

Medizinern: Es hat sich nämlich gezeigt, dass ein oder zwei Kilogramm mehr oder weniger vom gesundheitlichen Standpunkt aus betrachtet bei ansonsten Gesunden unerheblich sind und nur höhergradiges Übergewicht gesundheitsschädlich ist. Viele Menschen bevorzugen inzwischen ihr persönliches „Wohlfühlgewicht".

👉 Das auf das Kilogramm genau definierte Idealgewicht ist abgelöst worden von einer „erlaubten" Gewichtsspanne.

Nobody (and no body) is perfect!

Egal ob es um Nasengröße, Brustform oder Körpergewicht geht: Wichtig für eine Frau sollte nicht ein fragwürdiges, von außen übergestülptes „Schönheitsideal" sein. Vielmehr sollte sie sich immer wieder daran erinnern, dass alle Menschen unterschiedlich sind und diese Unterschiede auch die Persönlichkeit des Einzelnen ausmachen. Maßgeblich ist vor allem, dass sich die Frau

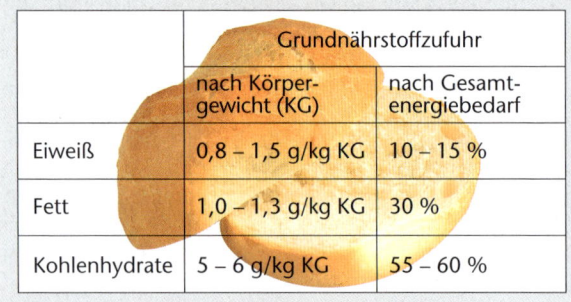

	Grundnährstoffzufuhr	
	nach Körpergewicht (KG)	nach Gesamtenergiebedarf
Eiweiß	0,8 – 1,5 g/kg KG	10 – 15 %
Fett	1,0 – 1,3 g/kg KG	30 %
Kohlenhydrate	5 – 6 g/kg KG	55 – 60 %

Tab. 2.12: Berechnung der empfohlenen Grundnährstoffzufuhr am Tag nach Körpergewicht und Gesamtenergiebedarf für eine gesunde und ausgewogene Ernährung. [J660]

selbst in ihrem Körper wohl fühlt und dass sie ihn akzeptieren kann, wie er ist. Nobody (and no body) is perfect!

Ernährung und Genussmittel

Ernährung

Am gesündesten für Frauen wie für Männer ist eine ausgewogene **Ernährung** mit reichlich Obst und Gemüse, Vollkornprodukten sowie Milch und Milchprodukten. Der tägliche Verzehr von Fleisch ist unnötig, zumal die Eiweißzufuhr durch andere Eiweißträger wie Milch(-Produkte) gesichert ist und sich die Blutfettwerte bei Reduzierung der versteckten tierischen Fette verbessern. Lieber häufiger einmal Fisch essen, der ebenfalls hochwertiges Eiweiß enthält und außerdem noch Lieferant von Vitaminen, insbesondere B-Vitaminen, und Mineralstoffen, vor allem Jod, ist.

Die meisten Frauen können sich unter „gesunder" Ernährung etwas vorstellen. Inwieweit diese Vorstellungen einer ausgewogenen Ernährung entsprechen und ob sie in die Praxis umgesetzt werden können, ist jedoch sehr unterschiedlich. Erfahrungsgemäß sind vor allem folgende Fehler bei Frauen zu beobachten:

- Unter Stress neigen viele Frauen dazu, vermehrt Süßigkeiten zu essen. Besser wäre es, andere Wege aus dem Stress zu suchen (z.B. Entspannungstechniken ☞ Abb. 2.13). Ansonsten ist zumindest das Umsteigen auf gesunde Knabbereien wie etwa Apfel- oder Karottenstücke zu empfehlen
- Beim Kochen liegt es nahe, öfter einmal zu probieren, ob es auch schmeckt oder ob nachgewürzt werden muss. Dieses ständige Probieren schadet nicht nur der Figur, sondern unter Umständen auch der Gesundheit. Oft reicht es, wenn sich die Frau ihrer Verhaltensweise bewusst wird und dann auch bewusst dagegen steuert

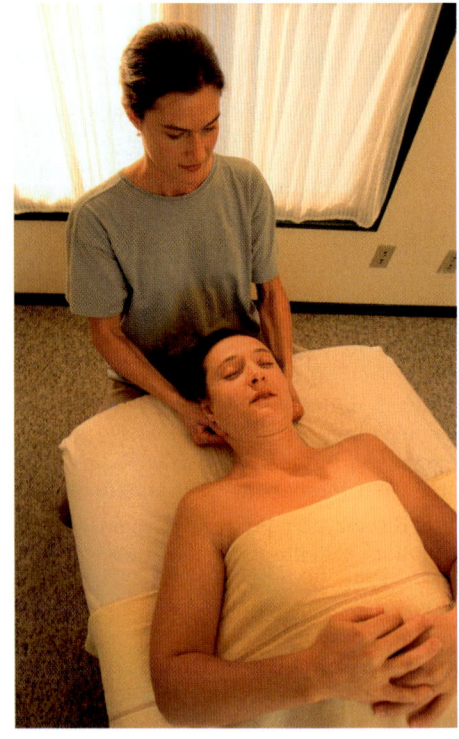

Abb. 2.13: Unter Stress neigen viele Frauen dazu, vermehrt Süßigkeiten zu essen. Besser wäre es allerdings, andere Wege zum Stressabbau und zur Entspannung zu suchen, z.B. einen ausgedehnten Spaziergang zu machen, sich mittels spezieller Atemtechniken zu entspannen oder sich durch eine Massage verwöhnen zu lassen, bei der sich auch die stressbedingten Muskelverspannungen lösen. [J666]

• Nicht wenige Frauen achten zwar bei ihrer Familie auf eine gesunde Ernährung, nicht aber bei sich selbst („für mich alleine lohnt sich die ganze Arbeit doch nicht").

Alkohol

Gegen gelegentlichen, *bewussten* **Alkoholkonsum** ist bei gesunden Frauen ohne erhöhte Suchtgefährdung nichts einzuwenden. Berufstätige Frauen neigen dazu, mit einem Gläschen Alkohol den „Stress" der Doppel- und Dreifachbelastung hinwegzuspülen. Aber ist Alkohol kein Konfliktlöser und kein geeignetes Mittel zur Entspannung! Frauen sollten beachten, dass eine Obergrenze von 20 g Alkohol täglich nicht überschritten wird, da sonst irreversible Leberschäden drohen. 0,2 l Apfelwein beispielsweise, der in einigen Gegenden Deutschlands geradezu als Durstlöscher dient, enthalten ca. 11 g Alkohol, ebenso wie 0,1 l Wein oder Sekt. Die oft von Frauen bevorzugten „süßen" Liköre oder Sherry enthalten noch erheblich größere Alkoholmengen, meist knapp 20 g pro 0,1 l. Zudem ist zu bedenken, dass gerade bei Frauen der Abbau von Alkohol länger dauert als bei den Männern.

Mehrere alkoholfreie Tage pro Woche beugen einer schleichenden Suchtentwicklung aus Gewohnheit heraus vor.

Schwangere Frauen sollten überhaupt keinen Alkohol zu sich nehmen, da das Ungeborene schon durch „übliche" Alkoholmengen geschädigt werden kann (☞ 10.7.2).

Zigaretten

Leider hat der **Zigarettenkonsum** bei Frauen in den letzten Jahrzehnten zugenommen, wobei viele Faktoren eine Rolle spielen, z. B. das Alter (☞ Tab. 2.15), der soziale Status (☞ Tab. 2.14), eine falsch verstandene Gleichberechtigung und das mit dem Zigarettenkonsum einhergehende, kurzzeitige Entspannungsgefühl (☐ 3).

In der Deutschen Herz-Kreislauf-Präventionsstudie von 1984–1986 stellte sich heraus, dass ehemalige Raucherinnen und Nie-Raucherinnen deutlich gesundheitsbewusster sind als Raucherinnen. Letztere haben auch den schlechtesten Gesundheitszustand und die geringste Gesundheitsorientierung. Zusätzlich zum Gesundheitsrisiko „Rauchen" bestehen vielfach weitere Risikofaktoren wie Hypercholesterinämie, Verhütung durch die Pille (☞ 9.4.3) und Bewegungsmangel.

Freizeit, Erholung und Sport

Jüngere Frauen ohne Kinder, egal ob Single oder mit Partner, pflegen in der Regel mehrere Hobbys, darunter oft auch eine oder mehrere Sportarten. Während bei Männern aber meist der Kampfgeist und Wettbewerb im Vordergrund stehen, möchten Frauen beim Sport vor allem Spaß haben und gleichzeitig etwas für ihren Körper tun („fit and fun"). Bekommen die Frauen Kinder, ändert sich vielfach das Bild: Kleine Kinder machen sowohl spontane Kinobesuche als auch regelmäßige Jogging-Treffs unmöglich; selbst das ungestörte Sich-Versenken in eine Zeitung oder ein gutes Buch wird zum seltenen Luxus.

Im mittleren Lebensabschnitt sind insbesondere folgende zwei Konstellationen frauentypisch:
• Von der nicht berufstätigen (Ehe-)Frau und Mutter wird nach wie vor in hohem Maße erwartet, dass sie ihre eigenen Bedürfnisse hinter die der Familie zurückstellt. Ursache dafür ist sicherlich die immer noch vorhandene Geringschätzung der Haus- und Familienarbeit (einer „Nur-Hausfrau" wird das Erholungsbedürfnis nicht zugestanden)
• Die berufstätige (Ehe-)Frau und Mutter, aber auch die kinderlose (Ehe-)Frau, die einen Haushalt zu versorgen hat, ist nicht selten von morgens früh bis abends spät

	Ober-schicht	Obere Mittel-schicht	Mittel-schicht	Untere Mittel-schicht	Unter-schicht
Raucherinnen	24,1	26,0	27,4	31,9	35,0
Ehemalige Raucherinnen	26,3	20,2	17,8	15,9	14,4
Nie-Raucherinnen	49,6	53,9	54,8	52,2	50,6

Tab. 2.14: Rauchstatus nach sozialer Schicht (ermittelt aus Einkommen, Bildung und beruflicher Stellung in %). [J666, W180]

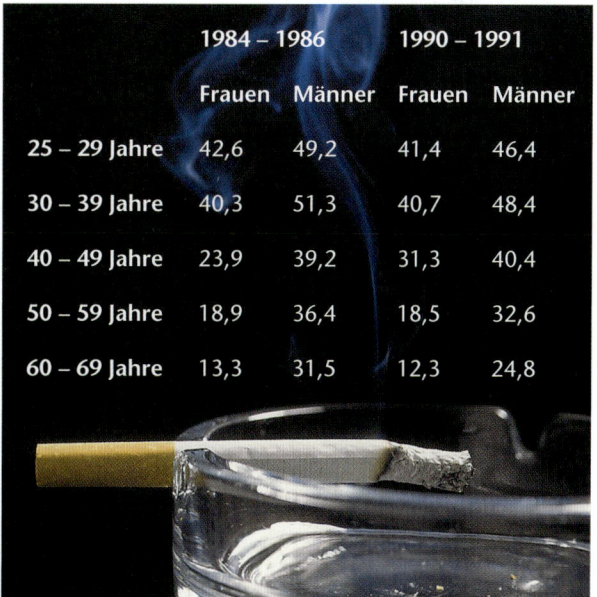

	1984 – 1986		1990 – 1991	
	Frauen	Männer	Frauen	Männer
25 – 29 Jahre	42,6	49,2	41,4	46,4
30 – 39 Jahre	40,3	51,3	40,7	48,4
40 – 49 Jahre	23,9	39,2	31,3	40,4
50 – 59 Jahre	18,9	36,4	18,5	32,6
60 – 69 Jahre	13,3	31,5	12,3	24,8

Tab. 2.15: Rauchverhalten bei Frauen und Männern in unterschiedlichen Altersgruppen (in %). [J660, W180]

auf den Beinen. Danach ist sie dann oft zu müde für außerhäusliche Aktivitäten. Und am Wochenende müssen dann die unter der Woche liegen gebliebenen Tätigkeiten verrichtet werden und/oder sollen die Kinder zu ihrem Recht kommen.

Im fortgeschrittenen Lebensalter, wenn die Kinder aus dem Haus sind oder der Beruf nicht mehr ganz so viel Zeit und Energie beansprucht, haben viele Frauen erstmalig Zeit für sich selbst. Nicht wenige beginnen dann ein neues Hobby, und als Folge des insgesamt gestiegenen Gesundheitsbewusstseins schließen sich zunehmend mehr ältere Frauen Sport- und Gymnastikgruppen an.

🛏 Daueranspannung ist zu vermeiden! Es hat keinen Sinn, die Erfordernisse des Alltags zu verleugnen. Jede Frau sollte jedoch im Interesse ihrer Gesundheit auf einen Wechsel von Phasen der Anspannung und Phasen der Entspannung (Eustress) achten. Daueranspannung (Distress) kann zu Schlafstörungen sowie bei längerem Anhalten auch zu Infektanfälligkeit und häufigerem Kranksein führen.

2.1.3 Die Frau als Patientin

Situation der Frau im Krankenhaus

Viele Patientinnen werden zur Abklärung eines krebsverdächtigen Befundes stationär aufgenommen. Andere wissen bereits, dass sie eine bösartige Erkrankung haben. Sie sind unsicher und ängstlich und fragen sich, was wohl noch auf sie zukommen mag. Einige Patientinnen müssen das Fortschreiten einer Krebserkrankung verarbeiten und leiden unter den zunehmenden körperlichen Einschränkungen, andere spüren, dass sie sterben müssen und setzen sich mit dem (nahenden) Tod auseinander.

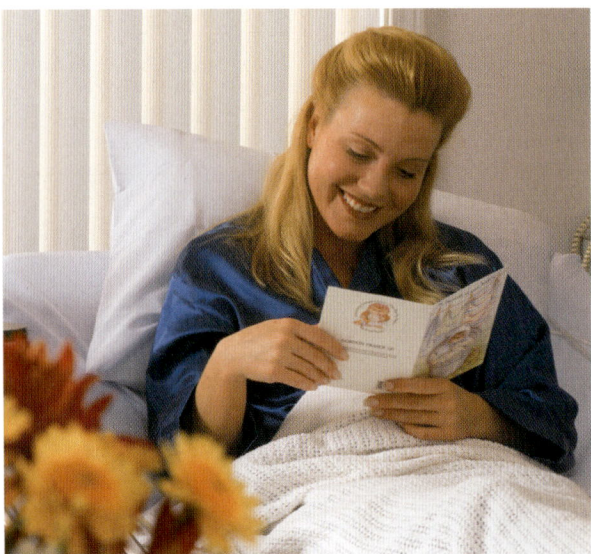

Abb. 2.16: Haben sich die Frauen in der Klinik eingelebt und gibt es zu Hause keine Probleme, sind manche Frauen – insbesondere die mit gutartigen Erkrankungen – sogar in der Lage, die „Rundumversorgung" und das Ungestörtsein in der Klinik zu genießen. [J666]

Doch auch bei den Frauen, die zur Behandlung gutartiger Erkrankungen kommen und eventuell nur wenige Tage im Krankenhaus bleiben müssen, treten Probleme auf: Ist die Frau berufstätig, sorgt sie sich vielleicht um eilige Projekte, die sie nun nicht vorantreiben kann; hat sie einen Haushalt und Kinder zu versorgen, wird sie mit der Frage konfrontiert, wie der Alltag zu Hause und hier insbesondere die Kinderbetreuung organisiert werden kann.

Häufig werden die Sorgen geringer, wenn sich nach einigen Tagen herausstellt, dass alles zumindest einigermaßen klappt. Die meisten Frauen sehen auch ein, dass sie ihrer Familie am besten helfen, wenn sie zunächst einmal an sich selbst denken und die Krankheit ausheilen lassen. Manche Frauen – in erster Linie solche mit gutartigen Erkrankungen – sind dann sogar in der Lage, die „Rundumversorgung" im Krankenhaus und das Ungestörtsein zu genießen.

Kurz vor der Entlassung werden viele Frauen jedoch wieder unruhig: Sie denken daran, wie viel Arbeit wohl zu Hause liegen geblieben sein mag und wie sie diese – vielleicht noch geschwächt – bewältigen können. Erfahrungsgemäß schonen sich die Frauen trotz entsprechenden ärztlichen Rats nicht, wenn Arbeit im Haushalt anfällt. Hier kann es sinnvoll sein, ein offenes Gespräch zusammen mit dem Ehemann zu führen und gemeinsam über eine Problemlösung nachzudenken. Zum Beispiel zahlen Krankenkassen in einem Haushalt mit Kindern eine Haushaltshilfe, wenn die Frau dadurch früher aus dem Krankenhaus entlassen werden kann. Nicht selten sind aber auch die (Schwieger)Eltern, Geschwister oder Freunde bereit, sich um die Kinder und den Haushalt zu kümmern.

Situation der Frau vor einer Operation ☞ 2.2.2

Hilfsbedürftigkeit

Manche Frauen tun sich aufgrund der gesellschaftlich tradierten Rollenmuster mit *eigener* Hilfsbedürftigkeit und Abhängigkeit schwer. Sie sind es gewohnt, *anderen* zu helfen. Selbst pflegebedürftig zu sein, fällt diesen Frauen sehr schwer. Mit der Zeit können jedoch die meisten Frauen ihre oft nur temporäre Hilfsbedürftigkeit und Abhängigkeit akzeptieren.

Frauen in der Gynäkologie

In der Gynäkologie und Geburtshilfe tritt zu den oben genannten Problemen noch ein weiteres hinzu: Anamnese, Untersuchung und therapeutische Maßnahmen betreffen immer den Intimbereich der Patientin. Die Frau soll Fremden über Themen Auskunft geben, über die sie noch nicht einmal mit der besten Freundin spricht, und Ärzte und Pflegende schauen an Stellen ihres Körpers, die vor allem bei älteren Patientinnen noch nicht einmal der Partner gesehen hat.

Wie angst- und schambesetzt trotz aller Aufklärung für viele Frauen der Besuch beim Gynäkologen ist, deuten die zahlreichen Statistiken an, die belegen, dass in den vergangenen 10–15 Jahren nur ca. jede dritte Frau die kostenfreie *Krebsfrüherkennungsuntersuchung* in Anspruch genommen hat. Ältere Patientinnen suchen nicht selten wegen anhaltender postmenopausaler Blutungen (☞ 6.3) erstmalig einen Gynäkologen auf.

Probleme und Reaktionen von Frauen in Gynäkologie und Geburtshilfe

Mit folgenden Problemen und Reaktionen der Frauen werden Pflegende in Gynäkologie und Geburtshilfe am häufigsten konfrontiert:

Scham: Bei den Pflegenden in der Gynäkologie handelt es sich überwiegend um Frauen. Viele Patientinnen sind hierfür dankbar, da es sich über die Probleme, welche die Frauen in dieser Situation haben, oft leichter von Frau zu Frau sprechen lässt als von Frau zu Mann. Außerdem muss bei vielen Pflegemaßnahmen der Intimbereich der Patientin berührt werden, etwa zur Intimhygiene, was den betroffenen Frauen häufig sehr unangenehm ist; eine gleichgeschlechtliche Pflegekraft kann vielleicht die Peinlichkeit etwas mindern.

Die **Intimhygiene** dient dem körperlichen und psychischen Wohlbefinden und beugt aufsteigenden Infektionen vor. Besonders wichtig ist sie während der Menstruationsblutung, bei Veränderungen oder Erkrankungen im Genitalbereich sowie nach Operationen zur Entfernung des Wundsekrets, da dies einen optimalen Nährboden für pathogene Keime darstellt.

Genitalspülung ☞ 4.2.3
Sitzbad ☞ 4.2.4

Verlust des Selbstwertgefühls: Frauen mit Erkrankungen der Brust oder der Geschlechtsorgane fühlen sich in ihrem Frau-Sein bedroht, weil dieses häufig mit der Unversehrtheit und Intaktheit der Sexualorgane gleichgesetzt wird. Auch Frauen im Senium (☞ 6.2) empfinden so, insbesondere wenn sie sexuell aktiv sind. Ohne Gebärmutter fühlen sich viele Frauen „unvollständig", manche sprechen auch vom „Loch im Bauch".

Pflege bei Organverlust ☞ 3.6

Trauer: Frauen, die zur diagnostischen Abklärung ihrer ungewollten Kinderlosigkeit gekommen sind und bei denen sich die Hoffnung auf eigene Kinder zerschlägt, und Frauen, die infolge einer gynäkologischen Erkrankung keine Kinder mehr bekommen können, durchleben eine Zeit der Trauer. Nach der Überwindung dieser Trauer sollte sich die Frau zusammen mit ihrem Partner überlegen, ob ein Kind für sie existentiell ist und ob Alternativen zum (eigenen) Kind in Frage kommen (☞ 8.4). Dabei sollten sie wissen, dass ungewollte Kinderlosigkeit kein Problem ist, das einmal besprochen und damit gelöst wird. Die Trauer um das nie gehabte Wunschkind wird sich immer wieder bemerkbar machen, doch sollte die Frau dann ihre einmal getroffene Entscheidung für oder gegen ein Adoptivkind oder die Möglichkeiten der Reproduktionsmedizin (☞ 8.3) nicht bereuen müssen.

Trauer bei Organverlust ☞ 3.6

Einschlafstörungen: Der Alltag vieler Frauen ist auch heute noch ausgefüllt mit der Versorgung der Angehörigen. Selbst pflegebedürftig zu sein, ist für diese Frauen eine neue Erfahrung und kann zusammen mit der Sorge, wie die Angehörigen ohne sie zurechtkommen, zu einer solchen Belastung werden, dass sie nachts nicht schlafen können. Wenn diese Frauen dann auf eine verständnisvolle Nachtwache stoßen, der sie ihre Sorgen und Ängste mitteilen können, ist ihnen manchmal schon geholfen. Ist die Frau angespannt, können ihr abendliche Bäder mit

Melisse, Baldrian oder Lavendel helfen. Hat die Frau ein Einzelzimmer oder eine Bettnachbarin, die eine *Raumaromatisierung* mit ätherischen Ölen verträgt und damit einverstanden ist, können ätherische Öle aus Kamillen-, Jasmin-, Lavendel-, Orangen und Rosenblüten oder Melissenblätter zur *Aromatherapie* eingesetzt werden. Wünscht sich die Frau ein baldrianhaltiges Phytotherapeutikum zum Einnehmen, sollte es 2–3 Stunden vor dem Schlafengehen verabreicht werden, damit es seine Wirkung voll entfalten kann.

Obstipation: Blasen- und Darmentleerungsstörungen treten bei Frauen mit gynäkologischen Erkrankungen häufig auf, v.a. eine (chronische) Obstipation. Die Ursachen der Obstipation reichen von psychischer Belastung, mangelnden Möglichkeiten oder fehlender Zeit zur Stuhlentleerung über einen Descensus uteri (☞ 5.7) bis hin zu gynäkologischen Operationen.

Nach manchen operativen Eingriffen wird vorübergehend ein Abführmittel verabreicht, um einen zu starken Druck auf das Wundgebiet durch das Pressen zu vermeiden. Jedoch ist die Indikation für ein Abführmittel jeden Tag neu zu stellen. Dies bedeutet, dass die Patientinnen nicht nur gefragt werden, ob sie Stuhlgang hatten, sondern auch, ob er weich oder hart war. Hatte eine Patientin etwa drei Tage lang keinen Stuhlgang oder muss sie bei der Defäkation die Bauchpresse betätigen, wird der Arzt nach einem geeigneten Abführmittel befragt oder ein Medikament aus der Bedarfsmedikation ausgewählt. Darf die Patientin essen, ist zu überlegen, ob es statt der medikamentösen Abführmittel nicht andere Möglichkeiten der Obstipationsbekämpfung oder -prophylaxe gibt (z.B. die Gabe von *Quellstoffen* wie Weizenkleie, Leinsamen oder Flohsamen). Bei atonischer Obstipation kann auch ein *Lendenwickel* und bei spastischer Obstipation eine *Heublumenpackung* angelegt werden.

Beim **Lendenwickel** handelt es sich um einen kalten Wickel, der den Darm „aufwecken" soll. Er darf nur einmal am Tag bei kälte*un*empfindlichen Patientinnen und nur auf warmer Haut angewandt werden. Für den Wickel werden drei Tücher benötigt: zwei dünne Tücher aus Leinen oder Baumwolle, ein dickeres Tuch aus Frottee oder besser Wolle. Eines der Baumwoll- oder Leinentücher wird in ca. 20°C kaltes Wasser getaucht und auf Höhe der Lenden um den Körper gewickelt. Dann werden die anderen beiden Tücher faltenfrei darübergelegt, so dass kein Luftzug dazwischenkommen kann, und die Patientin gut zugedeckt. Nach etwa 10 Minuten – oder auch früher, wenn die Patientin friert – wird der Wickel entfernt.

Heublumenpackung ☞ 5.5.1
Inkontinenz ☞ 5.6

Hilfe bei der Verarbeitung der veränderten Situation

Die Pflegenden können der Frau folgende Hilfen zur Verarbeitung ihrer veränderten Situation bieten:

Beantwortung von Fragen. Häufig werden Fragen nicht offen gestellt. Die Pflegenden sollten versteckte Fragen erkennen können, aufgreifen und sich Zeit für ihre Beantwortung nehmen. Fürchtet die Patientin beispielsweise um ihr (gutes) Aussehen und ihre feminine Ausstrahlung nach einer Brustentfernung, kann es sie beruhigen zu hören, dass man „von außen nichts sehen" wird (nach einer Brustentfernung können z. B. Hilfsmittel wie eine Büstenhalterprothese getragen werden ☞ 3.6). Geht das Gespräch in Richtung „Aufklärung", wird ein Arzt hinzugezogen.

Einbeziehung des Partners. Möchte der Partner in die Pflege und Betreuung seiner Frau einbezogen werden und entspricht das auch dem Wunsch der Patientin, sollten die Pflegenden diesen Wünschen nachkommen. Vielen Frauen hilft es sehr, wenn sie die Liebe und Zuneigung ihres Partners auch in Zeiten spüren, in denen es ihnen nicht so gut geht.

Vermittlung von Kontakten zu Selbsthilfegruppen. Noch vor der Krankenhausentlassung bieten die Pflegenden ihren Patientinnen an, Kontakt zu Selbsthilfegruppen zu vermitteln. Viele Stationen legen entsprechende Broschüren und Informationsblätter insbesondere der regionalen Selbsthilfegruppen zum Mitnehmen aus.

Wickel und Auflagen

Wickel: Einwickeln eines Körperteils in mehrere Tücher. Das Innentuch, Träger der Wirksubstanz, wird dabei von einem Zwischentuch bedeckt. Darüber wird das Außentuch zur Fixierung des Wickels und zum Wärmeschutz gewickelt.
Auflagen: Anbringen einer Auflage bzw. einer Kompresse auf eine bestimmte Körperstelle (z. B. ein Organ). Ein Waschlappen oder ein Frotteetuch dienen als Zwischentuch. Die Fixierung erfolgt meist durch ein zirkulär angebrachtes Außentuch.

Wickel und Auflagen können je nach Indikation heiß, warm oder kalt, trocken oder feucht angewendet werden und mit verschiedenen Zusätzen (z. B. Wasser, Tees, Ölmischungen und Salben) versehen sein.

Die **Geschichte** der Wickel und Auflagen reicht lange Zeit zurück. Oft waren es Frauen, die sich in der Kräuterkunde besonderes Wissen erwarben und dieses Wissen in die Pflege anderer Menschen einbrachten. Einer der frühesten Belege stammt aus dem Jahr 2500 v. Chr. und bezeugt die Beschäftigung der ägyptischen Ärztin Merit Ptah mit der Pflanzenheilkunde. Im 12. Jahrhundert hat die berühmte Äbtissin Hildegard von Bingen Heilpflanzen in

ihrer Wirkung beschrieben und im 15. Jahrhundert dokumentierte der bekannte Arzt Paracelsus seine Arbeit mit Heilpflanzen. Erst im 19. Jahrhundert wurden im Zuge der Industrialisierung mehr und mehr chemische Arzneimittel entwickelt und die Pflanzenheilkunde trat in den Hintergrund. In den letzten Jahren hat jedoch bei vielen Menschen eine Rückbesinnung auf die Kräfte der Natur stattgefunden und Schulmediziner sehen zunehmend naturheilkundliche Verfahren als mögliche Ergänzung von Therapiemaßnahmen bzw. setzen sie zur Prophylaxe von Erkrankungen ein. So kann ein Quarkumschlag bei Mastitis helfen (☞ Kap. 3.5.1), eine feucht-heiße Dampfkompresse bei Menstruationsbeschwerden (☞ Kap. 4.3.2) oder eine Heublumenauflage bei Blasenentzündung (☞ Kap. 5.5.1). Diese Maßnahmen bieten außerdem die Gelegenheit, sich der Patientin zuzuwenden, ihr Zeit und Ruhe zu schenken, was den Genesungsprozess ebenfalls unterstützt. Sie können bei entsprechender Anleitung auch von Angehörigen durchgeführt werden, die sich freuen, der Patientin etwas Gutes tun zu können.

Folgende **Grundsätze** sind bei Wickeln und Auflagen zu beachten:
• Die Anwendung von Wickeln und Auflagen sowie von Aromaölen ist mit dem behandelnden Arzt abzustimmen und sollte nur von entsprechend fachkundigen Pflegepersonen durchgeführt werden. Als Arbeitsgrundlage dienen hausinterne Standards, die die Wirkung der Wickel und Öle und deren Anwendung beschreiben
• Die kompetente Anwendung von Wickeln bzw. Auflagen und Aromaölen kann in Fortbildungen erlernt und durch gegenseitigen Erfahrungsaustausch angeregt werden (✉ 1, 2)
• Damit Wickel und Auflagen ihre Wirkung entfalten können, ist eine ruhige Atmosphäre wichtig. Die Maßnahme wird in den Tagesablauf der Patientin eingeplant und darauf geachtet. dass während und mind. 30 Minuten danach keine Störungen erfolgen (Türschild anbringen)
• Die Patientin sollte nicht abgehetzt zu einer Anwendung erscheinen, sondern sich möglichst schon vorher ins Bett gelegt haben, um zur Ruhe zu kommen
• Maßnahme mit der Patientin besprechen und fragen, ob sie vorher zur Toilette gehen möchte, Zimmer lüften und für Ruhe sorgen (z. B. Fernsehen, Radio, Telefon ausschalten). Temperatur der Füße kontrollieren, bei kalten Füßen Wärmflasche (60 °C) vorbereiten
• Die Patientin sollte sich auf die Wirkung des Wickels einlassen und z. B. der Ausbreitung von Wärme nachspüren. Bei unangenehmen Empfindungen (z. B. Hitze, Brennen, Jucken) meldet sie sich sofort beim Pflegepersonal. Die Klingel sollte in erreichbarer Nähe sein
• Keine synthetischen Stoffe für Innen- oder Außentücher verwenden (Wärmestau!). Als Innentuch eignen sich z. B. Baumwollwindeln, Geschirrtücher oder Stofftaschentücher, als Zwischentücher Waschlappen oder Frotteetücher, als Außentücher z. B. Duschtücher, Stecklaken, Molton-Flanelltücher oder im häuslichen Bereich auch Wolltücher
• Beim Abnehmen des Wickels die Haut der Patientin genau auf allergische Reaktionen beobachten und gut nachtrocknen. Die Patientin soll mindestens 30 Minuten nachruhen.

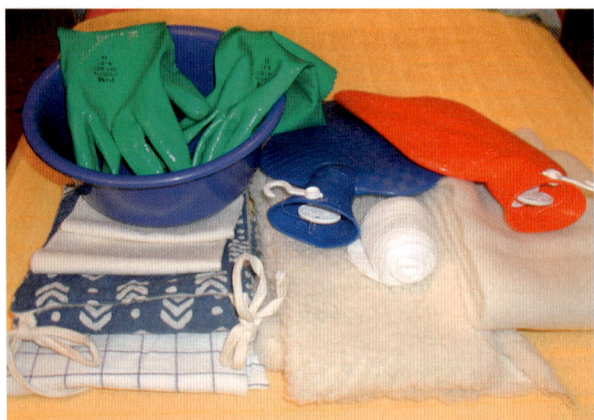
Abb. 2.17 a: Materialien zum Anbringen eines Wickels. [M296]

- Sich bei der Patientin nach der Wirkung des Wickels erkundigen: Wärmewirkung? Schmerzlinderung? Juckreizmilderung?
- Bei kühlen bis lauwarmen Wickeln wirkt eher das beigegebene Mittel, bei heißen Wickeln die Wärme und das Wasser. Heiße Wickel regen an, lauwarme beruhigen
- Die Häufigkeit der Anwendung der Wickel richtet sich nach den Inhaltsstoffen. Feucht-heiße Bauchwickel können einmal täglich, Quark- und Ölkompressen mehrmals täglich angewendet werden
- Die äußere Anwendung gliedert sich grundsätzlich in drei Teile: Vorbereitung, Anwendung bzw. Wickelzeit und Nachruhe (□ 4, 5)
- Dokumentation von Art und Wirkung des Wickels im Pflegebericht.

! **Vorsicht**

Die Temperatur des Wickels immer individuell auf Alter, Herzfunktion und Körpertemperatur der Patientin anpassen. Als Richtwerte gelten:
- **Kalte Wickel** haben die Temperatur des Leitungswassers (ca. 17 °C).
- **Warme Wickel** nicht zu heiß auflegen, aber wärmer als die Körpertemperatur
- **Heiße Wickel** mit ca. 80 °C (eher zu warm) vorbereiten und mit dem Dampf des Wickels die Patientin an die Wärme gewöhnen
- Nie Wärmflaschen mit kochendheißem Wasser zubereiten (Gefahr von Verbrennungen!). Die Wassertemperatur für Wärmflaschen beträgt ca. 50–60 °C. Nicht einfach das heiße Wasser aus der Leitung nehmen, sondern die Temperatur mit einem Thermometer überprüfen
- Das Temperaturempfinden ist individuell unterschiedlich. Die Äußerungen der Patientin sind immer ernst zu nehmen und die Maßnahme darauf abzustimmen
- Keine heißen Wickel bei Patientinnen mit eingeschränktem Temperaturempfinden anwenden, z. B. bei Polyneuropathie, arterieller Verschlusskrankheit, Wahrnehmungsstörungen, Cortisonhaut, instabilen Kreislaufverhältnissen etc. Hier sind Ölkompressen besser geeignet
- Patientinnen nicht unbeabsichtigt im Wickel schwitzen lassen, denn Schwitzen belastet den Kreislauf!

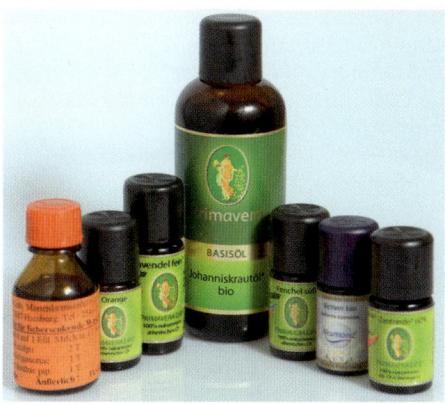

Abb. 2.17 b: Verschiedene Aromaöle. [K115]

Aromaöl	Wirkung	Anwendungsbeispiele
Lavendel (Lavandula angustifolia)	• Ausgleichend • Harmonisierend	• Unruhe • Schlafstörungen
Neroli (Citrus aurantium)	Stimmungsaufhellend	Leichte depressive Verstimmung
Rose (Rosa damaszena)	Hautberuhigend	• Juckreiz • Extrem trockene Haut
Pfefferminzöl (Mentha piperita)	• Kühlend • Schmerzlindernd	Kopfschmerzen
Melissenöl (Ölmischung von Wala)	Krampflösend	Krampfartige Bauchschmerzen

Tab. 2.18: Übersicht über verschiedene, in der gynäkologischen Pflege häufig verwendete Aromaöle.

Aromatherapie

Der Einzug von ätherischen Ölen im Krankenhaus ist v. a. auf die Arbeit der Hebammen zurückzuführen, die diese Öle in der Betreuung der schwangeren Frauen mit gutem Erfolg angewendet haben. Wie die Wickel haben auch ätherische Öle eine lange Geschichte. Sie wurden bereits vor langer Zeit zur Körperpflege, zur Förderung des Wohlbefindens, aber auch zur Pflege von Kranken zum Einsatz gebracht. Folgende **Grundsätze** sind zu beachten:
- Für Ölkompressen werden fette, kaltgepresste Pflanzenöle und 100 % reine ätherische Öle verwendet. Fette Öle dienen dazu, ätherische Öle zu binden, weil diese sich sonst rasch in der Luft verflüchtigen und außerdem die Haut stark reizen würden. Fette Öle von guter Qualität sind dagegen hautverträglich und pflegen die Haut sogar
- Öle sind mit Wasser nicht mischbar. Löslich sind sie außer in fetten Basisölen noch in Milch, Honig, Sahne, hochprozentigem Alkohol und Flüssigseife sowie in speziellen Emulgatoren wie z. B. Solubol®
- Zum gewinnbringenden Einsatz eines Öls muss die Pflegeperson dessen Wirkung genau kennen und die Anwendung individuell auf die Patientin abstimmen. Kann die Patientin im wahrsten Sinn des Wortes das entsprechende Öl „nicht riechen", muss auf die Anwendung verzichtet werden
- Ölkompressen sind wegen ihrer leichten Handhabung und schnellen Zubereitung im Klinikalltag gut einsetzbar. Auch ihr Duft kann im Krankenhaus von Patientinnen und Angehörigen als positiv empfunden werden
- Ölkompressen lassen sich gefahrlos bei Patientinnen mit eingeschränktem Temperaturempfinden einsetzen (☞ oben) sowie in der Palliativpflege und Sterbebegleitung
- Bei empfindlichen Patientinnen, die zu Allergien neigen, wird eine Probe an der Innenseite des Unterarmes aufgetragen und nach 10–20 Minuten auf allergische Reaktionen kontrolliert
- Vorsicht bei homöopathischer Therapie, denn ätherische Öle können die Wirkung der homöopathischen Mittel aufheben oder verstärken
- Nicht ständig das gleiche Öl anwenden, denn es entsteht ein Gewöhnungseffekt. Alle 4–6 Wochen die Ölart wechseln.

2

⊨ Grundsätze gynäkologischer Pflege und Therapie

- Das Empfinden und die Wahrnehmung der Frauen ernst nehmen und sie selbst beurteilen lassen, was ihnen gut tut
- Nicht nur die Krankheit oder das Symptom betrachten, sondern die Frauen selbst in ihrer jeweiligen Lebenssituation
- Sensibel sein und genau hinhören, was die Frauen sagen. Hinter mancher unscheinbarer Aussage kann sich ein Problem oder Hilferuf verstecken
- Davon ausgehen, dass es nicht nur *eine* richtige Entscheidung gibt, sondern viele
- Lernen, dass es nicht immer erforderlich ist, eine sofortige Lösung parat zu haben, sondern dass einige Dinge, z. B. manche Entscheidungen, heranreifen müssen. Wichtig ist dann, die Frau zu verstehen und Geduld zu haben.

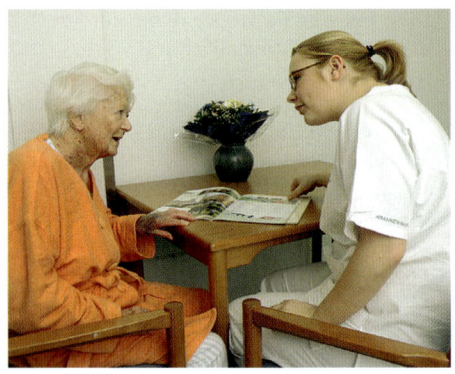

Abb. 2.20: Das Bereitstellen von Informationsmaterialien ist Bestandteil der Patientenberatung [K115]

2.1.4 Patientenberatung

Die Patientenberatung in der gynäkologischen Pflege stellt – wie in anderen Fachbereichen auch – einen wichtigen Teil des Aufgabengebiets der Pflegenden dar. Durch eine kompetente Beratung wird die Patientin befähigt, ihrer Erkrankung bzw. den mit der Therapie verbundenen Veränderungen angemessen zu begegnen bzw. das Auftreten von Komplikationen zu verhindern. Kann die Patientin sich nicht mehr selbst versorgen, werden die betreuenden Personen in die Beratung mit einbezogen. Die Patientenberatung ist damit von Anfang an eng verzahnt mit der Entlassungsplanung.

Bevor Beratung überhaupt stattfinden kann, sind der **Lernbedarf** und die **Lernbereitschaft** der Patientin festzustellen. Dies erfolgt in ausführlichen Gesprächen mit der Patientin und ggf. ihren Angehörigen. Ein weiterer Bestandteil der Einschätzung des Lernbedarfs und der Lernbereitschaft sind auch die Beobachtungen der Pfle-

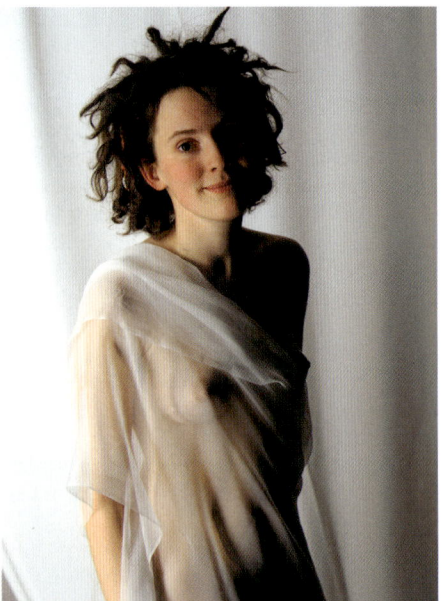

Abb. 2.19: Schwer zu verkraften ist für die meisten Frauen eine Brustamputation. Da die Brust Symbol der Weiblichkeit ist, fürchten viele Frauen bei dem Verlust der Brust auch um ihre Akzeptanz als Frau und um ihre weibliche Ausstrahlung. [K225]

genden: wie geht die Patientin mit ihrer Erkrankung um? Hat sie sich z. B. im Vorfeld selbst belesen? Erst wenn der Lernbedarf festgestellt wurde, können **Lernziele** individuell für die Patientin formuliert und der Lernprozess geplant werden. Dieser umfasst die Information, ggf. Anleitung und Demonstration, damit die Patientin selbstständig und kompetent die notwendigen Maßnahmen ergreifen kann. Die Ressourcen der Patientin bzw. der Angehörigen werden dabei aktiv in die Anleitung mit einbezogen. Die Pflegenden stellen außerdem Informationsbroschüren zur Verfügung, die entweder vom Krankenhaus bzw. auch von Krankenkassen erstellt werden, und stellen den Kontakt zu Selbsthilfegruppen her. Der Austausch mit anderen Frauen, die sich mit denselben Veränderungen und Problemen auseinandersetzen müssen, wird von vielen als hilfreich empfunden und kann außerdem wertvolle Erfahrungen oder weitere Informationen vermitteln.

2.2 Perioperative Pflege bei gynäkologischen Operationen

2.2.1 Prästationäre Phase

> ᵁ⅃ Ziel der prästationären Phase ist die optimale Vorbereitung der Patientin auf ihre Operation, um das Operationsrisiko so gering wie möglich zu halten.

Im Idealfall beginnt die präoperative Vorbereitung der Patientin bereits mit der Indikationsstellung. Diese wird bei einem *geplanten Eingriff* meist im Rahmen einer ambulanten Vorstellung der Patientin gestellt. Je nach Bedarf werden folgende Maßnahmen eingeleitet:
- Beurteilung der OP- und Narkosefähigkeit der Patientin
- OP- und Narkose-Aufklärung
- Ausräumung organisatorischer Schwierigkeiten
- Einstellung internistischer Begleiterkrankungen
- Sanierung der Hautverhältnisse im Operationsgebiet.

OP- und Anästhesiefähigkeit der Patientin

Wurde bei einer ambulanten Vorstellung der Patientin die OP-Indikation gestellt, wird in einem *anästhesiologischen Gespräch* die Frage der OP-bzw. Anästhesiefähigkeit geklärt. Dies ist vor allem bei Patientinnen mit bekannten Risikofaktoren wichtig (z. B. chronischer Bronchitis oder Niereninsuffizienz).

In den meisten Häusern gibt es Standards bezüglich der präoperativen Routine- und Zusatzdiagnostik. Diese sind aber nicht einheitlich. Ein Beispiel zeigt Tab. 2.21.

Präoperative Routinediagnostik	Häufige präoperative Zusatzuntersuchungen
• Blutbild, ab mittelgroßen Eingriffen Blutgruppe • Gesamteiweiß • Elektrolyte: mind. Na$^+$, K$^+$ • Kreatinin, Harnstoff • Leberwerte: GOT = ASAT, GPT = ALAT, γ-GT • Gerinnungsparameter: Quick, PTT, Thrombozytenzahl • Glukose im Serum • EKG bei Patientinnen ab 40 Jahren • Röntgen-Thorax bei Patientinnen ab 60 Jahren	• Schilddrüsenwerte • Weitere Gerinnungsparameter, z.B. Fibrinogen, TZ, AT III • Medikamentenspiegel (z.B. Antiepileptika) • Hepatitis-Serologie, HIV-Test • Blutgasanalyse • Lungenfunktionsprüfung

Tab. 2.21: Untersuchungen der präoperativen Routinediagnostik und häufige präoperative Zusatzuntersuchungen. Da sich die präoperativ geforderten Untersuchungen von Klinik zu Klinik und je nach Operation unterscheiden, sind immer die haus- und stationsinternen Richtlinien sowie gesonderte Arztanordnungen zu beachten.

OP- und Anästhesie-Aufklärung

Einwilligung zur OP

Eine Operation stellt vom rechtlichen Standpunkt aus betrachtet eine Körperverletzung dar. Sie ist nur dann rechtmäßig, wenn eine Indikation vorliegt und die Patientin ihre Einwilligung gegeben hat. Davon ausgenommen sind Notfalloperationen, bei denen davon ausgegangen werden kann, dass die Patientin dem Eingriff zustimmen würde, falls sie dazu in der Lage wäre (*mutmaßliche Einwilligung*).

Indikation

Der Eingriff muss medizinisch angezeigt (*indiziert*) sein. Dies ist z. B. bei einer Extrauteringravidität (☞ 12.1) oder bei einem Mammakarzinom (☞ 3.6) der Fall.

Einwilligung

Vor einer Operation müssen sowohl der Operateur als auch der Anästhesist eine schriftliche Einverständniserklärung der Patientin einholen. Voraussetzung für die (rechtsgültige) **Einwilligung** in eine Operation ist ein vorausgegangenes **Beratungsgespräch,** in dem bestimmte Punkte angesprochen werden müssen (**Aufklärungspflicht** ☞ Tab. 2.21a).

Die Aufklärung muss dem Bildungsstand, dem Informationsbedürfnis und der körperlichen Verfassung der Patientin entsprechen und ggf. unter Zeugen schriftlich festgehalten werden. Anschließend muss die Patientin ausreichend Bedenkzeit haben, um sich für oder gegen den Eingriff entscheiden zu können. Bei geplanten Operationen werden hierfür vom Gesetzgeber 24 Stunden als ausreichend angesehen; je nach Dringlichkeit des Eingriffes kann es aber auch notwendig sein, diese Zeit entsprechend zu verkürzen.

Jeder invasive Eingriff stellt eine Ausnahmesituation für die Patientin und ihre Angehörigen dar. Die Pflegenden, die täglich mit Operationen in Berührung kommen, mögen insbesondere kleine Eingriffe, etwa Abrasiones (☞ 1.9.3), als „Routine" ansehen, doch ist dies bei der Patientin nie der Fall. Die Patientin braucht Unterstützung und Ermunterung, um der für sie bedrohlichen Situation begegnen zu können.

Ausräumung organisatorischer Schwierigkeiten

Die Zeit bis zur stationären Aufnahme kann zur Ausräumung **organisatorischer Schwierigkeiten** genutzt werden, z. B. zur Anforderung einer Kostenträgerzusage bei unklaren Versicherungsverhältnissen.

Aufklärungspflicht des Operateurs	Aufklärungspflicht des Anästhesisten
• Art und Umfang des Eingriffs • Allgemeine OP-Risiken (z. B. Wundinfektion, Läsion von Hautnerven, Nachblutungen) • Spezifische OP-Risiken (z. B. Gefahr von Nachblutungen nach Konisation ☞ 1.9.4) • Evtl. Zusatzeingriffe, z. B. bei unvorhergesehener Ausweitung der Operation (etwa Umsteigen von einer geplanten Laparoskopie auf eine Laparotomie) • Evtl. notwendige Implantation von Fremdgewebe (z. B. Silikon bei Brustoperationen) • Evtl. Risikoerhöhung durch vorhandene individuelle Risiken, z.B. erhöhte Thrombosegefahr bei Einnahme der „Pille" oder bei vorausgegangener Beinvenenthrombose • Nachbehandlung (z. B. Nahrungskarenz, weitere OP) • Alternativmethoden • Beantwortung von Fragen der Patientin	• Darstellung möglicher Narkosearten und deren Risiken unter besonderer Berücksichtigung des Verfahrens, das für die Patientin am geeignetsten erscheint • Präoperative Flüssigkeits-, Nahrungs- und Nikotinkarenz • Individuelle Risiken durch z. B. internistische Begleiterkrankungen • Prämedikation • Eventuelle Gabe von „Fremdblut", besonders die damit verbundenen Infektionsrisiken (Hepatitis, HIV). Probleme sind hier zu erwarten bei Patientinnen, die der Glaubensgemeinschaft der „Zeugen Jehovas" angehören, da diese eine Bluttransfusion strikt ablehnen • Postoperative Betreuung im Aufwachraum oder auf der Wach-/Intensivstation • Evtl. Nachbeatmung • Möglichkeiten der Schmerztherapie • Beantwortung von Fragen der Patientin

Tab. 2.21a: Inhalte des Aufklärungsgespräches von Operateur und Anästhesist.

2

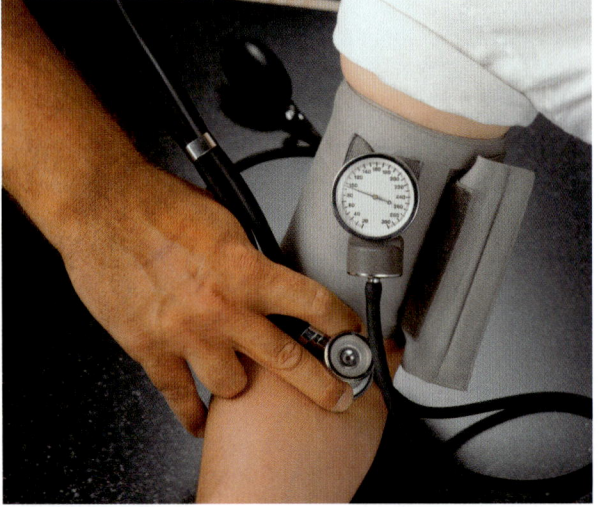

Abb. 2.22: Neben der Beobachtung und Dokumentation „technischer" Werte wie Blutdruck oder Puls gehört das Eingehen auf die Gefühlslage der Patientin zur Betreuung vor der Operation. Auch wenn der Stationsalltag oft hektisch ist und sich die Pflegenden nicht immer Zeit für ein langes Gespräch nehmen können, haben sie doch die Möglichkeit, der Patientin bei jeder Tätigkeit zu zeigen, dass sie sie mit allen ihren Gefühlen wertschätzen und sie sich eventuell vorhandener Ängste nicht zu schämen braucht. Das Gefühl, verstanden zu werden und nicht allein zu sein, kann der Frau ein Stück weit über die belastende Situation vor der Operation hinweghelfen. [J666]

Einstellung internistischer Begleiterkrankungen

Zahlreiche **internistische (Begleit-)Erkrankungen** vergrößern das Risiko perioperativer Komplikationen. Zahlenmäßig spielen in unserer Gesellschaft die Hypertonie, der Diabetes mellitus und chronische Atemwegsentzündungen die Hauptrolle. Eine optimale „Einstellung" dieser Erkrankungen ist meist auch ambulant möglich, verkürzt den Krankenhausaufenthalt erheblich und senkt das Operationsrisiko.

Medikamente

Bestimmte **Medikamente** müssen vor einer geplanten Operation ab- oder umgesetzt werden, etwa Medikamente aus der Gruppe der Cumarine (z. B. Marcumar®) und Thrombozytenaggregationshemmer (z. B. ASS®).

Ob es notwendig ist, die „Pille" abzusetzen, wird zurzeit kontrovers diskutiert. Da bei Einnahme oraler Kontrazeptiva aber das Thrombose- und Embolierisiko steigt, empfiehlt sich bei Eingriffen mit einer Dauer von über 30 Minuten und bei mehrtägiger Bettruhe auf jeden Fall das Absetzen der „Pille".

Schwangerschaft

Vor der stationären Aufnahme wird bei Frauen eine **Schwangerschaft** ausgeschlossen, um eine Fruchtschädigung durch Medikamente oder Röntgenstrahlen zu vermeiden.

Sanierung der Hautverhältnisse im Operationsgebiet

Infektiöse Hauterkrankungen im Operationsgebiet, z. B. eitrige Infektionen oder Hautpilzerkrankungen, erhöhen das Risiko von Wundinfektionen erheblich. Sie werden daher rechtzeitig vor geplanten Eingriffen behandelt.

2.2.2 Stationäre Phase mit präoperativer Pflege

⚕ Alle Maßnahmen der präoperativen Pflege dienen der optimalen Vorbereitung der Patientin auf die bevorstehende Operation. Einige, beispielsweise das präoperative Einüben von Atem- oder Aufstehtechniken, sollen der Frau die unmittelbar postoperative Phase erleichtern und Komplikationen verhüten helfen. Gleichzeitig bieten die Maßnahmen der präoperativen Pflege die Möglichkeit der gegenseitigen Kontaktaufnahme von Pflegenden und Patientin, die für eine vertrauensvolle Atmosphäre im anschließenden Genesungsprozess von Bedeutung ist.

Erstgespräch

So früh wie möglich erfolgt zwischen der Patientin und der sie betreuenden Pflegenden das **Erstgespräch,** das Ausgangspunkt einer vertrauensvollen Zusammenarbeit sein kann, wenn die Pflegende alle Äußerungen der Patientin ernst nimmt und sensibel auf ihre Signale reagiert. Möchte die Frau über ihre Ängste sprechen, geht die Pflegende darauf ein (☞ psychische Betreuung), möchte die Frau nicht so viel reden, respektiert sie auch diesen Wunsch. Wird in dem Gespräch deutlich, dass die Patientin über den bevorstehenden Eingriff nicht ausreichend Bescheid weiß, obwohl sie vom Arzt bereits aufgeklärt worden ist, weist die Pflegende den Stationsarzt darauf hin.

Ein weiterer Bestandteil des Erstgespräches sind Fragen nach dem aktuellen Befinden der Patientin. Zwar fragt auch der Arzt in der ärztlichen Anamnese danach, doch findet das Erstgespräch zwischen Patientin und Pflegekraft meist *vor* der ärztlichen Anamnese statt, so dass Befindlichkeitsstörungen oder Erkrankungen, welche den geplanten Eingriff gefährden (z. B. Infekte der oberen Atemwege), eher erkannt und dem Arzt mitgeteilt werden können. Dieser entscheidet dann, ob der Eingriff wie geplant stattfindet oder ob er verschoben wird. Auf diese Weise können der Patientin eine unnötige und unangenehme Operationsvorbereitung und die besondere psychische Belastung durch eine Verschiebung erst ganz kurz vor dem Eingriff erspart werden.

Nach dem Erstgespräch erfassen die Pflegenden die Körpermaße und Vitalzeichen der Patientin und dokumentieren sie. Die Krankenunterlagen werden auf ihre Vollständigkeit hin überprüft und noch erforderliche präoperative Untersuchungen vorbereitet (☞ Tab. 2.21). Müssen Blutkonserven bereitgestellt werden, organisieren das in der Regel ebenfalls die Pflegenden.

Bei der Zimmerbelegung berücksichtigen die Pflegenden die Kontamination der Wunden. Beispielsweise werden Patientinnen vor der Operation oder mit aseptischen Wunden möglichst nicht zu Patientinnen mit infizierten Wunden oder nach Bauchoperationen mit Eröffnung von Hohlorganen, z. B. dem Darm, gelegt.

Die Zeit zwischen stationärer Aufnahme und Operation kann zum Training für postoperativ benötigte Fähigkeiten genutzt werden, z. B. für Atemübungen oder das Erlernen von Muskelanspannungsübungen, z. B. Beckenbodengymnastik.

Psychische Betreuung

🖐 Gute perioperative Pflege bedeutet nicht nur die Sorge um die körperlichen Belange der Patientin, sondern immer auch die Begleitung der Patientin in ihrer individuellen Situation über den gesamten stationären Aufenthalt.

Eine bevorstehende Operation ist für die meisten Patientinnen und ihre Angehörigen eine große psychische Belastung. Auch wenn die Frauen die Notwendigkeit der Operation einsehen und sich von ihr eine Besserung ihrer Beschwerden erhoffen, empfinden sie die Operation oder die Anästhesie als konkrete Bedrohung (im Gegensatz zu dem schlecht fassbaren Risiko, einen Verkehrsunfall zu erleiden). Die innere Auseinandersetzung mit ihren Gefühlen und das Aussprechen ihrer Ängste können den Patientinnen oft schon helfen, mit der Situation fertig zu werden. Beim Konkretisieren der Ängste wird den Frauen bewusst, wovor sie wirklich Angst haben, und die Pflegenden können adäquat darauf eingehen. Im Vordergrund steht dabei oft die Angst vor postoperativen Schmerzen. Hier kann die Patientin eventuell durch die Erklärung beruhigt werden, dass diese Schmerzen sich durch etablierte Schmerzmittel gut beherrschen lassen und sie sich bei Schmerzen jederzeit melden kann.

Besonders unangenehm ist es für die Patientin, wenn ihre Operation verschoben werden muss, z. B. wegen einer dazwischenkommenden Notfalloperation. Überreaktionen der Patientin in dieser Situation sind nicht persönlich gemeint, sondern Ausdruck ihrer psychischen Belastung. Entsprechend sensibel sollten die Pflegenden auf Unmut oder gar Aggressionen reagieren.

Ängste und Gefühle bei (drohendem) Organverlust ☞ *3.6*

Körperreinigung

Falls organisatorisch möglich, sollte die Patientin am Morgen des Operationstages duschen oder ein Vollbad nehmen (sonst am Vorabend). Auch der Nabel muss gründlich gereinigt werden. Weniger mobile Patientinnen brauchen hierbei die Unterstützung der Pflegenden. Nach der Körperreinigung zieht die Frau frische Wäsche an.

Make-up oder Nagellack werden entfernt, da sie eine zuverlässige Beurteilung von Hautfarbe und Durchblutung der Fingernägel unmöglich machen.

Vorbereitung des Operationsfeldes

Haare im Bereich des Operationsfeldes werden in der Regel entfernt, da sie als Keimträger Wundinfektionen begünstigen. Dabei wird wegen einer eventuell notwendigen Erweiterung des Hautschnitts ein ausreichender „Sicherheitsabstand" eingehalten. Bei der Rasur ist darauf zu achten, dass die Haut der Patientin nicht verletzt wird.

Kleine Hautläsionen *(Mikroläsionen)* stellen nämlich durch die austretende Körperflüssigkeit einen guten Nährboden für Bakterien dar. Außerdem entfällt an diesen Stellen die Schutzfunktion der Haut. Mikroläsionen können jedoch bei jeder Rasur auftreten (das ist auch der Grund, warum manche Gynäkologen eine Rasur ablehnen und die Haare im Operationsgebiet nur mit einer Schere kürzen lassen). Die Rasur sollte möglichst kurz vor der Operation erfolgen, um die Keimbesiedelung so gering wie möglich zu halten. In vielen Häusern erfolgt sie deshalb nicht auf der Station, sondern unmittelbar bei der OP-Vorbereitung im OP-Trakt.

Die Haare können durch Nass- oder Trockenrasur oder – bei geringer Behaarung – mit einer Enthaarungscreme entfernt werden. Der Vorteil der Creme besteht darin, dass keine Mikroläsionen entstehen. Nachteile sind, dass sie nicht an Schleimhäuten angewendet werden darf und dass sie allergische Reaktionen auslösen kann. Aus diesem Grund sollte etwas Creme am Vortag der Operation auf eine Hautstelle außerhalb des OP-Bezirks aufgetragen werden, um zu testen, ob die Patientin auf die Creme allergisch reagiert.

Während der Rasur besteht noch einmal die Möglichkeit, die Haut im Operationsgebiet zu inspizieren. Bei Besonderheiten, z. B. einer nicht durch die Rasur verursachten Rötung oder einem „Eiterpickel", ist sofort der Arzt zu informieren, weil die Operation ggf. abgesetzt werden muss – auch wenn dies für alle Beteiligten belastend ist. Bei Wahleingriffen stellen Infektionsherde im OP-Gebiet ein nicht zu vertretendes Risiko dar.

Nahrungskarenz

Nahrungskarenz bei speziellen Eingriffen an den Geschlechtsorganen ☞ *Tab. 4.12*

Zur Vermeidung einer Aspiration bei der Narkoseeinleitung darf die Patientin 6–8 Stunden vor Einleitung der Anästhesie nicht essen, nicht trinken, nicht rauchen und auch kein Kaugummi kauen (regt die Magensaftproduktion an). Bei kleinen Eingriffen erhält die Patientin am Vorabend der Operation in der Regel noch leichte Kost (☞ Tab. 4.12). Nach dieser Abendmahlzeit soll die Patientin dann nicht mehr essen und ab ca. 22.00 Uhr bis zur Operation auch nicht mehr trinken. In Ausnahmefällen ordnet der Arzt bei Patientinnen in schlechtem Allgemeinzustand eine intravenöse Flüssigkeitszufuhr mit hochkalorischer Ernährung an.

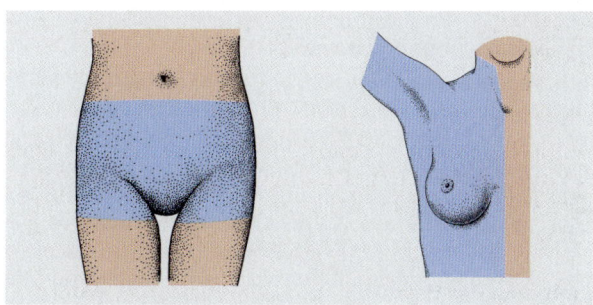

Abb. 2.23: Rasurschema bei vaginaler oder abdominaler Hysterektomie und bei Mammaoperationen. [A400-190]

🔖 Eine orale Prämedikation widerspricht dem Nüchternheitsgebot nicht!

Darmvorbereitung

Darmvorbereitung bei speziellen Eingriffen an den Geschlechtsorganen ☞ *Tab. 4.12*

Bei Eingriffen außerhalb des Magen-Darm-Traktes genügt in der Regel die Entleerung des Rektums z. B. mittels eines Klysmas am Vorabend der Operation, um einer intraoperativen Darmentleerung und einer postoperativen Darmatonie vorzubeugen. Liegen die zu operierenden Organe jedoch in der Nähe des Darmes, wie etwa der Uterus oder die Adnexe, ist ein Reinigungseinlauf ggf. in Kombination mit oralen Abführmitteln erforderlich, um die Operationsbedingungen zu verbessern (ein voller Darm verdrängt die benachbarten Organe).

Prämedikation

Ziel der **Prämedikation** ist die Anxiolyse, d. h. das Dämpfen von Angst- und Spannungszuständen. Hierzu erhält die Patientin die vom Anästhesisten während des **anästhesiologischen Aufklärungsgesprächs** *(Prämedikationsvisite)* festgelegten Medikamente. Um ein Wirkoptimum kurz vor der Operation zu erreichen, werden die Medikamente am OP-Tag pünktlich zum angeordneten Zeitpunkt gegeben. Häufige Nebenwirkung der Medikamente ist eine Beeinträchtigung der Kreislaufregulation, weshalb die Patientin vor Gabe der Prämedikation noch einmal auf die Toilette gehen und danach nicht mehr alleine aufstehen sollte.

Beim anästhesiologischen Gespräch legt der Anästhesist auch fest, wie die perioperative Thrombose- und Embolieprophylaxe aussieht *(Low dose-Heparinisierung)* und wie bei Patientinnen mit Dauermedikation zu verfahren ist, z. B. bei Einnahme von blutzuckersenkenden Medikamenten oder Schilddrüsenhormonen. In einigen Häusern regeln dies auch die Gynäkologen.

Transport in den OP

🛏 Alle Tätigkeiten am Operationstag werden ruhig und ohne Hektik ausgeführt, da sich Unruhe und Fahrigkeit auf die ohnehin schon nervlich angespannte Patientin übertragen.

Vor dem Transport wird das Bett frisch bezogen und mit dem Namen der Patientin versehen, damit sie postoperativ in das richtige Bett umgelagert wird.

Die Patientin erhält ein frisches Klinikhemd, eine Kopfhaube, die beim Einschleusen in den OP-Bereich aufgesetzt wird, sowie AT-Strümpfe (nicht bei Patientinnen mit arteriellen Durchblutungsstörungen). Zahnprothesen, Brille, Kontaktlinsen und Hörgerät werden auf der Station oder spätestens in der OP-Schleuse entfernt (geschieht dies erst in der OP-Schleuse, kann die Patientin das Geschehen um sie herum besser verfolgen und fällt ihr das Artikulieren leichter). Schmuck und andere Wertgegenstände werden in einem mit dem Namen der Patientin versehenen Umschlag diebstahlsicher aufbewahrt

(diese Maßnahme aus juristischen Gründen im Pflegeprotokoll dokumentieren). Dann wird die Patientin von einer ihr vertrauten Pflegekraft in den OP gebracht. Die nach OP notwendigen Lagerungsmittel, z. B. die RHOMBO-MED®-Armrampe zur Armhochlagerung nach operativer Entfernung eines Mammakarzinoms (☞ 3.6 und Abb. 3.38), werden mitgenommen und nach dem Einschleusen der Patientin in das leere Bett eingebracht. An das Kopfteil des Bettes wird eine Nierenschale gelegt, falls die Patientin nach der Operation erbrechen muss.

Folgende Unterlagen werden mit in den OP gegeben:
- Aktuelle Patientenakte mit Fieberkurve, Laborwerten und Untersuchungsbefunden
- Ggf. Krankenunterlagen früherer Klinikaufenthalte
- Einverständniserklärungen für Operation und Anästhesie
- Narkoseprotokoll
- Röntgenaufnahmen
- Patientenetiketten.

2.2.3 Operative Phase

Anästhesie und operativer Eingriff

Die operative Phase beginnt mit dem Einschleusen in den OP-Bereich. Nach der Einleitung der Anästhesie wird die Patientin auf dem OP-Tisch gelagert und für die Operation vorbereitet. Nach der Hautdesinfektion, der Abdeckung mit OP-Tüchern und dem Hautschnitt beginnt der Gynäkologe mit der Durchführung der speziellen Operationstechnik. Ist der Eingriff beendet, werden in der Regel vor dem Verschluss der OP-Wunde ein oder mehrere

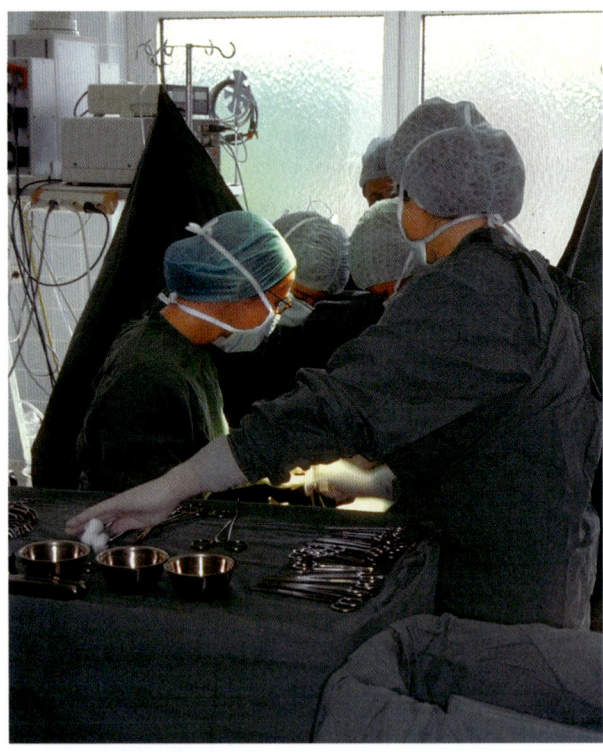

Abb. 2.24: Setting eines gynäkologischen Eingriffs. [T192]

Drainagen (engl.: to drain = ableiten, trockenlegen) zur Ableitung von Blut und Wundsekret in die Wundhöhle oder andere eröffnete Hohlräume eingebracht. Dies beugt Hämatomen und Infektionen vor (Wundsekret stellt einen optimalen Nährboden für Bakterien dar). Die Drainagen werden in der Reihenfolge ihres Einbringens beschriftet, damit bei Auffälligkeiten auf die Lokalisation geschlossen werden kann. Zur Anwendung kommen offene und geschlosssene Drainagesysteme sowie mit und ohne Vakuum.

Wunddrainagen

Gummilasche, Silikon-Kurzdrain, Penrose-Drainage, Easy-Flow-Drain

Bei kleinen, oberflächlichen Wundhöhlen legt der Arzt entweder eine **Gummilasche**, einen **Silikon-Kurzdrain,** eine **Penrose-Drainage** (Drainage mit eingezogenem Gazestreifen) oder einen **Easy-Flow-Drain** (außen geriffeltes Kunststoffrohr mit geringem Innendurchmesser ☞ Abb. 3.12) ein. Diese verhindern einen vorzeitigen Wundverschluss und damit einen Sekretstau. Das Wundsekret wird ohne Sog infolge des Kapillareffekts (Dochtwirkung) in die Wundauflage oder beim Easy-Flow-Drain auch in einen Adhäsivbeutel (ähnlich dem Beutel beim Anus praeter) abgeleitet. Damit die Drainagen nicht verrutschen, werden sie entweder mit der letzten Hautnaht oder mit einer sterilen Sicherheitsnadel fixiert (☞ Abb. 2.33). Wegen des erhöhten Infektionsrisikos werden sie in der Regel nach 24–48 Stunden, spätestens jedoch nach 4–6 Tagen entfernt.

Robinson-Drainage

Bei der **Robinson-Drainage** handelt es sich um ein geschlossenes Wunddrainagesystem, bei dem der Beutel nicht gewechselt, das Sekret aber über einen Ablaufstutzen entleert werden kann. Die Robinson-Drainage wird intraabdominal eingelegt und arbeitet nach dem Heber-Prinzip ohne Sog. Der Gewebedruck verdrängt auf Grund der erhöhten Gewebespannung das angestaute Sekret, das durch die Drainage abgeleitet wird. Der Operateur legt das Drainagerohr am tiefsten Punkt der Wundhöhle bzw. des Operationsgebietes ein (hier sammelt sich das Wundsekret) und leitet es nach Möglichkeit unterhalb davon aus.

Redon-Saugdrainagen

Eine **Redon-Saugdrainage** (benannt nach dem französischen Chirurgen *Redon*) besteht aus zwei Teilen (☞ Abb. 2.31–2.32):
- Einem *Drainageschlauch,* dessen eines Ende seitliche Perforationen zur Ableitung des Sekretes aufweist und in der Wunde bleibt, und dessen anderes Ende intraoperativ mit einem Spieß durch die Haut ausgeleitet und mit dem Sekretauffangbehältnis verbunden wird. Damit er nicht versehentlich herausgerissen werden kann, wird er mit Pflaster oder einer Annaht fixiert
- Einer *Vakuum-Saugflasche.* Diese ist mit einer Klemme versehen, die erst nach dem Wundverschluss geöffnet werden darf, damit sich das Vakuum nicht ausgleicht. Wird sehr viel Wundsekret angesaugt, wird die Flasche unter sterilen Kautelen gewechselt (☞ 2.2.4).

Redon-Saugdrainagen liegen meist unter der Muskelfas-zie **(subfaszial)** oder im Unterhautfettgewebe **(subkutan).** Durch den Sog werden die Wundflächen zusammengezogen, wodurch ein schnelleres Verkleben und Zusammenwachsen möglich ist und eine Hohlraumbildung im Wundbereich verhindert wird. In Abhängigkeit von der Wundsekretionsmenge werden sie nach 48–72 Stunden entfernt.

Saug-Spüldrainage

Eine **Saug-Spüldrainage** dient der kontinuierlichen Spülung von infizierten Wundhöhlen. Über ein bis zwei zuführende Drainageschläuche wird die Wundhöhle mit Ringer-Lösung (ggf. mit Antibiotikazusatz) gespült, über zwei weitere Drainagen mit größerem Lumen fließen Spülflüssigkeit samt Wundsekret wieder ab. Dadurch wird die Wundhöhle mechanisch gereinigt und die Keimkonzentration gesenkt. Wie lange gespült wird, ist von Haus zu Haus unterschiedlich; häufig wird die Drainage für 5–8 Tage belassen. Dann werden zunächst die zuführenden, nach vollständiger Sekretentleerung 1–2 Tage später die abführenden Drainageschläuche gezogen.

Umgang mit Drainagen ☞ 2.2.4

Wundverschluss

Nach der Operation wird die Wunde schichtweise verschlossen (z.B. Muskel → Faszie → Subkutis → Haut). Hierbei werden die durchtrennten anatomischen Strukturen möglichst genau wieder adaptiert. Dies soll zum einen die physiologische Funktion der Gewebe (weitgehend) wiederherstellen, zum anderen Wundhöhlen vermeiden, die mit Blut und Gewebeflüssigkeit voll laufen und einen Infektionsherd darstellen würden.

Hautnähte

Für den Verschluss von Hautnähten kann unterschiedliches **Nahtmaterial** (z.B. Clips oder Fäden, die sich in Fadenstärke, Fadenmaterial und Fadenaufbau/Verarbeitung unterscheiden) und können unterschiedliche **Nahttechniken** (☞ Abb. 2.25–2.27) eingesetzt werden wie z.B. U-Nähte oder Einzelknopfnähte. Am häufigsten werden dafür nicht resorbierbare Fäden verwendet (☞ Tab. 2.29). Bei einer **Intrakutannaht** wird die Haut so adaptiert, dass der Faden nicht bei jedem Stich aus der Haut ausgeleitet werden muss. Damit wird ein kosmetisch gutes Ergebnis erzielt. Müssen lange OP-Wunden unter Zeitdruck verschlossen werden, werden auch Klammerapparate eingesetzt.

Anästhesieausleitung

Während der gesamten Operation überwacht und dokumentiert das Anästhesieteam die Medikamentenzufuhr sowie die Vitalfunktionen der Patientin. Gegen Ende der Operation beginnt die Anästhesieausleitung. Nach längeren Operationen oder bei kritischem Allgemeinzustand wird die Patientin nicht sofort extubiert, sondern erst noch für eine gewisse Zeit auf der Intensivstation nachbeatmet. Bei stabilen Herz-Kreislaufverhältnissen und guter Spontanatmung wird die Patientin aus dem OP in den Aufwachraum verlegt. Hier wird sie unter kontinuierlichem Monitoring weiter überwacht, bis alle Narkosewirkungen abgeklungen sind.

2

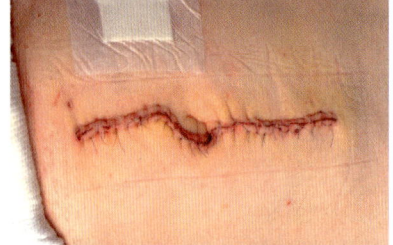

Abb. 2.25: Einzelknopfnaht. [K183]

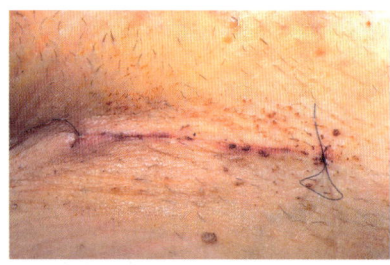

Abb. 2.26: Intrakutannaht. [T128]

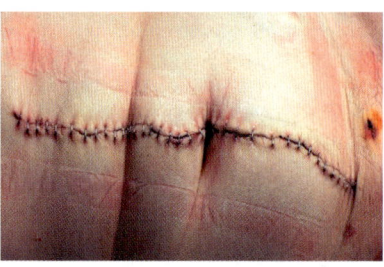

Abb. 2.27: Geklammerte Naht. [K183]

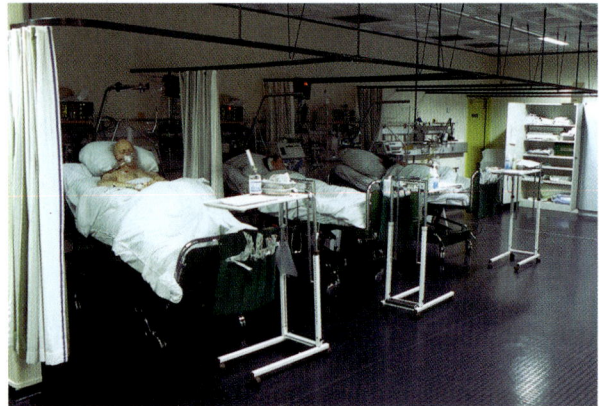

Abb. 2.28: Blick in einen Aufwachraum. [K183]

Handelsname	Resorbierbares Material
PDS®	Polydioxanon
Vicryl®	Glycolid/Lactid
Dexon®	Glycolid/Lactid
Handelsname	**Nicht resorbierbares Material**
Ethilon®	Polyamid
Prolene®	Polypropylen
Supramid®	Polyamid
Ethibond®	Polyester
Mersilene®	Polyester

Tab. 2.29: Früher stellte man resorbierbare Fäden aus Därm getieren her, heute bestehen sie ebenso wie nicht resorbier ausschließlich aus synthetischem Material.

2.2.4 Stationäre Phase mit postoperativer Pflege

Übernahme der Patientin aus dem Aufwachraum

Nach kleinen oder mittelgroßen Operationen können die meisten Patientinnen nach 1–2 Stunden vom Aufwachraum auf die Bettenstation verlegt werden.

Voraussetzungen für die Verlegung

Voraussetzungen für die Verlegung sind:
- Volles Bewusstsein
- Ausreichende Schutzreflexe
- Ausreichende Spontanatmung
- Stabile Herz-Kreislauf-Funktionen
- Keine wesentlichen Nachblutungen
- Relative Schmerzfreiheit durch Schmerzmedikation
- Bei postoperativ unterkühlten Patientinnen Wiedererreichen der normalen Körpertemperatur.

Vorbereitungen auf der Station

Bevor die Patientin abgeholt wird, sollte ihr Zimmer vorbereitet werden, damit sie ohne Verzögerung in einer ruhigen und entspannten Atmosphäre versorgt werden kann. Dies gibt der Patientin das Gefühl, gut betreut zu sein, während Hektik durch Herbeiholen verschiedener Utensilien eher ein Gefühl der Unsicherheit auslöst. Zu diesen Vorbereitungen gehören:
- Patientenzimmer angenehm temperieren
- Bettenplatz richten (z. B. Platz für neues Bett schaffen,

bei Platzmangel ggf. Nacht- oder Rollstühl Zimmer fahren, Besucher aus dem Zimmer b prüfen, ob eine Patientenklingel vorhanden sie funktioniert)
- Lagerungshilfsmittel bereitlegen (falls nich den OP bzw. in den Aufwachraum mitgegeb
- Blutdruckapparat und Stethoskop, Überwa bereitlegen
- Voraussichtlich benötigte Pflegeutensilien (Nierenschalen, Zellstoff, Steckbecken, Z Mund-, Nasen- und Augenpflege)
- Sauerstoffgerät, Beatmungsbeutel, Absaugg deres Notfallzubehör bereithalten
- Ggf. ZVD-Set, Infusionspumpen, Perfusore terialien für Blutabnahme vorbereiten.

Abholen vom Aufwachraum

Die Patientin darf nur von einer examinierten Pflegekraft abgeholt werden, da sich der Zustand der Patientin während des Transports akut verschlechtern kann. Um in dieser Situation jemanden bei sich zu haben, der ärztliche Hilfe herbeiholen kann, sollte sich die examinierte Pflegekraft nach Möglichkeit von einer zweiten Pflegekraft begleiten lassen. Außerdem schiebt sich das Krankenbett zu zweit einfacher, und die Fahrt verläuft für die Patientin somit ungestörter.

Folgende Kriterien werden während der Übergabe angesprochen und überprüft:
- Name und Alter der Patientin zur Identitätsüberprüfung

- Hauptdiagnose und Nebenerkrankungen der Patientin
- Art und Verlauf der durchgeführten OP
- Art und Verlauf der Anästhesie
- Infusionen, Drainagen und Katheter der Patientin
- Befindlichkeitsverlauf der Patientin von der Narkoseausleitung bis zum aktuellen Zeitpunkt, z. B. Vitalparameter, subjektive Beschwerden oder bei Diabetikerinnen Blutzuckerwerte
- Durchgeführte Therapie- und Pflegemaßnahmen, z. B. Schmerztherapie, Transfusionen, erstes Aufstehen, Einmalkatheterisierung oder Sauerstoffgabe
- Verordnete Nachbehandlung und Kontrollen, z. B. Lagerung, Schmerzmedikation oder Blutentnahmen.

Die Pflegekräfte überprüfen die in den OP mitgegebenen Patientenunterlagen auf ihre Vollständigkeit, achten auf das Vorhandensein des Narkoseprotokolls und informieren sich über die schriftlich angeordneten postoperativen Maßnahmen.

Danach wird die Patientin begrüßt und (nochmals) über die Rückverlegung informiert (ist die Patientin nicht ansprechbar, darf sie nicht auf die Allgemeinstation verlegt werden). Dann überprüfen die Pflegenden, ob die Frau gut zugedeckt ist, damit sie während des Transports nicht auskühlt und ihre Intimsphäre gewahrt bleibt, und sichern Infusionsflaschen, Drainagen und Urinableitung gegen Herunterfallen und versehentliches Herausziehen. Während des Transports sprechen sie mit der Patientin und beobachten sie ununterbrochen. Für den Notfall halten sie einen Beatmungsbeutel bereit. Ist die Patientin wohlbehalten in ihrem Zimmer angekommen, bringen die Pflegenden die Patientenklingel so am Bett an, dass die Patientin sie sehen und gut erreichen kann.

Postoperative Überwachung auf der Station

Der Zustand der Patientin wird zunächst halbstündlich, später (bei stabilem Kreislauf) ein- bis zweistündlich kontrolliert und dokumentiert.

Folgende Parameter werden überwacht:
- **Bewusstsein.** Ansprechbarkeit, Orientiertheit und ggf. Pupillenreaktionen beurteilen
- **Schmerzen.** Lokalisation, Art und Intensität der Schmerzen erfragen, Bedarfsmedikation anordnen lassen
- **Atmung.** Auf Atemrhythmus, -tiefe und -frequenz, Zyanose und Blässe achten
- **Herz-** und **Kreislaufparameter.** Puls und Blutdruck überprüfen
- **Körpertemperatur.** Temperatur je nach Arztanordnung, Zustand der Patientin und letztem gemessenen Wert kontrollieren. Anfangs besteht die Gefahr der Auskühlung, später ist Resorptionsfieber bis 38,5 °C normal
- **Urinausscheidung.** Bei liegendem Dauerkatheter je nach Operation, Zustand der Patientin und bestehender Vorerkrankung Ausscheidungsmenge ablesen; auf ungehinderten Abfluss achten. Eine Patientin ohne Dauerkatheter sollte spätestens nach acht Stunden postoperativ Spontanurin gelassen haben
- **Lagerung.** Patientin in der Regel auf dem Rücken mit leicht erhöhtem Kopf lagern. Bei Mammaablatio (☞ 3.6) Arm der betroffenen Seite zur Lymphödemprophylaxe abduziert und leicht erhöht lagern; auf Druckulzera (z. B. an den Fersen) achten

- **Venöse Zugänge** kontrollieren, **Infusionen** nach Arztanordnung anhängen
- **Wundverband.** Bei durchgeblutetem Verband mit einem Stift Umriss des durchgebluteten Bereiches markieren und Datum und Uhrzeit dokumentieren. Bei stark durchgeblutetem Verband Arzt informieren
- **Drainagen.** Höhe des Blutverlustes, Art, Lage, Funktion und Fixation der Drainage beobachten und bei raschem Volllaufen der Auffangbehältnisse frühzeitig den Operateur informieren
- **Laborkontrollen,** z. B. BB, BZ, Elektrolyte, Gerinnungsstatus und Blutgasanalyse nach Arztanordnung organisieren

Alle Besonderheiten werden unverzüglich dem Dienst habenden Arzt oder Operateur mitgeteilt und diese Maßnahme auch dokumentiert.

> 🛏 Immer wieder fragen Patientinnen oder Angehörige die Pflegenden nach dem Verlauf der Operation. Die Beantwortung dieser Frage ist wie andere Aufklärungsgespräche Aufgabe des Arztes. Deswegen verweisen die Pflegenden in dieser Situation auf den Arzt (Arzt ggf. benachrichtigen).

Postoperative Beschwerden und Komplikationen

Da bei fast allen Patientinnen postoperativ mehr oder minder starke Beschwerden auftreten, z. B. Schmerzen oder Übelkeit, beobachten die Pflegenden die Patientin sorgfältig und fragen sie nach ihrem Befinden. Bei allen Störungen wird der Arzt benachrichtigt.

Häufige postoperative Beschwerden und Komplikationen sowie pflegerische Erstmaßnahmen ☞ *Tab. 2.30*

Postoperative (Früh-)Mobilisation

Patientin beim Aufstehen unterstützen" ☞ *4.2.5 und Abb. 4.13–4.15*

Eine wesentliche Maßnahme zur Vermeidung vieler postoperativer Komplikationen (z. B. Pneumonie, Dekubitus, Thrombose, Kontraktur, Obstipation) ist die frühzeitige Mobilisation der Patientin nach der Operation. Je nach Größe des Eingriffs wird die Patientin am OP-Tag oder am ersten postoperativen Tag mobilisiert. Dabei darf sie aber nicht überfordert werden.

Bei der Mobilisation ist auf Folgendes zu achten:
- Vor der Mobilisation Infusionen, Katheter, Drainagen und Sonden gegen Herabfallen und versehentliches Herausziehen sichern
- Sind bei der Mobilisation aufgrund der Operation starke Schmerzen zu erwarten und/oder hat die Patientin bei vorangegangenen Mobilisationsversuchen über starke Schmerzen geklagt, Arzt um die Anordnung geeigneter Schmerzmittel bitten, die rechtzeitig vor der Mobilisation verabreicht werden. Nach der Schmerzmittelgabe vermehrt auf den Kreislauf achten, da Schmerzmittel kreislaufbelastend sind
- Die Patientin schrittweise mobilisieren. Zuerst Kreislauftraining im Bett durchführen und sie dann an der Bettkante sitzen lassen. Geht das ohne (Kreislauf-)Pro-

2

Komplikationen	Symptome	Ursachen	Erstmaßnahmen
Aspiration	• Zunächst symptomarm; Spätfolge: Aspirationspneumonie • Dyspnoe, Zyanose • Rasselgeräusche • Tachykardie • Blutdruckabfall (im Extremfall reflektorischer Herz-Kreislauf-Stillstand)	• Fehlende Schutzreflexe bei Erbrechen	• Sofort Arzt informieren • Atemwege frei machen (Patientin zum Abhusten auffordern oder Atemwege absaugen) • Verlegung auf die Intensivstation vorbereiten (dort Bronchoskopie und Beatmung)
Fieber	• Heiße, stark gerötete Haut, (bei Kreislaufzentralisation ggf. nur des Körperstammes), ggf. Schüttelfrost • Glasige Augen, Überempfindlichkeit gegenüber Licht • Ausgeprägtes Krankheitsgefühl	• Resorptionsfieber • Fieber durch Infekte, z. B. septisches Fieber	• Bei Fieber über 38,5 °C Arzt informieren, fiebersenkende Maßnahmen ergreifen • Flüssigkeitsverlust ausgleichen • Bei Schüttelfrost Wärme zuführen, Patientin gut zudecken
Harnverhalt Richtlinie: Erster Spontanurin postoperativ nach spätestens acht Stunden	• Unruhe, Tachykardie, Hypertonie • Unterbauchschmerz, evtl. Harndrang, Verhärtung im Unterbauch, tastbare Blase	• Meist Restwirkung rückenmarksnaher Regionalanästhesien (Blockade der vegetativen, die Blase versorgenden Nervenfasern), aber auch nach Allgemeinanästhesie • Reflektorische Miktionshemmung (Hemmungen, wenn jemand „daneben steht") • Schwellung im OP-Gebiet bei Eingriffen im Genitalbereich, v. a. bei Inkontinenzoperationen (☞ 5.7)	• Oberkörper der Patientin zum Wasserlassen im Bett aufrichten (Kopfteil hochstellen), bei guten Kreislaufverhältnissen Toilettenstuhl oder Toilette benutzen lassen; Patientin beim ersten Aufstehen nicht alleine lassen • Wasser am Waschbecken laufen oder Hände in warmes Wasser halten lassen. Weitere konservative Möglichkeiten (☞ 15.3) • Ggf. auf Arztanordnung Parasympatholytikum (z. B. Doryl®); bei Erfolglosigkeit (einmal-)katheterisieren
Herzinsuffizienz durch Volumenüberlastung Erhöhtes Risiko bei älteren Patientinnen	• Dyspnoe, Rasselgeräusche • Tachykardie, Blutdruckabfall bei erhöhtem ZVD • Grau-fahle Haut	• Meist Kombination verschiedener Faktoren wie lange Narkose, Überangebot an Flüssigkeit bei bis dahin kompensierter Herzschwäche und eingeschränkter Nierenfunktion	• Oberkörper hoch- und Beine tieflagern, evtl. Sauerstoff geben (Arztanordnung) • Flüssigkeitsbilanz erstellen, Flüssigkeitszufuhr einschränken • Kreislauf engmaschig überwachen • Medikamente (z. B. Diuretika) nach Arztanordnung verabreichen
Hypertonie	• Meist symptomlos und dann diagnostiziert durch postoperative Blutdruckkontrollen. Nur bei extremen Blutdruckwerten (> 200/120 mmHg) Kopfschmerzen, Schwindel, Übelkeit oder verschwommenes Sehen	• Schmerzen, Angst, Dyspnoe • Volle Harnblase • Zu große Infusionsmenge • Vorbestehender Hypertonus (wird in der Regel bereits präoperativ erfasst)	• Auslösende Ursache suchen und beseitigen (z. B. Harnblase entleeren, Schmerzen lindern) • Blutdrucksenkende Medikamente nach Arztanordnung geben (RR nicht zu schnell senken, da es sonst zu einer Durchblutungsstörung im Gehirn kommen kann) • Flüssigkeitsbilanz erstellen • Blutdruck engmaschig kontrollieren
Laryngospasmus	• Inspiratorischer Stridor, Dyspnoe, Zyanose, Angst, Tachykardie • Im Extremfall Herz-Kreislauf-Stillstand	• Mechanische Reizung der Rachen- oder Kehlkopfschleimhaut, z. B. durch Sekret, Blut oder Erbrochenes oder durch den Endotrachealtubus bei der In- oder Extubation	• Sofort Arzt informieren, Ruhe vermitteln, Schmerzreize vermeiden (z. B. kein schmerzhaftes Umlagern) • Auslösende Reize beseitigen, z. B. Endotrachealtubus entfernen oder vorsichtig die Atemwege absaugen (Arztanordnung) • Atemwege frei halten (Esmarch-Handgriff) • Sauerstoff geben (Arztanordnung) • Notfalls reanimieren und Verlegung auf die Intensivstation organisieren
Lungenembolie Häufigste plötzliche Todesursache	• Dyspnoe, Zyanose, Husten • Atemabhängige Thoraxschmerzen • Tachykardie • Bei massiver Embolie Herz-Kreislauf-Stillstand	• Folge einer nicht entdeckten tiefen Bein- und Beckenvenenthrombose	• Sofort Arzt informieren, Patientin absolute Bettruhe einhalten lassen; Vitalzeichen kontrollieren; Oberkörper hoch lagern • Auf Arztanordnung Schmerzen bekämpfen, Patientin sedieren, Heparinbolus sowie Sauerstoff geben

Tab. 2.30: Häufige postoperative Beschwerden und Komplikationen und pflegerische Erstmaßnahmen.

Komplikationen	Symptome	Ursachen	Erstmaßnahmen
Magen-Darm-Atonie	• Völlegefühl, häufiges Aufstoßen, evtl. Reflux von Mageninhalt, Erbrechen • Gespanntes, schmerzhaftes, aufgeblähtes Abdomen • Fehlende oder spärliche Darmgeräusche	• Reflektorisch durch mechanische Manipulation am Darm während der Operation • Intraabdominelle Hämatome oder Infektionen (z. B. Abszesse oder Peritonitis) • Eiweißmangel, Mikrozirkulationsstörungen	• Magensonde (auf Arztanordnung) und Darmrohr legen • Abführmittel, Klysmen oder Einläufe verabreichen (Arztanordnung) • Parasympathomimetika zur Anregung der Darmtätigkeit geben (Arztanordnung)
Respiratorische Insuffizienz	• Dyspnoe (ohne Dyspnoe nur bei Hypoventilation durch Überhang atemdepressiver Narkotika) und Tachypnoe • Zyanose, Unruhe, Kaltschweißigkeit, evtl. Schnarchen • Zunächst Tachykardie, später Bradykardie • Bewusstseinsstörungen (Verwirrtheit, später Eintrübung bis zum Koma)	• Verlegung der Atemwege (Zunge, Schleim, Sekret, Fremdkörper) • Überhang von Medikamenten (Opiate, Relaxantien) • Vorbestehende Lungenerkrankungen • Schmerzen, zu straffe Verbände (Schonatmung) • Zwerchfellhochstand bei postoperativer Magen-Darm-Atonie • Pneumonie	• Oberkörper der Pat. hochlagern und Pat. zum tiefen Durchatmen anhalten, auf Arztanordnung Sauerstoff geben • Sekret mobilisieren, z. B. durch Abhusten (Wunde mit Händen komprimieren, um Schmerzen zu vermeiden) • Atemwege durch Absaugen, Guedel- oder Wendltubus frei machen und frei halten • Bedarfsmedikation gegen Schmerzen, zu straffe Verbände lockern (Arztrücksprache) • Beatmungsbeutel bereithalten, bei zunehmender Ateminsuffizienz Verlegung auf Intensivstation vorbereiten
Schluckauf (Singultus): Gefahr der Nahtinsuffizienz bei OP-Nähten	• Wiederholt hörbare Inspirationen mit nachfolgendem geräuschvollen Verschluss der Stimmritze	• Reizung des Zwerchfells (häufig nach Bauchoperationen) oder des Nervus phrenicus • Sehr selten Erkrankung des Gehirns	• Patientin Luft anhalten und – falls erlaubt – etwas trinken lassen • Patientin z. B. durch Gespräche ablenken Medikamente, z. B. Psyquil®, nach ärztlicher Anordnung verabreichen
Schmerzen	• Unruhe, Schwitzen, Tachykardie, Hypertonie • Klagen der Patientin	• Wundschmerz, Zug an den Drainagen • Zu straffer Verband • Blähungen, Harnverhalt • Falsche/einseitige Lagerung • Komplikationen (z. B. Flankenschmerz bei Pyelonephritis oder Wundinfektion)	• Beseitigung der Ursache • Nach Arztanordnung medikamentöse Schmerztherapie
Übelkeit und Erbrechen	• Blässe, Schweißausbruch, weite Pupillen	• Narkosenachwirkung • Reaktion auf Schmerzen oder Blutdruckabfall • Nebenwirkung von Medikamenten, insbesondere Analgetika • Magen-Darm-Atonie	• Patientin psychisch beistehen • Aspiration vermeiden durch Oberkörperhochlagerung; Nierenschale und Zellstoff bereithalten • Bei Auffälligkeiten des Erbrochenen Arzt informieren • Mundpflege anbieten • Auf Arztanordnung Pat. (verlängerte) Nahrungskarenz einhalten lassen, Flüssigkeit und Elektrolyte ersetzen und evtl. Antiemetika verabreichen
Verwirrtheit (Durchgangssyndrom) Meist bei älteren Patientinnen auftretend	• Verwirrtheit, Desorientiertheit, Unruhe • Sinnlose, teils aggressive Handlungen • Gegen Abend Symptomverstärkung mit Maximum in der Nacht	• Oft vorbestehende Arteriosklerose der Hirngefäße, die durch die OP (vorübergehend) verstärkt wird, z. B. durch intraoperativen Blutdruckabfall, Flüssigkeitsmangel oder Elektrolytstörungen • Wichtige Differentialdiagnosen: Entzug bei Medikamenten-/Alkoholabhängigkeit, Sauerstoffmangel	• Kontakt zu nahe stehenden Personen herstellen, vertraute Gegenstände (z. B. persönliche Kleidung, Bilder) in die nähere Umgebung stellen • Patientin engmaschig überwachen und regelmäßig den Blutdruck kontrollieren (Normalwerte anstreben) • Infusionszuleitungen, Katheter und Drainagen sichern, Patientin evtl. fixieren (Arztanordnung) • Auf ärztliche Anordnung Medikamente (z. B. Haldol®) und Sauerstoff verabreichen
Volumenmangel	• Tachykardie, Blutdruckabfall, erniedrigter ZVD • Rückgang der Urinausscheidung	• Größere Blut- und Flüssigkeitsverluste (z. B. bei Erbrechen) • Ungenügende Flüssigkeitszufuhr (z. B. zu geringe Infusionsmenge während der OP)	• Auslösende Ursache suchen (z. B. OP-Verband und Drainagen auf Nachblutung kontrollieren, ggf. Ultraschall zum Ausschluss einer intraperitonealen Blutung) • Vitalzeichen und ZVD kontrollieren, Patientin nicht alleine aufstehen lassen • Infusionen nach Arztanordnung geben

Tab. 2.30: Häufige postoperative Beschwerden und Komplikationen und pflegerische Erstmaßnahmen. (Fortsetzung)

bleme, sie aufstehen und zuletzt gehen lassen. Bittet die Pflegekraft die Patientin während der Mobilisation mit den Händen einen leichten (Gegen-)Druck auf die Wunde auszuüben, wirkt dies schmerzreduzierend und lenkt die Patientin zugleich ab
- Blutdruck vor und nach, Puls und Atmung auch während der Mobilisation kontrollieren, um Kreislaufregulationsstörungen rechtzeitig erkennen zu können
- Eine Dehnung der Wunden vermeiden
- Bei der Mobilisation kinästhetische Prinzipien beachten.

Postoperativer Kostaufbau

Postoperativer Kostaufbau nach speziellen gynäkologischen Operationen ☞ 4.2.5

Der **postoperative Kostaufbau** wird von Klinik zu Klinik unterschiedlich gehandhabt. Meist gibt es hausinterne Standards, die je nach Allgemeinzustand und Darmfunktion der Patientin modifiziert werden. Während der Nahrungs- und Flüssigkeitskarenz geben die Pflegenden der Patientin die Möglichkeit, die Mundschleimhaut feucht zu halten („Zitronenstäbchen", Mund ausspülen, Lippen eincremen).

Wann die operierte Patientin essen und trinken darf, entscheidet der Anästhesist. In der Regel ist dies bei *Operationen außerhalb des Abdomens in Allgemeinnarkose* nach (4–) 6 Stunden der Fall. Würde die Patientin vorher essen oder trinken, wäre die Gefahr des Erbrechens mit Aspiration groß. Ist der Patientin übel oder musste sie bereits erbrechen, sollte noch länger gewartet werden. Nach sechs Stunden darf die Patientin in manchen Häusern bereits leichte Kost oder auch Vollkost zu sich nehmen. In anderen Häusern erhält sie lediglich Tee oder Wasser (ohne Kohlensäure) und nur bei sehr gutem Zustand zusätzlich Zwieback oder Breikost. Ab dem ersten postoperativen Tag bekommt die Frau in nahezu allen Häusern Vollkost.

Nach Regionalanästhesien, z.B. Spinal- oder Periduralanästhesien, darf die Frau bereits nach zwei Stunden trinken und leicht verdauliche Nahrung zu sich nehmen, sofern ihr Allgemeinzustand stabil ist.

Bei *großen Operationen ohne Eröffnung des Magen-Darm-Traktes* (z.B. Hysterektomien ☞ 4.5.4) bleibt die Patientin am Abend des Operationstages nüchtern oder darf lediglich etwas Tee trinken. Am ersten postoperativen Tag erhält die Patientin nur Tee bzw. Wasser oder gelegentlich auch etwas Breikost. Nach dem Abführen am zweiten oder dritten postoperativen Tag wird die Nahrung weiter aufgebaut (Bouillon, Suppe, Weißbrot/Zwieback, Kartoffelbrei mit heller Soße), bis die Patientin wieder ihre gewohnte Nahrung zu sich nehmen kann (leichte Kost, Vollkost).

Nach *Operationen mit Eröffnung des Magen-Darm-Traktes* dauert die postoperative Nahrungs- und Flüssigkeitskarenz länger (z.B. 5–7 Tage bei einer Rektosigmoidresektion nach organüberschreitendem Wachstum eines Endometrium- oder Ovarialkarzinoms), um die Nähte zu entlasten. Daher werden diese Patientinnen zunächst parenteral ernährt. Im Anschluss daran wird mit dem Kostaufbau ähnlich dem oben genannten Schema begonnen.

Postoperative Schmerztherapie

Wundschmerzen, die durch die intraoperative Gewebeverletzung bedingt sind, klingen in der Regel nach drei Tagen deutlich ab. Treten erst Tage nach der Operation Schmerzen auf, deuten diese auf eine Komplikation hin, z.B. auf eine Wundinfektion, der nachgegangen werden muss.

Nicht alle Patientinnen wenden sich an die Pflegenden oder Ärzte, wenn sie Schmerzen haben. Viele halten postoperative Schmerzen für unabwendbar, andere möchten nicht zugeben, dass sie Schmerzen haben, wollen nicht als überempfindlich gelten oder haben Angst vor einer Schmerzmittelabhängigkeit. Daher sollten Pflegende Patientinnen, die nicht klagen und sich nicht „melden", in regelmäßigen Abständen nach Schmerzen befragen. Meist wissen die Pflegenden auch aufgrund ihrer Erfahrung, welche Operationen postoperativ besonders schmerzhaft sind und bieten den Patientinnen von sich aus Schmerzmittel aus der Bedarfsmedikation an, denn keine Patientin sollte nach einer Operation mehr leiden als nötig.

> Das von Patientin zu Patientin unterschiedliche Schmerzempfinden darf nicht dazu führen, dass der „empfindlicheren" Patientin Schmerzmittel vorenthalten werden, weil andere Patientinnen die gleichen Schmerzen aushalten (können).

Eine optimale Schmerztherapie ist aber nicht nur aus ethischen Gründen geboten, sondern hilft auch, Komplikationen zu verhüten:
- Mit Abnahme der Schmerzen sinkt der Sympathikotonus, und Tachykardie und Hypertonus bessern sich
- Patientinnen mit Schmerzen atmen oft flach (Schonatmung). Eine Schmerzlinderung ermöglicht tiefes Durchatmen und beugt so einer Pneumonie vor
- Schmerzen vermindern die Kooperationsfähigkeit und aktive Mitwirkung der Patientin bei anderen Maßnahmen, z.B. bei der Mobilisation. Ohne Schmerzen kann die Patientin viel besser zu ihrer Genesung beitragen, sie erholt sich rascher und die Nachtruhe ist ungestörter.

Umgang mit Redondrainagen

Nach der Übernahme der Patientin aus dem OP und nach jedem Betten und Lagern überprüfen die Pflegenden:
- Die Festigkeit der Steckverbindungen zwischen Ableitungsschlauch und Redonflasche
- Die Klemmen (☞ Abb. 2.31–2.32) und die Sogstärke
- Die Lage und Durchgängigkeit des Ableitungsschlauches (ist er abgeknickt, verstopft oder verdreht; liegt er unter dem Rumpf oder einer Extremität der Patientin und kann daher zu Druckstellen führen?)
- Das Sekret (Menge, Farbe, Konsistenz, Beimengungen). Sekretmenge auf dem Aufkleber der Flasche und im Dokumentationssystem protokollieren
- Die sichere Befestigung der Flasche am Bett
- Die Beschriftung (z.B. I, II, III) bei mehreren Drainagen.

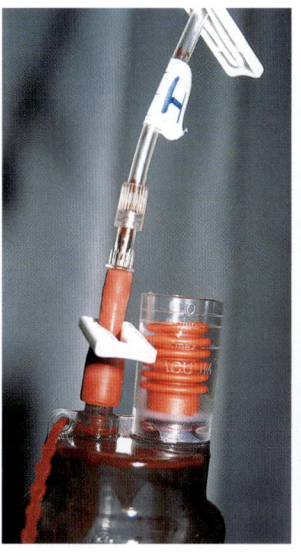 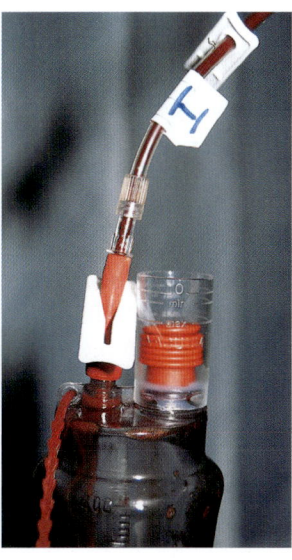

Abb. 2.31 und 2.32: Der Vakuumindikator („Gummi-Ziehharmonika") zeigt an, ob das Vakuum in der Redonflasche ausreicht oder nicht: Ist der Vakuumindikator zusammengepresst (rechtes Bild), ist genug Vakuum in der Flasche enthalten, ist er entfaltet (linkes Bild), reicht das Vakuum nicht mehr aus und die Flasche muss gewechselt werden. [M161]

Verbandwechsel

Die Drainageaustrittsstellen werden nach dem Entfernen des alten Verbandes unter sterilen Bedingungen mit Ringer-Lösung gereinigt (z. B. um Blutkrusten zu entfernen) und auf Infektionszeichen kontrolliert. Anschließend werden sie desinfiziert und mit einer Schlitzkompresse umlegt (das Unterlegen des Drainageschlauches beugt Druckstellen vor). Bei der Verwendung von Klebeverbänden, z. B. Fixomull®, wird der Drainageschlauch nicht mit festgeklebt, damit er beim Verbandwechsel nicht versehentlich herausgerissen wird oder der Patientin durch Zug an der Annaht Schmerzen bereitet. Durch die Fixation des Verbandes darf der Ableitungsschlauch nicht abgeknickt werden.

Wechsel der Redonflaschen

Die Flasche wird ausgewechselt, wenn sie voll oder das Vakuum erschöpft ist bzw. auf ärztliche Anordnung. Während des Flaschenwechsels werden die Regeln der Asepsis eingehalten:
- Hygienische Händedesinfektion
- Neue Redonflasche auf Beschädigungen und Intaktheit des Vakuums prüfen, dabei auf Einhaltung der Sterilität des Ableitungsschlauchansatzes achten. Vakuumflasche nicht auf dem Boden abstellen, ggf. Einmalunterlage unterlegen
- Ableitungsschlauch flaschennah abklemmen
- Handschuhe zum Eigenschutz anziehen
- Schlauchende sprühdesinfizieren (z. B. mit Dibromol®), ohne dass Desinfektionsmittel in das Lumen gelangt, dabei die Schlauchenden nicht berühren
- Alte Redonflasche abnehmen
- Sofort neue Redonflasche aufstecken
- Klemme an neuer Redonflasche öffnen
- Langsam Klemme am Ableitungsschlauch öffnen (plötzliche volle Sogwirkung kann schmerzen)

- Sekretabfluss beobachten
- Aufkleber zur Bilanzierung des Drainagesekrets von der alten auf die neue Redonflasche kleben
- Alte Redonflasche ungeöffnet mit Inhalt entsorgen
- Wechsel der Redonflasche und Inhalt der alten Flasche in ml dokumentieren.

Da es sich um ein geschlossenes System handelt, gilt das Sekret als nicht kontaminiert und ist geeignet für mikrobiologische Untersuchungen.

Entfernen der Redondrainage

Bis auf wenige Ausnahmen bleiben Drainagen 48 (–72) Stunden liegen, da sie dann in der Regel nur noch minimal Sekret fördern und durch längeres Belassen die Gefahr einer aufsteigenden Infektion wächst.

Das Entfernen der Drainagen ist häufig schmerzhaft, und viele Patientinnen haben große Angst davor. Die Frauen sollten darüber informiert werden, dass dieser Schmerz nur kurz anhält. Bemerkungen wie „es tut schon nicht weh" sind unangebracht; ggf. kann rechtzeitig vorher ein Schmerzmittel gegeben werden.

Vor dem Ziehen der Drainage wird der Wundverband entfernt und die Wundregion desinfiziert. Nach Lösen der Fixation fasst der Arzt mit der einen Hand den Ableitungsschlauch einige Zentimeter oberhalb der Austrittsstelle, mit der anderen Hand hält er eine sterile Kompresse zum Abdecken und Auffangen von Wundsekret bereit. Dann fordert er die Patientin auf, tief ein- und auszuatmen. Während des Ausatmens wird der Ableitungsschlauch zügig, aber nicht ruckartig, gezogen. Schmerzhaft ist meist nur der Moment, in dem sich die verklebte Drainage löst. Restflüssigkeit wird beim Ziehen mobilisiert und durch den noch bestehenden Sog mit entfernt. Nach dem Entfernen der Drainage werden die Drainageaustrittsstellen mit einem sterilen selbstklebenden Wundverband, z. B. Cosmopor®, abgedeckt sowie Datum, Zeitpunkt der Drainageentfernung und Sekretmenge dokumentiert.

Bei Verdacht auf eine Wundinfektion (z. B. trübes Sekret, Eiterentleerung aus der Drainageaustrittsstelle, übler Geruch) wird das Schlauchende mit einer sterilen Pinzette gefasst, in ein Gefäß zur bakteriologischen Untersuchung eingetaucht und anschließend mit einer sterilen Schere abgeschnitten. Dabei wird darauf geachtet, dass das Schlauchende oder der Gefäßrand nicht kontaminiert werden, da dies zu der Fehldiagnose *Wundinfektion* führen könnte.

Häufige Probleme und „Zwischenfälle"

Sollte eine Drainage bereits am ersten postoperativen Tag keine Flüssigkeit mehr fördern, ist die Ursache oft ein Verkleben der Löcher des Redonschlauches durch Wundsekret. Dann hilft es, den Drainageschlauch etwas zu drehen oder ihn ein wenig herauszuziehen (Arzt). Auf keinen Fall darf er in den Körper zurückgeschoben werden: Die Drainageaustrittsstelle gilt als potentiell infiziert, und durch das Zurückschieben würden Keime ins Körperinnere gelangen, was zu einer Wundinfektion führen kann. Aus dem gleichen Grund sollten Drainagen auch nicht angespült werden. Geschieht dies ausnahmsweise auf ärztliche Anordnung, ist streng auf aseptisches Vorgehen zu achten.

Sollte eine Drainage aus Versehen entfernt worden sein, z. B. durch eine verwirrte Patientin oder Hängenbleiben beim Transport der Patientin, wird der Verband sofort auf Durchbluten untersucht, ggf. ein Druckverband angelegt und anschließend der Arzt darüber informiert.

Umgang mit Robinsondrainagen

Auch bei der Robinsondrainage darf der Ableitungsschlauch nicht abgeknickt sein. Das Wundsekret wird täglich auf Farbe, Geruch, Konsistenz und Beimengungen kontrolliert und die aus dem Beutel abgelassene Menge dokumentiert. Da dieses Drainagesystem im Gegensatz zur Redondrainage jedoch ohne Sog arbeitet, ist darauf zu achten, dass der Ableitungsschlauch nicht durchhängt („Affenschaukel") und der Sekretauffangbeutel unterhalb des Wundniveaus hängt (ansonsten unerwünschter Sekretreflux).

Der Verbandwechsel entspricht dem bei der Redondrainage. Fließt nur noch wenig Sekret ab, wird die Robinsondrainage gezogen (☞ Entfernen der Redon-Drainage) und in den Müll entsorgt (vorher Beutel leeren).

Umgang mit Gummilaschen, Silikon-Kurzdrains, Penrose-Drainagen und Easy-Flow-Drains

Diese Drainagen werden in der Regel zur Ableitung von Sekreten aus infizierten Wunden sowie Weichteilinfekten (z. B. Mammaabszess ☞ 3.5.1) nach operativer Spaltung eingelegt. Das Kürzen und Entfernen der Drainagen ist ebenso Aufgabe des Arztes wie das Einlegen.

Kürzen der Drainage

Bei fortschreitender Wundheilung (wenig Sekret, Wachsen von Granulationsgewebe) kürzt der Arzt die Drainagen unter aseptischen Bedingungen. Um sie aus dem Wundgrund zu lösen, dreht er sie zunächst vorsichtig, zieht sie dann 1–2 cm heraus, kürzt sie mit einer sterilen Schere und fixiert sie wieder mit einer sterilen Sicherheitsnadel (☞ Abb. 2.33). Anschließend legt er einen neuen Verband an.

Verbandwechsel bei operativen Wunden

> 🔲 Ziel der Wundbehandlung ist die **primäre Wundheilung.** Die postoperativen Verbandwechsel müssen deshalb standardisiert unter strenger Einhaltung aseptischer Grundsätze erfolgen, damit es nicht zu einer nosokomialen Wundinfektion mit nachfolgender **sekundärer Wundheilung** kommt.

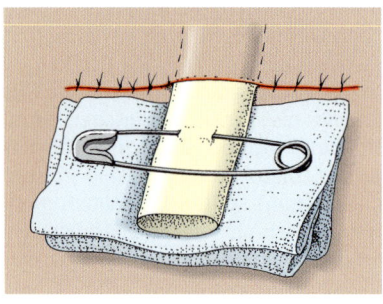

Abb. 2.33: Mit einer sterilen Sicherheitsnadel fixierte Penrose-Drainage. [A400-190]

Meist ist aufgrund der Aufgabenverteilung auf Station eine tägliche Verbandvisite zusammen mit dem Arzt nicht möglich, jedoch sollte zumindest der erste Verbandwechsel zusammen mit dem Stationsarzt erfolgen.

Reihenfolge der Verbände

Bei der Organisation der Verbandvisite wird folgende Reihenfolge eingehalten, um die Gefahr der Keimverschleppung zu minimieren:
- **Aseptische Wunden** sind durch einen aseptischen Eingriff entstanden und weisen keine Entzündungszeichen auf
- Als **bedingt aseptische Wunden** werden solche Wunden bezeichnet, die aufgrund des OP-Gebietes mit Eröffnung keimhaltiger Höhlen infektionsgefährdet sind
- **Kontaminierte Wunden** sind alle offen behandelten Wunden und Drainageaustrittsstellen
- Unter **septischen Wunden** versteht man beispielsweise eröffnete Eiterherde (Abszessinzision) oder wieder eröffnete OP-Wunden bei einer Wundinfektion. Sie werden zuletzt versorgt.

Vorbereitungen im Patientenzimmer

Vor dem Verbandwechsel werden Fenster und Türen geschlossen und Besucher wegen der erhöhten Infektionsgefahr aus dem Zimmer gebeten. Während des Verbandwechsels dürfen keine Reinigungsarbeiten im Zimmer durchgeführt oder Nachbarpatientinnen gebettet werden. Zur Wahrung der Intimsphäre und aus hygienischen Gründen sind „Zuschauer" unerwünscht.

Der Wundverband wird erst unmittelbar vor dem Verbandwechsel abgenommen.

> 🔲 Eine Wunde darf nie mit bloßen Händen berührt werden (häufigste Form der Keimübertragung im Krankenhaus).

Aseptischer Verbandwechsel

Der erste Verbandwechsel findet bei aseptischen Wunden meist am ersten oder zweiten postoperativen Tag statt. Er besteht aus folgenden Arbeitsschritten, die je nach individueller Situation der Patientin und Lokalisation der OP-Wunde modifiziert werden:
- Patientin über Zweck und Notwendigkeit der Maßnahmen sowie – vor allem beim Erstverband – über die Vorgehensweise informieren
- Hat die Patientin Angst oder handelt es sich um einen bekanntermaßen schmerzhaften Verbandwechsel, Patientin ca. 30 Min. vorher ein Schmerzmittel anbieten. Wenn noch nicht geschehen, Patientin vor dem Verbandwechsel nach Allergien fragen (z. B. Pflasterallergie) und Antwort im Dokumentationssystem notieren
- Materialien auf einem Tablett richten oder Verbandwagen ins Patientenzimmer fahren
- Patientin so lagern, dass das Wundgebiet zugänglich ist und sie schmerzfrei liegt
- Arbeitsfläche (z. B. ausgezogener Nachttisch) gut erreichbar positionieren
- Materialien auf der Arbeitsfläche übersichtlich und handlich anordnen. Abfallbeutel so hinstellen oder -hängen, dass gebrauchtes Material ohne Zwischenlagerung so-

fort entsorgt werden kann. Darauf achten, dass es nicht über die unbenutzten Utensilien geführt werden muss, um es abzuwerfen

- Hygienische Händedesinfektion durchführen
- Unsterile Einmalhandschuhe anziehen
- Verpackungen der Materialien zur Entfernung des Verbandes und zur Reinigung der Wunde öffnen (z. B. sterile Pinzette, Kugeltupfer, Watteträger)
- Verbandfixierung und Verband bis auf wundabdeckende Kompresse abnehmen und sofort in den Abwurf entsorgen
- Wundabdeckende Kompresse vorsichtig mit einer Pinzette entfernen. Ist das nicht möglich, angeklebte Wundauflage mit NaCl 0,9 % lösen und dann entfernen. Kompresse zusammen mit den Einmalhandschuhen in den Müll entsorgen

! Vorsicht

Aufgerissene Wundränder stellen Infektionspforten dar.

- Wunde auf Rötung, Schwellung, Adaptation der Wundränder, Sekretion, *Serom* (Ansammlung von Wundsekret), Hämatom, Fisteln und Geruch inspizieren. Bei Infektionsverdacht Arzt informieren und ggf. Wundabstrich entnehmen
- Wunde **von innen nach außen** mit Ringer-Lösung unter Verwendung von Watteträgern oder Kugeltupfern reinigen und desinfizieren oder Wunde mit Sprühdesinfektionsmittel, z. B. Dibromol®, sprühdesinfizieren. Dazu sterile Handschuhe anziehen, wenn ein direkter Wundkontakt nicht auszuschließen ist (☞ Abb. 2.34). Ob aseptische Wunden aber überhaupt zu desinfizieren sind, ist nach wie vor umstritten, da immer die Gefahr besteht, dass die frische Wunde durch die Manipulation aufreißt und so eine Eintrittspforte für Erreger entsteht. Die Pflegenden beachten diesbezüglich die hausinternen Standards bzw. die Arztanordnung
- Ggf. Drainagen oder Fäden entfernen
- Entweder Wunde offen lassen oder wundabdeckende Auflage mit sterilen Handschuhen oder steriler Pinzette auflegen
- Sterile Kompressen und Fixierung oder steriles Pflaster aufbringen, evtl. Datum und Uhrzeit auf Verband notieren
- Patientin bequem lagern
- Nach dem Aufräumen aller Materialien hygienische Händedesinfektion durchführen und Maßnahmen dokumentieren.

Septischer Verbandwechsel

Die Durchführung des septischen Verbandwechsels entspricht in vielen Punkten dem aseptischen Verbandwechsel. Abweichend gilt:

- Vor dem Betreten des Zimmers Schutzkittel anziehen
- Wunde **von außen nach innen** reinigen und desinfizieren, um eine Keimverschleppung zu vermeiden (☞ Abb. 2.35)
- Ärztlich angeordnete Medikamente einbringen
- Kontaminierte Flächen im Patientenzimmer desinfizieren.

Entfernung von Nahtmaterial
Zeitpunkt

Die Liegedauer der Nahtmaterialien hängt im Wesentlichen von der Lokalisation der Hautnaht ab. Am Rumpf werden die Hautnähte in der Regel am 9.–10. postoperativen Tag entfernt. Steht die Naht unter Spannung, werden die Fäden länger als normal belassen.

Grundsätzlich wird Nahtmaterial erst nach sorgfältiger Hautdesinfektion und nur mit sterilen Instrumenten entfernt.

Entfernen von Einzelknopfnähten

Mit einer anatomischen Pinzette wird der Knoten angehoben und der Faden auf einer Seite des Knotens mit einem Fadenziehmesser, einer Schere oder einem spitzen Skalpell dicht über der Haut durchgeschnitten (☞ Abb. 2.36). Auf diese Weise wird verhindert, dass das kontaminierte, über der Haut gelegene Fadenende durch den Stichkanal gezogen wird und eine Entzündung verursachen kann.

Entfernen von Intrakutannähten

Nach der Hautdesinfektion wird einer der beiden Knoten dicht über der Haut abgeschnitten (auf keinen Fall dürfen bei der Entfernung der Intrakutannaht beide Knoten abgeschnitten werden). Dann wird der Faden am anderen Ende vorsichtig und mit zunehmender Spannung herausgezogen (nicht ruckartig!). Hilfreich ist es dabei, wenn man das gezogene Fadenende um eine Pinzette wickelt, damit das Fadenende nicht zu lang wird. Dieses kann sonst überdehnt werden und abreißen.

Entfernen von Hautklammern

Zum Entfernen von Hautklammern werden spezielle Klammerentfernungsgeräte verwendet. Durch Zusammendrücken der Zangen dieses Geräts werden die Hautklam-

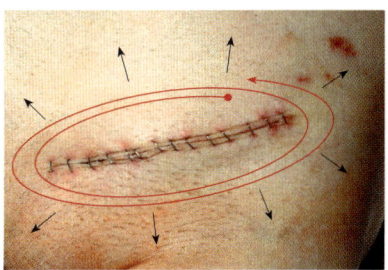

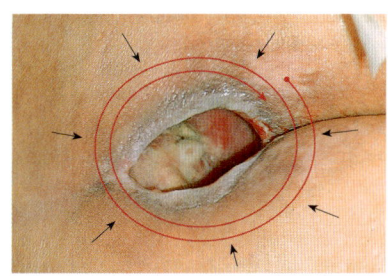

Abb. 2.34 (links): Aseptische Wunden benötigen normalerweise keine Desinfektion. Soll darauf aber nicht verzichtet werden, desinfizieren die Pflegenden von innen nach außen. [X211]

Abb. 2.35 (rechts): Septische Wunden werden von außen nach innen gereinigt und desinfiziert. [V220]

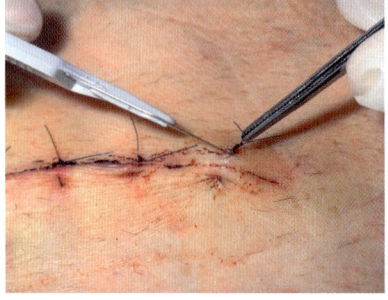

Abb. 2.36 (links): Entfernen von Einzelknopf-nähten mit Pinzette und Skalpell. [K183]

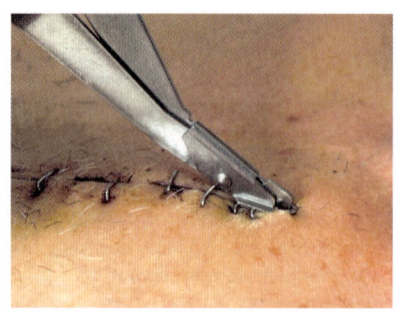

Abb. 2.37 (rechts): Entfernung von Haut-klammern mit speziellem Klammerentfer-nungsgerät. [K183]

mern aufgebogen und lassen sich ohne Hautschädigung schmerzfrei entfernen (☞ Abb. 2.37).

Nachbereitung

Nach Entfernung der Fäden oder Klammern sollte die Wundregion nochmals abgesprüht und nach dem Abtrocknen mit einem Pflaster bedeckt werden. Die Patientin wird darauf hingewiesen, sich z. B. bei Schmerzen oder anderen Besonderheiten zu melden. Am nächsten Tag darf die Patientin das Pflaster entfernen und duschen. Dann sind die Stichkanäle mit Körperflüssigkeit gefüllt und durch kleine Fibrinpfröpfe verschlossen, so dass keine Infektionsgefahr mehr besteht.

2.3 Pflege in der gynäkologischen Onkologie

Pflege bei Organverlust ☞ 3.6

Neben den therapeutischen Maßnahmen (Operation, Chemo- oder Strahlentherapie) und der Vor- und Nachsorge kommt den Pflegenden bei der Betreuung von Patientinnen mit **onkologischen Erkrankungen** große Bedeutung zu.

Psychische Begleitung

Sicher zählt für die Pflegenden die onkologische Pflege zu ihrem beruflichen Alltag, die sie jedoch zugleich vor besondere Herausforderungen stellt. Tumorpatientinnen befinden sich psychisch in einer extremen Belastungssituation, die jede Patientin individuell erfährt, erlebt und verarbeitet. Dies erfordert einerseits viel Einfühlungsvermögen von den Pflegenden, darf andererseits jedoch nicht dazu führen, dass sie die notwendige Distanz zur Patientin verlieren, um nicht „mitzuleiden".

Bei der Begleitung der Patientin kommt insbesondere dem Gespräch eine bedeutende Rolle zu. Zum einen tut es der Frau gut, mit jemandem über ihre Erkrankung sprechen zu können, zum anderen können in den Gesprächen die oft widerstreitenden Gefühle wie Verdrängung, Zuversicht oder Selbstaufgabe zum Ausdruck gebracht und damit möglicherweise der Annahme der Krankheit der Weg gebahnt werden. Die Pflegenden versuchen, dem Gefühl der Lebensbedrohung und damit einer völligen Verzweiflung und allgemeinen Lähmung der Persönlichkeit und Vitalität der Frau entgegenzuwirken und die Zuversicht der Patientin zu fördern. Falls die Patientin aggressiv reagiert, wissen die Pflegenden, dass dies nicht persönlich gemeint ist, sondern Ausdruck einer Phase im Lauf der Verarbeitung der Erkrankung ist (☐ 7). Sie respektieren, wenn die Patientin keine Gesprächsbereitschaft zeigt und bemühen sich, ihre persönlichen Wünsche so weit wie möglich zu berücksichtigen (z. B. Wunsch nach Ungestörtsein). Ggf. kann nach Rücksprache mit der Patientin auch der Klinikseelsorger oder ein Psychologe zur Unterstützung hinzugezogen werden. Auch wenn keine Heilung versprochen werden kann, hat die Frau doch Möglichkeiten, ihr Befinden zu verbessern; sei es durch eine intensivere oder bewusstere Art zu leben, sei es durch größere Zuwendung des Partners, der Familie oder Umwelt, sei es durch neue Sinngebung (wie so oft von Krebskranken beschrieben mit einer völlig neuen Orientierung der Lebenshaltung und -perspektive).

Pflege bei körperlichen Beschwerden

Leiden die Patientinnen unter **körperlichen Beschwerden,** etwa Schmerzen, Schwäche, Appetitlosigkeit, Obstipation, Übelkeit und Erbrechen, Schluckbeschwerden, Atemnot oder Schlafstörungen, informieren die Pflegenden den Arzt und versuchen, die Beschwerden im Rahmen ihrer Möglichkeiten zu lindern:

- Sie beobachten die Patientin auf die Effektivität der Schmerztherapie (☞ Abb. 2.39) und schalten bei unzureichender Wirkung den Arzt ein
- Sie aktivieren die Patientin, wenn sie dies möchte und ziehen mit Einverständnis des Arztes eine Physiotherapeutin hinzu
- Sie fragen die Patientin nach ihren Wünschen hinsichtlich der nächsten Mahlzeit, stellen sich auf ihre Essenszeiten ein und richten jede Mahlzeit appetitlich an. Ggf. bitten sie die Angehörigen, persönliche Lieblingsgerichte der Patientin von zu Hause mitzubringen
- Sie achten bei der Ernährung darauf, dass die Frau ausreichend Obst und Gemüse isst (sofern sie das mag und verträgt), da darin **bioaktive** *(sekundäre)* **Inhaltsstoffe** enthalten sind, die die Umwandlung von gesunden in bösartige Zellen behindern und eine Krebsentwicklung stoppen oder zumindest verlangsamen können. Beispielsweise aktiviert das in Obst, Gemüse und grünem Tee enthaltene Epigallocarechingallat bestimmte Enzyme einer Zelle und neutralisiert damit schädigende Fremdstoffe
- Bei Schluckbeschwerden bieten sie der Patientin breiige Speisen an, etwa püriertes Gemüse, Kartoffelbrei, Quark oder Pudding. Diese üben einen Druck auf die

Gaumenbögen aus, wodurch der Schluckreflex ausgelöst wird

- Ist abzusehen, dass die orale Nahrungsaufnahme der Patientin für eine ausgewogene Ernährung nicht mehr ausreicht, kann sie durch parenterale Ernährung oder Sondenernährung ergänzt oder ersetzt werden. Dies kann z.B. auch bei therapiebedingten Entzündungen der Mundschleimhaut angezeigt sein
- Bei Schlafstörungen versuchen sie u.a. durch vorsichtiges Nachfragen, Ängste aufzudecken und mit den Patientinnen darüber zu reden. Bringt das keine Erleichterung, schalten sie einen Psychologen oder Arzt ein, der dann evtl. Schlafmittel oder seltener auch Psychopharmaka verordnet. Manche Patientinnen wiederum bevorzugen ein seelsorgerliches Gespräch.

Bei allen Tätigkeiten beobachten die Pflegenden den Allgemeinzustand der Patientin und versuchen herauszufinden, was die Patientin in dieser Situation an Pflege und Zuwendung braucht. Geht es der Patientin gut und kann sie entlassen werden, raten ihr die Pflegenden, sich einer Selbsthilfegruppe anzuschließen (⊠ 3, 4, 5, 6). Dort können sie von den Erfahrungen anderer selbst Betroffenen profitieren, ihre Sorgen und Ängste mit Menschen, die dafür Verständnis haben, teilen und neuen Mut gewinnen.

In der Regel haben die Patientinnen einen Anspruch auf eine Anschlussheilbehandlung, wegen der die Pflegenden die Sozialarbeiterin des Hauses hinzuziehen.

☙ Um nicht versehentlich Informationen an die Patientin weiterzugeben, die der Arzt bewusst noch nicht mitgeteilt hat, weil er dies z.B. in Anbetracht der psychischen Verfassung der Patientin für angebracht hält, müssen die Pflegenden immer darüber Bescheid wissen, welche Informationen eine Patientin vom Arzt erhalten hat, um ihr Vertrauen in die Behandlung nicht zu gefährden.

Sterbebegleitung

Verschlechtert sich der Zustand der Patientin und ist eine Besserung aussichtslos, kann auch die **Sterbebegleitung** Aufgabe der Pflegenden sein. Dafür benötigen sie selbst ein hohes Maß an psychischer Stabilität und Ausgeglichenheit, um den extremen Belastungen durch die ständige Konfrontation mit Leiden, Schmerzen, Sterben und Tod gewachsen zu sein. Manche Häuser bieten ihren Beschäftigten in der Onkologie aus diesem Grund *Balint-Gruppen* oder *Supervisionen* an, damit in gemeinsamer Auseinandersetzung und Bearbeitung sowie Selbstreflexion wieder Kraft für die Arbeit geschöpft werden kann. Auch die regelmäßige fachliche Fortbildung fördert die psychische Stabilisierung und Sicherheit der Pflegenden und dient der weiteren beruflichen Qualifikation, um den hohen fachlichen und menschlichen Anforderungen gerecht zu werden.

☙ Onkologische Erkrankungen gehen oft mit längeren Klinikaufenthalten einher. Trotz der dann oftmals engen Beziehung zu den Patientinnen sollte das Pflegepersonal eine gesunde Distanz wahren, denn wer immer mitleidet und sich jede Last aufbürdet, kann auf

Dauer nicht optimal pflegen (Gefahr eines Burn-out-Syndroms).

Schmerztherapie in der Onkologie

70 bis 90 % aller Tumorpatientinnen leiden im Verlauf der Erkrankung unter Schmerzen, am häufigsten an Knochenschmerzen bei Metastasen. Vordringliches Ziel aller onkologischen Behandlungen ist daher die Linderung der Beschwerden und das Erreichen von Schmerzfreiheit.

Analgetika bei Tumorpatientinnen werden nicht bei Bedarf gegeben, sondern unterliegen einem festen 24-Stunden-Schema, damit die Patientinnen ununterbrochen schmerzfrei sind. Außerdem erfordern Bedarfsmedikationen höhere Dosierungen (☞ Abb. 2.38), lassen die Patientin zur Bittstellerin werden und steigern die Suchtgefahr.

Außer bei Schluckbeschwerden, Bewusstseinstrübung und Erbrechen werden aus Gründen der Lebensqualität eher Tabletten als Injektionen verabreicht. Zur Anwendung kommt ein Stufenschema (☞ Tab. 2.39). Die Patientin ist über mögliche Nebenwirkungen je nach Medikation informiert (z.B. Obstipation, allergische Reaktionen), damit sie sich melden kann, sobald Veränderungen auftreten.

Pflege und Patientenberatung

Um tumorbedingten Schmerzen im Rahmen eines geplanten Prozesses adäquat zu begegnen, wurde 2004 der

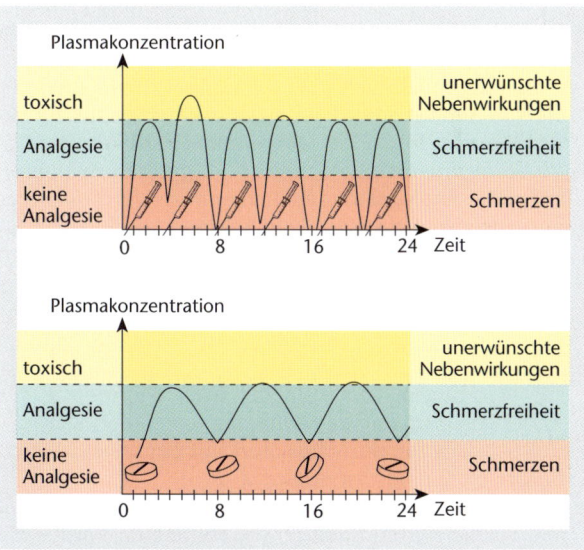

Abb. 2.38: Vergleich der Bedarfsmedikation von s.c.-Morphin (oben) mit der Schmerzprophylaxe (unten; orales Retard-Morphin). Bei der Bedarfsmedikation wird der Patientin dann Morphin gespritzt, wenn sie Schmerzen äußert. Die Patientin ist abhängig von der Verabreichung der Spritze, muss Schmerzen aushalten und hat nur kurze schmerzfreie Intervalle. Bei der Schmerzprophylaxe nimmt die Patientin in regelmäßigen Abständen Morphin oral, auch wenn sie keine Schmerzen verspürt. Sie ist anhaltend von Schmerzen befreit. Allerdings: Hat die Patientin erst einmal Schmerzen, helfen ihr Injektionen viel schneller als Tabletten. Dies zeigt auch die Graphik: Oben steigt die Wirkstoffkonzentrationskurve nach Arzneimittelgabe viel steiler (d.h. schneller) an als unten. [A400]

2

Stufe 3
Starke Opioid-Analgetika (evtl. mit Schmerzmittel der Stufe 1 kombiniert)
- Morphin oral
  - z.B. Sevredol, 10/20 mg Tbl.
    4 – 6 x 10 – 60 mg tägl.
  - z.B. MST, Retard Granulat
    20/30/60/100/200 mg Beutel
    2 x 1 Beutel tägl.
  - z.B. MST, Retardtabletten
    10/30/60/100/200 mg
    2 x 1 Tabl. tägl.
  - z.B. MST Continus, 30/60/100/200
    Retardkapsel
    1 – 2 x 1 Kps. tägl.
- Morphin rektal, z.B. MSR, Supp.
  10/20/30 mg 6 x 1 Supp. tägl.
- Oxycodon oral, z.B. Oxygesic,
  10/20/40 mg 2 x 1 Tabl. tägl.
- Hydromorphon oral, z.B. Palladon,
  4/8/16/24 mg Kps. 2 x 1 Kps. tägl.
- Buprenorphin oral, z.B. Temgesic,
  0,2/0,4 mg Sublingualtabletten
  3 – 4 x 1 Tbl. tägl.
- Fentanyl-Membranpflaster
  (Durogesic, 25/50/75/100 mg/Std.)
  1 Pflaster alle 72 Std.

Stufe 2
Schwache Opioid-Analgetika (evtl. mit Schmerzmittel der Stufe 1 kombiniert)
- Codein (z.B. Codeinum
  phosphoricum Compretten®)
  4 – 6 x 30 – 100 mg tägl.
- Dihydrocodein
  (DHC 60/90/120 Mundipharma®)
  2 – 3 x 60 – 300 mg tägl.
- Tramadol (z.B. Tramundin
  100/150/200 Retardtabletten®)
  2 – 3 x 100 – 500 mg tägl.
- Tilidin (z.B. Valoron-N®)
  6 – 8 x 50 – 100 mg tägl.
- Dextropropoxyphen (z.B. Develin-
  retard®) 2 – 3 x 150 – 300 mg tägl.

Stufe 1
Nicht-Opioid-Analgetika
- Acetylsalicylsäure (z.B. Aspirin®)
  4 x 500 – 1000 mg tägl.
- Paracetamol (z.B. ben-u-ron®)
  4x 500 – 1000 mg tägl. als Tbl.
  oder Supp.
- Diclofenac (z.B. Voltaren®) Retard-
  form 3 x 100 mg tägl., Normalform
  4 – 6 x 50 – 100 mg tägl.
- Flubiprofen (z.B. Froben®)
  4 – 6 x 50 – 100 mg tägl.
- Metamizol (z.B. Novalgin®)
  4 – 6 x 500 – 1000 mg tägl.

Tab. 2.39: Schmerztherapie bei onkologischen Patientinnen.

„Expertenstandard Schmerzmanagement in der Pflege" vom Deutschen Netzwerk für Qualitätsentwicklung in der Pflege veröffentlicht. Im Rahmen dieses Prozesses leiten die Pflegenden die Patientin an, ihre Schmerzen mit Hilfe von Schmerzeinschätzungsinstrumenten auszudrücken. Hierzu gehören z.B. die **nummerische Analogskala** (0 bezeichnet keinen Schmerz, 10 größten Schmerz), die **visuelle Analogskala** (die Patientin zeichnet auf einer Linie zwischen den Polen „kein Schmerz" und „unerträglicher Schmerz" ihr Befinden ein oder verstellt dazu einen Schieber) oder die **verbale Rating-Skala**, die mit vorgegebenen Begriffen arbeitet (z.B. kein Schmerz, größter vorstellbarer Schmerz). Außerdem achten die Pflegenden darauf:
- Die verordneten Medikamente nach Anordnung des Arztes entsprechend des Zeitplans zu verabreichen
- Auf Schmerzdurchbrüche sofort mit der angeordneten Bedarfsmedikation zu reagieren
- Bei absehbaren Schmerzen (z.B. wenn die Mobilisation mit Schmerzen verbunden ist), rechtzeitig vorher die Bedarfsmedikation zu verabreichen
- Die Effektivität der Schmerztherapie regelmäßig zu überprüfen (je stärker der Schmerz, desto häufiger die Kontrollen) und diese zu dokumentieren. Dazu gehört auch die Dokumentation von Nebenwirkungen und der sich daraus ableitenden Maßnahmen (z.B. Unterstützung der Stuhlausscheidung bei Obstipation)
- Die Entlassung so zu planen, dass keine Versorgungslücke entsteht.

Die Tumorpatientin ist darüber zu informieren, dass eine Scheu vor hohen Dosen oder Morphinen völlig unbegründet ist, da eine ausreichende Schmerzbekämpfung für die Lebensqualität ausschlaggebend ist. Die Furcht vor einer körperlichen Abhängigkeit ist unbegründet.

Pflege bei krebsassoziierter Fatigue

Viele Patientinnen mit onkologischen Erkrankungen berichten ein komplexes Beschwerdebild mit Müdigkeit, Kraftlosigkeit, Leistungsabfall, Konzentrationsstörungen, Schlafstörungen, Reizbarkeit, Ängsten, Desinteresse, Antriebsarmut und depressiver Verstimmung, das sich auch durch Schlaf nicht bessert und für das der Begriff **krebsassoziierte Fatigue** geprägt wurde (auch *Fatigue-Syndrom*, *Fatigue*, frz. Ermüdung, seltener *Erschöpfungssyndrom*).

Die Entstehung der krebsassoziierten Fatigue ist nach wie vor in weiten Bereichen ungeklärt, ihre Ursachen aber sicher vielfältig, z.B.:
- Die Tumorerkrankung selbst und die bei Tumoren häufige Anämie durch Chemo-, Immun- oder Strahlentherapie
- Ausschüttung von körpereigenen Zytokinen als Immunantwort bei einer onkologischen Erkrankung
- Therapiemaßnahmen bei onkologischen Erkrankungen z.B. durch Begleitmedikationen mit Opiaten
- Psychische Belastung z.B. durch die Krankheitsverarbeitung

- Bewegungsarmut
- Unzureichende Ernährung, schlechter Ernährungszustand.

Die krebassoziierte Fatigue ist somit abgegrenzt sowohl von der „normalen" Müdigkeit oder Erschöpfung Gesunder als auch vom ursächlichen unklaren *chronischen Erschöpfungssyndrom* (*chronischen Müdigkeitssyndrom*, engl. *Chronic Fatigue Syndrome, CFS*) Nicht-Krebskranker. Leider ist die Nomenklatur diesbezüglich nach wie vor nicht einheitlich.

Ärztlicherseits wird versucht, behebbare Faktoren, die zur krebsassoziierten Fatigue beitragen können (etwa eine Anämie, Elektrolytveränderungen oder hormonelle Störungen), herauszufinden und zu beseitigen.

Müdigkeitsanamnese

Grundlage aller pflegerischen Maßnahmen ist die Erfassung des Phänomens Fatigue. Es ist – wie der Schmerz – stark von der eigenen Wahrnehmung der Betroffenen geprägt. Neben dieser subjektiven Seite gibt es auch objektive, beobachtbare Zeichen: müdes, abgespanntes Aussehen, matte Stimme, schlaffe Körperhaltung, Aktivitäten können nur erschwert durchgeführt oder müssen abgebrochen werden, verlangsamte Reaktionen, häufiges Einnicken (🕮 9). Es gibt außerdem verschiedene validierte Instrumente zur Erfassung des Syndroms wie Fragebögen (🕮 10) oder Skalen vergleichbar denen beim Schmerzassessment (z. B. visuell analoge Müdigkeitsskala). Die Fragen richten sich u. a. auf Dauer, Intensität, Begleitsymptome, körperliche und psychische Auswirkungen sowie auf persönliche Methoden zur Bewältigung. Die Patientin soll dabei aber nicht nur „abgefragt" werden, sondern ihr persönliches Erleben berichten dürfen.

Unterstützung der Patientin

> **! Vorsicht**
>
> Fehlende Aktivität und Bewegung können den Kräfteverfall beschleunigen und damit zu noch weniger Aktivität führen. Dies wiederum verschlechtert die Symptomatik weiter und vermindert damit abermals die Aktivität. Diesen Teufelskreis gilt es zu durchbrechen.

Die Symptome werden von den Patientinnen als belastend und quälend empfunden. Der sonst übliche Bewegungsradius ist eingeschränkt. Viele alltägliche Verrichtungen wie z. B. die Nahrungsaufnahme oder Körperpflege können nicht mehr oder nur noch mit Unterstützung durchgeführt werden. Durch die Konzentrationsstörungen können die Betroffenen oft Gesprächen nicht mehr folgen. Innerhalb des sozialen Umfelds findet meist ein Rollenwechsel statt, z. B. ist die früher immer starke Mutter nun nicht mehr stark. Dies führt zu einem veränderten Selbstbild und kann mit einem verminderten Selbstwertgefühl verbunden sein.

Im Vordergrund aller pflegerischen Maßnahmen steht daher die einfühlsame Begleitung der Patientinnen. Wichtig ist, dass die Pflegenden das Problem Fatigue thematisieren. Vielen Patientinnen hilft es schon, wenn sie wissen, dass der von ihnen beschriebene Erschöpfungszustand ein bekanntes Phänomen bei Tumorerkrankungen ist und kein „persönliches Versagen" darstellt. Die Pflegenden beraten die Patientin über geeignete Maßnahmen, um ihre Kräfte zu erhalten bzw. zu fördern und beobachten die Effektivität dieser Maßnahmen. Sie gewährleisten außerdem die korrekte Durchführung der ärztlich verordneten Maßnahmen (z. B. Transfusionen, Infusionen, Verabreichen von Medikamenten).

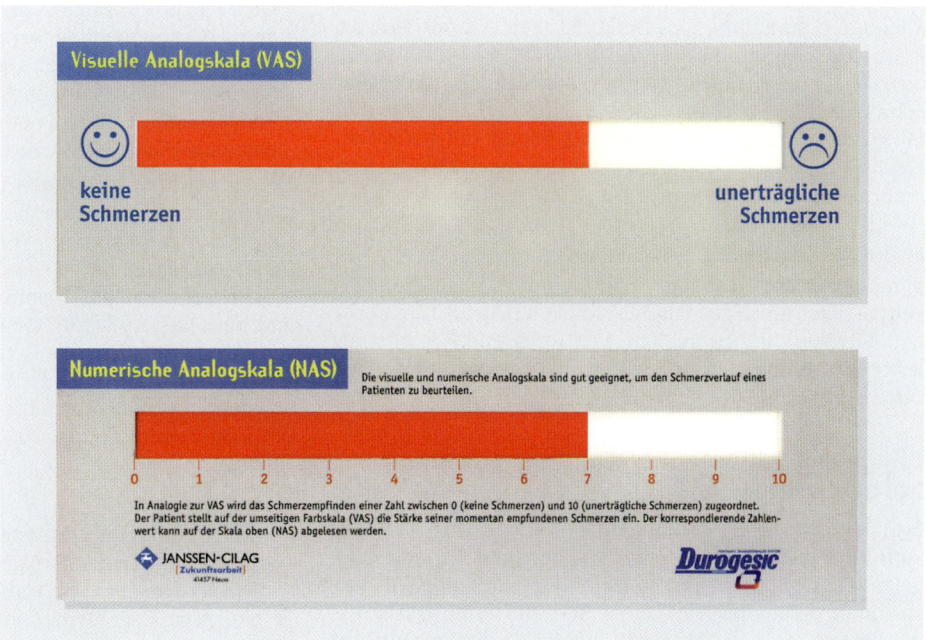

Abb. 2.40: Zwei Beispiele einer Schmerzskala zur Erfassung der Schmerzintensität. [V174]

2

Patientenberatung

Ziel der Beratung ist, dass die Patientin die Balance zwischen Aktivität und Erholung findet und mit ihren Kräften haushalten lernt:

- *Energie sparen:* Prioritäten setzen, entscheiden, auf welche Dinge verzichtet werden kann (z. B. Unterwäsche bügeln), welche Dinge selbst ausgeführt werden müssen und welche delegiert werden können, Ruhepausen einlegen, Aufgaben in kleinen Etappen erledigen und „vereinfachen" (z. B. Bügeln im Sitzen statt im Stehen)
- *Energie erhalten:* Erholsamen Schlaf ermöglichen (Einschlafförderung z. B. durch Tee, Musik), ausgewogene Ernährung (genügend Vitamine und Mineralstoffe), ausreichend Flüssigkeitszufuhr, Abbau von Stress (z. B. durch Gespräche, Entspannungstechniken)
- *Energie steigern:* tägliche Aktivitäten so lange wie möglich aufrecht erhalten, maßvolles körperliches Training (etwa Spazierengehen oder dosiert Sport treiben)
- *Ablenkung:* aktive Lebensgestaltung, soziale Kontakte pflegen, kreative Betätigung (☐ 11).

Die Patientin lernt dabei, alle Maßnahmen an ihre aktuellen Möglichkeiten anzupassen. Zu bedenken ist, dass die Neugestaltung des Alltags für viele Betroffene ein anstrengender Prozess ist, der zusätzlich Energie kostet (☐ 12). Wichtig ist, dass Angehörige die Patientin dabei adäquat unterstützen und ebenfalls gut über das Krankheitsbild informiert sind, um z. B. zu wissen, dass die Müdigkeit auch nach Abschluss der Krebsbehandlung noch andauert. Hilfreich kann auch eine begleitende psychologische Unterstützung sein sowie der Kontakt zu Selbsthilfegruppen (✉ 6, 7).

2.3.1 Pflege und Beratung von Patientinnen während der Strahlentherapie

Die **Strahlentherapie** wird bei malignen Tumoren zusammen mit der Chemotherapie und/oder Operation oder als alleinige Behandlung eingesetzt. Je nach Art des Tumors kann die Bestrahlung auf die Vernichtung des Tumors ausgerichtet sein (= kurativ) oder zur Linderung der Beschwerden der Patientin dienen (= palliativ). Das gesunde Gewebe ist durch die Bestrahlung immer mit betroffen. Dies führt je nach Bestrahlungsfeld zu unterschiedlichen Nebenwirkungen.

Frühe Nebenwirkung: Strahlenkater

Hauptsymptome des sog. **Strahlenkaters** nach den einzelnen Bestrahlungen sind Müdigkeit, Appetitlosigkeit, evtl. Übelkeit und Erbrechen. Viel Ruhe und Schlaf nach jeder Bestrahlungssitzung wirken dem Strahlenkater am besten entgegen.

Pflege und Patientenberatung bei bestrahlter Haut

Bei perkutanen Bestrahlungen (☞ 4.5.5) wird das bestrahlte Hautareal mit einem wasserfesten Fettstift eingegrenzt. Dies dient der korrekten Einstellung des Bestrahlungsfeldes bei den einzelnen Bestrahlungssitzungen, gleichzeitig markiert es für die Pflegenden und die

Patientin auch den Hautbezirk, der besonderer Beachtung bedarf. Die Markierung darf auf keinen Fall entfernt werden. Der den Strahlen ausgesetzte Hautbereich ist gegenüber jeglichen Reizen sehr empfindlich. Um zusätzliche Belastungen zu vermeiden:

- Das Bestrahlungsfeld nur mit lauwarmem Wasser duschen oder waschen. Hautfreundliche Waschlotionen (pH – neutral) nur sparsam verwenden. Reibung auf der Haut durch Waschlappen oder Handtuch vermeiden, die Haut nur vorsichtig trocken tupfen. Bei Hautreizungen Anordnungen des Strahlentherapeuten zur Hautpflege berücksichtigen
- Keine enge Kleidung aus Synthetikfasern tragen, sondern während der Therapie Unterwäsche aus Naturfasern (Baumwolle, Wolle oder Seide) wählen. Empfehlenswert sind bei Bestrahlungen im Thoraxbereich Halbarmunterhemden oder T-Shirts, die auf links getragen werden, um das Scheuern und Reiben durch die Nähte auf der Haut zu reduzieren. Liegt das Bestrahlungsfeld im kleinen Becken bzw. der Vulva ist es günstig, weite, bequeme Slips mit längerem Bein zu tragen oder auch Boxershorts ohne Innenslip
- Weiter darf die bestrahlte Haut nicht parfümiert oder desodoriert oder durch Pflaster belastet werden. Kratzen oder andere Manipulationen sind zu vermeiden
- Solange die übrige, nicht bestrahlte Haut intakt ist, sind keine weiteren speziellen Pflegemaßnahmen erforderlich. Bei trockener und/oder juckender/geröteter Haut darf zur Kühlung und Rückfettung z. B. Linola® Creme 2- bis maximal 4-mal täglich dünn aufgetragen werden (Puder ist wegen der Bildung von Krümeln und der austrocknenden Wirkung kontraindiziert). Ein Minimalabstand von 1 cm zu den Markierungen und ein zeitlicher Abstand von mindestens 2 Stunden bis zur nächsten Bestrahlung ist einzuhalten
- Bei Hautirritationen (stärkerer Rötung und Juckreiz, trockener Epitheliolyse, Abschuppung) wird unter Beachtung der genannten Punkte z. B. Dexpanthenol-Salbe verordnet
- Das Bestrahlungsfeld vor Sonnenbestrahlung und anderen Wärmequellen schützen (z. B. keine Wärmflasche, Heizkissen oder Rotlicht benutzen, aber auch Saunieren und Fangoanwendungen sind untersagt). Auch lokale Kälteanwendungen (z. B. Eisbeutel, Kühlelemente/CoolPacks) dürfen nicht eingesetzt werden.

Die Patientin wird von den Pflegenden umsichtig beraten und angeleitet, damit sie die Handlungsanweisungen und Empfehlungen sorgfältig beachtet. Gleichzeitig wird die Patientin darauf hingewiesen, dass sie diese für weitere 4 Wochen nach der Bestrahlung berücksichtigen sollte und dass das bestrahlte Gewebe erst 3 Monate nach Bestrahlungsende die volle Belastbarkeit wieder erlangt. Für mindestens ein Jahr ist die Haut vor UV-Strahlung durch Sonnenlicht zu schützen (durch Bekleidung und Sonnenschutzmittel mit Lichtschutzfaktor 20 oder mehr).

> **! Vorsicht**
> Die Strahlen durchdringen den Körper. Dies bedeutet, dass z. B. bei der Brustbestrahlung auch die hintere Thoraxwand im Bestrahlungsfeld liegt und entsprechend gepflegt werden muss.

Lokale Nebenwirkungen

Pflege und Patientenberatung

Lokale Nebenwirkungen sind abhängig vom Bestrahlungsgebiet (☞ Tab. 2.41). Pflegerisch sind erforderlich:

- Zahnbehandlung möglichst vor Beginn der Strahlenbehandlung. Zum Schutz der Mundschleimhaut sorgfältige Zahnpflege nach jeder Mahlzeit mit einer weichen Zahnbürste. Zusätzlich mehrmals täglich Mundspülungen mit Salbeitee (1 Teelöffel Salbeiblätter auf 1 Liter kochendes Wasser), panthenolhaltigen oder desinfizierenden Lösungen nach Anordnung. Lippenpflege mehrmals täglich mit Dexpanthenol-Salbe. Heiße, stark gewürzte, scharfe oder saure Speisen sind zu meiden. Bei Kau- und Schluckbeschwerden konsistenzdefinierte Kostformen wie flüssige, passierte oder fein pürierte/breiige Kost wählen. Verzicht auf Genuss von Nikotin und hochprozentigen Spirituosen. Bei Schmerzen anästhesierende Lutschtabletten, bei Pilzinfektionen antimykotische Tinkturen, z. B. Nystatin, etwa in Moronal® (nach Arztanordnung)
- Bei Speiseröhrenentzündung pürierte Kost, bei starken Schmerzen beim Schlucken evtl. 15 Min. vor den Mahlzeiten Analgetikum (z. B. 20 Tropfen Novalgin®) verabreichen
- Bei Magen-Darm-Störungen hochkalorische und eiweißreiche, dabei aber fett- und ballaststoffarme, leicht verdauliche Kost. Mehrere kleine Mahlzeiten anstelle von drei Hauptmahlzeiten. Ausgleich etwaiger Flüssigkeits- und Elektrolytverluste
- Striktes Rauchverbot, v. a. wenn die Lunge innerhalb des Bestrahlungsfeldes liegt. Außerdem Atemgymnastik, atemstimulierende Einreibungen und Inhalationen mehrfach täglich zur Sekretlösung
- Vorbeugend hohe Flüssigkeitszufuhr zur Vermeidung von Blasenkomplikationen (2–3 Liter/Tag). Kontrolle des Urins auf Blutbeimengungen
- Bei genitaler Bestrahlung soll die Patientin zur Bestrahlung mit gefüllter Blase kommen, weil dadurch weniger Nebenwirkungen an der Darmschleimhaut entstehen. Der Patientin wird weiches Toilettenpapier zur Verfügung gestellt. Zusätzlich kann ihr empfohlen werden, die Intimpflege nach dem Toilettengang mit Ölpflegetüchern (pflanzliche Öle wie Oliven- oder Sonnenblumenöl) oder Babypflegetüchern durchzuführen (keine Feuchtpflegetücher verwenden). 2 Monate lang sollte die Patientin abends einen mit Dexpanthenol getränkten Tampon in die Scheide einführen, der bis zum anderen Morgen dort verbleibt. Intime Begegnungen sind erlaubt, jedoch ist evtl. die Lubrifikation der Schleimhaut vermindert. Die Benutzung eines Gleitmittels ist dann zu empfehlen (z. B. Femilind®)
- Wegen der reduzierten Abwehrlage ist die Intimhygiene sehr sorgfältig durchzuführen und die Indikation zur Anlage eines Blasendauerkatheters äußerst streng zu stellen
- Anleitung und umfassende Information der Patientin, damit sie alle prophylaktischen Maßnahmen aktiv unterstützt und damit dem Auftreten von Komplikationen vorbeugen bzw. sich bei vorhandenen Veränderungen angemessen verhalten kann.

Organ	Nebenwirkungen
Haut	Rötung, Dermatitis, evtl. Epithelablösung, Haarausfall, bestrahlte Haut bleibt dauerhaft empfindlicher („Pergamenthaut")
Mundschleimhaut	Geschmacksverlust (Geschmack kommt nach 3–6 Monaten wieder), Mundtrockenheit (bleibt häufig), Schluckbeschwerden, Verschleimung, Parodontose (Zahnfleisch bildet sich zurück), Ulzerationen, Soor (Pilzbefall)
Lunge	Husten, Kurzatmigkeit, Strahlenpneumonitis (Entzündung des Lungeninterstitiums) mit subfebrilen Temperaturen, Lungenfibrose
Dünndarm	Übelkeit, Erbrechen, Durchfall, Meteorismus, Tenesmen, Blut und Schleim im Stuhl
Rektum	Häufige, schmerzhafte Stuhlgänge, z. T. blutig („Strahlenproktitis"), Obstipation
Blase	Pollakisurie, blutiger Urin
Blut	Leukopenie, Thrombopenie, Blutungsneigung, erhöhte Infektanfälligkeit, Fieber, Leistungsschwäche

Tab. 2.41: Nebenwirkungen der Strahlentherapie auf wichtige Organe, wenn sie im Bestrahlungsgebiet liegen.

2.3.2 Pflege und Beratung von Patientinnen während der Chemotherapie

> **Zytostatika** sind starke Zellgifte, die in der Tumortherapie zur Zerstörung der unkontrolliert wuchernden Krebszellen eingesetzt werden.

Zytostatika wirken nur auf wachsende, nicht aber auf ruhende Zellen. Da ein Tumor aber einen gewissen Anteil ruhender Zellen enthält, reicht eine einmalige, kurzzeitige Zytostatikatherapie (meist als **Chemotherapie** bezeichnet) zur Heilung des Leidens nicht aus. Es ist vielmehr eine wiederholte Behandlung in (standardisierten) Serien erforderlich, seltener auch eine Dauertherapie.

Folge sind vielfältige Nebenwirkungen. Um diese zu erkennen, ist die Patientin während und in den ersten zwei Wochen nach Zytostatikatherapie sorgfältig auf lokale und systemische Nebenwirkungen zu beobachten.

> **! Vorsicht bei Zytostatika**
> Zytostatika blockieren zelluläre Wachstumsvorgänge. Sie wirken prinzipiell immer auch auf gesunde Körpergewebe, und zwar umso stärker, je häufiger ihre Zellen sich teilen.

Patientenberatung

Wichtig ist eine umfassende Aufklärung der Patientin vor der Behandlung zur Wirkung von Zytostatika und möglichen Nebenwirkungen. In ausführlichen Gesprächen nehmen Pflegende und der behandelnde Arzt sich Zeit für die Ängste und Sorgen der Patientin, die sie mit der Behandlung verbindet. Durch eine umfassende Aufklärung, die auch die notwendigen Informationen zur Selbstbeobachtung beinhalten, wird die Patientin aktiv in die Behandlung mit einbezogen. Pflegende bieten außerdem Unterstützung durch eine ausführliche Beratung z. B. bei Stomatitis oder Haarausfall.

2

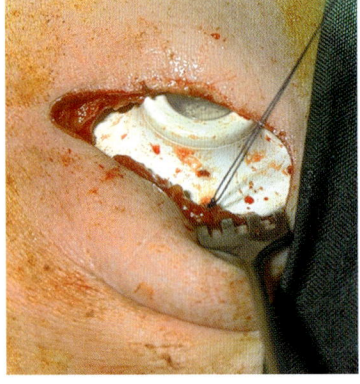

Abb. 2.42: Der Port wird in eine subkutane Hauttasche am vorderen Thorax geschoben und durch Nähte fixiert. Der Katheterschlauch (hier nicht sichtbar) ist bereits in die V. subclavia vorgeschoben und mit dem Port zusammengesteckt. [K183]

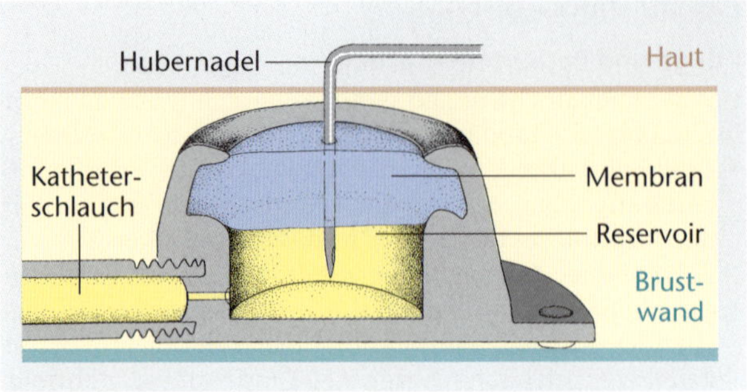

Abb. 2.43: Schnitt durch einen implantierten Portkatheter. Die abgewinkelte Hubernadel verhindert ein zu tiefes Einstechen. [A400]

Zytostatika-Paravasate

Wenn Zytostatika nicht in das Blutgefäß, sondern paravenös ins umgebende Gewebe fließen (Paravasat-Bildung), kann es je nach Medikament zu ernsten Schäden bis hin zum großflächigen Absterben von Gewebe kommen.

> **! Vorsicht**
>
> Bei **Paravasaten** muss die Infusion sofort abgestellt und der Arzt benachrichtigt werden, der über das weitere Vorgehen entscheidet. Das betroffene Hautareal wird sorgfältig überwacht und der Vorfall dokumentiert.

Pflege und Patientenberatung

Ist es trotz aller Vorsicht zu einem Paravasat gekommen, werden folgende Maßnahmen empfohlen (□ 13). Da teilweise unterschiedliche Empfehlungen existieren, sind stets die hausinternen Richtlinien zu beachten:

- Infusion abbrechen, Kanüle belassen
- Arzt benachrichtigen
- Zwei Paar Handschuhe anziehen
- Paravasat durch die liegende Kanüle mit neuer Spritze absaugen (Arztaufgabe, bei großem Paravasat oder Blasen mit 16-er Kanüle von allen Seiten), Paravasatgebiet mit 4–8 mg Dexamethason (z. B. Fortecortin®) sternförmig von peripher nach zentral infiltrieren (umstritten wegen erhöhter Gefahr von Ulcera, nicht bei Vinblastin, ☞ unten)
- Zugang entfernen
- Auf Arztanordnung Antidot geben (☞ unten)
- Areal steril und trocken abdecken
- Extremität hochlagern, ruhigstellen
- Vorgang dokumentieren (evtl. mit Fotodokumentation)
- In der Folgezeit Areal besonders überwachen, ggf. chirurgisches Konsil anmelden (Nekrosenabtragung)
- Patienten informieren, sich bereits bei den geringsten Beschwerden (Brennen, Schmerzen, Rötung, Schwellung) oder Auffälligkeiten („Langsamerlaufen" der Infusion) zu melden.

Bei Patientinnen mit schlechten Venenverhältnissen können implantierbare Katheter, z. B. ein **Port-** (☞ Abb. 2.42–2.43) oder **Hickman-Katheter** (☞ Abb. 2.44), angezeigt sein, um die Gefahr solcher Zwischenfälle zu reduzieren und die Schmerzen zahlreicher Gefäßpunktionen zu vermeiden.

Systemische Nebenwirkungen

Übelkeit und Erbrechen

Die meisten Zytostatika führen zu Appetitlosigkeit, Übelkeit und Erbrechen. Meist treten die Beschwerden präparatabhängig ca. 1–5 Stunden nach der Gabe auf.

- Bei zu erwartender leichter Übelkeit ist Metoclopramid *oral* (z. B. Paspertin®) 1/2–1 Stunde vor Therapiebeginn sowie vor den Mahlzeiten Medikament der Wahl
- Reicht dies nicht aus, kann Metoclopramid *intravenös* als Einzeldosis gespritzt oder im Perfusor gegeben werden.
- Bei vielen Zytostatika-Verabreichungen ist die Gabe von Ondansetron (z. B. Zofran®) als Tablette oder i. v. angezeigt. Meist werden direkt mit der Zytostase 4 oder 8 mg i. v. gegeben und an den zwei Folgetagen alle 8 Stunden weitere 4–8 mg. Häufigste Nebenwirkung ist Kopfschmerz, Schwindel, gastrointestinale Beschwerden oder auch Wärmegefühl oder Flush (Hautrötung mit Hitzegefühl). Seltener ist ein Anstieg der Leberwerte oder eine Obstipation bis hin zum Ileus (Magen-Darm-Mobilität beobachten)
- Die Kombination mit Neuroleptika (z. B. Neurocil® oder Psyquil®) und/oder Kortikosteroiden kann die antiemetische Wirkung der oben genannten Medikamente noch verstärken.

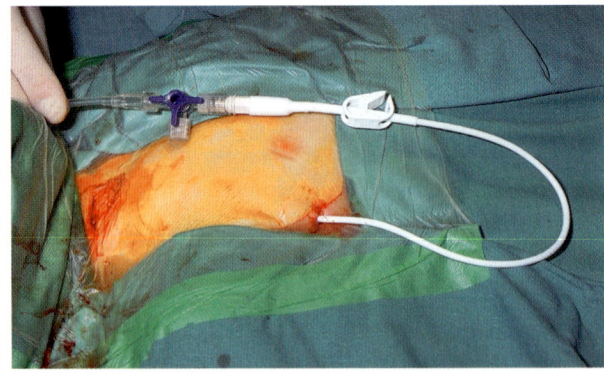

Abb. 2.44: Hickman-Katheter. Das proximale Katheterende wird wie beim Portkatheter in der V. subclavia fixiert. Das distale Ende wird durch einen Hauttunnel geführt und bleibt z. B. für den Anschluss von Spritzen zugänglich. Dadurch ist die Infektionsgefahr höher als beim Portkatheter. [K183]

Nüchtern zu bleiben hat *keinen* antiemetischen Effekt. Orale Zytostatika sollen nur *nach* den Mahlzeiten auf vollen Magen eingenommen werden. Während der Infusion kann das Lutschen von Bonbons oder das Kauen von Kaugummi helfen. Nierenschale und Zellstoff sollten in Griffnähe (jedoch nicht unbedingt in Sichtweite) stehen. Starke Geruchsreize werden vermieden.

Haut- und Schleimhautveränderungen

Im Rahmen der Zytostatikatherapie kann es zu Hautveränderungen in Form von Rötung, Ausschlag oder Schuppung kommen, durch die therapiebedingte Leuko- und Thrombozytopenie zu Hautinfektionen und Einblutungen in die Haut.

Außerdem sind Entzündungen der Mundschleimhaut (Stomatitis) und der Speiseröhre für die Patientin sehr unangenehm.

Die Entzündungen im Mundbereich können sich zu Geschwüren ausweiten, die das Essen zur Qual werden lassen. Sorgfältige Mundhygiene mit weicher Zahnbürste, Mundspülungen mit desinfizierenden und bei Bedarf antimykotischen Lösungen, Alkohol- und Nikotinverzicht wirken vorbeugend. Wichtig ist die tägliche Inspektion der Mundhöhle durch die Pflegenden bzw. die Anleitung der Patientin zur Selbstbeobachtung. Anästhesierende Lutschtabletten oder Salben lindern Schmerzen in der Mundhöhle und Schluckbeschwerden. Wohltuend ist die orale Kryotherapie mit in Kugelform gefrorenen Getränken (z. B. Saft oder Mineralwasser), die von der Patientin gelutscht werden.

Bei der Anwendung von antimykotischen Suspensionen zur Behandlung einer Pilzinfektion ist darauf zu achten, dass die Pipette nicht mit der Mundschleimhaut in Berührung kommt und die Einwirkzeit eingehalten wird (vorher nicht nachspülen). Beläge werden vorsichtig mit Tupfern, die z. B. in einer panthenolhaltigen Lösung getränkt wurden, entfernt.

In der Ernährung sind weiche, säurearme und schwach gewürzte Lebensmittel zu bevorzugen.

Leukopenie und Thrombopenie

Die Zytostatika führen zu einer **Knochenmarkdepression,** d. h. zu einer Schädigung der blutbildenden Zellen. Dabei stellen die **Leuko(zyto)penie** und die **Thrombo (zyto)penie** die Hauptprobleme dar. Die Kranke ist erhöht infektions- und blutungsgefährdet. Deshalb ist auf die Einhaltung der Hygienebestimmungen, sorgfältige Körperhygiene und das Vermeiden von stark keimbesiedelten Nahrungsmitteln wie etwa Obst und Salat zu achten.

Bei **Agranulozytose** (Granulozyten < 500/μl Blut) ist die Patientin höchst infektionsgefährdet. Dann ist eine *Umkehrisolierung* angezeigt. Die **Darmdekontamination** soll die Patientin vor schweren Infektionen durch die *eigenen* Darmkeime schützen. Dabei werden Antibiotika und Antimykotika gegeben, die Bakterien und Pilze im Darm abtöten. Zusätzlich müssen einmal täglich abends z. B. Amphomoronal® Supp. oder Ovula in Rektum und Vagina eingeführt werden.

Neben der Infektionsprophylaxe ist die *Früherkennung* von Infektionen entscheidend. Die Patientin wird auf Zeichen beginnender Infektionen wie z. B. Fieber, Husten oder Schnupfen und auf Vaginalinfektionen beobachtet.

Erforderlich ist auch der Schutz vor Verletzungen wegen möglicher Gerinnungsstörungen und erhöhter Infektionsgefährdung. Stuhl und Urin müssen auf Blutbeimengungen beobachtet werden.

Die Patientin ist über die Maßnahmen zur Prophylaxe von Infektionen und Blutungen zu informieren, damit sie diese unterstützen und sich selbst auf Veränderungen beobachten kann.

> **! Vorsicht**
>
> Keine i.m.-Injektionen bei Leukopenie und Thrombopenie (Gefahr von Infektionen bzw. starken Einblutungen in den Muskel)!

Haarausfall

Da Haarwurzeln eine hohe Zellteilungsrate aufweisen, werden sie durch Zytostatika angegriffen. Dies hat einen mehr oder weniger starken Haarausfall zur Folge, was für die Patientin psychisch sehr belastend ist. Bei zu erwartendem starken Haarausfall (Alopezie) sollte frühzeitig eine Perücke angepasst werden, um eine größtmögliche Ähnlichkeit zum eigenen Haar zu erreichen. Langhaarigen Patientinnen kann empfohlen werden, sich die Haare vor der Behandlung kurz zu schneiden, weil Langhaarperücken meist unnatürlicher wirken als Kurzhaarperücken. Die Kosten für die Perücke tragen die Krankenkassen.

Auch das Tragen von Tüchern oder Mützen kann den Haarverlust verbergen. Diese dienen jedoch auch dazu, die Kopfhaut vor Sonneneinstrahlung zu schützen. Außerdem wird diese durch die Verwendung von weichen Bürsten und milden Shampoos geschont. Wichtig für die Patientin ist das Wissen, dass die Haare (auch Augenbrauen und Wimpern) nach Beendigung der Behandlung wieder wachsen werden.

Hormonelle Nebenwirkungen

Zytostatika greifen in den Hormonhaushalt ein, da sie die Ovarien schädigen; die Menstruation bleibt aus. Oft ist eine bleibende Sterilität die Folge. Da Zytostatika teratogen (fruchtschädigend) sind, muss vor Beginn einer Behandlung eine Schwangerschaft ausgeschlossen werden. Nach Beendigung der Zytostaika-Behandlung sollte für ein Jahr sicher verhütet werden.

Umgang mit Zytostatika

> **! Vorsicht**
>
> Zytostatika schädigen bei Hautkontakt sowie bei Einatmung und oraler oder perkutaner Aufnahme den Körper. Nur speziell geschultes Pflegepersonal darf mit Zytostatika umgehen. Schwangere und Jugendliche dürfen auf keinen Fall mit Zytostatika arbeiten.

Die Zubereitung von Zytostatikalösungen erfolgt heute zentral (meist in der Apotheke) an einem speziellen Arbeitsplatz (**Zytostatika-Werkbank** ☞ Abb. 2.45). Die gebrauchsfertige Anlieferung der Lösung dient dem Schutz der Pflegenden vor einer Gefährdung durch Zytostatika (✉ 8).

2

Folgendes ist im Umgang mit Zytostatika zu beachten:

• Beim Anlegen der Infusion ziehen die Pflegenden zwei Paar Handschuhe an. Das Anstöpseln erfolgt über einer saugfesten Unterlage. Die Pflegenden tragen dabei einen Augenschutz

• Bei jedem möglichen Kontakt mit zytostatikakontaminierten Gegenständen (z. B. kontaminierter Wäsche, Infusionsbesteck) oder Ausscheidungen (Blut, Urin, Erbrochenes) tragen die Pflegenden ebenfalls Handschuhe. Bei einigen Zytostatika werden auch Restmengen durch Speichel und Schweiß der Patientin abgegeben (z. B. bei Adriblastin, Bleomycin).

> **! Vorsicht**
>
> Sammelurin ist während einer Chemotherapie nur in absoluten Ausnahmefällen durchzuführen, um eine Kontamination durch Verschüttung und Aerosolbildung zu vermeiden.

• Ist z. B. durch Glasbruch Zytostatikalösung freigesetzt worden, sperrt die Pflegende den Bereich ab, holt ein entsprechendes Notfall-Set und zieht die im Set enthaltene Schutzausrüstung an (flüssigkeitsdichte Schutzkleidung, zwei Paar Handschuhe, Augenschutz und Atemschutzmaske). Dann bedeckt sie ausgetretene Flüssigkeit vollständig mit Zellstoff oder Chemikalienfließtücher (ebenfalls im Set enthalten) und nimmt sie so auf. Der Bereich wird danach mit Reinigungslösung und Wasser gesäubert. Mit Zytostatika kontaminierter Abfall wird als Sondermüll behandelt und entsprechend der Vorschriften in speziellen Abfallbehältern (z. B. „schwarze Tonne") entsorgt

• Sollte es trotzdem zum Kontakt mit Zytostatikalösung gekommen sein, wird die betroffene Hautpartie oder das Auge sofort mit reichlich Wasser abgespült, kontaminierte Wäsche wird gewechselt. Die Pflegende sucht dann den Betriebsarzt bzw. einen Augenarzt auf, und der Vorgang wird als Arbeitsunfall gemeldet

• Beim Bereitstellen von oralen Zytostatika benutzt die Pflegekraft ebenfalls Handschuhe oder eine Pinzette. Die Gabe erfolgt getrennt von den übrigen Arzneimitteln. Generell sind die hausinternen Richtlinien zu erforderlichen Schutzmaßnahmen im Umgang mit Zytostatika zu beachten. Schulungen und praktische Übungen in regelmäßigen Abständen sind notwendig, um in der Situation einer Kontamination korrekt zu handeln.

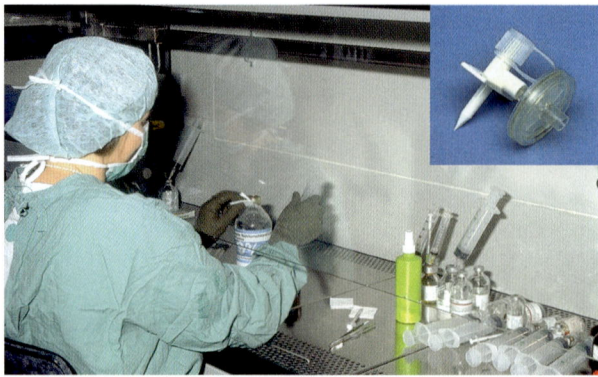

Abb. 2.45 und 2.46: Zytostatika-Werkbank mit Glasscheibe. Zytostatika-Lösungen werden heute meist in der Apotheke zubereitet und gebrauchsfertig auf Station geliefert. Bildausschnitt rechts oben: Spezielle Entnahmekanüle für Zytostatika. [K183]

Zytostatika-Werkbank

Zytostatika-Werkbänke arbeiten mit einem Laminarflow-System (d. h. einer wirbelfreien, gerichteten Luftströmung). Die Arbeitsfläche ist mit einer saugfähigen Unterlage auf flüssigkeitsdichter Folie abzudecken. Die Pflegende trägt einen langärmeligen Schutzkittel mit fest anliegenden Manschetten, Handschuhe, Mundschutz (am besten Halbmaske mit Partikelfilter) und Schutzbrille. Trockensubstanzen werden zuerst mit einem geeigneten Lösungsmittel aufgelöst und flüssige Medikamentenkonzentrate evtl. verdünnt. Durch die Verwendung spezieller Kanülen mit Luftfilter (☞ Abb. 2.46) wird die Bildung von Aerosolen durch Überdruck in der Ampulle vermieden. Dann wird die Lösung entsprechend der ärztlichen Verordnung in eine geeignete Infusionslösung gegeben (vor dem Zuspritzen des Zytostatikums Infusion entlüften).

Auch bei der Mithilfe beim Anlegen der Infusion sind Handschuhe, Schutzkittel und Mundschutz erforderlich. Sollte es trotz allem zum Hautkontakt mit der Zytostatikalösung kommen, ist sofortiges Abspülen mit sehr viel Wasser erforderlich. Der Vorfall muss zur Wahrung von Versicherungsansprüchen dem Betriebsarzt als Arbeitsunfall gemeldet werden. Mit Zytostatika kontaminierter Abfall ist als Sondermüll zu behandeln und entsprechend der Vorschriften in speziellen Abfallbehältern zu entsorgen.

∅ Pharma-Info 2.47: Zytostatika

Zytostatika sind starke Zellgifte, die in der Tumortherapie zur Zerstörung der unkontrolliert wuchernden Krebszellen eingesetzt werden. Die heute verfügbaren

Zytostatika gehen mit starken lokalen und systemischen Nebenwirkungen einher, ihre therapeutische Breite ist gering.

2

In der Gynäkologie eingesetzte Zytostatika				
Medikamentengruppe	Substanzen	Handelsnamen (Bsp.)	Einsatzgebiete	Wirkmechanismus
Alkylantien	Cyclophosphamid	Endoxan®	Mammakarzinom (☞ 3.6) Ovarialkarzinom (☞ 4.4.6)	Ausbildung von Vernetzungen (cross-links) zwischen verschiedenen DNS-Strängen oder zwischen DNS-Strängen und Proteinen im Zellkern. Damit kann dann die DNS nicht mehr gelesen und reproduziert werden
	Ifosfamid	Holoxan®	Mamma-, Ovarial-, Endometrium- (☞ 4.5.5) und Zervixkarzinom (☞ 4.5.5)	
	Treosulfan	Ovastat®	Ovarialkarzinom	
	Mitomycin C	Mitomycin medac®	Mamma- und Zervixkarzinom	
Platinanaloga	Cisplatin	Cisplatin medac®	Ovarial-, Zervix- und Endometriumkarzinom	Ausbildung von cross-links (☞ oben) zwischen der DNS und Makromolekülen, Verhinderung der Mitose
	Carboplatin	Ribocarbo®		
	Oxaliplatin	Eloxatin®		
Antimetabolite	Methotrexat	MTX Hexal®	Mamma-, Zervix- und Chorionkarzinom (☞ Abb. 4.31)	Werden bei der Duplikation der DNS anstatt der „richtigen" Bausteine in den DNS-Strang eingebaut. Damit ist die Kodierung der Proteine verfälscht
	Fluorouracil	5-FU medac®	Mamma-, Ovarial-, Endometrium-, Blasenkarzinom	
	Dacarbacin (DTIC)	Detimedac®	Sarkome, z.B. am Uterus	
	Gemcitabin	Gemzar®	Mamma- und Ovarialkarzinom	
Topoisomerase-Hemmer	Etoposid	Vepesid®	Ovarial- und Chorionkarzinom	Hemmen das Enzym, das für das Entpacken und Verpacken des DNS-Stranges verantwortlich ist
	Topotecan	Hycamtin®	Ovarialkarzinom	
	Mitoxantron	Novantron®	Mammakarzinom	
Anthrazykline	Doxorubicin (= Adriamycin)	Adriblastin®	Mamma-, Ovarial-, Harnblasen-, Endometriumkarzinom	
	Epirubicin	Farmorubicin®	Mamma-, Ovarialkarzinom	
	Liposomales Doxorubicin	Caelyx®	Mamma-, Ovarialkarzinom	
Spindelgifte	Vincristin	Farmistin®	Mammakarzinom	Hemmung der Mitose-Spindel, somit ist keine Zellteilung mehr möglich
	Vinblastin	Cellcristin®	Mammakarzinom	
	Vinorelbin	Navelbine®	Mammakarzinom	
	Paclitaxel	Taxol®	Ovarial- und Mammakarzinom	
	Docetaxel	Taxotere®	Mammakarzinom	
Antikörper	Trastazumab	Herzeptin®	Mammakarzinom	Blockieren spezifische Rezeptoren an der Zelloberfläche und verhindern dadurch die Proliferation der Zelle

2

Wichtige Zytostatika-Schemata und Dosierungen

Schema-Name (Kombination aus Handelsname und/ oder Substanz)	Substanzen/ Handelsnamen	Dosierungen	Applikation	Applikations- intervalle	Einsatzgebiete
AC	Adriamycin Cyclophosphamid	40 mg/m² i. v. 600 mg/m² i. v.	Tag 1	Alle 3 Wochen	Nicht metastasiertes Mammakarzinom, postoperativ adjuvant (☞ 3.6)
CP	Cyclophosphamid Platinanaloga: Cisplatin	800 mg/m² i. v. 80 mg/m² i. v.	Tag 1	Alle 3 Wochen	Ovarialkarzinom, postoperativ (☞ 4.4.6)
CMF	Cyclophosphamid Metothrexat 5-Fluorouracil	5600 mg/m² i. v. 40 mg/m² i. v. 600 mg/m² i. v.	Tag 1 und 8	Alle 4 Wochen	Nicht metastasiertes Mammakarzinom, postoperativ adjuvant
CyVADIC	Cyclophosphamid (Endoxan®) Vincristin Adriamycin DTIC	500 mg/m² i. v. 1 mg/m² i. v. 50 mg/m² i. v. 260 mg/m² i. v.	Tag 2 Tag 1 und 5 Tag 2 Tag 15	Wiederholung nach 3 Wochen, dann alle 6 Wochen	Sarkome, z.B. am Uterus
EC	Epirubicin Cyclophosphamid	90 mg/m² i. v. 600 mg/m² i. v.	Tag 1	Alle 3 Wochen	Nicht metastasiertes Mammakarzinom, postoperativ adjuvant
FEC	5-Fluorouracil Epirubicin Cyclophosphamid	500 mg/m² i. v. 100 mg/m² i. v. 500 mg/m² i. v.	Tag 1	Alle 3 Wochen	Nicht metastasiertes Mammakarzinom, postoperativ adjuvant
Caelyx,	Liposomales Doxorubicin	50 mg/m² i. v.	Tag 1	Alle 4 Wochen	Metastasiertes Mammakarzinom, Ovarial- karzinom
Hycamtin®	Topotecan	1,5 mg/m² i. v.	Tag 15	Alle 3 Wochen	Ovarialkarzinom, second line, also nach Versagen der primären Therapie
Ifo-Carbo	Ifosfamid Carboplatin	1,6 mg/m² i. v. AUC* 4 i. v.	Tag 1, 2 u. 3 Tag 1	Alle 4 Wochen	Zervixkarzinom, palliativ bei inoperablem Befund
Methotrexat	Methotrexat	0,3–0,5 mg/kg i. v.	Tag 15	Alle 3 Wochen	Chorionkarzinom
Mitoxantron	Novantron®	14 mg/m² i. v.	Tag 1	Alle 4 Wochen	Metastasiertes Mammakarzinom, postoperativ
Vinorelbin	Navelbine®	30 mg/m² i. v.	Tag 1, 8 und 15	3 Wochen Therapie, dann 2 Wochen Pause	Metastasiertes Mammakarzinom, postoperativ
Taxol-Carbo	Taxol® Carboplatin	185 mg/m² i. v. AUC* 5 i. v.	Tag 1	Alle 3 Wochen	Ovarialkarzinom, postoperativ
Taxotere	Taxotere®	100 mg/m² i. v.	Tag 1	Alle 3 Wochen	Metastasiertes Mammakarzinom, postoperativ
Treosulfan	Ovastat®	7 g/m² i. v.	Tag 1	Alle 3 Wochen	Ovarialkarzinom (second line ☞ oben)
Treosulfan oral	Ovastat®	400–600 mg p. o.	Tag 1–28	4 Wochen The- rapie, dann 4 Wo- chen Pause etc.	Ovarialkarzinom, palliativ
Vepesid®	Etoposid	130 mg/m² i. v.	Tag 13	Alle 4 Wochen	Ovarial- und metastasiertes Mammakarzinom, postoperativ
Vepesid® oral	Etoposid	200 mg p. o.	Tag 15	Alle 4 Wochen	Ovarialkarzinom, postoperativ

* **AUC** (**a**rea **u**nder the **c**urve, Fläche unter der Kurve): Berechnungsmethode zur Dosisbestimmung unter Einbeziehung der Kreatinin-Clearence

Literatur- und Kontaktadressen

📖 Literaturnachweis

1. Bischoff, C.: Frauen in der Krankenpflege, Zur Entwicklung von Frauenrolle und Frauenberufstätigkeit im 19. und 20. Jahrhundert. Campus Verlag, Frankfurt/Main 1992

2. Herve, F. (Hrsg.): Geschichte der deutschen Frauenbewegung. Papyrossa Verlagsgesellschaft, Köln 1998.

3. Maschewsky-Schneider, U.: Frauen sind anders krank. Zur gesundheitlichen Lage der Frauen in Deutschland. Juventa-Verlag, Weinheim 1997

4. Sonn, A.; Bühring, U.: Heilpflanzen in der Pflege. Huber Verlag, Bern 2004

5. Zimmermann, E.: Aromatherapie für Pflege- und Heilberufe. Sonntag Verlag, Stuttgart 2001

6. Frauen Handbuch Heilkräuter. BLV Verlagsgesellschaft 1997

7. Kübler-Ross, E.: Interviews mit Sterbenden. Droemer Knaur Verlag, München 2001

8. Deutsches Netzwerk für Qualitätsentwicklung in der Pflege (Hrsg.) Sonderdruck Expertenstandard „Schmerzmanagement in der Pflege", Schriftenreihe des Deut-

schen Netzwerks für Qualitätsentwicklung in der Pflege. Osnabrück 2004, S. 27. Anzufordern unter www.dnqp.de

9. Glaus, A.; Hartmann, M.: Ermüdung/Erschöpfung. In: Käppeli, S.: Pflegekonzepte, Band 2. Huber Verlag, Bern 1999

10. Glaus, A.; Müller, S.: Messung der Müdigkeit bei Krebskranken im Deutschen Sprachraum: Die Entwicklung des Fatigue Assessments Questionnaires. In: Pflege 3/2001, S.161–170

11. Bachmann-Mettler, I.: Müdigkeit bei Patienten mit einer Krebserkrankung. In: Die Schwester/Der Pfleger 3/2004, S.178–184

12. Margulies, A. et al. (Hrsg.): Onkologische Krankenpflege. Springer Verlag, Berlin 2002

13. Lipp, T.: Vorgehen bei Zytostatika-Paravasaten. Manual Supportive Maßnahmen und symptomorientierte Therapie, S. 107–108, Tumorzentrum München 2001

Vertiefende Literatur

Löser, A.: Ambulante Pflege bei Tumorpatienten. Schlütersche, Hannover 2000

Marquardt, C.: Dem Mangel vorbeugen. In: Pflegezeitschrift 2/2005, S.94–96

Picardie, R. Es wird mir fehlen, das Leben. Wunderlich Verlag, Reinbek, 1999

Strohbücker, B.: Maßstab ist der Patient. In: Pflegezeitschrift 11/2003, S.79–802

✉ Kontaktadressen

1. Linum. Schule für naturheilkundliche Methoden der Gesundheits- und Krankenpflege. Elke Heilmann – Wagner, Im Pflänzer 30, 67273 Bobenheim am Berg, Tel.: 06353/507740, www.linum-schule.de

2. Forum Essenzia e. V., Meier-Helmbrecht-Str. 4, 81377 München, Tel.: 089/7145391, www.forum-essenzia.de

3. DKH Deutsche Krebshilfe e. V., Thomas-Mann-Straße 40, 53111 Bonn, Tel.: 0228/729900, www.krebshilfe.de

4. KID Krebsinformationsdienst KID, Deutsches Krebsforschungszentrum, Im Neuenheimer Feld 280, 69120 Heidelberg, Tel.: 06221/410121 (Informationsdienst für krebsbezogene Anfragen), www.krebsinformation.de

5. AgK Aktiv gegen Krebs (AGK), Scheidtweilerstr. 63–65, 50933 Köln, Telefon 0221/9402811, Telefax 0221/94058222, www.aktiv-gegen-krebs.de

6. Deutsche Krebsgesellschaft e. V., Steinlestr.6, 60596 Frankfurt a.M., Tel.: 060/6300960, www.deutschekrebsgesellschaft.de

7. Deutsche Fatigue Gesellschaft e. V., Maria-Hilf-Str. 15, 50677 Köln, Tel.: 0221/9311596, www.deutsche-fatigue-gesellschaft.de

8. Sichere Handhabung von Zytostatika. Merkblatt M 620, Stand April 2000. Herausgegeben von der Berufsgenossenschaft für Gesundheitsdienst und Wohlfahrtspflege (BGW), Pappelallee 35/37, 22089 Hamburg, Telefon 040/202070, www.bgw-online.de

Wiederholungsfragen

1. Welche Inhalte haben die Aufklärungsgespräche von Operateur und Anästhesist? (☞ 2.2.1)

2. Warum ist das Erstgespräch zwischen Patientin und Pflegenden so wichtig? (☞ 2.2.1)

3. Welche Maßnahmen umfasst die präoperative Pflege? (☞ 2.2.2)

4. Welche Maßnahmen ergreifen die Pflegenden, ehe sie eine Patientin aus dem Aufwachraum abholen? (☞ 2.2.4)

5. Welche Kriterien werden im Übergabegespräch zwischen Pflegenden des Aufwachraumes und Pflegenden der gynäkologischen Station angesprochen und überprüft? (☞ 2.2.4)

6. Welche Parameter werden postoperativ überwacht? (☞ 2.2.4)

7. Welche Beschwerden und Komplikationen treten häufig nach Operationen auf und wie sehen die entsprechenden pflegerischen Erstmaßnahmen aus? (☞ Tab. 2.30)

8. Wie sieht die postoperative (Früh-)Mobilisation aus? (☞ 2.2.4)

9. Wie werden Redonflaschen gewechselt und entfernt? (☞ 2.24)

10. Wie werden postoperative Wunden versorgt? (☞ 2.2.4)

11. Worauf ist bei der Entfernung von Intrakutannähten insbesondere zu achten? (☞ 2.2.4)

12. Welche Beschwerden können bei Frauen mit onkologischen Erkrankungen auftreten? Welche Maßnahmen können die Pflegenden dann ergreifen? (☞ 2.3)

13. Welchen Vorteil hat die Schmerzprophylaxe gegenüber der Bedarfsmedikation? (☞ 2.3)

14. Wie beraten Pflegende Patientinnen mit krebsassoziierter Fatigue? (☞ 2.3)

15. Welche Punkte umfasst die Patientenberatung während der Strahlentherapie? (☞ 2.3.1)

16. Wie sieht die Pflege von Patientinnen während der Chemotherapie aus? (☞ 2.3.2)

17. Worauf achten die Pflegenden beim Umgang mit Zytostatika? (☞ 2.3.2)

18. Welche Punkte umfasst die Patientenberatung bei Zytostatikatherapie? (☞ 2.3.2)

19. Wie wirken Zytostatika? (☞ Pharma-Info 2.47)

3 Pflege bei Erkrankungen der Brust

3.1 Anatomie und Physiologie der weiblichen Brust

Die Brüste (**Mammae**) der Frau zählen zu den sekundären Geschlechtsmerkmalen. Sie bilden sich während der Pubertät unter dem Einfluss der Geschlechtshormone aus.

Jeder Brustdrüsenkörper besteht aus 15–20 Drüsenlappen, die durch lockeres Bindegewebe voneinander getrennt sind. Die Lappen der Brustdrüse setzen sich aus kleineren Läppchen und diese wiederum aus Milchbläschen (**Alveolen**) zusammen. Aus jedem Lappen geht ein **Ductus** (Milchausführungsgang, *Ductus lactiferus*) hervor, der auf der *Brustwarze* (**Mamille**) mündet. Diese ist vom Warzenvorhof (**Areola**) umgeben. Die Brüste sitzen dem großen Brustmuskel (M. pectoralis major) direkt auf.

Die Brustdrüse ist in ein individuell sehr unterschiedlich ausgeprägtes Fettpolster eingebettet, das auch für die Brustgröße verantwortlich ist.

Durch die Brust ziehen Blutgefäße und Lymphbahnen. Der Lymphabfluss erfolgt hauptsächlich über die Lymphknoten der Achselhöhle, in geringerem Umfang auch in Richtung Clavicula und Sternum (☞ Abb. 3.13).

Mit dem Ende der Pubertät ist die Brustentwicklung zunächst abgeschlossen. Tritt eine Schwangerschaft ein, entwickeln sich die Alveolen in der Spätschwangerschaft und am Anfang der Stillzeit weiter. Ab ungefähr dem 40. Lebensjahr wird der Drüsenkörper zunehmend durch Bindegewebe und später auch Fettgewebe ersetzt; die Brust verliert an Volumen und Elastizität.

3.2 Pflege bei Erkrankungen der Brust

3.2.1 Patientenberatung

Erkrankungen der Brust umfassen ein breites Spektrum. Sie reichen von der „einfachen" Brustdrüsenentzündung bis zum bösartigen Tumor. Demnach umfasst die Beratung der Patientinnen durch die Pflegenden z.B. die Anleitung zur Anlage eines Quarkwickels (☞ 3.5.1) sowie die Beratung zur Lymphödemprophylaxe nach Brustentfernung (☞ 3.6).

Basis jeglicher Beratung ist jedoch die Kenntnis von Anatomie und Physiologie der weiblichen Brust sowie die Bereitschaft der Patientin, sich mit ihrer Brust zu beschäftigen. Dabei stellt die Selbstuntersuchung die Grundvoraussetzung dar, um Veränderungen rechtzeitig zu erkennen und dem behandelnden Arzt mitzuteilen. Den Pflegenden kommt dabei in der Anleitung der Patientin und damit auch in der Prävention von Brusterkrankungen eine wesentliche Bedeutung zu.

Selbstuntersuchung der Brust

Jede Frau hat die Möglichkeit, ihre Brust zu untersuchen und damit einen wichtigen Beitrag zur Früherkennung eines Mammakarzinoms (☞ 3.6) zu leisten. Der Vorteil der Untersuchung liegt darin, dass die Frau diese Unter-

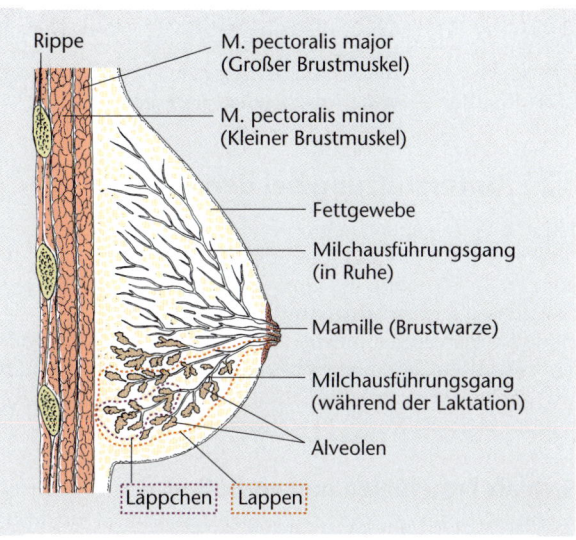

Abb. 3.1: Feinbau der weiblichen Brust (Sagittalschnitt). Oben: Brustgewebe in der Ruhephase. Unten: Volle Entwicklung der Milchbläschen in der Stillzeit (*Laktationsphase*). [A400-190]

suchung selbständig durchführen kann (also keinen Arzt braucht), sie diese Untersuchung so oft wie sie möchte wiederholen kann (empfohlen wird einmal im Monat) und sie ihre Brust durch die regelmäßige Untersuchung besser kennt als ihr Gynäkologe. So kann sie entscheiden, welche Verdickungen oder Knötchen normal für ihre Brust sind oder welche auffällig erscheinen, so dass sie ihren Arzt aufsuchen muss.

Die Effektivität der Selbstuntersuchung ist enorm: 85 % aller Karzinome finden die Frauen selbst, nur 15 % werden in Arztpraxen gefunden. Aus diesem Grund ist die Selbstuntersuchung der Brust die wichtigste Maßnahme zur Früherkennung des Mammakarzinoms überhaupt. Deshalb wird die Frau von Arzt und Pflegenden zur monatlichen Selbstuntersuchung der Brust motiviert und entsprechend angeleitet.

Die Untersuchung wird am besten während oder kurz nach der Menstruation vorgenommen, weil dann die Hormonspiegel im Blut (Östrogene und Progesteron) am niedrigsten sind und die Brust am wenigsten zusätzliches Wasser eingelagert hat. In dieser Zeit sind Veränderungen am besten zu tasten.

Die Selbstuntersuchung der Brust (☞ Abb. 3.3) umfasst:
- Das Betrachten der Brust bei hellem Licht vor dem Spiegel; zuerst mit auf die Hüften gestützten Händen, dann mit erhobenen Armen (☞ Abb. 3.3, ❶–❷)
- Das Abtasten der Brust im Stehen und Liegen. Dabei ist wichtig, dass die Finger permanent Hautkontakt halten und nicht ständig weggenommen und neu aufgesetzt werden. Auf diese Weise tastet die Frau ihre Brust Quadrant für Quadrant ab (☞ Abb. 3.3, ❸). Anschließend prüft sie, ob sich Sekret aus der Mamille entleert, wenn sie die Brustwarze leicht zusammendrückt, und wiederholt die Brustuntersuchung im Liegen. Abschließend tastet sie nach veränderten Lymphknoten in der Achselhöhle (☞ Abb. 3.3, ❹–❻).

Für die Untersuchung sollte sich die Frau Zeit nehmen

(ca. 10–15 Minuten). Die Pflegeperson steht bei der Anleitung neben der Patientin vor dem Spiegel und stellt sicher, dass die Patientin die Untersuchung richtig durchführt und alle Informationen verstanden hat.

3.2.2 Unterstützung bei den ATL

Je nach vorliegender Erkrankung bzw. abhängig von den Folgen der Behandlungsstrategie unterstützen die Pflegenden die Patientin bei allen eingeschränkten ATL. Dies betrifft nach einer Brustentfernung z. B. Mobilität, Ernährung, Körperpflege und v. a. die psychische Begleitung der Frau (☞ 3.6). Grundsätzlich bei allen Brusterkrankungen ist – je nach Ausmaß der Erkrankung – die Identifikation mit der eigenen Weiblichkeit betroffen.

Sich als Frau fühlen und verhalten

Die Brust der Frau ist nicht nur Zeichen ihrer Weiblichkeit, sondern auch Symbol weiblicher Schönheit und erotischer Attraktivität. Zusätzlich bedeutet sie als sexuelles Organ für manche Frauen eine Quelle der Lust. Deshalb empfinden viele Frauen bereits schon den geringsten Verdacht auf eine Brusterkrankung als Bedrohung ihrer Identität.

Das Verhältnis, das eine Frau zu ihrer Brust hat, wird nicht zuletzt auch von der Werbung und den Medien mitbestimmt, welche die Frauen immer wieder zum Vergleich mit den wohlgeformten Brüsten attraktiver Models herausfordern. Entsprechen die eigenen Brüste nicht den „Vorgaben" der Werbung, sinkt das Selbstwertgefühl so mancher Frau (☞ 2.1.2).

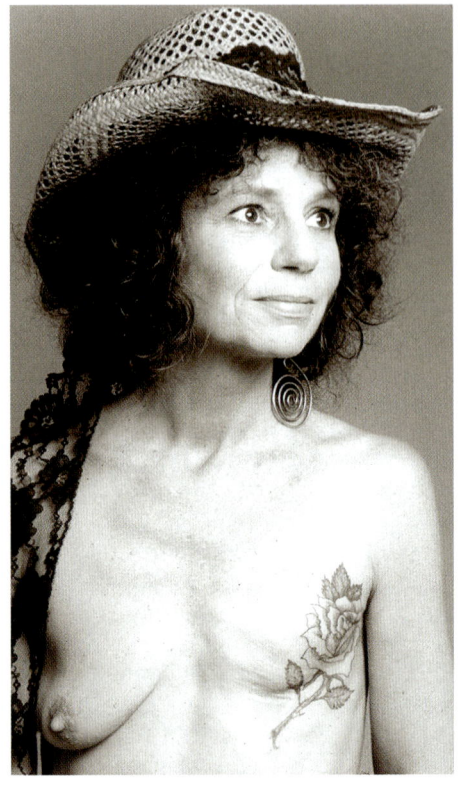

Abb. 3.2: Nicht jede Frau kann nach einer Brustamputation so selbstbewusst vor die Kamera treten wie die Amerikanerin Andrée O'Conner. [K156]

Werden die Frauen mit der Diagnose „Knoten in der Brust" und einer möglichen Operation konfrontiert, wird vielen Frauen erstmals bewusst, was ihnen ihre Brust

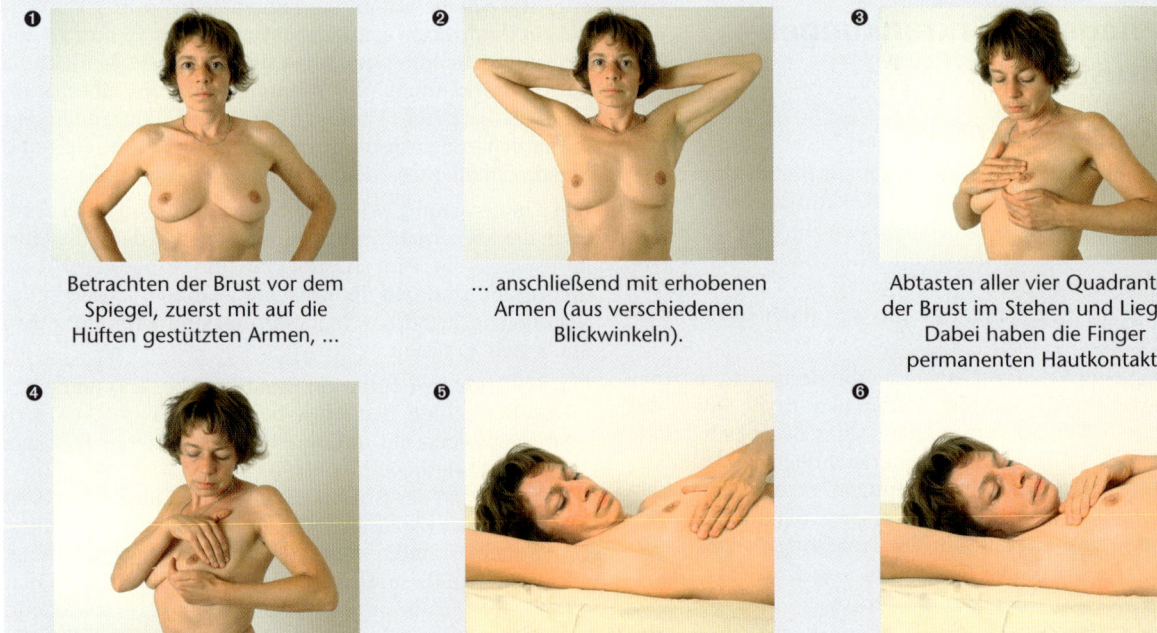

❶ Betrachten der Brust vor dem Spiegel, zuerst mit auf die Hüften gestützten Armen, …

❷ … anschließend mit erhobenen Armen (aus verschiedenen Blickwinkeln).

❸ Abtasten aller vier Quadranten der Brust im Stehen und Liegen. Dabei haben die Finger permanenten Hautkontakt.

❹ Nach der Untersuchung im Stehen Zusammendrücken der Brustwarze mit Daumen und Zeigefinger (Sekretaustritt? Farbe des Sekrets?).

❺ Wiederholung der Brustuntersuchung im Liegen.

❻ Abschließend Untersuchung der Achselhöhlen auf vergrößerte und veränderte Lymphknoten.

Abb. 3.3: Selbstuntersuchung der Brust (☞ Text). [K115]

eigentlich bedeutet. Die Angst, von anderen nicht mehr als „richtige" Frau akzeptiert zu sein, ist dank der modernen schonenden Operationsverfahren und der Möglichkeit einer Brustrekonstruktion (☞ 3.6) zwar nicht mehr ganz so groß wie früher, doch gelingt es nicht jeder Frau so selbstbewusst mit dem Verlust einer ihrer Brüste umzugehen wie Andrée O'Connor (☞ Abb. 3.2).

Deshalb ist es Aufgabe der Pflegenden sein, mit brustamputierten Frauen oder Frauen, denen der Verlust einer Brust droht, an einem neuen Selbstwertgefühl zu arbeiten und ihnen zu helfen, über die Auseinandersetzung mit der Erkrankung zu einem liebevollen und aufmerksamen Umgang mit dem eigenen Körper zu finden. Auf diesem Wege verlieren die Frauen auch die Scheu vor dem eigenen, nicht mehr vollkommenen Körper, so dass sie ihre Brust wieder anschauen können, was Voraussetzung für die monatlich durchzuführende Selbstuntersuchung der Brust ist.

Pflege nach Brustamputation ☞ *3.6*

3.3 Hauptbeschwerden und Leitsymptome

Die häufigsten Beschwerden im Bereich der weiblichen Brust sind tastbare Knoten, Hautveränderungen, Sekretion aus der Mamille und Schmerzen. Viele Erkrankungen der Brust, darunter auch das Mammakarzinom, können auch beim Mann auftreten. Insgesamt sind Erkrankungen der männlichen Brustdrüse jedoch sehr selten.

3.3.1 Knoten

Druckschmerzhafte Knoten können z.B. bei einer Mastitis (Brustdrüsenentzündung ☞ 3.5.1) auftreten. Auch Zysten im Brustdrüsenkörper sind häufig mäßig druckschmerzhaft. Nicht schmerzhafte Knoten können einem gutartigen, häufiger aber einem bösartigen Tumor entsprechen.

! Vorsicht

Jeder Knoten in der Brust muss diagnostisch abgeklärt werden. Insbesondere nicht druckschmerzhafte oder unregelmäßig begrenzte Knoten sind dringend karzinomverdächtig.

3.3.2 Hautveränderungen

Veränderungen der Haut können bei gutartigen und bösartigen Erkrankungen auftreten:
• Beim Mammakarzinom kann das **Orangenhautphänomen** (*peau d'orange* ☞ Abb. 3.4) beobachtet werden, wenn der Knoten zu winzigen Einziehungen der Haut führt
• Wird die Haut über einem bösartigen Knoten zusammengedrückt, kommt es meist zu einer Einziehung der Haut an dieser Stelle. Man spricht dann von einem **Jackson Phänomen.** Im Gegensatz dazu wölbt sich die

Haut bei gutartigen Veränderungen vor, wenn sie zwischen zwei Fingern zusammengedrückt wird
• Das so genannte Krebsekzem der Brust (**M. Paget** ☞ Abb. 3.5 und 3.6) tritt bei einem Adenokarzinom, ein vom Epithelgewebe ausgehendes Karzinom der Milchdrüsenausführungsgänge auf, dessen bösartige Zellen sich in der Epidermis der Brust ausbreiten.

3.3.3 Sekretion aus der Mamille

Während beidseitiger Ausfluss aus den Mamillen auf eine Hormonstörung (meist eine Erhöhung des Prolaktinspiegels) hinweist, liegen der *einseitigen* Sekretion oft gut- oder bösartige Tumoren der Brust zugrunde.

Das Sekret kann wasserklar, milchig, gelblich oder blutig sein. Aus der Farbe lässt sich meist kein Rückschluss auf die Ursache ziehen. Deshalb empfiehlt sich eine zytologische Untersuchung des Sekrets. Dazu wird das Sekret auf einen Objektträger aufgebracht und entsprechend eines vaginalen zytologischen Abstrichs (☞ 1.5.2) weiter behandelt.

3.3.4 Schmerzen

Ein schmerzhaftes Spannungsgefühl beider Brüste kurz vor der Menstruation wird als *Mastodynie* bezeichnet. Ihr kann z.B. eine Mastopathie (☞ 3.5.2) zugrundeliegen. Auch Entzündungen der Brust (☞ 3.5.1) oder der Milcheinschuss nach der Geburt bereiten Schmerzen (☞ 15.4.1).

3.4 Diagnose

3.4.1 Anamnese und körperliche Untersuchung

In dem anamnestischen Gespräch erkundigt sich der Arzt danach, ob irgendwelche Risikofaktoren für ein Mammakarzinom vorliegen, z.B. ein Mammakarzinom bei der Mutter (☞ auch 3.6). Außerdem erkundigt er sich nach

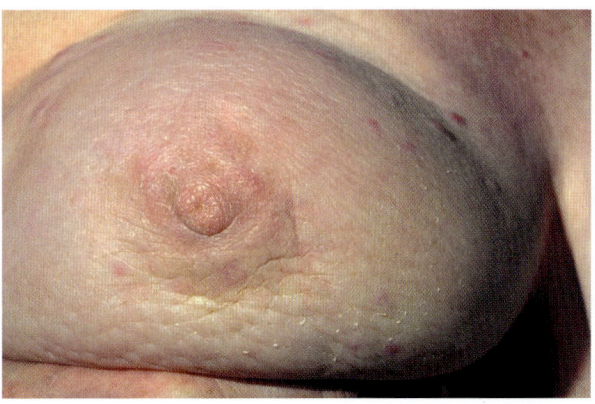

Abb. 3.4: Orangenhautphänomen. Deutlich sind eine Vergrößerung des Hautreliefs und eine Vertiefung sowie Vergrößerung der Haarfollikel als Zeichen eines darunter liegenden Mammakarzinoms zu erkennen. [C105]

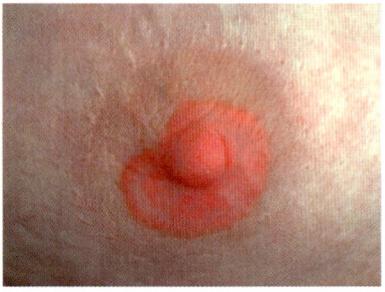

Abb. 3.5: Von der Mamille ausgehender M. Paget. Er nimmt bereits einen großen Teil der Areola ein. [C105]

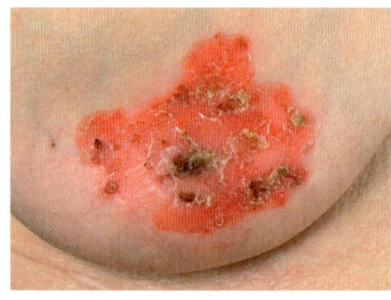

Abb. 3.6: Morbus Paget mit Schuppen- und Krustenbildung. Areola und Mamille sind nicht mehr erkennbar. [C105]

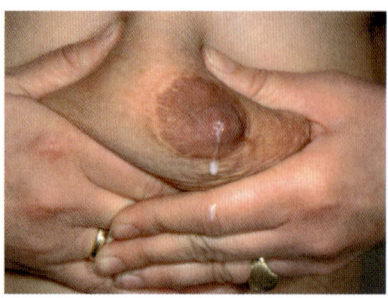

Abb. 3.7: Sekretion aus der Mamille. Insbesondere eine einseitige Sekretion ist tumorverdächtig. [C105]

dem Zeitpunkt, an dem die krankhafte Veränderung aufgetreten ist. Dieser Zeitpunkt ist nicht immer leicht zu bestimmen, denn erfahrungsgemäß neigen viele Frauen insbesondere wegen der Angst vor Brustkrebs zur Verdrängung ihrer Beschwerden. Obwohl der Knoten vielleicht schon viele Jahre besteht und der Patientin bekannt ist, wird häufig von einem kürzlich zurückliegenden Ereignis als Ursache berichtet, z. B. dass sich die Frau vor einer Woche beim Duschen gestoßen habe.

Die wichtigste Maßnahme zur Früherkennung des Mammakarzinoms ist die Selbstuntersuchung der Brust durch die Frau.

Selbstuntersuchung der Brust ☞ *3.2.1*
Untersuchungstechnik der Brust ☞ *1.2*

3.4.2 Apparative Diagnostik

Bei der Früherkennung und Untersuchung von auffälligen Befunden spielen Sonographie und Mammographie (☞ 1.7.1, 1.7.2 sowie Abb. 3.8) eine große Rolle.

Die Magnetresonanzmammographie (☞ 1.7.4) wird in Einzelfällen, z. B. bei unklaren Mammographiebefunden eingesetzt. Die Computertomographie wird nur in wenigen Ausnahmefällen eingesetzt, z. B. bei Verdacht auf thorakale Metastasen zur Beurteilung des Mediastinums.

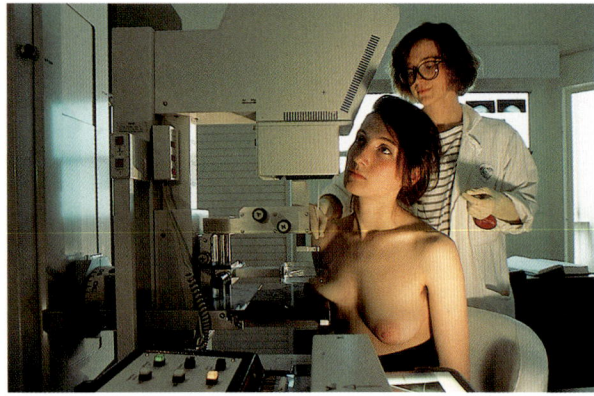

Abb. 3.8: Die Mammographie ist ein Röntgenverfahren zur Darstellung der Brust unter Einsatz einer speziellen Technik, da sich Weichteilgewebe bei „normalen" Röntgenaufnahmen kaum darstellen lassen (☞ auch 1.7.2). [J600-122]

Zunehmend wird zur Darstellung des Sentinel-Lymphknotens (Wächterlymphknoten) die Nuklearmedizin eingesetzt (☞ 1.7.5).

3.4.3 Invasive Diagnostik

Eine Stanz- oder Feinnadelbiopsie wird durchgeführt, um Material für die histologische Untersuchung zu gewinnen (☞ 1.9.1). Sie wird bei ausgedehntem Tumorbefund vor einer präoperativen Chemo- oder Strahlentherapie eingesetzt und bei Patientinnen mit erhöhtem OP- und Narkoserisiko, um die OP-Zeit (Warten auf den Schnellschnitt ☞ 3.6) zu verkürzen.

3.5 Gutartige Erkrankungen der Brust

3.5.1 Mastitis

Mastitis: Akute oder chronische Entzündung des Brustdrüsenkörpers. Ist nur die Mamille entzündet, spricht man von Thelitis.

Ursache und Krankheitsentstehung

Entzündungen der Brust (**Mastitiden**) entwickeln sich vor allem im Wochenbett (**Mastitis puerperalis** ☞ 15.6.2).

Unabhängig vom Wochenbett treten Mastitiden (nonpuerperale Mastitiden) bei erhöhtem Prolaktinspiegel im Blut (Hyperprolaktinämie) auf, dessen Ursache z. B. Prolaktin produzierende Hypophysentumoren (Prolaktinome), eine gestörte Produktion bzw. ein gestörter Transport der prolaktinhemmenden Faktoren des Hypothalamus oder prolaktinstimulierende Medikamente, z. B. Psychopharmaka oder östrogenhaltige Hormonpräparate, sind. Der hohe Prolaktinspiegel im Blut stimuliert die Milchsekretion und führt zu pathologisch weiten Milchgängen (secretory disease), in denen das von den Brustdrüsen gebildete Sekret zusammenfließt. Durch die Sekretansammlung wird das Milchgangepithel geschädigt mit der Folge, dass Sekret aus den Milchgängen in das umliegende Gewebe übertritt und eine aseptische Entzündung hervorruft. Wandern dann noch Erreger in das

Brustgewebe ein, entwickelt sich eine sekundäre bakterielle Infektion, die zu einem Abszess einschmelzen kann.

Während es sich beim Erreger der Mastitis puerperalis in ca. 95 % um Staphylococcus aureus handelt, die sich in der Mundflora des Neugeborenen befinden, ist er bei der nonpuerperalen Mastitis nur in ca. 40 % nachweisbar. Häufig sind Mischinfektionen, u. a. auch mit E. coli.

Weitere Ursachen für die nonpuerperale Mastitis sind Verletzungen als Eintrittspforte für Erreger, z. B. kleine Hauteinrisse bei bestimmten Hauterkrankungen wie etwa einer aufgeprägten Psoriasis.

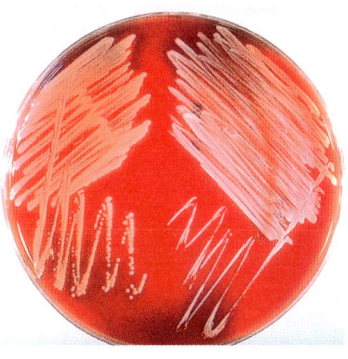

Abb. 3.9: Bakterienkultur zur Keimdifferenzierung. Das zu untersuchende Sekret wurde auf ein Nährmedium aufgetragen und anschließend bebrütet. Weiße, punktförmige Bakterienkolonien sind gewachsen. [A300]

Symptome, Untersuchungsbefund und Diagnostik

Typische Symptome einer Mastitis sind:
- Rötung, Überwärmung und Schmerzhaftigkeit der betroffenen Brust
- Schwellung und Schmerzhaftigkeit der axillären Lymphdrüsen
- Evtl. Austritt von Sekret aus der Mamille, das für die mikrobiologische Untersuchung mit einem sterilen Watteträger gewonnen und in ein Nährmedium eingebracht wird
- Fieber, häufig mit Schüttelfrost. Da die Temperatur bei axillärer Messung auf der entzündeten Seite höher ist als auf der gesunden Seite, kann das Messen der Temperatur in beiden Achselhöhlen die Diagnose bestätigen.

Wichtig ist die Abgrenzung zu einem inflammatorischen Karzinom (☞ 3.6 und Abb. 3.14) mittels Sono- und Mammographie (☞ 1.7.1 und 1.7.2) oder Feinnadelbiopsie (☞ 1.9.1).

Behandlungsstrategie

Physikalische Maßnahmen ☞ Pflege

Bei einer Hyperprolaktinämie verordnet der Arzt Prolaktinhemmer (☞ Pharma-Info 3.37). Diese haben allerdings erhebliche Auswirkungen auf den Kreislauf und verursachen z. B. Schwindel und Unwohlsein. Prolaktinstimulantien wie Psychopharmaka oder östrogenhaltige Hormonpräparate werden abgesetzt oder zumindest reduziert.

Liegt eine sekundäre bakterielle Infektion vor, ist eine intravenöse Antibiotikagabe erforderlich. Da es sich bei den Erregern in den meisten Fällen um Staphylococcus aureus und andere Staphylokokken handelt, wird die Therapie mit einem Antibiotikum begonnen, das gegen Staphylokokken wirksam ist, z. B. Stapenor®. Liegt dann nach 2 bis 3 Tagen das Ergebnis der Bakterienkultur (☞ Abb. 3.9) und des Antibiogramms (☞ Abb. 3.10) vor, wird das Antibiotikum unter Umständen gewechselt. Die Antibiotikatherapie dauert mindestens fünf Tage und richtet sich anschließend nach dem klinischen Bild. Bei guter Besserung der Beschwerden wird auf eine orale Gabe umgestellt.

Sind nach Abklingen der Akutphase entzündliche Tumoren zurückgeblieben, werden diese chirurgisch entfernt. Hat sich ein Abszess gebildet, wird dieser inzidiert und drainiert.

Pflege

Zunächst wird die Brust hochgebunden oder mittels straff sitzendem BH ruhig gestellt und komprimiert. Dies vermindert die Sekretproduktion.

Darüberhinaus werden physikalische Maßnahmen ergriffen und die Brust gekühlt, z. B. mit in Stoff eingeschlagenen Eisbeuteln oder handelsüblichen Kühlelementen. In der Praxis bewährt hat sich auch der Quarkumschlag (☞ unten) bzw. je nach Gepflogenheiten des Hauses kalte Umschläge z. B. mit Arnikatinktur, Pfefferminzhydrolat oder Retterspitz. Bei jedem Wechseln der kühlenden Auflagen beobachten die Pflegenden den Entzündungsherd auf mögliche Veränderungen (☞ Abb. 3.11).

Die Körpertemperatur wird zweimal täglich gemessen. Hat die Patientin Fieber, führen die Pflegenden fiebersenkende Maßnahmen durch und kontrollieren die Körpertemperatur mehrmals täglich.

> 🛏 Zur Messung der Körpertemperatur das Thermometer nicht in die Achselhöhle der entzündeten Seite einbringen, um keine falsch hohen Werte zu erhalten.

Erhält die Patientin Prolaktinhemmer, kontrollieren die Pflegenden regelmäßig die Vitalzeichen und achten auf mögliche Nebenwirkungen wie Schwindel und Unwohlsein.

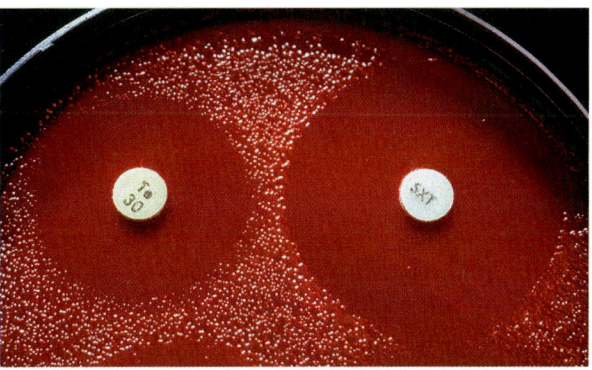

Abb. 3.10 : Antibiogramm. Auf das mit einem Bakterienstamm geimpfte Nährmedium werden antibiotikahaltige Blättchen gelegt (pro Blättchen ein Antibiotikum), die das Bakterienwachstum unterschiedlich stark hemmen (weiße Ringe). Ein großer Hemmhof um ein Blättchen zeigt die Wirksamkeit des Antibiotikums in vitro („im Reagenzglas") an. [U136]

3

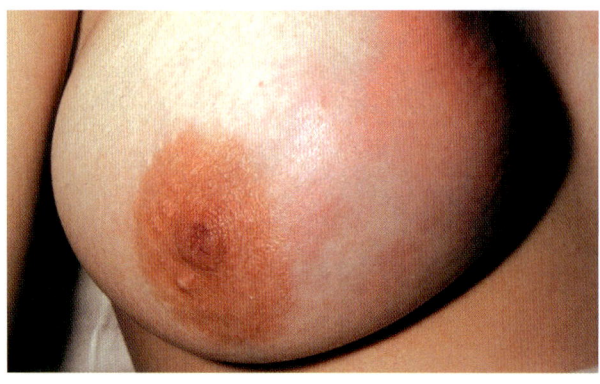

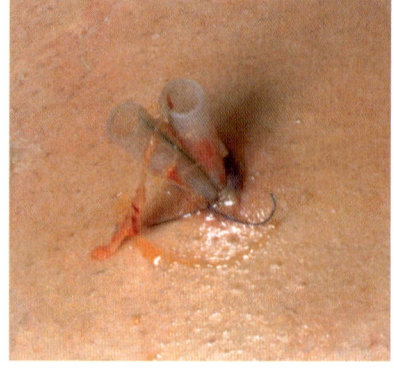

Abb. 3.11: Die Veränderungen des Entzündungsherds einer Mastitis engmaschig kontrollieren. [E143]

Abb. 3.12: Wundversorgung mit zwei Easy-Flow-Drains. [K183]

Quarkumschlag

Der kalte Quarkumschlag eignet sich hervorragend zur Therapie einer beginnenden Mastitis (☞ 3.5.1), da er kühlt, Entzündungen hemmt, Schmerzen lindert und Wärme nach außen weitergibt. Er wird ein- bis zweimal täglich aufgelegt.

Vorbereitung von Patientin und Patientenzimmer

Die Pflegenden achten darauf, dass das Patientenzimmer angenehm temperiert und ohne Zugluft ist. Die Patientin darf nicht frösteln, sondern soll sich gut warm fühlen (bei kalten Füßen z. B. Wärmflasche anbieten). Bevor die Materialien für den Umschlag vorbereitet werden, informieren die Pflegenden die Patientin über die bevorstehende Maßnahme und holen (noch einmal) ihre Zustimmung ein.

Vorbereitung der Materialien

- Außentuch aus Frottee. Es muss größer als das Innentuch sein
- Innentuch aus Baumwolle bzw. 10 × 10 cm Kompressen). Innentuch bzw. Kompressen sind so groß bemessen, dass es die Entzündung ausreichend bedeckt
- Ggf. großer BH
- Magerquark
- Teller und Messer.

Durchführung

Beim Anlegen des Wickels achten die Pflegenden auf die Einhaltung der hygienischen Richtlinien, um nicht noch mehr Erreger über die Mamille in das entzündete Brustgewebe einzubringen.

- Innentuch ausbreiten und in der Mitte den Quark ca. 0,5 cm dick auf die Größe der zu behandelnden Entzündung ausgestrichen. Die Enden der Kompresse bzw. des Tuches links und rechts über der Quarkschicht zusammenlegen
- Den in Stoff gehüllten Quark auf den Entzündungsherd der Brust legen. Darauf achten, dass nur eine Lage Stoff zwischen Quark und Haut liegt. Auflage ggf. mit dem Außentuch abdecken. Ist der BH der Patientin groß genug, diesen zur Befestigung des Quarkumschlags anziehen lassen
- Verträgt die Patientin den Umschlag gut, d. h. werden die Schmerzen nicht stärker, fühlt sie sich weiterhin wohl und fröstelt nicht, Quarkumschlag für 20 Minuten belassen

- Zu Beginn wird die Maßnahme 3-mal hintereinander durchgeführt (Auflagezeit jeweils 20 Min.), danach 3-mal täglich eine Auflage anbringen. Ggf. können auch mehr Auflagen erfolgen, manchmal reicht auch schon eine pro Tag aus
- Bleibt die Auflage länger liegen, kann ein Wärmestau entstehen, der den Entzündungsprozess verschlimmern kann
- Nach dem Entfernen des Quarks Brust säubern und Patientin für 30–60 Minuten nachruhen lassen.

> **! Vorsicht**
> - Milchprodukte sind wärme-, licht- und luftempfindlich. Angefangene Quarkpäckchen z. B. mit Alufolie zudecken und kühl und dunkel aufbewahren. Geöffnete Quarkpackungen sind maximal 3 Tage haltbar (Verfallsdatum beachten!)
> - Nicht angewendet werden darf ein Quarkwickel bei Patienten mit Milcheiweißallergie.

Patientenberatung

Die Patientin wird über die verschiedenen physikalischen Maßnahmen informiert und ggf. zu deren sicherer Anwendung angeleitet. So kann die Patientin u. U. selbst einen Quarkwickel anlegen. Sie weiß, dass sie die Brust auf Veränderungen beobachten und diese der betreuenden Pflegeperson mitteilen muss. Die Beobachtung auf Veränderung gilt ebenso für mögliche Nebenwirkungen im Rahmen der Antibiotikatherapie (z. B. allergische Reaktionen, Magen-Darmstörungen).

Pflege nach Tumorresektion und nach Inzision/Drainierung eines Abszesses

Die Pflege nach der chirurgischen Entfernung eines Tumors entspricht der nach der Schnellschnittuntersuchung bei V. a. Mammakarzinom (☞ 3.6).

Liegt ein Abszess vor, wird er in Kurznarkose inzidiert (bei großen Abszessen mit Gegeninzision, d. h., der Abszess wird z. B. am Areolarand und an der tiefsten Stelle des Abszesses inzidiert). Vor dem Eingriff bleibt die Patientin mindestens sechs Stunden nüchtern.

Nach dem Eingriff verdient die Drainage besondere Beachtung. Sie wird eingelegt, um nachlaufendes Sekret und Eiter nach außen abzuleiten. Bei kleinen Abszessen reicht als Drainage eine Gummilasche, bei großen Abszessen ist eher ein Easy-Flow-Drain angebracht, weil er mehr Sekret fördern kann (☞ Abb. 3.12). Das Sekret wird in der Regel nicht in einen Beutel, sondern in den Verband abgeleitet. Deswegen wird dieser mehrmals täglich daraufhin beobachtet, ob er durchgeschlagen ist, und nach Bedarf unter aseptischen Bedingungen gewechselt:

- Zum Entfernen des Verbandes Handschuhe anziehen, da er potentiell infektiös ist. Verband zusammen mit den Handschuhen in den mitgeführten Abwurfbeutel entsorgen
- Beim Verbandwechsel Sekretmenge abschätzen und Geruch, Farbe und Konsistenz des Sekrets beobachten sowie die Drainageaustrittsstellen auf Entzündungszeichen hin kontrollieren
- Die Lage von Drains oder Laschen kontrollieren und ggf. vom Arzt korrigieren lassen: Sie sollen das Hautniveau etwa 2–3 cm überragen und sind knapp über der Haut mit einer Sicherheitsnadel fixiert, damit sie nicht in die Wunde hineinrutschen
- Handschuhe wechseln und die Wundumgebung von außen nach innen desinfizieren. Dabei non-touch-Prinzip berücksichtigen: entweder mit sterilen Handschuhen und sterilen Kompressen arbeiten oder mit unsterilen Handschuhen, steriler Pinzette und sterilen Kompressen
- Beim Anlegen des neuen Verbandes zunächst eine Schlitzkompresse um Drain bzw. Lasche legen (unterhalb der Sicherheitsnadel, um Druckstellen vorzubeugen). Dann das Drain- bzw. Laschenende mit Saugkompressen abdecken, ohne dabei Druck auszuüben. Bei sehr starker Sekretion die Kleidung der Patientin mit einer Einmalunterlage schützen.

Entfernt wird die Drainage nach einigen Tagen, wenn sie kein Sekret mehr fördert.

3.5.2 Fibrös-zystische Mastopathie

> Fibrös-zystische Mastopathie (Mastopathia cystica fibrosa, Dysplasie der Mamma): Hormonbedingte Veränderungen des Brustgewebes mit Vermehrung des Bindegewebes (Fibrosierung), Wucherung (Proliferation) des Milchgangepithels, Milchgangserweiterungen und Zystenbildung.

In schweren Fällen fühlt sich die ganze Brust knotig an. Die **fibrös-zystische Mastopathie** ist Folge eines Progesteronmangels und relativen Östrogenüberschusses und kommt bei 40–50 % aller Frauen vor; der Altersgipfel liegt bei 45–55 Jahren.

Behandlungsstrategie

Bei allen verdächtigen Befunden wird eine Probeexzision der Brust (☞ 1.9.1) durchgeführt.

Die früher verwendete Einteilung in Schweregrade (nach Prechtel) wird heute nicht mehr angewandt. Wichtig ist die Information vom Pathologen, ob im Material der Probeexzision atypische Zellen vorhanden sind. In diesem Fall sollte der Patientin eine sehr engmaschige Nachkontrolle empfohlen werden, oder in Einzelfällen auch eine Nachresektion, um den Befund komplett zu entfernen. Bei allen anderen Veränderungen sind keine weiteren Maßnahmen erforderlich.

Pflege bei gynäkologischen Operationen ☞ 2.3
Pflege bei Ablatio mammae ☞ 3.6

3.5.3 Gutartige Brusttumoren

Die häufigsten gutartigen Brusttumoren sind Fibroadenome, Milchgangspapillome und Zysten.

Fibroadenome

> **Fibroadenome:** Gutartige, meist multipel auftretende Tumoren, die sich aus Drüsen- und Bindegewebe zusammensetzen.

Fibroadenome kommen bei knapp einem Drittel aller Frauen vor. Am häufigsten sind Frauen vor der Menopause betroffen, insbesondere jüngere Frauen Anfang zwanzig. Meist bemerkt die Frau den Tumor zufällig und erschrickt, weil sie befürchtet, er sei bösartig. Fibroadenome erhöhen das Brustkrebsrisiko aber nicht.

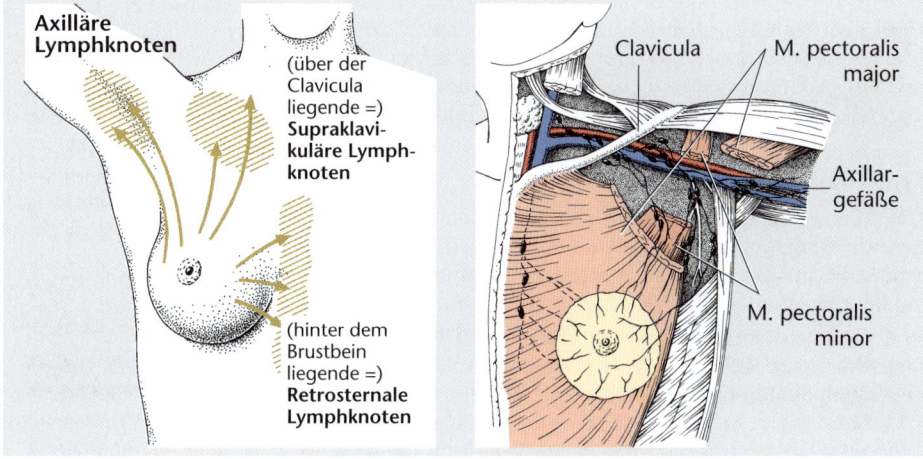

Abb. 3.13: Lymphabflusswege der Brustdrüse. Der Hauptabflussweg führt zu den Lymphknoten der Achselhöhle der gleichen Seite. Bei Verdacht auf ein Mammakarzinom sind deshalb insbesondere die Lymphknoten im Achselbereich sorgfältig abzutasten. [A400-190]

Axilläre Lymphknoten

(über der Clavicula liegende =) **Supraklavikuläre Lymphknoten**

(hinter dem Brustbein liegende =) **Retrosternale Lymphknoten**

Clavicula

M. pectoralis major

Axillargefäße

M. pectoralis minor

3

Milchgangspapillome

> **Milchgangspapillome:** Einzeln oder multipel vorkommende, zottenartige Wucherungen, die vom Milchgangsepithel ausgehen.

Milchgangspapillome machen sich durch blutige oder seröse Sekretion aus der Mamille bemerkbar und kommen vor allem im mittleren Lebensalter vor. Ein Mammakarzinom muss stets ausgeschlossen werden (z. B. durch Galaktographie ☞ 1.7.3).

Zysten

> **Zysten:** Durch Sekretretention entstandene epithelumkleidete Hohlräume mit flüssigem, durch Einblutung häufig blau-grünlich verfärbtem Inhalt.

Zysten kommen oft bei der fibrös-zystischen Mastopathie (☞ 3.5.2) vor. Sie lassen sich sonographisch gut darstellen.

Diagnostik und Behandlungsstrategie

Probleme werfen die gutartigen Tumoren dadurch auf, dass eine sichere Abgrenzung zum Mammakarzinom trotz Sonographie, Mammographie, Galaktographie, CT und Kernspintomographie oft nur durch eine histologische Gewebeuntersuchung möglich ist (Schnellschnittuntersuchung, ☞ 3.6). Beim geringsten Zweifel an der Gutartigkeit werden die Tumoren daher entfernt. Das kosmetische Ergebnis ist meist gut.

3.6 Mammakarzinom

> **Mammakarzinom** (Brustkrebs): Seit Jahrzehnten kontinuierlich an Häufigkeit zunehmende Krebserkrankung. Mittlerweile mit knapp 25 % aller Tumoren bei Frauen der häufigste bösartige Tumor überhaupt und bei den 40- bis 50-jährigen Frauen die häufigste Todesursache. Langzeitüberlebensrate 35–40 %.

Nahezu jede zehnte Frau erkrankt im Laufe ihres Lebens an einem Mammakarzinom. Der Altersgipfel der Erkrankung liegt zwischen dem 45. und 70. Lebensjahr, doch können auch schon junge Frauen unter 30 Jahren ein Mammakarzinom bekommen. In Deutschland rechnet man mit etwa 50 000 Neuerkrankungen pro Jahr.

Krankheitsentstehung

Das Mammakarzinom entsteht aus einer Entartung des Brustdrüsengewebes. Die genaue Ursache dieser Entartung ist unbekannt, jedoch werden Zusammenhänge mit dem Hormonhaushalt angenommen.

In den letzten Jahren haben sich immer mehr Risikofaktoren herauskristallisiert, die die Wahrscheinlichkeit eines Mammakarzinoms erhöhen:
- Vorhandensein v. a. von BRCA1- oder BRCA2-Gen-Mutationen (BRCA = breast cancer gene; bei Mutationen ist

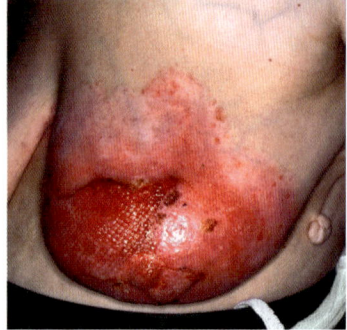 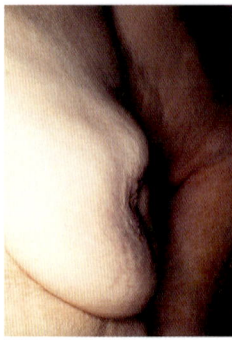

Abb. 3.14 und 3.15: Inflammatorisches Mammakarzinom mit apfelgroßem, entzündlichem, zentral nekrotisiertem Herd (links). Fortgeschrittenes Mammakarzinom der linken Brust mit Mamillenretraktion (rechts). [T192]

der Schutz der Zelle vor maligner Entartung erheblich vermindert). Allerdings ist diese Veränderung nur für etwa 3–4 % der Mammakarzinome verantwortlich
- Mammakarzinom der anderen Brust
- Mammakarzinom bei Verwandten 1. Grades, z. B. der Mutter oder Schwester
- Mastopathie mit schweren Zellatypien (☞ 3.5.2)
- Krebserkrankung des Uterus, der Ovarien oder des Darmes
- Kinderlosigkeit bzw. nach Geburten der Verzicht auf das Stillen
- Erste Schwangerschaft nach dem 35. Lebensjahr
- Einsetzen der Menarche vor dem 12. Lebensjahr
- Einsetzen der Menopause nach dem 50. Lebensjahr
- Übergewicht oder Diabetes mellitus
- Rauchen und Alkoholkonsum.

Symptome und Untersuchungsbefund

> Leitsymptom des Mammakarzinoms ist der nicht druckschmerzhafte Knoten in der Brust.

Symptome des Mammakarzinoms können sein:
- Eine einseitige, meist derbe und nicht druckschmerzhafte Verhärtung in der Brust oder Achselhöhle. Bei hautnahem Tumor oder in fortgeschrittenem Krankheitsstadium können auch ein umschriebener (Druck-)Schmerz oder eine Rötung auftreten. Die meisten Tumoren werden von den Patientinnen selbst getastet. Da jedoch nur wenige Frauen ihre Brust einmal im Monat untersuchen (☞ 3.2.1 und Abb. 3.3), wird der Knoten oft erst spät bemerkt
- Orangenhautphänomen (☞ 3.3.2 und Abb. 3.4)
- Einziehung der Haut (z. B. der Mamille = Mamillenretraktion ☞ Abb. 3.15), wenn der Tumor mit der Haut verwächst
- Unverschieblichkeit der Haut über der Verhärtung
- Unverschieblichkeit des Drüsengewebes auf dem Brustmuskel
- Asymmetrie der Brüste. Physiologisch ist bei vielen Frauen eine Brust etwas größer oder steht etwas höher als die andere. Immer verdächtig hingegen sind neu aufgetretene Asymmetrien

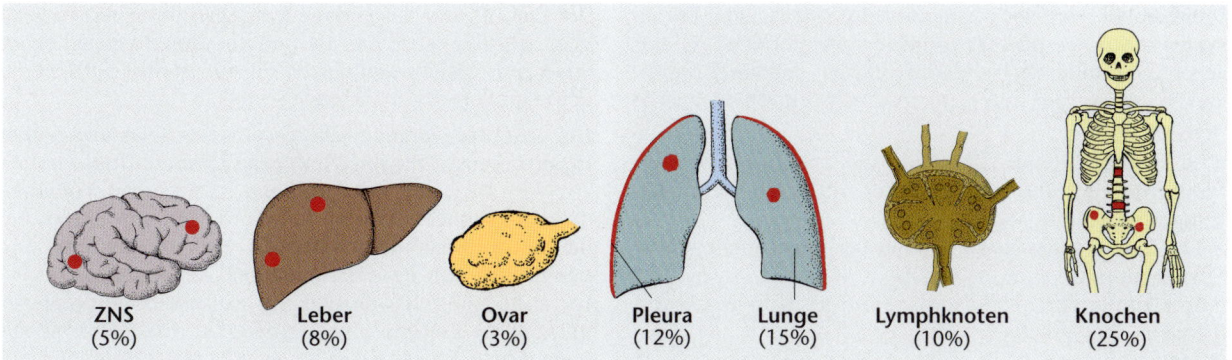

| ZNS (5%) | Leber (8%) | Ovar (3%) | Pleura (12%) | Lunge (15%) | Lymphknoten (10%) | Knochen (25%) |

3

Abb. 3.16: Die häufigsten Metastasierungswege beim Mammakarzinom. [A300-190]

- Unterschiedliches Verhalten der Brüste beim Heben der Arme
- Sekretion aus der Mamille
- Ekzemartige Hautveränderungen wie z.B. beim M. Paget (☞ 3.3.2 und Abb. 3.5; 3.6), in späteren Stadien Ulzerationen
- Hautveränderungen ähnlich einer starken Entzündung bei massiver Ausbreitung des Karzinoms in die Lymphspalten (**inflammatorisches Karzinom** ☞ Abb. 3.14).

Bei der körperlichen Untersuchung steht der Lokalbefund der Brust im Vordergrund. Wegen einer möglichen Metastasierung werden aber nicht nur die beiden Brüste, sondern auch die Lymphknoten in den Achselhöhlen, am Hals sowie ober- und unterhalb der Claviculae untersucht.

Diagnostik und Differenzialdiagnose

Folgende Untersuchungen sind bei Verdacht auf ein Mammakarzinom angezeigt:
- Sonographie und Mammographie beider Brüste, da das Mammakarzinom beidseits auftreten kann (selten). In Ausnahmefällen Magnetresonanzmammographie (☞ 1.7.4), um weitere Aufschlüsse über die Ausbreitung und Struktur des Tumors zu erhalten
- Kontrolle der **Blutkörperchensenkungsgeschwindigkeit** (kurz BKS, BGS). Bei Frauen ist eine Absenkung um 3–15 mm in der ersten Stunde normal. Ist sie beschleunigt, spricht dies z.B. für Entzündungen oder einen Tumor
- Suche nach Tumormarkern im Blut (☞ Abb. 1.17). Ein für die Verlaufskontrolle geeigneter Tumormarker ist das Ca 15-3, das aber nicht bei allen Patientinnen mit Brustkrebs positiv ausfällt (☞ 1.4.2)
- Bestimmung der Geschlechtshormone, wenn unklar ist, ob sich die Patientin schon in der Menopause befindet, z.B. nach Gebärmutterentfernung
- Sonographie der inneren Geschlechtsorgane und Sonographie des Oberbauches zur Metastasensuche (v.a. Lebermetastasen)
- Knochenszintigramm (☞ 1.7.5) nach Bestätigung der Diagnose zum Ausschluss von Skelettmetastasen, da das Mammakarzinom vor allem in die Knochen metastasiert (☞ Abb. 3.16). Zum Ausschluss von Lungenmetastasen Röntgen-Thorax und bei Verdacht auf Hirnmetastasen ein Schädel-CT.

Gesichert wird die Diagnose durch die **histologische Untersuchung**. Der verdächtige Tumor wird entfernt und unter dem Mikroskop untersucht (☞ Behandlungsstrategie). Handelt es sich bei dem entfernten Tumor um ein Mammakarzinom, prüft der Pathologe, ob die Tumorzellen auf ihrer Oberfläche Östrogenrezeptoren (ER-Rezeptoren) und/oder Progesteronrezeptoren (PR-Rezeptoren) tragen (so genannter positiver *Rezeptorstatus*, kurz ER+ oder PR+), da sie in diesem Fall wahrscheinlich auf eine Hormonbehandlung (☞ 3.6) ansprechen. Außerdem wird auch der **HER-2-neu** *(c-erb-B2)*-**Rezeptorstatus** bestimmt, da ein monoklonaler Antikörper Trastuzumab (Herceptin®) zur Verfügung steht, der bei entsprechendem Rezeptorstatus therapeutisch eingesetzt werden kann (📖 1, 2).

Behandlungsstrategie

Grundlage der Therapie des Mammakarzinoms ist die operative Entfernung des Tumors.

Brusterhaltende Operation

Bei einer brusterhaltenden Operation (kurz BET) werden lediglich Teile der Brustdrüse entfernt. Unterschieden werden die **Quadrantektomie,** die **Segmentresektion** und die **Lumpektomie** (Entfernung des Tumors mit ausreichendem Sicherheitsabstand). Stets werden auch die axillären Lymphknoten der gleichen Seite aufgesucht und reseziert (**Axilladissektion**, axilläre Ausräumung, axilläre Lymphonodektomie), damit sie auf Metastasen untersucht werden können und die entsprechende Therapie eingeleitet werden kann (📖 3).

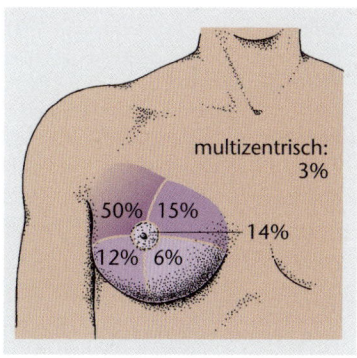

Abb. 3.17: Häufigkeitsverteilung der Mammakarzinome auf die Quadranten und die Areola. Am häufigsten entwickelt sich ein Karzinom im oberen äußeren Quadranten. [A300-190]

multizentrisch: 3%

50% 15%

14%

12% 6%

3

Zunehmend wird aber auch zunächst nur der sog. *Wächterlymphknoten* oder *Sentinel Lymph Node (SLN)* entfernt und untersucht (☞ Medizinkasten). Ist dieser tumorfrei, kann auf die komplette Axilladissektion verzichtet werden.

Eine brusterhaltende Operation wird heute häufiger als früher durchgeführt und ist unter folgenden Voraussetzungen möglich:
- Der Tumordurchmesser darf in der Regel nicht größer als 2 cm sein
- Der Tumor darf weder in die Haut noch in den Brustmuskel eingewachsen sein
- Der Tumor darf nicht multizentrisch wachsen, d. h. an mehreren Stellen der Brust
- Der Tumor muss mit ausreichendem Sicherheitsabstand im gesunden Gewebe entfernbar sein.

Mastektomie, Schnellschnittuntersuchung

Sind die Voraussetzungen für eine brusterhaltende Operation nicht gegeben, ist **die modifiziert radikale Mastektomie** (Ablatio mammae nach *Patey*) mit Entfernung der Brustdrüse inkl. Haut, Mamille und Achsellymphknoten Methode der Wahl. Die Brustmuskeln werden nur entfernt, wenn der Tumor bereits in sie eingewachsen ist (radikale Mastektomie).

Ist bei der Patientin eine spätere Operation zum Brustaufbau geplant, wird bei der Schnittführung darauf geachtet, dass möglichst wenig Haut entfernt wird (hautsparende Schnittführung). Dies erleichtert die spätere Operation erheblich und trägt wesentlich zu einem besseren kosmetischen Ergebnis bei.

Bei einem einzeitigen Vorgehen wird der Tumor mit Sicherheitssaum entfernt und noch während der Operation histologisch untersucht (**Schnellschnittuntersuchung**, oft auch als Probeexzision oder Mamma-PE bezeichnet). Ist der Befund positiv, werden Brustdrüse und Lymphknoten noch in der gleichen Narkose operiert. Die Alternative ist ein zweizeitiges Vorgehen, bei dem die histologische Untersuchung nach der Operation und die radikale Operation erst in einem zweiten Eingriff erfolgt.

Heute wird allerdings meist die histologische Sicherung des Befundes durch eine Stanzbiopsie bevorzugt. Dies hat den Vorteil, dass der Patientin eine Narkose und Operation erspart und mit ihr vor der eigentlichen Operation der Befund und das genaue Vorgehen detailliert besprochen werden kann. Der Befund der Stanzbiopsie liegt in der Regel bereits am nächsten Tag vor, so dass für die Frau keine größere Zeitverzögerung eintritt.

Bei welchem Vorgehen die psychische Belastung größer ist, ob beim einzeitigen Vorgehen durch die Ungewissheit vor der Operation oder ob beim zweizeitigen Vorgehen durch das längere Warten auf den Histologiebefund und den unter Umständen zweiten Eingriff, ist umstritten und hängt auch von der Persönlichkeit der Frau ab. Die Patientinnen dürfen während des Entscheidungsprozesses nicht unter Zeitdruck gesetzt werden. Evtl. sind bis zur endgültigen Entscheidung auch mehrere Gespräche nötig. In jedem Fall benötigt die Frau verständnisvolle Begleitung. Gerade die Brüste sind Ausdruck von Weiblichkeit, Attraktivität und erotischer Ausstrahlung. Mit dem Verlust einer oder auch beider Brüste sind daher tiefe Ängste verbunden, die sich auf die Frau selbst, auf die Partnerschaft, die Familie und die berufliche Tätigkeit auswirken.

Die **Hauptkomplikationen** der Mastektomie und der Axilladissektion bestehen in einem Lymphödem und in Sensibilitätsstörungen des Armes der betroffenen Seite.

℧ Komplikationen vermeiden durch SLN-Biopsie

Aufgrund der zahlreichen Nerven und Gefäße in der Achselhöhle kommt es bei axillären Lymphknotenausräumung auch bei sehr guter Operationstechnik zu Komplikationen wie Sensibilitätsstörung, Bewegungseinschränkung des Armes oder Lymphödem. Da aber nur ca. 40 % der operierten Frauen auch wirklich befallene Lymphknoten aufweisen, der Eingriff also bei ca. 60 % der Frauen unnötig ist, wurde die SLN-Biopsie *(Sentinel Lymphknoten Biopsie)* entwickelt, bei der der erste vom Lymphabfluss aus der Brust erreichte Lymphknoten *(Wächterlymphknoten* oder *Sentinel Lymphknoten)* sichtbar gemacht und zusammen mit dem Tumor entfernt wird. Anschließend wird er sofort untersucht. Stellt sich heraus, dass er tumorfrei ist, wird die Operation beendet und der Frau die axilläre Lymphknotenausräumung erspart.

Anschließend an die Operation ist oft eine Strahlen-, Chemo- oder Hormontherapie notwendig.

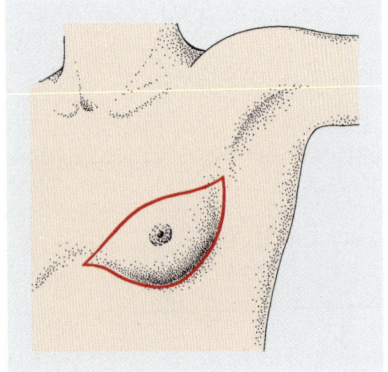

Abb. 3.18 (links): Schnittführung bei Mastektomie. Von diesem Zugang aus können auch die Achsellymphknoten entfernt werden. Manche Operateure bevorzugen hierzu jedoch einen zweiten kleinen Schnitt in der Axilla. [A400-190]

Abb. 3.19 (rechts): Die Bestrahlungsfelder der Brust. Sie werden mit Hilfe eines speziellen Röntgengerätes ermittelt. In den meisten Fällen reicht die Bestrahlung des rot umrandeten Gebietes aus. [A400-190]

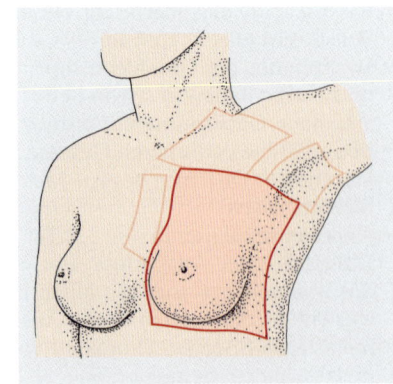

3

Strahlentherapie

Eine postoperative **adjuvante** (unterstützende) **Strahlentherapie** der betroffenen Brustseite vermindert in erster Linie das Risiko eines Lokalrezidivs. Unbedingt notwendig ist die Strahlenbehandlung der Restbrust nach brusterhaltenden Operationen. Sie wird aber auch nach einer Mastektomie empfohlen, falls die Frau ein besonders hohes Rezidivrisiko hat, z. B. wenn der Tumor in den Brustmuskel eingewachsen war oder mehr als drei Lymphknoten der Achselhöhle einen Tumorbefall zeigen. Eine **palliative Strahlentherapie** kann z. B. bei Skelett- und Gehirnmetastasen die Beschwerden der Frau lindern.

Pflege von Patientinnen während der Strahlentherapie ☞ *2.3.1*

Hormontherapie

Etwa 60–75 % der Mammakarzinome wachsen hormonabhängig, d. h. ihr Wachstum wird durch bestimmte weibliche Hormone gefördert oder gehemmt. Dies gilt insbesondere für Karzinome mit positivem Hormonrezeptorstatus und für Karzinome von Patientinnen nach der Menopause (☞ 6.1). Ergibt die histologische Untersuchung ein hormonrezeptorpositives Mammakarzinom, kann eine postoperative **adjuvante Hormontherapie** das Auftreten von Rezidiven und eine Metastasierung bei ca. 30 % der Frauen verhindern oder verzögern.

Sowohl bei positivem ER- als auch positivem PR-Status werden folgende Medikamente eingesetzt:
- **Antiöstrogen**e, da sie die Östrogenrezeptoren blockieren, z. B. Tamoxifen in Nolvadex®
- **Aromatasehemmer** wie Anastrozol in Arimidex®, die die Umwandlung von Androgenen in Östrogene in der Nebenniere und im Fettgewebe hemmen
- **Gestagene,** welche die körpereigene Östrogenproduktion stoppen, etwa Farlutal®.

Ⓖ Während der Hormontherapie bei positivem ER-Rezeptorstatus darf die Patientin auf keinen Fall Östrogene erhalten, da sie die Wirkung der Antiöstrogene aufheben würden.

Bei prämenopausalen Patientinnen kann eine medikamentöse Ausschaltung der Ovarien mit Gonadotropin-Releasing-Hormon-Agonisten (z. B. Goserelin, etwa in Zoladex®) oder – in Ausnahmefällen – eine beidseitige **Ovarektomie** (Entfernung der Eierstöcke) den Einfluss der körpereigenen Hormone auf das Tumorwachstum bremsen (gilt für Tumoren mit positivem ER-Status als auch für Tumoren mit positivem PR-Status). Dabei kann es sich derzeit sowohl um eine postoperative **adjuvante Therapie** als auch um eine Behandlungsmöglichkeit bei bereits vorhandenen Fernmetastasen (palliative Hormontherapie) handeln.

Ⓖ Da später auftretende Metastasen oft einen anderen Rezeptorstatus als der Primärtumor haben, kann die Hormontherapie eventuell auch bei hormonrezeptornegativen Mammakarzinomen ansprechen.

Übersicht der gynäkologischen Hormone und Antihormone ☞ *Pharma-Info 3.37*

Chemotherapie

Eine Chemotherapie wird meist bei hormonrezeptor-negativen Tumoren angewandt, im Sinne einer **adjuvanten Chemotherapie**, die kleinste, noch nicht fassbare Fernmetastasen zerstören soll. Als Indikation gelten alle Fälle, bei denen ein erhöhtes Risiko für eine spätere Fernmetastasierung besteht. Dies ist insbesondere der Fall bei:
- Jungen Frauen (< 40 Jahre)
- Tumoren über 2 cm
- Positivem Lymphknotenbefall
- Nachweis von Tumorzellen in den Lymph- oder Blutgefäßen (Lymphangiosis oder Hämangiosis carcinomatosa)

Zunehmend wird auch die **präoperative Chemotherapie** eingesetzt, um größere Tumoren vor der eigentlichen Operation so weit zu verkleinern, dass sie dann brusterhaltend operiert werden können. Außerdem lässt sich durch die regelmäßigen Tast- und Ultraschalluntersuchungen sehr genau feststellen, ob die ausgewählte Chemotherapie bei der speziellen Patientin und dem vorliegenden Tumor wirklich eine ausreichende Wirkung hat.

Eine **palliative Chemotherapie** wird bei Fernmetastasen angewandt, wenn der Tumor samt seiner Metastasen hormonrezeptornegativ ist. Ihr Ziel ist die Linderung von Beschwerden, z. B. starken Tumorschmerzen. In diesen Fällen lässt sich allerdings eine Heilung der Krebserkrankung praktisch nicht mehr erreichen. Somit ist es sehr wichtig, bei der Entscheidung für oder gegen eine palliative Maßnahme die möglichen Wirkungen gegenüber den Nebenwirkungen genau abzuwägen, um die Lebensqualität für die Patientin nicht mehr als unbedingt notwendig zu beeinträchtigen.

Schmerztherapie in der Onkologie ☞ *2.3*

Pflege von Patientinnen während der Chemotherapie ☞ *2.3.2*

Brustrekonstruktion

Die Entfernung einer Brust beeinträchtigt das Körperschema einer Frau sehr, und fast alle Frauen möchten, dass man ihnen von außen so wenig wie möglich von ihrer Erkrankung ansieht. Heute gibt es mehrere Möglichkeiten, den betroffenen Frauen zu helfen:
- Lange Zeit waren **Epithesen** (Büstenhalterprothesen), die in BH oder Badeanzug eingelegt oder mit einem Haftstreifen direkt am Körper befestigt werden, die einzige Möglichkeit, das Fehlen einer Brust zu kaschieren. Der Vorteil einer Epithese besteht darin, dass sie weder eine Ausweitung der Operation zur sofortigen Rekonstruktion im direkten Anschluss an die Ablatio noch einen zweiten operativen Eingriff erfordert. Viele Frauen kommen mit einer individuell angefertigten Büstenhalterprothese gut zurecht. Andere fühlen sich aber unsicher und haben ständig Angst vor einem Verrutschen der Prothese. Im Gegensatz zu Prothesen, die in einen Spezial-BH eingelegt und von vielen Patientinnen als zusätzliches Gewicht, als Anhängsel empfunden werden, ist die Klebeprothese (☞ Abb. 3.20–3.25) physiologischer und entlastet Schulter und Rücken
- **Implantierbare Prothesen** (alloplastische Rekonstruktionen) werden im Rahmen der Erstoperation oder zu

3

Anlegen einer Brustprothese mit Haftstreifen [V158]

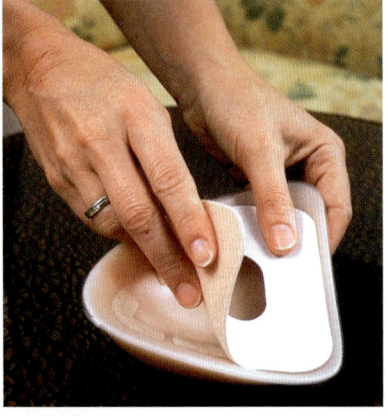

Abb. 3.20: Zunächst Haftstreifen auf das Klettband in der Innenseite der Prothese legen, Schutzfolie der Klebeseite jedoch noch nicht abziehen.

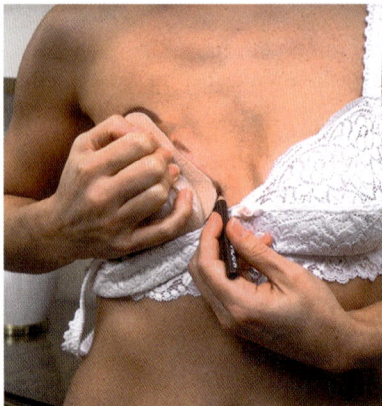

Abb. 3.21: Die ideale Position für die Prothese lässt sich am besten mit Hilfe des BHs finden. Zum Markieren (mit Fettstift) Prothese etwas beiseite halten, so dass der Haftstreifen als Führungslinie benutzt werden kann.

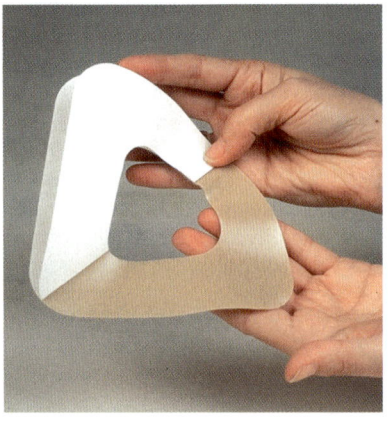

Abb. 3.22: Nach dem Markieren der Position Haftstreifen aus der Prothese herausnehmen. Beginnend von der Seite her, die zum Sternum zeigt, Schutzfolie bis zur Hälfte abziehen und abknicken.

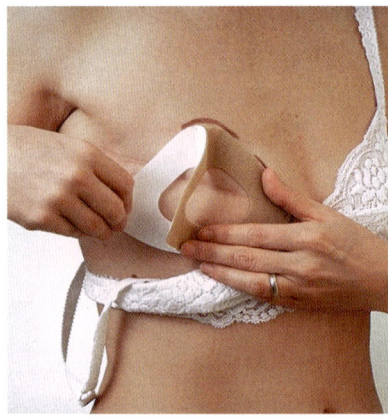

Abb. 3.23: Haftstreifen vom Sternum her aufkleben, anschließend den Rest der Schutzfolie Stück für Stück zur Seite hin abziehen und Haftstreifen rundum andrücken.

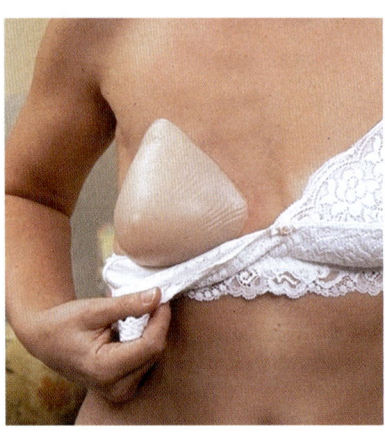

Abb. 3.24: Brustprothese mit leichtem Druck auf den Haftstreifen aufsetzen und BH anziehen (allerdings hat die Prothese auch ohne BH Halt).

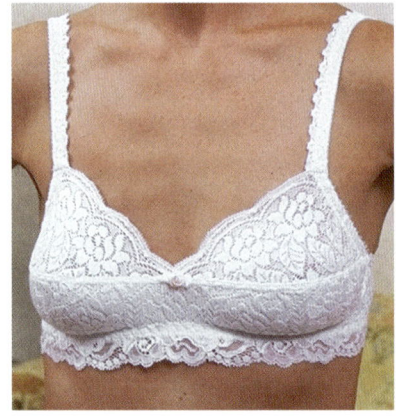

Abb. 3.25: Die Klebeprothese haftet fest am Körper und ermöglicht völlige Bewegungsfreiheit. Sie kann auch beim Duschen oder Schwimmen getragen werden.

einem späteren Zeitpunkt vorzugsweise unter den Brustmuskel eingepflanzt. Meist wird allerdings nicht sofort die endgültige Prothese, sondern ein **Expander** eingesetzt, der 1- bis 2-mal wöchentlich mit Kochsalz aufgefüllt und in einer zweiten Operation durch das endgültige, kleinere (Silikon-) Implantat ersetzt wird. Durch den „Hautüberschuss" infolge der vorangegangenen Dehnung „fällt" die rekonstruierte Brust lockerer, und das kosmetische Ergebnis ist besser. Areola und Mamille können z. B. aus der Haut des Oberschenkels oder

der großen Schamlippen oder durch Teilung der Mamille der anderen Seite neugebildet werden. Auch eine Tätowierung ist möglich. Die Implantation eines Expanders oder einer endgültigen Prothese ist technisch relativ einfach, hinterlässt keine zusätzlichen Narben und ist auch bei älteren Patientinnen anwendbar. Nachteilig sind die mit 10–15 Jahren begrenzte Haltbarkeit des Implantats und die Tatsache, dass zur Formoptimierung meist 2–3 weitere Eingriffe nötig sind. Außerdem kann sich eine bindegewebige Kapsel um das Implantat bilden *(Kapselfibrose)*. Ungeklärt ist, ob Autoimmunerkrankungen wie z.B. Sklerodermie oder rheumatoide Arthritis durch ein Silikonimplantat verschlechtert oder sogar ausgelöst werden können

- Ein Wiederaufbau der Brust ist auch mit körpereigenem Material möglich **(autologe Rekonstruktion).** Am bekanntesten sind Rekonstruktionen mit Hilfe eines Haut-Muskel-Lappens aus dem M. rectus abdominis (☞ Abb. 3.32–3.36) oder dem M. latissimus dorsi (☞ Abb. 3.26–3.31). Allerdings sind die Eingriffe technisch kompliziert und es entstehen zusätzliche Narben. Außerdem sind die Operationen nicht bei jeder Patientin möglich.

Nachsorge und rehabilitative Maßnahmen

Fernmetastasen treten auch noch mehr als zehn Jahre nach Diagnosestellung und Erstbehandlung auf. Daher sind langjährige Nachkontrollen erforderlich. Die Patientinnen sollten sich in den ersten zwei Jahren etwa vierteljährlich, in den darauf folgenden drei Jahren halbjährlich und danach einmal jährlich untersuchen lassen, auch wenn sie keinerlei Beschwerden haben. Der Umfang der Kontrolluntersuchungen ist individuell auf die Bedürfnisse und die Situation der Patientin zugeschnitten. Immer beinhalten sie aber Anamnese, Blutuntersuchungen und körperliche Untersuchung mit besonderer Beachtung des Operationsgebietes, der anderen Brust (einschließlich deren Lymphknotenstationen), der Lunge, der Leber und des Skeletts.

☞ Jeder Kopf- und Kreuzschmerz kann Symptom von Knochenmetastasen, jede Dyspnoe, jeder Husten Anzeichen von Lungenmetastasen sein.

Rehabilitative Maßnahmen umfassen Anschlussheilbehandlungen oder Kuren sowie meist auch physiotherapeutische Behandlungen. Die berufliche Tätigkeit kann nicht immer sofort wieder aufgenommen werden, manchmal ist auch eine Umschulung nötig.

Die Kosten für ambulante Maßnahmen oder eine zeitweise Hilfe im Haushalt trägt die Krankenversicherung. Bei längerer Erkrankung und mindestens 50 % Erwerbsunfähigkeit kann über das Versorgungsamt ein Schwerbehindertenausweis und beispielsweise bei der **Bundesversicherungsanstalt für Angestellte** *(BfA)* eine entsprechende Rente beantragt werden.

Gesprächskreise oder Selbsthilfegruppen können bereits während des stationären Aufenthaltes kontaktiert werden. Sie helfen der Frau, sich im Alltag zurechtzufinden, die Erkrankung anzunehmen und den Organverlust zu bewältigen.

Brustrekonstruktion mit Latissimus dorsi-Lappen [T129]

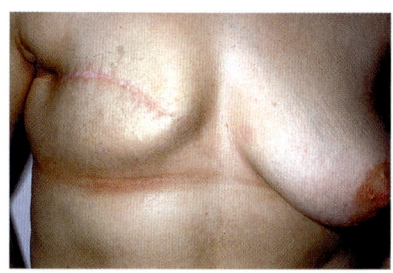 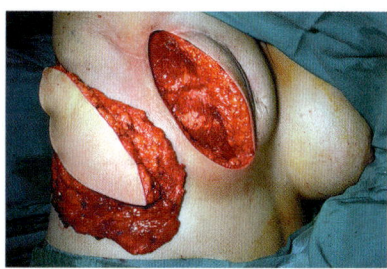 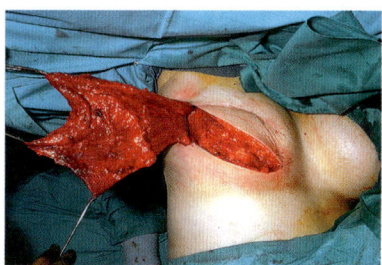

Abb. 3.26–3.28: Links die Patientin vor der Operation. Im mittleren Bild wurde die alte Operationsnarbe eröffnet und ein Bett für das Transponat geschaffen. Der rechte M. latissimus dorsi (Rückenmuskel auf Höhe des 7.–12. Brustwirbels) wurde mit dem darüber liegenden Hautareal mobilisiert und zum Vergleich der Passform neben sein zukünftiges Bett gelegt. Über einen Gefäß- und Nervenstiel bleibt die Versorgung des Lappens gewährleistet. Auf der rechten Abb. wurde der Latissimus dorsi-Lappen von seinem ursprünglichen Bett unter dem Arm und unter der Haut hindurch nach vorne gezogen.

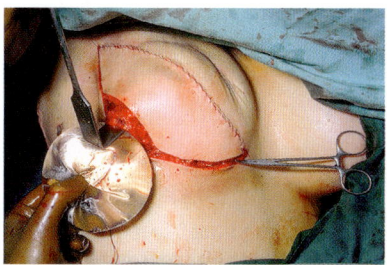 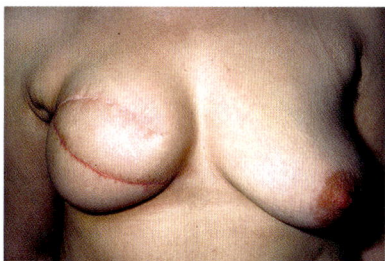 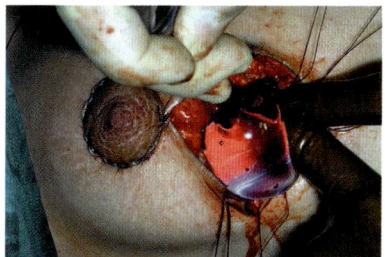

Abb. 3.29–3.31: Der Latissimus dorsi-Lappen wird zu einer Brust geformt und mitsamt der Haut eingenäht. Bevor die Hautnaht geschlossen wird, bringt der Operateur ein Silikonkissen ein, das die Brustform verstärkt. Auf dem mittleren Bild ist die Patientin nach der Operation mit verheilter Wunde zu sehen. Auf Wunsch der Patientin kann in einem weiteren Eingriff die Mamille neu gebildet werden. Das rechte Bild zeigt einen OP-Situs nach neu eingepflanzter Mamille. Der Operateur ist gerade dabei, das Silikonkissen wieder neu einzuschieben.

Brustrekonstruktion mit transversalem Rektuslappen [T129]

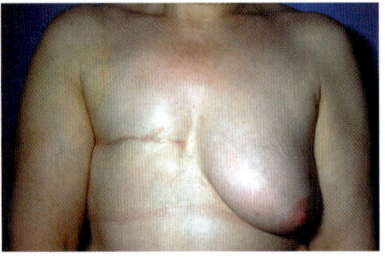 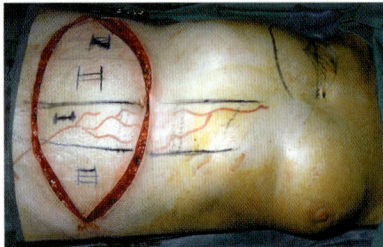 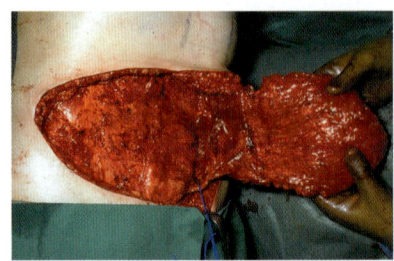

Abb. 3.32–3.34: Links die Patientin vor der Operation. Auf dem mittleren Bild wurde mit der Mobilisation des spitzovalen, quer verlaufenden Rektuslappens begonnen, nachdem der Operateur präoperativ die Muskelverläufe aufgezeichnet hat. Rechts wurde der Rektuslappen bis auf seinen Gefäß-Nervenstiel völlig mobilisiert und aus seinem Bett gehoben.

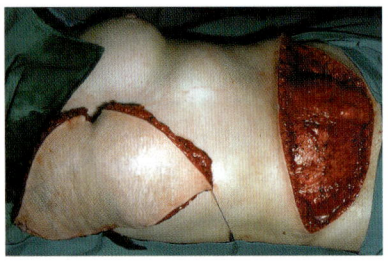

Abb. 3.35 und 3.36: Auf der linken Abb. wurde der Rektuslappen unter der Haut hindurch zu seinem zukünftigen Bett geführt, die Bauchwunde ist noch offen. Rechts die Patientin nach Einheilung des transversalen Rektuslappens.

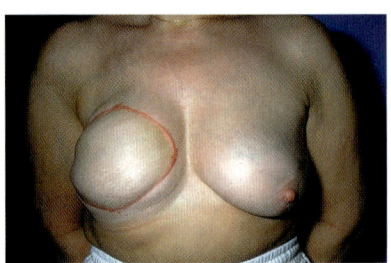

Präoperative Pflege bei Mammakarzinom

Pflege vor und nach gynäkologischen Operationen
☞ 2.2

Für jede Patientin ist es wichtig, dass sich die Pflegenden auf sie und ihre individuellen Bedürfnisse einstellen und sie nicht – bewusst oder unbewusst – mit anderen Patientinnen verglichen wird. Jede Patientin kommt aus einem anderen Umfeld und hat auf ganz persönliche Art und Weise gelernt, mit Krankheit und Schmerzen umzugehen. Manche Patientinnen quälen sich mit Selbstvorwürfen und Anschuldigungen, weil sie die Veränderungen schon länger bemerkt und den Gang zum Frauenarzt gescheut haben. Andere nehmen ihr „Schicksal" ergeben hin oder suchen die Schuld für ihre Erkrankung in ihrem Umfeld, z. B. ihrem Arbeitsplatz oder ihrer Familie.

Allen Patientinnen gemeinsam ist aber die außergewöhnliche und belastende Situation, in der sie sich nach der Einweisung ins Krankenhaus befinden. Denn nur selten kann vor der Operation bereits mit Sicherheit ein malignes Geschehen ausgeschlossen oder diagnostiziert werden, so dass die Frauen in Ungewissheit leben und nur auf ein gutes Ergebnis hoffen können. Dieser Hoffnungsschimmer ist nicht unberechtigt und sollte deshalb auf jeden Fall erhalten werden.

Für manche Patientin ist die Anwesenheit und Nähe ihres Partners, ihrer Familie oder ihrer Freunde hilfreich für die Bewältigung ihrer Ängste und ggf. auch Selbstvorwürfe. Die Pflegenden können die Patientin unterstützen, indem sie ihr so viel wie möglich Privatsphäre ermöglichen. Je nach Gepflogenheiten des Hauses kann der Patientin auch ein Angebot aus der Aromatherapie gemacht werden (z. B. fettes Basisöl mit Angelikaöl, Rose türkisch und Grapefruitöl mischen und einmassieren).

> 🏥 Gerade weil die Patientinnen so unterschiedlich sind, ist es zunächst Aufgabe der Pflegenden, ihre Patientinnen wirklich kennen zu lernen, um dann die Pflege für jede dieser Frauen ganz individuell planen zu können.

Weiter ist vor einer Brustoperation zu beachten:
• Alle Patienten- und Operationsunterlagen einschließlich der Mammographiebilder bereithalten und – sofern dies nicht in den Aufgabenbereich des OP-Personals fällt – die Begleitpapiere für die Schnellschnittuntersuchung und die Hormonrezeptorbestimmung vorbereiten
• Physiotherapeuten über die Patientin und den Operationstermin informieren, da die physiotherapeutischen

🔗 Pharma-Info 3.37: Gynäkologische Hormone und Antihormone

In der Gynäkologie spielt der therapeutische Einsatz von **Hormonen** sowie ihren Abkömmlingen und Hemmstoffen (**Antihormone**) eine große Rolle. Die Anwendung dieser Präparate erfordert eine strenge Indikationsstellung und regelmäßige ärztliche Kontrollen. Die Nebenwirkungen und Risiken hängen von der entsprechenden Substanz

und ihrer Dosierung ab. Am bedeutsamsten sind Brustspannen, Appetitzunahme, Wassereinlagerungen, Kopfschmerzen, depressive Verstimmungen, Thromboembolien, Blutdrucksteigerung und eine Verminderung der Glukosetoleranz. Außerdem gibt es eine Vielzahl von Wechselwirkungen mit anderen Hormonsystemen im Körper.

3

Gynäkologische Hormone und Antihormone		
Substanzgruppe	**Handelsname (Bsp.)**	**Indikationen in der Gynäkologie (Bsp.)**
Geschlechtshormone und ihre Hemmstoffe		
Östrogene		
z. B. Estradiol, Estriol	Progynon® C Ethinylestradiol 25 µg Jenapharm Ovestin® Kombinationspräparate mit Gestagenen: Gynodian® Depot Nuriphasic® Presomen® comp.	Zyklusstörungen, Östrogentest (☞ 8.2), Östrogenmangel-erscheinungen (z. B. Beschwerden in den Wechseljahren, häufig in Kombination mit Gestagenen)
Antiöstrogene**		
z. B. Tamoxifen	Nolvadex® tamoxifen medac®	Hormontherapie des Mammakarzinoms bei positivem ER-Rezeptorstatus; WM*: Verdrängt Östrogen von den Rezeptoren
z. B. Toremifen	Fareston®	
z. B. Raloxifen	Evista®	
z. B. Tibolon	Liviella®	
z. B. Clomifen	Dyneric® Clomifen-ratiopharm®	Ovulationsauslösung bei Sterilität; WM*: Blockade der Östrogenrezeptoren im Zwischenhirn, dadurch gesteigerte Ausschüttung von LH und FSH
Gestagene, z.B. Medroxyprogesteron		
Niedrig dosiert	Clinofem® G-Farlutal® 5 mg Primolut® Nor 5/10	Zyklusstörungen, Endometriose, Sterilität oder drohende Fehlgeburt bei Gelbkörperinsuffizienz, Gestagentest (☞ 8.2)
Hoch dosiert	Clinovir® Farlutal® Megestat®	Hormontherapie des Mammakarzinoms und Endometrium-karzinoms
Antigestagene, z. B. Mifepriston	Mifegyne®	Abruptio
Antiandrogene		
Niedrig dosiert in Kombination mit Östrogenen	Diane®	Androgenabhängige Erkrankungen (z. B. androgenetischer Haarausfall, Akne)
Hoch dosiert	Androcur®	Schwere Virilisierungserscheinungen (☞ 1.3.2) bei Frauen
Aromatasehemmer**		
z. B. Anastrozol	Arimidex®	Metastasierendes Mammakarzinom WM*: Blockierung der Steroidhormonsynthese
z. B. Formestan	Lentaron®	
z. B. Letrozol	Femara®	
z. B. Exemestan	Aromasin®	
Hypophysen- und Hypothalamushormone und ihre Hemmstoffe		
Oxytocin ☞ Pharma-Info 12.7		
Hypophysäre Gonadotropine		
Follikelstimulierendes Hormon (FSH) z. B. Urofollitropin	Fertinorm®	Stimulation der Follikelreifung und Ovulationsauslösung bei Sterilität
Extrahypophysäre Gonadotropine		
Humanes Choriongonado-tropin (HCG)	Pregnesin®	Stimulation der Follikelreifung und Ovulationsauslösung bei Sterilität
Humanes Menopausen-gonadotropin, z. B. Urogonado-tropin, z.B. Menotropin	Humegon® Menogon® Pergonal®	
Gonadotropinhemmer	Winobanin®	Endometriose
Prolaktinhemmer	Pravidel® Dostinex®	Prolaktinbedingte Sterilität und andere prolaktinbedingte Erkrankungen (z. B. Galaktorrhoe ☞ 3.3.3); Abstillen
GnRH-Agonisten, z. B. Buserelin, Goserelin	Suprefact® Zoladex®	Uterusmyom, Endometriose, Mammakarzinom; WM*: Blockierung der Gonadotropinausschüttung in der Hypophyse, dadurch Unterdrückung der Eierstockfunktion

*WM: Wirkmechanismus **Aromatasehemmer werden manchmal auch zu den Antiöstrogenen gezählt

Orale Kontrazeptiva ☞ 9.4.3

3

Übungen vom ersten postoperativen Tag an erforderlich sind. Die Übungen sollen den Lymphabfluss auf der operierten Seite unterstützen, die verbliebenen Muskelgruppen trainieren, die Versteifung des Schultergelenkes und körperliche Fehlhaltungen verhindern und die Elastizität der Narbe erhalten

- Brust und Axilla rasieren (☞ 2.2.2), falls die Rasur nicht im OP-Trakt erfolgt
- Erstprothese aus textilem Gewebe als Übergangslösung besorgen: Diese ist sehr leicht und sorgt für einen optischen Ausgleich, ohne unangenehm oder reizend auf das Wundgebiet einzuwirken
- Am Vorabend der Operation Patientin ab 22 Uhr nüchtern lassen. Zum Abendessen ist noch Vollkost erlaubt.

🛏 Um die Einlagerung von Flüssigkeit ins Gewebe bei einer postoperativ auftretenden Lymphabflussstörung zuverlässig erfassen zu können, ermitteln die Pflegenden in einigen Krankenhäusern bereits präoperativ den Armumfang auf der zu operierenden Seite und haben somit eine Vergleichsmöglichkeit.

Postoperative Pflege bei Mammakarzinom
Vitalzeichenkontrolle
Die Häufigkeit der Vitalzeichenkontrollen entspricht der anderer Operationen (☞ 2.2.4). Jedoch darf der Blutdruck niemals am Arm der betroffenen Seite gemessen werden, da dieses zu Schmerzen und Lymphstauung führen kann.

Lagerung
Zur Verbesserung des Lymphabflusses (☞ Abb. 3.13) wird der Arm der betroffenen Seite in leichter Abduktion auf einem Kissen oder Armliegekeil (z. B. RHOMBO-MED®-Armrampe ☞ Abb. 3.38) über Herzniveau erhöht gelagert.

Mobilisation
Mit der Mobilisation wird am OP-Tag begonnen. Ausgenommen sind Patientinnen nach ausgedehnten plastischen Operationen, etwa einer Brustrekonstruktion mit Latissimus dorsi-Lappen (☞ Abb. 3.26–3.31).

Wundgebiet, Wundversorgung
- Redondrainagen und Verband werden auf Nachblutungen hin beobachtet, die v. a. nach axillärer Lymphknotenausräumung und großen Lappenplastiken auftreten

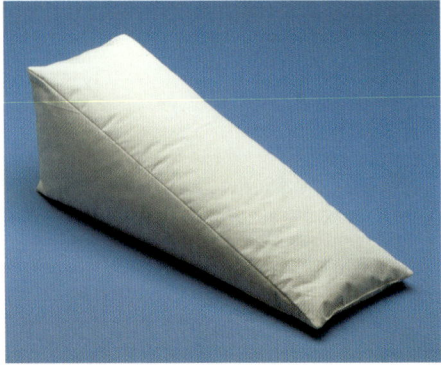

Abb. 3.38:
RHOMBO-MED®-Armrampe zur Armhochlagerung (beugt einem Lymphödem vor). [V168]

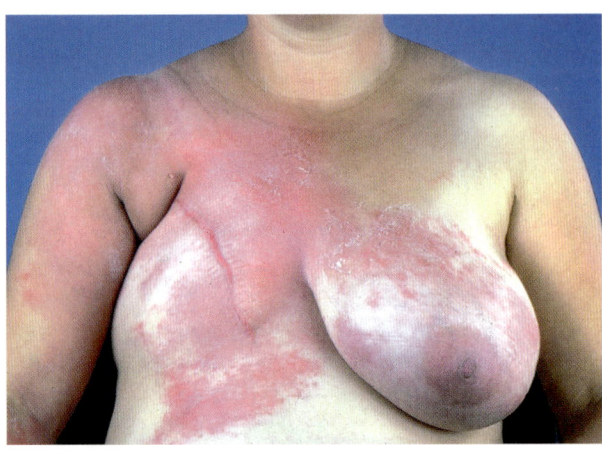

Abb. 3.39: Erysipel nach Ablatio mammae, das sich nach hohem Fieber innerhalb von drei Tagen entwickelt hat. [C105]

- Nach einer Probeexzision (Mamma-PE) liegt eine Redondrainage, die in der Regel am zweiten postoperativen Tag entfernt wird
- Nach einer Ablatio mammae liegen ein oder zwei, bei zusätzlicher axillärer Lymphknotenausräumung bis zu drei Redondrainagen. Abhängig von der Fördermenge wird die axilläre Redondrainage am 5. oder 6., die anderen bereits am 2.–4. postoperativen Tag entfernt. Die Drainagen werden vom Arzt oder nach entsprechender Delegation von den Pflegenden gezogen. Zur Schmerzlinderung soll die Patientin während des Ziehens tief ein- und ausatmen. Die Austrittsstellen werden auf Entzündungen kontrolliert und vorübergehend mit einem Druckverband versorgt
- Der Verbandwechsel fällt in den ärztlichen Aufgabenbereich, wird aber häufig an Pflegende delegiert. Sobald die Wunde trocken ist, wird der Verband weggelassen. Häufig erschrecken die Patientinnen sehr, wenn sie nach Entfernung des Wundverbandes zum ersten Mal die Narbe im Spiegel sehen. Hier helfen ein vorbereitender Hinweis, Verständnis, Gespräche und die Information, dass sich das Aussehen der Narbe noch verändern wird
- Wurden zum Wundverschluss Einzelfäden verwendet, werden die Fäden in der Regel am 10. oder 11. postoperativen Tag gezogen; steht die Wunde unter Spannung, belässt man bis zum 14.–16. Tag Restfäden. Bei Intrakutannähten wird einer der Knoten dicht über der Haut abgeschnitten und vom anderen Ende her vorsichtig herausgezogen
- Nach axillärer Ausräumung können Serome (Ansammlungen von Wundsekret) auftreten, die vom Arzt unter sterilen Bedingungen abpunktiert werden. Die Pflegenden assistieren dabei.

Entfernen von Einzelknopfnähten ☞ *2.2.4*

Entfernen von Intrakutannähten ☞ *2.2.4*

Körperpflege
- Patientinnen beim Waschen und An- bzw. Auskleiden Hilfe anbieten, da viele Patientinnen dabei große Schmerzen haben. Insbesondere fällt ihnen das Kämmen der Haare schwer, da der Arm der betroffenen Seite nur un-

ter Schmerzen angehoben werden kann. Dies gilt v.a. dann, wenn es sich bei der operierten Seite bei einer Linkshänderin um die linke und bei einer Rechtshänderin um die rechte Seite handelt

- Zum Waschen nur milde Reinigungsmittel verwenden, da die Haut des Narbengebiets sehr empfindlich ist. Kurzes Duschen ist erlaubt, sobald die Wunde abgeheilt ist. Für einige Frauen ist es eine Hilfe, wenn sie – statt passiv sein zu müssen – etwas für sich und ihren Körper tun können, z.B. die Narbe mit Ringelblumensalbe zu pflegen
- Mit dem Ankleiden auf der operierten Seite und mit dem Auskleiden auf der gesunden Seite beginnen. Sinnvoll ist Oberbekleidung, die vorn zu öffnen und zu schließen ist, z.B. Blusen statt Pullover.

Ernährung

Hat die Patientin die Narkose gut vertragen, kann sie bereits am Abend des OP-Tages Tee und Zwieback bekommen. Am 1. postoperativen Tag erhält sie leichte Kost, danach Vollkost. Eine Ausnahme besteht nach großen Lappenplastiken. Hier erhält die Patientin zunächst nur Tee, bevor am 2. Tag mit dem Kostaufbau begonnen wird.

Prophylaxen

- Thromboseprophylaxe
- Pneumonieprophylaxe wegen der Schonatmung
- Kontrakturenprophylaxe: Bewegungsübungen, um eine Versteifung des Schultergelenkes durch die Schonhaltung (Anheben der Schulter auf der operierten Seite über die Gesamtschulterlinie) zu vermeiden. In den ersten postoperativen Tagen werden die Übungen mit Gebrauchsbewegungen verknüpft, z.B. dem Haarekämmen
- Lymphödemprophylaxe (☞ Abb. 3.42).

Psychische Begleitung nach Organverlust

Pflege in der gynäkologischen Onkologie ☞ 2.3

Die Brustamputation ist ein einschneidendes Erlebnis und trifft die Frau in ihrer ganzen Person. In der Beziehung zum Partner, zu den Kindern, zu Freunden und Arbeitskollegen kann die Frau verunsichert oder verängstigt sein; außerdem stellen sich oft Gefühle wie Wut, Verzweiflung, Scham, Verbitterung oder Angst ein.

Jede Frau drückt ihre Gefühle auf ihre eigene Art und Weise aus. So sind Apathie und Stummheit ebenso möglich wie nicht enden wollendes Weinen, lautstarke Wutausbrüche oder – allerdings selten – suizidale Äußerungen. Hier hilft es der Frau, wenn sie merkt, dass jemand da ist, der sie versteht und samt ihren – vielleicht nicht immer ganz nachvollziehbaren – emotionalen Äußerungen akzeptiert, wenn sie so sein darf, wie sie sich wirklich fühlt und nicht „die Tapfere" spielen muss. Doch auch bei optimaler Unterstützung durch ihre Bezugspersonen leidet sie meist unter dem Gefühl, etwas Wichtiges verloren zu haben (ohne es immer genau definieren zu können). Sie fühlt sich oft „unweiblicher" und ist in ihrem Selbstwertgefühl beeinträchtigt. Deshalb nehmen die Pflegenden bei allen pflegerischen Tätigkeiten auf das seelische Befinden der Frau Rücksicht. Auch wenn andere Arbei-

ten wichtiger zu sein scheinen, nehmen sich die Pflegenden Zeit für Gespräche oder gehen dem Wunsch der Frau nach gemeinsamem Schweigen nach. Dies hilft der Frau mehr als z.B. ein frisch bezogenes Bett (🕮 4).

Daneben können die Pflegenden der Frau auch noch in anderer Weise helfen:

- Die Trauer der Patientin um das verlorene Organ sollte von den Pflegenden zugelassen und unterstützt werden. Wünscht sich die Patientin beispielsweise Zeiten, in denen sie nicht gestört wird, erfüllen ihr die Pflegenden diesen Wunsch, denn Zeiten des Rückzugs sind notwendige Phasen des Trauerns
- Überschießende Reaktionen der Patientin richten sich oft gegen die Pflegenden. Sie sind aber nicht persönlich gemeint, sondern Ausdruck von Verzweiflung, Ohnmacht und Hilflosigkeit. Voraussetzungen, um in diesem Fall richtig reagieren zu können, sind Verständnis für die besondere Situation der Frau und eine gesunde Distanz zur Patientin bzw. ihren Gefühlsäußerungen
- Manche Patientinnen schaffen es nicht, selbständig Kontakt zu Leidensgefährtinnen oder Selbsthilfegruppen aufzunehmen. In diesem Fall vermitteln die Pflegenden den Kontakt oder schalten die Sozialarbeiterin des Hauses ein.

Trotz der schweren Belastung sollte die Frau so schnell wie möglich auch ihre psychische Gesundheit wiedererlangen und damit zur gewohnten Lebensqualität zurückfinden. Manche Frauen geben an, dass ihr Leben durch die Krankheit sogar noch an Qualität gewonnen habe, da sie nun viel bewusster leben und ihnen immer mehr (schöne) Dinge auffallen würden, an denen sie vor der Krankheit achtlos vorbeigegangen wären. Bis die Frauen zu dieser Einstellung gelangen, ist es aber oft ein recht langer Weg. Die Pflegenden können ihnen auf diesem Weg helfen, indem sie ihnen in den Verarbeitungsphasen behutsam und einfühlend beiseite stehen, sie ermutigen und bestärken und auch bei möglichen Rückschlägen Trost und Beistand leisten.

Chronisches Lymphödem des Armes

Nach einer Axilladissektion kann ein **chronisches Lymphödem des Armes** auftreten, das der einen Patientin nur wenig Beschwerden macht, für die andere jedoch eine große Einschränkung der Lebensqualität bedeutet. Das Lymphödem wird verursacht durch die chirurgische oder radiologische Schädigung der Lymphabflusswege des Armes auf der behandelten Seite. Die Symptome sind Anschwellen des Armes, evtl. einschließlich der Hand und der Finger (☞ Abb. 3.40), glatte und gespannte, vielleicht auch gerötete Haut, Sensibilitätsstörungen (z.B. Parästhesien) und Schmerzen. Bei Auftreten auch nur eines Symptoms sollte die Patientin sofort einen Arzt aufsuchen, zumal es sich um ein Tumorrezidiv oder ein **Erysipel** handeln kann, bei dem Keime durch kleine Wunden eindringen, sich wegen des schlechten Lymphabflusses rasch ausbreiten und vermehren und zu einer flächenhaften Entzündung führen (☞ Abb. 3.39). Ein Lymphödem kann durch konsequente Armhochlagerung, Tragen eines Armkompressionsstrumpfs mit Handteil (☞ Abb. 3.41) und Lymphdrainage, bei der bestimmte oberflächliche Griffe entlang der Lymphbahnen den Abtransport der

3

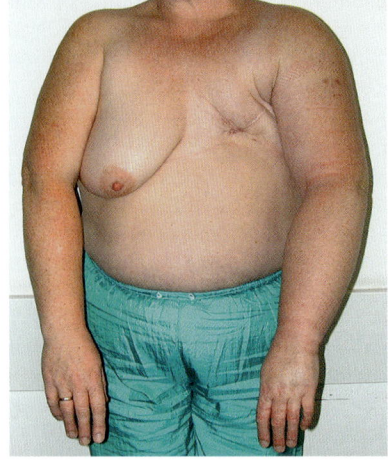

Abb. 3.40: Nach einer Ausräumung der axillären Lymphknoten kann – wie bei dieser Frau am linken Arm – ein Lymphödem auftreten. [T192]

Lymphe verbessern, behandelt werden. Die wichtigste aller Maßnahmen aber ist die Lymphödemprophylaxe, die unmittelbar nach der Operation beginnt und nach der Entlassung konsequent weitergeführt werden muss (☞ unten).

Lymphödemprophylaxe

Günstig sind:
- Frühzeitige und gezielte Bewegungstherapie von Arm und Schultergürtel unter Anleitung eines Physiotherapeuten
- Häufiges Hochlagern des Armes und Betätigung der Muskelpumpe durch Bewegungsübungen (☞ Abb. 3.42)
- Ausgewogene Ernährung (Sollgewicht anstreben, vitaminreich, kochsalzarm essen, viel trinken)
- Schwimmen und Gymnastik, ggf. in einer regionalen Rehabilitationssportgruppe.

Ungünstig sind:
- Überbelastung und monotone Bewegungen des Armes. Das bedeutet, auf schweres Heben und Tragen verzichten und nur in kurzen Etappen Wäsche aufhängen und bügeln sowie Fenster putzen, nicht lange am Computer schreiben oder stricken
- Verletzungen. Daher im Garten nur mit Handschuhen arbeiten, nur mit Fingerhut nähen; bei der Nagelpflege nicht schneiden, sondern feilen
- Blutentnahmen, Injektionen, Infusionen oder Akupunktur am betroffenen Arm
- Stauungen. Entsprechend auf enge Kleidung verzichten (der BH darf z. B. nicht einschnüren), kein enges Uhrenarmband und keinen zu engen (Ehe-) Ring auf der betroffenen Seite tragen, den Blutdruck nicht auf der operierten Seite messen (lassen)
- Sonnen- oder Wärmeeinwirkungen auf den Arm. Also auf Sauna und Sonnenbäder verzichten, nicht zu lange baden, kein Rotlicht, kein Heizkissen, Arm nicht heißen Dämpfen aussetzen, z. B. beim Bügeln mit Dampf. Zu vermeiden ist jedoch genauso direkte Kälteeinwirkung (keine Eispackungen anbringen)
- Herunterhängende Arme, z. B. während des Wanderns. Ggf. einen Armkompressionsstrumpf mit Handteil tragen (wird vom Sanitätsfachgeschäft angepasst ☞ Abb. 3.41).

Patientenberatung

Patientinnen nach einer Brustentfernung werden von den Pflegenden umfassend informiert. In manchen Häusern gibt es dazu eigene Mammasprechstunden. Wichtig ist – wie bei allen Beratungsgesprächen –, dass sie in einer ruhigen, störungsfreien Umgebung stattfinden, in der Patientin und Angehörige all die Fragen stellen können, die ihnen wichtig sind. Oft finden solche Gespräche gemeinsam mit dem behandelnden Arzt statt, weil die Fragen von Patientin und ggf. Angehörigen Themen betreffen, die die Zuständigkeitsbereiche von Arzt und Pflegenden gleichermaßen angehen:

- Die Patientin wird bezüglich günstigen und ungünstigen Verhaltensweisen zur Vermeidung eines Lymphödems informiert und beraten
- Noch in der Klinik wird der Kontakt zu einem Sanitätsfachgeschäft vermittelt, zu dem die Patientin Vertrauen hat und nach der Krankenhausentlassung gehen möchte. Als Erstes wird ihr die Vertreterin des Sanitätsfachgeschäftes einen speziellen BH in der benötigten Größe mitbringen, dessen Träger breit sind und dadurch nicht einengen und in den Prothesentaschen eingearbeitet sind. Dann wird sie die Patientin über die Möglichkeiten der prothetischen Versorgung informieren, damit sich diese bald für eine Brustprothese entscheiden kann und so früh wie möglich eine optisch passende, das Gewicht ausgleichende und die Körpersymmetrie erhaltende Brustprothese erhält
- Die Patientin wird über die Pflege der Brustprothese informiert: Die (endgültige) Prothese wird entsprechend den Herstellerangaben mit milder Seife oder Feinwaschmittel gewaschen und mit klarem Wasser abgespült, anschließend mit einem weichen Tuch abgetrock-

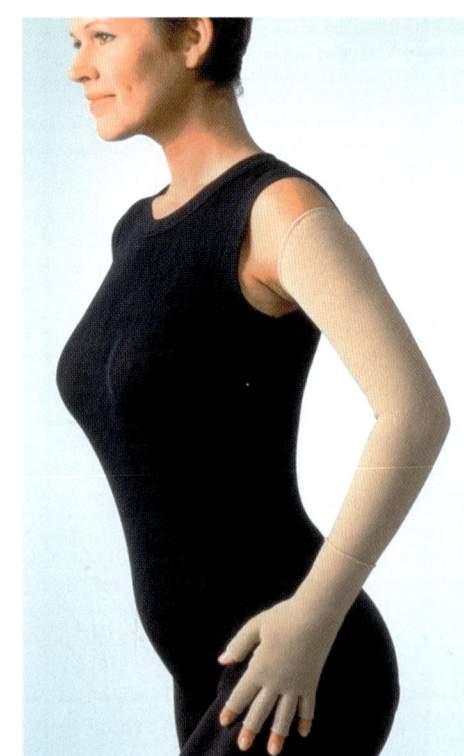

Abb. 3.41: Patientin, die einen Armkompressionsstrumpf mit Handteil trägt. [V154]

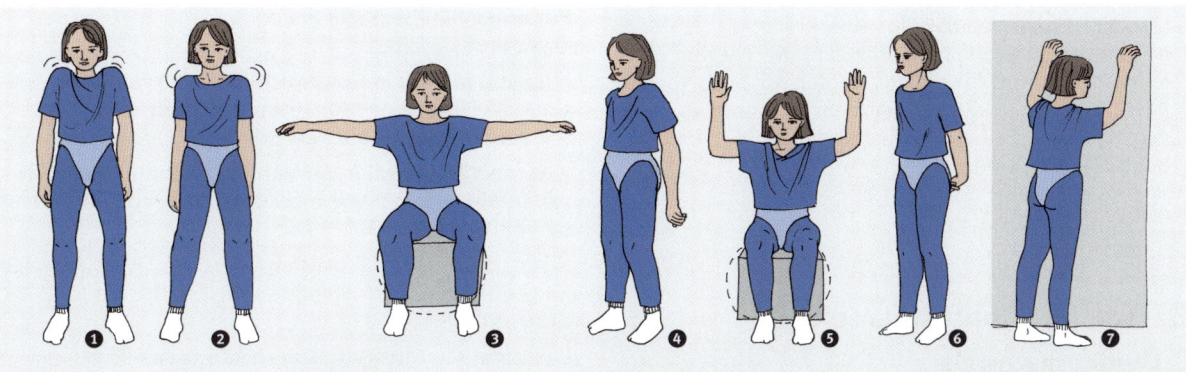

❶ Entweder beide Schultern gleichzeitig oder im Wechsel nach oben ziehen und fallenlassen.

❷ Mit beiden Schultergelenken Kreise nach hinten beschreiben.

❸ Die Arme waagerecht in Schulterhöhe heben und kleine, kreisende Bewegungen mit der Betonung nach hinten ausführen.

❹ Beide Schulterblätter der Wirbelsäule nähern und wieder entspannen.

❺ Beide Arme über Schulterhöhe anwinkeln. 3 – 5 mal die Hände öffnen und schließen, dabei die Arme langsam sinken lassen. Entspannen und wiederholen.

❻ Hände hinter dem Rücken falten und die Schultern bewußt mit nach hinten nehmen, locker lassen und wiederholen.

❼ Mit dem Gesicht zur Wand versuchen, mit beiden Händen und Armen an der Wand hinaufzukrabbeln bis die Arme völlig gestreckt sind.

Abb. 3.42: Bewegungsübungen nach Ablatio mammae und zur Lymphödemprophylaxe. [A400-215]

net. Bildet sich durch die Fettabsonderung des Körpers ein weißer Film auf der Prothese, kann er mit Alkohol entfernt werden (auch in diesem Fall die Herstellerangaben beachten). Da die dünne Folienumhüllung der Prothese sehr empfindlich ist, muss sie vor Beschädigung durch spitze und scharfe Gegenstände (z.B. Anstecknadeln, Tierkrallen, Scheren, Nagelfeilen, Spritzen) und Hitzeeinwirkung geschützt werden.

• Zur Beratung gehört auch die Überlassung von Infobroschüren, wie sie viele Häuser erstellt haben und der Hinweis auf Selbsthilfegruppen bzw. auf informative Internetadressen (✉ 1, 2, weitere Adressen ☞ Kap. 2)

• Die Patientin ist über die Notwendigkeit von regelmäßigen Nachsorgeterminen informiert und weiß, dass sie einen Tumorpass mit sich führen sollte und dass sie bei Veränderungen (z.B. bei beginnendem Lymphödem) ihren behandelnden Arzt benachrichtigt. Sie führt selbst

regelmäßige Selbstuntersuchungen durch und kennt ihre Brust am allerbesten. So stellt sie Veränderungen frühzeitig fest und kann sie ihrem Arzt mitteilen

• Die Beratung umfasst auch Informationen zu einer gesunden Lebensweise, z.B. bezüglich der Ernährung oder des Erlernens von Entspannungstechniken.

Prognose

Die Prognose hängt vor allem ab von der Ausbreitung des Tumors (Größe des Primärtumors, Befall der axillären Lymphknoten, Vorhandensein von Fernmetastasen), vom Hormonrezeptorbefund, vom histologischen Typ (so hat z.B. das inflammatorische Mamma-Ca eine extrem schlechte Prognose, ☞ Abb. 3.15) und vom Alter der Patientin (Menopausenstatus). Etwa 60% der Patientinnen überleben die ersten fünf Jahre nach Therapiebeginn; die 10-Jahres-Überlebensrate liegt bei ca. 40%.

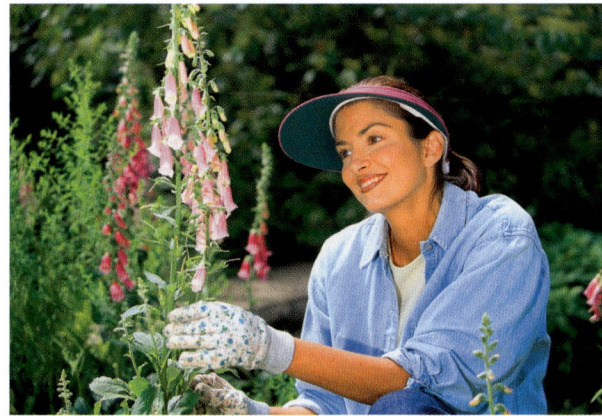

Abb. 3.43: Arm und Hand müssen zur Vermeidung eines Lymphödems vor Verletzungen geschützt werden. Daher sind z.B. zur Gartenarbeit Handschuhe zu tragen. [J668]

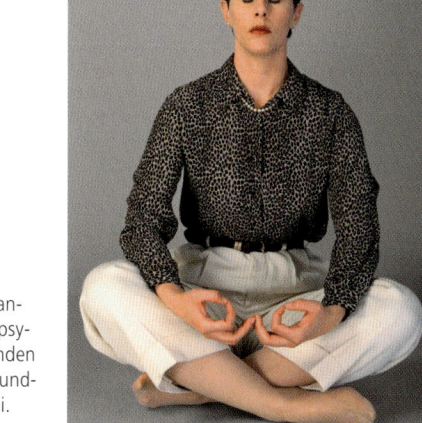

Abb. 3.44: Entspannung fördert das psychische Wohlbefinden und trägt zur Gesundheitsförderung bei. [J668]

3

Die Prognose könnte entscheidend verbessert werden, wenn alle Frauen einmal im Monat ihre Brüste im Stehen und Liegen auf Knoten abtasten würden (☞ 3.2.1). Dann kämen viel mehr Tumoren in Frühstadien (5-Jahres-Überlebensrate bis zu 90 %) zur Behandlung.

Literatur und Kontaktadressen

📖 Literaturnachweis

1. Untch, M. et al.: Diagnostik und Therapie des Mammakarzinoms. Zuckschwerdt Verlag, München 2004

2. Kreienberg, R. et al.: Interdisziplinäre S2-Leitlinie für die Diagnostik und Therapie des Mammakarzinoms der Frau. Zuckschwerdt Verlag, München 2004

3. Goldhirsch, A. et al.: Meeting highlights: Updated International Expert Consensus on the Primary Therapy of Early Breast Cancer 2005. In: Annals of Oncology 16 (10) 2005, S.1569–1583 (auch nachzulesen unter: http://annonc.oxfordjurnals.org)

4. Remmers, H.: Belastungs- und Verarbeitungsprobleme bei Patientinnen mit Brustkrebs – Anforderungen an pflegerische Betreuungs- und Unterstützungskonzepte. In: Pflege, 6/2000, S. 367–376.

Vertiefende Literatur

Berg, L.: Brustkrebs. Wissen gegen die Angst. Verlag Antje Kunstmann, München 2000

Eiermann, W.; Böttger, S.: Brustkrebs wirksam behandeln. Knaur Verlag, München 2004

Forbriger, A.: Krebs: So finden Sie Hilfe im Internet. Trias, Stuttgart 2002

Hussain, M.; Maier-Spitzweck, E.: Der praktische Ratgeber für Frauen nach Brustkrebsoperationen. Zuckschwerdt Verlag, München 2000

Kreienberg, R.; Kafka, A.: Von der Alkoholkarenz bis zur Totaloperation: Wie man Brustkrebs vorbeugen kann. In: Heilberufe 8/2003, S.14

Kürbi, B.; Beier, J.: Brustkrebs-Vorsorge. Kein Thema bei jungen Frauen unter 30 Jahren. In: Heilberufe 10/2004, S. 30–31

Oehlrich, M.; Stroh, N.: Internetkompass Krebs. Springer Verlag, Berlin 2001

Pressler, M.: Isabell nannte es Liebe, Beltz & Gelberg, Weinheim 2002

Schulz, K.-D.; Albert, U.-S.: Stufe-3-Leitlinie. Brustkrebs-Früherkennung in Deutschland. Zuckschwerdt Verlag, München 2004

Team Frauenklinik: Pflege bei Brustkrebs. Mammazentrum ermöglicht integrierte Versorgung. In: Heilberufe 8/2003, S.12–13

✉ Kontaktadressen

1. Bundesverband Frauenselbsthilfe nach Krebs e.V., B 6, 10/11, 68159 Mannheim, Telefon: 0621/244434, www.frauenselbsthilfe.de

2. Brustkrebs Deutschland e.V., Charles-de-Gaulle-Straße 6, Tel.: 089/41619800, www.brustkrebsdeutschland.de

Weitere Internetadressen:

www.brustkrebs.de; www. mammazone.de; www.inkanet.de; www.sicher-fuehlen.de

Wiederholungsfragen

1. Wie wird die Selbstuntersuchung der Brust durchgeführt? (☞ 3.2.1)

2. Zu welchem Zeitpunkt wird die Selbstuntersuchung am besten vorgenommen und warum ist dieser Zeitpunkt am besten? (☞ 3.2.1)

3. Welches sind die häufigsten Beschwerden im Bereich der weiblichen Brust? (☞ 3.3)

4. Was ist bei der Pflege einer Patientin mit nonpuerperaler Mastitis zu bedenken? (☞ 3.5.1)

5. Wie legen Pflegende einen Quarkumschlag an und welche Vorbereitungen treffen sie dafür? (☞ 3.5.1)

6. Welche gutartigen Brusttumoren gibt es? (☞ 3.5.3)

7. Welche Risikofaktoren erhöhen die Wahrscheinlichkeit für das Auftreten eines Mammakarzinoms? (☞ 3.6)

8. Welche Aspekte sind bei der Pflege einer Patientin mit Mammakarzinom vor dem operativen Eingriff zu beachten? (☞ 3.6)

9. Wie sieht die Behandlungsstrategie eines Mammakarzinoms aus? (☞ 3.6)

10. Wie wird eine Patientin nach Mammaablatio gepflegt? (☞ 3.6)

11. Wie sieht die Pflege einer Brustprothese aus? (☞ 3.6)

12. Mit welchen Maßnahmen kann einem Lymphödem des Armes vorgebeugt werden und welche Informationen erhält die Patientin? (☞ 3.6)

13. Welche Aspekte umfasst die Beratung einer Patientin nach Brustentfernung? (☞ 3.6)

14. Wovon hängt die Prognose bei Brustkrebs ab? (☞ 3.6)

15. Nennen Sie drei Aspekte der Beratung von Patientinnen mit Brustkrebs. (☞ 3.6)

3

Pflege bei
4 Erkrankungen der
Geschlechtsorgane

4.1 Anatomie und Physiologie der weiblichen Geschlechtsorgane

4.1.1 Anatomie und Physiologie der äußeren und inneren Geschlechtsorgane

Äußere weibliche Geschlechtsorgane

Zu den äußeren *weiblichen Geschlechtsorganen (äußeres weibliches Genitale,* Vulva) zählen der **Mons pubis** *(Venushügel),* die großen und kleinen Schamlippen *(Labia maiora* und *minora pudendi,* kurz **Labien**), die **Klitoris** *(Kitzler)* und der *Scheideneingang* **(Introitus vaginae).** Im Introitus vaginae bildet das **Hymen** *(Jungfernhäutchen* ☞ Abb. 4.1) bzw. der *Hymenalsaum* nach dem ersten Geschlechtsverkehr (☞ Abb. 1.7) die Grenze zwischen Vulva und Vagina (☞ Abb. 4.3).

Im **Vestibulum vaginae** *(Scheidenvorhof),* dem Raum, der von den kleinen Labien umschlossen wird, liegt zwischen Klitoris und Introitus vaginae die *äußere Harnröhrenmündung (Orificium* oder *Ostium urethrae externum).* Verschiedene Drüsen im Bereich der kleinen Labien (z. B. die Bartholini-Drüsen) sorgen für seine Befeuchtung.

Innere weibliche Geschlechtsorgane

Die *inneren weiblichen Geschlechtsorgane* **(inneres weibliches Genitale)** liegen geschützt im *kleinen Becken.* Zu ihnen gehören der Uterus, die Anhangsgebilde des Uterus *(Adnexe)* und die Vagina.

> **Adnexe** (lat. *Anhangsgebilde*): Ovarien und Tuben einschließlich ihrer Bänder und Peritoneumanteile.

Ovarien

Die **Ovarien** *(Eierstöcke)* sind paarig angelegt, etwa 3-mal 1 cm groß und intraperitoneal an der seitlichen Wand des

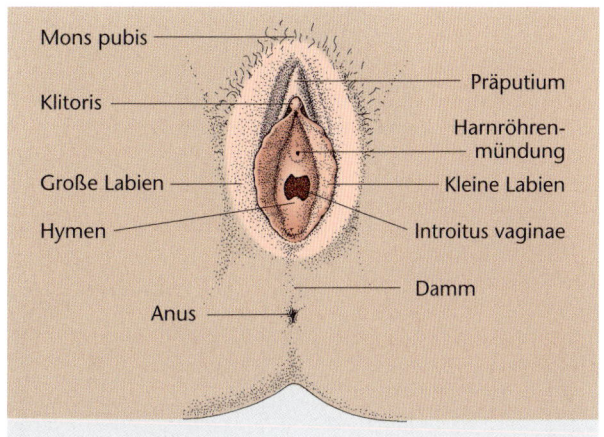

Abb. 4.1: Äußeres weibliches Genitale mit intaktem Hymen. Die Klitoris ist vom Präputium, der schützenden Vorhaut, fast verdeckt. Die kleinen Labien sind ganz mit Schleimhaut überzogen, die großen nur an ihrer Innenseite. [A400-190]

kleinen Beckens fixiert. Die Gefäßversorgung erfolgt über die *Arteria ovarica,* einem Ast der Aorta abdominalis, die unterhalb der Nierenarterie abzweigt und über die Tube auch Gefäßverbindungen (Anastomosen) zur *Arteria uterina* unterhält, die den Uterus versorgt.

In den Ovarien reift etwa alle vier Wochen eine befruchtungsfähige Eizelle heran (die Eizellen sind bereits bei der Geburt eines Mädchens in den Eierstöcken angelegt). Außerdem bilden sie die weiblichen Sexualhormone *Östrogen* und *Progesteron* und spielen damit eine zentrale Rolle in der komplizierten Steuerung des *Menstruationszyklus* (☞ 4.1.2 und Abb. 4.8). Östrogene und Progesteron wirken allerdings nicht nur auf den Uterus, sondern auf nahezu alle Organe der Frau ein (☞ Abb. 4.4).

Tuben

Bei den **Tuben** *(Tubae uterinae, Eileiter)* handelt es sich um zwei trichterförmige Ausziehungen des Uterus

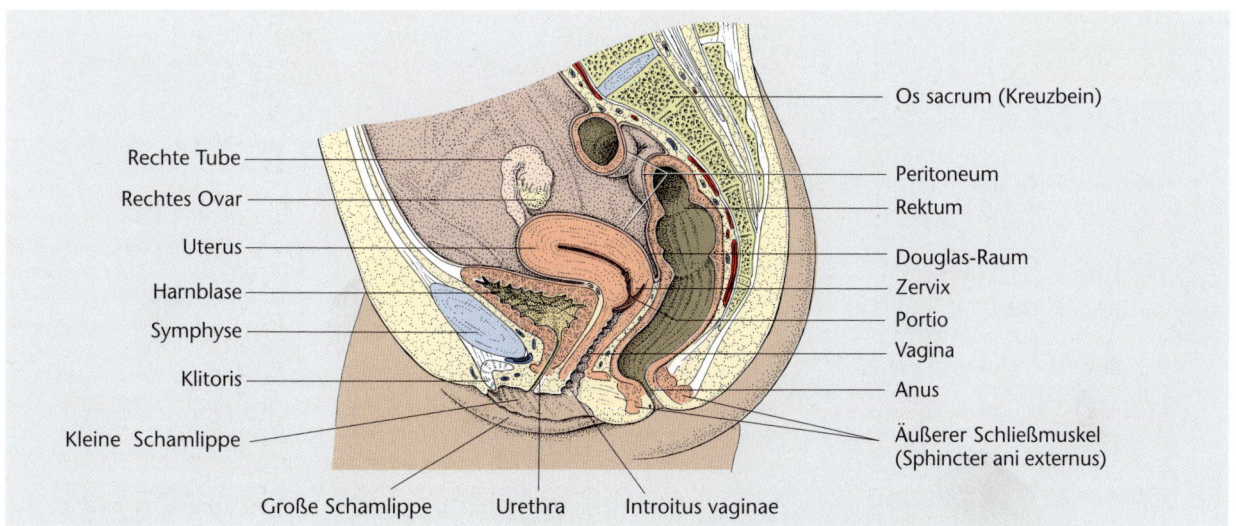

Abb. 4.2: Die äußeren und inneren weiblichen Geschlechtsorgane im Sagittalschnitt. Ovarien, Tuben und das Corpus uteri sind mit Peritoneum überzogen. [A400-190]

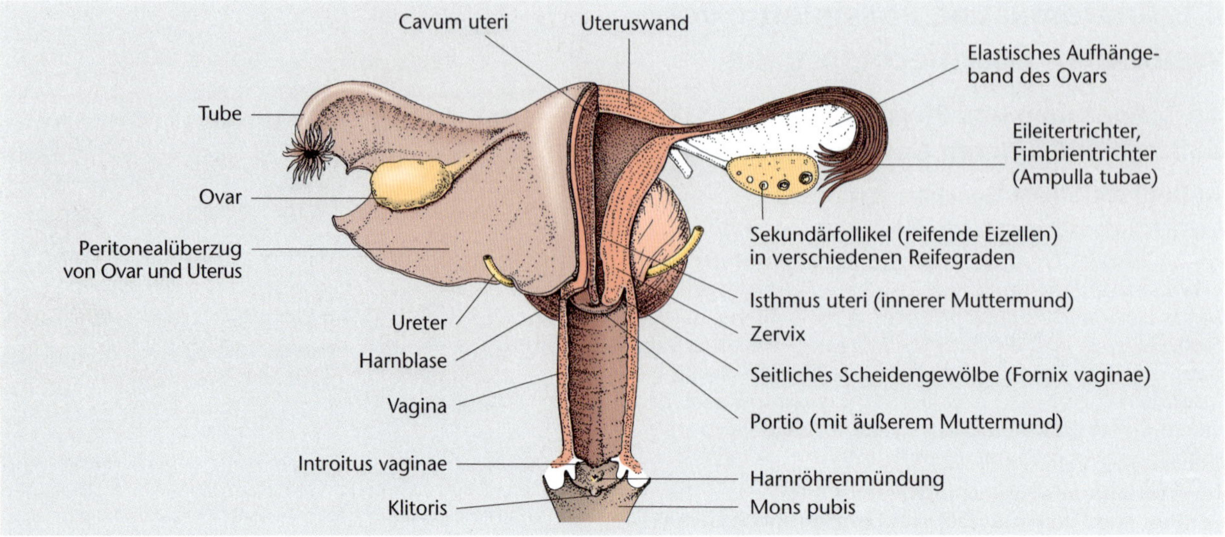

Abb. 4.3: Die inneren weiblichen Geschlechtsorgane im Frontalschnitt vom Rücken der Frau (dorsal) aus gesehen. [A400-190]

(☞ Abb. 4.3), die aus Peritoneum, einer schwachen Muskelschicht und Schleimhaut zusammengesetzt sind. Die Schleimhaut besteht aus flimmerhärchentragenden Zellen und Drüsenzellen (☞ Abb. 4.6).

Die Tuben nehmen das Ei nach dem Eisprung auf und transportieren es durch peristaltische Bewegungen zum Uterus. Die Befruchtung des Eis findet auf dem Weg dorthin statt.

Uterus

Der **Uterus** *(Gebärmutter)* ist ein birnenförmiges, etwa 9 cm langes Organ, das im kleinen Becken direkt hinter und oberhalb (= dorsokranial) der Harnblase und vor

dem Rektum mit einem Halteapparat aus kräftigen Bändern *(Ligamente)* aufgehängt ist. Die seitliche Aufhängung an der Beckenwand heißt **Parametrium.** In ihm verlaufen auch die Gefäße zur Versorgung des Uterus *(A. und V. uterina)* und die Harnleiter (☞ 1.3.5).

Die Wand des Uterus besteht aus drei Schichten:
- **Perimetrium.** Peritonealüberzug des Uterus, äußere Schicht
- **Myometrium.** Mittlere, dickste Schicht aus glatter Muskulatur
- **Endometrium** *(Gebärmutterschleimhaut).* Innere Schicht, unterteilt in **Basalis** *(Basalschicht),* die dem Myometrium direkt aufsitzt, und myometriumferne

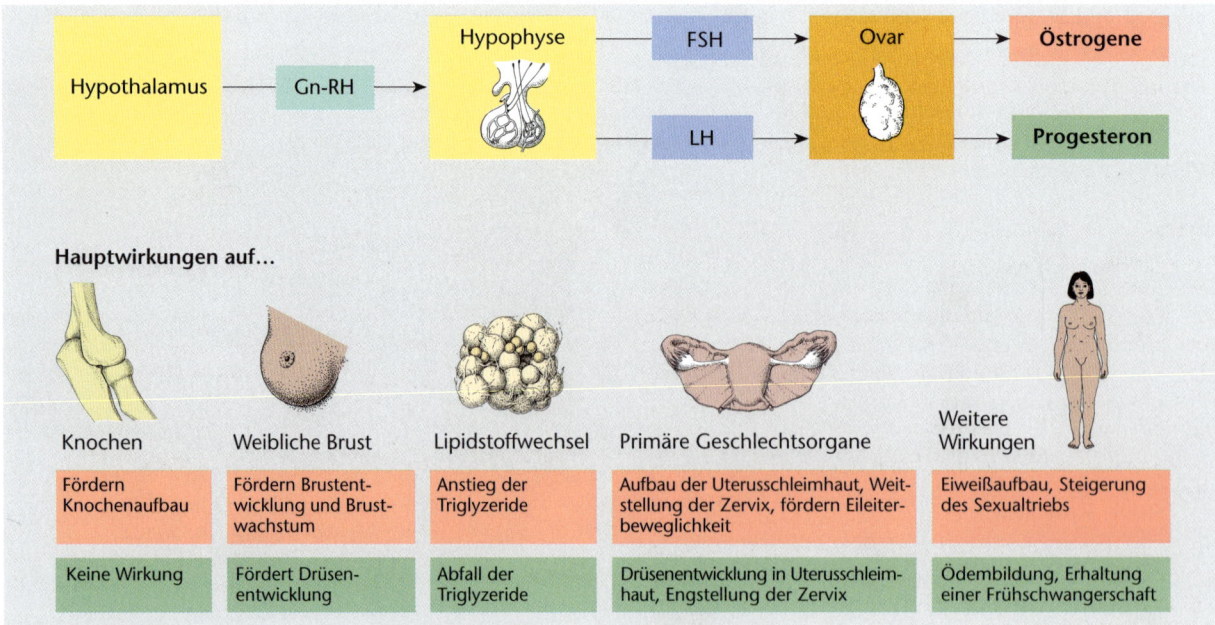

Abb. 4.4: Die weiblichen Sexualhormone Östrogene und Progesteron haben unterschiedliche Wirkungen auf den Körper. [A300-190]

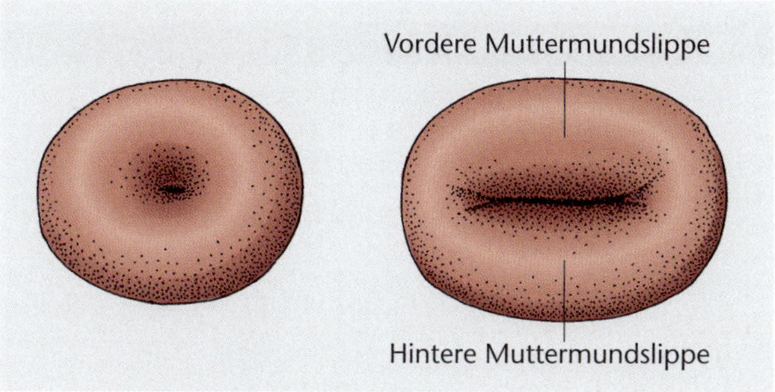

Vordere Muttermundslippe

Hintere Muttermundslippe

Abb. 4.5: Äußerer Muttermund bei einer Frau, die noch nicht geboren hat *(Nullipara)*, und einer Frau nach mehreren Geburten *(Multipara)*. [A400-190]

Funktionalis *(Funktionsschicht)*, die den hormonellen Veränderungen unterworfen ist.
In der Schwangerschaft wird das Endometrium **Decidua** *("die Hinfällige")* genannt, da es unter der Geburt weitgehend ausgestoßen wird.

Der Uterus besteht aus zwei Abschnitten. Der obere Anteil, der **Corpus uteri** *(Gebärmutterkörper)*, besteht im Wesentlichen aus kräftiger Muskulatur und dient während der Schwangerschaft als "Fruchthalter".

Der untere Teil der Gebärmutter, die *Cervix uteri (Gebärmutterhals,* kurz **Zervix***)*, beginnt mit dem *Isthmus uteri,* einer weniger als 1 cm langen Einschnürung des Uterus, die manchmal auch als **innerer Muttermund** *(innerer MM)* bezeichnet wird (☞ Abb. 4.3). Die Zervix schließt während der Schwangerschaft die Fruchthöhle nach unten ab. Die Drüsen der Zervixschleimhaut bilden einen zähen Schleim, der das **Cavum uteri** *(Gebärmutterhöhle)* wie ein Pfropf verschließt und vor Keimen aus der Vagina schützt.

Die Zervix endet an der *Portio vaginalis uteri* (kurz **Portio**), dem Teil der Zervix, der in die Vagina hineinragt. Die Öffnung des Zervikalkanals zur Portio wird als **äußerer Muttermund** *(äußerer MM, Ostium uteri externum)* bezeichnet. Während er bei einer Frau, die nicht geboren hat, rund aussieht, wandelt er sich bei Frauen nach der ersten Geburt in einen quer gestellten Spalt um (☞ Abb. 4.5), an dem man eine *vordere* und *hintere Muttermundslippe* unterscheiden kann.

Vagina

Die **Vagina** *(Scheide)* ist ein 8–12 cm langer elastischer Muskelschlauch, der den Uterus mit dem äußeren Genitale verbindet. Im Kindesalter ist die Scheidenöffnung meist durch eine dünne Membran, das **Hymen** *(Jungfernhäutchen* ☞ Abb. 4.1 und 1.8), weitgehend verschlossen. Beim ersten Geschlechtsverkehr, aber auch möglicherweise bei einer vaginalen Untersuchung, reißt es ein.

Die Vagina ist drüsenlos und hat entgegen einer weit verbreiteten Meinung keine Schleimhaut, sondern ein nicht verhornendes Plattenepithel. Ihr Sekret stammt v.a. aus den Drüsen der Zervix und aus abgestoßenen vaginalen Epithelzellen. Aus dem Glykogen dieser abgeschilferten Zellen bilden bestimmte Milchsäurebakterien *(Laktobazillen)*, die **Döderlein-Bakterien,** die Milchsäure, die für das typisch saure Milieu der Vagina verantwortlich ist

(pH = 4,0). Dieses saure Milieu hemmt das Wachstum pathogener Keime.

4.1.2 Physiologie der weiblichen Sexualhormone und des Menstruationszyklus

Weibliche Sexualhormone

> **Hormone:** Körpereigene Botenstoffe, die die biologischen Abläufe im menschlichen Körper, das Verhalten eines Menschen und auch seine Empfindungen beeinflussen. Sie werden in speziellen Organen gebildet und gelangen auf dem Blutweg zum jeweiligen Erfolgsorgan.
>
> **Releasing-Hormone** (kurz *RH*): Vom Hypothalamus gebildete Hormone, die die Bildung und Abgabe von Hypophysenhormonen stimulieren.

FSH und LH

Mit der Pubertät beginnt im Hypothalamus die Bildung des Releasing-Hormons **Gn-RH** *(Gonadotropin-Releasing-Hormon),* das die Sekretion von FSH und LH in der Hypophyse stimuliert:
- **FSH** *(Follikelstimulierendes Hormon)* bewirkt in der ersten Hälfte des Menstruationszyklus die Reifung einer Eizelle zum sprungreifen Follikel und fördert so die Östrogenproduktion der Ovarien
- **LH** *(Luteinisierendes Hormon)* führt zusammen mit FSH zum Eisprung in der Mitte des Menstruationszyklus und danach zur Entwicklung des Progesteron bildenden **Gelbkörpers** *(Corpus luteum)* aus dem ehemaligen Eibett.

Östrogene und Gestagene

Die weiblichen Sexualhormone **Östrogene** *(Estrogene,* wichtigster Vertreter: *17*β-Östradiol) und **Gestagene**

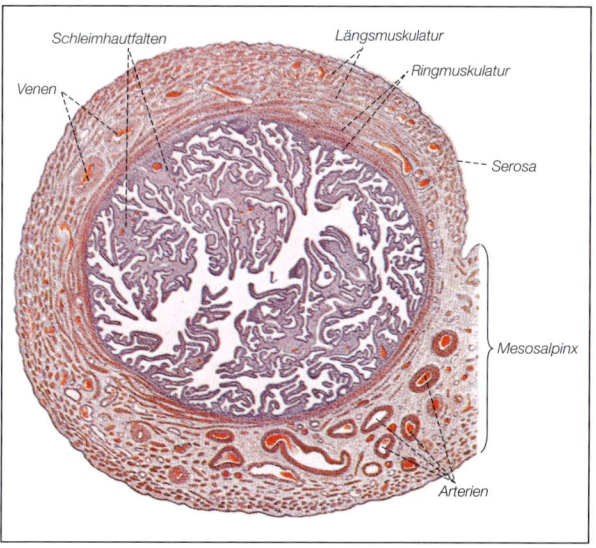

Abb. 4.6: Querschnitt durch den Eileiter, innen die Schleimhaut. [R120]

Phase	Dauer	Physiologische Vorgänge
Menstruation *(Menstruationsblutung, Regelblutung, Periode, Menses)*	1.–4. Zyklustag	Abstoßung der Funktionalis (☞ Abb. 4.8)
Proliferationsphase *(Aufbauphase)*	5.–14. Zyklustag	Neuer Schleimhautaufbau aus der Basalis (☞ Abb. 4.8)
Sekretionsphase *(Umwandlungsphase)*	15.–28. Zyklustag	Wachstum der Schleimhautdrüsen und Einlagerung von Nährstoffen (v. a. Glykogen)
Ischämiephase	28. Zyklustag (wenige Stunden)	Durchblutungsminderung und Absterben der Funktionalis

Tab. 4.7: Die vier Phasen des Menstruationszyklus, hier am Beispiel eines 28-tägigen Zyklus. Bei kürzerer oder längerer Zyklusdauer ist die Proliferationsphase entsprechend kürzer oder länger, während die Sekretionsphase nahezu immer konstant 14 Tage dauert.

(wichtigster Vertreter: **Progesteron**) werden unter dem Einfluss von FSH und LH in den Ovarien gebildet. Während der Hormonhaushalt der Frau in der ersten Zyklushälfte östrogenbetont ist, wird in der zweiten Zyklushälfte v. a. Progesteron sezerniert. Die vielfältigen Auswirkungen dieser beiden Hormone auf den gesamten Organismus zeigt Abb. 4.4.

Prolaktin und Oxytocin
Zwei weitere weibliche Sexualhormone sind das **Prolaktin** und das **Oxytocin,** die vor allem in Schwangerschaft und Stillperiode ihre Wirkung ausüben (☞ 15.4.1).

Menstruationszyklus
In der Zeit zwischen **Menarche** und **Menopause** (☞ 6.1) treten in der Gebärmutterschleimhaut periodische Veränderungen auf. Diese werden hormonell gesteuert und schaffen in regelmäßigen Abständen optimale Bedingungen für die Einnistung einer befruchteten Eizelle. Parallel dazu wird in der Mitte dieses 25–35 Tage dauernden Zeitraums (**Menstruationszyklus** ☞ Abb. 4.8) vom Ovar ein befruchtungsfähiges Ei bereitgestellt. Tritt eine Schwangerschaft ein, wird der Zyklus unterbrochen.

Kommt es nach einem *Eisprung* **(Ovulation)** nicht zur Befruchtung der Eizelle, bildet sich der Progesteron produzierende Gelbkörper (☞ Abb. 4.8) nach 14 Tagen unabhängig von der Gesamtlänge des Zyklus zurück. Durch den abfallenden Progesteronspiegel sinkt die Durchblutung der Funktionalis. Die obere Schicht der Gebärmutter stirbt ab und wird während der Menstruation ausgestoßen. Die Ausstoßung der Funktionalis und die notwendige Blutstillung im Uterus wird durch Kontraktionen der Uterusmuskulatur unterstützt.

Im Falle einer Befruchtung teilt sich die Eizelle rasch und differenziert sich (☞ 10.4.1). Bereits ab dem 9. Tag nach der Befruchtung wird ein Hormon, das **HCG (h**uman **c**horionic **g**onadotropin), produziert, das den Gelbkörper aufrechterhält und so die Abbruchblutung verhindert.

4.2 Pflege bei Erkrankungen der Geschlechtsorgane

4.2.1 Patientenberatung
Es gibt äußere und innere weibliche Geschlechtsorgane. Erkrankungen derselben reichen demnach von der Vulva,

über die Scheide, den Gebärmutterhals, die Gebärmutter, über die Eileiter bis zu den Eierstöcken. Krankhafte Veränderungen können zum Beispiel in Form einer Entzündung der Vulva bis hin zu Tumoren an Ovar oder Uterus in Erscheinung treten. Die Inhalte der Patientenberatung sind daher sehr unterschiedlich. Sie umfassen beispielsweise die Beratung der Patientin bei Adnexitis (☞ 4.4.1), bei Ovarialtumoren (☞ 4.4.6) oder bei Vulvitis (☞ 4.6.1).

4.2.2 Unterstützung bei den ATL
Das Bedürfnis nach Unterstützung bei den ATL ist abhängig vom Ausmaß der Einschränkung der Patientin. Während Patientinnen nach einer Abrasio relativ schnell wieder selbstständig sind, benötigen sie nach einer Gebärmutterentfernung die ersten Tage nach OP z. B. Unterstützung bei der Körperpflege, bei der Urin- und Stuhlausscheidung oder bei der Mobilisation (☞ Tab. 4.11). Im Folgenden werden pflegerische Maßnahmen, die bei verschiedenen Erkrankungen Anwendung finden, wie z. B. die Genitalspülung oder prä- und postoperative Maßnahmen, vorangestellt.

4.2.3 Genitalspülung
Die **Genitalspülung** (= Genital*ab*spülung, nicht zu verwechseln mit intravaginaler Spülung) hat die nicht mechanische Reinigung der Vulva zum Ziel. Sie wird angewendet, wenn das Waschen mit einem Waschlappen zu schmerzhaft ist, z. B. nach vaginalen Operationen, vaginal operativen Geburten (Zange, Saugglocke ☞ 14.5.2) oder *Episiotomien* (☞ 14.5.1).

Vorbereitung der Materialien
Für eine Genitalspülung richten die Pflegenden folgende Materialien:
- Händedesinfektionsmittel
- Zwei Paar Einmalhandschuhe
- Abwurfbeutel
- Einmalunterlage
- Steckbecken
- Messbecher mit 1/2–1 l Spülflüssigkeit, z. B. warmes Wasser oder Kamillenlösung
- Weicher Einmalwaschlappen
- Weiche Einmaltücher zum Abtrocknen
- Frische Vorlagen
- Einmalslip.

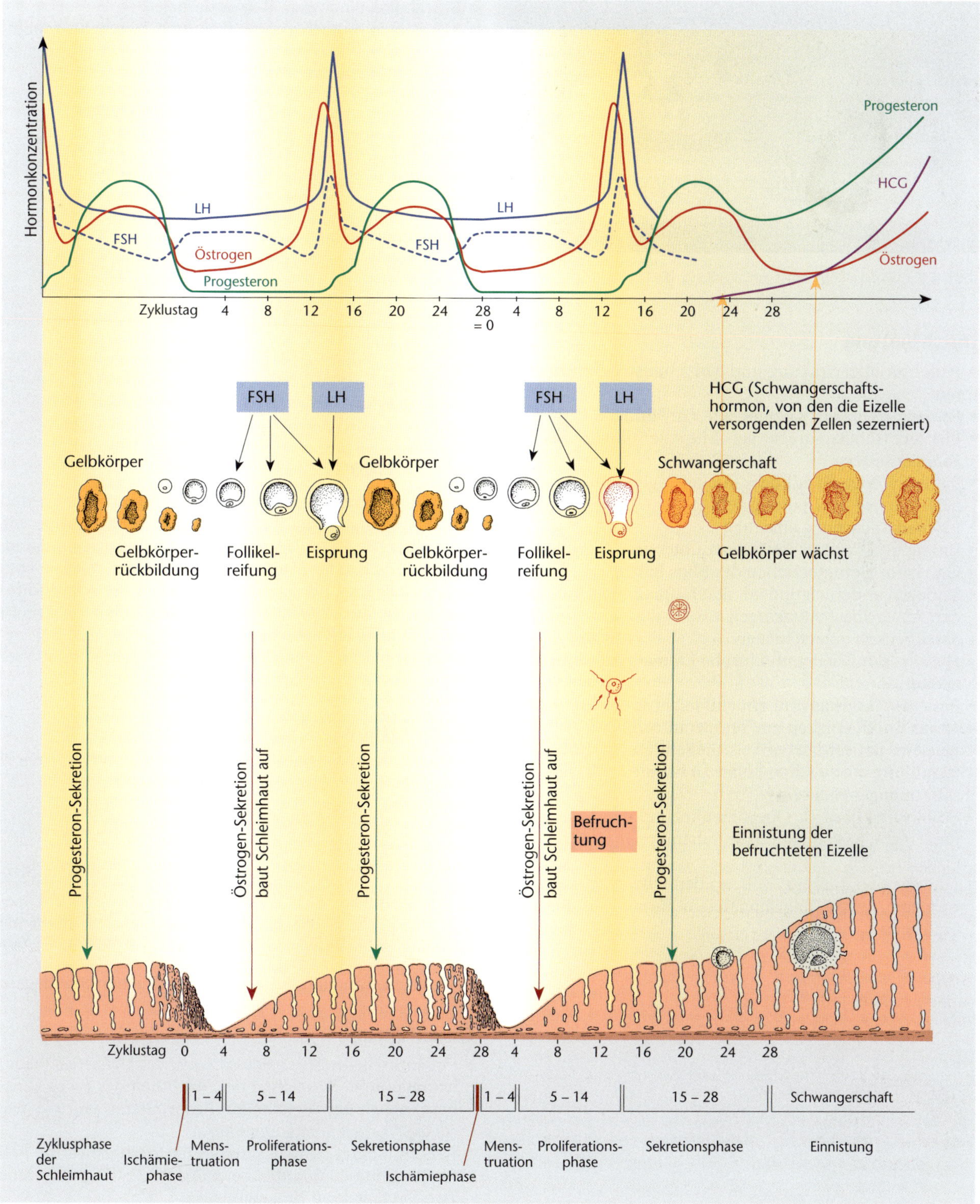

Abb. 4.8: Schema der wichtigsten hormonellen Veränderungen im Menstruationszyklus und deren Effekte auf das Endometrium und die Ovarien. Kommt es zur Befruchtung und zur Einnistung des Eies, stirbt der Gelbkörper nicht ab, sondern wächst und sezerniert noch mehr Progesteron. Störungen in nur einem der beteiligten Organe (Hypothalamus, Hypophyse, Ovar, Uterus) können Unregelmäßigkeiten des Menstruationszyklus und eine Minderung der Fruchtbarkeit zur Folge haben. [A400]

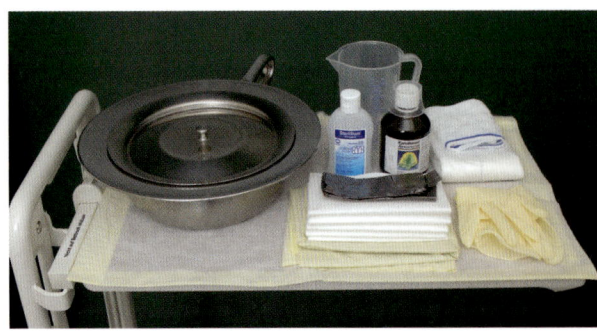

Abb. 4.9: Materialien für eine Genitalspülung. [K115]

Durchführung

- Patientin über Spülung und Vorgehensweise informieren
- Fenster schließen, Zimmer evtl. vorwärmen
- Für Sichtschutz sorgen, ggf. Mitpatientinnen aus dem Zimmer bitten.
- Patientin bequem auf dem Rücken lagern, aber erst unmittelbar vor der Spülung aufdecken
- Einmalhandschuhe anziehen
- Einmalunterlage als Bettschutz unter das Gesäß legen
- Ggf. beim Herunterziehen des Slips helfen
- Vorlagen entfernen und mit den Einmalhandschuhen in den Abwurfbeutel entsorgen
- Steckbecken unterschieben
- Hände desinfizieren und frische Einmalhandschuhe anziehen
- Patientin Beine anwinkeln und leicht spreizen lassen
- Etwas Spülflüssigkeit zur Temperaturprobe über die Innenseite des Oberschenkels fließen lassen (eine Genitalspülung mit zu kaltem oder zu warmem Wasser kann sehr unangenehm sein)
- Spüllösung über die Oberschenkel und den Damm fließen lassen, anschließend die Schamlippen spreizen und erneut spülen
- Hartnäckige Blutreste, z. B. an den Oberschenkeln, mit weichem, zuvor angefeuchtetem Einmalwaschlappen entfernen

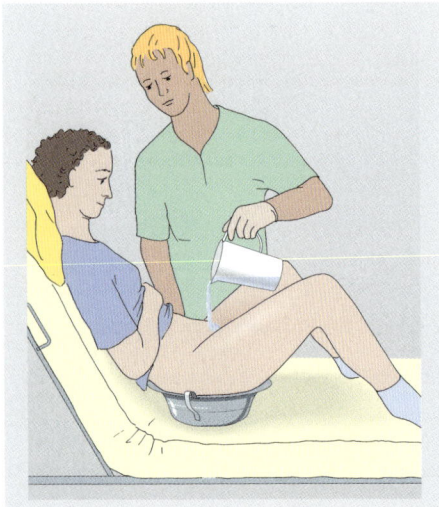

Abb. 4.10: Durchführung einer Genitalspülung. [L190]

- Steckbecken aus dem Bett entfernen
- Mit dem Handtuch zuerst Region um den Scheideneingang herum vorsichtig abtupfen, dann Vulva und zum Schluss Damm und Anus abtrocknen
- Einmalunterlage aus dem Bett entfernen und zusammen mit den Einmalhandschuhen entsorgen
- Patientin beim Vorlegen der Binden und beim Anziehen helfen. Falls die Patientin stark blutet, zieht die Pflegende hierbei wieder Einmalhandschuhe an.

Nachbereitung

- Patientin bequem lagern und wieder zudecken
- Raum aufräumen, benutzte Utensilien desinfizieren und reinigen oder entsorgen
- Hände desinfizieren
- Spülung dokumentieren (Zustand der Schleimhaut, Stärke der Sekretion oder der Lochien ☞ 15.2.1, Schmerzen, Wundheilung bei Dammnaht).

4.2.4 Sitzbad

Sitzbäder dienen der Säuberung des Wundgebietes und der Wundbehandlung durch therapeutische Zusätze wie beispielsweise Kamillenextrakte (entzündungshemmend, antibakteriell) oder Ichtho®-Bad. Sitzbäder werden vom Arzt angeordnet, der auch die Häufigkeit der Anwendungen und die Zusätze festlegt. Sitzbäder werden nicht mehr in allen Häusern durchgeführt und meist nur bei bestimmten Indikationen (z. B. bei belegter Dammnaht oder verzögerter Wundheilung).

Vorbereitung

- An der Badezimmertür ein Schild mit der Aufschrift „Besetzt" oder „Bitte nicht betreten" anbringen
- Bad vorheizen
- Sich vergewissern, dass die Sitzbadewanne sauber und desinfiziert ist
- Patientin informieren und sie unmittelbar vor dem Sitzbad zur Blasenentleerung auf die Toilette schicken
- Sitzbadewanne mit wohl temperiertem Wasser füllen (38–40 °C) und mit dem angeordneten Badezusatz versehen
- Vorlagen, Einmalhöschen und Handtücher bereitlegen.

Durchführung

- Patientin beim Hochziehen bzw. bei tiefen Sitzbadewannen beim Ausziehen des Nachthemdes (wird sonst nass) sowie des Slips helfen. Informieren, wo und wie sie die Vorlagen entsorgen kann
- Patientin beim Hineinsetzen in die Sitzbadewanne helfen (es geht tief hinunter, bei adipösen Patientinnen eine zweite Pflegekraft hinzuziehen)
- Patientin bei guter Kreislaufsituation alleine lassen, die Patientenrufanlage muss stets erreichbar sein
- Patientin nach etwa 10–15 Minuten aus dem Sitzbad heraushelfen
- Während sich die Patientin abtrocknet und ankleidet, Stöpsel aus der Badewanne entfernen (Handschuh anziehen) und Wasser abfließen lassen.

	Abrasio/Konisation	Laparoskopie	Vaginale Hysterektomie	Abdominale Hysterektomie
Blutdruck-, Pulskontrolle, Atmung	*OP-Tag* Zunächst 3-mal stdl., dann je nach Zustand der Patientin u. gemessenen Werten *1. postoperativer Tag* Je nach RR-Wert u. Zustand der Patientin	*OP-Tag* ☞ Abrasio/ Konisation *1. postopera-tiver Tag* + Abrasio/ Konisation	*OP-Tag* Zunächst 3-mal stdl., dann alle 2 Stunden; auf Arztanordnung während der ersten Stunden O$_2$ über Nasensonde *1. postoperativer Tag* Bis zum Abführen 3- bis 5-mal tägl., dann je nach gemessenen Werten u. Zustand der Patientin, mind. aber 1-mal tägl.	
Körper-temperatur	Wird meist nur bei Wund-infektionen gemessen (hausinterne Regelung beachten)	☞ Abrasio/ Konisation	*OP-Tag* 1-mal nachmessen *Ab 1. postoperativem Tag* Bis zum Abführen 2-mal täglich, dann 1-mal täglich (bei Wundinfektionen und Resorptionsfieber häufiger)	
Allgemein-zustand	Hautfarbe, Schweißbildung, Ansprechbarkeit während der Puls- und Blutdruck-kontrollen beobachten	☞ Abrasio/ Konisation	☞ Abrasio/Konisation	
Urinaus-scheidung	• Spontanurin nach ca. 4–6 Std. abwarten (Toilettengang mit dem 1. Aufstehen verbinden) • Liegt eine Tamponade, ist das Wasserlassen manchmal erschwert; Arzt fragen, ob sie ent-fernt werden kann. Bei starker Blutung vom Arzt neue Tamponade legen lassen	☞ Abrasio/ Konisation	• Suprapubischen oder transurethralen Katheter kontrollieren (Durchgängigkeit: verstopft/abgeknickt) • Urinmenge feststellen und protokollieren • Auf Makrohämaturie achten wegen möglicher intraoperativer Harnblasen-, Ureterverletzungen • Bei transurethralem Katheter: Täglich Harnröhreneingang und harnröhrennahen Katheterteil mit Wasser und Seife reinigen • Bei suprapubischem Katheter: Einstichstelle und Ableitung täglich kontrollieren, alle 2 Tage Verband wechseln, auf gute Fixation achten	
			Katheter (evtl. erst nach Blasentraining und) nach Bestimmung des Restharns, meist aber am 1. postoperativen Tag entfernen	Katheter meist am 1. postoperativen Tag entfernen
Stuhlaus-scheidung	Meist keine Maßnahmen erforderlich	☞ Abrasio/ Konisation	Patientin soll möglichst am 3. postoperativen Tag abführen • Ab 1. postoperativem Tag Darmtätigkeit durch orale Nahrungszufuhr und ggf. Prostigmin® und Panthenol® i. v. stimulieren • Auf Blähungen achten, evtl. Darmgeräusche abhören • Am 1. postoperativen Tag auf Arztanordnung orales Darmstimulans verabreichen, z. B. 2 Drg. Rheogen® , Obstinol, und/oder Laxoberal, • Hat die Patientin am 2.–3. postoperativen Tag noch nicht abgeführt, Laxantien nach Arztanordnung verabreichen (z. B. Suppositorien, Klysmen, orale Abführ-mittel)	
Wundgebiet beobachten	• Auf Nachblutungen achten (normal sind am OP-Tag periodenstarke, dann nachlassende Blu-tungen) • Zur selbstständigen vag. Blutungskontrolle anleiten	Auf vag. Blutun-gen achten *OP-Tag* Pflaster belas-sen, auf Blutung kontrollieren	• Auf vag. Blutungen achten • Wundgebiet auf Entzündungszeichen beobachten • Ab 2. postoperativem Tag Patientin zur selbstständigen Blutungskontrolle anleiten	• Am OP-Tag Verband zweistdl. kontrollieren, bei starker Blutung Sandsack zur Wund-kompression auflegen • Je nach Hausrichtlinien Eis zur Schmerzlinderung auflegen • Redons kontrollieren • Naht auf Entzündungszeichen be-obachten • Vaginale Blutungen kontrollieren
Wund-versorgung	• Entfällt bei Abrasio • Bei Konisation: Tampo-nade innerhalb 24 Std. entfernen (Arzt), bei starker Blutung erneut Tamp. einlegen u./o. Wunde mit „Höllen-stift" (Silbernitrat, Argentum nitricum) verätzen (Arzt) • Fäden nicht entfernen (lösen sich auf)	*OP-Tag* ☞ Wundgebiet beobachten/ Körperpflege *1. postopera-tiver Tag* Pflaster entfer-nen	• Tamponade innerhalb 24 Std. entfernen • Genitalvorlagen kontrollieren • Genitalspülung durchführen (☞ 4.2.3) • Liegt eine Zieldrainage, diese am 2. post-operativen Tag entfernen (macht meist der Arzt) • Fäden müssen nicht entfernt werden (sind selbstauflösend) • Ab 10. Tag Beckenbodengymnastik bei Plastiken durchführen, rechtzeitig an-melden (Arztanordnung)	• Verband entfernen, sobald Wunde trocken • Redonflaschen je nach Fördermenge entfernen, meist am 2.postoperativen Tag • Liegt eine Zieldrainage, diese je nach Sekretion, meist um den 4. postoperativen Tag, entfernen (macht meist der Arzt) • Fäden meist am 7., Klammern am 10. postoperativen Tag entfernen

Tab. 4.11: Pflegerische Maßnahmen nach den häufigsten gynäkologischen Operationen.

4

	Abrasio/Konisation	Laparoskopie	Vaginale Hysterektomie	Abdominale Hysterektomie
Körperpflege	• Selten Hilfe nötig • Patientin zum regelmäßigen Wechseln der Genitalvorlage anleiten	☞ Abrasio/Konisation, zusätzlich: • Genitalvorlage wechseln	*OP-Tag* • Mehrmals täglich Mundpflege wegen Flüssigkeitskarenz anbieten nach 6 Std. Tee möglich • Abends Teilkörperwäsche im Bett bzw. am Waschbecken (je nach Befinden des Patienten) mit Mund-, Lippen-, (ggf. Nasen-) pflege durchführen • Genitalspülung im Bett durchführen *1. postoperativer Tag* • Bei der Körperpflege helfen, je nach Zustand der Patientin im Bett, am Bettrand oder am Waschbecken • Genitalspülung im Bett oder mit Bidet neben der Toilette durchführen, vorher RR-Kontrolle *2. postoperativer Tag* • Ganzkörperwäsche am Waschbecken mit Unterstützung oder Duschen • Genitalspülung mit Bidet neben der Toilette Einmalvorlagen u. Wäsche regelmäßig wechseln; Patientin schrittweise zur Selbständigkeit anleiten	
Lagerung	• Keine besondere Lagerung nötig	☞ Abrasio/Konisation	• ☞ Abrasio/Konisation • Nicht mit Lagerungshilfsmitteln bewegungsunfähig machen	
Mobilisation	• Nach 4-6 Std. Pat. beim Aufstehen helfen (erstes Aufstehen nach OP immer in Begleitung)	☞ Abrasio/Konisation	*OP-Tag* • Patientin am Abend erstmalig aufstehen lassen, dabei auffordern, tief durchzuatmen und nicht auf den Boden zu sehen *1. postoperativer Tag* • Je nach Zustand der Patientin wie OP-Tag • Patientin zu Bewegungsübungen im Bett anleiten *Ab 2./3. postoperativem Tag* • Patientin zur Selbstständigkeit anleiten	
Prophylaxen	• Thromboseprophylaxe (AT-Strümpfe, Antikoagulantientherapie nach Arztanordnung) • Andere Prophylaxen in Abhängigkeit vom Allgemeinzustand	☞ Abrasio/Konisation	Folgende Prophylaxen durchführen • **Thromboseprophylaxe:** AT-Strümpfe, Antikoagulantientherapie (Arztanordnung), Frühmobilisation, Bewegungsübungen im Bett • **Pneumonieprophylaxe:** Oberkörperhochlagerung, Frühmobilisation, Überwindung der Schonatmung durch Atemgymnastik, Inhalation, Atemstimulierende Einreibung • **Dekubitusprophylaxe:** Hautpflege, Frühmobilisation, Weichlagerung, Lagerungsplan • **Soor- und Parotitisprophylaxe:** Mundpflege z. B. mit Bepanthen®-Lösung	
Ernährung/ Kostaufbau	*OP-Tag* 6 Std. nach OP Vollkost geben (wenn im Anästhesieprotokoll nichts anderes vermerkt wurde)	*OP-Tag* Meist abends Suppe bzw. Zwieback u. Tee *1. postoperativer Tag* Vollkost	*OP-Tag* Zunächst Nahrungs- und Flüssigkeitskarenz (auch bei vag. HE wird das Peritoneum eröffnet), nach 6 Std. Tee *1. postoperativer Tag* Tee und Zwieback, Suppe *2. postoperativer Tag* leichte Kost *Ab dem 3. postoperativen Tag* Vollkost	
	Infusionen nach Anästhesieprotokoll verabreichen			
Besonderes		Schmerzen von unterhalb des Diaphragma bis zur Nackenpartie sind normal (durch CO_2 verursacht)	• Braunüle nach Arztanordnung entfernen • Am 7. postoperativen Tag meist Entlassungsuntersuchung	

Tab. 4.11: Pflegerische Maßnahmen nach den häufigsten gynäkologischen Operationen. (Fortsetzung)

Nachbereitung

Nach dem Sitzbad wird die Sitzbadewanne desinfiziert (z. B. mit Sekusept® 0,5 %) und anschließend gereinigt. Dabei wird die Einwirkzeit des Desinfektionsmittels (bei Sekusept z. B. 10 Minuten) genau beachtet.

🛏 Müssen an einem Vormittag viele Sitzbäder durchgeführt werden, ist eine gute Koordination unabdingbar. Die Hygiene darf wegen des Zeitdrucks niemals zu kurz kommen.

4.2.5 Pflege vor und nach Operationen an den Geschlechtsorganen

Allgemeine perioperative Pflege ☞ 2.2

Gynäkologische Operationen umfassen sowohl diagnostische als auch therapeutische Eingriffe. Viele Eingriffe, z.B. die *Abrasio uteri* (☞ 1.9.3), die *Konisation* (☞ 1.9.4) oder die *Laparoskopie* (1.8.1), können beiden Zwecken dienen.

Manche Operationen, z.B. die Entfernung des Uterus (**Hysterektomie** ☞ 4.5.4), können *abdominal*, also über einen Bauchschnitt *(Laparotomie)*, *vaginal* (d. h. von der Scheide aus) oder laparoskopisch, also minimal-invasiv (☞ 1.8.1) durchgeführt werden. Die Vorteile des vaginalen Zugangs und der minimal-invasiven Chirurgie gegenüber dem abdominalen Zugang sind eine kleinere Wunde, eine schnellere postoperative Mobilisierung und das Fehlen einer sichtbaren Narbe. Nachteilig ist, dass nur ein relativ kleiner Teil des Bauchraumes überblickt werden kann und dieser Zugang aus operationstechnischen Gründen teilweise nicht ausreichend ist. Welcher Weg gewählt wird, hängt von der Grunderkrankung und der Größe des Uterus im Verhältnis zur Weite der Vagina ab. Muss nur der Uterus entfernt werden, ist meist eine vaginale oder minimal-invasive Hysterektomie möglich. Muss der Eingriff aber wie bei einem Uteruskarzinom (☞ 4.5.5) um die Entfernung von Adnexe, Lymphknoten der Beckenwand und parametranem Gewebe erweitert werden, ist ein abdomineller Eingriff unumgänglich.

Präoperative Pflege

Allgemeine präoperative Pflege vor gynäkologischen Operationen ☞ 2.2.2

Die Besonderheiten der präoperativen Pflege fasst Tab. 4.12 zusammen, wobei es hier Abweichungen von Haus zu Haus gibt. Grundsätzlich sind die hausinternen Leitlinien zu beachten.

Postoperative Pflege

Allgemeine postoperative Pflege nach gynäkologischen Operationen ☞ 2.2.4

Postoperative Überwachung

Neben den üblichen postoperativen Kontrollen (z.B. Vitalzeichenkontrolle, Flüssigkeitsbilanzierung, Beobachtung der Wunde und der Drainagen) ist in der Gynäkologie besonders auf vaginale Blutungen zu achten. Anfäng-

	Abrasio (☞ 1.9.3)	Konisation (☞ 1.9.4)	Laparoskopie (☞ 1.8.1)	Abdominale/vaginale Hysterektomie (☞ 4.5.4)
Routine-untersuchungen	Blutuntersuchungen nach hausinternen Richtlinien (☞ auch 2.3.1), Urinstatus, Schwangerschaftstest bei allen Frauen im gebärfähigen Alter. EKG ab dem 40., Röntgenaufnahme des Thorax ab dem 60. Lebensjahr (hausinterne Leitlinien beachten)			
Zusätzliche Blut-untersuchungen	Bei Abrasio wegen Aborts (☞ 12.2.1) Blutgruppen-bestimmung	Keine	Blutgruppe inkl. Rhesusfaktor	Blutgruppe inkl. Rhesus-faktor, evtl. 2 Erythrozytenkonzentrate bestellen
Körperpflege	Entfernen des Nagellacks von Finger- und Zehennägeln, Reinigung des Bauchnabels (z.B. mit Wundbenzin), Duschen			
Rasur des OP-Gebietes (☞ auch 2.3.2)	Evtl. Kürzen der Haare an den großen Labien	Evtl. Kürzen der Haare an den großen Labien	Bei diagn. Laparoskopie Rasur vom unteren Rippenbogen abwärts bis 2 cm oberhalb des Mons pubis. Bei operativer Laparoskopie Erweiterung des zu rasierenden Hautareals um Mons pubis	Rasur vom unteren Rippenbogen abwärts bis zum Anus
Darmreinigung	Keine	Keine	2 Klysmen mit Darmrohr	Hoher Reinigungseinlauf am Vorabend, auf Arztanordnung evtl. auch orthograde Darmspülung am Vortag
Thromboseprophylaxe	Antithrombosestrümpfe, ggf. Low dose-Heparinisierung (Arztanordnung)			
Ernährung am Vortag	Normale Kost	Normale Kost	Abends leichte Kost	Ab mittags flüssige Kost, (mittags Suppe abends nur Tee)
Nahrungskarenz	Ab 22.00 Uhr des Vorabends der Operation			
Besondere Maßnahmen/ Dokumentation	• Messung und Dokumentation von Körpertemperatur, Puls, Blutdruck, Körpergröße und -gewicht • Aufklärungsgespräch zwischen der Patientin und dem Gynäkologen bzw. Anästhesisten über die Operation bzw. die Narkose, anschließend schriftliche Einverständniserklärung der Patientin • Spätabendliche Verabreichung eines Schlaf- oder Beruhigungsmittels nach Arztanordnung			
Präoperative Maßnahmen am Tag der Operation	• Ggf. Beziehen und Kennzeichnung des Bettes mit Namen der Patientin und Station • Austausch des Nachthemds der Patientin gegen ein OP-Hemd • Entfernen von Prothesen, Schmuck und Kontaktlinsen • Blasenentleerung vor Verabreichung der Prämedikation • Kontrolle des korrekten Sitzes der Antithrombosestrümpfe • Bereitlegen der erforderlichen Patientenunterlagen • Verabreichung der angeordneten Prämedikation bei Abruf			

Tab. 4.12: Präoperative Maßnahmen vor den häufigsten gynäkologischen Operationen.

lich noch vorhandene vaginale Blutungen lassen in der Regel kontinuierlich nach. Bei starken oder (wieder) zunehmenden vaginalen Blutungen nach gynäkologischen Operationen muss der Arzt verständigt werden. Die Einschätzung der Blutungsstärke ist oft problematisch. Als Anhalt kann die Stärke der Regelblutung gelten, die postoperativ nicht überschritten werden sollte.

Lagerung

Der Oberkörper der Patientin wird leicht erhöht gelagert. Nach abdominellen Eingriffen sollten nur in Ausnahmefällen Kissen zur Entlastung der Bauchdecken unter die Knie gelegt werden, da diese die Immobilität fördern. Besser ist es, wenn die Patientinnen ihre Beine öfter bewegen. Nach vaginalen Operationen erleichtert das Unterlegen von weichen Kissen oder Gummiringen das Sitzen.

Mobilisation

Beckenbodengymnastik ☞ 5.2.5

Mit der Mobilisation wird am OP-Tag begonnen. Zum Aufstehen dreht sich die Patientin vorsichtig auf die Seite und setzt sich dann mit Unterstützung einer Pflegeperson auf (☞ Abb. 4.13–4.15).

> 🛏 Patientin nach abdominellen Eingriffen dazu anleiten, beim Aufstehen eine Hand mit leichtem Druck auf die OP-Wunde zu legen, um die Schmerzen im Wundgebiet zu mindern.

Viele Patientinnen können gleich nach dem Aufstehen in Begleitung einer Pflegekraft zur Toilette gehen (abhängig vom Allgemeinzustand und dem Schweregrad des operativen Eingriffes), andere schaffen es kaum, sich vor das Bett zu stellen.

Die Anforderungen an die Patientin werden von Tag zu Tag unter Berücksichtigung des individuellen Leistungsvermögens gesteigert.

Körperpflege

Viele Frauen wollen ihre Körperpflege baldmöglichst selbstständig durchführen, insbesondere auch, um die Intimsphäre wieder wahren zu können. Jedoch tut es nicht

allen Frauen gut, so schnell auf die Unterstützung der Pflegenden zu verzichten. Während die eine Patientin wirklich keine Hilfe mehr benötigt, möchte eine andere den Pflegenden Arbeit abnehmen, obwohl sie sich noch gar nicht so gut fühlt. Deswegen müssen die Pflegenden immer abschätzen, wie viel Hilfe eine Patientin tatsächlich benötigt (unabhängig davon, was sie verbal äußert), und ihr diese Hilfestellung so anbieten, dass die Patientin sie akzeptieren kann.

Ausscheidungen

Legen eines transurethralen Katheters ☞ 5.2.3

Bei vielen Operationen wird intraoperativ ein transurethraler oder suprapubischer Blasenkatheter gelegt, der das Wasserlassen und die Beobachtung des Urins erleichtert. Nach abdominellen Eingriffen wird er in der Regel am ersten postoperativen Tag gezogen, bei einigen vaginalen Operationen erst zwischen dem 3. und 5. postoperativen Tag. In manchen Häusern ist es üblich, vorher ein spezielles *Blasentraining* (☞ 4.6.3) durchzuführen und Katheterurin für Untersuchungszwecke abzunehmen. Wird der Urin nicht abgeleitet, sollte die Patientin 4–6 Stunden nach der Operation Urin gelassen haben.

Die Darmtätigkeit ist nach größeren abdominellen Eingriffen für einige Tage stark eingeschränkt. Hörbare Darmgeräusche und das Abgehen von Darmgasen sind Zeichen einer beginnenden Darmperistaltik.

Bei Blähungsbeschwerden helfen neben ärztlich angeordneten Medikamenten auch Fenchel- oder Anistee sowie eine frühe Mobilisierung. Ein zeitweise liegendes Darmrohr kann zwar hilfreich sein, wird von vielen Patientinnen aber als sehr unangenehm empfunden.

Während des gesamten Klinikaufenthaltes fragen die Pflegenden die Patientin täglich nach ihrer Darmentleerung. In manchen Häusern ist es üblich, am ersten und zweiten postoperativen Tag nach Hysterektomien Neostigmin (z. B. Prostigmin®) und Dexpanthenol (z. B. Panthenol®) in die laufenden Infusionen zu geben, um die Darmperistaltik anzuregen und einer Darmatonie vorzubeugen (Arztanordnung). Zusätzlich wird die Darmentleerung am zweiten oder dritten postoperativen Tag durch orale Laxantien oder durch ein Klistier unterstützt (Arztanordnung).

Patientin beim Aufsetzen unterstützen [0166]

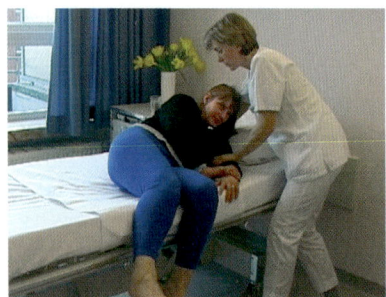 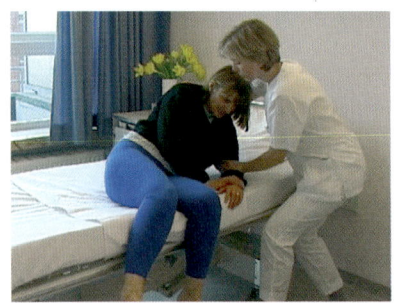 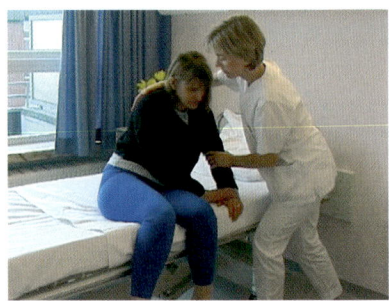

Abb. 4.13: Die Patientin liegt auf der Seite und schiebt zunächst nur die Beine aus dem Bett.

Abb. 4.14: Die Patientin drückt sich mit der Hand an der Bettkante ab. Nach abdominellen Eingriffen ist es hilfreich, wenn die Patientin mit einer Hand die Wunde stützt.

Abb. 4.15: Die Pflegeperson unterstützt die Patientin an Schulter und Arm, ihr Körpergewicht Richtung Becken zu bewegen.

Kostaufbau

Der Kostaufbau hängt von der durchgeführten Operation und vom Allgemeinzustand der Patientin ab.

Nach kleineren Eingriffen können die Patientinnen in der Regel bereits am Operationsabend Tee und Zwieback oder leichte Kost zu sich nehmen.

Nach größeren Eingriffen erhalten die Patientinnen nach etwa sechs Stunden Tee, sofern sie weder unter Übelkeit noch Erbrechen leiden. Im weiteren Verlauf ist der postoperative Ernährungsplan klinikspezifisch geregelt, ohne dabei jedoch die individuellen Bedürfnisse der Frauen außer Acht zu lassen.

Klinikübergreifendes Kriterium für den Kostaufbau ist die einsetzende Darmperistaltik. Sind Darmgeräusche zu hören und gehen die ersten Blähungen ab, wird den Patientinnen eine leichte Suppe, z.B. Brühe, Zwieback oder Brei angeboten. Zusätzlich erhalten die Patientinnen zur Deckung ihres Flüssigkeitsbedarfs ausreichend Tee oder kohlensäurearmes Mineralwasser.

Abhängig von der weiteren Darmtätigkeit wird die Kost langsam aufgebaut, bis am 3. oder 4. postoperativen Tag die normale Kostform wieder erreicht ist.

> 🖐 Nach der Operation müssen die Patientinnen nicht nur ihre körperlichen Kräfte und ihre Selbständigkeit wiedererlangen, sondern sie haben oft auch noch die Diagnose, den Verlust eines Organs oder das Fortschreiten ihrer Erkrankung zu verarbeiten. Hilfreich sind hier verständnisvolle Angehörige und Pflegende.

Patientenberatung

Viele Patientinnen haben Angst vor postoperativen Schmerzen. Die Pflegenden informieren über die postoperative Schmerztherapie und beraten die Patientin über Maßnahmen, die sie selbst ergreifen kann, um Schmerzen vorzubeugen. Hierzu gehört z.B. beim Aufstehen mit der Hand gegen die Wunde zu drücken. Wichtig ist außerdem, das schmerzarme Aufstehen vor OP mit der Patientin zu üben, damit sie es postoperativ sicher beherrscht.

Zur Patientenberatung gehört außerdem eine umfassende Information bezüglich aller prä- und postoperativen Maß-

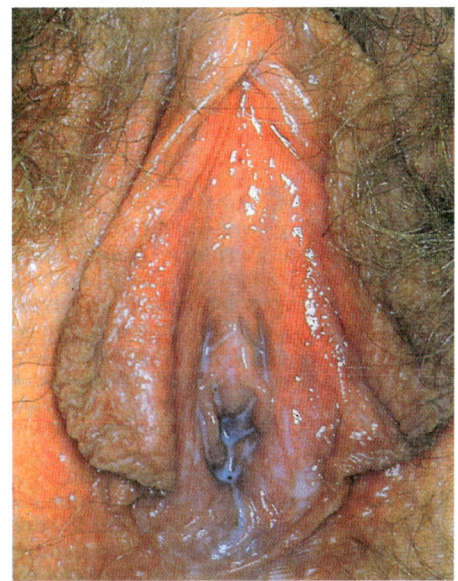

Abb. 4.16: Fluor genitalis (Ausfluss). Die Ursachen des Fluors können in allen Abschnitten der weiblichen Geschlechtsorgane liegen. [E105]

nahmen, um die Mitarbeit und das Vertrauen der Patientin zu stärken. Wenn die Patientin weiß, wie sie selbst zu ihrer Genesung beitragen kann und wie die Pflegenden sie dabei unterstützen (z.B. bei der ersten Blasen- oder Darmentleerung), können viele Ängste abgebaut werden.

4.3 **Hauptbeschwerden und Leitsymptome**

4.3.1 **Fluor**

> **Fluor** *(Fluor genitalis, Fluor vaginalis, Ausfluss):* Physiologische oder pathologische Vaginalsekretion.

Ein leichter, *farb-* und *geruchloser, glasig-schleimiger Ausfluss* ist normal. Er hält die Vagina feucht und schützt vor dem Eindringen von Bakterien und Pilzen. Die physiologische Vaginalsekretion verstärkt sich bei sexuel-

Vorkommen	Geruch	Farbe	Konsistenz
Ovulation	Geruchlos	Farblos, glasig	Schleimig, fadenziehend
Schwangerschaft	Geruchlos	Farblos	Dünnflüssig
Pilzinfektion*	Geruchlos	Weiß-gelblich	Krümelig
Trichomonadeninfektion**	Übel riechend	Gelblich	Schaumig
Gardnerella vaginalis-Infektion (☞ 4.6.1)	Fischartig (Amingeruch)	Farblos bis weißlich	Normal, aber Zunahme der Menge
Mykoplasmeninfektion***	Geruchlos	Farblos bis weißlich	Dünnflüssig
Gonokokkeninfektion (☞ 4.6.1)	Unspezifisch	Eitrig-trübe bis gelblich-grün	Dickflüssig
Karzinome	Oft faulig	Blutig-bräunlich	Wässrig

* Erreger ist in 90% der Fälle der Hefepilz Candida albicans.
** Bei Trichomonaden handelt es sich um Protozoen (Urtierchen), die sich durch Geißeln (☞ Abb. 1.21) fortbewegen.
*** Mykoplasmen sind die kleinsten bekannten Bakterien. Sie leben auf den Schleimhäuten des Menschen.

Tab. 4.17: Geruch, Farbe und Konsistenz des Fluor genitalis geben erste Hinweise auf die Ursache und ermöglichen es, die weitere Diagnostik gleich in die richtige Richtung zu lenken.

ler Erregung, in der Zyklusmitte (*periovulatorischer* Fluor) und in der Schwangerschaft, aber auch bei psychischer Belastung, z. B. Prüfungsstress.

Pathologischer Fluor ist eines der häufigsten Symptome in der Gynäkologie überhaupt und ruft bei den betroffenen Patientinnen oft ein starkes Unsicherheitsgefühl hervor. Mögliche Ursachen des pathologischen Fluors sind z. B. Infektionen (☞ 4.6.1) oder Tumoren der weiblichen Geschlechtsorgane (☞ 4.5.5 und 4.6.3), Fisteln zwischen Harnwegen oder Darm und Vagina (dann mit Urin- bzw. Stuhlbeimengung), hormonelle Störungen sowie Fremdkörper in der Vagina, z. B. der Rückholfaden eines Intrauterinpessars (☞ 9.4.2).

Aus *Aussehen, Konsistenz* und evtl. *Geruch* des Fluors sind oft bereits erste Rückschlüsse auf die Ursache möglich (☞ Tab. 4.17).

4.3.2 Zyklusstörungen

> **Zyklusstörungen** *(Menstruationsstörungen):* Abweichungen vom normalen Menstruationszyklus. Können sowohl organisch als auch psychisch bedingt sein.

Eine Übersicht über die Eigenschaften des normalen Menstruationszyklus und über mögliche Zyklusstörungen gibt Tab. 4.18. Neben den in der Tabelle genannten gynäkologischen Ursachen können auch Allgemeinerkrankungen wie z. B. eine schwere Hypertonie oder Gerinnungsstörungen zu vaginalen Blutungen führen.

> **Vaginale Blutungen,** die zyklusunabhängig außerhalb der normalen Menstruation auftreten, sind ein beunruhigendes Zeichen. Sie müssen immer diagnostisch abgeklärt werden, da sie Leitsymptom eines Karzinoms sein können. Insbesondere Blutungen nach der Menopause sind ein erster Hinweis auf ein Endometriumkarzinom (☞ 4.5.5).

Amenorrhoe

> **Amenorrhoe:** Ausbleiben der Menstruationsblutung.

Primäre Amenorrhoe
Von einer **primären Amenorrhoe** spricht man, wenn bei einem Mädchen auch im Laufe des 16. Lebensjahres keine Regelblutung eingesetzt hat. Ursächlich in Betracht kommen z. B. funktionsunfähige Ovarien, Störungen im Regelkreis von Hypothalamus und Hypophyse (☞ 4.1.2), Chromosomenstörungen oder Atresien des Uterus oder der Vagina, wobei das Menstruationsblut nicht nach außen abfließen kann und sich dann schmerzhaft zurückstaut.

Hymenalatresie ☞ 1.3.2 und Abb. 1.8

Sekundäre Amenorrhoe
Bei der **sekundären Amenorrhoe** bleibt die Regelblutung nach vorher normalen Zyklen mindestens drei Monate lang aus. Physiologisch ist eine Amenorrhoe während der

Schwangerschaft und in der Stillzeit. Weitere Ursachen sind beispielsweise körperliche oder psychische Belastungen, Magersucht, Insuffizienz der Ovarien, androgenbildende Ovarialtumoren (☞ 4.4.5) und Störungen der hormonellen Regulation zwischen Hypothalamus und Hypophyse (☞ 4.1.2).

Prämenstruelles Syndrom

Zu den Menstruationsstörungen im weiteren Sinne zählen auch die zyklusabhängigen Beschwerden wie das **prämenstruelle Syndrom** *(PMS).* Die Patientinnen leiden kurz vor der Menstruation unter Gereiztheit, depressiver Verstimmung, Kopfschmerzen, Kreislaufbeschwerden, Ödembildung und Spannungsgefühl in den Brüsten. Unmittelbar nach dem Einsetzen der Regelblutung normalisiert sich das Befinden wieder. Als Ursache wird eine Störung des Progesteronstoffwechsels vermutet. Entsprechend besteht die Therapie in einer Behandlung mit Progesteron vor der Regelblutung (z. B. Duphaston®) oder in der Wahl eines Ovulationshemmers (☞ 9.4.3) mit hohem Gestagenanteil. Bei psychovegetativer Labilität der betroffenen Frau können psychotherapeutische Gespräche sowie Verfahren zur Stressbewältigung hilfreich sein.

Pflege bei Menstruationsbeschwerden ☞ 4.3.2 und unten

Dysmenorrhoe

> **Dysmenorrhoe:** Starke, krampfartige Schmerzen im Unterleib unmittelbar vor und während der Menstruation, häufig verbunden mit einem allgemeinen Krankheitsgefühl. Die *primäre Dysmenorrhoe* besteht von der Menarche an, die *sekundäre Dysmenorrhoe* setzt später ein.

Die meisten Frauen haben v. a. zu Beginn der Menstruation leichte Beschwerden, die sie aber im Beruf und in der Freizeit nicht beeinträchtigen.

Sowohl die primäre als auch die sekundäre Dysmenorrhoe können organisch bedingt sein. Bei der **primären Dysmenorrhoe** wird v. a. eine gesteigerte Prostaglandinbildung im Endometrium diskutiert, was zu verstärkten Uteruskontraktionen und Durchblutungsstörungen führt (*Prostaglandine* sind hormonähnliche Substanzen, die in fast allen Organen vorkommen und u. a. die Hormonsekretion der Ovarien beeinflussen).

Der **sekundären Dysmenorrhoe** liegt häufiger als früher angenommen eine Endometriose (☞ 4.5.2) oder ein Uterus myomatosus (☞ 4.5.4) zugrunde. Deshalb wird die Frau zunächst auf organische Ursachen untersucht, bevor psychische Faktoren hinter der Dysmenorrhoe vermutet werden. Diese können eine Rolle spielen und reichen von dem Wunsch, nicht erwachsen werden zu wollen, über die Angst vor Schmerzen bis hin zum „Beweis des Versagens" bei unerfülltem Kinderwunsch. Hinzu kommt, dass auch die Art mit Schmerzen umzugehen, geprägt ist von der Biographie der Frau. Diese ist häufig nicht bekannt und oft auch schwer herauszufinden. Um die Frau zu verstehen, sollte das Gespräch mit ihr gesucht werden. Dann gelingt es vielleicht auch, ihr Verhalten nachzuvollziehen

Bezeichnung	Zyklus [Tage]	Blutungs-dauer [Tage]	Blutungs-stärke*	Schema	Ursachen/Besonderheiten
Eumenorrhoe Normale Menstruations-blutung	25–31	3–6	ca. 50–150 ml	Feb. Mär. Apr. Mai Jun.	
Störungen der Blutungsdauer					
Menorrhagie Verlängerte Regelblutung	25–31	> 6	Meist erhöht	Feb. Mär. Apr. Mai Jun.	Uteruspolypen (☞ 4.5.4), Myome (☞ 4.5.4), Endometriose (☞ 4.5.2), Gerinnungsstörungen
Brachymenorrhoe Verkürzte Regelblutung	25–31	Stunden– 2,5 Tage	Normal – ver mindert	Feb. Mär. Apr. Mai Jun.	Verschiedene Störungen in Uterus oder Ovarien; Nacht-arbeit, Fernreisen, psychische Belastung; Ovulationshemmer (☞ 9.4.3)
Störungen der Blutungsstärke					
Hypermenorrhoe Zu starke Regelblutung	25–31	3–6	> 150 ml (> 5 Vorlagen/ Tampons pro Tag)	Feb. Mär. Apr. Mai Jun.	Myome, chronische Entzündun-gen von Uterus und Adnexe, hormonelle Störungen, Gerin-nungsstörungen, Intrauterin-pessar (☞ 9.4.2)
Hypomenorrhoe Zu schwache Regelblutung	25–31	3–6	< 50 ml	Feb. Mär. Apr. Mai Jun.	Beginnende Insuffizienz der Ovarien oder Abnahme der Gebärmutterschleimhaut nach Infektionen
Störungen der Blutungshäufigkeit					
Polymenorrhoe Unregelmäßig oder regelmäßig verkürzte Zyklen	< 25	3–6	Erhöht, normal oder erniedrigt	Feb. Mär. Apr. Mai Jun.	Verkürzung der prä- oder postovulatorischen Phase oder bei anovulatorischen Zyklen; Ther. nur bei Pat.-Wunsch nach normalem Zyklus oder Kinder-wunsch
Oligomenorrhoe Stark verlängerte Zyklen	> 35	3–6	Erhöht, normal oder erniedrigt	Feb. Mär. Apr. Mai Jun.	Verlängerte Follikelreifungs-phase, auch bei anovulatorischen Zyklen, z.B. in Pubertät und Klimakterium
Zusatzblutungen (alle Blutungen im Verlauf eines Zyklus außerhalb der Menstruation)					
Spotting** Regelmäßige Zusatz- oder Schmierblutungen, prä-/postmenstruell oder mittzyklisch	Normal	Zusätzlich 1–2 Tage unmittelbar vor/nach der Menstruation oder in Zyklusmitte	Gering oder variabel	Feb. Mär. Apr. Mai Jun.	Zyklusabhängige Schmier-blutungen kurz vor oder nach der Regelblutung oder zum Zeitpunkt der Ovulation basieren meist auf einer gestörten Gelbkörper- oder Endometriumfunktion und sind harmlos. Zyklusunabhängige Schmierblutungen haben dage-gen oft organische Ursachen, z.B. Uteruspolypen, Endometriumkar-zinom, (drohende) Fehlgeburt
Postkoitalblutung Unmittelbar nach Geschlechtsverkehr auftretend		Meist wenig, hellrotes Blut			Portioektopie (☞ 1.6), vag. Verletzungen, Zervixkarzinom

* Ein ungefähres Maß (in Abhängigkeit von individuellen Hygienebedürfnissen) ist die Zahl der pro Tag gebrauchten Vorlagen oder Tampons.

** Zusätzlich zum „Spotting" werden auch die Begriffe Metrorrhagie und Zwischenblutung mit teils gleicher, teils unterschiedlicher Bedeutung verwen-det, z.B. wird Zwischenblutung synonym zum mittzyklischen Spotting (Ovulationsblutung, Mittelblutung) und Metrorrhagie als zyklusunabhängige Zusatzblutung definiert.

Tab. 4.18: Normaler Menstruationszyklus und Zyklusstörungen im Vergleich.

und ihr mögliche Wege aus dem eventuell eingefahrenen Verhalten aufzuzeigen.

🛏 Auch wenn die psychischen Komponenten bei einer Dysmenorrhoe offensichtlich sein sollten: Immer nehmen Arzt und Pflegende die Beschwerden der Frau und die Frau selbst ernst.

Pflege bei Menstruationsbeschwerden

Frauen, die unter Menstruationsproblemen leiden, sollten die Möglichkeit haben, sich zurückziehen und sich dann selbst etwas Gutes tun zu können oder sich verwöhnen zu lassen. Zum Beispiel kann es den betroffenen Frauen helfen, sich mit einem guten Buch hinzulegen, eine Tasse heißen Tee zu trinken, ein entspannendes Bad zu nehmen, sich einen heißen Bauchwickel oder eine feucht-heiße Dampfkompresse auflegen oder sich im Lenden-Kreuzbein-Bereich einreiben zu lassen, sich Zeit für die eigene Körperpflege zu nehmen oder einen ausgiebigen Spaziergang zu machen. Letztendlich hilft der Frau alles, was entkrampft und die Durchblutung im Unterleib verbessert.

Wärme setzt bei verkrampften Muskeln den Muskeltonus herab, wodurch sich die Verkrampfungen lösen und verspannungsbedingte Schmerzen nachlassen. Wärme tut auch psychisch gut: Die Wahrnehmung wird vom Schmerzreiz auf den oft wohligen Wärmereiz gelenkt. Der ganze Mensch entspannt und seine Atmung wird tiefer und ruhiger.

Aus diesen Gründen empfinden auch Frauen mit Menstruationsbeschwerden Wärme als wohltuend und lindernd. Diesen Frauen sind z.B. heiße Bauchwickel, feucht-heiße Dampfkompressen, entspannende Bäder (etwa mit Melisse oder Schafgarbe) oder Einreibungen im Lenden-Kreuzbein-Bereich zu empfehlen.

Heiße Bauchwickel

Vorbereitung der Materialien

- Ein Außentuch, z.B. aus Molton-Außentuch, zwei Innentücher (z.B. Geschirrtücher), ein größeres Küchentuch als Auswringtuch, ein Frotteetuch
- Eine Schüssel (z.B. Waschschüssel), ein Messbecher mit heißem Wasser oder Kamillentee
- Wärmflasche.

Durchführung

- Patientin über das geplante Vorhaben informieren
- Fenster schließen, evtl. Zimmer und Bett der Patientin vorwärmen.
- Wärmflasche mit heißem Wasser füllen
- Das Molton-Außentuch in das Bett einlegen
- Das Auswringtuch über die Schüssel legen. Die beiden Innentücher zusammenrollen und mit heißem Wasser übergießen (☞ Abb 4.19, ❶)
- Die beiden Innentücher mit Hilfe des größeren Geschirrtuchs kräftig auswringen. Je trockener desto verträglicher ist der Wickel auf der Haut (☞ Abb. 4.19, ❷)
- Mit dem heißen Innentuch eine Temperaturprobe zunächst an der eigenen Innenseite des Handgelenks, dann an dem der Patientin durchführen
- Dann die Innentücher faltenfrei über den Bauch rollen.

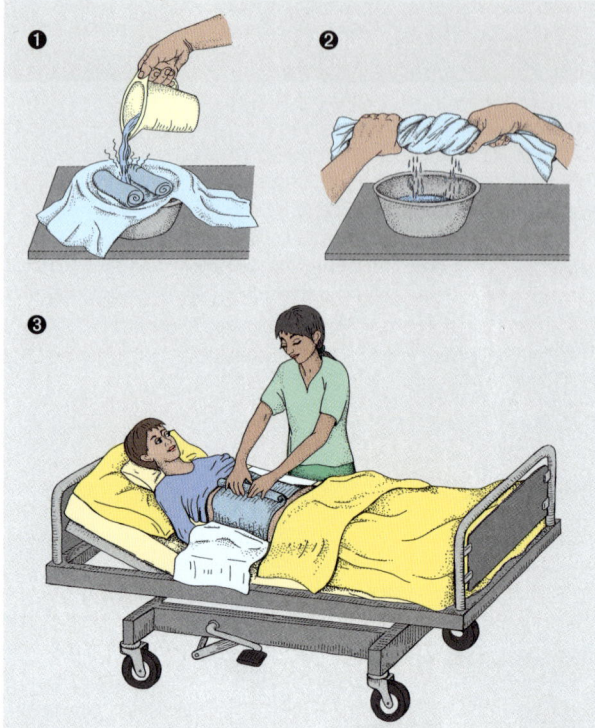

Abb. 4.19: Für den heißen Bauchwickel Innentuch mit heißem Wasser übergießen und Tücher kräftig auswringen. Dann den Wickel anlegen. [A400-120]

Das Frotteetuch als Feuchtigkeitsschutz darüber legen und alle Tücher mit dem Molton-Außentuch fixieren (☞ Abb. 4.19, ❸)
- Wärmflasche auf den Bauchwickel legen und Patientin gut zudecken
- Wickel für 15–30 Minuten belassen, sofern die Patientin ihn gut verträgt. Ihr anschließend genügend Zeit zum Nachruhen geben.

! Vorsicht
- Heißen Wickel mit ca. 80° C (eher zu warm) vorbereiten und mit dem Dampf des Wickels die Patientin an die Wärme gewöhnen
- Nie Wärmflaschen mit kochendheißem Wasser zubereiten (Gefahr von Verbrennungen!). Die Wassertemperatur für Wärmflaschen beträgt ca. 50–60°C. Nicht einfach das heiße Wasser aus der Leitung nehmen, sondern die Temperatur mit einem Thermometer überprüfen
- Das Temperaturempfinden ist individuell unterschiedlich. Die Äußerungen der Patientin sind immer ernst zu nehmen und die Maßnahme darauf abzustimmen
- Keine heißen Wickel bei Patientinnen mit eingeschränktem Temperaturempfinden anwenden, z.B. bei Polyneuropathie, arterieller Verschlusskrankheit, Wahrnehmungsstörungen, Cortisonhaut, instabilen Kreislaufverhältnissen etc.
- Patientinnen nicht unbeabsichtigt im Wickel schwitzen lassen, denn Schwitzen belastet den Kreislauf!

Feucht-heiße Dampfkompresse

Bei der **feucht-heißen Dampfkompresse** wird statt des Innentuchs beim Bauchwickel (☞ Abb. 4.19) eine große, mehrfach gefaltete Gazekompresse (z. B. Gazewindel) mit der heißen Flüssigkeit übergossen und in ein trockenes Zwischentuch gegeben (☞ Abb. 4.20). Dieses „Päckchen" wird dann auf den Bauch der Patientin gelegt und sofort z. B. mit einem Molltontuch abgedeckt. Dann wird wie beim Bauchwickel eine Wärmflasche aufgelegt und die Patientin gut zugedeckt. Nun entwickelt die in dem trockenen Tuch eingewickelte Kompresse Dampf, und die Wärme breitet sich auf der Haut aus. Vorteil der Dampfkompresse gegenüber dem Bauchwickel ist die bessere Verträglichkeit (die Dampfkompresse wird als weniger heiß empfunden als der Bauchwickel) und die bessere Wärmespeicherung durch das mehrfach gefaltete Tuch.

Einreibungen im Lenden-Kreuzbein-Bereich

Für die **Einreibung im Lenden-Kreuzbein-Bereich** zur Behandlung von Menstruationsbeschwerden wird das Patientenzimmer vorgewärmt. Die Patientin legt sich in einer für sie bequemen Lage auf den Bauch und macht die entsprechende Körperpartie frei (die Beine sollten gut zugedeckt sein, damit die Frau nicht friert und keine kalten Füße bekommt). Dann legt die Pflegende ihre warmen Hände auf die einzureibende Körperpartie und führt langsam kreisende Bewegungen am unteren Ende der Wirbelsäule aus. Der Druck der Hände darf dabei nicht zu kräftig sein, doch sollte die Frau die ganze Handfläche auf ihrer Haut und durch die Einreibung eine wohlige Wärme spüren. Unterstützt werden kann die Einreibung mit einem Öl, das von der Frau gerne gerochen und auf der Haut als angenehm empfunden wird. Als Angebot aus der Aromatherapie kann z. B. eine Mischung aus verschiedenen Ölen verwendet werden: 30 ml Jojobaöl, 5 Tr. Kamille römisch, 2 Tr. Melisse 100 %, 5 Tr. Muskatellersalbei, 2 Tr. Lavendel fein, 10 Tr. Nachtkerzenöl. Es geht jedoch auch ohne Öl (z. B. mit einer einfachen Körperlotion), da in erster Linie die Berührung und das Erzeugen der Wärme die Krämpfe bei Menstruationsbeschwerden lösen.

Zusätzlich kann ein Tee aus Ringelblume, Schafgarbe, Frauenmantel und Kamille (jeweils 10 g) hergestellt werden. Dazu 3 Teelöffel der Mischung in eine Kanne geben, mit 500 ml kochendem Wasser überbrühen und drei Minuten ziehen lassen. Dann absieben und über den Tag verteilt trinken.

4.3.3 Unterbauchschmerzen

Unterbauchschmerzen sind häufiger Grund für eine Vorstellung beim Gynäkologen. Sie können durch gynäkologische oder nicht-gynäkologische Ursachen bedingt sein (☞ Tab. 4.21).

Um die Ursachen für Schmerzen am äußeren Genitale zu erkennen, genügt meist eine Inspektion. Bei unklaren Unterbauchschmerzen ist die Ursachenklärung dagegen schwierig. Unterschieden werden *akute Unterbauchschmerzen*, beispielsweise durch eine Extrauteringravidität (☞ 12.1), und *chronische Unterbauchschmerzen*. Bei letzteren ist eine eindeutige Diagnosestellung manchmal nicht möglich, da häufig mehrere Ursachen gleichzeitig vorliegen.

Bei der Klärung der Ursache helfen folgende Fragen:
- Wann war die letzte Menstruation? Schmerzen nach Ausbleiben der Menstruation können z. B. durch eine Extrauteringravidität oder eine Fehlgeburt bedingt sein
- Sind die Schmerzen zyklus- oder situationsabhängig? Die Beschwerden bei der Endometriose (☞ 4.5.2) sind z. B. zyklusabhängig, Unterbauchschmerzen durch rezidivierende Blasenentzündungen jedoch nicht
- Welchen Charakter hat der Schmerz? Beispielsweise sind die Schmerzen bei Stieldrehung einer Ovarialzyste (☞ 4.4.3) häufig kolikartig
- Sind die Schmerzen langsam oder rasch entstanden? Der Schmerz bei Perforation einer Extrauteringravidität setzt meist plötzlich ein, der Schmerz bei einer Endometriose (☞ 4.5.2) oder Adnexitis (☞ 4.4.1) langsam über Stunden
- Bestehen zusätzlich Begleitsymptome wie etwa eine vaginale Blutung oder Fieber? Beide können z. B. auf eine Adnexitis (☞ 4.4.1) hinweisen.

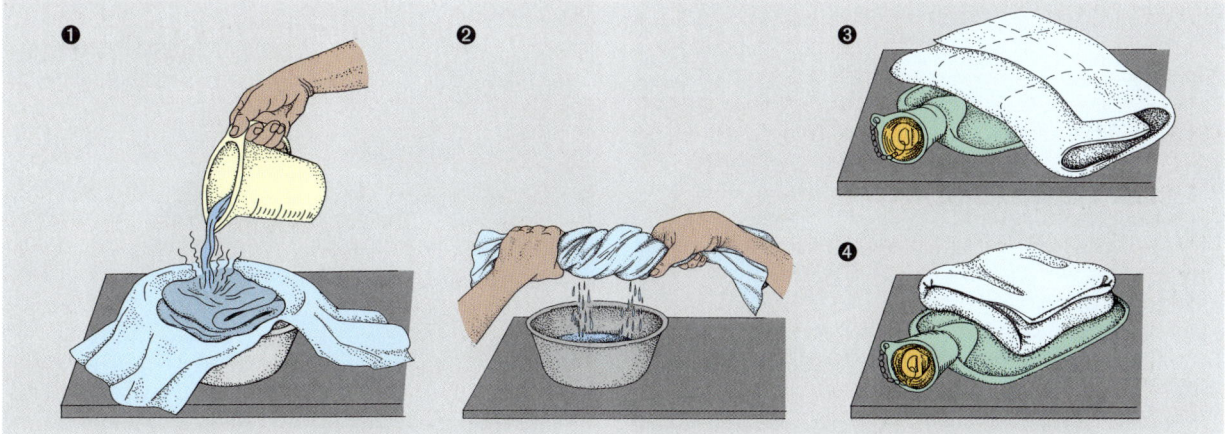

Abb. 4.20: Feucht-heiße Dampfkompresse: Nach dem Übergießen der Gazekompresse mit der heißen Flüssigkeit und dem Auswringen wird die Kompresse in ein trockenes Tuch eingeschlagen und in Form eines „Päckchens" auf den Bauch der Patientin gelegt. [A400-120]

	Linker Unterbauch	Mittlerer Unterbauch	Rechter Unterbauch
Gynäkologische Ursachen	• Ovarialzysten und -tumoren • Adnexitis • Extrauteringravidität	• Dysmenorrhoe • Entzündungen der Vagina oder der Zervix ☞ 4.6.1 • Fremdkörper in der Vagina	• Ovarialzysten und -tumoren ☞ 4.4.3 und 4.4.2 • Adnexitis ☞ 4.4.1 • Extrauteringravidität ☞ 12.1
Nicht gynäkologische Ursachen	• Leistenbruch • Pyelonephritis • Nierenkolik • Sigmadivertikulitis	• Zystitis (Blasenentzündung) ☞ 5.5.1	• Appendizitis • Leistenbruch • Pyelonephritis ☞ 5.5.2 • Nierenkolik

Tab. 4.21: Lokalisation des Unterbauchschmerzes bei häufigen gynäkologischen und nicht gynäkologischen Ursachen.

4.4 Erkrankungen der Tuben und der Ovarien

4.4.1 Adnexitis

> **Adnexitis** (*pelvic inflammatory disease*, kurz *PID*): Entzündung der Adnexe, also der Tuben (*Salpingitis, Eileiterentzündung*) und der Ovarien (*Oophoritis, Eierstockentzündung*).

Schätzungsweise 10–15% der Frauen im gebärfähigen Alter erkranken mindestens einmal in ihrem Leben an einer **Adnexitis.** Der Altersgipfel liegt bei den jüngeren Frauen um 20–25 Jahre.

Krankheitsentstehung

Während bzw. kurz nach der Menstruation oder im Wochenbett ist der Zervikalkanal geöffnet und der Schleimpfropf nicht vorhanden, so dass pathogene Keime ungehindert aufsteigen und eine *polybakterielle* (durch mehrere Bakterien bedingte) Infektion zunächst der Zervix (Zervizitis) und dann – meist asymptomatisch – des übrigen Endometriums hervorrufen können (☞ 4.6.1). Steigen die Keime weiter auf (*aszendierende Infektion*), kommt es zu einer Entzündung der Tuben. Die Ovarien werden dann sekundär mitbefallen. Neben Bakterien sind in bis zu 40% der Fälle auch Chlamydien mitbeteiligt.

Eine *hämatogene Entstehung* der Adnexitis (z.B. bei Tuberkulose) ist selten.

Symptome und Untersuchungsbefund

Typische Symptome einer *akuten* Adnexitis sind:
• Akute, meist seitenbetonte Unterbauchschmerzen (obwohl meist linker *und* rechter Adnex entzündet sind)
• Gelblich-grünlicher, übel riechender Fluor (☞ Tab. 4.17)
• Fieber
• Übelkeit und Erbrechen bei Mitbeteiligung des Peritoneums (Peritonitis).

Eine *subakute* oder *chronische Adnexitis* zeigt sich durch Unterleibsschmerzen wechselnder Stärke und vielfältige andere Beschwerden (z.B. Schmerzen bei körperlicher Betätigung). Der Übergang zwischen beiden Formen ist fließend.

Bei der gynäkologischen Untersuchung ist die Region um Uterus, Tuben und Ovarien extrem druckschmerzhaft. Die Bewegung des Gebärmutterhalses während der bimanuellen Untersuchung bereitet der Patientin typischerweise Schmerzen (**Portioschiebe-** oder **Portiowackelschmerz**).

Diagnostik und Differentialdiagnose

Die Diagnose darf nicht vorschnell gestellt werden, da die Verwechslungsgefahr insbesondere mit einer Appendizi-

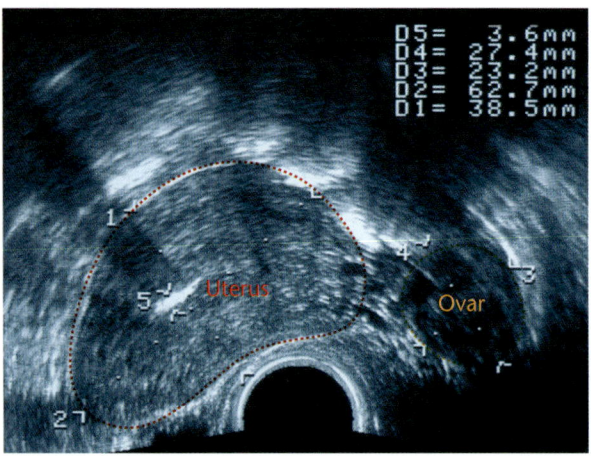
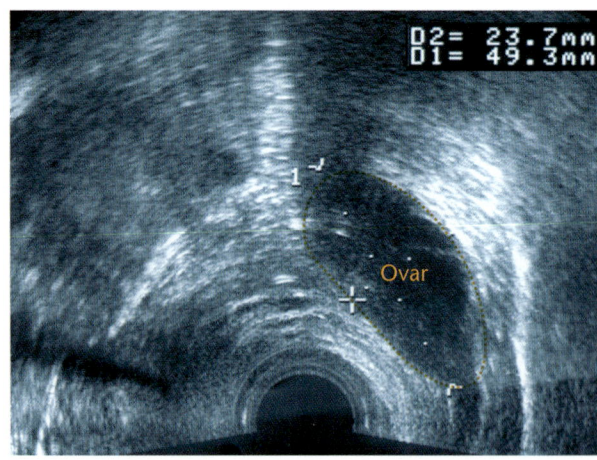

Abb. 4.22 und 4.23: Sonographische Darstellung des rechten Ovars mit einer kleinen Follikelzyste in seiner Mitte bei einer gesunden Frau (links) und des rechten Ovars bei einer Frau mit Adnexitis (rechts); die Grenzen des Ovars sind hier leicht verwaschen. [T192]

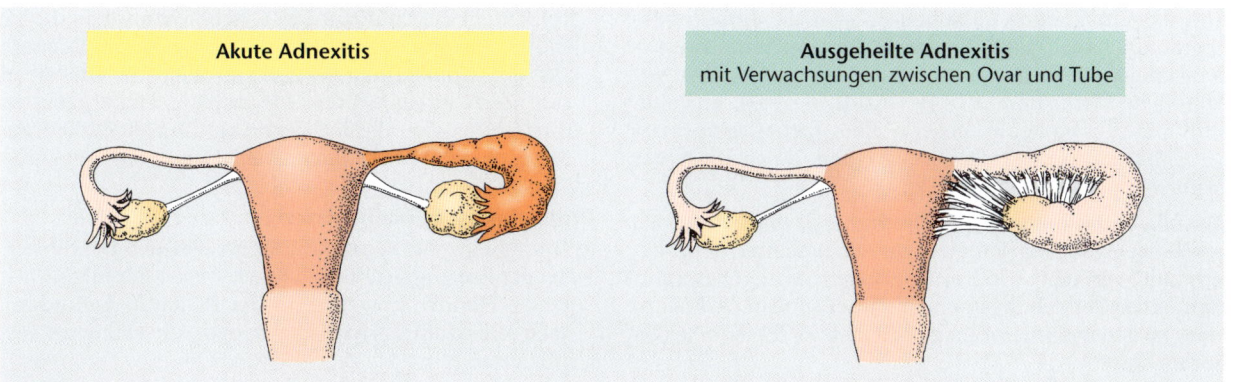

Akute Adnexitis

Ausgeheilte Adnexitis
mit Verwachsungen zwischen Ovar und Tube

Abb. 4.24: Akute (links) und ausgeheilte Adnexitis mit Verwachsungen zwischen Ovar und Tube (rechts). [A400-190]

tis oder Extrauteringravidität groß ist (☞ Tab. 4.21). Der Diagnosesicherung dienen:

- *Abstrichentnahmen.* Ggf. sind die Erreger bereits im Nativabstrich (☞ 1.5.1) sichtbar. Aus dem Zervikalkanal werden Bakterienkulturen angelegt und ein Abstrich auf Chlamydien (☞ 1.5.3) angefertigt, obwohl die damit diagnostizierten Erreger nur selten (in etwa 20 %) auch die Erreger der Adnexitis sind. Bei entsprechend verdächtiger Symptomatik wird ein zytologischer Abstrich zum Karzinomausschluss entnommen (☞ 1.5.2)
- *Blutuntersuchung.* Wichtig ist hier v. a. die Bestimmung der Entzündungsparameter, v. a. CRP (☞ Kap. 17), Leukozyten und BSG, und des β-HCGs (☞ 10.3.2) zum Ausschluss einer Extrauteringravidität (☞ 12.1)
- *Urinuntersuchung.* Dem Ausschluss einer Entzündung der unteren Harnwege dienen Urinstatus und Urinkultur (☞ 5.4.2) aus dem Mittelstrahlurin. Eine Adnexitis und eine Zystitis treten häufig gleichzeitig auf. Zum Ausschluss eines Harnsteines, dessen klinisches Bild dem einer Adnexitis ebenfalls sehr ähneln kann, werden eine Nieren-Sonographie und ggf. ein i. v.-Urogramm (☞ 5.4.5) durchgeführt. Bei einem Harnstein ist im Unterschied zur Adnexitis auch eine Makro- oder Mikrohämaturie zu erwarten

- *Transvaginale Sonographie* (☞ 1.7.1). In ca. 50 % der Fälle sind typische Veränderungen der Adnexe, beispielsweise eine entzündliche Tubenvergrößerung (☞ Abb. 4.26) oder die geringe Abgrenzbarkeit der Ovarien (☞ Abb. 4.23), darstellbar. Die sonographische Untersuchung ist ferner wichtig für die Abgrenzung gegenüber einer Appendizitis, einer Extrauteringravidität oder einer geplatzten Ovarialzyste. Außerdem können Komplikationen wie beispielsweise eine **Saktosalpinx** (☞ Abb. 4.25) sonographisch diagnostiziert werden
- *Laparoskopie* bei weiterhin unklarer Diagnose. Sie ermöglicht eine direkte Abstrichentnahme und eine therapeutische **Abszessdrainage** bei einschmelzender Entzündung.

Behandlungsstrategie

Nach der Abstrichentnahme beginnt der Arzt mit einer intravenösen Antibiotikatherapie, die sich gegen die häufigsten Erreger der Adnexitis richtet (bzw. *kalkulierte Therapie*), z. B. mit Tetracyclinen und Cephalosporinen (etwa Vibravenös® und Zinacef®) oder Gyrasehemmern (etwa Tarivid®). Nach Vorliegen des Antibiogramms (☞ 3.5.1, Abb. 3.10) wird die Behandlung ggf. umgestellt.

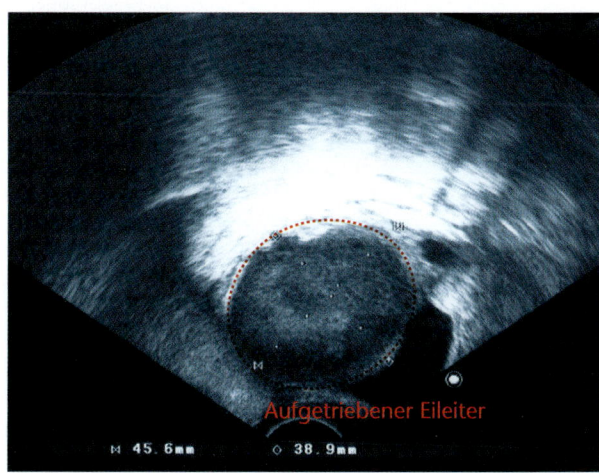

Abb. 4.25: Pyosalpinx rechts. [T157]

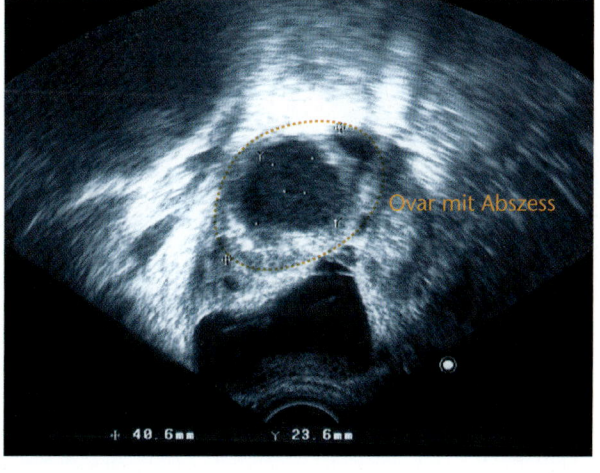

Abb. 4.26: Abszess des rechten Ovars. [T157]

Um die Entzündung auszuheilen, wird die Antibiotikatherapie über 10 Tage intravenös durchgeführt. Zusätzlich erhält die Patientin schmerzlindernde und antientzündliche Medikamente (z. B. Diclofenac, etwa in Voltaren®). Ist die Patientin Trägerin eines Intrauterinpessars (☞ 9.4.2), muss dieses entfernt werden, da es mit hoher Wahrscheinlichkeit infiziert ist.

Wichtig ist das Einhalten von Bettruhe, da die Ovarien bei jeder Bewegung der Patientin an der Bauchwand scheuern und vermehrt Fibrin abgesondert wird. Dies führt dann über Verklebungen und Verwachsungen *(Adhäsionen)* zu den typischen Komplikationen (☞ Medizinkasten rechts unten).

Im akuten Stadium wird lokal Kälte appliziert, im Spätstadium oder chronischem Stadium erhält die Patientin auf Arztanordnung Kurzwellenbestrahlungen und Moorpackungen. Diese sollen die Resorption der entzündungsbedingten Flüssigkeitsansammlungen beschleunigen und die Adhäsionen (☞ Abb. 4.27) lösen.

Pflege

Krankenbeobachtung

- Patientin auf Schmerzen beobachten und gezielt nachfragen, ob die Analgesie ausreicht; Knierolle zur Bauchdeckenentlastung anbieten
- Mindestens 2-mal täglich Temperatur kontrollieren. Je nach Fieberhöhe fiebersenkende Maßnahmen durchführen und viel Flüssigkeit zur Verfügung stellen
- Patientin auf Zeichen einer Krankheitsverschlimmerung (beispielsweise auf Peritonitiszeichen wie zunehmende Bauchschmerzen und Abwehrspannung bis hin zum „brettharten" Bauch) und auf vaginalen Pilzbefall infolge der Antibiotikatherapie beobachten

Psychische Betreuung

- Die Pflegenden achten darauf, dass die Patientin im akuten Stadium relative Bettruhe einhält. Berücksichtigt sie dies nicht, machen die Pflegenden sie auf die möglichen Konsequenzen aufmerksam (☞ Prognose)
- Besonders nach Linderung der Beschwerden können bei der Patientin Langeweile und Monotonie aufkommen. Um ihr das Einhalten der Bettruhe zu erleichtern,

können ihr Beschäftigungen angeboten werden, die sie im Bett ausführen kann wie z. B. das Lesen von Büchern aus der Krankenhausbibliothek. Wichtige Utensilien zum Zeitvertreib werden in greifbare Nähe geräumt. Eine großzügige Besuchsregelung kann zusätzlich zur Akzeptanz der Maßnahmen beitragen.

Prophylaktische Maßnahmen

- Thrombose- und Obstipationsprophylaxe durchführen
- Bei der Entsorgung von Vorlagen wegen der Infektionsgefahr Handschuhe tragen. Die Patientin auffordern, nach selbständigem Vorlagenwechsel die Hände zu desinfizieren.

Patientenberatung

- Viele Patientinnen werden von (berechtigten) Ängsten aufgrund möglicher Fertilitätseinschränkungen geplagt. Die Pflegenden nehmen diese Befürchtungen ernst und vermeiden Bagatellisierungen. Es ist wichtig, dass die Patientin von allen Mitarbeitern die gleichen Auskünfte erhält und nicht durch unterschiedliche Prognosen verunsichert wird. Wenn erforderlich, (auch wiederholte) ärztliche Information in die Wege leiten. Termine so legen, dass auf Wunsch der Patientin auch der Partner an den Informationsgesprächen teilnehmen kann
- Wegen der Infektionsgefahr Patientin auf die Bedeutung einer sorgfältigen Intimhygiene hinweisen (☞ 2.1.3)
- Liegt gleichzeitig eine Zystitis vor, wird die Patientin informiert, viel zu trinken, damit die ableitenden Harnwege gut gespült werden. Dies unterstützt die Keimausschwemmung
- Patientin informieren, sich bei Veränderungen (z. B. zunehmende Schmerzen, Magen-Darmstörungen bei Antibiotikatherapie) zu melden.

Prognose

Akut lebensbedrohliche Formen sind selten. Dazu gehört z. B. die durch ein Aufsteigen der Keime hervorgerufene **Pelveoperitonitis** *(Peritonitis im kleinen Becken)*, die u. a. zu einem Ileus führen kann.

> 🔖 **Komplikationen** der Adnexitis sind häufig. Sie umfassen:
> - Chronifizierung der Erkrankung
> - Abszessbildung (z. B. **Tuboovarialabszess**) mit der Notwendigkeit einer Operation, um den Abszess zu spalten und zu drainieren
> - Erhöhte Rate an Tubargraviditäten
> - Sterilität infolge Eileiterverklebungen (in bis zu 30 % der Fälle).

4.4.2 Tumoren der Tuben

Tumoren der Tuben sind relativ selten. Gutartige Tumoren – hier im Sinne von umschriebener Anschwellung – sind z. B. Endometrioseherde (☞ 4.5.2) oder sackförmig erweiterte Tuben, die am Ampullenende verklebt und dadurch verschlossen sind und in denen sich Sekret gesammelt hat **(Saktosalpinx)**. Handelt es sich bei dem Sekret um serös-

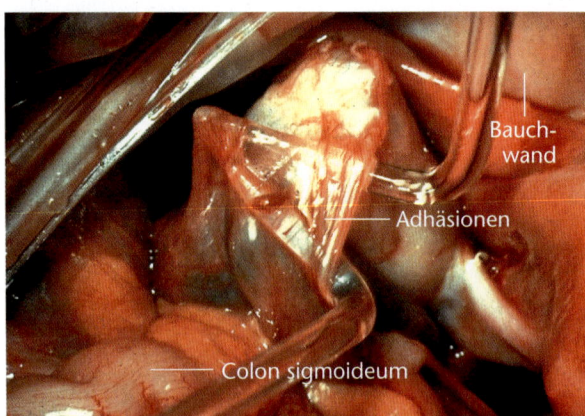

Abb. 4.27: Verwachsungen nach einer Adnexitis im Laparotomiebefund. [U135]

Bauchwand

Adhäsionen

Colon sigmoideum

ses Sekret, spricht man von **Hydrosalpinx,** ist die Tube jedoch mit Blut oder Eiter gefüllt, von **Hämato-** oder **Pyosalpinx.** Machen die Tumoren Beschwerden oder ist eine Ruptur der Tube zu befürchten, werden sie operativ eröffnet.

Das **Tubenkarzinom** stellt eine absolute Rarität dar. Die Stadieneinteilung und Therapie entspricht der des Ovarialkarzinoms (☞ 4.4.6).

4.4.3 Funktionelle Ovarialzysten

Funktionelle Ovarialzysten: Durch Flüssigkeitsretention bedingte Zysten, die vor allem wegen ihrer Verwechslungsgefahr mit bösartigen Ovarialtumoren von Bedeutung sind. Am häufigsten sind *Follikelzysten* und *Corpus luteum-Zysten*.

Krankheitsentstehung

Follikelzysten (☞ Abb. 4.28) entstehen, wenn im Ovar zwar ein Eifollikel heranreift, die Ovulation jedoch aufgrund eines hormonellen Ungleichgewichts ausbleibt und der Follikel weiterbesteht. Sie treten am häufigsten zu Zeiten hormoneller Umstellungen auf, also während und kurz nach der Pubertät und im Klimakterium.

Corpus luteum-Zysten bilden sich aus dem Gelbkörper (☞ 4.1.2), oft zu Beginn einer Schwangerschaft.

Symptome, Befund und Diagnostik

Funktionelle Ovarialzysten zeigen sich durch Zyklusstörungen und geringe Unterbauchschmerzen. Viele Frauen haben aber keine Beschwerden.

Bei der gynäkologischen Untersuchung ist das Ovar mäßig vergrößert und oft leicht druckschmerzhaft. Die Ultraschalluntersuchung ergibt eine höchstens tennisballgroße, einkammerige Zyste ohne solide Anteile.

Die Hauptkomplikationen funktioneller Ovarialzysten sind **Zystenruptur** mit Blutung in den Bauchraum und die **Stieldrehung,** wobei sich der ganze Adnex verdreht

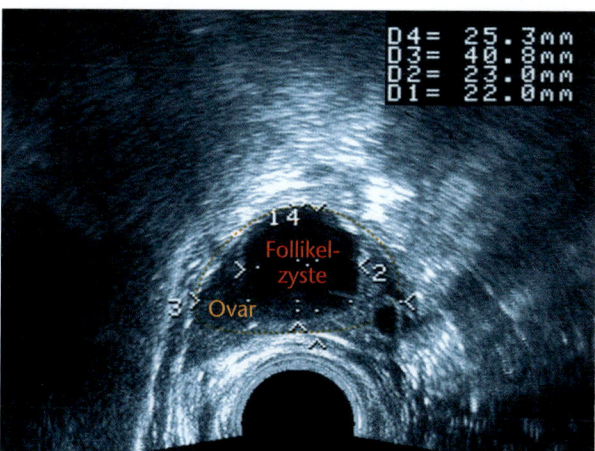

Abb. 4.28: Sonographische Darstellung einer Follikelzyste. [T192]

und sich so die Blutzufuhr abschneidet. Beide Komplikationen können mit akuten Unterbauchschmerzen einhergehen und zum Akuten Abdomen führen.

Behandlungsstrategie

Hat die Frau keine oder nur wenig Beschwerden und zeigt die Ultraschalluntersuchung keine soliden (d.h. feste, also nicht flüssigkeitsgefüllte) Anteile, kann zunächst abgewartet werden. Ca. 75% der funktionellen Zysten bilden sich innerhalb von 2–3 Zyklen von selbst zurück. Ansonsten werden im nächsten Zyklus Gestagene gegeben. Hierunter bilden sich 50% der Zysten zurück. Ist die Zyste nicht zurückgegangen oder zeigen sich bei der Erstuntersuchung mehrere Kammern oder solide Anteile, besteht dringender Tumorverdacht, und es erfolgt eine Operation mit histologischer Abklärung (☞ 4.4.6).

Bei akuten Beschwerden wird sofort laparoskopiert oder je nach Größe des Befundes laparotomiert.

4.4.4 Syndrom der Polyzystischen Ovarien

Syndrom der Polyzystischen Ovarien (kurz *PCO*, früher *Stein-Leventhal-Syndrom*): Vorhandensein mehrerer Zysten an *beiden* Ovarien kombiniert mit einer *Hyperandrogenämie*, einer Erhöhung der männlichen Sexualhormone (Androgene) im Blut.

Krankheitsentstehung

Die Krankheitsentstehung ist bis heute nicht ganz geklärt und vermutlich multifaktoriell. Nach heutigem Kenntnisstand steht bei vielen Patientinnen eine Adipositas mit nachfolgend erhöhter Östrogenproduktion im Fettgewebe und dadurch dauerhaft gesteigerter LH-Sekretion am Anfang des Geschehens. Über mehrere Zwischenschritte resultiert letztlich eine Hyperandrogenämie (zu hoher Androgenspiegel im Blut) bei gleichzeitig erhöhtem Östrogenspiegel im Blut und ausbleibenden Ovulationen. Auch leichte Enzymdefekte sind wahrscheinlich verhältnismäßig häufige Ursache einer Hyperandrogenämie.

Symptome, Befund und Diagnostik

Klinisch finden sich meist eine Adipositas, ein Hirsutismus (männlicher Behaarungstyp) und Amenorrhoe mit Sterilität. Die Kapseln der Ovarien sind extrem verdickt, und im Ovar sind mehrere nicht gesprungene Follikel zu sehen.

Die Diagnostik stützt sich auf die Sonographie (multiple Zysten in beiden Ovarien, vorwiegend am Rand gelegen ☞ Abb. 4.29), die Bestimmung der Hormonwerte (Androgene, LH) und die Laparoskopie (Zysten, verdickte Kapsel).

Behandlungsstrategie

Um die Androgenproduktion zu unterdrücken, erhält die Patientin Glukokortikoide. Besteht Kinderwunsch, muss die Ovarialfunktion meist zusätzlich mit Medikamenten angeregt werden, z.B. mit dem Antiöstrogen Clomifen,

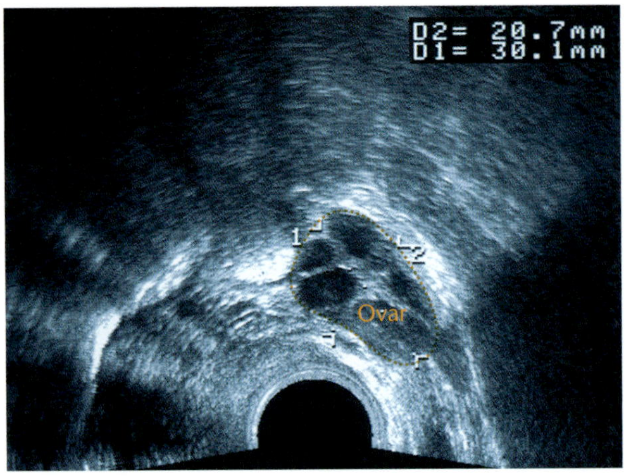

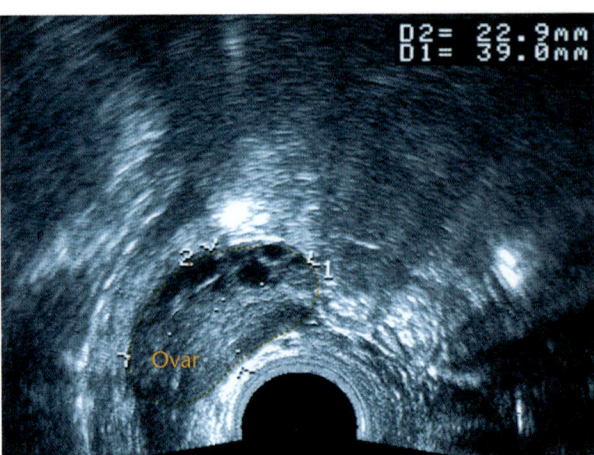

Abb. 4.29 und 4.30: Sonographische Darstellung eines polyzystischen Ovars (links) im Vergleich zu einem gesunden Ovar mit kleinen Zysten zu Beginn des Zyklus (rechts). Letztere entstehen durch Sekretansammlung im Follikelbläschen vor der Ovulation und bilden sich dann in der Regel wieder zurück. Bleibt die Ovulation aus, können Follikelzysten (☞ Abb. 4.28) entstehen. [T192]

etwa in Dyneric®, oder mit humanem **Menopausengonadotropin** (kurz *HMG*), einem Hypophysenvorderlappenhormon, das aus gleichen Teilen FSH und LH (☞ 4.1.2) besteht, etwa in Menogon® oder Pergonal®.

Operativ ist eine Koagulation der Ovarialkapseln mit Laser oder Elektrokauter im Rahmen einer Laparoskopie möglich (Kapselkoagulation nach Gjönnaess). Dadurch wird androgenproduzierendes Ovarialgewebe vermindert. Die Wirkung hält aber nur etwa 6–9 Monate an, weshalb dieses Verfahren meist nur im Rahmen der Sterilitätsbehandlung eingesetzt wird.

4.4.5 Gutartige Ovarialtumoren

Das Ovar ist histologisch nicht einheitlich aufgebaut, und Tumoren können von allen Gewebetypen ausgehen, d. h.

von Epithelien, Bindegewebe, Keimstrang und Keimzellen. Daher ist eine exakte Einteilung der Ovarialtumoren hochkompliziert (Überblick ☞ Tab. 4.31).

„Echte" Ovarialtumoren: Gut- und bösartige Tumoren des Ovars (☞ Tab. 4.31).

„Nicht echte" Ovarialtumoren: Funktionelle Ovarialzysten (☞ 4.4.3).

Schätzungsweise 1 % aller Frauen entwickelt einen **gutartigen Ovarialtumor.** Da sich gut- und bösartige Ovarialtumoren in ihren Symptomen nicht unterscheiden, auch die Ultraschalluntersuchung keine Gewissheit bezüglich der Gutartigkeit des Tumors bringt und die Entartungsgefahr gutartiger Ovarialtumoren groß ist, wird bei jedem soliden oder solid-zystischen Tumor laparoskopiert

Epitheliale Tumoren (ca. 65–70 %)	
• Seröse Kystome • Muzinöse Kystome	Primär gutartige Tumoren, die aber in 52 % maligne entarten. Insbesondere bei muzinösen Kystomen Gefahr der Verschleppung der schleimbildenden Tumorzellen in die Bauchhöhle bei Spontanruptur oder intraoperativer Eröffnung des Kystoms. Dann Entwicklung eines **Pseudomyxoma peritonei** (Gallertbauch) mit schlechter Prognose trotz histologischer Gutartigkeit
• Ovarialkarzinom	☞ 4.4.6
Keimzelltumoren (ca. 15–25 %)	
• Gutartige Teratome • Bösartige Teratome • Dysgerminome • Chorionkarzinome • Dottersacktumoren • Embryonalzellkarzinome	Mit Ausnahme der gutartigen Teratome bösartige Tumoren, ausgehend von unreifen Keimzellen, embryonalen oder extraembryonalen Zellen (z. B. dem Dottersack). Häufig Mischtumoren. Bei einem Teil AFP (☞ Kap. 17) und/oder HCG (☞ 4.1.2) als Tumormarker nutzbar
Keimstrangtumoren (ca. 48 %), Östrogene (ER) und/oder Androgene (A) sezernierend	
• Granulosa- und Thekazelltumoren (ER) • Androblastome (A) • Gynandroblastome (ER + A)	Primär gutartige Tumoren mit Entartungshäufigkeit bis zu 25 %. Durch Hormonbildung typische Symptomatik. Durch Östrogensekretion je nach Lebensalter zu frühe Pubertät, Zyklusstörungen und postmenopausale Blutungen. Bei Androgenproduktion Virilisierung (Vermännlichung)
Bindegewebige Tumoren (ca. 5 %)	
Ovarialfibrom	Gutartiger Tumor. Bei ca. 40 % mit Aszites und Pleuraergüssen **(Meigs-Syndrom)**

Abb. 4.31: Überblick über die häufigsten gut- und bösartigen Ovarialtumoren (Auszug aus der WHO-Einteilung 1999).

oder laparotomiert und das Gewebe histologisch untersucht.

Erweist sich der Tumor als gutartig, wird lediglich der Tumor selbst oder das befallene Ovar entfernt.

4.4.6 Bösartige Ovarialtumoren

Ovarialkarzinom

Ovarialkarzinom: Vom Oberflächenepithel (Peritonealüberzug ☞ Abb. 4.3) ausgehender, bösartiger Tumor des Ovars. Häufigkeit etwa 25 % der „echten" Ovarialtumoren (☞ links). Der Altersgipfel liegt im 6. Lebensjahrzehnt, es können aber auch bereits Mädchen erkranken.

Krankheitsentstehung

Die genaue Ursache des **Ovarialkarzinoms** ist unbekannt, doch konnte eine familiäre Disposition nachgewiesen werden. Vermutet wird ein Zusammenhang zwischen der Anzahl der Ovulationen im Leben einer Frau, bei denen es zu einer Ruptur des Oberflächenepithels mit nachfolgenden Reparationsvorgängen und hoher Zellteilungsrate kommt, und dem Auftreten eines Ovarialkarzinoms. Ursache dafür ist, dass die bei veränderten genetischen Informationen im Zellkern einsetzenden Reparaturmechanismen aufgrund der hohen Zellteilungsrate nicht mehr funktionieren, so dass sich die aus der Körperzelle entstandene Krebszelle weiter teilen kann. Somit ist das Risiko für ein Ovarialkarzinom immer dann vermindert, wenn weniger Ovulationen stattgefunden haben (beispielsweise bei langjähriger Einnahme eines Ovulationshemmers, nach mehreren Schwangerschaften und langen Stillzeiten, bei später Menarche und früher Menopause).

Die Metastasierung des Ovarialkarzinoms erfolgt fast ausschließlich intraperitoneal. Befallen werden können alle Organe mit Peritonealüberzug, insbesondere das große Netz, der Douglas-Raum und die Mesenterialwurzel (☞ 4.1.1).

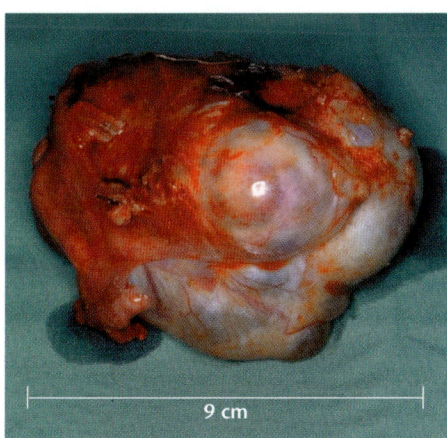

Abb. 4.32: Ovarialkarzinom: Präparat des linken Ovars. Deutlich erkennt man die Karzinomknoten, die vermehrten und vergrößerten Blutgefäße sowie rechts oben den Durchbruch des Tumors durch die Kapsel. [T192]

9 cm

Symptome und Untersuchungsbefund

Unabhängig von ihrer Gut- oder Bösartigkeit führen die meisten Ovarialtumoren erst sehr spät zu Beschwerden, da sie eine erhebliche Größe erreichen müssen, bevor sie andere Organe (z. B. die Harnleiter oder den Darm) beeinträchtigen. Daher werden Ovarialtumoren oft nur zufällig, etwa im Rahmen einer Früherkennungsuntersuchung, diagnostiziert und es liegt dann häufig schon ein fortgeschrittenes Tumorstadium vor.

Die Symptome sind meist unspezifisch:
- Unklare Unterbauchschmerzen, je nach Lage und Ausdehnung des Tumors
- Fremdkörpergefühl durch den Tumor, evtl. Zunahme des Leibesumfanges durch den Tumor selbst oder infolge tumorbedingten Aszites
- Blasenbeschwerden und unspezifische Darmsymptome wie Blähungen, Völlegefühl oder Schmerzen beim Stuhlgang
- Bei Stieldrehung oder Ruptur des Tumors Bild eines Akuten Abdomens
- In fortgeschrittenen Stadien Allgemeinsymptome wie Leistungsminderung und Gewichtsverlust (typisch ist eine Kachexie bei gleichzeitig aufgetriebenem Leib).

Der Tumor lässt sich meist bei der körperlichen Untersuchung durch die Bauchdecken ertasten. Knoten im Douglas-Raum bei der vaginalen oder rektalen Untersuchung sind Zeichen einer bereits erfolgten Metastasierung in das kleine Becken. Sie werden bei der rektovaginalen oder rektalen Untersuchung festgestellt (☞ 1.3.5).

Diagnostik und Differentialdiagnose

Die technischen Untersuchungen bestehen in:
- *Vaginaler* und *abdominaler Sonographie*. Ist der Tumor solide oder zystisch, ist er in die Umgebung hineingewachsen oder sind Metastasen, z. B. in der Leber, darstellbar? Besteht Aszites?
- *Blutuntersuchung*. Wichtig sind die allgemeinen Tumorzeichen wie z. B. BSG-Erhöhung und Anämie sowie die Bestimmung der Tumormarker CEA, CA 125 und CA 72-4 (☞ 1.4.2)
- *Staging*. Die Tumorausdehnung kann durch Rektoskopie bzw. Koloskopie, Zystoskopie und i.v.-Urogramm, evtl. auch zusätzlich durch CT oder Kernspintomographie, festgestellt werden.

Behandlungsstrategie

Bei allen Ovarialtumoren, bei denen klinisch nicht sicher festgestellt werden kann, ob sie gut- oder bösartig sind, ist die Laparotomie mit intraoperativer Schnellschnittuntersuchung des Tumorgewebes Methode der Wahl. Dabei wird das Abdomen mit einem Längsschnitt von der Symphyse bis zum Bauchnabel eröffnet. Ergibt die histologische Untersuchung des Gewebes ein Ovarialkarzinom, wird möglichst radikal operiert. Je radikaler die Erstoperation, desto besser die Prognose. Ziel der operativen Therapie ist die komplette Entfernung aller Tumorherde. Als Mindestoperation werden der Uterus, die Tuben, beide Ovarien, das große Netz und zahlreiche Lymphknoten im kleinen Becken und paraaortal entfernt, manchmal zusätzlich Blasen- oder Darmanteile (ggf. mit Anlage eines *Anus praeter naturalis*), das kleine Netz und die Milz.

Im Anschluss an die Operation wird eine (Poly-)Chemotherapie meist über sechs Monate durchgeführt, auf die ein Großteil der Ovarialkarzinome anspricht. Je nach Ausgangssituation wird nach Abschluss der Chemotherapie eine **second-look-Laparotomie** oder **-Laparoskopie** zur Kontrolle des Therapieerfolges und zur Entfernung verbliebener Tumorreste durchgeführt. Die Strahlentherapie spielt bei Ovarialtumoren nur eine untergeordnete Rolle und wird bei einzelnen inoperablen Tumorherden angewendet oder wenn z.B. bei einer Nierenschädigung keine Chemotherapie möglich ist.

Pflege und Patientenberatung

Allgemeine prä- und postoperative Pflege in der Gynäkologie ☞ 2.2.2 und 2.2.4

Pflege vor und nach Operationen an den Geschlechtsorganen ☞ 4.2.5

Pflege in der gynäkologischen Onkologie ☞ 2.3

Vor der Operation führen Arzt und Anästhesist mit der Patientin ein Aufklärungsgespräch, beantworten ihre Fragen und informieren über den prä-, intra- und postoperativen Ablauf. In der Regel wird eine orthograde Darmspülung angeordnet, da ein leerer Darm intraoperativ eine bessere Sicht gewährleistet und bei Eröffnung des Darmes die Infektionsgefahr vermindert ist. Steht schon vor der Operation fest, dass ein Anus praeter angelegt werden muss, schalten die Pflegenden die Stomatherapeutin des Hauses ein, die mit der Patientin spricht, ihr ergänzende Informationen zu der geplanten Operation gibt, sie zu den Versorgungsmöglichkeiten eines Anus praeter berät, diese später mit der Patientin bis zu deren Selbstständigkeit auch einübt und ggf. Adressen von Selbsthilfegruppen weiterleitet. Neben den üblichen Maßnahmen zur Operationsvorbereitung wird die Haut an der für das Stoma vorgesehenen Stelle mit einem Fettstift (meist von der Stomatherapeutin in Absprache mit dem Operateur) markiert.

Prognose bei Ovarialtumoren

Bei bösartigen Ovarialtumoren, die noch auf das Ovar beschränkt sind, liegt die 5-Jahres-Überlebensrate bei 70 %.

Die Prognose der meisten bösartigen Ovarialtumoren ist jedoch schlecht (5-Jahres-Überlebensrate 5–20 %), da zum Zeitpunkt der Diagnose oft bereits Metastasen außerhalb des kleinen Beckens vorhanden sind.

4.5 Erkrankungen des Uterus

4.5.1 Lageveränderungen und Fehlbildungen

Lageveränderungen

Normalerweise befindet sich der Uterus in **Anteversio-Anteflexio-Stellung** (☞ Abb. 4.33), d. h. der Uterus ist nach vorne geneigt *(antevertiert)* und nach vorne gekippt *(anteflektiert)*. Die häufigste Abweichung hiervon ist die Abknickung des Corpus uteri gegen die Zervix nach hinten **(Retroflexio uteri),** bei der es sich streng genommen aber nicht um eine Lageveränderung des Uterus, sondern um eine Veränderung der Zervix- und Korpus*achse* des Uterus (☞ Abb. 4.33) handelt.

Die häufigste Lageveränderung des Uterus ist die Senkung **(Deszensus),** die meist zu typischen Beschwerden wie Druckgefühl nach unten und Harninkontinenz führt (☞ 5.7).

Symptome und Untersuchungsbefund

Die **Retroflexio uteri** kann sich in Unterbauch- oder Rückenschmerzen im Bereich der Lendenwirbelsäule vorwiegend während der Menstruation oder in einer erhöhten Rate an Frühaborten (☞ 12.2.1) äußern. In der Regel wird sie zufällig während der gynäkologischen Tastuntersuchung festgestellt und dann mittels Ultraschall bestätigt.

Behandlung

Meist ist keine Therapie notwendig. Bei starken Unterbauchschmerzen oder gehäuft auftretenden Aborten ohne andere erkennbare Ursache kann eine operative Korrektur erwogen werden. Hierbei werden die Haltebänder *(Ligamente)* der Gebärmutter gekürzt. Da der Uterus seine alte Lage aber häufig nach mehreren Monaten wieder einnimmt, ist der Erfolg der Operation meist nur von kurzer Dauer.

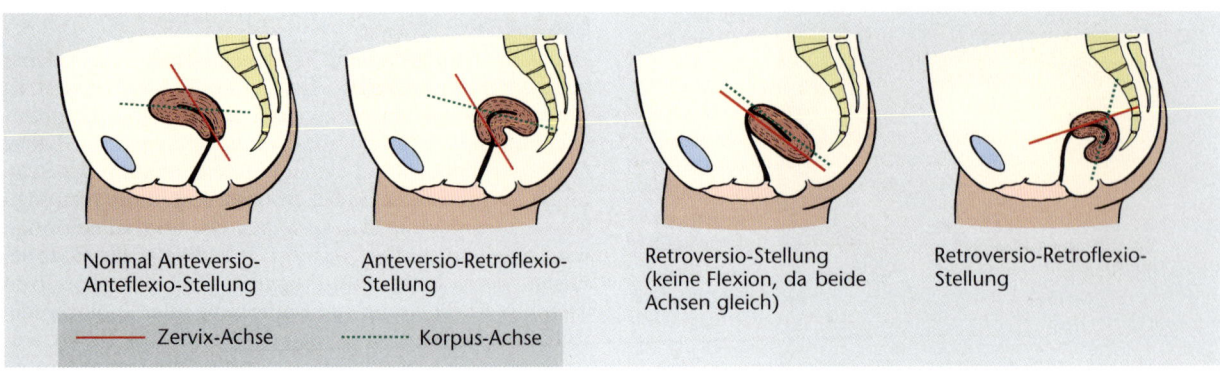

Abb. 4.33: Lageveränderungen des Uterus (☞ 4.5.1). [A300]

Fehlbildungen des Uterus

Krankheitsentstehung

Der Uterus entwickelt sich aus den *Müller-Gängen*. Dies sind zwei embryonale Geschlechtsgänge, die miteinander verschmelzen und dadurch Tuben, Uterus und obere Vagina bilden. Beim Verschmelzen der Müller-Gänge können Fehlentwicklungen mit unterschiedlichen Uterusseptierungen (lat. saeptum = Scheidewand) auftreten.

In den einfachsten Fällen ist der *Fundus uteri* (Teil der Gebärmutter, der den Tubenansatz überragt) nicht nach außen gewölbt, sondern lediglich etwas eingezogen (**Uterus arcuatus** ☞ Abb. 4.34), wodurch das Uteruslumen ebenso wie beim **Uterus subseptus** (☞ Abb. 4.34) unvollständig unterteilt ist. Beim **Uterus bicornis** (☞ Abb. 4.34) ist der Fundus stärker eingezogen, so dass zwei „Hörner" entstehen. Beim **Uterus septus** setzt sich die mediane Unterteilung des Uterus bis zum oberen Teil der Vagina fort (☞ Abb. 4.34). Im Extremfall können zwei getrennte Uteri und Vaginae vorhanden sein (**Uterus et Vagina duplex** ☞ Abb. 4.34).

Symptome und Untersuchungsbefund

Beim Uterus arcuatus treten keine Beschwerden auf; meist handelt es sich um einen Zufallsbefund während einer Laparoskopie. Beim Uterus subseptus und Uterus septus können sich Probleme beim Austragen einer Schwangerschaft ergeben. Beim Uterus duplex sind bei der Spekulumuntersuchung zwei Portiones uteri sichtbar.

Neben Inspektion und Palpation spielen die Sonographie, die Hysteroskopie (☞ Abb. 1.45), die Hysterosalpingographie (☞ 1.7.3) oder die Chromopertubation (☞ 1.8.2) bei der Diagnostik eine wesentliche Rolle.

Behandlungsstrategie

Die Behandlung richtet sich nach der jeweiligen Fehlbildung. Ein Uterus arcuatus braucht nicht therapiert zu werden. Das intrauterine Septum beim Uterus subseptus und Uterus septus wird bei einer Hysteroskopie abgetragen. Beim Uterus bicornis oder Uterus duplex kommt bei Kinderwunsch eine operative Korrektur mit Vereinigung der beiden Uterusanteile *(OP nach Straßmann)* in Frage.

4.5.2 Endometriose

> **Endometriose:** Vorkommen von ektoper (= am falschen Ort befindlicher) Gebärmutterschleimhaut, d.h. außerhalb des Cavum uteri. Lokalisation der Endometriumzellen sowohl im Bereich der inneren und äußeren Geschlechtsorgane (z.B. Myometrium, Ovarien, Tuben) als auch in entfernten Organen (Harnblase, Darm, Nabel, Lunge) oder Laparotomienarben. Befällt Frauen im gebärfähigen Alter und ist eine häufige Sterilitätsursache.

Krankheitsentstehung

Die Ursache der **Endometriose** ist bislang nicht eindeutig geklärt. Es gibt verschiedene Möglichkeiten, wie Endometriumzellen an andere Orte gelangen können. Beispielsweise können sie während der Menstruation zusammen mit dem Menstrualblut *retrograd* („rückwärts") durch die Tuben transportiert werden und sich in der Bauchhöhle einnisten. Des Weiteren können sie im Laufe der embryonalen Entwicklung z.B. in den Ovarien „hängen bleiben" und dort nach der Pubertät Endometrioseherde ausbilden. Außerdem können Endometriumzellen über den Blut- oder Lymphweg in andere Organe gelangen. Nicht zuletzt besteht auch die Möglichkeit, Endometriumzellen während operativer Eingriffe an andere

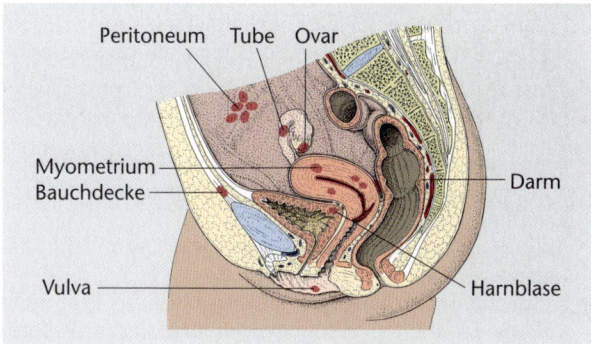

Abb. 4.35: Mögliche Lokalisationen von Endometrioseherden. [A400-190]

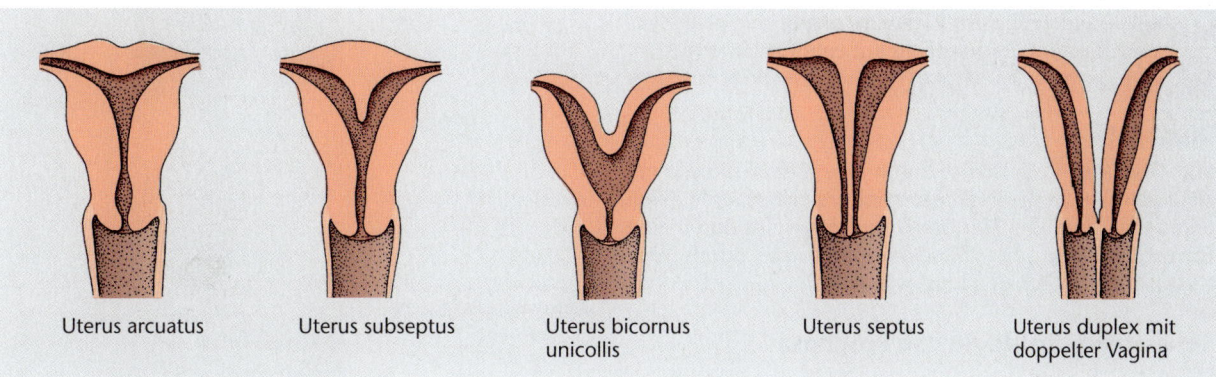

Abb. 4.34: Uterusfehlbildungen. [A400-190]

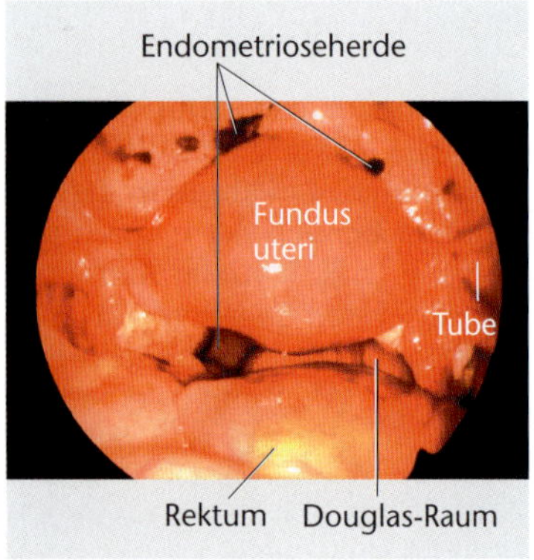

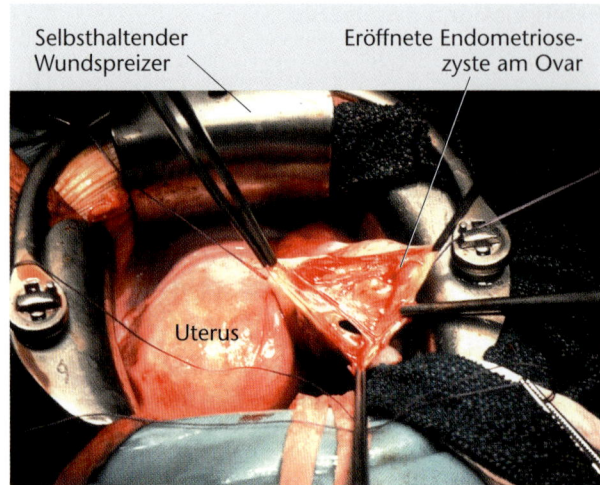

Abb. 4.36: Endometrioseherde zwischen Harnblase und Uterus (oben im Bild) sowie im Douglas-Raum (unten im Bild). Links und rechts sind die Tuben zu erkennen, im Zentrum schaut man von oben auf den Uterus. [U135]

Abb. 4.37: Operationsfeld mit großflächiger Eröffnung der Bauchhöhle bei Endometriose. Hier wurde die Endometriosezyste am Ovar bereits eröffnet. [U135]

Orte zu verschleppen wie es z. B. bei der *Narbenendometriose* der Fall ist.

Symptome und Untersuchungsbefund

Die Funktionalis der Endometriumherde ist wie die Funktionalis im Uterus den hormonellen Veränderungen beim Menstruationszyklus unterworfen und wird auf gleiche Weise während der Menstruation abgestoßen. Das Blut fließt dann entweder in die Bauchhöhle ab und wird hier resorbiert, oder es kommt zu einer Ausbildung von Zysten, in die es bei jedem Zyklus einblutet.

Die Symptome sind abhängig von der Lokalisation der Endometriumherde:
- Dysmenorrhoe (☞ 4.3.2). Die Schmerzen sind meist ein bis zwei Tage vor Einsetzen der Menstruation am stärksten
- Menorrhagie (☞ Tab. 4.18) bei Endometrioseherden in der Muskelschicht der Gebärmutter
- Kreuzschmerzen und Schmerzen beim Geschlechtsverkehr bei Lokalisation hinter der Zervix oder an den Ovarien
- Makrohämaturie und Blutung aus dem Darm bei Lokalisation in Blase bzw. Darm
- Zystische Auftreibungen des Ovars, falls das Blut nicht abfließen kann. Sie werden wegen ihrer Farbe als **Teer-** oder **Schokoladenzysten** bezeichnet
- Dauerschmerzen bei Verwachsungen infolge der Endometriose
- Sterilität (evtl. einziges Symptom).

> ☞ Treten bei einer Frau körperliche Beschwerden in konstantem zeitlichen Zusammenhang mit dem Zyklus auf, besteht der Verdacht auf eine Endometriose.

Diagnostik

Die Diagnose kann meist durch eine Laparoskopie gestellt werden, da die häufigsten Endometrioseherde dabei erkennbar sind. Die *Darmendometriose* wird durch eine Darmspiegelung, die *Blasenendometriose* durch eine Zystoskopie (☞ 5.4.6) nachgewiesen.

Behandlungsstrategie und Prognose

Die Behandlung besteht in leichten Fällen in der Gabe eines Ovulationshemmers mit hohem Gestagenanteil. Bei

Ovarialzysten oder stärkeren Beschwerden ist eine Operation Therapie der Wahl. Hierbei werden alle sichtbaren Endometrioseherde entfernt und die entstandenen Verwachsungen gelöst. Ist dies nicht vollständig möglich, werden postoperativ Gestagene, Gonadotropinhemmer wie Danazol in Winobanin® oder auch GnRH-Analoga (z.B. Enantone®-Gyn) zur Unterdrückung der Hormonproduktion in den Ovarien gegeben.

Mit der Menopause verschwinden die Beschwerden in der Regel von selbst, da der hormonelle Wachstumsreiz wegfällt. Ebenso bewirkt eine Schwangerschaft häufig ein komplettes Verschwinden der Endometriose.

Pflege

Patientinnnen, bei denen im Rahmen ihres Krankenhausaufenthaltes eine Endometriose festgestellt wurde, sind durch die Diagnose oft sehr niedergeschlagen. Bei vielen ging dieser Feststellung ein lange gehegter Kinderwunsch voraus, der nun in noch weitere Ferne zu rücken scheint. Daher ist viel Einfühlungsvermögen und Zeit für Gesprä-

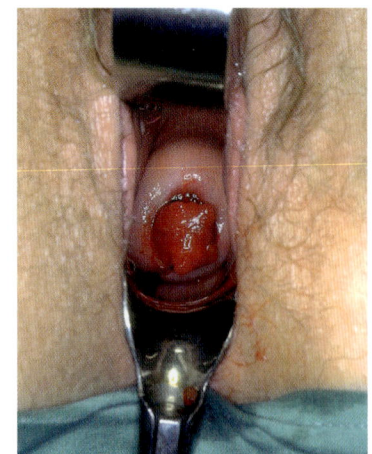

Abb. 4.38: Großer Zervixpolyp (☞ auch 4.5.4), der aus dem Muttermund herausragt (Spekulumbefund). [T192]

che von den Pflegenden erforderlich, um die Patientin zu unterstützen. Hilfreich kann auch der Hinweis auf Selbsthilfegruppen sein, um sich mit anderen Betroffenen auszutauschen und zu informieren (✉ 1, 2).

4.5.3 Endometritis

> **Endometritis:** *Entzündung der Gebärmutter-schleimhaut.* Greift meist schnell auf die Muskulatur über und heißt dann **Endomyometritis.** Ist die Entzündung auf den Zervikalkanal beschränkt, spricht man von **Endometritis cervicis uteri** *(Zervizitis).*

Krankheitsentstehung

Die **Endometritis** ist meist Folge einer aszendierenden Infektion (z. B. nach operativen Eingriffen in der Gebärmutterhöhle oder nach Geburten) und stellt sehr häufig das Übergangsstadium zu einer Adnexitis (☞ 4.4.1) dar.

Bei intaktem Menstruationszyklus entwickelt sich nur selten eine Endometritis, da mit jeder Menstruation die obere Schicht der Gebärmutterschleimhaut und damit auch oberflächliche Entzündungsherde abgestoßen werden. Besteht aber ein Östrogenmangel bei der Frau, kann sich die Funktionalis nicht aufbauen und die Entzündung entwickelt sich auf dem Boden der Basalis, die nicht ausgestoßen wird. Deshalb tritt die Endometritis vor allem in der anöstrogenen Phase nach einem Abort, einer Abruptio oder im Wochenbett auf.

In der Postmenopause ist die Endometritis häufig Folge eines zerfallenden Endometriumkarzinoms, dessen „Gewebetrümmer" den Zervikalkanal verlegen. Dadurch kommt es zu einem Sekretstau im Uterus mit anschließender Entzündung und Eiteransammlung **(Pyometra).**

Untersuchungsbefund und Behandlungsstrategie

Entzündungen des Uterus äußern sich durch einen druckschmerzhaften Uterus und Blutungsstörungen. Die Körpertemperatur und die Entzündungsparameter im Blut (☞ 1.4.1, 1.4.2) sind erhöht.

Die Therapie der Endometritis erfolgt stationär durch Bettruhe, Antibiotika i. v. und bei Bedarf Spasmolytika, z. B. Buscopan® Supp. Bei gesichertem Endometritisbefund ist neben der Antibiotikatherapie eine Abrasio (☞ 1.9.3) u. a. zum Ausschluss eines Endometriumkarzinoms erforderlich. Liegt kein Karzinom vor, empfiehlt sich bei Frauen in der Postmenopause eine Behandlung mit Östrogenen und Gestagenen, z. B. mit Presomen® comp.

Bei einer Pyometra wird der Zervikalkanal dilatiert, der Eiter abgelassen und ein kleines Röhrchen *(Fehling-Röhrchen)* eingelegt, um den Zervikalkanal offen zu halten und ggf. mit verdünnter Betaisodona®-Lösung spülen zu können.

4.5.4 Gutartige Tumoren des Uterus

Uteruspolyp

> **Uteruspolyp:** Gutartige Schleimhautwucherung im Gebärmutterhalskanal *(Zervixpolyp)* oder in der Gebärmutterhöhle *(Korpuspolyp).*

Symptome

Zervixpolypen (☞ Abb. 4.38) führen oft zu Fluor oder Kontaktblutungen (etwa beim Geschlechtsverkehr), da sie häufig aus dem Gebärmuttermund herausragen und leicht Ulzerationen entwickeln. Nicht wenige Zervixpolypen machen aber gar keine Beschwerden und werden nur zufällig diagnostiziert.

Hauptsymptome von **Korpuspolypen** sind Blutungen außerhalb der Menstruation, meist Schmierblutungen. Manchmal haben die Patientinnen auch Unterbauchschmerzen.

Diagnostik und Behandlungsstrategie

Hysteroskopie ☞ *1.8.3*

Abrasio ☞ *1.9.3*

Zervixpolypen werden fast immer bei der Inspektion oder mittels Spekulumuntersuchung diagnostiziert. Sie werden – beispielsweise mit einer Kornzange – abgedreht und die Basis der Polypen durch eine anschließende *Abrasio cervicis* abgetragen.

Korpuspolypen können nur selten bei der Spekulumuntersuchung gesehen werden. Hier kann dann eine Hysteroskopie weiterhelfen, bei der der Polyp meist auch gleich entfernt wird. Da ein Polyp mit bloßem Auge aber nicht von einem *exophytisch* (nach außen) wachsenden bösartigen Tumor abgegrenzt werden kann, wird in der Regel auch eine fraktionierte Abrasio durchgeführt und das gewonnene Material histologisch untersucht. Die Abrasio wird in manchen Kliniken unter sonographischer Sicht durchgeführt, um sicherzustellen, dass der Polyp vollständig entfernt wurde.

Pflege bei Abrasio ☞ *1.9.3*

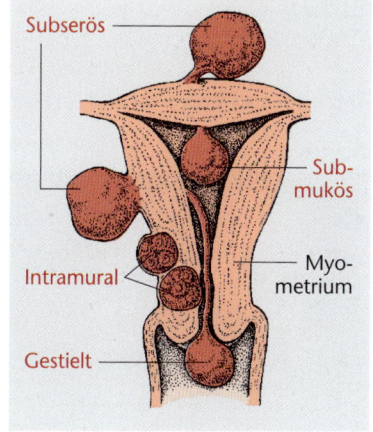

Abb. 4.39: Uterusmyome (☞ 4.5.4) werden nach ihrer Wuchsrichtung benannt: Man unterscheidet *subseröse* (in Richtung Peritonealhöhle wachsende), *submuköse* (in die Gebärmutterhöhle wachsende) und die häufigen *intramuralen* (im Myometrium liegende) Myome. Auch gestielte Varianten kommen vor. [A400-190]

Subserös — Submukös — Myometrium — Intramural — Gestielt

4

Uterusmyom

> **Uterusmyom:** Gutartiger Tumor der glatten Uterusmuskulatur. Sehr häufige Erkrankung: mehr als 30 % aller Frauen über 30 Jahre haben Myome.
>
> **Uterus myomatosus:** Vorkommen zahlreicher Myome, so dass die Gebärmutterwand von Myomen durchsetzt ist.

Krankheitsentstehung

Myome gehen von der glatten Muskulatur der Gebärmutter aus. Sie können winzig klein sein oder sehr groß und bis zu mehreren Kilogramm schwer. Ihre genaue Ursache ist unklar. Sicher ist aber, dass das Myomwachstum durch Östrogene gefördert wird.

Symptome und Untersuchungsbefund

Die Symptome sind abhängig von Lage (☞ Abb. 4.39), Anzahl und Größe der Myome:

- Menorrhagie und/oder Hypermenorrhoe (☞ Tab. 4.18)
- Metrorrhagie, Spotting (☞ Tab. 4.18)
- Dysmenorrhoe (☞ 4.3.2)
- Kreuzschmerzen
- Gehäufte Fehlgeburten
- Bei Druck auf Nachbarorgane (Blase, Darm) Harnaufstau, Dysurie, Obstipation
- Druckgefühl im Unterleib
- Bei Stieldrehung Bild eines Akuten Abdomens.

Viele Myome bereiten überhaupt keine Beschwerden. Nach der Menopause beginnen die Myome durch die verminderte Östrogenproduktion in der Regel zu schrumpfen, und die Beschwerden der Patientin hören auf.

Diagnostik und Differentialdiagnose

Bei der gynäkologischen Untersuchung können die Myome meist als Tumor ertastet werden.

Die Diagnosesicherung eines Myoms erfolgt v. a. sonographisch. Gelegentlich kann auch eine Laparoskopie oder – bei submukösen Myomen – eine Hysteroskopie oder fraktionierte Abrasio erforderlich sein.

Bei Verdacht auf einen bösartigen Tumor sind weitere Untersuchungen analog denen bei Verdacht auf ein Zervixkarzinom (☞ 4.5.5) angezeigt.

Behandlungsstrategie

Bei vielen Myomen ist (zunächst) keine Therapie erforderlich. Regelmäßige Kontrollen in Abständen von 3–6 Monaten sollen eine eventuelle Entartung zum **Myosarkom** (von den glatten Muskelzellen ausgehender, bösartiger Tumor) frühzeitig erfassen.

Bereitet das Myom Beschwerden oder sind Komplikationen zu befürchten, ist eine Operation erforderlich. Bei jungen Frauen mit Kinderwunsch kann das Myom zunächst mit GnRH-Analoga (z. B. Enantone- Gyn®) verkleinert und dann – möglichst laparoskopisch – aus dem Uterus ausgeschält *(enukleiert)* werden. Ist die Familienplanung abgeschlossen, rät der Arzt in der Regel zu einer **vaginalen** oder **abdominalen Hysterektomie** *(Entfernung der Gebärmutter* durch die Vagina bzw. durch den Bauch).

Pflege bei Hysterektomie

Pflege vor und nach Operationen an den Geschlechtsorganen ☞ 4.2.5

Allgemeine perioperative Pflege in der Gynäkologie ☞ 2.2

Hysterektomie bei Uterus myomatosus [T192]

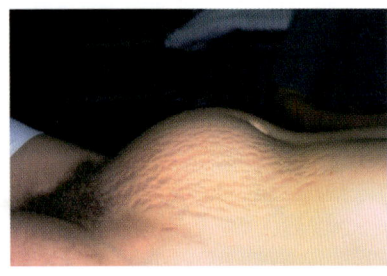 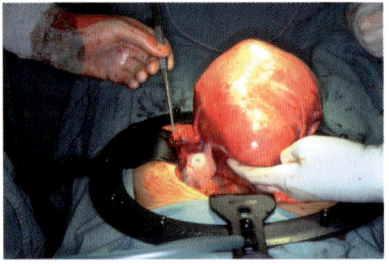 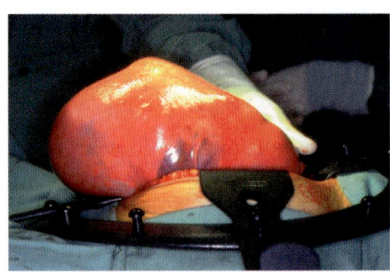

Abb. 4.40–4.42: Auf der linken Abb. ist die Vorwölbung durch den Uterus myomatosus deutlich zu erkennen. In der Mitte und rechts eine Hysterektomie in situ.

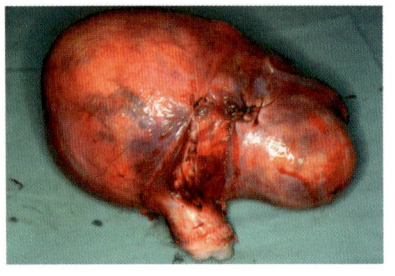

Abb. 4.43 (links): Der entfernte Uterus. Deutlich sind die Größenzunahme des Uterus und seine Formveränderung zu sehen.

Abb. 4.44 (rechts): Der aufgeschnittene Uterus. Der wirbelförmige, aber gleichmäßige Wuchs der Myomfasern ist gut zu erkennen, ebenso die scharfe Begrenzung zum Myometrium.

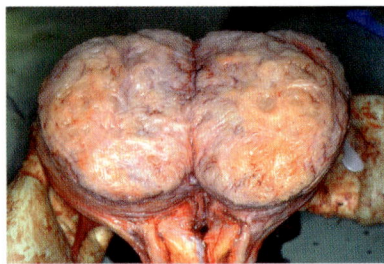

Die abdominale Hysterektomie gehört zu den größeren gynäkologischen Operationen und stellt für die Frauen eine enorme physische und psychische Belastung dar. Patientinnen nach einer vaginalen Hysterektomie sind schneller mobil und selbständig.

Wundbeobachtung und Wundversorgung

Umgang mit Drainagen ☞ 2.2.4

Pflege bei Organverlust am Beispiel der Brustamputation ☞ 3.6

Bei **abdominaler Hysterektomie** legt der Operateur intraoperativ in der Regel eine oder mehrere Zieldrainagen (meist Robinsondrainagen) zur Sekretableitung. Diese werden von den Pflegenden z.B. auf Durchgängigkeit und geförderte Sekretmenge beobachtet und bei nachlassender Sekretion entfernt. Dies ist in der Regel um den vierten postoperativen Tag der Fall. Redondrainagen werden meist am 2. postoperativen Tag entfernt. Für die vaginale Hysterektomie gilt:

- In den ersten postoperativen Tagen achten die Pflegenden insbesondere auf vaginale Nachblutungen. Obwohl für 24 Stunden eine Vaginaltamponade und für ca. zwei Tage eine Zieldrainage im Scheidenstumpf liegt, werden die Vorlagen regelmäßig kontrolliert und erneuert. Eine zunehmende Blutung (mehr als bei der normalen Menstruationsblutung) melden die Pflegenden umgehend dem Stationsarzt oder Operateur
- Vaginales Wundsekret entleert sich noch bis zu zwei Wochen nach der Operation. Kleinere Nachblutungen am 7.–10. postoperativen Tag sind durch die Krustenabstoßung bedingt und bedürfen im Regelfall keiner besonderen Therapie
- Zur Kontrolle des Wundbereichs und wegen der vaginalen Absonderungen übernehmen die Pflegenden in den ersten Tagen die Intimpflege. Anfänglich spülen sie das Genital vorsichtig ab (☞ 4.2.3)
- Bei Scheidenplastiken legen die Pflegenden in Absprache mit dem Arzt zur Schmerzlinderung Kompressen mit kühlender Salbe, z.B. Bepanthen®-Salbe, auf das äußere Genital.

Patientenberatung

- Die Patientin soll sich auch nach dem stationären Aufenthalt noch schonen. Körperliche Belastungen wie schweres Heben und Tragen oder Leistungssport sind zunächst zu meiden
- Die im Krankenhaus begonnene Beckenbodengymnastik (☞ 5.2.5) soll auch nach dem stationären Aufenthalt von der Patientin weitergeführt werden.

4.5.5 Bösartige Tumoren des Uterus

Bei den bösartigen Tumoren des Uterus sind das **Zervix-** und das **Endometriumkarzinom** *(Korpuskarzinom)* zu unterscheiden. Mit einer Häufigkeit von 1–3% aller bösartigen Uterustumoren recht selten ist das **Uterussarkom,** das durch Operation und Chemotherapie behandelt wird. Die Prognose des Uterussarkoms ist insgesamt sehr schlecht.

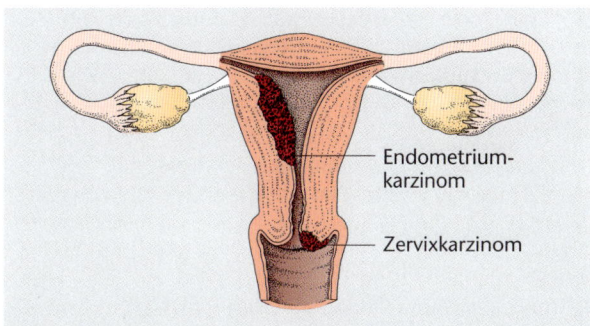

Abb. 4.45: Typische Lokalisationen von Endometriumkarzinom und Zervixkarzinom. [A400-190]

Zervixkarzinom

:: **Zervixkarzinom** *(Kollumkarzinom, Gebärmutterhalskrebs):* Entwickelt sich über die Stadien *Dysplasie* (☞ unten) und *Carcinoma in situ* (☞ unten). 95% der Karzinome sind Plattenepithelkarzinome, nur 4% Adenokarzinome. Früher häufigster Genitalkrebs der Frau, durch Früherkennungsuntersuchungen (fälschlich auch „Krebsvorsorge" genannt) Häufigkeitssenkung in Mitteleuropa auf ca. 25% aller Genitalkarzinome. Altersgipfel für ein Zervixkarzinom 45–55 Jahre.

Dysplasie: Reversible Zellveränderungen mit Differenzierungsstörung der Zellen; Einteilung in drei Schweregrade (☞ Tab. 1.24).

Carcinoma in situ: Karzinom, das die Basalmembran noch nicht durchbrochen hat. Letzte Vorstufe vor einem Karzinom. Altersgipfel für ein Carcinoma in situ 25–40 Jahre.

Krankheitsentstehung

In 80% aller Fälle entsteht das **Zervixkarzinom** (☞ Abb. 4.46) im Übergangsbereich zwischen Portio und Zervix, der so genannten *Transformations-* oder *Umwandlungszone.* Hier stoßen zwei verschiedene Zellarten aufeinander: zum einen das Plattenepithel der Scheide (Vaginalepithel) und zum anderen das Zylinderepithel aus dem Gebärmutterhalskanal (Zervikalkanal). Hier ist auch die Rate an Zellteilungen (*Proliferationen*) am höchsten mit

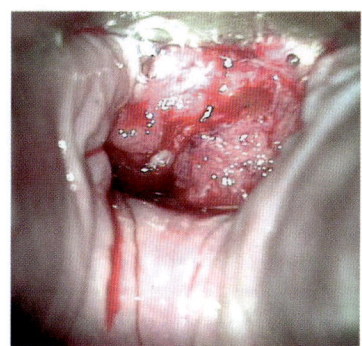

Abb. 4.46: Kolposkopische Aufnahme eines Zervixkarzinoms. [T192]

der Folge, dass die genetischen Informationen im Zellkern nicht immer richtig weitergegeben werden und sich eine Dysplasie entwickelt.

Die Krankheitsentstehung ist noch nicht in allen Einzelheiten geklärt. Nach heutigem Kenntnisstand wird das Erkrankungsrisiko erhöht durch frühen ersten Geschlechtsverkehr, häufigen Partnerwechsel, mangelnde Hygiene und Infektionen mit Papilloma-Viren, welche Condyloma acuminata (☞ 4.7.5 und Abb. 4.68) hervorrufen. Rauchen ist ein wichtiger Co-Faktor bei der Entstehung des Zervixkarzinoms, da sich Nikotin und Nikotinabbauprodukte in sehr hoher Konzentration im Zervikalschleim anreichern.

Symptome und Untersuchungsbefund

Die **Dysplasie** führt zu keinen Symptomen, welche die Frau selbst bemerken könnte, sie kann aber im Rahmen einer gynäkologischen Untersuchung mittels (erweiterter) Kolposkopie (☞ 1.6) diagnostiziert werden.

Hierbei wird die Portiooberfläche zunächst mit dem Kolposkop betrachtet, dann der zytologische Abstrich durchgeführt (☞ 1.5.2). Anschließend kann nach Entfernen des Zervixschleimes durch Betupfen mit Essigsäure die Abgrenzung der beiden oben erwähnten Epithelarten erleichtert werden, indem die Schiller Jodprobe (☞ 1.6 und Abb 4.47 und 4.48) durchgeführt wird.

Hat sich über die Dysplasie ein **Zervixkarzinom** entwickelt, bereitet auch dies lange Zeit keine Beschwerden. Erst wenn der Tumor größer wird und mit Geschwürsbildung zerfällt, kommt es zu:
- Fleischwasserfarbigem, süßlich riechendem Fluor
- Unregelmäßigen Zwischenblutungen (Metrorrhagien ☞ 4.3.2)
- Kontaktblutungen, z. B. beim Geschlechtsverkehr
- Schmerzen (erst sehr spät).

Oft ist das Zervixkarzinom bei der gynäkologischen Untersuchung im Gebärmuttermund sichtbar.

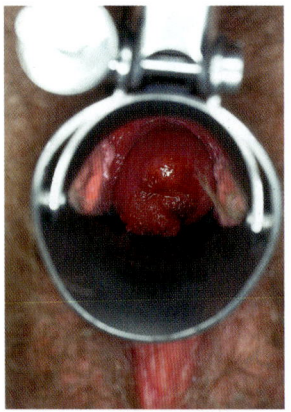 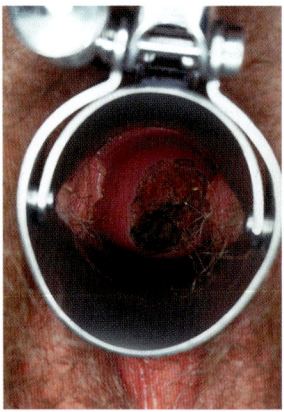

Abb. 4.47 und 4.48: Ein häufiger Normalbefund bei der Kolposkopie ist die Portioektopie, bei der sich Zylinderepithel aus dem Zervikalkanal auf der Portiooberfläche befindet. Sie ist vor dem äußeren Muttermund als rote Fläche erkennbar (links). In diesem Bereich besteht eine erhöhtes Dysplasie-Risiko, welches durch Laserbehandlung oder Konisation gesenkt werden kann (rechts eine Ektopie nach Laserbehandlung). [T192]

Diagnostik und Differentialdiagnose

Auswertung und Klassifikation eines Papicolaou-Abstrichs ☞ Abb. 1.24

Die wichtigsten diagnostischen Maßnahmen sind die zytologische Untersuchung von Zellabstrichen (☞ 1.5.2), in der sich die Schweregrade der Dysplasie mit einer Treffsicherheit von 98 % erkennen lassen, und die histologische Untersuchung von entnommenem Gewebe (Konisation ☞ 1.9.4; Knipsbiopsie ☞ 1.9.1). Die übrigen technischen Untersuchungen dienen dem Staging:
- Blutentnahme zur Bestimmung des Blutbilds (karzinombedingte Anämie?), der Entzündungsparameter (erhöht bei Karzinom), der Leberwerte (erhöht bei Metastasen), der Nierenwerte (Nierenfunktionseinschränkung, wenn die Harnleiter durch den Tumor zusammengedrückt werden) sowie der Tumormarker SCC und CEA (☞ Abb.1.17)
- Zystoskopie und Rektoskopie wegen der möglichen Ausbreitung des Tumors in Blase bzw. Darm; i.v.- Urogramm, um festzustellen, ob der Tumor die Harnleiter komprimiert
- Sonographie des Ober- und Unterbauches, Röntgen-Thorax, ggf. Knochenszintigraphie, CT, Kernspintomographie und Lymphographie zur Metastasensuche (typisch für das Zervixkarzinom ist die frühe lymphogene Metastasierung in die Lymphknoten entlang der Aa. iliacae und der Aorta sowie der Beckenwand).

Behandlungsstrategie der Dysplasie

Für die Therapie der Dysplasie ist der Schweregrad von ausschlaggebender Bedeutung. Die leichte Form der Dysplasie (Pap III D) bildet sich nach einem Jahr in etwa 80 % der Fälle spontan zurück, so dass bei diesen Patientinnen zunächst nur vierteljährlich der Abstrich kontrolliert wird. Sollte aber nach einem Jahr weiterhin eine leichte Dysplasie bestehen, wird ihnen ebenso wie Frauen mit einer schweren Dysplasie oder einem Carcinoma in situ eine Konisation (☞ 1.9.4) empfohlen.

Bei korrekter Durchführung dient die **Konisation** sowohl der Diagnostik (der entnommene Kegel wird in der Pathologie gründlich untersucht) als auch der Therapie (das pathologische Gewebe wird mit Entnahme des Kegels vollständig entfernt).

Behandlungsstrategie des Zervixkarzinoms

Die Behandlung des Zervixkarzinoms ist abhängig von der Ausbreitung des Tumors. Hauptpfeiler der Behandlung sind die Operation und die Strahlentherapie. Hormon- und Chemotherapie bringen nur wenig Nutzen, da das Karzinom darauf kaum anspricht.

Operation

In frühen Krankheitsstadien ist die Behandlung primär operativ. Bei einem Carcinoma in situ reicht eine Konisation (☞ 1.9.4) in der Regel aus. Konnte das Carcinoma in situ mit der Konisation nicht vollständig entfernt werden oder hat die Patientin ihre Familienplanung abgeschlossen, wird eine Hysterektomie (☞ 4.5.5) vorgenommen; sie ist auch bei sehr kleinen Tumoren Methode der Wahl.

Ansonsten ist die **Radikaloperation nach Wertheim-Meigs** erforderlich. Dabei werden der Uterus, das parametrane Gewebe (☞ 4.1.1), das obere Scheidendrittel und die Lymphknoten des Abflussgebietes entlang der A. iliaca interna und externa entfernt. Bei (fraglicher) Infiltration werden auch Blasen- oder Darmanteile reseziert. Ist eine postoperative Strahlentherapie erforderlich und die Patientin noch geschlechtsreif, werden die Ovarien nach kranial (oben) verlagert und mit je einem Metallclip markiert. Dieser ist röntgendicht und erleichtert bei der Bestrahlungsplanung die Lokalisation der Ovarien, um diese dann aus dem Bestrahlungsfeld ausblenden zu können.

Strahlentherapie

Konnte der Tumor nicht sicher im Gesunden oder konnten nicht alle Lymphknoten entfernt werden, schließt sich die *postoperative Strahlentherapie* an. Sie erfolgt je nach vermuteter Tumorrestlokalisation als *perkutane Bestrahlung* oder als lokale *Kontaktbestrahlung* (☞ 2.3.1):

- Bei der **perkutanen Strahlentherapie** wird der krankhafte Prozess von außen durch die intakte Haut hindurch bestrahlt
- Als **Kontaktbestrahlung** werden solche Methoden bezeichnet, bei denen Strahlenquelle und Tumor direkten Kontakt zueinander haben. Dazu gehört das **Afterloading-Verfahren,** das die früher übliche *Radiumeinlage* in den Uterus aus Strahlenschutzgründen ersetzt hat. Beim Afterloading-Verfahren wird ein spezieller Applikator (z.B. Zervixstift, Portiokappe oder Zylinder ☞ Abb. 4.50) in die Gebärmutter und/oder den Scheidenstumpf eingebracht. Hat das Personal den (abgeschirmten) Raum verlassen, wird der Applikator ferngesteuert über ein Schlauchsystem mit einer radioaktiven Strahlenquelle in Form von Kügelchen aus Caesium[137] oder Iridium[192] bestückt. Die dann folgende Kontaktbe-

strahlung dauert je nach Intensität der Bestrahlung und verwendetem Isotop wenige Minuten bis einige Stunden. Nach der Bestrahlung werden die Strahlenquellen-Kügelchen automatisch in den bleiumwandten Tresor zurückgefahren. Dadurch entsteht für das Personal keine Strahlenbelastung. Während der Bestrahlung werden die Patientinnen über einen Monitor überwacht und können über eine Sprechanlage mit dem Personal kommunizieren. Je nach Schweregrad der Erkrankung werden 3–8 Strahlentherapiesitzungen in mehrwöchentlichen Abständen durchgeführt. Da Harnblase und Darm im Bestrahlungsgebiet liegen, ist mit Nebenwirkungen wie Zystitis, Diarrhoe und Strahlenproktitis zu rechnen.

Bei inoperablen Tumoren der Patientinnen oder fortgeschrittener Erkrankung (Tumor hat die Beckenwand bereits erreicht) ist die *primäre Radiotherapie* als Kombination von perkutaner und Kontaktbestrahlung Behandlung der Wahl.

Präoperative Pflege bei Zervixkarzinom

Pflege vor und nach Operationen an den Geschlechtsorganen ☞ 4.2.5

Allgemeine perioperative Pflege in der Gynäkologie ☞ 2.2

Pflege in der gynäkologischen Onkologie ☞ 2.3

Pflege bei Hysterektomie ☞ 4.5.5

Am Vorabend wird der Darm mit einem hohen Reinigungseinlauf gesäubert. Müssen voraussichtlich Teile des Darmes reseziert werden, ordnet der Arzt in der Regel eine orthograde Darmspülung an. Gilt die Anlage eines Anus praeters als sicher, wird die Stomatherapeutin präoperativ in die Pflege miteinbezogen.

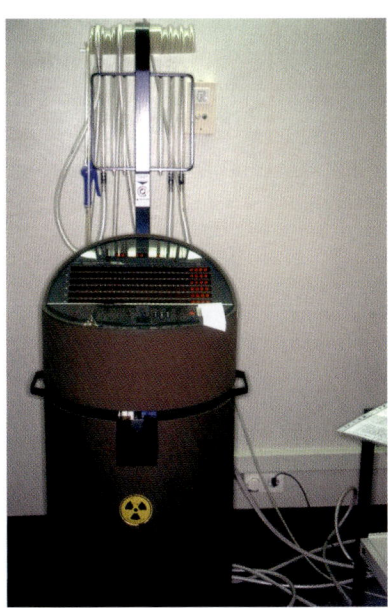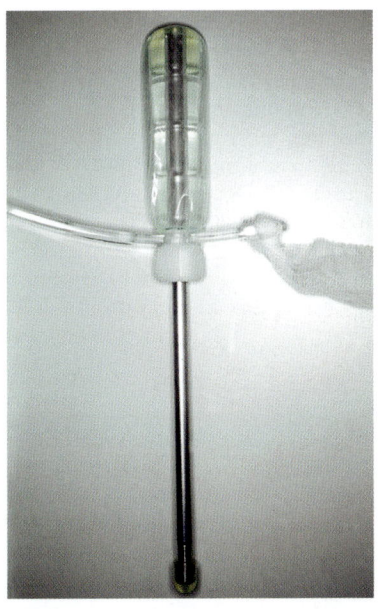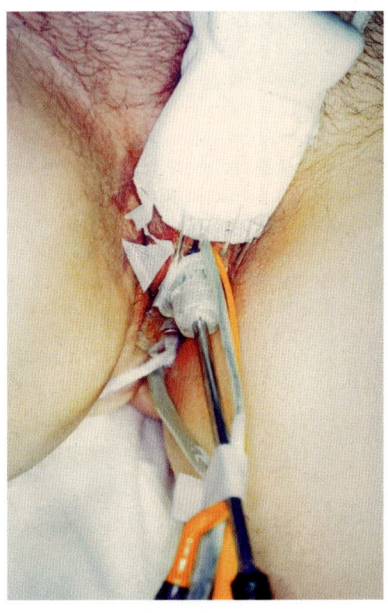

Abb. 4.49–4.51: Links ein multifunktionales Afterloading-Gerät mit Bleiumhüllung der Strahlenquelle. Von den vielen Schläuchen wird bei gynäkologischen Bestrahlungen nur einer tatsächlich verwendet. In der Mitte ein Vaginalzylinder; rechts Situs des eingebrachten Vaginalzylinders sowie eingeführter Messsonden in Rektum und Harnblase zur Messung der Strahlenbelastung. Zur transurethralen Harnableitung wurde ein Blasenkatheter gelegt. [T192]

4

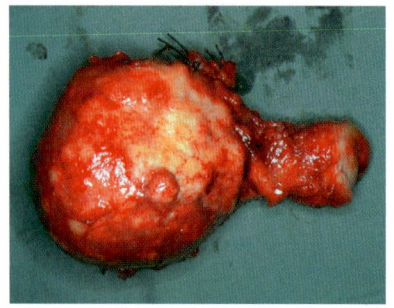

Abb. 4.52: Das Patientenbett mit Kanalanschlüssen. Bei gynäkologischen Bestrahlungen wird nur ein Kanal benutzt. [T192]

Postoperative Pflege bei Zervixkarzinom
- Nach der Operation nach Wertheim-Meigs werden die Frauen in den ersten drei postoperativen Tagen auf der Intensivstation betreut
- Durch die Entfernung der Lymphbahnen und -knoten bei der Operation nach Wertheim-Meigs kann sich ein **Lymphödem der unteren Extremitäten** entwickeln. Daher werden die Beine der Patientin hochgelagert und Bewegungsübungen durchgeführt, z.B. sollte die Patientin im Bett liegend mit in die Luft gestreckten Beinen kreisende Bewegungen ausführen oder – wenn kreisende Bewegungen nicht möglich sind – den Vorfuß auf und ab bewegen

Prinzipien der Lymphödemprophylaxe ☞ 3.6

> 🏥 Nach der Radikaloperation nach Wertheim-Meigs zur Lymphödemprophylaxe keine Injektionen am Oberschenkel vornehmen.

- Bei Krebserkrankungen entstehen oft versicherungsrechtliche Fragen oder Probleme, z.B. „Wie kommt die Patientin zu einer Anschlussheilbehandlung, einem Schwerbeschädigtenausweis oder der Teilberentung bzw. hat sie überhaupt einen Anspruch darauf?" Deshalb schalten die Pflegenden frühzeitig den Sozialdienst des Hauses ein, der sich für die Belange der Patientin einsetzt. Außerdem geben die Pflegenden Adressen von Selbsthilfegruppen und Gesprächskreisen weiter (⊠ 3 ☞ 2.1.3).

Prognose
Bei Früherkennung ist die Prognose des Zervixkarzinoms mit einer 5-Jahres-Überlebensrate von ca. 90 % gut. Hat das Karzinom den Gebärmutterhals überschritten, liegt sie dagegen nur noch bei 50 %.

Endometriumkarzinom

> ⦙ **Endometriumkarzinom** *(Korpuskarzinom)*: Vom Endometrium ausgehender *Gebärmutterhöhlenkrebs.* Häufigkeitszunahme in den letzten Jahren auf jetzt 25–35 % aller Genitalkarzinome. Altersgipfel 55–60. Lebensjahr, vor der Menopause selten.

Krankheitsentstehung
Beim **Endometriumkarzinom** handelt es sich meist um ein Adenokarzinom. Im Gegensatz zur wahrscheinlich infektiösen Genese des Zervixkarzinoms wird beim Endometriumkarzinom als Ursache der Entartung ein lang andauerndes Überwiegen der Östrogene gegenüber den Gestagenen diskutiert *(Östrogendominanz)*. Auch eine unkontrollierte Gabe von Östrogenen nach der Menopause zur Linderung der typischen postmenopausalen Beschwerden (☞ 6.3, 6.4) kann zur Entwicklung eines Endometriumkarzinoms führen. Ferner sind Übergewicht, Hypertonie und Diabetes mellitus Risikofaktoren.

Symptome und Untersuchungsbefund
Symptome des Endometriumkarzinoms sind:
- Blutungen nach der Menopause, bei Frauen im gebärfähigen Alter Metrorrhagien (☞ Tab. 4.18)
- Eitriger, blutiger oder fleischwasserfarbener Fluor
- Evtl. Schmerzen im Unterbauch.

Die gynäkologische Untersuchung ist oft völlig unauffällig. Erst in Spätstadien fällt eine Vergrößerung der Gebärmutter oder ein im Gebärmuttermund sichtbarer Tumor auf. Bei Verschluss des Gebärmuttermundes mit nachfolgender Entzündung kann es zur **Pyometra** (☞ 4.5.3) kommen.

Diagnostik und Differentialdiagnose
Die Veränderungen des Endometriums können oft (vaginal-)sonographisch dargestellt werden. Die Sicherung der Diagnose erfolgt durch eine fraktionierte Abrasio (☞ 1.9.3), am besten in Kombination mit einer Hysteroskopie (☞ 1.8.3). Die Staging-Untersuchungen entsprechen denjenigen des Zervixkarzinoms (☞ 4.5.5).

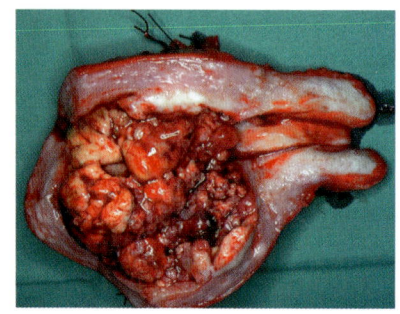

Abb. 4.53 und 4.54: Exstirpierter Uterus mit Endometriumkarzinom. Deutlich sind die Karzinomknoten an der Oberfläche des Uterus zu erkennen. Rechts der aufgeschnittene Uterus. [T192]

Behandlungsstrategie

Wie beim Zervixkarzinom steht die operative Behandlung mit abdomineller Entfernung des Uterus (☞ 4.5.5), meist einschließlich der Adnexe, oberen Scheidenanteilen und pelvinen Lymphknoten, im Vordergrund.

Vor allem bei nachgewiesenem Lymphknotenbefall, aber auch bei inoperablen Patientinnen, erfolgt eine perkutane und/oder *intrakavitäre* Strahlenbehandlung (☞ 4.5.5). Die Strahlentherapie soll insbesondere Rezidive am Scheidenstumpf verhindern *(Scheidenstumpfprophylaxe).*

Bei Fernmetastasen sprechen vor allem hochdifferenzierte Adenokarzinome mit Hormonrezeptoren auf eine *Hormontherapie* mit hochdosierter Gestagengabe an. Dagegen hat eine Chemotherapie nur selten Erfolg. Ob die Patientinnen unmittelbar postoperativ von einer *adjuvanten* (unterstützenden) Hormontherapie profitieren, wird z. Zt. noch untersucht.

Pflege ☞ 4.5.5, Pflege bei Zervixkarzinom

Prognose

Da sich das Endometriumkarzinom häufig bereits in einem frühen Stadium durch eine Blutung bemerkbar macht, ist die Prognose insgesamt als sehr gut einzuschätzen. Ist das Karzinom noch auf den Korpusbereich beschränkt, liegt die 5-Jahres-Überlebensrate zwischen 80 % und 95 %. Ist auch die Zervix betroffen, sinkt sie auf ca. 50 %.

4.6 Erkrankungen von Vulva und Vagina

4.6.1 Infektionen: Vulvitis, Bartholinitis, Kolpitis und Vulvovaginitis

> **Vulvitis:** Entzündung der Vulva.
>
> **Bartholinitis:** Umschriebener Entzündungsprozess im Bereich der Vulva.
>
> **Kolpitis** *(Vaginitis, Scheidenkatarrh):* Entzündung der Vagina.
>
> Vulvitis und Kolpitis sind recht häufige Erkrankungen, die oft auch gemeinsam auftreten **(Vulvovaginitis).**

Krankheitsentstehung

Vulvitis

Ursache der **primären Vulvitis** ist zumeist die Reizung des äußeren Genitales:
- Mechanisch, z. B. durch zu enge Wäsche, ungewöhnliche Sexualpraktiken oder reibende Menstruationsbinden
- Chemisch, z. B. durch Seifen oder Deos
- Infektiös, z. B. durch Herpes- oder Papilloma-Viren (☞ 4.7.5).

Die **sekundäre Vulvitis** entsteht als Folge von Entzündungen höher gelegener Abschnitte der Genitalorgane (z. B. einer Kolpitis), eines Östrogenmangels oder einer Allgemeinerkrankung (z. B. Diabetes mellitus).

Bartholinitis

Bei der **Bartholinitis** kommt es zu einer meist einseitigen Entzündung der im dorsalen Anteil der großen Schamlippen gelegenen Bartholin-Drüsen. Verschließt sich einer der Drüsenausführungsgänge, welche an der Innenseite der kleinen Schamlippen enden, durch eine Entzündung, staut sich das Sekret, und es entsteht eine **Bartholin-Zyste** (☞ Abb. 4.55), die tennisballgroß werden kann.

Kolpitis

Die gesunde Vagina ist durch ihren sauren pH-Wert (☞ 4.1.1) recht widerstandsfähig gegen Entzündungen. Scheidenspülungen und Antibiotika können das Scheidenmilieu aber so verändern (☞ Pharma-Info 4.58), dass pathogene Bakterien (z. B. Gardnerella vaginalis, Entero-, Staphylo- und Streptokokken), Pilze oder Trichomonaden überwiegen und zu einer Kolpitis führen. Der Östrogenmangel nach der Menopause oder ein Diabetes mellitus begünstigen die Entwicklung einer Kolpitis, da hier die Döderlein-Bakterien fehlen. Die häufigsten Erreger sind Pilze (Candida albicans), Bakterien aus dem Analbereich (insbesondere E. coli), Trichomonaden und Chlamydien. Einen Überblick über erregerbedingte Kolpitiden gibt Tab. 4.56.

Kolpitis senilis ☞ 6.4.1

Symptome und Untersuchungsbefund

Leitsymptom der Vulvitis sind brennende Schmerzen und Juckreiz des äußeren Genitales. Bei der Kolpitis stehen Schmerzen und Wundgefühl der Vagina sowie ein pathologischer Fluor (☞ Tab. 4.56 und 4.3.1) im Vordergrund. Häufig hat die Patientin auch Schmerzen beim Wasserlassen und beim Geschlechtsverkehr. Bei einer Bartholin-Zyste bestehen Schmerzen beim Gehen, Laufen und Sitzen.

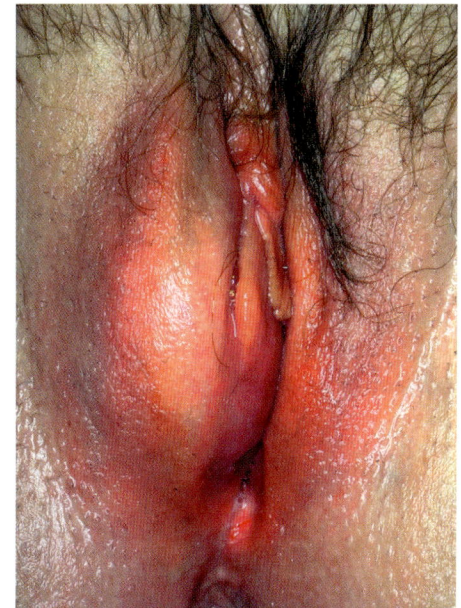

Abb. 4.55:
Akute Bartholinitis mit Bartholin-Zyste.
[T192]

Bezeichnung	Erreger	Charakteristische/differenzierende Symptome und Befunde	Therapie
Pilzbedingte Kolpitide			
Soorkolpitis *(Kolpitis candidamykotica)*	Candida albicans	Krümelig-bröckeliger, weiß-gelblicher, nicht riechender Fluor, Vaginalwand gerötet. Meist gleichzeitiges Bestehen einer **Soorvulvitis** *(Vulvitis candidamykotica)*: Vulva gerötet mit typischen Satellitenherden	Lokale Antimykotika (stets Vulva und Vagina) über drei Tage, bei Rezidiven und Schwangeren länger. Bei mehrfachen Rezidiven evtl. systemische Therapie bzw. Impfung (☞ 4.6.1, Behandlungsstrategie)
Bakterielle Kolpitiden			
Bakterielle Vaginose *(Aminkolpitis,* früher *Haemophilus vaginalis-Kolpitis)*	Gardnerella (früher Haemophilus oder Corynebacterium vaginalis) und verschiedene Anaerobier	Farbloser bis weißlicher, eher dünnflüssiger, unangenehm fischartig riechender Fluor, positiver Amintest (☞ 1.5.1). Nässegefühl. Oftmals keine typische Hautrötung, wenig Pruritus	Lokal Metronidazol, evtl. zusätzlich Ansäuerung des Vaginalmilieus. Bei Erfolglosigkeit systemische Gabe von Metronidazol
Chlamydienkolpitis	Chlamydia trachomatis	Meist sekundär bei Chlamydien-Zervizitis (☞ 4.7.4, Gefahr der aufsteigenden Infektion), häufig gleichzeitig Urethritis. Eitriger Fluor. Oft Unterbauchschmerzen, Dysurie, Pollakisurie	Systemisch Tetrazykline, bei Schwangerschaft Erythromycin
Kokkenkolpitis, Mischkolpitis	Verschiedene Kokken und andere Bakterien, Mischinfektionen	Gelblich-grüner Fluor	Lokal Antiseptika oder Antibiotika. Bei Erfolglosigkeit systemisch Antibiotika
Mykoplasmenkolpitis	Mykoplasmen (Mycoplasma hominis, Ureaplasma urealyticum)	Farbloser bis weißlicher, dünnflüssiger, geruchloser Fluor	Lokal Antiseptika, in der Schwangerschaft bei vorzeitiger Wehentätigkeit systemisch Erythromycin
Protozoenbedingte Kolpitiden			
Trichomonadenkolpitis	Trichomonas vaginalis	Gelblich-grüner, schaumiger, übel riechender Fluor. Vaginalwand gerötet und geschwollen	Systemisch Metronidazol, in der Schwangerschaft z. B. Clotrimazol lokal

Tab. 4.56: Zusammenfassende Darstellung häufiger erregerbedingter Kolpitiden (Entzündungen der Vagina). Eine Kolpitis führt oft sekundär zu einer Vulvitis. Allgemeine Symptome einer Kolpitis.

Bei der gynäkologischen Untersuchung sind die erkrankten Bezirke deutlich an ihrer Rötung und Schwellung zu erkennen. Die Berührung ist für die Patientin schmerzhaft. Bläschen weisen auf eine *Herpesinfektion* (☞ 4.7.6, 4.7.5 und Abb. 4.70), *Condylomata acuminata* (☞ Abb. 4.68) auf eine Infektion durch Papilloma-Viren, weiße Beläge auf eine *Pilzinfektion* hin.

Diagnostik und Differentialdiagnose

Die technischen Hilfsuntersuchungen dienen insbesondere der Identifizierung des Erregers:
- Erregersuche im Nativpräparat, evtl. Anlegen einer Kultur (heute sind spezielle Fertignährmedien z. B. für Gonokokken, Pilze und Chlamydien erhältlich ☞ 1.5.3)
- Bei älteren Patientinnen mit einer Vulvitis und/oder Kolpitis immer Ausschluss eines Karzinoms der Vulva oder der Vagina.

Behandlungsstrategie

Behandlungsstrategie bei Herpes genitalis ☞ *4.7.6*

Behandlungsstrategie bei Condyloma acuminata ☞ *4.7.5*

Konnte ein Erreger nachgewiesen werden, steht dessen Beseitigung im Vordergrund. Oft ist dabei eine Lokalbehandlung durch Cremes oder Scheidenovula ausreichend:

- Vaginaltherapeutika bei Bakterien, Pilzen, Trichomonaden oder Aminkolpitis (☞ Pharma-Info 4.58). Kommt es bei einer Pilzinfektion trotz Einsatz von Vaginaltherapeutika und Beseitigung der (pilz-) wachstumsfördernden Umstände (z. B. Eisenmangel und zuckerhaltige Ernährung) zu keiner Heilung, kann auch eine Impfung durchgeführt werden (z. B. Gynatren®)
- Bei Bartholinitis **Marsupialisation,** d. h. operative Eröffnung der Zyste und Vernähen der Zystenwand nach außen mit dem Wundrand (☞ Abb. 4.57). Drainage bis zur Wundheilung
- Wiederherstellung des sauren Milieus der Scheide zur Vermeidung von Rückfällen, z. B. durch Milchsäure- bzw. Laktobacillen-Ovula zum Einführen in die Scheide (etwa Eubiolac® Verla, Gynoflor®)
- Bei älteren Patientinnen Ausgleich des Östrogenmangels durch lokale oder systemische Östrogengabe (z. B. Ovestin®-Vaginalovula bzw. Presomen® 0,6 comp. Drg.).

Zur Vermeidung von Rezidiven ist eine Behandlung der Grunderkrankung sowie bei infektiöser Ursache eine *Partnerbehandlung* erforderlich, da es sonst immer wieder zur erneuten Infektion *(Reinfektion)* durch den nicht behandelten, manchmal völlig beschwerdefreien Partner kommt *(Ping-Pong-Infektion).*

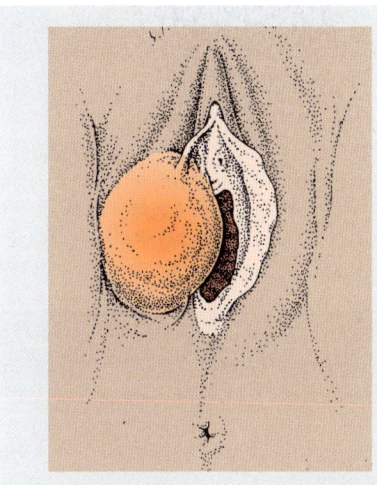 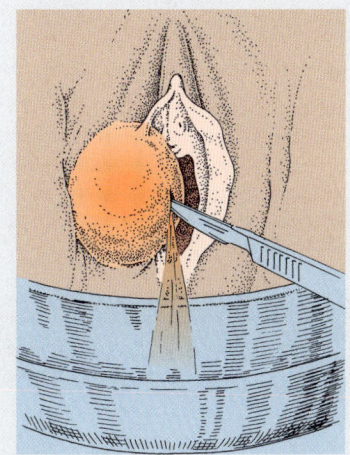 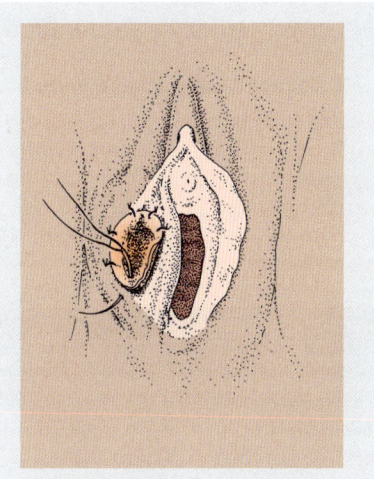

Abb. 4.57: Links: Bartholinitis mit Bartholin-Zyste. Mitte: Inzision der Bartholin-Zyste (in Narkose) und Abfluss des Eiters. Rechts: Marsupialisation der Bartholin-Zyste: Die nach außen umgeschlagene Zystenwand wird mit der Haut vernäht, und die Zyste trocknet aus. [A400-190]

Pflege und Patientenberatung

- Die Pflegenden informieren die Frau über die begünstigenden Faktoren der Vulvitis, damit sie diese Faktoren in Zukunft meiden kann, z. B. Waschmittelreste in der Wäsche, Seifen, Deos, eng sitzende Wäsche oder Vorlagen mit Plastikfolien
- Um eine aufsteigende Infektion zu verhindern, unterrichten die Pflegenden die Patientin über die erforderliche Intimhygiene. So sollte die Frau ausgiebige Waschungen, welche die Haut aufweichen und Bakterien leichter eindringen lassen, ebenso vermeiden wie einen hart eingestellten Wasserstrahl bei der Bidetbenutzung oder beim Duschen, der die Keime in die Vagina transportiert. Bei mechanisch bedingter Vulvitis sind Sitzbäder z. B. mit Kamillen- oder Eichenrindenextrakt erlaubt. Scheidenspülungen sind grundsätzlich (auch bei einer gesunden Frau) obsolet
- Gegen den Juckreiz helfen Kompressen mit wohltuend kühlender Salbe; bei mechanisch und chemisch bedingter Vulvitis z. B. Bepanthen®-Salbe, bei Pilzinfektion z. B. Canesten®- oder Daktar®-Creme, die gleichzeitig den Krankheitserreger bekämpft (☞ Pharma-Info 4.58)
- Nach einer Marsupialisation entspricht die Pflege der nach einer Abrasio (☞ 1.9.3). Zusätzlich führen die Pflegenden Genitalspülungen zum Lösen der Krusten durch. Sie wechseln die Genitalvorlagen der Patientin regelmäßig und entsorgen sie sofort, um eine Keimverschleppung zu vemeiden. Zum Sitzen bieten sie der Frau ein weiches Sitzkissen an
- Arzt und Pflegende informieren die Patientin, dass die Einhaltung der Therapiedauer maßgeblich für den Erfolg ist und ein verfrühtes Absetzen der Medikation zu Rückfällen führen kann (auch bei Beschwerdefreiheit).

Auf Vagina und/oder Vulva beschränkte Erkrankungen können in vielen Fällen durch alleinige Verabreichung von **Vaginaltherapeutika** behandelt werden.

Dabei handelt es sich um Vaginalcremes oder Vaginaltabletten (*Vaginalovula, Scheidenzäpfchen*), die bei Körpertemperatur schmelzen oder im Vaginalsekret gelöst werden und dann eine lokale Wirkung ohne (wesentliche) systemische Nebenwirkungen entfalten. Dabei kann es sich sowohl um Einzel- als auch um Kombinationspräparate handeln.

Am häufigsten verschrieben werden Antimykotika gegen Pilzinfektionen.

4.6.2 Gutartige Tumoren von Vulva und Vagina

Gutartige Tumoren von Vulva und Vagina sind extrem selten. An der Vulva kann eine Verlegung des Ausführungsganges der Bartholin-Drüsen zu einer Zyste führen (☞ Abb. 4.55). Diese wird meist operativ ausgeschält (☞ Abb. 4.57).

Bei der Tastuntersuchung der Vagina finden sich gelegentlich Reste des Gartner-Ganges aus der Embryonalzeit in einem der Uterusligamente. Diese Reste können zur Ausbildung von Zysten (*sog. Gartnergang-Zysten*) führen. Auch hier wird eine operative Ausschälung in Narkose durchgeführt.

4.6.3 Bösartige Tumoren von Vulva und Vagina

Vulvakarzinom und **Vaginalkarzinom** *(Scheidenkarzinom)*: Mit 4 % (Vulvakarzinom) bzw. 1,5 % (Vaginalkarzinom) aller bösartigen Genitaltumoren eher seltene Karzinome. Altersgipfel über 65 Jahre.

Krankheitsentstehung

90 % der Tumoren sind Plattenepithelkarzinome. Obwohl sich bei 90 % aller Vulvakarzinome Papilloma- oder Herpes-2-Viren nachweisen lassen, ist die Tumorentstehung

✎ Pharma-Info 4.58: Vaginaltherapeutika

🛏 Bei der Verabreichung ist zu beachten:

- Patientin informieren, wie sie die Vaginaltherapeutika selbst einführen kann. Vorher noch einmal Blase entleeren lassen
- Handschuhe anziehen und das Vaginaltherapeutikum mit dem zusätzlich durch einen Fingerling geschützten Finger oder mit einem Applikator in den hinteren Vaginalabschnitt positionieren
- Am besten die Zeit unmittelbar vor dem Schlafengehen für die Verabreichung wählen, da im Liegen weniger von der Substanz aus der Vagina abfließt
- Vorlage als Wäscheschutz einlegen.

Vaginaltherapeutika		
Substanz (Auswahl)	Bsp. Handelsname	Indikationen
Antibiotika und Antimykotika		
Tetracyclin + Nystatin Tetracyclin + Amphotericin B	Aureomycin® N Mysteclin®	Mischinfektionen der Scheide (Bakterien, Pilze, z. T. auch Trichomonaden); vor vaginalen Operationen
Miconazol Amphotericin B Clotrimazol Econazol Nystatin	Daktar® Ampho-Moronal® Canesten®, Canifug®, Mykofungin®, Gilt® Gyno-Pevaryl® Moronal®	Pilzinfektionen der Scheide (v.a. Candida-Infektionen)
Metronidazol	Clont®, Vagimid®	Trichomonadeninfektionen der Scheide (zusätzliche systemische Therapie erforderlich); Aminkolpitis
Hormone		
Östrogene	Oestriolsalbe®, Ovestin®, Ortho-Gynest®	Östrogenmangelerscheinungen der Scheide, v. a. Austrocknung, Juckreiz, Infektionsanfälligkeit, entzündliche Veränderungen
Weitere		
Antiseptika	Betaisodona®, Braunovidon®, Octenisept®	Scheideninfektionen; Scheidendesinfektion vor operativen Eingriffen
Lactobazillen (in Kombination mit Östrogenen)	Gynoflor®	Störungen der Vaginalflora, Nachbehandlung nach lokaler Antibiotika-/Antimykotika-Therapie
Milchsäure	Tampovagan® c. Acid. lact., Eubiolac Verla®	Wiederherstellung eines sauren Scheidenmilieus, z. B. nach lokaler Antibiotikatherapie oder Infektionen

des Vulvakarzinoms ebenso wie die des Vaginalkarzinoms unklar.

Symptome und Untersuchungsbefund

Bei **Vulvakarzinomen** führt die Patientin meist der quälende, chronische Juckreiz zum Arzt.

Symptome beim **Vaginalkarzinom** sind fleischwasserfarbener Fluor, Blutungen und Beschwerden beim Wasserlassen. Große Tumoren können auch Druckgefühl und Schmerzen hervorrufen.

Bei der gynäkologischen Untersuchung ist der Tumor in der Regel als Verhärtung, Knoten oder Geschwür sicht- und tastbar. Wichtig ist das Abtasten der regionalen Lymphknoten, da beide Karzinome bevorzugt und rasch lymphogen metastasieren.

Diagnostik und Differentialdiagnose

Die Diagnose wird durch die histologische Untersuchung eines Biopsats oder einer Probeexzision aus dem verdächtigen Bezirk gesichert. Zystoskopie (☞ 5.4.6), Rektoskopie, i.v.-Urogramm (☞ 5.4.5, die Harnleiter können durch den Tumor verengt werden) und CT dienen der Feststellung der Tumorausbreitung und Metastasierung.

Behandlungsstrategie

Beim Vulvakarzinom wird der Tumor operativ entfernt. Bei sehr kleinen Tumoren reicht manchmal die Tumorentfernung mit Sicherheitsabstand aus. Ansonsten ist eine **radikale Vulvektomie** erforderlich (☞ Abb. 4.59–4.62). Bei inoperablen Patientinnen kommen Strahlentherapie und elektrochirurgische Tumorabtragung in Betracht.

Das Vaginalkarzinom wird in der Regel primär bestrahlt. Angewendet wird dabei meist eine Kombination aus lokaler Bestrahlung des Tumors im Afterloading-Verfahren und perkutaner Bestrahlung der Lymphknoten. Wegen der Lage der Nachbarorgane im Bestrahlungsgebiet kommen Schleimhautschäden und Fistelbildungen in Harnblase und/oder Rektum häufig vor.

Radikale Vulvektomie [T192]

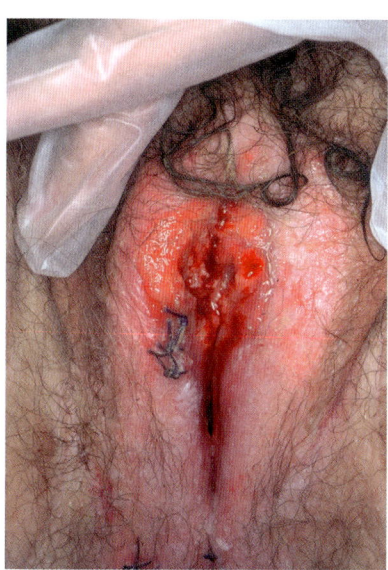

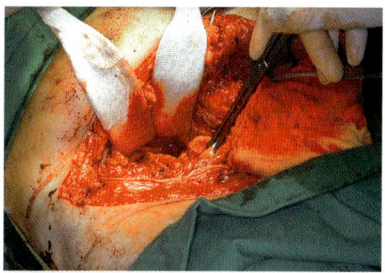

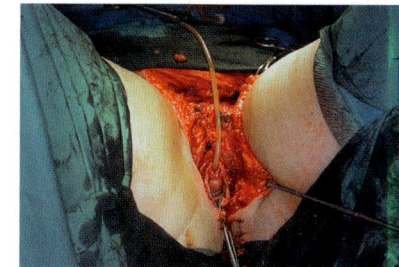

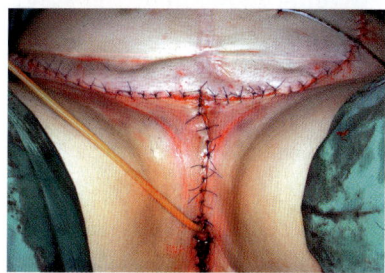

Abb. 4.59 (links): Präoperativer Situs.

Abb. 4.60 (oben rechts): Nach Ausräumung der Lymphknoten der rechten Leiste Darstellung der Gefäße, Präparation der rechten Leiste entlang der A. iliaca externa.

Abb. 4.61 (unten Mitte): Resektion des Karzinoms an der Vulva.

Abb. 4.62 (unten rechts): Situs nach Operation.

Präoperative Pflege bei Vulvakarzinom

Allgemeine Pflege vor und nach gynäkologischen Operationen ☞ 2.2

Perioperative Pflege bei Operationen an den Geschlechtsorganen ☞ 4.2.5

Pflege in der gynäkologischen Onkologie ☞ 2.3

Psychische Betreuung

Die Patientinnen werden bis zu einer Woche vor dem operativen Eingriff stationär aufgenommen, um vor dem Eingriff noch verschiedene Untersuchungen vornehmen zu können, die genauere Angaben über Sitz und Größe des Tumors, Tumorwachstum (verdrängend? destruierend?), Tumoreinbrüche (z.B. in Gefäße und/oder umgebendes Gewebe) sowie Metastasierungen machen (☞ oben, Diagnostik und Differentialdiagnostik). Die Untersuchungen sind besonders für die älteren Frauen körperlich anstrengend. Hinzu kommt die seelische Belastung. Die Patientinnen schwanken zwischen Hoffen („vielleicht zeigen die Untersuchungen, dass sich der Arzt zuvor geirrt hat") und Bangen („vielleicht ist der Krebs noch weiter fortgeschritten als vermutet"). Die Pflegenden haben dann die Aufgabe, den psychischen Anspannungen der Patientinnen mit Aufmerksamkeit, Einfühlungsvermögen und freundlicher Zuwendung zu begegnen.

Unterstützung bei den alltäglichen Verrichtungen

Leider suchen einige Frauen aus Scham und Angst vor der Verdachtsdiagnose „Krebs" einen Frauenarzt erst auf, wenn das Karzinom außer dem Juckreiz schon heftige Schmerzen verursacht. Auch der mit fortschreitender Erkrankung unangenehm auffallende Geruch durch den zunehmenden Gewebezerfall kann schließlich den letzten Anstoß dazu geben, zum Arzt zu gehen. Dies führt dazu, dass die Patientinnen, die wegen eines Vulvakarzinoms stationär aufgenommen werden, sich häufig in einem fortgeschrittenen Tumorstadium befinden und eine schlechte Prognose haben. Für die Pflegenden bedeutet dies, dass die Patientinnen u.U. viel Unterstützung bei den alltäglichen Verrichtungen benötigen.

Aufgrund des höheren Alters sind andere Grunderkrankungen wahrscheinlich (z.B. Koronare Herzkrankheit oder Diabetes mellitus), die dann bei der Pflege berücksichtigt werden.

Weitere präoperative Pflegemaßnahmen

- Auf Arztanordnung juckreizhemmende und schmerzlindernde Medikamente verabreichen
- Liegt eine Beteiligung der Harnröhre oder -blase vor, wird der Patientin je nach geplanter Operation präoperativ ein transurethraler oder suprapubischer Blasenkatheter gelegt. Materialien vorbereiten und dem Arzt beim Legen des suprapubischen Katheters assistieren
- Stomatherapeutin einschalten, wenn bereits ein Einbruch des Karzinoms in den Darm erfolgt ist und ein Anus praeter angelegt werden muss. Diese kann der Patientin noch fehlende Informationen geben, sie bei der Auswahl der Materialien zur Stomaversorgung beraten bzw. deren Anwendung so lange mit ihr üben, bis die Patientin selbstständig ist. Sie kann außerdem den Kontakt zu anderen Betroffenen bzw. zu Selbsthilfegruppen herstellen, wenn die Patientin dies möchte. Dies kann beim Verarbeiten der belastenden Diagnose hilfreich sein.

> Je umfassender die Gespräche vor der Operation geführt werden und je intensiver sich die Patientin mit den Folgen ihrer Erkrankung auseinandersetzt, desto stabiler wird sie psychisch nach der Operation sein.

- Am Vortag Darm der Patientin gründlich reinigen, z.B. mit Klean-Prep®, bei der die Patientin in 4–6 Stunden vier Liter der hergestellten Lösung trinken muss, oder mit hohen Reinigungseinläufen (Arztanordnung). Bei geplanter Anus-praeter-Anlage die Patientin wie zu einer großen Darmoperation vorbereiten

- Muss kein Anus praeter angelegt werden, darf die Patientin am letzten Tag vor der Operation noch normal frühstücken. Der Patientin anschließend nur noch Suppe bzw. angerührtes Klean-Prep®-Pulver und abends nur noch Tee geben, sie anschließend nüchtern lassen
- Patientin vom Bauchnabel bis zum Anus und oberes Drittel der Oberschenkel rasieren (☞ Abb. 2.23).

Postoperative Pflege bei Vulvakarzinom

Krankenbeobachtung

Aufgrund des höheren Alters und der ausgedehnten Operation wird die Patientin bis zum 3.–4. postoperativen Tag auf der Intensivstation betreut. Ansonsten gleichen die Maßnahmen zur Krankenbeobachtung denen nach anderen gynäkologischen Operationen (☞ 2.2.4 und 4.2.5).

Lagerung, Mobilisation

Da während der ersten 4–5 postoperativen Tage keine Mobilisation erlaubt ist, wird die Patientin auf einer Spezialmatratze gelagert, z. B. TheraKair™, die aus 15 quer angeordneten Luftkissen besteht und bei der ein kontinuierlicher Luftstrom für ein gesundes Hautklima sorgt (☞ Abb. 4.63). Die Patientin wird wegen des großen Wundgebietes und der starken Raffung bzw. Dehnung des Restgewebes (☞ Abb. 4.62) zunächst ausschließlich auf dem Rücken gelagert. Weiter bekommt die Patientin ein Spreizkissen zwischen die Beine, um damit das Gewebe zusätzlich zu weiten. Ab dem 2. postoperativen Tag drehen die Pflegenden die Patientin zur Durchführung der Körper- und Hautpflege sowie zur Beobachtung von Rücken und Gesäß mit angewinkelten Beinen passiv in die Seitenlage.

Nach komplikationslosem Verlauf mobilisieren die Pflegenden die Patientin ab dem 5. postoperativen Tag scho-

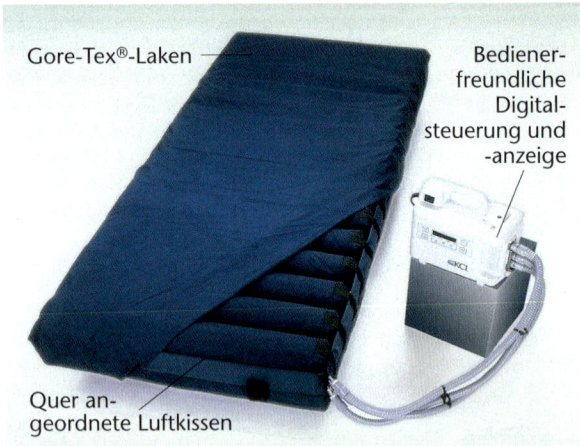

Gore-Tex®-Laken

Bedienerfreundliche Digitalsteuerung und -anzeige

Quer angeordnete Luftkissen

Abb. 4.63: TheraKair™, eine Spezialauflage zur Druckentlastung mit Pulsation, welche die Kapillardurchblutung fördert und den Stoffwechsel in der Haut der Patientin aktiviert. Der Auflagedruck wird insbesondere an dekubitusgefährdeten oder schmerzenden Körperstellen verringert. [U133]

nend, d. h. möglichst direkt von der vertikalen Lage in die Horizontale, um das Wundgebiet nur geringfügig zu belasten. Die Patientin steigert den Bewegungsradius in den Folgetagen je nach Befinden.

🏥 Die Pflegenden führen alle notwendigen Prophylaxen durch. Zur Thromboseprophylaxe ordnet der Arzt entweder einen Heparin-Perfusor an, bei dem das Heparin i. v. verabreicht wird, oder s. c.-Injektionen in den Oberarm. Es erfolgen keine Injektionen in die Oberschenkel zur Lymphödemprophylaxe oder in die Bauchdecke wegen der unmittelbaren Nähe zum OP-Gebiet.

Wundbeobachtung, Wundversorgung

Die Pflegenden beobachten die Wundverhältnisse auf Nahtdehiszenz sowie Taschenbildung und assistieren dem Arzt beim ersten Verbandwechsel. Da das Wundareal großen Spannungen unterliegt, treten gelegentlich Wundheilungsstörungen auf. Dann wird das Wundgebiet mit Ringer-Lösung gespült.

Am 2.–3. postoperativen Tag entfernt der Arzt die oberflächlich ins Wundgebiet eingelegten Redondrainagen (☞ 2.2.4).

Je nach Vorgehen in der Klinik kann die Patientin bei reizlosen Wundverhältnissen ab dem 3. bis 4. Tag mit lauwarmen Wasser duschen, oder die Pflegenden führen nach ärztlicher Anordnung Genitalspülungen mit Zugabe von z. B. Kamillosan® durch (☞ 4.2.3). Dadurch wird die Wundheilung und -reinigung verbessert und vorübergehend das Spannungsgefühl im Wundgebiet reduziert.

Ausscheidung

Der Urin fließt in den ersten postoperativen Tagen über eine transurethrale oder suprapubische Harnableitung ab. Die Pflegenden beobachten den Urin hinsichtlich seiner Menge und seiner Beimengungen (Blut?). Ab dem 5.–6. postoperativen Tag beginnen sie mit dem Blasentraining der Patientin. Dazu wird der Katheter für jeweils 2 Stunden abgeklemmt. Muss die Patientin dann Wasser lassen, geschieht das auf transurethralem Wege. Kann die Patientin ihre Blase entleeren, ohne dass Restharn zurückbleibt, wird der Katheter entfernt.

Beim postoperativen Blasentraining erleben die Patientinnen nicht selten Misserfolge und Frustrationen, weil die Miktion durch Gewebequetschung und Reizung des Nervengeflechtes während der Operation erschwert ist (häufig entleert sich anfangs gar kein Spontanharn oder es bleibt eine große Menge Restharn zurück). Noch unangenehmer und verunsichernder empfinden sie, dass der Urinstrahl häufig nicht mehr in der gewohnten Richtung nach unten, sondern seitlich oder gar nach oben gerichtet fließt oder auch fächerförmig, gespalten oder gedreht *(Palmurie)* sein kann.

Die Patientinnen sind darum auf die Aufklärung durch Pflegende und Ärzte angewiesen. Sie sollen wissen, dass die Irritationen nachlassen, je länger der Operationstag zurückliegt. Damit sie sich aufgrund der ungewöhnlichen Situation nicht unnötig belasten und die Symptomatik noch verstärken, raten ihnen die Pflegenden, die Miktion vorübergehend z. B. mit der Hand unter dem Wasserstrahl der Dusche auszulösen.

Psychische Betreuung

Die radikale Vulvektomie ist ein verstümmelnder Eingriff. Zu dieser Veränderung tritt die Auseinandersetzung mit der Krebserkrankung und den weiter zu erwartenden Folgen bzw. Konsequenzen. Es ist daher wichtig, dass die Pflegenden den Patientinnen in dieser Krisensituation Halt und Stütze geben.

Außerdem ist damit zu rechnen, dass auf die Patientinnen Beschränkungen und Einschnitte im Sexualleben zukommen, z. B. durch Schmerzen beim Geschlechtsverkehr **(Dyspareunie),** da der Scheideneingang manchmal operativ umschnitten werden muss und dadurch eine Verengung erfährt. Weiter entfällt die sexuelle Stimulationsfähigkeit über die Klitoris. Vertrauen sich die Frauen den Pflegenden mit ihren Ängsten und Unsicherheiten an oder spüren die Pflegenden die Unsicherheit der Frau, vermitteln sie eine Beratung (wenn gewünscht mit dem Partner) durch den Arzt, der dann u. a. auch Tipps geben kann.

Palliative Pflege

Leider ist es häufig so, dass Patientinnen mit einem Vulvakarzinom wegen der Ausdehnung der Erkrankung und/oder des fortgeschrittenen Alters nicht mehr operativ behandelt werden können und auch die Strahlentherapie keinen Erfolg verspricht. Eine Lokalbehandlung ist unter Umständen mit lokal wirkenden Zytostatika möglich, zum Beispiel 5-Fluorouracil. Häufig wird aber nur noch symptomatisch behandelt: Zur Schmerztherapie werden lokal Xylocain®-Spray oder -Salbe und systemisch periphere Analgetika wie ASS, Paracetamol oder Morphin und Morphinderivate eingesetzt. Die Pflegenden beobachten die Patientin und bieten ihr nach Auftreten der ersten Schmerzen sofort ein Schmerzmittel aus der Bedarfsmedikation an. Besser als die Bedarfsmedikation ist allerdings eine ausreichende Schmerzprophylaxe im Rahmen einer geplanten Schmerztherapie (☞ 2.3 und Abb. 2.38).

Die lokale Wundpflege besteht entweder in dem Trockenhalten der Wunde und dem Vermeiden von Infektionen oder in der lokalen Wundbehandlung mit Gentialspülungen. Da der zerfallende Tumor unangenehm riecht, werden zur Verbesserung der Raumluft Raumsprays oder Geruchstilger, z. B. Nilodor®, angewandt. Es stehen außerdem geruchsbindende Einlagen zur Verfügung.

Vor der Entlassung der Patientin schalten die Pflegenden die Sozialarbeiterin des Hauses ein, die sich mit dem Hausarzt und dem ambulanten Pflegedienst in Verbindung setzt, damit die häusliche Pflege gewährleistet ist.

Patientenberatung

- Die Pflegenden informieren die Patientin über mögliche Komplikationen der Wundheilung und bitten sie, sich bei Veränderungen (z. B. Blutungen) sofort zu melden
- Die Patientin unterstützt die Maßnahmen zur Infektionsprophylaxe z. B. durch eine sorgfältige Intimhygiene (Verwendung von Einmalmaterialien)

- Die Patientin ist umfassend informiert, um im Rahmen einer geplanten Schmerztherapie mitwirken zu können (z. B. durch die Anwendung von Schmerzeinschätzungsinstrumenten oder durch die pünktliche Einnahme der verordneten Analgetika). Sie weiß, dass sie keine Schmerzen aushalten muss und bei Schmerzdurchbrüchen auf die Bedarfsmedikation zurückgreifen kann.

Prognose

Beim *Vulvakarzinom* ohne Lymphknotenmetastasen ist die Prognose mit einer 5-Jahres-Überlebensrate von ca. 80 % gut. Beim Vorliegen von Lymphknotenmetastasen sinkt sie auf ca. 40 %.

Ist ein *Vaginalkarzinom* auf die Scheidenwand beschränkt, liegt die 5-Jahres-Überlebensrate knapp unter 70 %. Bei Infiltration von Nachbarorganen oder Ausdehnung bis zur Beckenwand ist die Prognose schlecht.

Bei beiden Tumoren kommt es häufig zu einem Lymphödem der unteren Extremitäten, das sowohl Nebenwirkung der Therapie als auch Zeichen der fortschreitenden Krebserkrankung sein kann.

4.7 Sexuell übertragbare Erkrankungen

> **Sexuell übertragbare Krankheiten** (*sexually transmitted diseases*, kurz *STD, Geschlechtskrankheiten*): Erkrankungen, die vorwiegend über sexuelle Kontakte übertragen werden sowie Erkrankungen, bei denen kein sexueller Kontakt stattgefunden haben muss, die aber dennoch häufig über den Geschlechtsverkehr übertragen werden.

Zu den Erkrankungen, die vorwiegend über sexuelle Kontakte übertragen werden, gehören die meldepflichtigen Krankheiten Gonorrhoe, Syphilis, Ulcus molle und das Lymphogranuloma inguinale. Zu den Erkrankungen, bei denen kein sexueller Kontakt stattgefunden haben muss, die aber dennoch häufig durch Geschlechtsverkehr übertragen werden, gehören z. B. Papillomvirusinfektionen (☞ 4.7.5) oder unspezifische Genitalinfektionen mit Mykoplasmen, Chlamydien (☞ 4.7.4) und Herpes-Viren (☞ 4.7.6). Auch die HIV- (☞ 4.7.7) und die Hepatitis-B-Infektion, Skabies (☞ 4.7.9) oder Pedikulose (☞ 4.7.8) können beim Geschlechtsverkehr übertragen werden.

Pflege bei sexuell übertragbaren Krankheiten

Da die erkrankten Patientinnen vornehmlich zur Diagnose in die Klinik kommen, sind sie v. a. ambulant zu versorgen. Dabei achten die Pflegenden zum Selbstschutz auf die Einhaltung der entsprechenden Hygienemaßnahmen. Außerdem informieren sie die Frauen über hygienische Verhaltensregeln für zu Hause.

Geschlechtskrankheiten können prinzipiell von jedem sexuell aktiven Menschen erworben werden. Sie kommen keinesfalls nur bei Menschen mit häufig wechselnden Sexualpartnern vor. Dennoch werden sie als „Lustseuchen" moralisch verurteilt. Aus diesen Gründen leiden viele Patientinnen unter Schuldgefühlen. Hinzu kommen Partnerschaftskonflikte, insbesondere, wenn die Infektion Folge eines „Seitensprunges" ist. Viele Patientinnen reagieren auf die eigenen Schuldgefühle und die Angst vor Zurechtweisungen empfindlich, manchmal auch unkooperativ. Die Pflegenden können den Patientinnen helfen, indem sie sensibel für die Gefühle der Patientinnen sind, ihnen offen begegnen, gleichzeitig die Diskretion wahren und sich um ein wertneutrales Verhalten bemühen.

4.7.1 Gonorrhoe

> **Gonorrhoe** (Tripper): Bakterielle, durch Gonokokken (Neisseria gonorrhoeae) hervorgerufene Infektionskrankheit mit meist deutlichen Beschwerden beim Mann und symptomarmem Verlauf bei der Frau. Befällt hauptsächlich die Schleimhäute des Urogenitaltraktes, aber auch den Analkanal und den Rachen. Häufigste der „klassischen" Geschlechtskrankheiten in Europa.

Bei der **Gonorrhoe** besteht nach dem neuen Infektionsschutzgesetz keine Meldepflicht mehr.

Die Inkubationszeit beträgt 2–8 Tage. Zu unterscheiden sind die genitale, die rektale und die orale Infektion sowie die Infektion des Neugeborenen durch die Mutter.

Symptome und Untersuchungsbefund
Genitale Infektion
Die **genitale Infektion** wird unterteilt in die untere genitale Infektion mit Rektumbeteiligung *(untere Gonorrhoe)* und die obere genitale Infektion *(obere Gonorrhoe)*.

> **Untere Gonorrhoe:** Gonokokkenbefall der paraurethralen Drüsen, der *Endozervix* (Schleimhautauskleidung der Cervix uteri), der Ausführungsgänge der Bartholin-Drüsen (☞ 4.6.1) und der Drüsen des Rektums.
>
> **Obere Gonorrhoe:** Gonokokkenbefall des Endometriums und der Adnexe.

Bei ca. 50 % der Frauen bleibt eine untere Gonorrhoe zunächst unbemerkt, da die Infektion mit unspezifischen Symptomen wie Brennen beim Wasserlassen sowie Rötung und Schmerzen der Vulva beginnt und ansonsten symptomarm verläuft. Später kann ein eitriger grünlicher Ausfluss hinzukommen. Unbehandelt kann die Gonorrhoe weiter aufsteigen und bei der Frau zu einer Endometritis (☞ 4.5.3) oder Adnexitis (☞ 4.4.1) führen. Es besteht die Gefahr einer bleibenden Sterilität.

Rektale Infektion
Die **rektale Infektion,** z. B. durch Analverkehr oder Schmierinfektion, zeigt sich v. a. durch geringen analen *Pruritus* (Juckreiz), unklare Beschwerden im Analbereich, Stuhl mit Blut- und Schleimauflagerungen (oft als „Hämorrhoidalbeschwerden" bezeichnet), rektale Schmer-

zen, *Tenesmen* (anhaltender schmerzhafter Stuhldrang) sowie Völlegefühl und Obstipation.

Orale Infektion
Eine Beteiligung von Rachen und Tonsillen ist eher selten. Sie macht sich durch Schleimhautrötung und Schluckbeschwerden bemerkbar.

Infektion des Neugeborenen
Beim Neugeborenen einer infizierten Mutter besteht die Gefahr einer **gonorrhoischen Blennorrhoe** (*Gonoblennorrho*e, Form der eitrigen Konjunktivitis) durch Kontakt der kindlichen Konjunktiven mit gonokokkenhaltigem Sekret im Geburtskanal.

Komplikationen
Unbehandelt kann die Gonorrhoe weiter aufsteigen und zu einer Peritonitis führen. Dabei entwickelt die Patientin ein akutes schweres Krankheitsbild mit Abwehrspannung im Bauchraum, Übelkeit und Erbrechen.

Außerdem können durch hämatogene Streuung extragenitale Komplikationen auftreten wie die Entzündung von Gelenken – insbesondere des Kniegelenks – mit akut einsetzender Schwellung *(Monoarthritis gonorrhoica)*, oder der Augen und weiterer Organe. Dadurch kommt es möglicherweise zu einer Pleuritis, Meningitis, Peri- und Endokarditis oder einer Sepsis.

Diagnostik
Zur mikroskopischen Untersuchung eignen sich mit Methylenblau oder nach Gram gefärbte Ausstrichpräparate von Genitalsekreten. Dazu entnimmt der Arzt 3–4 Stunden nach der letzten Miktion Abstriche aus der Harnröhre und dem Zervikalkanal, färbt sie entsprechend an (☞ 1.5.3) und begutachtet sie unter dem Mikroskop. Desweiteren werden Abstriche entnommen und in industriell vorgefertigten Transportmedien ins Labor geschickt, wo auf speziellen Nährböden eine Bakterienkultur angelegt wird.

Bei komplizierten Verläufen, z. B. mit Monoarthritis gonorrhoica, werden serologische Untersuchungen durchgeführt. Zum Ausschluss einer Syphilis-Infektion können weitere Blutuntersuchungen erforderlich sein (☞ 4.7.2).

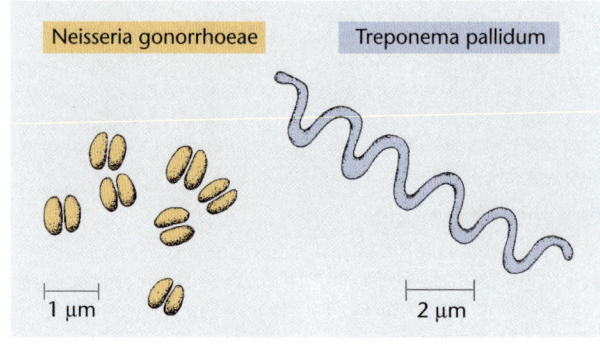

Abb. 4.64 und 4.65: Neisseria gonorrhoeae und Treponema pallidum im lichtmikroskopischen Bild (Schemazeichnung). [A300]

Behandlungsstrategie

Die Therapie einer schwer verlaufenden Gonorrhoe besteht aus einer hochdosierten, intravenösen Penicillingabe, mit der sofort, d. h. ohne die Ergebnisse des Antibiogramms abzuwarten, begonnen wird. In leichteren Fällen erfolgt eine orale Einzelbehandlung mit z. B. Ofloxacin-Tabletten (Tarivid®) oder eine i. m.-Einzelbehandlung mit Spectinomycin (Stanilo®). Die Therapie schließt immer die Partnerbehandlung mit ein, um sog. Ping-Pong-Infektionen zu vermeiden. Während der Therapie sollte die Patientin auf Geschlechtsverkehr verzichten.

4.7.2 Syphilis

> **Syphilis** *(Lues, harter Schanker):* Durch das Stäbchenbakterium *Treponema pallidum* hervorgerufene, meldepflichtige Geschlechtskrankheit. Früher v. a. wegen ihrer neurologischen Spätkomplikationen gefürchtet, heute gut mit Antibiotika zu behandeln.

Der direkte oder indirekte Nachweis von Treponema pallidum ist auch nach dem neuen Infektionsschutzgesetz (anonym, also nicht namentlich) meldepflichtig.

Die Inkubationszeit beträgt bei der Syphilis 3–4, manchmal 1–13 Wochen. Unbehandelt nimmt die Syphilis über Jahrzehnte einen typischen stadienhaften Verlauf. Bei AIDS-Kranken entfällt dieser typische Verlauf, vor allem die Neuro-Lues kann schon erheblich früher auftreten, und schwere Verläufe sind häufig.

Symptome und Untersuchungsbefund

Frühsyphilis

Erstes Stadium (Primärstadium).

Etwa 3 Wochen nach der Infektion tritt an der Eintrittsstelle des Erregers der so genannte **Primäraffekt** auf, eine Entzündung, die sich zu einem gelblich belegten Ulkus mit derbem Randwall *(Ulcus durum, harter Schanker)* entwickelt. Klinisch auffällig ist die Schmerzlosigkeit des Ulkus.

Etwa 1–2 Wochen nach dem Auftreten des Primäraffektes schwellen die Lymphknoten in der Leistenregion an (**Primärkomplex**). Die entzündeten Lymphknoten *(Lymphome)* sind schmerzlos, hart und gut verschieblich.

Die klinischen Erscheinungsformen bilden sich innerhalb von sechs Wochen spontan zurück, können aber auch bis zum Auftreten des Sekundärstadiums bestehen bleiben.

Zweites Stadium (Sekundärstadium).

Im Sekundärstadium überschwemmen die Treponemen den Organismus. Die Patientin bekommt 6–10 Wochen nach der Infektion uncharakteristische Beschwerden wie Kopf- und Gliederschmerzen sowie generalisierte Lymphknotenschwellungen. Kurz darauf breitet sich ein meist makulopapulöser Ausschlag (Macula = Fleck, Papel = eine über dem Hautniveau liegende Erhabenheit) auf Haut und Schleimhäuten aus (**Syphilide**), der den ganzen Körper einschließlich Handteller und Fußsohlen befallen kann. Der Inhalt der Papeln ist reich an Erregern. Dieses Syphilis-Exanthem unterscheidet sich von anderen Exanthemen darin, dass es *nicht* juckt. Das Exanthem klingt nach Monaten spontan ab, kann aber wiederkehren.

Auch **Condyloma lata,** das sind breit aufsitzende, nässende Papeln vor allem an der Vulva, dem Damm und im Analbereich, können in diesem Stadium auftreten. Zusätzlich kommt es zu einem mottenfraßähnlichen, reversiblen Haarausfall.

Die Dauer der Frühsyphilis beträgt unbehandelt etwa zwei Jahre.

Spätsyphilis

Der Verlauf der Syphilis ist von der Immunitätslage abhängig. So erkrankt nur ca. ein Drittel der unbehandelten Patienten an einer **Spätsyphilis**.

Drittes Stadium (Tertiärstadium).

3–5 Jahre nach der Infektion bilden sich oberflächliche, mit Krusten überzogene Papeln, die stellenweise narbig abheilen oder ulzerieren. Ferner treten knotige Granulome auf (**Gummen),** die mit der Haut verbacken sind, zur Geschwürsbildung neigen und allmählich ganze Körperareale vernichten können. Die Gummen treten in allen Schichten zwischen Haut und Knochen auf und sitzen an jeder beliebigen Körperstelle. Sie sind im Auge ebenso zu finden wie an der Leber oder im Gehirn. In 10 % der Fälle kommt es zum kardiovaskulären Befall mit einem Aortenaneurysma.

Die Herde sind erregerarm, ein Nachweis der Treponemen hieraus kaum möglich.

Viertes Stadium (Quartiärstadium).

10–20 Jahre nach der Infektion treten bei ungefähr 8 % der Patienten neurologische Erscheinungen auf (**Neuro-Lues):**

- Schmerzen, Gangstörungen, fehlende Sehnenreflexe und Pupillenstörungen durch eine Schädigung des Rückenmarks (**Tabes dorsalis**)
- Gedächtnisstörungen, Depressionen, Demenz und Größenwahn durch eine Entzündung der grauen Hirnsubstanz (**progressive Paralyse**). Durch Hirnnervenausfälle kann der Betroffene blind oder taub werden.

Diagnostik

Im Sekundärstadium können die Erreger durch eine mikroskopische Dunkelfelduntersuchung erkannt werden: Zu sehen sind korkenzieherartig gewundene, feine Fäden mit Eigenbeweglichkeit (☞ Abb. 4.66). Verlässlich sind jedoch nur serologische Untersuchungen zur Anti-

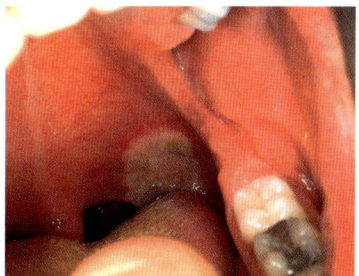

Abb. 4.66: Syphilis-enanthem am Gaumen (Sekundärstadium). [M123]

körperdiagnostik im Blut. Sie reagieren ungefähr 2–3 Wochen nach der Infektion:

- Frühest möglicher Test ist der **FTA-Abs-Test** (**F**luoreszenz-**T**reponemen-**A**ntikörpertest). Kurz darauf folgt der **TPHA-Test** (**T**reponema **p**allidum **H**ämagglutinationstest). Beide Tests arbeiten mit abgetöteten Treponemen bzw. Treponemenfragmenten als Antigen und sind sehr spezifisch
- Zur Kontrolle der Therapie, insbesondere auch zum Nachweis, ob eine Behandlung „angeschlagen" hat, dient der **VDRL-Test** (**V**eneral **D**isease **R**esearch **L**aboratories) oder der **Cardiolipinflockungstest.** Bei erfolgreicher Behandlung der Syphilis fällt der Titer ab. Da hierbei nicht Antikörper gegen Treponemen, sondern gegen Gewebelipoide (Cardiolipin-Lecithin-Cholesterin-Gemisch) nachgewiesen werden, sind die Tests nur wenig spezifisch und differentialdiagnostisch von geringem Wert.

Behandlungsstrategie

Mittel der Wahl ist Penicillin, meist intramuskulär als Einmalgabe (bei Penicillinallergie Erythromycin). Der Partner wird mitbehandelt. Durch die antibiotische Therapie ist mit einer sicheren Ausheilung ohne folgenschwere Spätkomplikationen zu rechnen. 24 Stunden nach Therapiebeginn besteht keine Infektiosität mehr. Die Syphilis-Serologie wird nach Therapieende wiederholt, um den Therapieerfolg zu überprüfen.

> Kurz nach Therapiebeginn Körpertemperatur mehrmals täglich kontrollieren, da es als Reaktion auf den Zerfall der Treponemen durch das Antibiotikum zu einer Zustandsverschlechterung mit Fieber bis zu Schock-Symptomen kommen kann (sog. *Jarisch-Herxheimer-Reaktion*).

Pflege und Patientenberatung

Obwohl das Treponema pallidum außerhalb des Körpers rasch abstirbt, sind zur Ausschaltung jedes Risikos für Pflegende und Mitpatienten in den ersten 24 Stunden nach Beginn der Antibiotikatherapie folgende Maßnahmen zu beachten:

- Die Patientin muss über die Infektionswege aufgeklärt werden. Insbesondere nach dem Waschen oder dem Toilettenbesuch muss sie sich die Hände nicht nur waschen, sondern auch desinfizieren
- Nach Möglichkeit sollte die Patientin in einem Einzelzimmer untergebracht werden, in dem auch alle Pflegeutensilien verbleiben
- Einwegmaterialien werden noch im Zimmer in den Behälter für infektiösen Sondermüll, Wäsche sowie Handtücher in den Wäschesack geworfen. Steckbecken und Toilettenstuhl werden nach Gebrauch desinfiziert
- Zum Selbstschutz der Pflegenden sollte direkter Hautkontakt mit den Patientinnen vermieden und sollten bei allen Verrichtungen Handschuhe getragen werden. Besondere Vorsicht ist beim Umgang mit gebrauchten Kanülen geboten, da Treponemen durch Stichverletzungen übertragen werden können.

4.7.3 Ulcus molle

Ulcus molle (*Weicher Schanker*): Eine in Mitteleuropa seltene, durch das gramnegative Stäbchenbakterium *Haemophilus Ducreyi* übertragene Geschlechtskrankheit.

Die Inkubationszeit beträgt 3–5 Tage. Eine Meldepflicht besteht nicht mehr.

Symptome und Untersuchungsbefund

Symptome des Ulcus molle sind:
- Multiple Papulopusteln im Genitalbereich, die sich zu einem schmerzhaften Ulkus mit weichem Rand entwickeln (deswegen *weicher Schanker* im Gegensatz zur Gonorrhoe, bei der das Ulkus einen harten Rand hat = harter Schanker)
- Schwellung der regionalen Lymphknoten zu schmerzhaften, verbackenen Lymphknotenpaketen (**Bubonen**), Einschmelzung und Spontanperforation.

Diagnostik

Die Diagnose wird durch einen Abstrich mit kulturellem Nachweis in der Mikrobiologie gesichert.

Behandlungsstrategie

Das Ulcus molle wird mit intravenöser Antibiotikagabe, z. B. Tetrazyklinen (etwa in Supramycin®) oder Sulfonamiden (etwa in Eusaprim® oder Bactrim®) über 2–4 Wochen behandelt. Falls die Bubonen sehr prall und schmerzhaft sind, kann der Eiter abpunktiert werden.

> **! Vorsicht**
> Beim Abpunktieren des Eiters besondere Vorsicht walten lassen, da er hoch kontagiös ist.

4.7.4 Chlamydien-Infektionen

Chlamydien: Gramnegative, unbewegliche Bakterien, die sich in den flüssigkeitsgefüllten Hohlräumen von Wirtszellen aufhalten. Unterschieden werden drei verschiedene Hauptgruppen. In der Gynäkologie von Bedeutung ist insbesondere *Chlamydia trachomatis.*

Chlamydia trachomatis: Chlamydie mit verschiedenen pathogenen Serotypen. Die Serotypen AC führen zu einer Entzündung des Auges (**Trachom**), wichtige Ursache für Blindheit in tropischen Ländern. Die Serotypen DF führen in Europa vor allem zu **Harnwegsinfekten, Infektionen am Auge** und zu aufsteigenden **Infektionen der Geschlechtsorgane** (*Zervizitis* ☞ unten und 4.5.3, *Adnexitis* ☞ unten und 4.4.1). Die Serotypen L1 L3 rufen die in Mitteleuropa sehr seltene Infektionskrankheit **Lymphogranuloma inguinale** (*Lymphogranuloma venereum, Nicolas-Favre-Krankheit* ☞ unten) hervor. Die Inkubationszeit beträgt 24 Wochen.

Chlamydien-Zervizitis und -Adnexitis

Symptome und Untersuchungsbefund

Die **Chlamydien-Zervizitis** ist an einer leicht verletzbaren und geröteten Ektopie der Zervix zu erkennen (Spekulumuntersuchung). Sind die Adnexen betroffen, finden sich die typischen Zeichen einer Adnexitis (☞ 4.4.1).

Diagnostik

Zum Chlamydiennachweis werden mittels kleinem Bürstchen oder Watteträger Zellen aus der Zervix entnommen (☞ 1.5.3). Enthalten diese Zellen Chlamydien, liegt eine Chlamydien-Zervizitis und bei gleichzeitiger Adnexitis-Symptomatik mit großer Wahrscheinlichkeit auch eine chlamydienbedingte Adnexitis vor.

Behandlungsstrategie

Die Chlamydieninfektion wird mit Tetrazyklinen, bei Unverträglichkeit auch mit Erythromycin behandelt. Bei der Zervizitis ist eine orale Therapie über 14 Tage ausreichend, im Falle einer Adnexitis werden die Antibiotika i. v. gegeben.

Lymphogranuloma inguinale

Symptome und Untersuchungsbefund

An der Infektionsstelle finden sich rasch ulzerierende, bläschenartige Läsionen, die spontan abheilen. 2–3 Wochen später kommt es zu einer schmerzhaften Schwellung der Lymphknoten, die einschmelzen und vereitern sowie mit Ödem- und Fistelbildung einhergehen können. Der Inguinalbereich ist stark gerötet.

Komplikationen

Bei der Entwicklung einer eitrigen Lymphangitis können die Lymphbahnen verschlossen werden. Dies führt zum Lymphstau mit **Elephantiasis** in den unteren Extremitäten (☞ Abb. 4.67).

Diagnostik

Um die Diagnose zu sichern, werden die geschwollenen Lymphknoten punktiert und das Material zum kulturel-

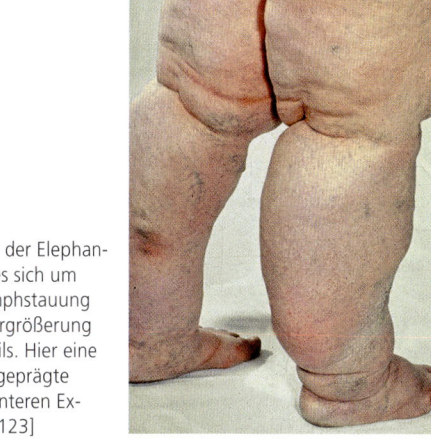

Abb. 4.67: Bei der Elephantiasis handelt es sich um eine durch Lymphstauung verursachte Vergrößerung eines Körperteils. Hier eine besonders ausgeprägte Form an den unteren Extremitäten. [M123]

len Erregernachweis ins mikrobiologische Labor geschickt.

Behandlungsstrategie

Das Lymphogranuloma inguinale wird wie andere Chlamydieninfektionen auch mit Tetrazyklinen oral behandelt. Die Therapiedauer ist abhängig von der Lymphknotenschwellung. Erst wenn diese zurückgegangen ist, werden die Medikamente abgesetzt (etwa nach 3–6 Wochen). Der Partner wird stets mitbehandelt.

4.7.5 Papillomvirusinfektionen

Humane Papillomvirusinfektionen (kurz *HPV*): Eine in den letzten Jahren stark zunehmende *Warzenvirusinfektion*. Nahezu 20% der sexuell aktiven Frauen sind HPV-positiv. Die häufigste HPV-Infektion mit den Serotypen 6 und 11 führt zu **Condylomata acuminata** *(spitze Kondylome, Feigwarzen)*. Sie sind primär gutartig.

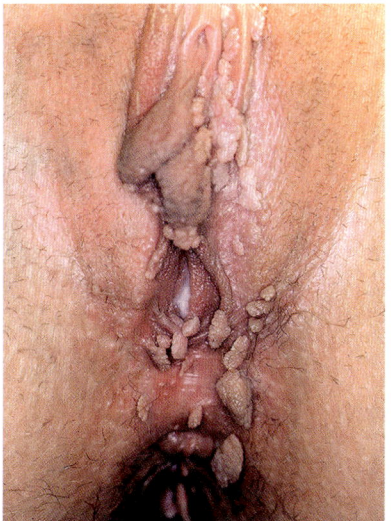
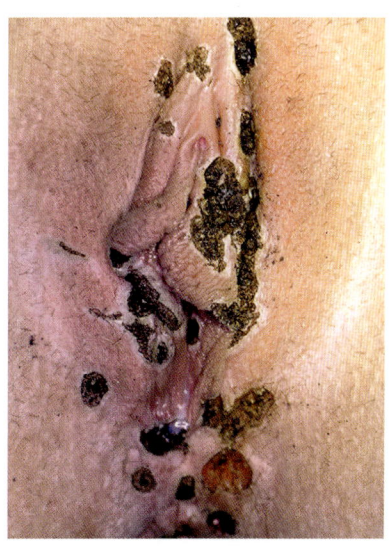

Abb. 4.68 und 4.69: Links: Condylomata acuminata haben sich im Bereich der Vulva bis zum Anus hin ausgedehnt. Rechts: Die Vulva unmittelbar nach Abtragung der Condylomata acuminata mit einem Laser. [T192]

Symptome und Untersuchungsbefund

Condylomata acuminata imponieren als papilläre, spitze, hahnenkammartig angeordnete Wucherungen, die hauptsächlich Vulva, Vagina und Portio uteri, aber auch den Analbereich befallen. Sie können von Stecknadelkopf- bis Hühnereigröße anwachsen.

Je nach Lokalisation ist das klinische Bild etwas anders geprägt: Bei Befall der Portio finden sich flache, weißlich schimmernde *Condylomata plana*, bei Befall der Haut z.B. im Inguinalbereich haben sie das Aussehen von gewöhnlichen grau-weißen Warzen *(Verrucae vulgares)*.

Die Inkubationszeit kann Wochen bis Monate betragen.

Diagnostik

Bisher ist es nicht gelungen, Papillomaviren in Zellkulturen zu vermehren. Doch wurde ein gentechnisches Verfahren entwickelt *(DNS-Typisierung und Hybridisierung)*, mit dem man die DNS der Viren in z.B. durch Knipsbiopsie (☞ 1.9.1) gewonnenem Gewebe nachweisen kann. Auf diese Weise wurden schon mehr als 60 verschiedene Typen von Papillomaviren entdeckt.

> Da einige Virustypen mit der Entstehung eines Zervixkarzinoms (☞ 4.5.5) verbunden werden, ist zur frühzeitigen Erkennung eines (drohenden) Zervixkarzinoms die Differenzierung der Papillomaviren von großer Bedeutung.

Differentialdiagnostisch sind die Condylomata acuminata hauptsächlich von den Condylomata lata bei der Syphilis (☞ 4.7.2) abzugrenzen, die jedoch flacher und breitbasiger sind und nicht in der konglomeratähnlichen Anordnung der Condylomata acuminata wachsen. Außerdem muss immer ein Vulvakarzinom (☞ 4.6.3) ausgeschlossen werden, dessen Aussehen den Condylomata acuminata ähneln kann.

Behandlungsstrategie

Bei geringem Befund besteht die Therapie in dem lokalen Betupfen der Condylomata acuminata mit 1–10%iger Podophylin-Lösung (z.B. Condylox®-Lösung), einem lokal wirkenden Zytostatikum. Bei ausgeprägtem Befund ist

ein chirurgisches Vorgehen notwendig, zum Beispiel die elektrische Schlingenabtragung oder die Abtragung mit dem CO$_2$-Laser.

Alle Therapiemaßnahmen sind mit einem hohen Rezidivrisiko von ca. 25% behaftet.

4.7.6 Herpes genitalis

Herpes genitalis: Durch Herpes-simplex-Virus-Typ-2 (kurz *HSV-II*) hervorgerufene Infektion. Sie ist weit verbreitet: Man geht von einer 20–30%igen Durchseuchung aus. Die Inkubationszeit beträgt 4–21 Tage.

Symptome und Untersuchungsbefund

Einige Tage nach der Infektion treten an der Innenseite der großen und kleinen Labien 2–3 mm große Bläschen mit klarem Inhalt auf, die ein Brennen und Jucken hervorrufen. Es kommt zu vermehrtem Fluor genitalis, und beim Wasserlassen sowie beim Geschlechtsverkehr treten Schmerzen auf. Bei der klinischen Untersuchung sind die Bläschen meist schon geplatzt. Zurück bleiben kleine, scharf begrenzte Ulzera mit gelblichen zentralen Belägen, rotem Randsaum oder aufgelagerten Krusten. Gelegentlich können eine Erhöhung der Körpertemperatur und eine Schwellung der Lymphknoten beobachtet werden.

Diagnostik

Das Herpesvirus wird durch Direktabstriche aus dem Bläscheninhalt oder aus frischen Erosionen und Anlegen einer Kultur nachgewiesen. Die serologische Untersuchung zum Nachweis von Antikörpern im Blut ist wenig zuverlässig.

Behandlungsstrategie

Mittel der Wahl ist Aciclovir. Dabei handelt es sich jedoch nur um eine symptomatische Therapie, da die Viren durch das Medikament nicht abgetötet werden. Bei einzelnen, kleiner als 2 cm großen Bezirken wird 5-mal am Tag Zovirax®-Creme aufgetragen, bei ausgedehnterem Befall systemisch (oral oder intravenös) behandelt.

Prognose

Herpes genitalis ist eine häufig wiederkehrende Erkrankung. Das Virus überlebt in Ganglien sensibler Nerven und rezidiviert oft bei geschwächter Abwehr im Rahmen anderer Krankheiten, Stress oder bei der Menstruation. Über eine Generalisierung kann es zur Enzephalitis und zu Neuralgien führen.

4.7.7 HIV-Infektion und AIDS

AIDS (kurz für *acquired immune deficiency syndrome, erworbenes Immundefektsyndrom*): 1981 erstmals beschriebene, wahrscheinlich immer tödlich verlaufende Immunschwächekrankheit als Folge einer

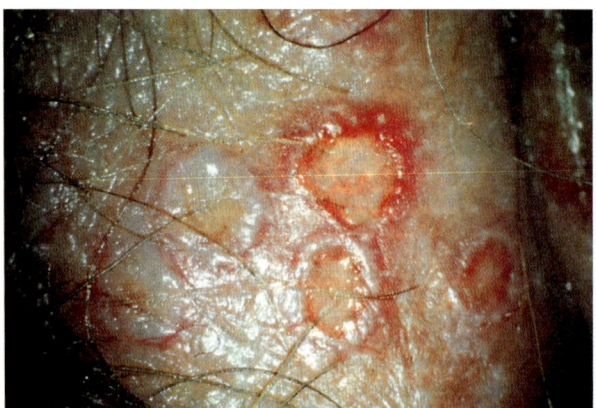

Abb. 4.70: Herpesinfektion der Vulva mit HSV-II. [E105]

Infektion mit dem *Humanen-Immundefizienz-Virus* **(HIV).** Bis heute sind zwei verschiedene HIV-Typen bekannt (HIV-1 und HIV-2). AIDS breitet sich als Pandemie weltweit aus, am schnellsten derzeit in Afrika und Asien. Es ist zu befürchten, dass gerade dort in den nächsten Jahren enorme soziale Probleme entstehen werden.

Übertragung und Krankheitsentstehung

Das Virus wird durch den Kontakt Gesunder mit infizierten Körpersekreten übertragen. *Alle* Körperausscheidungen sind potentiell infektiös, also z. B. Stuhl, Urin, Erbrochenes, Speichel, Sputum, Tränenflüssigkeit und Muttermilch. Blut und Sperma sind jedoch besonders virushaltig und gelten damit als Hauptübertragungswege. Das Virus dringt durch kleinste Haut- oder Schleimhautverletzungen in den Körper ein (insbesondere beim Geschlechtsverkehr, seltener z. B. durch Blutkontakt bei Nagelfalzverletzungen).

☞ Ausgeschlossen ist eine HIV-Infektion durch alltägliche Sozialkontakte wie Händeschütteln oder Umarmungen.

In der Lymph- und Blutbahn baut das Virus seine Erbsubstanz vor allem in die *T-Helferzellen* ein. Erst nach oft jahrelanger scheinbarer Ruhe *(Latenzzeit)* zerstört das

Virus immer mehr T-Lymphozyten. Es entwickelt sich eine zunehmende allgemeine Abwehrschwäche, die schließlich zu starker Anfälligkeit gegenüber sonst ungefährlichen Krankheitserregern und zur Häufung *opportunistischer Infektionen* (Infektion durch Erreger, die nur bei Abwehrschwäche des Menschen pathogen wirken) führt. Die Viren gelangen auch ins ZNS und führen dort zu einer chronischen Entzündung (☞ Neuro-AIDS).

Zu den besonders gefährdeten Frauen für eine HIV-Infektion gehören:
• Frauen, die sexuellen Kontakt zu männlichen Bisexuellen mit häufig wechselnden Partnern haben, insbesondere wenn diese ohne Kondom Analverkehr praktizieren
• Fixerinnen, wenn sie Injektionsbestecke gemeinsam benutzen *(needle sharing)*
• Patientinnen, die vor 1986 Blut oder Blutprodukte erhalten haben
• Prostituierte, die ohne Kondom arbeiten
• Einwanderer aus Ländern mit hohem HIV-Vorkommen (z. B. Zentral- und Südafrika)
• Kinder infizierter Mütter.

Die Berufsgruppen im Gesundheitswesen zählen derzeit nicht zu den Risikogruppen.

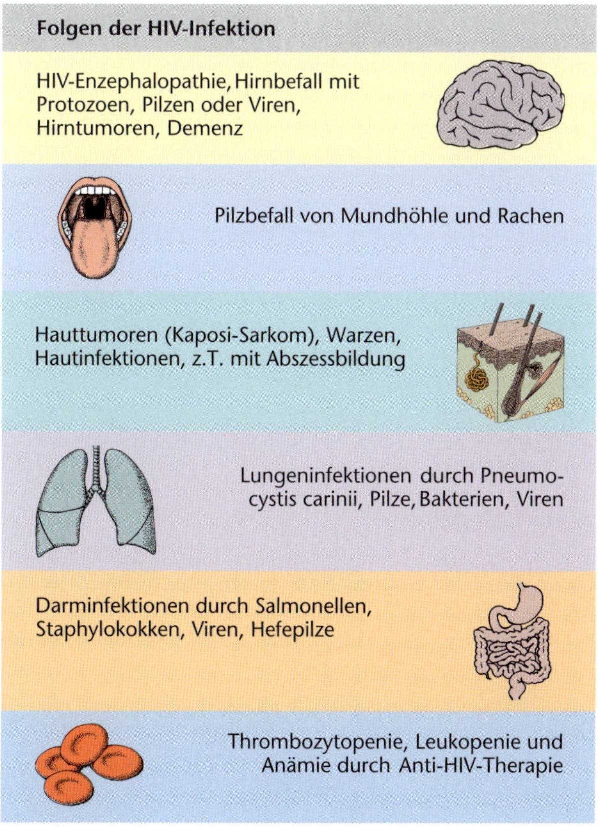

Stadieneinteilung und Krankheitsverlauf

Die Latenzzeit bis zum Einsetzen der ersten Symptome ist sehr unterschiedlich. Selbst 10 Jahre nach der Ansteckung haben „erst" 50 % der Infizierten das Vollbild der AIDS-Erkrankung entwickelt, ca. 20 % sind noch völlig symptom- oder beschwerdefrei.

Bis heute existieren mehrere Stadieneinteilungen nebeneinander, wobei sich die **CDC-Klassifikation** (☞ Tab. 4.72) zunehmend durchsetzt: Sie berücksichtigt das klinische Erscheinungsbild *und* die Anzahl der T-Helferzellen. Vereinfacht werden drei klinische Kategorien unterschieden: Kategorie A, B und C.

Kategorie A
Ungefähr 1–3 Wochen nach der Infektion bekommt ein Teil der Infizierten eine grippeähnliche Erkrankung (**akute HIV-Infektion**, *mononucleosis-like-illness*) mit Fieber, Gliederschmerzen, Rachenentzündung, Hautausschlag und Lymphknotenschwellung. Die Beschwerden bilden sich zurück und werden, falls sie überhaupt bemerkt werden, meist als „Grippe" fehlgedeutet. Danach

Abb. 4.71: Die häufigsten AIDS-Manifestationen. [A300]

Laborkategorie CD4-Zellen/µl	Klinische Kategorie		
	A (asymptomatisch)	B (Symptome, kein AIDS)	C (Symptome, AIDS)
1: ≥ 500	A 1	B 1	C 1
2: 200–499	A 2	B 2	C 2
3: < 200	A 3	B 3	C 3
	Stadium I	Stadium II	Stadium III

Tab. 4.72: Stadieneinteilung bei HIV-Infektion nach der CDC-Klassifikation (CDC = Center for Disease Control, USA).

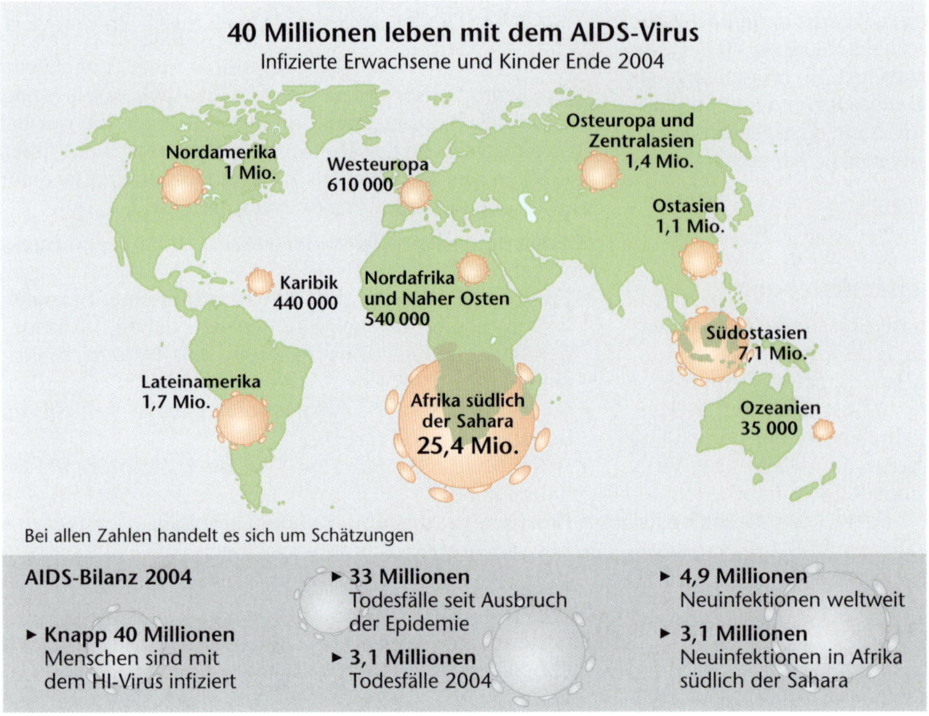

40 Millionen leben mit dem AIDS-Virus
Infizierte Erwachsene und Kinder Ende 2004

Nordamerika
1 Mio.

Westeuropa
610 000

Osteuropa und
Zentralasien
1,4 Mio.

Ostasien
1,1 Mio.

Karibik
440 000

Nordafrika
und Naher Osten
540 000

Südostasien
7,1 Mio.

Lateinamerika
1,7 Mio.

Afrika südlich
der Sahara
25,4 Mio.

Ozeanien
35 000

Bei allen Zahlen handelt es sich um Schätzungen

AIDS-Bilanz 2004

▸ **Knapp 40 Millionen**
Menschen sind mit
dem HI-Virus infiziert

▸ **33 Millionen**
Todesfälle seit Ausbruch
der Epidemie

▸ **3,1 Millionen**
Todesfälle 2004

▸ **4,9 Millionen**
Neuinfektionen weltweit

▸ **3,1 Millionen**
Neuinfektionen in Afrika
südlich der Sahara

Abb. 4.73: AIDS breitet sich derzeit am schnellsten in Afrika und
Asien aus. [A400]

ist die Infizierte völlig beschwerdefrei (**asymptomatische Infektion**), bis nach Monaten oder Jahren die Kategorie B einsetzt.

Kategorie B

Es kommt zu Lymphknotenschwellungen an mehreren Körperstellen, die mindestens drei Monate anhalten (**generalisierte Lymphadenopathie**), und/oder zu einer unklaren Splenomegalie. Die Patientinnen bekommen Beschwerden, in erster Linie Mundsoor, rezidivierendes Fieber, länger andauernde Durchfälle, eine periphere Neuropathie oder einen Herpes zoster (HIV-assoziierte Erkrankungen). Ihr Allgemeinzustand verschlechtert sich zunehmend.

Kategorie C

25% der Patienten entwickeln innerhalb von drei Jahren das Vollbild AIDS. Dieses Stadium beginnt mit dem Auftreten von so genannten **AIDS-definierenden Erkrankungen.** Dabei kann es sich um *Infektionen* handeln wie z.B. Pneumocystis-carinii-Pneumonie, Toxoplasmose-Enzephalitis, Tuberkulose, Soor des Gastrointestinaltraktes und/oder Kryptokokken-Meningitis, aber auch um *Tumorerkrankungen* wie das Kaposi-Sarkom, das Zervixkarzinom oder die malignen (meist Non-Hodgkin-) Lymphome. Manche dieser insgesamt 21 AIDS-definierenden Erkrankungen kommen – wenn auch seltener und weniger schwer – auch bei Gesunden vor, andere betreffen fast ausschließlich AIDS-Kranke. Der weitere Verlauf ist bei unterschiedlicher Krankheitsdauer durch Chronifizierung und Auftreten von immer weiteren Erkrankungen bis zum Tod gekennzeichnet.

Laborkategorien

In jeder der drei klinischen Kategorien werden noch einmal die **Laborkategorien** 1 (T-Helferzellen > 500/μl), 2 (T-Helferzellen 200–499/μl) und 3 (T-Helferzellen < 200/μl) unterschieden, so dass sich insgesamt neun Zuordnungsmöglichkeiten ergeben (☞ Tab. 4.72).

Neuro-AIDS

🖐 Häufig befällt das HI-Virus das ZNS und führt v.a. in fortgeschrittenen Krankheitsstadien zu (schweren) psychischen und neurologischen Störungen. Bei 10% aller AIDS-Kranken sind neurologische Symptome sogar Erstsymptom der Erkrankung.

Unter **Neuro-AIDS** versteht man den *direkten* Befall des Nervensystems mit dem HIV. Dieses verursacht chronisch-entzündliche und atrophische Schädigungen von Gehirn und Rückenmark sowie eine periphere Neuropathie. Die Betroffenen sind psychisch verändert (z.B. depressiv) und entwickeln häufig eine *Demenz* (Verfall zuvor vorhandener intellektueller Fähigkeiten durch eine Hirnschädigung).

Von diesen direkten HIV-Schädigungen des ZNS abzugrenzen ist der Gehirnbefall durch opportunistische Infektionen oder ZNS-Tumoren. Beide treten bei AIDS-Patienten gehäuft auf und können zu den gleichen Symptomen führen.

Diagnostik und Differentialdiagnose

Ungefähr drei Wochen bis drei Monate nach Beginn der Infektion sind im Blut der Patientinnen erstmalig Antikörper gegen HIV nachweisbar *(Serokonversion)*. Die Zeit zwischen Ansteckung und Serokonversion wird als *diagnostische Lücke* bezeichnet und ist deshalb bedeutend, weil die Patientin das Virus in dieser Zeit bereits übertragen kann (Blutspender!). Als *Suchtest* wird ein hoch empfindlicher **ELISA**-Test (**e**nzyme **l**inked **i**mmuno **s**orbent **a**ssay) verwendet. Eine (bei uns noch seltene) Infektion mit HIV-2 wird durch den Test nicht erfasst. Bei positivem Testausfall muss ein Bestätigungstest (sog. *Immunoblot* oder *Westernblot*) angeschlossen werden.

Bestätigt sich die HIV-Diagnose, ist eine Bestimmung der T-Helferzellen und T-Suppressorzellen (T$_4$- bzw. T$_8$-Zellen) erforderlich, um die aktuelle Abwehrsituation der Patientin abzuschätzen. Diese Bestimmung ist regelmäßig zu wiederholen, da die absolute Anzahl der T-Helferzellen und das Verhältnis T-Helferzellen/T-Suppressorzellen als Verlaufsparameter dienen.

Als optimale Verlaufskontrolle gilt derzeit die Kombination aus klinischer Untersuchung, Messung der T$_4$-Zellzahl und Bestimmung der sog. *Virusbelastung* oder *Viruslast*, welche die Konzentration der HI-Viren im Blut angibt.

⌨ Zur Früherkennung von Infektionen sind regelmäßige Temperaturkontrollen erforderlich.

Antivirale Behandlungsstrategie

Trotz großer Fortschritte in der anti(retro)viralen Arzneimitteltherapie (Substanzen und Wirkmechanismen ☞ Abb. 4.74) existieren bis heute lediglich Medikamente, die den Krankheitsverlauf verzögern, zumal die Viren bei den heute üblichen Kombinationstherapien sehr häufig Resistenzen gegen die Arzneimittel entwickeln. Die Medikamente müssen nach komplizierten Schemata eingenommen werden und ihr Nebenwirkungsreichtum zwingt nicht selten zum Therapieabbruch (⌨ 1, 2).

Eine Behandlungsindikation ist nach heutigem Kenntnisstand gegeben bei zu geringer Anzahl von T-Helferzellen, steigender Viruslast oder Beschwerden der Patientin sowie bei der akuten HIV-Infektion. Umstritten ist die Gabe bei HIV-Infizierten mit (noch) ausreichend vielen T-Helferzellen und geringer Viruslast. Nach einer Verletzung mit einer HIV-kontaminierten Kanüle befürwortet die Mehrzahl der Mediziner eine anti(retro)virale Behandlung.

Prognose

Die HIV-Infektion ist unheilbar. Zwar können Jahre bis zum Ausbruch der Erkrankung vergehen, doch ist die Erkrankung bisher bei genügend langer Beobachtungszeit stets tödlich verlaufen.

Prävention

Eine Vorbeugung ist nur durch Meiden infizierter Sekrete möglich. Hierzu gehört insbesondere das Benutzen von Kondomen bei Geschlechtsverkehr mit neuen oder untreuen Partnern („safer sex"). Drogensüchtige sollten keine Injektionsbestecke mit anderen teilen.

Im medizinischen Bereich sind die sorgfältige Herstellung von Blutprodukten, ihre gezielte, möglichst sparsame Anwendung und das Umsteigen auf Eigenblutspenden (wenn möglich) hervorzuheben.

Pflege von HIV-Infizierten

Die Pflege von HIV-Positiven und AIDS-Kranken stellt hohe Anforderungen an das Pflegepersonal; nicht zuletzt deswegen, weil sie zwangsläufig in die Auseinandersetzung mit dem Tod der Patientin, aber auch mit dem eigenen Sterben-müssen führt. Gespräche über dieses Thema dürfen der Patientin jedoch niemals aufgezwungen wer-

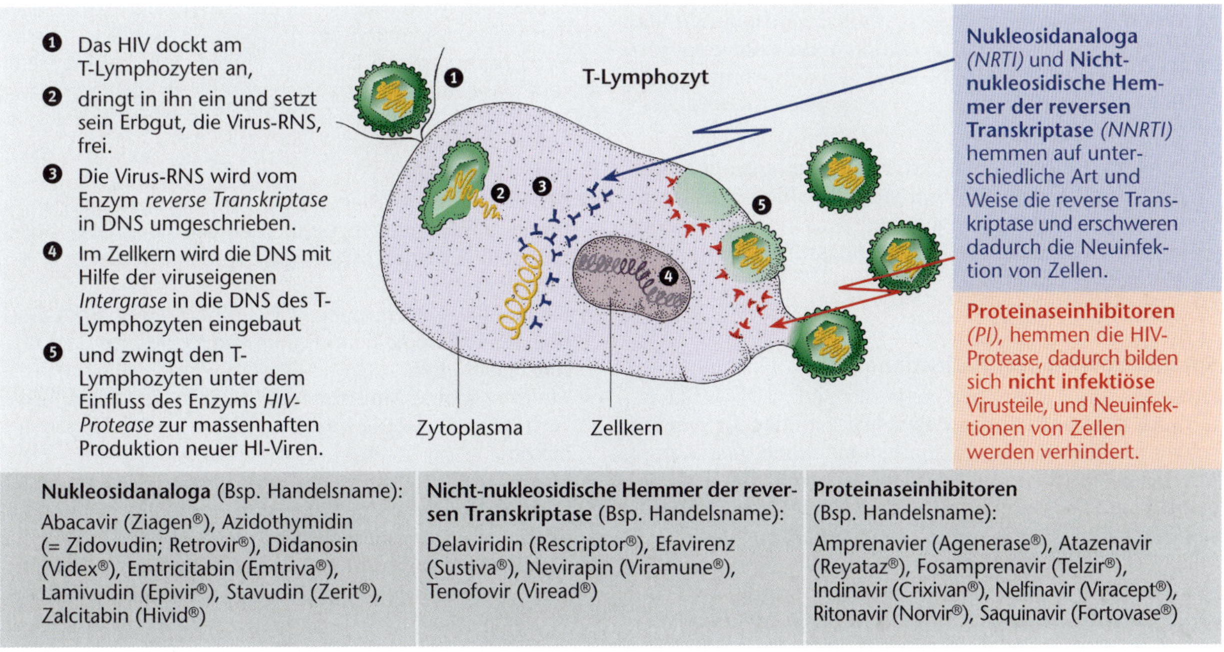

❶ Das HIV dockt am T-Lymphozyten an,

❷ dringt in ihn ein und setzt sein Erbgut, die Virus-RNS, frei.

❸ Die Virus-RNS wird vom Enzym *reverse Transkriptase* in DNS umgeschrieben.

❹ Im Zellkern wird die DNS mit Hilfe der viruseigenen *Intergrase* in die DNS des T-Lymphozyten eingebaut

❺ und zwingt den T-Lymphozyten unter dem Einfluss des Enzyms *HIV-Protease* zur massenhaften Produktion neuer HI-Viren.

T-Lymphozyt

Zytoplasma   Zellkern

Nukleosidanaloga *(NRTI)* und **Nicht-nukleosidische Hemmer der reversen Transkriptase** *(NNRTI)* hemmen auf unterschiedliche Art und Weise die reverse Transkriptase und erschweren dadurch die Neuinfektion von Zellen.

Proteinaseinhibitoren *(PI)*, hemmen die HIV-Protease, dadurch bilden sich **nicht infektiöse** Virusteile, und Neuinfektionen von Zellen werden verhindert.

Nukleosidanaloga (Bsp. Handelsname):	**Nicht-nukleosidische Hemmer der reversen Transkriptase** (Bsp. Handelsname):	**Proteinaseinhibitoren** (Bsp. Handelsname):
Abacavir (Ziagen®), Azidothymidin (= Zidovudin; Retrovir®), Didanosin (Videx®), Emtricitabin (Emtriva®), Lamivudin (Epivir®), Stavudin (Zerit®), Zalcitabin (Hivid®)	Delaviridin (Rescriptor®), Efavirenz (Sustiva®), Nevirapin (Viramune®), Tenofovir (Viread®)	Amprenavier (Agenerase®), Atazanavir (Reyataz®), Fosamprenavir (Telzir®), Indinavir (Crixivan®), Nelfinavir (Viracept®), Ritonavir (Norvir®), Saquinavir (Fortovase®)

Abb. 4.74: Medikamentöse Strategien gegen das HI-Virus. [A400-190]

den. Die pflegerischen Maßnahmen richten sich nach der individuellen Pflegebedürftigkeit der Patientin und dem vorherrschenden Krankheitsbild.

Die Pflege einer AIDS-Kranken belastet die Pflegenden ganz besonders stark, wie eine Umfrage unter Pflegekräften ergab. Viele der Befragten gaben an, es berühre sie besonders, dass viele AIDS-Patientinnen etwa gleichaltrig seien. Durch die lange Behandlungszeit entwickelt sich häufig eine tiefe emotionale Beziehung zwischen Patientin und Pflegenden. Aufgrund der sozialen Isolation stehen Pflegende einer AIDS-Patientin an deren Lebensende oft näher als deren Angehörige und (frühere) Freunde.

Psychische Probleme der Patientinnen

Patientinnen mit einer HIV-Infektion sind meist jung, d.h. in einem Alter, in dem sie „das ganze Leben" noch vor sich wähnten. Das Wissen um die (unheilbare) HIV-Infektion bedeutet, dass der ganze Lebensplan (Beruf, Familie) in Frage gestellt wird.

Im Mittelpunkt stehen daher die psychischen Probleme der Patientinnen. Auch wenn sie (noch) relativ beschwerdearm sind, fühlen sie sich „wie auf einer Zeitbombe". Sie haben nicht nur Angst vor dem Tod, sondern auch vor der Zeit davor: vor gesellschaftlicher Isolierung, wenn die Krankheit nach außen hin deutlich wird, vor langem, einsamen Siechtum und vor Partnerschaftsproblemen. Letztere treten insbesondere dann auf, wenn durch ungeschützten Geschlechtsverkehr, d.h. ohne Verwendung eines Kondoms, das Virus an den Sexualpartner weitergegeben wurde.

Gesprächsbereitschaft von Seiten der Pflegenden und der Ärzte ist für diese Patientinnen (und ihre Angehörigen) ganz wichtig. Hilfreich sind oft auch soziale Dienste, Psychologen und Theologen.

> ⚕ Für viele Patienten ist eine Betreuung in ihrem sozialen Umfeld möglich. Selbsthilfeorganisationen und ambulante Pflegedienste erlauben Betroffenen, trotz Beschwerden nicht in die Klinik zu müssen und so im Rahmen ihrer Erkrankung ein möglichst „normales" Leben zu führen.
>
> Auch im Endstadium ist oft eine Betreuung außerhalb der Klinik möglich. Abseits des Krankenhausalltags ermöglichen Hospize eine medizinische und psychosoziale Betreuung, die auf die Ängste der Sterbenden vor Schmerzen und Tod eingehen.

Soziale Probleme der Patientinnen

Aufgrund ihrer Krankheit verlieren viele HIV-Infizierte und AIDS-Kranke ihren Arbeitsplatz und/oder werden schwerpflegebedürftig. Deshalb kann auch der Kampf um die soziale Sicherheit der Patientin Aufgabe der Pflegenden sein (zusammen mit Ärzten und sozialen Diensten). So ist für den *finanziellen Unterhalt* zu sorgen, ggf. auch ein *Rentenantrag* zu stellen. Ein *Schwerbehindertenausweis* muss ebenso beantragt werden wie die *ambulante Betreuung/Krankenpflege.* Auf Wunsch werden Kontakte zur Hospizbewegung oder zu Selbsthilfegruppen geknüpft. Unter Umständen ist die Versorgung

von Kindern zu regeln. Manche HIV-Infizierte und AIDS-Kranke verbringen viel Zeit mit der Planung ihrer eigenen Beerdigung und mit der Regelung ihres Nachlasses (Testament).

Pflege von Haut und Schleimhäuten

- Zur Vorbeugung von Hautinfektionen der oft sehr trockenen Haut der Patientin wird die Haut sorgfältig gepflegt, z.B. mit Ölbädern und durch Eincremen mit W/O-Emulsionen. Eine gründliche Intimtoilette und sorgfältiges Abtrocknen sind wichtig, um z.B. Pilzinfektionen zu vermeiden
- Die Pflegenden führen täglich eine sehr sorgfältige Hautbeobachtung durch. Sie informieren die Patientin, damit sie Hautveränderungen, denen sie unter Umständen keine Bedeutung beimisst, entsprechend beurteilen kann. Dazu gehören z.B. auch kleinere juckende Hautrötungen, die möglicherweise durch eine Hautpilzinfektion bedingt sind, oder kleine Bläschen oder Schleimhautgeschwüre (auch im Genito-Anal-Bereich), die etwa auf einen Herpes simplex hinweisen können
- Eine gewissenhafte Mundpflege beugt Schleimhautinfektionen (z.B. Mundsoor) vor. Die Pflegenden inspizieren die Mundhöhle sorgfältig (weißliche Beläge?). Sie leiten die Patientin zur Selbstbeobachtung an und klären sie auf, dass sie den Mund nach jeder Mahlzeit spülen soll bzw. unterstützen sie dabei, damit keine Speisereste im Mund-Rachenraum verbleiben, die ein Bakterienwachstum begünstigen
- Wegen der Blutungs- und der damit verbundenen Infektionsgefahr achten Patientin und Pflegende darauf, Verletzungen z.B. durch zu harte Zahnbürsten zu vermeiden. Über die Notwendigkeit einer vorsichtigen Vorgehensweise informieren die Pflegenden Patientin und Angehörige.

Ernährung

Auf folgende Kriterien ist bei der Ernährung von HIV-infizierten Frauen zu achten:

- Die Ernährung soll vitamin-, eiweiß- und kalorienreich sein, dabei aber nicht zu scharf oder zu süß (begünstigt eine Pilzinfektion). Bei kachektischen Patientinnen können Kompromisse nötig sein, um eine (weitere) Auszehrung zu verzögern
- Auf besondere Vorlieben oder Abneigungen der Patientinnen wird nach Möglichkeit eingegangen (z.B. durch Wunschkost oder Mitbringen von Speisen durch Angehörige)
- Haben die Patientinnen z.B. infolge einer Soor-Ösophagitis Probleme beim Essen, kann passierte oder flüssige Kost helfen
- Mehrere kleine Mahlzeiten werden in der Regel besser vertragen als wenige große (Zwischenmahlzeiten anbieten)
- Magert die Patientin trotz dieser Maßnahmen weiter ab, kann die zusätzliche Gabe von hochkalorischer Sondennahrung erwogen werden
- Alle Patientinnen sollten regelmäßig gewogen werden
- Auf eine ausreichende Flüssigkeits- und Elektrolytzufuhr ist zu achten, da der Flüssigkeits- und Elektrolytbedarf durch Durchfälle, Erbrechen und Fieber höher ist als beim Gesunden.

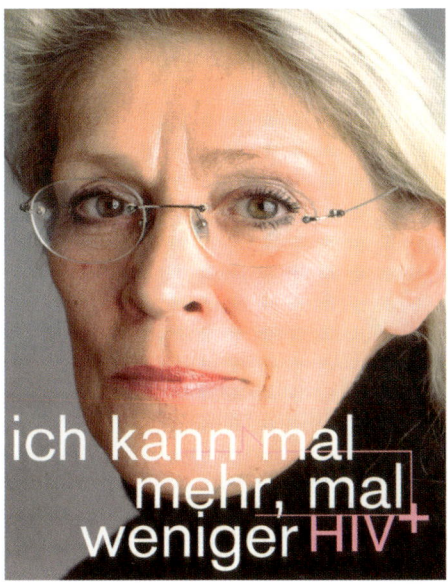

Abb. 4.75: Aufklärungskampagnen tragen dazu bei, die Bevölkerung für das Thema Aids zu sensibilisieren, denn: Es könnte jeden treffen! [W244]

Ausscheiden

Ist der Allgemeinzustand stark beeinträchtigt, brauchen die Patientinnen evtl. einen Nachtstuhl am Bett. Häufig haben gerade jüngere Patientinnen mit Diarrhoe Hemmungen, um Hilfe zu bitten. Die Pflegenden beobachten das Stuhlverhalten (Obstipation? Diarrhoe?), um Veränderungen (ggf. durch Medikamentennebenwirkungen) rechtzeitig zu erkennen und nach Rücksprache mit dem Arzt behandeln zu können.

Kommunikation

Helfen können die Pflegenden durch folgende Maßnahmen:
- Erhält die Patientin Besuch, sollte sie sich mit ihrem Besuch ungestört unterhalten können. Gespräche werden nur in Ausnahmefällen unterbrochen. Evtl. kann ein kleiner Raum auf der Station für längere Unterhaltungen oder Problemerörterungen eingerichtet werden
- Gesprächsinhalte beschränken sich nicht nur auf die Probleme der HIV-Infizierten: Der Gesprächspartner, und hier vor allem ihre Bezugsperson (die sich die Patientin nach Möglichkeit selbst aussucht), hört ihr sensibel zu und knüpft bei passender Gelegenheit an Aussagen an, die die Patientin aus dem ständigen gedanklichen Kreisen um ihre Erkrankung herausführen. Gemeinsam gilt es zu überlegen, was das Leben lebenswert macht. Gibt es noch Ziele, auf deren Erfüllung die Patientin hinarbeiten, auf die sie sich freuen kann?
- Die Schweigepflicht, auch gegenüber neugierigen Mitpatientinnen, muss beachtet werden. Dies ist u.a. für ein gutes Vertrauensverhältnis zwischen Patientin und Pflegenden (und damit auch für ehrliche Gespräche) unabdingbar.

Patientenberatung

Im Rahmen der Prävention ist es Aufgabe der Pflegenden, ergänzend zur Aufklärung durch den Arzt, das Verständnis der HIV-Kranken für ihre Erkrankung zu fördern, so dass eine Übertragung des Virus auf andere Personen ausgeschlossen wird. Sie informieren über Übertragungs-

wege, „safer sex" und über weitere infektionsvermeidende Verhaltensregeln. Sie verweisen auf Kontaktadressen wie die Deutsche Aidshilfe sowie auf Beratungsstellen, über die eine Vielzahl von Veröffentlichungen in verschiedenen Sprachen erhältlich ist (✉ 4, 5).

Richtlinien für Hygiene- und Desinfektionsmaßnahmen

Die Hygiene- und Desinfektionsmaßnahmen entsprechen denen anderer Erkrankungen, die durch Blut oder andere Körperflüssigkeiten übertragbar sind. So werden die üblichen Hygiene- und Vorsichtsmaßnahmen, etwa Händereinigung und -desinfektion, eingehalten:
- Unterbringung in einem Einzelzimmer ist nicht erforderlich. Ausnahmen sind z.B. gleichzeitig bestehende andere Infektionen, die eine Isolierung erfordern (z.B. Tuberkulose), oder eine hohe Abwehrschwäche der Patientin mit Notwendigkeit einer Umkehrisolation
- Über das Übliche hinausgehende Desinfektionsmaßnahmen sind nicht generell notwendig, können aber insbesondere bei AIDS durch die Begleiterkrankungen, etwa einen infektiösen Durchfall, erforderlich sein. Das Geschirr Infizierter gilt als nicht ansteckend, die Wäsche nur, wenn sie mit virushaltigem Material in direkten Kontakt gekommen ist
- Wenn irgend möglich, sollte Einmalmaterial bevorzugt werden, Alternative ist die streng patientenbezogene Verwendung medizinischer Geräte und tägliche Sterilisation von Therapiegegenständen aus Kunststoff.

Selbstschutz der Pflegenden

> ⚕ Beim Umgang mit HIV-Infizierten sind Maßnahmen zum Selbstschutz zwar unumgänglich, doch besteht bei normalen alltäglichen Kontakten wie Händeschütteln keine Ansteckungsgefahr! Für die Patientinnen ist es wichtig, dass ihnen unvoreingenommen begegnet wird. Sie registrieren sehr genau, wenn sich jemand aus Angst vor Ansteckung kaum in ihre Nähe wagt.

Das Risiko, sich durch die Pflege mit dem HI-Virus zu infizieren, ist insgesamt gering. Bis Mitte 2001 wurden in Deutschland bei Pflegenden 21 HIV-Infektionen als Berufskrankheit anerkannt, bei nur 5 davon galt die berufliche Infektion als sicher. Da es jedoch in Deutschland keine zentrale Erfassung beruflich bedingter HIV-Infektionen gibt, ist eine gewisse Dunkelziffer möglich. Häufigste Ursache von HIV-Infektionen im Pflegebereich waren versehentliche Nadelstiche durch Zurückstecken von Kanülen in ihre Schutzkappen (Recapping). Es folgten Infektionen über die Schleimhäute bzw. über rissige Haut.

Trotz dieses relativ geringen Risikos müssen die Pflegenden – und Ärzte – im Umgang mit HIV-Infizierten die gleichen Vorsichtsmaßnahmen treffen wie bei Patientinnen mit Hepatitis B, die ja ebenfalls über Blut-zu-Blut-Kontakt und sexuellen Kontakt übertragen wird.

Für die Pflege bedeutet dies:
- Bei möglicher Kontamination mit erregerhaltigem Material, beim Waschen der Patientin sowie wie sonst auch

beim Verbandwechsel *Latex*-Handschuhe benutzen und regelmäßig Hände desinfizieren. Einmal-Handschuhe aus anderem Material bieten keinen ausreichenden Schutz. Schutzkittel sind beispielsweise bei sehr großen Wundflächen oder massiven Durchfällen erforderlich, ein Mundschutz und Schutzbrille bei Bildung virushaltiger Aerosole

- Material, das mit erregerhaltigen Körpersekreten in Berührung gekommen ist, sorgfältig entsorgen (Sondermüll). Hierzu gehört auch die Kennzeichnung als „infektiös". Verschüttetes Blut – oder andere Körperausscheidungen – aufwischen und die Fläche anschließend desinfizieren
- Sich so zu verhalten, dass Verletzungen durch benutzte Skalpelle, Infusionsbestecke, Kanülen etc. ausgeschlossen sind. Kanülen noch im Patientenzimmer in geeignete Behälter entsorgen und nicht wieder in die Schutzhülle zurückstecken
- Bei Endoskopien oder beim Absaugen intubierter Patientinnen Mundschutz und Schutzbrille anlegen, bei Operationen zwei Paar Handschuhe und eine Schutzbrille tragen
- Die Hände regelmäßig eincremen, um rissiger Haut vorzubeugen. Hautrisse sind potenzielle Eintrittspforten! Bei bestehenden Verletzungen an den Händen wird ein gut schließender, wasserundurchlässiger Verband angelegt. Schließt eine Pflegetätigkeit den Kontakt mit erregerhaltigem Material einer Patientin mit ein, sollte die Maßnahme von einer anderen Pflegeperson übernommen werden
- Vor jeder Untersuchung das durchführende Personal über die Infektionsgefahr informieren
- Laborproben als „infektiös" kennzeichnen (je nach Vorschriften des Hauses). Transport- und Versandgefäße für Blut und andere Proben (z.B. Urin) mit Warnaufklebern versehen und möglichst doppelt verpacken. Auch auf dem Begleitschein das erhöhte Risiko vermerken
- Für funktionsfähige Beatmungsgeräte (inkl. Zubehör wie z.B. Masken) sorgen, um eine Mund-zu-Mund-Beatmung zu vermeiden.

Erstmaßnahmen bei Verletzungen mit möglicherweise HIV-kontaminiertem Material

Hat sich eine Pflegekraft mit einer gebrauchten Kanüle, einem Skalpell oder einer Verbandschere verletzt, so sind folgende Erstmaßnahmen angezeigt:

- Verletzte Stelle gut ausbluten lassen, damit infektiöses Material wenigstens teilweise wieder ausgespült wird
- Gründlich desinfizieren (z.B. mit Betaseptic®)
- Mit Antiseptikum befeuchteten Wundverband anlegen
- Nadel für evtl. mikrobiologische Untersuchung sicherstellen.

Nach diesen Erstmaßnahmen sucht die Pflegekraft sofort den Betriebsarzt bzw. zuständigen Durchgangsarzt auf.

Medikamentöse Postexpositionsprophylaxe nach beruflicher Exposition

Ist bekannt, dass die Hepatitis- und HIV-Serologie der Patientin, mit deren Instrument sich die Pflegekraft verletzt hat, negativ waren, so sind außer der ordnungsgemäßen Dokumentation der Verletzung und der üblichen Wundbehandlung keine speziellen Maßnahmen erforder-

lich. Das Blut der Pflegekraft wird auf Hepatitis- und HIV-Antikörper untersucht (Wiederholung nach 6 Wochen sowie nach 3 und 6 Monaten, der Hepatitis-Serologie zusätzlich nach 12 Monaten), da nicht auszuschließen ist, dass die Patientin ganz frisch infiziert war und die Tests, die im Krankenhaus durchgeführt wurden, daher noch negativ ausfielen.

Sind der Hepatitis- und HIV-Infektionsstatus der Patientin unklar, so werden die entsprechenden Untersuchungen falls möglich unverzüglich nachgeholt (HIV-Schnelltest), hierzu ist allerdings das Einverständnis der Patientin erforderlich. Ob eine medikamentöse postexpositionelle Prophylaxe (**PEP**) der HIV-Infektion begonnen (und ggf. später abgebrochen wird), hängt vom Infektionsrisiko ab. Hier empfiehlt sich die Rücksprache mit einem diesbezüglich erfahrenen Arzt.

War die Patientin HIV-infiziert, wird eine vierwöchige antiretrovirale Kombinationstherapie mit drei antiretroviralen Arzneimitteln angeboten oder empfohlen. Die Behandlung sollte möglichst innerhalb der ersten 1–2 Stunden nach der Exposition beginnen.

Bis zum Ausschluss einer HIV-Infektion sollte sich die Pflegekraft so verhalten, als ob sie infiziert wäre, also beispielsweise kein Blut spenden oder keinen ungeschützten Geschlechtsverkehr haben. Die psychische Belastung während der Wartezeit zum Ausschluss der Infektion empfinden einige für sich und ihre Angehörigen als enorm groß (🔲 3).

HIV-infizierte Schwangere und Kinder

Anders als früher angenommen beeinflusst eine Schwangerschaft das Fortschreiten einer mütterlichen HIV-Infektion nur gering und ist bei einer komplikationslosen Schwangerschaft das Risiko der HIV-Übertragung auf das Ungeborene niedrig. Dieses Risiko steigt aber durch invasive pränatale Diagnostik, mit Einsetzen der Wehentätigkeit sowie durch Kontakt des Kindes mit dem Vaginalsekret der Mutter. Daher werden zur Prophylaxe einer kindlichen Infektion folgende Maßnahmen empfohlen:

- Die Gabe von antiretroviral wirksamen Substanzen (z.B. 500 mg Zidovudin täglich p.o.) von der 33. SSW bis zur Entbindung sowie bei allen intrauterinen Eingriffen, bei vorzeitiger Wehentätigkeit und allen vaginalen Blutungen, um die Viruszahl im mütterlichen Blut zu senken
- Die Beendigung der Schwangerschaft durch einen Kaiserschnitt bei vorzeitiger Wehentätigkeit, vorzeitigem Blasensprung oder Blutungen in der Schwangerschaft sowie nach Abschluss der Lungenreife beim Kind (etwa in der 37. SSW) noch vor dem Einsetzen der regulären Wehentätigkeit, so dass der Kontakt zwischen mütterlichem und kindlichem Blut verkürzt ist; zusätzlich zur Sectio die Gabe von Zidovudin i.v.
- Der Verzicht auf das Stillen, weil das HI-Virus auch über die Muttermilch ausgeschieden wird
- Die prophylaktische Gabe von Zidovudin beim Neugeborenen über mehrere Wochen. Durch diese Maßnahmen lässt sich das Risiko für das Kind, an einer HIV-Infektion zu erkranken, auf unter 2% senken
- Die empfohlene Anwendungsdauer von **Zidovudin**, z.B. Retrovir®, beruht auf Erfahrungswerten. Eine län-

gere Gabe scheint das Risiko nach heutigen Erkenntnissen nicht weiter zu mindern, vielmehr würde sie das Kind durch die potentiell teratogene und kanzerogene Wirkung des Medikaments eher schädigen.

Wurden die Kinder doch mit dem HI-Virus infiziert, steht ihnen ein schweres Schicksal bevor. Neben den körperlichen Leiden der Kinder – der Krankheitsverlauf ist letztendlich der gleiche wie bei Erwachsenen – ist auch ihre psychische Situation extrem schwierig. Bei relativem Wohlbefinden möchten HIV-infizierte Kinder und Jugendliche wie ihre gesunden Altersgenossen in den Kindergarten oder zur Schule gehen und mit anderen Kindern spielen. Dies wird ihnen aus Angst der anderen Eltern um ihre Kinder (basierend auf mangelnder Aufklärung) oft verweigert: Denn obwohl bei Kindern häufiger Tränen fließen und der körperliche Kontakt enger ist als bei Erwachsenen, wird heute davon ausgegangen, dass für die Spielkameraden kein erhöhtes Risiko besteht (mit Ausnahme von besonders aggressiven Kindern, die andere Kinder beißen). Voraussetzung für ein ungefährdetes Miteinander ist das Einhalten der allgemeinen Hygieneregeln durch Eltern, Erzieherinnen oder Lehrer, und soweit es geht, auch der Kinder (v. a. nach dem Toilettengang).

4.7.8 Pedikulose

> **Pedikulose:** Erkrankungen durch Läuse; beim Menschen durch die *Kopflaus*, die *Filzlaus* und die *Kleiderlaus*. Insbesondere die Kopflauserkrankungen haben in den letzten Jahren an Häufigkeit zugenommen. Die Übertragung von Mensch zu Mensch im Erwachsenenalter erfolgt hauptsächlich über Sexualkontakte.

Läuse können in seltenen Fällen Krankheiten übertragen, z. B. das Rückfallfieber durch Borrelien oder das Fleckfieber und Fünftagefieber durch Rickettsien.

Entwicklungszyklus und Übertragung

Die befruchteten Weibchen kleben ihre 150–300 Eier, die sog. **Nissen,** mit einem wasserunlöslichen Kitt an die Kopf- oder Schamhaare (Kopf-, Filzlaus) bzw. in die Kleidersäume (Kleiderlaus). Nach acht Tagen schlüpfen die Larven, nach 2–3 Wochen sind sie geschlechtsreif. Läuse ernähren sich vom Blut ihres Wirtes. Ohne Blut überleben sie nur wenige Tage. Sie werden meist durch direkten (Körper-)Kontakt (im Erwachsenenalter vor allem über Sexualkontakte), aber auch über Kleidung, Bettwäsche oder gemeinsam benutzte Utensilien (z. B. Kämme) übertragen.

Symptome und Untersuchungsbefund

Von *Kopfläusen* sind besonders die Partien hinter den Ohren betroffen. Die Läusebisse führen zu hochroten, quaddelähnlichen Papeln, die aufgrund des Läusespeichels stark jucken. Durch das Kratzen entstehen Hautwunden und Entzündungen, häufig sind die Haare auch stark verfilzt.

Filzläuse bevorzugen Gebiete mit Duftdrüsen, also den Genitalbereich, die Achselhaare sowie starke Behaarungen im Brust- und Bauchbereich. Bei Kindern treten sie auch am Kopf, in Wimpern und Augenbrauen auf. Der Juckreiz ist mäßig und nachts stärker als am Tag. Typisch sind bläuliche Flecken in der befallenen Region (**Maculae coeruleae**, *Taches bleues*).

Kleiderläuse rufen durch ihren Speichel Rötungen,

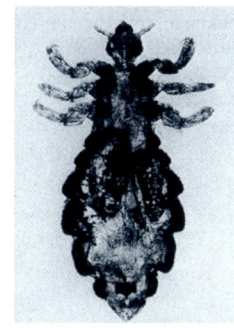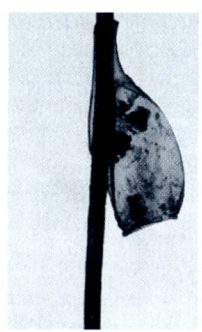

Abb. 4.76:
Kopflaus. [S106]

Quaddeln und Knötchen mit starkem Juckreiz hervor, die sich durch das Kratzen entzündlich verändern können.

Diagnostik

Die Diagnose gelingt nur über den mikroskopischen Nachweis von Läusen oder Nissen. Ist man sich nicht sicher, ob es sich bei den Veränderungen im Haar um Schuppen oder Nissen handelt, kann der Versuch helfen, die Nisse oder Schuppe abzustreifen. Im Gegensatz zu Schuppen lassen sich Nissen nämlich nicht vom Haar abstreifen. Beim Filzlausbefall geben die Maculae coeruleae wichtige diagnostische Hinweise.

Behandlungsstrategie und Pflege

Therapeutisch werden vergleichbare Präparate wie bei den Krätzmilben (☞ 4.7.9) eingesetzt. Säuglinge werden stationär behandelt. Nach der dreitägigen Behandlung des Kopflausbefalls werden die toten Nissen mit Essigwasser (Essig 5 % : Wasser = 1 : 1) gelöst und mit einem engzahnigen „Nissenkamm" entfernt. Die Kleidung wird desinfiziert und alle Kontaktpersonen untersucht bzw. behandelt. Nach 8–10 Tagen ist eine Wiederholung der Behandlung erforderlich, da die Nissen durch die Präparate nicht sicher abgetötet werden.

Die Betroffenen werden in einem Einzelzimmer untergebracht. Die Pflegenden ziehen Schutzkittel und Handschuhe an. Da Händedesinfektionsmittel nicht ausreichend wirksam sind, ist gründliches Händewaschen besonders wichtig. Kontaminierte Wäsche und das gesamte Bett müssen durch thermische Verfahren entlaust werden. Auch Haarbürsten, Kämme und Haarschmuck müssen ausgekocht (oder weggeworfen) werden.

Bis zur Ausheilung dürfen die Betroffenen z. B. Schulen und Kindergärten nicht besuchen. Da sich aber nicht alle Betroffenen daran halten und der Lausbefall manchmal auch erst spät bemerkt wird, kommt es immer wieder zu kleinen Epidemien in Kindergärten oder Schulen.

4.7.9 Skabies

> **Skabies** *(Krätze):* Durch die Krätzmilbe hervorgerufene, ansteckende Hauterkrankung mit starkem Juckreiz. Sie wird hauptsächlich beim Geschlechtsverkehr von Mensch zu Mensch übertragen.

Entwicklungszyklus und Übertragung

Die Paarung von Männchen und Weibchen findet auf der Hautoberfläche statt. Während die Männchen anschließend sterben, graben sich die Weibchen in die Epidermis ein. Am Ende des Milbenganges (Milbenhügel) bleibt das Weibchen sitzen und legt täglich 2–3 Eier, bis es nach wenigen Wochen stirbt. Aus den Eiern entwickeln sich zunächst die Larven und dann die Nymphen, die zusammen mit den Männchen auf der Haut in Mulden unter den Hornschuppen leben. Nach etwa drei Wochen sind die Milben geschlechtsreif und der Zyklus beginnt aufs Neue.

Außerhalb der Hornschicht können Milben ca. 2–3 Tage überleben.

Übertragen werden die Milben in der Regel durch direkten Körperkontakt, in Ausnahmefällen auch durch benutzte Bettwäsche oder Kleidungsstücke.

Symptome und Untersuchungsbefund

Bis die Übertragung bemerkt wird, vergehen oft 3–6 Wochen. Typisches Symptom ist Juckreiz, der v. a. in der Bettwärme zunimmt. Die Milbengänge sind als kleine, bräunliche Linien unter der Haut der Patientin sichtbar, an deren Ende die Milbe als dunkles Pünktchen zu sehen ist. Prädilektionsstellen sind die Interdigitalfalten an Händen und Füßen, die Nabelregion, die Handgelenke und Ellenbeugen, der innere Fußrand, die Brustwarzen und beim Mann der Penisschaft (☞ Abb. 4.77). Bei der Beobachtung der Haut fallen die Kratzspuren und die entzündlichen Papeln an den Milbengängen auf. Oft entwickelt sich ein pruriginöses papulovesikulöses Exanthem als Ausdruck der immunologischen Auseinandersetzung mit der Milbe. In Endemiegebieten oder nach längerem Bestehen der Infektion kann sich eine Immunität entwickeln, die manchmal zu einer Spontanheilung führt.

Bei gepflegten Menschen aus guten sozialen Verhältnissen treten nur minimale Hauterscheinungen auf, die diagnostisch große Schwierigkeiten bereiten können.

Diagnostik

Zunächst schaut man sich die Haut an und sucht nach Milbengängen und darin nach Milben; eine Lupe kann dabei hilfreich sein. Um Milben mikroskopisch nachweisen zu können, holt man sie mit einer nicht zu spitzen (Sicherheits-)Nadel oder einer Kanüle aus dem Milbenhügel heraus oder macht einen Tesafilmabriss der Haut, an dem die Milben hängen bleiben.

Behandlungsstrategie

Die Behandlung besteht bei Erwachsenen in der äußerlichen Anwendung eines Antiparasitikums (z. B. Hexachlorcyclohexan, etwa Jacutin®). Die Gebrauchsanweisung des Präparats muss genau beachtet werden. Wäh-

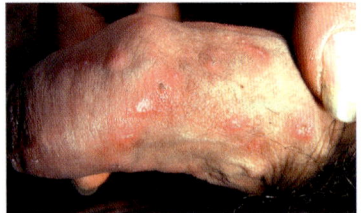

Abb. 4.77: Milbengänge am Penisschaft. [M123]

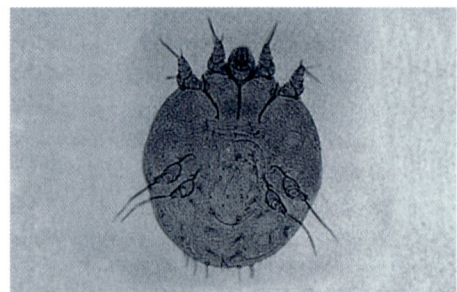

Abb. 4.78:
Krätzmilbe.
[S106]

rend der Behandlung dürfen keine Kosmetika oder Hautpflegemittel verwendet werden, da hierdurch die Resorption des toxischen Hexachlorcyclohexans gefördert werden kann. Die abgetöteten Milben werden im weiteren Verlauf mit der Hornschicht von selbst abgestoßen. Bei Kindern oder in der Schwangerschaft und Stillzeit darf dieses Mittel nicht angewandt werden. Dann kommt eine Behandlung mit Benzylbenzoat (etwa Antiscabiosum Mago®) oder eine Schwefelanwendung in Betracht. Die Behandlung erfolgt über drei Tage mit täglich einmaliger Anwendung. Der Juckreiz kann durch Antihistaminika, das skabiesbedingte Ekzem mit Kortikoidsalben (z.B. Dermatop®) therapiert werden. Leidet ein Familienmitglied an Skabies, müssen alle Familienangehörige *zeitgleich* behandelt werden; tritt eine Skabiesinfektion auf einer Krankenhausstation auf, wird häufig das ganze Stationsteam einschließlich Stationsarzt und Reinigungspersonal zum gleichen Zeitpunkt behandelt.

Pflege

Körperpflege während der Behandlung mit einem Antiparasitikum

- Vor dem Auftragen des Lokaltherapeutikums mit einem Detergens duschen (Stoff, der die Oberflächenspannung des Wassers herabsetzt und so die Wasserbenetzbarkeit des Körpers erhöht), um Hautfett und Salbenreste zu entfernen, welche die Resorption des Lokaltherapeutikums erhöhen
- Dann den Körper vom Hals abwärts mit dem Antiparasitikum einreiben, dabei besonders auf die Prädilektionsstellen achten
- Nach 12–24 Stunden die Salbenreste abduschen
- Das Behandlungsmuster die nächsten Tage wiederholen. Nach drei Tagen die durch das Antiparasitikum gereizte und ausgetrocknete Haut mit Ölbädern, Pflegesalben und bei starken Ekzemen glukokortikoidhaltigen Salben (Arztanordnung) nachbehandeln.

Hygienemaßnahmen

> 🛏 Bei der Desinfektion Mittel und Verfahren anwenden, die gegen Milben wirksam sind. Zu bevorzugen sind thermische Verfahren (bei Temperaturen von 50°C sterben Milben innerhalb 10 Minuten ab).

- Die **Bettwäsche** der Patientin und alle anderen **Wäschestücke** mit direktem Hautkontakt täglich wechseln und möglichst auskochen (Wäsche aber nicht aufschütteln). Für Krankenhauswäsche ist das Routine-Waschverfahren der Krankenhauswäscherei ausreichend.

Nicht waschbare Kleidungsstücke für eine Woche in einen Plastiksack geben oder über Nacht in einen Gefrierschrank legen. Anschließend sind die Milben tot. Mäntel und Jacken können auch in die (chemische) Reinigung gegeben werden, nachdem sie vier Tage lang nicht getragen worden sind

- **Gebrauchte Instrumente** in einem geschlossenen Behälter in die Zentralsterilisation geben oder vier Stunden lang in Desoform 1% einlegen
- Das **Patientengeschirr** zusammen mit dem anderen Geschirr in der Spülmaschine der Küche reinigen lassen
- Den **Abfall** der Patientin nur sicher verschlossen transportieren, er wird zusammen mit dem Krankenhausabfall entsorgt
- Nach der Entlassung der Patientin Matratzen, Kissen und Decken mit Dampf desinfizieren (entwesen).

 Beim Bettenmachen oder anderen pflegerischen Tätigkeiten, bei denen die Pflegenden unmittelbar Kontakt zur Patientin, zu kontaminierten Gegenständen oder zu erregerhaltigem Material haben, Schutzkittel und Einmalhandschuhe anziehen. Die Schutzkittel in einem dicht schließenden Wäschesack entsorgen, der unmittelbar neben der Tür des Patientenzimmers steht. Das Tragen eines Mund-Nasenschutzes und ein Wechseln der Schuhe sind nicht erforderlich.

Nach allen Verrichtungen an der Patientin oder im Patientenzimmer Hände (einschließlich der Nägel) gründlich mit Seifenlösung waschen. Die Händedesinfektion ist nicht ausreichend wirksam!

Literatur und Kontaktadressen

Literaturnachweis

1. Fromm, M. et al.: Pharmakogenetik zur Optimierung der Therapie bei HIV-Infektion. In: Bundesgesundheitsblatt 10/2003, S. 851–854
2. Deutsch-Österreichische Leitlinien zur antiretroviralen Therapie der HIV-Infektion, Stand Mai 2004. Nachzulesen unter www.rki.de

3. Deutsch-Österreichische Empfehlungen zur postexpositionellen Prophylaxe der HIV-Infektion, Stand August 2004. Nachzulesen unter www.rki.de

Vertiefende Literatur

Banczyk, I., Huser, K.: Schrecken, Gewöhnung, Gleichgültigkeit. In: Pflegezeitschrift 12/2002, S. 862–864

Deschka, M.: Berufliche HIV-Exposition durch Verletzungen. Was tun nach Kontakt mit infiziertem Material. In: Pflegezeitschrift 3/2005, S. 150

Ewers, M.: Pflegequalität – Handbuch für die Ambulante Pflege bei AIDS. Schlütersche Verlagsanstalt, Hannover 2001

Keckstein, J. et al.: Endometriose. Die verkannte Frauenkrankheit!? Diagnostik und Therapie aus ganzheitsmedizinischer Sicht. DIAMETRIC Verlag, Würzburg 2002

Steven, B. et al.: Menschen mit Aids. Stationäre und ambulante Pflege. Springer Verlag, Heidelberg 1999

✉ Kontaktadressen

1. Endometriose-Selbsthilfe, Am Erlenbach 62, 63263 Neu-Isenburg, www.endometriose-online.org
2. Endometriose Vereinigung Deutschland e.V., Bernhard-Göring-Str. 152, 04277 Leipzig, Tel.: 0341/3065304, www.endometriose-vereinigung.de
3. Bundesverband Frauenselbsthilfe nach Krebs e.V., B 6, 10/11, 68159 Mannheim, Telefon: 0621/244434, www.frauenselbsthilfe.de
4. Aidshilfe Deutsche AIDS-Hilfe e.V., Dieffenbachstraße 33 10967 Berlin, Tel.: 030/6900870 Fax: 030/69008742, http://www.aidshilfe.de
5. bzga Bundeszentrale für gesundheitliche Aufklärung (BZgA), Osterheimer Str. 220, 51109 Köln, Tel.: 0221/89920, Fax: 0221/8992330, www.bzga.de

Weitere Internetadressen:

www.gib-aids-keine-chance.de
www.machsmit.de
www.aidsberatung.de

Wiederholungsfragen

1. Welche Hormone spielen im Menstruationszyklus eine Rolle? (☞ 4.1.2)
2. Wie werden eine Genitalspülung und ein Sitzbad durchgeführt? (☞ 4.2.3)
3. Worauf achten die Pflegenden vor und nach gynäkologischen Operationen? (☞ 4.2.5)
4. Wie sieht physiologischer Fluor genitalis aus? Welche Abweichungen davon kennen Sie? (☞ 4.3.1)
5. Welche Zyklusstörungen gibt es? (☞ 4.3.2)
6. Wie wird eine Patientin mit Adnexitis gepflegt und beraten? (☞ 4.4.1)
7. Wie entsteht und wie äußert sich ein Ovarialkarzinom? (☞ 4.4.6)
8. Welche pflegerischen Maßnahmen stehen bei der Patientin nach einer Hysterektomie im Vordergrund? (☞ 4.5.5)
9. Was umfasst die prä- und postoperative Pflege beim Zervixkarzinom? (☞ 4.5.5)
10. Was ist bei der Pflege einer Frau mit Vulvitis zu beachten und wie wird sie von den Pflegenden beraten? (☞ 4.6.1)
11. Wie äußert sich ein Vulvakarzinom und wie gestaltet sich die präoperative Pflege der Patientin mit Vulvakarzinom? (☞ 4.6.3)
12. Welche Aspekte der Pflege sind bei der Betreuung von HIV-Patientinnen zu berücksichtigen? (☞ 4.7.7)

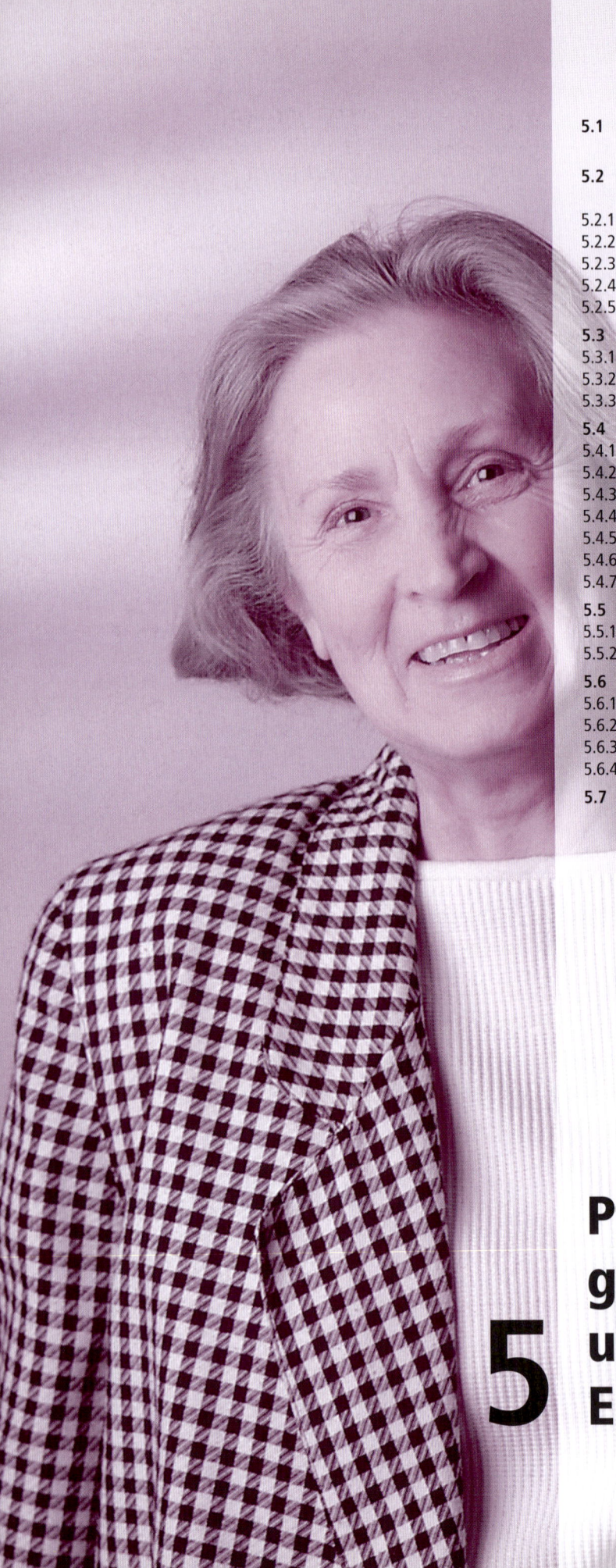

5

Pflege bei gynäkologisch-urologischen Erkrankungen

5.1 Anatomie des Beckenbodens und Physiologie der Blasenentleerung

Anatomie des Beckenbodens

Der Beckenboden stellt den Abschluss der Bauchhöhle nach unten (kaudal) dar. Er besteht aus drei Muskel- und Bindegewebsschichten, die durch einen straffen Grundtonus das Gewicht der Eingeweide halten. Zu ihnen zählen:

- Die **äußere Schließmuskelschicht.** Sie besteht aus dem M. ischiocavernosus, dem M. bulbospongiosus, dem M. transversus perinei superficialis, dem M. sphincter urethrae, der an der Vorderseite der Harnröhre eine Einheit mit dem M. transversus perinei profundus bildet, lateral aber von ihr durch Muskelbündel getrennt wird, und dem M. sphincter ani (☞ Abb. 5.1)
- Das **Diaphragma urogenitale.** Es wird vom M. transversus perinei profundus und seiner Faszie gebildet (*Faszie*, lat. fascia = kaum dehnbare Umhüllung eines Muskels oder Organs)
- Das **Diaphragma pelvis.** Es besteht aus dem M. levator ani, der nahezu den gesamten Beckenausgang auskleidet.

Durchtrittslücken bestehen für Urethra (Harnröhre), Vagina und Rektum.

Lage der Organe im kleinen Becken

Lage der Organe im kleinen Becken ☞ auch Abb. 4.2

Die Harnblase liegt der Vorderwand des Uterus direkt an und ist mit dieser entlang der Zervix und am unteren Drittel des Corpus uteri verwachsen. Die Harnröhre verläuft direkt vor der vorderen Vaginalwand in der Mittellinie. Hinter dem Uterus befindet sich der tiefste Punkt des Beckens **(Douglas Raum)** und dahinter das Rektum. Die Vorderwand des Rektums liegt direkt hinter der hinteren Vaginalwand (☞ Abb. 5.31).

Physiologie der Blasenentleerung

Die *Blasenentleerung* **(Miktion)** ist ein willkürlich ausgelöster, dann aber reflektorisch ablaufender Prozess:

- Zuerst kontrahiert sich die glatte Muskulatur der Blasenwand **(M. detrusor vesicae)**
- Dadurch werden die Harnleiteröffnungen verschlossen, öffnet sich der *unwillkürliche* Verschluss der inneren Harnröhrenmündung **(M. sphincter vesicae,** *M. sphincter internus, innerer Schließmuskel)*, erweitert sich der Blasenhals und steigt der Druck auf den Blaseninhalt
- Gleichzeitig erschlafft der *willkürliche* Schließmuskel, der aus quergestreiften Muskelfasern besteht **(M. sphincter urethrae,** *M. sphincter externus, äußerer Schließmuskel)*
- Der Urin kann nun durch die Harnröhre abfließen, wobei die Entleerung der Blase durch Anspannung der Bauch- und Beckenbodenmuskulatur unterstützt wird.

Der Füllungszustand der Harnblase wird durch Dehnungsrezeptoren in der Blasenwand registriert und über afferente Nervenfasern in den Hirnstamm gemeldet. Ab einer Harnmenge von ca. 350 ml wird im Großhirn das Gefühl des Harndrangs ausgelöst. Ein Reflexzentrum in der Brücke aktiviert dann über efferente Nervenfasern vegetativ-motorische Nervenzellen in den sakralen Segmenten des Rückenmarks. Die Impulse dieser Zellen werden durch parasympathische Fasern des *N. pelvicus* zum M. detrusor vesicae fortgeleitet, der sich dadurch anspannt. Gleichzeitig sorgen Impulse über den *N. pudendus* für die Erschlaffung des M. sphincter vesicae.

Da die Harnblase innerhalb des Bauchraumes liegt, wird auch der intraabdominelle Druck auf die Blase übertragen. Dieser Druck ist im Wesentlichen abhängig vom Körpergewicht und der körperlichen Belastung. Zum Beispiel erhöhen Husten, Niesen, Lachen und schweres Heben den intraabdominellen Druck.

Wichtig für das Zusammenspiel von M. detrusor vesicae und M. sphincter vesicae ist der spitze Winkel zwischen Blasenboden und Harnröhre **(Urethrablasenwinkel).** Bei Abflachung dieses Winkels, z.B. bei einer *Gebärmutter-*

5

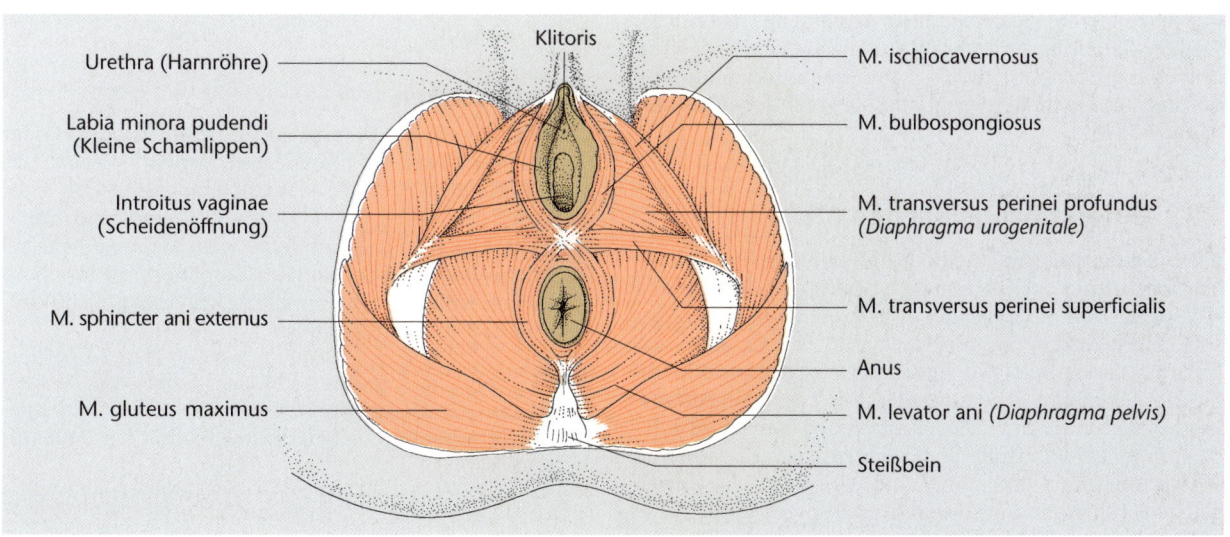

Abb. 5.1: Beckenboden der Frau. [A400-190]

- Urethra (Harnröhre)
- Labia minora pudendi (Kleine Schamlippen)
- Introitus vaginae (Scheidenöffnung)
- M. sphincter ani externus
- M. gluteus maximus
- Klitoris
- M. ischiocavernosus
- M. bulbospongiosus
- M. transversus perinei profundus (Diaphragma urogenitale)
- M. transversus perinei superficialis
- Anus
- M. levator ani (Diaphragma pelvis)
- Steißbein

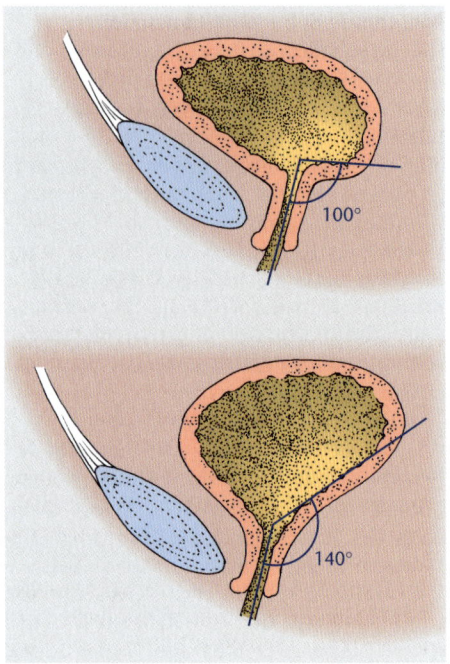

Abb. 5.2:
Urethrabla-senwinkel im seitlichen Urogramm (schematische Darstellung): Der normale dorsale Winkel beträgt 100° (oben). Im unteren Bild handelt es sich um einen vertikalen Deszensus mit Harninkontinenz bei einem fast aufgehobenen Winkel. [A400-190]

100°

140°

senkung (**Descensus uteri** ☞ 5.7), übersteigt der Druck in der Harnblase den Harnröhrendruck, was zu unwillkürlichem Urinabgang (☞ 5.3.3) führt.

5.2 Pflege bei gynäkologisch-urologischen Erkrankungen

5.2.1 Patientenberatung

Die Pflegenden beraten die Patientinnen bezüglich aller Maßnahmen zur Unterstützung der Ausscheidung, die auf Grund ihrer Erkrankung notwendig sind. Dazu gehört z. B. die Beratung einer Patientin mit Zystitis über die Notwendigkeit einer ausreichenden Trinkmenge (☞ 5.5.1). Andere Patientinnen werden zu Maßnahmen bei Descensus uteri beraten (☞ 5.7), inkontinente Patientinnen bei der Anwendung von Inkontinenzversorgungssystemen (☞ 5.2.4).

5.2.2 Unterstützung bei den ATL

Patientinnen mit gynäkologisch-urologischen Erkrankungen werden von den Pflegenden bei allen eingeschränkten ATL unterstützt. Vorwiegend ist hier jedoch die ATL Ausscheiden betroffen. So wird nach manchen Operationen (z. B. Hysterektomie) ein Blasenkatheter notwendig, um die Harnableitung sicherzustellen. Das Legen eines transurethralen Blasenkatheters übernehmen dabei die Pflegenden (☞ unten). Außerdem versorgen sie inkontinente Patientinnen mit allen notwendigen Hilfsmitteln, führen ggf. ein Toilettentraining durch und sorgen durch eine entsprechende Pflege dafür, dass die Haut intakt bleibt.

5.2.3 Transurethrale Harnableitung

Bei vielen Patientinnen ist es notwendig, den Harn vorübergehend über eine künstliche Harnableitung nach außen zu leiten. Oft kommt dabei die **transurethrale Harnableitung** zum Einsatz. Dabei wird ein Blasenkatheter durch die Harnröhre („trans-urethral") in die Blase vorgeschoben.

Diagnostisch dient sie z. B. der Gewinnung einer Urinprobe *(Katheterurin)* oder dem Einbringen von Kontrastmittel (☞ 5.4.5, 5.4.2).

Therapeutische Indikationen in der Gynäkologie sind Blasenentleerungsstörungen und Harnabflussbehinderungen nach Operationen. Bei großen intraabdominellen Eingriffen (z. B. OP nach Wertheim-Meigs ☞ 4.5.5) oder bei Tumoreinbruch in die Harnblase wird die **suprapubische Harnableitung,** also die Harnableitung über einen durch die Bauchdecke in die Harnblase eingebrachten Katheter, bevorzugt.

> 🛏 Das transurethrale Katheterisieren bedeutet ein hohes Infektionsrisiko für Harnwege und Nieren. Dabei ist das Verschleppen pathogener Keime von der Harnröhrenmündung in die Blase Hauptrisikofaktor. 40 % aller im Krankenhaus erworbenen Infektionen sind Harnwegsinfekte. Daher sind ein streng aseptisches Vorgehen und eine akribische Infektionsprophylaxe unbedingt erforderlich (📖 1, ✉ 1).

Kathetermaterialien und -arten

Welches Kathetermaterial gewählt wird, hängt von der voraussichtlichen Liegezeit des Katheters ab. Der Katheter muss trotz ständigen Kontakts mit Urin und anderen Sekreten geschmeidig und borkenfrei bleiben und darf die Schleimhäute von Harnblase und Harnröhre weder mechanisch noch durch Abgabe chemischer Substanzen (z. B. sog. Weichmacher) schädigen. Katheter zur Langzeitdrainage (> 2 Tage, sog. *Dauerkatheter*) bestehen aus Silikon oder Teflon, ggf. mit Silberionen-Beschichtung. Für eine Kurzzeitdrainage wird ein Silikon-Latex-Katheter gewählt. Einmalkatheter bestehen in der Regel aus PVC-Kunststoff.

Katheterstärken

Die Katheterstärken werden in *Charrière*, kurz **Ch** oder *Charr*, angegeben. Ein Charrière entspricht 1/3 mm. Übliche Katheterstärken bei Frauen sind 12–14 Ch bzw. nach transurethralen Operationen 22 Ch und bei Kindern 8–10 Ch. Die für Frauen übliche Katheterlänge liegt bei 25 cm, die Ballongröße bei Dauerkathetern zwischen 10 und 30 ml, wobei unter normalen Umständen die 10-ml-Ballongröße zu bevorzugen ist.

> 🛏 Damit die Urethra nicht geschädigt wird, werden Art und Größe des Katheters entsprechend der speziellen Indikation und der Individualität der Patientin ausgewählt.

Legen eines Blasenkatheters

Benötigte Materialien

Zum Legen eines Blasenkatheters benötigt man ein Katheterset (☞ Abb. 5.3) und zwei sterile Katheter (davon einer als Reserve). Soll ein Dauerkatheter gelegt werden, benötigt man zusätzlich ein steril verpacktes, geschlossenes Urinauffangsystem (☞ Abb. 5.5). Außerdem werden ggf. Materialien zur Intimtoilette benötigt sowie ein Schutzkittel für die Pflegeperson.

Das Katheterset enthält folgende sterile Einmalartikel:
- Verpackung als sterile Arbeitsfläche
- Wasserundurchlässige Schutzunterlage
- Schlitz-, Lochtuch
- Ein Paar Handschuhe
- Anatomische Pinzette
- Anästhesierendes Gleitgel
- Ca. 30 ml Schleimhautdesinfektionsmittel, z.B. Betaisodona® oder Octenisept® (nicht in allen Kathetersets enthalten, ggf. zusätzlich bereit halten)
- Sechs Kugeltupfer („Pflaumen")
- Auffangschale mit größerer Kammer (Volumen ca. 750 ml) und kleinerem Desinfektionsmittelbehältnis oder zwei getrennte Schalen
- Zum Blocken eines Dauerkatheters Spritze mit 10 ml Aqua destillata (nicht in allen Kathetersets enthalten, ggf. zusätzlich vorbereiten).

Durchführung

Am besten legen zwei Pflegekräfte gemeinsam einen transurethralen Blasenkatheter. Oft steht hierfür jedoch nur eine Pflegekraft zur Verfügung (z.B. nachts), so dass hier die Durchführung durch *eine* Pflegekraft dargestellt wird:
- Patientin informieren
- Intimtoilette durchführen (lassen)
- Intimsphäre der Patientin schützen (Sichtschutz anbringen, Mitpatientinnen aus dem Zimmer bitten, Untersuchungszimmer oder Bad benutzen bzw. Türschild am Patientenzimmer anbringen)
- Gut positionierte, ausreichend große Arbeitsfläche herstellen
- Bett in rückengerechte Arbeitshöhe bringen

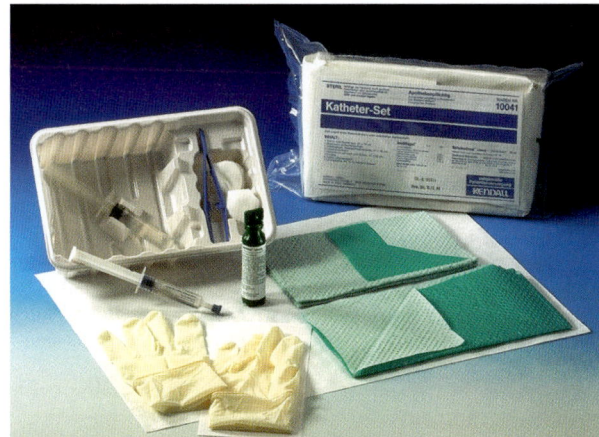

Abb. 5.3: Blasenkatheterset. [U140]

- Hände desinfizieren und Schutzkittel anziehen
- Sterile Arbeitsfläche schaffen (z.B. durch Auseinanderfalten der Katheterset-Verpackung, die innen steril ist)
- Steril eingepackte Materialien (Katheter, Urinauffangsystem) unter aseptischen Bedingungen öffnen und auf die sterile Arbeitsfläche fallen lassen.

Vorgehen

- Patientin flach auf dem Rücken lagern, evtl. Becken durch Unterlegen eines Kissens anheben. Beine spreizen und aufstellen lassen
- Bei den handelsüblichen Kathetersets die ganz oben liegende Schutzunterlage vorsichtig entnehmen, ohne die übrigen Materialien mit den Händen zu berühren, und sie unter das Gesäß der Patientin legen
- Dann das Loch- oder Schlitztuch ohne Kontamination der übrigen Materialien des Kathetersets entnehmen und es so auflegen, dass die Vulva weiterhin gut sichtbar und zugänglich ist
- Sterile Handschuhe anziehen
- Beim Legen eines Dauerkatheters Katheter auf der Arbeitsfläche mit dem Urinauffangsystem verbinden
- Spritze mit anästhesierendem Gleitgel öffnen
- Kugeltupfer in der kleinen Schale des Auffanggefäßes oder in separater (steriler) Schale mit Schleimhautdesinfektionsmittel tränken
- Auffanggefäß auf die Schutzunterlage zwischen die Beine der Patientin stellen, ohne die Beine der Patientin mit den Handschuhen zu berühren
- Tupfer mit der Pinzette entnehmen und große Schamlippen mit je einem Tupfer von der Symphyse zum Anus, d.h. von vorne nach hinten, desinfizieren. Schamlippen mit der freien Hand spreizen (diese Position bis nach Einführen des Katheters beibehalten). Kleine Schamlippen und Harnröhrenmündung mit je einem Tupfer desinfizieren. Sechsten Tupfer vor die Öffnung der Vagina legen (☞ Abb. 5.4, ❶, ❷, ❸, ❹)
- Einwirkzeit des Desinfektionsmittels beachten
- Gleitgel auf die Katheterspitze geben. Befindet sich das Gleitgel in einer Spritze, kann es auch in die Harnröhre appliziert werden
- Katheter (ggf. mit angeschlossenem Urinauffangsystem) von der Arbeitsfläche nehmen
- Katheter mit oder ohne Pinzette einführen bis Urin fließt (☞ Abb. 5.4, ❺). Bei Widerstand Vorgang abbrechen
- Beim *Einmalkatheterisieren* Urin in der großen Kammer der Auffangschale auffangen. Zur vollständigen Entleerung der Blase von außen sanften Druck auf die Blase ausüben. Danach Katheter vorsichtig entfernen
- Beim Legen eines *Dauerkatheters* den Katheter nach Beginn des Urinflusses noch ca. 2 cm weiter vor schieben, damit das anschließende **Blocken** (Füllen des Ballons mit ca. 10 ml Aqua destillata) nicht in der Harnröhre geschieht (☞ Abb. 5.4, ❻)
- Anschließend den Katheter soweit zurückziehen, bis der geblockte Ballon dem Blasengrund anliegt. Sechsten Tupfer entfernen.

Nachbereitung

- Bei Einmalkatheterismus Auffanggefäß entfernen
- Bei Anlage eines Blasendauerkatheters Urinauffangsystem korrekt am Bett anbringen. Dabei darauf achten,

5

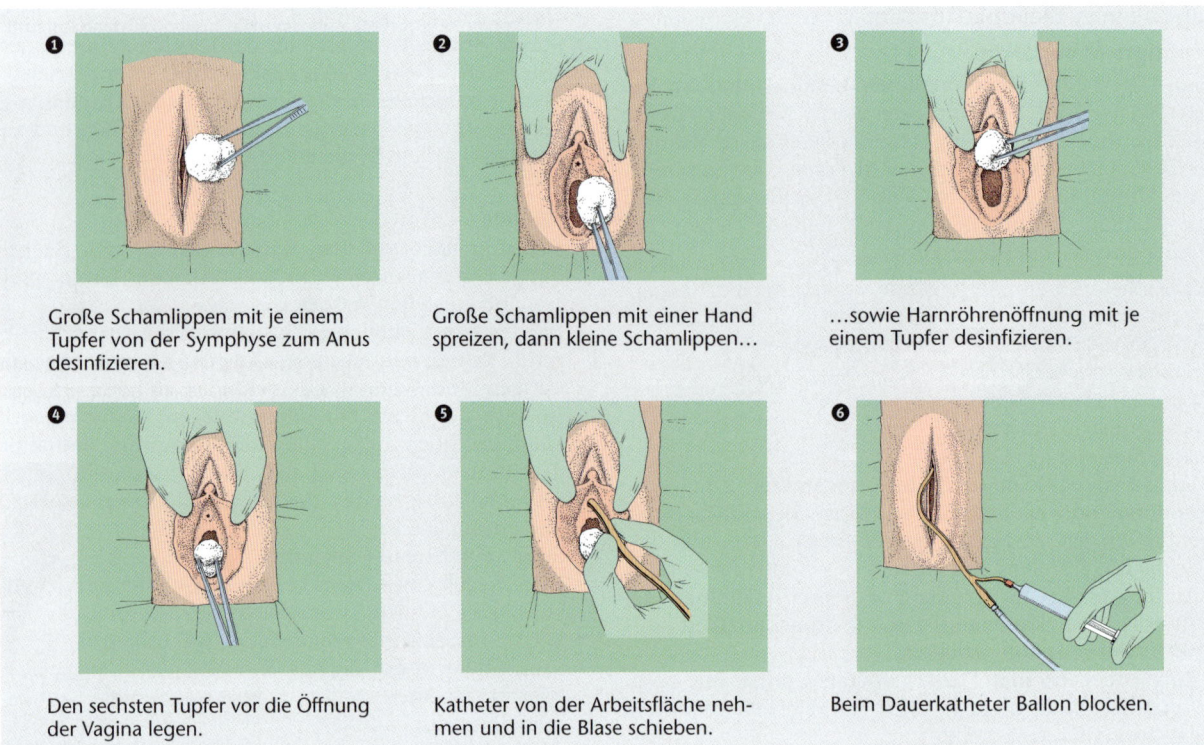

❶ Große Schamlippen mit je einem Tupfer von der Symphyse zum Anus desinfizieren.

❷ Große Schamlippen mit einer Hand spreizen, dann kleine Schamlippen…

❸ …sowie Harnröhrenöffnung mit je einem Tupfer desinfizieren.

❹ Den sechsten Tupfer vor die Öffnung der Vagina legen.

❺ Katheter von der Arbeitsfläche nehmen und in die Blase schieben.

❻ Beim Dauerkatheter Ballon blocken.

Abb. 5.4: Legen eines Blasenkatheters. [A400-190]

dass der Ablaufbeutel nicht über Blasenniveau und ohne Abknickungen angebracht ist
- Genitale abwaschen und trocknen
- Patientin bei der bequemen Lagerung unterstützen
- Arbeitsplatz aufräumen, Einmalmaterial entsorgen, Urin ggf. zur Diagnostik ins Labor senden, Maßnahme dokumentieren.

Pflege bei liegendem Dauerkatheter
- Dauerkatheter regelmäßig auf Durchgängigkeit überprüfen
- Vor Pflegemaßnahmen am Katheter Hände desinfizieren

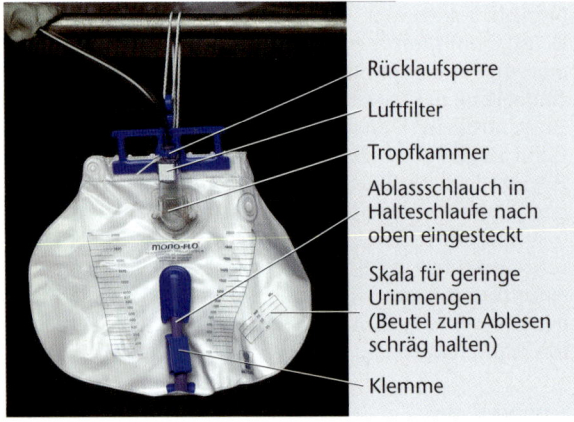

Rücklaufsperre

Luftfilter

Tropfkammer

Ablassschlauch in Halteschlaufe nach oben eingesteckt

Skala für geringe Urinmengen (Beutel zum Ablesen schräg halten)

Klemme

Abb. 5.5: Geschlossenes Urinauffangsystem mit Rücklaufsperre und Tropfkammer, die den Keimen den Weg zurück in die Harnröhre versperren. [K183]

- Intimhygiene zweimal täglich durchführen. Dabei Harnröhreneingang und Katheter mit Wasser reinigen; bei Verschmutzung mit Stuhl Schleimhautdesinfektionsmittel, z. B. Octenisept®, verwenden
- Auf hygienischen Umgang mit dem Drainagesystem achten, d. h. Urin nach Desinfektion nur aus dafür vorgesehener Urinentnahmestelle abpunktieren, Ablassschlauch stets in die Halteschlaufe stecken und das System nie auf dem Boden ablegen
- Katheter und Urinauffangsystem nicht voneinander trennen. Bei spontaner Diskonnektion beide Enden vor dem Zusammenstecken mit Desinfektionsmittel absprühen
- Abknickung und Kompression des Katheterschlauches vermeiden, da Harnstagnation die Keimvermehrung und damit eine Infektion der ableitenden Harnwege begünstigt
- Urinbeobachtung auf Farbe, Menge, Aussehen, Geruch und kontinuierlichen Ablauf (Dokumentation)
- (Mobile) Patientinnen darauf hinweisen, dass sie den Urinbeutel nicht über Blasenniveau anheben dürfen, damit der Urin nicht der Schwerkraft folgend in die Blase zurückfließt
- Zur inneren Spülung und damit zur Vermeidung einer starken Urinkonzentration soll die Patientin soviel wie möglich trinken (außer bei ärztlich verordneter Flüssigkeitseinschränkung).

Katheterwechsel und Katheterentfernung

Abhängig vom Kathetermaterial wird der Blasendauerkatheter gewechselt. Ein routinemäßiger Wechsel alle 2 Wochen ist nicht notwendig. Bestimmte Katheterarten

(z. B. Silikonkatheter) erlauben sogar eine Verweildauer von bis zu sechs Wochen. Die Durchführung geschieht folgendermaßen:
- Patientin informieren und flach auf den Rücken lagern
- Menge des abgelaufenen Urins am Beutel ablesen und in Auffanggefäß entleeren
- Hände desinfizieren und Einmalhandschuhe anziehen
- Über Ballonzuleitungssystem Abblockflüssigkeit mit 20-ml-Spritze entfernen, Spritze entsorgen
- Zellstoff in die eine Hand nehmen, mit der anderen Hand Katheter vorsichtig herausziehen. Katheterspitze mit Zellstoff umwickeln, den Handschuh darüberstülpen und Katheter samt zuvor entleertem Urinauffangsystem in einen Abfalleimer entsorgen. Bei Problemen behutsam vorgehen, Arzt hinzuziehen
- Intimtoilette durchführen (lassen)
- Je nach Arztanordnung neuen Katheter legen oder in den Folgestunden darauf achten, ob die Patientin spontan Wasser lässt
- Materialien aufräumen und Maßnahme dokumentieren (einschließlich der entleerten Urinmenge).

5.2.4 Pflege bei Harninkontinenz

Formen der Harninkontinenz und Behandlungsstrategie ☞ 5.6

> **Harninkontinenz** *(Blasenschwäche)*: Unwillkürlicher Urinabgang. Insbesondere bei älteren Frauen häufige Erkrankung.

Psychische Situation der Patientin

Inkontinenz wird von vielen Frauen als peinlich und abstoßend empfunden. Der Verlust der willkürlichen Harnausscheidung ist beschämend und verletzt das Selbstwertgefühl. Besonders ältere Menschen erleben Inkontinenz als Beginn des körperlichen Verfalls. Aus Scham sprechen viele nicht über ihren Zustand und versuchen, die Symptome zu verbergen. Sie versorgen sich z. B. mit saugstarken Binden und verringern häufig bewusst ihre orale Flüssigkeitszufuhr, um die Urinproduktion zu reduzieren.

Andere Menschen werden aus Angst vor peinlichen Situationen (z. B. Uringeruch, durchnässte Kleidung) ebenso gemieden wie längere Einkaufsbummel oder sonstige Unternehmungen. Partnerschaften werden aus Scham nicht mehr eingegangen, weil in der Regel auch eine sexuelle Beziehung erwartet wird und es beim Sexualverkehr zu einem unwillkürlichen Harnabgang kommen kann. So gerät die Betroffene zunehmend in die Selbstisolation. Erst wenn der Leidensdruck sehr hoch ist, wenden sich die Betroffenen an ihren Hausarzt oder einen urologischen oder gynäkologischen Facharzt. Oft wird das Problem aber auch erst im Rahmen einer anderen Erkrankung im Krankenhaus erfasst.

Dann werden die Ursachen der Harninkontinenz (☞ 5.6) abgeklärt und Therapiestrategien besprochen. Liegt der Harninkontinenz ein gynäkologisches Problem zugrunde, wird die Frau darüber aufgeklärt und über mögliche chirurgische Maßnahmen informiert. Kann die Harninkontinenz durch konservative Maßnahmen günstig be-

einflusst werden, beraten Arzt und Pflegende, ggf. auch ein gutes Sanitätsfachgeschäft, die Frau über die für sie am besten geeignete Inkontinenzversorgung.

Pflege bei konservativer Therapie

Im Krankenhaus entwickeln viele Patientinnen Schuldgefühle gegenüber den Pflegenden, denen sie zusätzliche, unangenehme Arbeit machen und von denen sie sich abhängig fühlen, weil sie oft um Hilfe bitten müssen. Sie empfinden sich als Last und bedauern sich selbst und die Pflegenden. Um der Frau in dieser Situation helfen zu können, ist eine breite Vertrauensbasis notwendig. Dazu fühlen sich die Pflegenden in die Patientin und ihre Situation ein, bringen ihr Verständnis entgegen, hören ihr aufmerksam zu und zeigen ihr Lösungsmöglichkeiten auf, z. B. die Verwendung moderner *Inkontinenzhilfsmittel* bei entsprechender *Hautpflege, Toiletten-(Kontinenz-)training* sowie die Maßnahmen einer *gesunden Lebensführung*.

Gesunde Lebensführung

Die Betroffene kann durch ihr Verhalten, richtige Ernährung und durch Bewegung mithelfen, die Inkontinenz zu lindern und Komplikationen zu vermeiden. So wirken z. B. regelmäßig durchgeführte Beckenbodenübungen (☞ 5.2.5) einer Stressinkontinenz (☞ 5.6.2) entgegen. Da sowohl starkes Übergewicht als auch eine chronische Obstipation den intraabdominellen Druck auf die Harnblase erhöhen, wirken sie sich negativ auf die Harnkontinenz aus, weswegen der Patientin zu einer Gewichtsreduktion durch eine ballaststoffreiche Diät und viel Bewegung geraten wird. Um den durch Flüssigkeitsreduktion bedingten Harnwegsinfekten (☞ 5.5) vorzubeugen, ist eine tägliche Flüssigkeitszufuhr von mindestens 1,5 l Flüssigkeit empfehlenswert, so dass Niere und Blase ausreichend durchgespült werden und die Quellstoffe im Darm bei einer ballaststoffreichen Diät wirken können.

Inkontinenzversorgung

Bei Harninkontinenz ist eine individuell zugeschnittene **Inkontinenzversorgung** notwendig, die sich nach dem Schweregrad der Inkontinenz, der Bewegungsfähigkeit und der Hautbeschaffenheit richtet. Zur Verfügung stehen aufsaugende Materialien, nicht-invasive und invasive Harnableitungssysteme.
- Bei leichter Harninkontinenz und vorhandener Bewegungsfähigkeit reichen in der Regel kleine Einlagen aus
- Für eine ausgeprägte Harninkontinenz stehen große, hochsaugfähige *Einlagen* zur Verfügung, die der inkontinenten Frau Sicherheit geben, z. B. Daisy® oder Licodrop® (☞ Abb. 5.6)
- *Inkontinenzhosen* werden mit Bedacht gewählt, da sie die Selbstpflegefähigkeit der Patientin oft verkümmern lassen. Die inkontinente Frau kann weder selbständig die Toilette bzw. den Toilettenstuhl benutzen noch alleine die Inkontinenzhose wechseln. Gegebenenfalls ist eine kombinierte Lösung (tagsüber Einlage/nachts Inkontinenzhose) anzustreben
- Besonders für die Pflege schwer kranker und desorientierter Patientinnen wurden Einlagen und *Inkontinenzhilfsmittel mit Nässeindikator* entwickelt, die durch

5

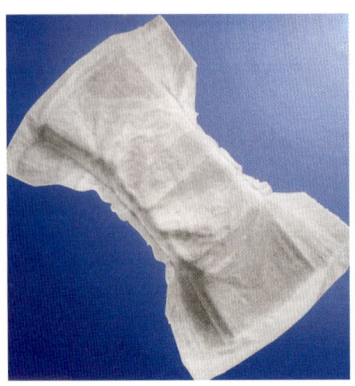

Abb. 5.6: Hochsaugfähige Einlage, die Gel-Bildner enthält, die die Haut trocken halten und eine Geruchsbildung verhindern. Fixiert wird sie mit Netzhose oder selbstklebendem Haftstreifen. Ein Abdichtungsband an beiden Seiten verhindert das Auslaufen von Urin. Auf der Körperseite besteht die Einlage aus einer hautfreundlichen Textilschicht. [U223]

Abb. 5.7: Unimed® Fixierhöschen für eine sichere und hygienische Fixierung von Inkontinenzeinlagen. Sie sind aus hochelastischem Material, weich und luftdurchlässig. [U223]

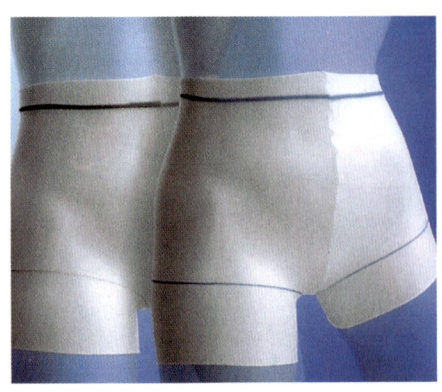

5

Veränderung einer Farbmarkierung die Notwendigkeit zum Wechsel anzeigen
- Für bettlägerige Patientinnen gibt es *Urinkollektoren* (☞ Abb. 5.10), die auf die Haut im Genitalbereich geklebt werden, weswegen vorher eine Rasur notwendig ist. Der Urin wird wie bei der transurethralen Harnableitung in ein geschlossenes Urindrainagesystem (☞ Abb. 5.5) abgeleitet
- Ist eine transurethrale oder suprapubische Harnableitung unvermeidbar, wird der Urin in ein geschlossenes Drainagesystem geleitet. Für mobile Patientinnen bietet sich dann ein *Beinbeutel* (☞ Abb. 5.8) an. Vor allem der transurethrale Katheter sollte wegen seiner Risiken keine Dauerlösung darstellen.

Hautpflege

Urin und Stuhl haben einen anderen pH-Wert als die Haut und führen bei längerem Hautkontakt über die Schädigung des natürlichen Säureschutzmantels zu Irritationen der Haut. Da durch die oft luftundurchlässigen Einlagen oder Inkontinenzhosen ein feucht-warmes Klima geschaffen wird, in dem sich Bakterien besonders wohlfühlen, ist die Gefahr von bakteriell bedingten Hautinfektionen und Dekubitalulzera groß.

Entscheidend für die **Hautpflege** ist deshalb der möglichst sofortige Wechsel nasser Inkontinenzhilfen, auch wenn z. B. verwirrte Patientinnen diese nicht als unangenehm empfinden sollten.

Nach dem Entfernen der nassen Inkontinenzhilfe wird der Genitalbereich mit Wasser und (bei starker Kontamination) einer ph-neutralen oder rückfettenden Seife gewaschen und gut getrocknet (besonders auch die Hautfalten im Anal- und Genitalbereich). Zur Hautpflege bietet der Handel verschiedene Produkte an, z. B. Carigard®-Schaum, der sofort einzieht und nicht fettet. Letzteres ist wichtig, da Fett die Haut zusätzlich zur luftundurchlässigen Inkontinenzhilfe stark abdichtet und somit den Feuchtigkeitsaustausch der Haut mit der Umgebung noch weiter herabsetzt und die Gefahr von Infektionen und Dekubitalulzera erhöht. Grundsätzlich dürfen keine die Haut abdeckende Produkte wie Vaseline oder Zinkpaste verwendet werden. Trockene Haut wird mit W/Ö-Produkten eingecremt. Zusätzlich ist auf eine ausreichende Flüssigkeitszufuhr zu achten, weil der Feuchtigkeitsgehalt der Haut deren Elastizität beeinflusst (📖 2).

Toiletten-(Kontinenz-)training

Ziel des **Toiletten-(Kontinenz-)trainings** ist, die Harnblase so zu trainieren, dass sie sich zu festgelegten Zeiten entleert. Voraussetzung dafür ist ein *Miktionsprotokoll*, auf dem die Betroffene vermerkt, wann sie ihre Blase will-

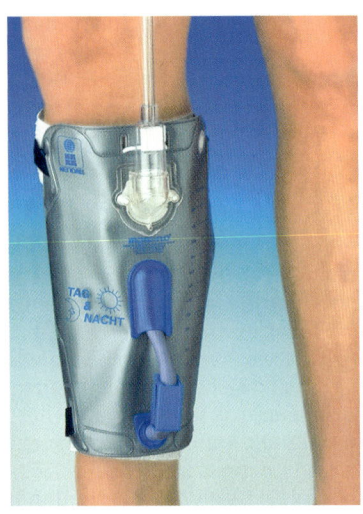

Abb. 5.8: MONO-FLO® Tag & Nacht Beinbeutel. [U140]

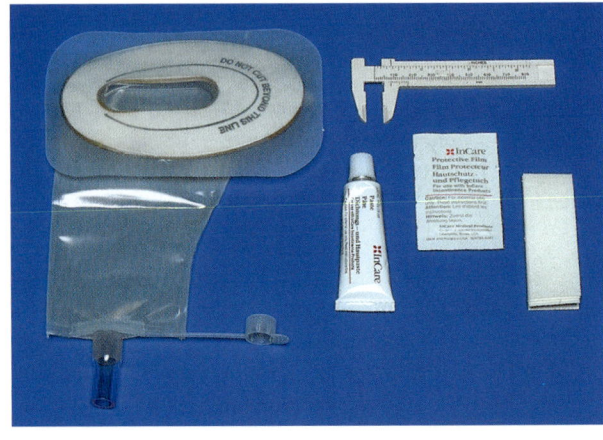

Abb. 5.9: Materialien zum Anlegen eines externen Urinableiters. [K183, U143]

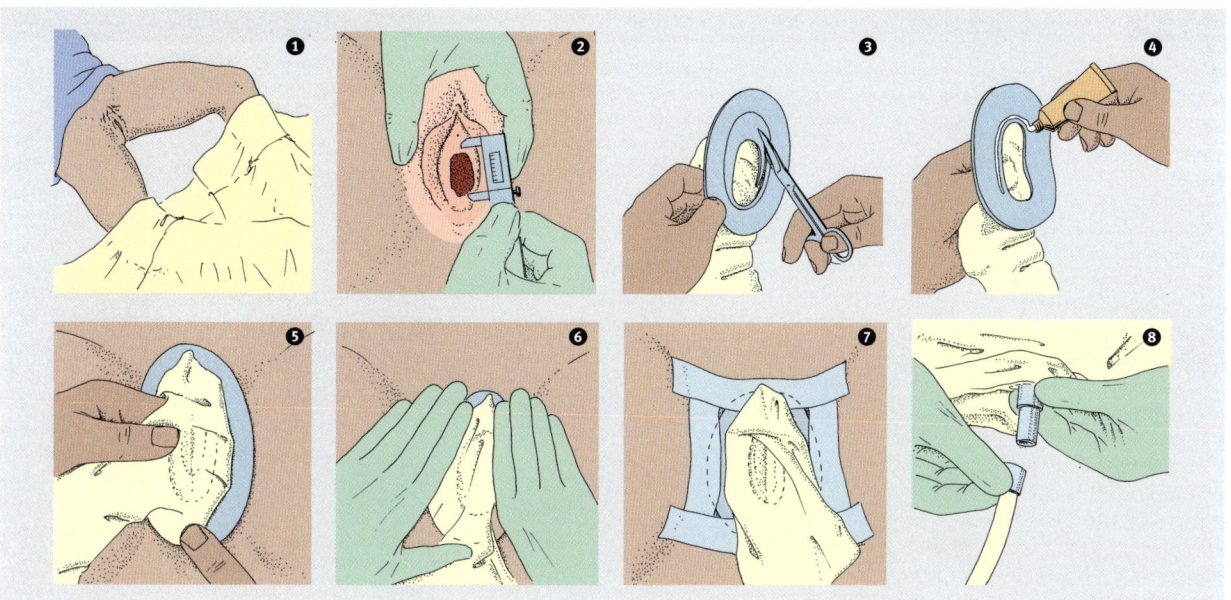

Abb. 5.10: Anlegen eines Urinkollektors. Zur Vorbereitung wird die Haut mit mildem Reinigungsmittel gesäubert und gut getrocknet. Anschließend werden die Schamhaare entfernt und dann so verfahren wie auf den Abbildungen ❶ bis ❽. [A400-190, U143]

kürlich und unwillkürlich entleert und wann sie wie viel getrunken hat. Wichtig ist eine ausreichende Trinkmenge (2–3 l solange keine Kontraindikation besteht). Liegt das Protokoll vor, bestimmen die Pflegenden zusammen mit der Patientin die Termine für die Toilettengänge. Diese entsprechen am Anfang denen der Entleerungszeiten auf dem vorgelegten Miktionsprotokoll, das während des Toilettentrainings fortgeführt wird. Die Betroffene versucht selbst an ihre Termine zu denken, ansonsten wird sie von den Pflegenden daran erinnert bzw. nachts geweckt. Kann die Patientin zur festgelegten Zeit kein Wasser lassen, sollte sie es eine halbe Stunde später noch einmal probieren.

Auf keinen Fall sollte sie unnötig lange auf der Toilette sitzen bleiben, damit sich kein Gefühl von Misserfolg einstellt. Gelingt der Frau das Wasserlassen zu den festgelegten Zeiten und fließt über einen Zeitraum von 10 Tagen kein Urin mehr unwillkürlich ab, werden die Zeitabstände zwischen den Toilettengängen alle vier Tage um ca. 15 Minuten verlängert.

Patientenberatung

Die kompetente Patientenberatung ist wesentlicher Bestandteil in der Betreuung von inkontinenten Patientinnen. Über folgende Punkte werden sie von den Pflegenden informiert bzw. bei der Durchführung angeleitet:
- Normale Blasenfunktion, Ursachen der nun vorliegenden Störung und mögliche Komplikationen
- Möglichkeiten der Kontinenzförderung und Therapie der jeweiligen Inkontinenzform
- Information über verschiedene Inkontinenzhilfsmittel bzw. die Auswahl des speziell für die Bedürfnisse der Patientin passenden Hilfsmittels und Anleitung zur richtigen Anwendung
- Information und Anleitung zur angemessenen Hautpflege

- Information zur Gesundheitsförderung durch Beckenbodengymnastik
- Ggf. Hinweis auf ergänzende Behandlungsmethoden durch den Physiotherapeuten wie z. B. Osteopathie, Bindegewebeintegration oder Cranio-sakral-Massagen
- Anleitung zum Toilettentraining
- Möglichkeiten, sich über Beratungsbroschüren zu informieren (wie sie in vielen Häusern vorliegen) und Vermittlung von Kontaktadressen (✉ 2, 3).

5.2.5 Beckenbodengymnastik

Beckenbodentraining mit Konen (Scheidenkegeln) ☞ 5.7

> 🛏 Basis für Kontinenz ist eine gut funktionierende Muskulatur. Aus diesem Grund kommt der Beckenbodengymnastik bei der Inkontinenzprophylaxe und -therapie eine besondere Bedeutung zu.

Die **Beckenbodengymnastik** soll die Beckenbodenmuskulatur straffen und stärken und den Beckenboden von Druck entlasten. Nach größeren Eingriffen im Bereich des Beckens, v. a. nach Descensusoperationen (☞ 5.7) und Geburten, ist die Kräftigung der Beckenbodenmuskulatur durch die Beckenbodengymnastik unerlässlich. Für diese ist in der Regel eine Physiotherapeutin zuständig. Die Pflegenden sollten die Übungen jedoch kennen, um sie mit den Patientinnen durchführen zu können, wenn keine Physiotherapeutin im Haus ist, z. B. am Wochenende.

Bei allen Übungen (☞ Abb. 5.11) ist wichtig, dass die Anspannungsphase immer von der Ausatmung begleitet wird. Dabei wird die Bauchatmung zur Druckentlastung des Bauchraumes bevorzugt. Postoperativ werden die Übungen 2–3 Monate lang durchgeführt, bei Harninkon-

Ausgangslage	Durchführung
Flache Rückenlage 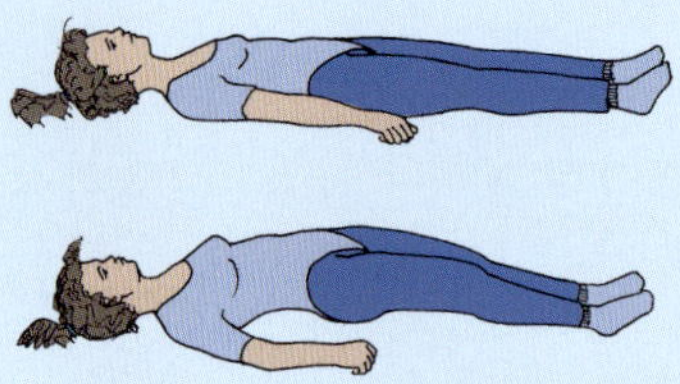	Beckenbodenmuskulatur während der langsamen Ausatmung anspannen (als verschließe man After und Vagina), dabei Gesäß leicht anheben. Danach während einiger Atemzüge entspannen und Übung wiederholen
Rückenlage mit aufgestellten Knien 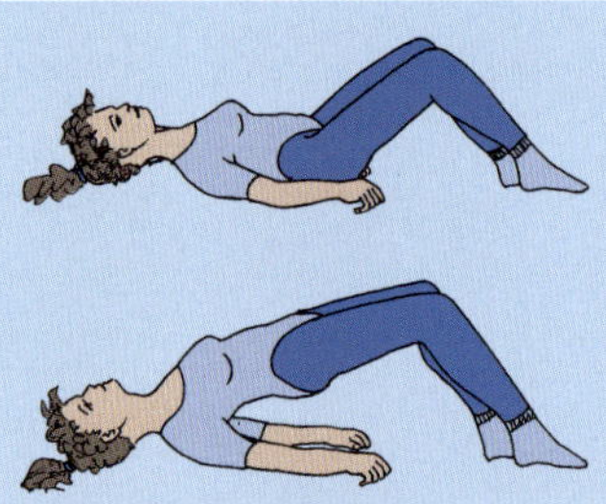	Während der Ausatmung das Kreuz auf die Unterlage drücken, Gesäß und Beckenbodenmuskulatur anspannen und das Gesäß anheben. Danach entspannen und Übung wiederholen
Kopf und Oberkörper liegen auf der Unterlage, die Beine sind leicht angewinkelt 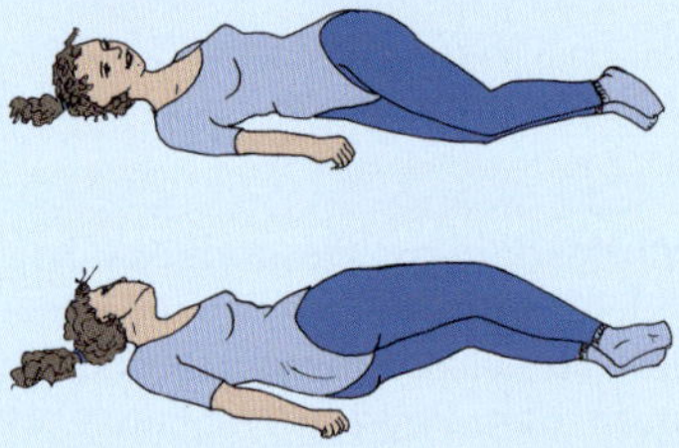	Beine zu einer Seite fallen lassen. Dann während der Ausatmung Gesäß und Beckenbodenmuskulatur anspannen und die Knie auf die andere Seite bringen. Entspannen und Übung zur anderen Seite hin wiederholen
Vierfüßlerstand 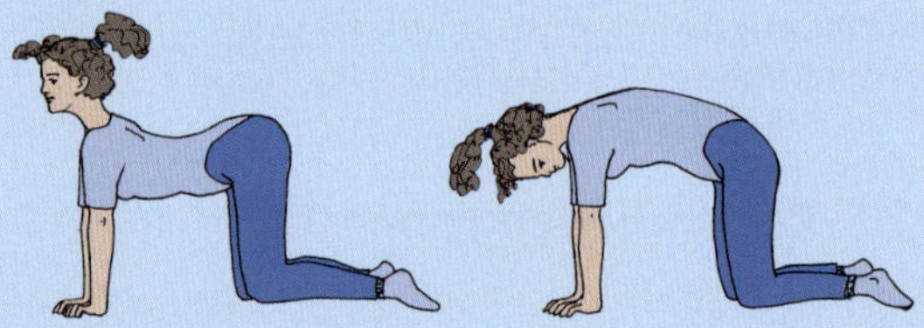	Während der Ausatmung die Wirbelsäule runden („Katzenbuckel" machen) und die Beckenbodenmuskulatur anspannen. In der Entspannungsphase den Rücken durchhängen lassen. Danach die Übung wiederholen
Sitzen mit gegrätschten Beinen, mit den Armen abstützen 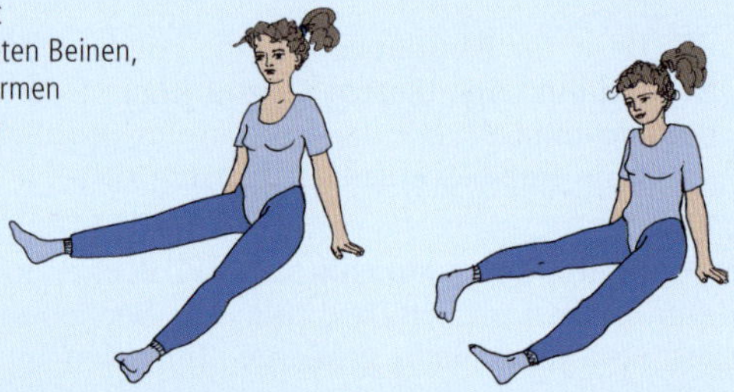	Füße in gleichmäßigem Rhythmus von Anspannung und Entspannung nach innen drehen und wieder nach außen fallen lassen
Flache Rückenlage, Beine anziehen und Knie mit den Händen umfassen 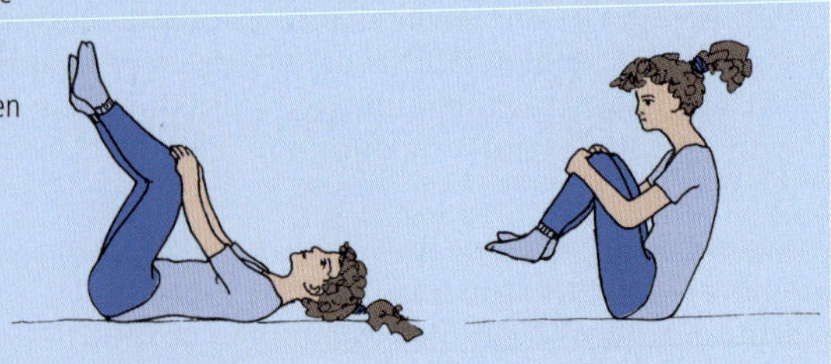	Beckenbodenmuskulatur anspannen und versuchen, zum Sitzen zu kommen (Anspannen der Bauchmuskulatur), erst in der Rückenlage Beckenbodenmuskulatur wieder entspannen. Übung in gleichmäßigem Rhythmus von Anspannung und Entspannung durchführen

Abb. 5.11: Aktive Beckenbodenübungen. [A400-215]

Passive Beckenbodenübungen [A400-215]

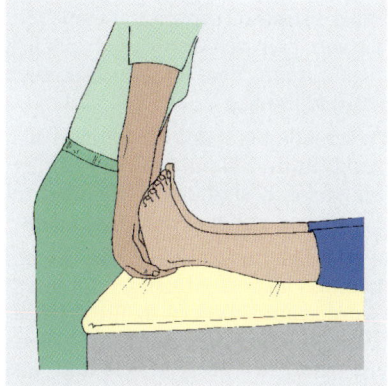

Abb. 5.12 (links): Die Patientin liegt mit gestreckten Beinen auf dem Rücken. Die beiden Hände der Pflegenden umfassen die Fersen der Patientin, ihre Unterarme stützen die Fußsohlen ab (die Füße bilden einen rechten Winkel zum Unterschenkel). Während der Ausatmung der Patientin übt die Pflegende einen leichten bis mittleren Druck auf die Füße der Patientin aus. Dieser wird über die Beine bis ins Becken weitergeleitet und regt dort die Beckenbodenmuskulatur an. Die Übung wird mehrmals wiederholt.

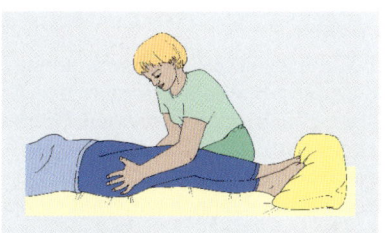

Abb. 5.13 (oben): Die Patientin liegt mit gekreuzten Beinen auf dem Rücken. Während der Ausatmung der Patientin drückt die Pflegende deren Oberschenkel fest zusammen. Die Übung wird einige Male wiederholt.

tinenz lebenslang (Rezidivprophylaxe). Für jede Übungsphase sind 10–20 Sekunden zu veranschlagen. Die Übungen werden mehrmals wiederholt.

Frisch operierte und ältere Frauen sind häufig nicht in der Lage, die in Abb. 5.11 beschriebene Beckenbodengymnastik durchzuführen. Alternativ kommen dann passive Beckenbodenübungen in Betracht (☞ Abb. 5.12 und Abb. 5.13).

5.3 Hauptbeschwerden und Leitsymptome

5.3.1 Pollakisurie

Pollakisurie: Häufiger Harndrang mit jeweils nur geringer Urinmenge bei in der Regel normaler Urinmenge über 24 Stunden.

Typischerweise berichtet die Patientin, dass sie „ständig auf die Toilette müsse, aber immer nur für ein paar Tropfen". Häufige Ursachen einer **Pollakisurie** sind bei Frauen Harnwegsinfekte oder eine *Reizblase* (☞ 5.5.1). Aber auch ein Blasentumor kann sich hinter dem beständigen Harndrang verbergen.

5.3.2 Dysurie

Dysurie: Erschwertes Wasserlassen, meist verbunden mit Schmerzen oder Brennen.

Die **Dysurie** kann so ausgeprägt sein, dass die Patientin aus Angst vor Schmerzen kaum noch wagt, die Toilette aufzusuchen. Ist ein Harnwegsinfekt die Ursache, liegt oft gleichzeitig eine *Pollakisurie* vor (☞ oben). Tumoren der unteren Harnwege (Blase und Harnröhre) verursachen ebenfalls häufig ein unangenehmes Gefühl oder Schmerzen beim Wasserlassen.

5.3.3 Harninkontinenz

Harninkontinenz *(Blaseninkontinenz, Blasenschwäche)*: Unwillkürlicher Harnabgang.

Harninkontinenz ist das häufigste Symptom, mit dem Frauen eine gynäkologisch-urologische Sprechstunde aufsuchen. Häufig belastet die Inkontinenz die Betroffenen so stark, dass sie sich kaum noch in Gesellschaft wagen.

Eine sorgfältige Anamnese kann bereits Hinweise auf die genaue Form und die Ursache der Harninkontinenz geben. Besteht zusätzlich zur Harninkontinenz ein Druckgefühl in der Vagina, besteht der Verdacht auf einen *Descensus uteri* (☞ 5.7) oder einen *Uterusprolaps (Gebärmuttervorfall)*.

Diagnose und Therapie bei Harninkontinenz ☞ 5.6
Pflege bei Harninkontinenz ☞ 5.2.4

5.4 Der Weg zur Diagnose

5.4.1 Anamnese und gynäkologische Untersuchung

Anamnese ☞ auch 1.1
Gynäkologische Untersuchung ☞ 1.3

Kommt die Frau mit gynäkologisch-urologischen Problemen in die Praxis oder die Klinik, kann meist bereits durch sorgfältige Auswahl der Fragen das Krankheitsbild eingegrenzt werden. Der Arzt fragt insbesondere nach:
- Anzahl der Geburten, Körperlänge und Gewicht sowie Kopfumfang der Neugeborenen, Komplikationen bei den Geburten
- Operationen oder Bestrahlungen im Genitalbereich
- Erstmaligem Auftreten der Beschwerden
- Zeichen eines Harnwegsinfektes (Dysurie, Pollakisurie)
- Menge des Urinverlustes
- Zeitpunkt des Urinverlustes (beim Husten/Niesen, „aus heiterem Himmel", kontinuierliches Tröpfeln)

5

- Allgemeinerkrankungen (Diabetes mellitus, neurologische Erkrankungen)
- Problemen bei der Defäkation (harter Stuhl, Schmerzen).

Bei der gynäkologischen Untersuchung mit dem zweiblättrigen Spekulum fordert der Arzt die Patientin auf, kräftig nach unten zu pressen. Hierbei sieht er, wie weit der Uterus in die Vagina hineinrutscht und kann somit das Ausmaß eines evtl. vorliegenden Descensus uteri (☞ 5.7) abschätzen. Danach entfernt er das vordere Blatt des Spekulums und fordert die Patientin erneut zum Pressen auf. Jetzt sieht er, ob und wie weit sich die Harnblase in die Vagina hineinwölbt **(Zystozele)**. Eine **Blasen-Scheidenfistel** (pathologische Verbindung zwischen Blase und Vagina ☞ 5.6.4) kann er nur erkennen, wenn im Moment der Untersuchung größere Urinmengen abgehen.

5.4.2 Urinuntersuchung

Urinuntersuchung ☞ auch 1.4.4

Für die Urinuntersuchung wird in der Regel **Mittelstrahl-** oder **Katheterurin** benötigt. Dieser wird dann entweder zur Untersuchung des Urinsediments in ein Labor geschickt oder es wird auf Station bzw. in der gynäkologischen Ambulanz ein Streifen-Schnelltest durchgeführt oder eine Urinkultur angelegt.

Mittelstrahlurin: Mittlere Harnportion während der Miktion. Die Patientin lässt ein wenig Urin in die Toilette und unterbricht dann den Harnstrahl. Die folgenden 20–40 ml Urin werden in einem Gefäß aufgefangen (= Mittelstrahlurin). Danach entleert die Patientin den restlichen Harn in die Toilette.

Streifen-Schnelltests

Bei **Streifen-Schnelltests** (☞ Abb. 5.14–5.16) handelt es sich vorwiegend um etwa fingerlange Teststreifen, auf deren Testfeldern trockene chemische Reagenzien aufgebracht sind, die mit dem Urin reagieren und sich je nach Urinbefund verfärben.

Am häufigsten werden *Kombinationsteststreifen* benutzt: Die Testfelder für Leukozyten, Eiweiß, Blut, Nitrit, Glukose, Urobilinogen, Bilirubin und Ketone erlauben rasche orientierende diagnostische Hinweise auf eine große Zahl von Erkrankungen. Der pH-Wert des Urins liegt physiologischerweise im sauren Bereich, ist aber auch von der Kost der Patientin abhängig.

Die Teststreifen der verschiedenen Anbieter können sich in Farbgebung, Farbreaktion und Handhabung (Zeitfaktor) unterscheiden. Maßgebend sind die Farbfelder auf dem Behälter und die Angaben auf der Packungsbeilage.

Voraussetzung für zuverlässige und vergleichbare Ergebnisse ist, dass die Teststreifen im verschlossenen Originalbehälter aufbewahrt werden und dieser nur für die Entnahme eines Teststreifens *kurz* geöffnet wird. Ansonsten verändert die Luftfeuchtigkeit die Reagenzien und verfälscht die Ergebnisse.

Urinsediment

Zeigt der Teststreifen einen positiven Befund an, wird das **Urinsediment** untersucht. Es besteht aus den festen Bestandteilen des Urins. Der frisch gelassene Urin wird zentrifugiert und der Bodensatz *(Sediment)* unter dem Mikroskop bei 100facher Vergrößerung ausgewertet:

- **Erythrozyten.** Sie dürfen nur vereinzelt auftreten (0–3 Erythrozyten pro Gesichtsfeld bzw. 0–5 Erythrozyten/mm³ Urin). Neben der Zahl ist auch das Aussehen der roten Blutkörperchen wichtig: Erythrozyten aus der Niere sind meist verformt, während solche aus den ableitenden Harnwegen normal aussehen
- **Leukozyten.** Normal sind 0–6 Leukozyten pro Gesichtsfeld bzw. 0–10 Leukozyten/mm³ Urin
- **Epithelzellen.** Abgeschilferte Zellen der Epithelgewebe von Nieren oder ableitenden Harnwegen dürfen nur vereinzelt vorkommen. Sie weisen bei vermehrtem Auftreten auf entzündliche Veränderungen hin
- **Zylinder.** Zylinder sind rollenförmige Zusammenballungen, die in den Nierentubuli entstehen. *Hyaline Zylinder* bestehen aus Eiweiß und sind auch beim Gesunden, z. B. beim Dursten, in geringer Zahl zu beobachten. Zylinder aus roten oder weißen Blutkörperchen oder

---

Streifen-Schnelltest zur Urinuntersuchung [K183]

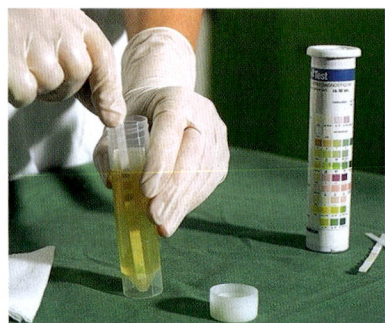

Abb. 5.14: Teststreifen kurz in den Urin tauchen, so dass alle Testfelder benetzt sind.

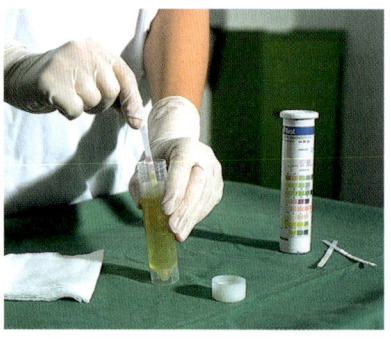

Abb. 5.15: Überschüssigen Urin am Gefäßrand abstreifen.

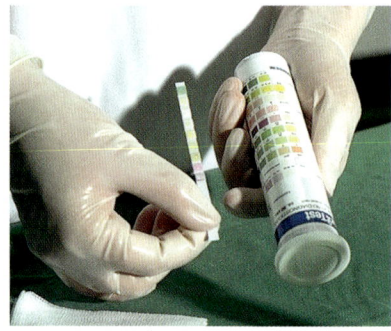

Abb. 5.16: Nach der vom Hersteller vorgegebenen Wartezeit die Testfelder mit der Farbskala auf dem Behälter vergleichen. Zu lange Wartezeiten können das Ergebnis verfälschen.

Epithelzellen sind immer pathologisch und weisen auf eine Nierenschädigung hin
- Krankhaft sind **Keime** wie Bakterien und Trichomonaden.

Urinkultur

Bei Verdacht auf eine *bakterielle* Infektion der Nieren oder der ableitenden Harnwege (☞ 5.5.1 und 5.5.2) dient die **Urinkultur** der Keimzahlbestimmung, der Keimdifferenzierung und der Resistenztestung der Keime gegen Antibiotika.

Heute wird üblicherweise ein fertig vorbereiteter Eintauchnährboden (z. B. Uricult®) in den Urin getaucht und 24 Stunden bei 37 °C bebrütet (☞ Abb. 5.17). Bakterienkolonien sind dann als runde Herde auf dem Nährmedium erkennbar. Ihre Zahl wird anhand einer Vergleichstabelle geschätzt. Bei < 1000 Keimen/ml Mittelstrahlurin liegt meist eine Verunreinigung vor, bei > 100 000 spricht man von einem eindeutig positiven Befund. Befunde in der „Grauzone" dazwischen sollten kurzfristig kontrolliert werden. Bei Katheterurin sind schon 10 000 Keime/ml als pathologisch zu bewerten.

Bei pathologischem Befund wird der Nährboden anschließend in ein bakteriologisches Labor gesandt, das die Keime auf ihre Sensibilität und Resistenz gegenüber Antibiotika testet.

5.4.3 Blutuntersuchung
Kreatinin-Clearance

> **Clearance** (engl. *Klärung*): Plasmamenge, die pro Zeiteinheit von einer bestimmten Substanz befreit, „gereinigt" wird.

Die **Kreatinin-Clearance** wird aus dem Kreatininwert im Blut, dem Urinkreatinin und dem Urinminutenvolumen (24-Stunden-Uringesamtvolumen geteilt durch 1440 Minuten) berechnet. Dies bedeutet, dass hierfür eine Blutabnahme und ein Sammelurin über 24 Stunden erforderlich sind.

Der Normwert der Kreatinin-Clearance sinkt mit zunehmendem Alter (☞ Tab. 5.20). Orientierend kann die Kreatinin-Clearance auch aus entsprechenden Nomogrammen abgelesen werden, wenn Serumkreatinin, Alter und Gewicht der Patientin bekannt sind und der Serumkreatininwert stabil ist.

5.4.4 Sonographie

Die sonographische Untersuchung gibt nicht nur Auskunft über Lage, Größe und Form des Uterus (☞ 4.1.1), sondern auch über das Ausmaß eines Descensus uteri, einer evtl. bestehenden Zystozele (☞ 5.7) und der Abflachung des Urethrablasenwinkels (☞ Abb. 5.2). Dazu setzt der Arzt den Schallkopf bei maximal gefüllter Blase am Damm auf und fordert die Patientin zum Pressen auf.

Um den Ausprägungsgrad der Beckenbodenschwäche zu ermitteln, bittet der Arzt die Patientin, die Muskulatur an-

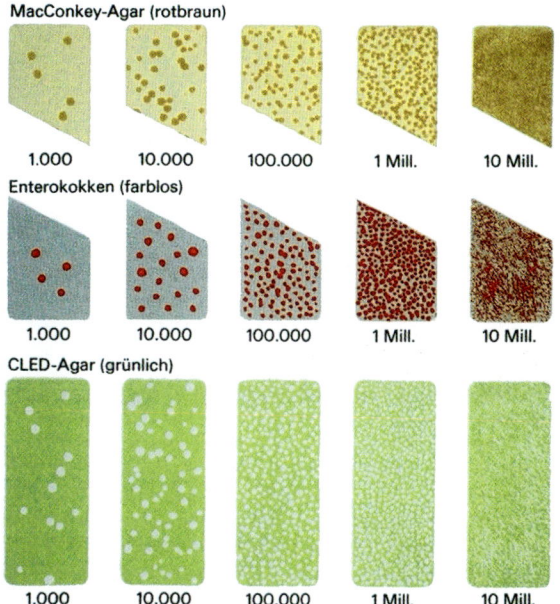

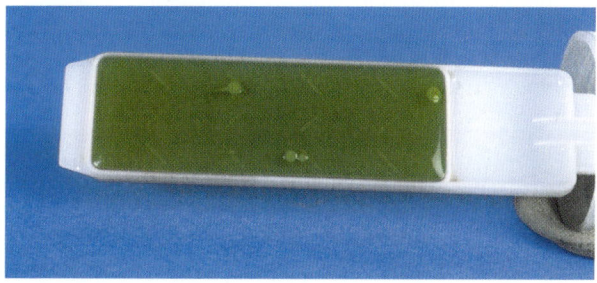

Abb. 5.17: Auf der vom Hersteller des Eintauchnährbodens mitgelieferten Vergleichstafel lässt sich die ungefähre Keimzahl auf dem entsprechenden Nährboden ablesen. Beim hier verwendeten liegt die Keimzahl unter 1 000/ml. [U163, K183]

zuspannen. Je geringer die Beweglichkeit der Muskulatur während des Anspannens ist, desto ausgeprägter ist die Beckenbodenschwäche.

5.4.5 Röntgenuntersuchung
(Laterales) Zystogramm

Bei einem **Zystogramm** wird die Harnblase über einen Katheter (retrograd) mit einem Kontrastmittel gefüllt und die Patientin anschließend einmal in Ruhe und einmal beim maximalen Pressen im Stehen geröngt. Durch diese Untersuchung erhält der Arzt Informationen über die Form der Blasensenkung *(Zystozele)*, den Urethrablasenwinkel (☞ 5.1, Abb. 5.2) und eine mögliche Blasen-Scheidenfistel (☞ 5.6.4).

Da der Einfall der Röntgenstrahlen seitlich erfolgt, wird diese Untersuchung auch *laterales Zystogramm* genannt.

Intravenöses Urogramm

Vor größeren gynäkologischen Operationen wird ein **intravenöses Urogramm** (*i. v.-Pyelogramm*, kurz *i. v. Py*) durchgeführt: Nach Anfertigung einer Abdomenleerauf-

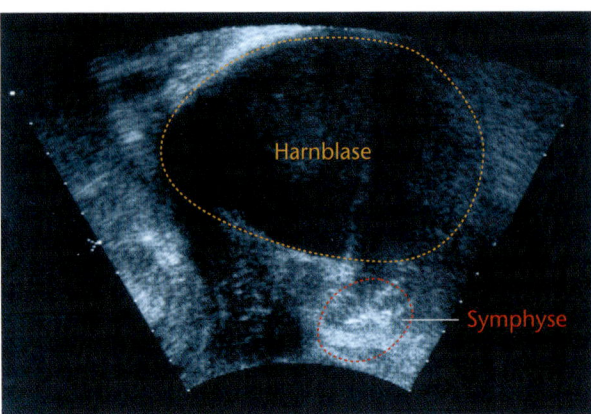
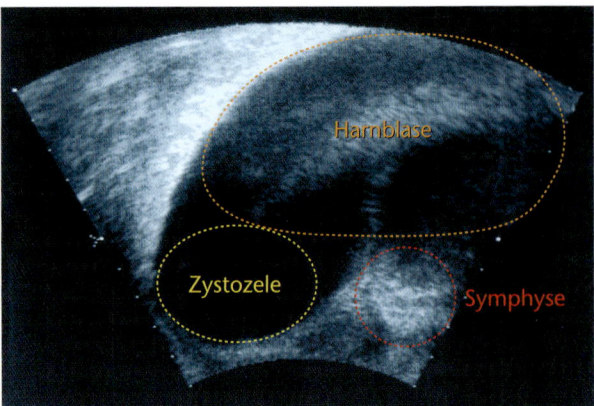

Abb. 5.18 und 5.19: Sonographische Darstellung der Blase in Ruhe (links) und beim Pressen (rechts). Deutlich zu sehen ist das Tiefertreten der Harnblase vor die Symphyse (Zystozele). [T192]

nahme spritzt der Arzt der Patientin in der Röntgenabteilung ein jodhaltiges Kontrastmittel, das durch die Nieren ausgeschieden wird. Fertigt man in bestimmten (z. B. fünfminütigen) Zeitabständen Röntgenbilder, erkennt man von Bild zu Bild, wie sich bereits nach wenigen Minuten kontrastierter Harn im Nierenbecken sammelt und

Kreatinin-Clearance- Formel	Mindestwert für die Kreatinin-Clearance (ml/Min. [ml/Sek.])	
	Alter	Frauen
$C = \dfrac{U}{P} \times V$	< 50 J.	90 (1,5)
	50 – 59 J.	90 (1,5)
U = Urin-Kreatinin	60 – 69 J.	84 (1,4)
P = Serum-Kreatinin	70 – 79 J.	72 (1,2)
V = Urinminutenvolumen	> 80 J.	54 (0,9)

Tab. 5.20: Um auch leichtere Nierenerkrankungen bei (noch) normalem Serumkreatinin zu erkennen, wird die Kreatinin-Clearance berechnet. Das Urinminutenvolumen errechnet sich dabei aus dem 24-Std.-Gesamtvolumen geteilt durch 1440 Minuten.

(bei normaler Nierenfunktion) nach 15–20 Minuten überwiegend in die Blase ausgeschieden wird.

Die Untersuchung ermöglicht eine Aussage über Lage und Funktion der Nieren und zeigt, ob der Harn regelrecht über Nierenbecken, Harnleiter und Blase abfließt oder ob Hindernisse wie z. B. Steine oder Tumoren die Passage beeinträchtigen oder sogar zu einem Harnaufstau führen. Ist die Kontrastmittelausscheidung verlangsamt, z. B. bei einem Steinleiden, sind die ableitenden Harnwege oberhalb des Abflusshindernisses noch nach Stunden darstellbar.

Besonders wichtig für den Operateur sind die Informationen über den Sitz der Nieren und den Verlauf der Harnleiter, um diese während der Operation nicht versehentlich zu verletzen.

Hochgradige Nierenfunktionseinschränkung (Kreatininwert im Blut > 2,5 mg/dl) und Kontrastmittelunverträglichkeiten sind Kontraindikationen dieser Untersuchungen.

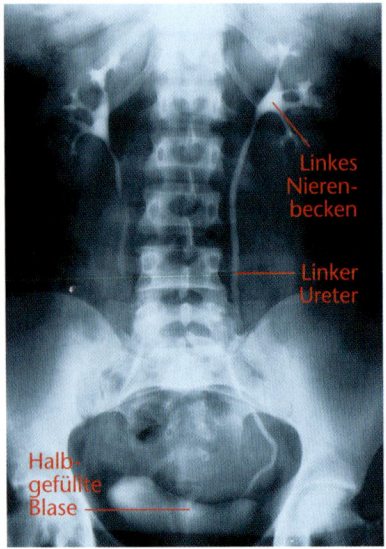

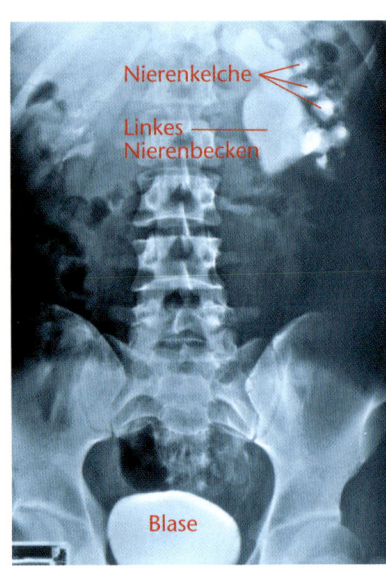

Abb. 5.21 (links): Normalbefund eines i. v.-Urogramms. Erkennbar sind beide Nierenbecken, die Ureteren und das abgeflossene Kontrastmittel in der Blase. [T170]

Abb. 5.22 (rechts): i. v.-Urogramm bei linksseitiger hochgradiger Verengung des Nierenbeckenausgangs (subpelvine Stenose) z. B. durch einen Ureterstein oder einen den Ureter einengenden Tumor. Der linke Ureter stellt sich überhaupt nicht dar, da das Kontrastmittel die Verengung nicht (sichtbar) überwindet. Rechts hat das Kontrastmittel bereits die Niere verlassen und die Blase erreicht. [T196]

Pflege

Die Aufgaben des Pflegepersonals auf der Station bestehen darin, die Patientin durch abführende und entblähende Maßnahmen auf die Untersuchung vorzubereiten:

- Am Vortag der Untersuchung erhält die Patientin milde Abführmittel und leichte Kost, am Untersuchungstag selbst wird die Patientin noch einmal abgeführt. Da Luftüberlagerungen die Darstellung der Harnwege erschweren, erhält die Patientin bei Bedarf entblähende Mittel, z.B. sab simplex®-Tropfen oder -Tabletten
- In den letzten 12 Stunden vor einem i.v.-Urogramm bleibt die Patientin nüchtern.

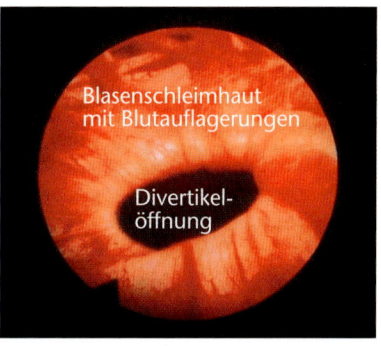

Abb. 5.24 (links): Zystoskopisches Bild eines Blasendivertikels. Ein Blasendivertikel, d.h. eine Ausstülpung der Harnblasenwand, stellt sich endoskopisch als schwarzes Loch dar. [T196]

5.4.6 Zystoskopie

Die **Zystoskopie** *(Blasenspiegelung)* ist eine häufige endoskopische Untersuchung in der Uro-Gynäkologie. Sie erlaubt die Betrachtung der Harnblase von innen und wird bei Verdacht auf einen bösartigen Tumor zum Ausschluss eines Tumoreinbruchs in die Blase oder als diagnostische Maßnahme bei der Harninkontinenz eingesetzt.

Die Untersuchung erfolgt in Steinschnittlage. Zuerst wird die Genitalregion samt Harnröhreneingang desinfiziert, mit einem Schlitztuch abgedeckt und dann auf die Schleimhaut ein Lokalanästhetikum, z.B. Instillagel®, aufgebracht.

Beginnt das Lokalanästhetikum zu wirken, schiebt der Untersucher das Zystoskop in die Blase vor, wobei er die Harnröhre gleich auf Veränderungen betrachtet. Damit sich die Blase voll entfaltet und der Untersucher jeden Winkel der Harnblase beurteilen kann, füllt er sie über das Zystoskop unter Sicht mit 150–200 ml angewärmter Kochsalzlösung auf. Bei der Inspektion achtet er insbesondere auf Größe der Harnblase (normal sind 250–500 ml Fassungsvermögen), Lage und Form der Harnleitermündungen, raumfordernde Prozesse, Blasensteine, Fistelgänge, Vorwölbungen und Ausstülpungen der Blasenwand *(Divertikel)* sowie Schleimhautbeschaffenheit (entzündliche Rötung).

Aufgaben der Pflegenden

Bis auf eine gründliche Intimtoilette vor der Untersuchung ist keine spezielle Vorbereitung notwendig. Vor der Zystoskopie bereiten die Pflegenden das Untersuchungszimmer und die nötigen Materialien vor und reichen sie dem Arzt während der Untersuchung an. Zusätzlich kümmern sie sich um das Befinden der Patientin.

Nach der Untersuchung weisen sie die Patientin darauf hin, dass sie den Arzt oder die Pflegenden auf der Station über Blutbeimengungen im Urin informieren soll.

5.4.7 Urodynamik

Mit Hilfe der **Urodynamik,** zu der die *Uroflowmetrie*, die *Zystomanometrie* und das *Urethradruckprofil* gehören, kann sich der Arzt ein genaues Urteil über das Zusammenspiel von Blasen- und Schließmuskelfunktion bilden. Die Urodynamik genießt heute den höchsten Stellenwert in der Inkontinenzdiagnostik.

Uroflowmetrie

Die **Uroflowmetrie** *(Harnflussmessung)* misst nicht-invasiv die Harnmenge pro Zeiteinheit. Man kann sich den Untersuchungsplatz als Toilette mit Durchflussmesser vorstellen (☞ Abb. 5.25).

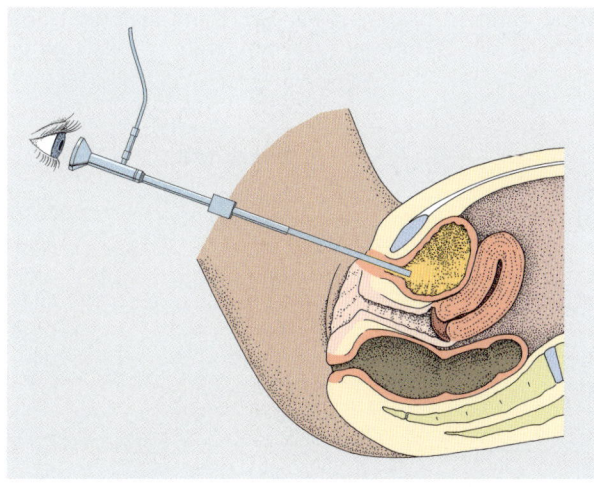

Abb. 5.23: Zystoskopie bei einer Patientin. [A400-190]

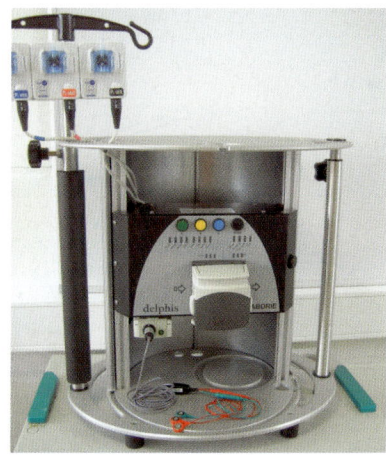

Abb. 5.25 (rechts): Urodynamik-Messplatz *(Miktionsstuhl)* zur Diagnostik von Blasenentleerungsstörungen. Die Messung der Druckverhältnisse in den ableitenden Harnwegen ermöglicht die für eine gezielte Therapie erforderliche genaue Differenzierung der Entleerungsstörung. [T192]

Die Untersuchung ist völlig schmerzlos, die Patientin lässt den Urin lediglich in einen speziellen Trichter. Die Ergebnisse sind am zuverlässigsten, wenn die Patientin ungestört ist, da das Schamgefühl bei vielen Menschen das Wasserlassen „blockiert".

Der **Harnfluss** (*Flowrate*) ist z.B. bei Einengung der Harnröhre vermindert, etwa durch metastasierende Tumoren im kleinen Becken.

Zystomanometrie

Bei der **Zystomanometrie** (kurz *Zystometrie, Blasendruckmessung*) werden Drucksonden in Blase und Darm vorgeschoben und die Blase mit warmer physiologischer Kochsalzlösung gefüllt (die an einem Motor befestigte und dadurch vor dem Herausrutschen geschützte Drucksonde ist zweiläufig; über sie kann die Flüssigkeit retrograd in die Blase fließen).

Während sich die Blase füllt, werden an der sitzenden Patientin der Blaseninnendruck *(intravesikale Druck)* und der *intraabdominelle* (im Darm gemessene) *Druck* kontinuierlich aufgezeichnet und auf einem Papierstreifen ausgedruckt. Die Patientin wird gebeten, mitzuteilen, wann ein erstes Füllungsgefühl einsetzt und wann sie den ersten Harndrang verspürt. Außerdem wird sie alle ein bis zwei Minuten aufgefordert, zu husten. Wird ein unwillkürlicher Harnabgang registriert, vermerkt dies der Arzt auf dem Messstreifen des Manometers.

Ist die Zystomanometrie beendet, entfernt der Arzt die Drucksonden und zeichnet – sofern die Frau auf dem Urodynamik-Stuhl (☞ Abb. 5.25) sitzt – während der Blasenentleerung ein Flow-Profil auf (Uroflowmetrie ☞ links unten). Gleichzeitig prüft er dabei, ob die Frau die Miktion gezielt unterbrechen kann oder nicht.

Wurde die Untersuchung auf dem gynäkologischen Stuhl durchgeführt, wird die Patientin zur Harnentleerung auf die Toilette geschickt. Anschließend bestimmt der Arzt noch sonographisch den Restharn.

Auswertung der Zystomanometrie

Der **intravesikale Druck** setzt sich aus dem intraabdominellen Druck und dem vom Blasenmuskel selbst aufgebauten Druck zusammen. Um zu ermitteln, wie funktionstüchtig der Blasenmuskel ist und ob unwillkürliche Blasenmuskelkontraktionen auftreten, zieht der Arzt vom intravesikalen Druck den intraabdominellen Druck ab; der errechnete Differenzdruck entspricht dem eigentlichen „Blasenmuskeldruck" (☞ Abb. 5.26).

Urethradruckprofil

Beim **Urethradruckprofil** (*Sphinktermanometrie, Urethrometrie*) wird der Druck in der Urethra in Ruhe und während abdomineller Druckerhöhungen (z.B. beim Husten oder Niesen) gemessen. Dies geschieht entweder parallel zur intravesikalen Messung, wenn der Arzt eine Messsonde mit zwei Druckmesspunkten verwendet, oder durch kontinuierliches Herausziehen der Drucksonde aus der Blase mit gleichzeitiger Messung der funktionalen Urethralänge (= Abstand zwischen M. sphincter vesicae und M. sphincter urethrae).

Das Urethradruckprofil ermöglicht eine Einschätzung der Sphinkterfunktion (Verschlussfunktion) der Harnröhre, was der Abgrenzung verschiedener Inkontinenzformen (☞ 5.6) dient.

5.5 Harnwegsinfektionen

Harnwegsinfektion (*Harnwegsinfekt*, kurz *HWI*): Meist bakteriell, selten viral oder parasitär bedingte Entzündung der ableitenden Harnwege, die sich durch häufiges und schmerzhaftes Wasserlassen sowie evtl. durch Fieber, allgemeines Unwohlsein und Nierenlagerklopfschmerz zeigt. Gehört bei Frauen zu den häufigsten bakteriellen Infektionen überhaupt.

5.5.1 Zystitis

Zystitis (Blasenentzündung): Zusammen mit der **Urethritis** (Harnröhrenentzündung) unkomplizierter Harnwegsinfekt. Die oberen Harnwege sind klinisch nicht beteiligt.

Krankheitsentstehung

Meist wandern Bakterien aus dem Darm über die Harnröhre in die Harnblase (*aszendierende* = aufsteigende

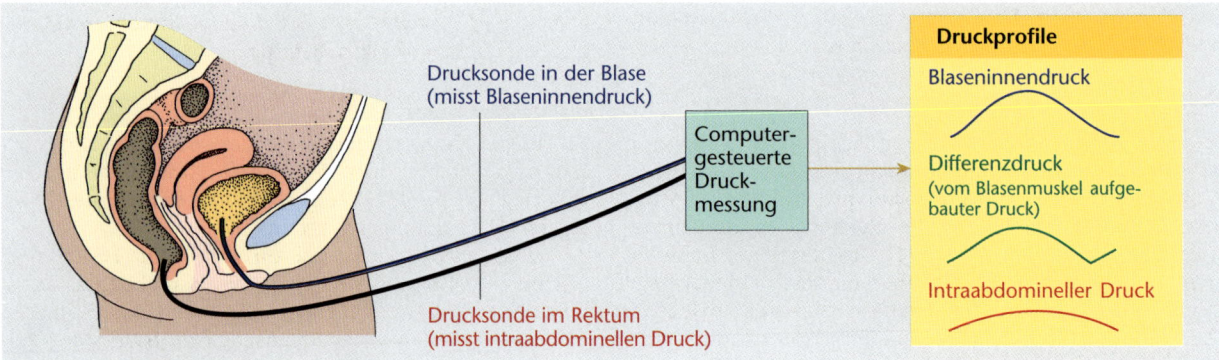

Abb. 5.26: Urodynamische Untersuchung. [A400-190]

Infektion). Wegen der räumlichen Nähe von Darm- und Harnröhrenöffnung und der kurzen Harnröhre sind Frauen wesentlich häufiger von der Erkrankung betroffen als Männer.

Begünstigt wird eine **Zystitis** durch Harnabflussstörungen, Katheterisierung und durch Geschlechtsverkehr. Als weitere auslösende Faktoren sind Kälte, Nässe, Stress und die Menstruation zu nennen.

Symptome und Untersuchungsbefund

Die klinischen Zeichen einer Zystitis können sich innerhalb weniger Stunden entwickeln. Klassisch ist die Symptomkombination aus:

- Häufigem Harndrang alle 10–20 Min. mit jeweils nur geringer Urinmenge *(Pollakisurie)* bis hin zur Harninkontinenz
- Beschwerden beim Wasserlassen wie z. B. Schmerzen oder Brennen *(Dysurie)*
- Evtl. (krampfartigen) Schmerzen oberhalb des Schambeins **(Blasentenesmen).**

Fieber und eine stärkere Beeinträchtigung des Allgemeinbefindens weisen auf eine Mitbeteiligung der oberen Harnwege hin (☞ 5.5.2).

Der körperliche Untersuchungsbefund ist bis auf einen Druckschmerz in der Blasenregion unauffällig.

Diagnostik und Differentialdiagnose

Die Erhebung einer Verdachtsdiagnose ist in der Regel innerhalb von Minuten durch die typische Anamnese und den Streifen-Schnelltest zur Urinuntersuchung (☞ 5.4.2) möglich. Das Testfeld auf Leukozyten reagiert immer, die Testfelder auf Nitrit und Erythrozyten häufig positiv. Beweisend ist der Keimnachweis in der Urinkultur (☞ 5.4.2). Dort zeigt sich bei unkomplizierten Harnwegsinfektionen in etwa 80 % ein Wachstum von *Escherichia coli*.

Im Gegensatz dazu wachsen bei komplizierten, insbesondere nosokomialen (im Krankenhaus erworbenen) Infektionen häufig „Problemkeime" wie z. B. *Pseudomonaden* (gramnegative stäbchenförmige Bakterien) oder *Klebsiellen* (Gruppe von Enterobakterien) oder es liegt eine Mischinfektion mit mehreren Keimen vor.

Abzugrenzen: Reizblase

Die klinischen Zeichen einer Zystitis treten auch bei der sog. **Reizblase** auf, bei der jedoch keine Keime im Urin nachweisbar sind. Als Ursache werden ein Östrogenmangel und vegetative Einflüsse diskutiert.

Behandlungsstrategie

Bei 80 % der Patientinnen ist zur Behandlung der unteren Harnwegsinfektion eine Einmalgabe der Antibiotika Cotrimoxazol (z. B. Cotrim® forte) oder Amoxicillin (etwa in Clamoxyl®) ausreichend. Bei Rezidiven und rezidivgefährdeten Patientinnen (z. B. Diabetikerinnen, Schwangere) müssen die Antibiotika über mindestens sieben Tage gegeben werden, um alle Krankheitserreger abzutöten. Zusätzlich zur Antibiose soll die Patientin reichlich trinken (u. a. auch Blasen- und Nierentee), um die Harnwege durchzuspülen. Bei starken Schmerzen sind zusätzlich

Schmerzmittel und krampflösende Medikamente (z. B. Buscopan®) indiziert.

Der Behandlungserfolg wird eine Woche nach Ende der Antibiotikabehandlung durch eine Urinuntersuchung mit Anlegen einer Kultur gesichert.

Pflege und Patientenberatung

Der Patientin wird erklärt, dass der Infekt nur ausheilen kann, wenn die Antibiotika entsprechend der Arztanordnung (v. a. bezüglich der Therapiedauer) eingenommen werden, da viele Patienten die Antibiotika nach Beschwerdebesserung eigenmächtig absetzen.

Bei rezidivierenden Harnwegsinfekten ohne Vorliegen begünstigender Faktoren wird die Patientin über die allgemeine Lebensführung beraten:

- Evtl. kann ein Gespräch über die richtige Intimhygiene notwendig sein. Ungünstig sind hautreizende Pflegemittel und lange Bäder, die die Haut aufweichen und dadurch das Eindringen von Bakterien begünstigen. Eine Säuberung des Genitalbereiches von vorne nach hinten, also von der Symphyse zum Anus hin, vermindert die Keimeinschleppung aus dem Darm
- Das Waschen des Intimbereichs vor und nach dem Geschlechtsverkehr beugt Harnwegsinfekten ebenso vor wie das prä- und postkoitale Wasserlassen
- Der Patientin wird empfohlen, warme, aber atmungsaktive (Unter-)Wäsche zu tragen, um einem feucht-warmen Klima durch Luftabschluss entgegenzuwirken, in dem Bakterien besonders gut gedeihen. Außerdem sollte sie eine Unterkühlung vermeiden, auf warme Füße achten und nach Möglichkeit Stress abbauen.
- Die Patientin zu reichlichem Trinken (mind. 2 l täglich solange keine Kontraindikationen vorliegen) animieren. Eine hohe Trinkmenge „spült" die Harnwege und schwemmt Bakterien aus. Besonders geeignet sind Tees, die eine Wasserdiurese bewirken, ohne dass es zu einer wesentlichen Elektrolytverschiebung kommt *(Aquaretika)*, z. B. Tees aus Goldrute, Ackerschachtelhalm, Birke oder Brennnessel
- Die Patientin dazu anhalten, bei bestehendem Harndrang sofort die Toilette aufzusuchen, auch wenn sie dabei auf Hilfe angewiesen ist. Diese Maßnahme verhindert ein Aufsteigen der Infektion
- Körpertemperatur regelmäßig kontrollieren.
- Lokal Wärme zur Beschwerdelinderung applizieren (vorher ärztliche Genehmigung einholen), z. B. heiße Bauchwickel oder feucht-heiße Dampfkompressen (☞ 4.3.2). Bewährt haben sich auch **Kirschkernkissen** oder eine **Heublumenpackung.**

Zubereitung einer Heublumenpackung

In einigen Krankenhäusern werden Heublumenpackungen angewendet. Diese Maßnahme kann der Patientin jedoch auch für zu Hause empfohlen bzw. in der häuslichen Pflege durchgeführt werden:

- Ein Baumwollbeutel wird zur Hälfte mit Heublumen gefüllt. Nicht zu viel Inhalt in den Beutel geben, damit er nach dem Aufquellen nicht zu prall wird, sondern sich weich an den Körper anschmiegt. Stoffbeutel verschließen
- Wasser in einen Kochtopf mit Einsatz füllen und auf-

kochen lassen (für einen Kochtopf ohne Einsatz Sieb verwenden). Den Heublumensack ca. 30 Min. von dem heißen Dampf durchfeuchten lassen, dann so heiß wie möglich (nach Temperaturkontrolle am Handgelenk) in ein Handtuch einwickeln und der Patientin auf den Bauch legen. Mit einem Baumwolltuch abdecken und für ca. 30 Min. liegen lassen bzw. solange, wie die Patientin die Auflage als warm empfindet. Nach der Anwendung Patientin 30 Min. nachruhen lassen

• Der Heublumensack kann für dieselbe Patientin 4–5 mal wieder verwendet werden. Nach Gebrauch auf dem Wäscheständer luftig trocknen lassen.

> **! Vorsicht**
>
> Zeigt die Patientin allergische Reaktionen bzw. empfindet sie die Heublumenpackung als unangenehm, wird sie sofort entfernt. Lokale Wärme darf nicht angewendet werden bei Patientinnen mit Temperaturempfindungsstörungen.

Prognose

Die unkomplizierte Harnwegsinfektion heilt in der Regel folgenlos aus.

Bei wiederholten Harnwegsinfekten der Frau außerhalb der Schwangerschaft muss abgeklärt werden, ob begünstigende Faktoren wie z. B. Abflusshindernisse oder ein Diabetes mellitus vorliegen.

5.5.2 Akute Pyelonephritis

> **Pyelonephritis** *(Nieren- und Nierenbeckenentzündung)*: Meist bakteriell bedingte Entzündung des Nierenbeckens und Nierenparenchyms.

Krankheitsentstehung

Die **akute Pyelonephritis** entsteht in erster Linie infolge eines Aufsteigens von bakteriellen Erregern einer Zystitis (☞ 5.5.1) in das Nierenbecken. Dies ist insbesondere bei chronischen Harnwegsinfekten, Vorliegen von Nierensteinen und bei abwehrgeschwächten Patientinnen (nach Operationen, Chemotherapie) der Fall. Auch in der Schwangerschaft und im Wochenbett kann es durch die Weitstellung der Harnleiter leichter zum Aufsteigen der Infektion kommen.

Symptome und Untersuchungsbefund

Im Vordergrund steht auch hier die schmerzhafte Miktion mit Beschwerden, wobei die Symptome ausgeprägter sind als bei einer Zystitis:

• Die Patientin hat Fieber und ist in ihrem Allgemeinbefinden stark beeinträchtigt. Oft bestehen Übelkeit und Erbrechen

• Ein oder beide Nierenlager sind klopfschmerzhaft. Häufig klagen Patientinnen schon in Ruhe über Rücken- oder Flankenschmerzen.

Diagnostik und Differentialdiagnose

Ebenso wie bei der Zystitis wird die Diagnose anhand des klinischen Bildes, der Urinuntersuchung und der Urinkultur gestellt. Zur Ursachenklärung und um etwaige Komplikationen rechtzeitig zu erfassen, sind darüber hinaus erforderlich:

• Blutuntersuchung: Blutbild (Leukozytose?), BSG, Kreatininbestimmung (Nierenfunktionsverschlechterung?)

• Sonographie der Nieren: Größe der Nieren?, Harnaufstau?, Nierensteine?

• Suche nach begünstigenden Erkrankungen: Röntgenleeraufnahme (kalkhaltige Steine?), evtl. i. v.-Urogramm zum Ausschluss von Abflussbehinderungen z. B. durch Steine.

Behandlungsstrategie

Die intravenöse **Antibiotikatherapie** beginnt sofort nach Abnahme der Urinkultur und dauert mindestens sieben Tage. Je nach Antibiogramm (☞ 3.5.1, Abb. 3.10) ist eventuell eine Umstellung auf ein anderes Antibiotikum erforderlich. Zum Einsatz kommen häufig Ampicilline, z. B. Pen-Bristol® oder Unacid®, und Cefalosporine, etwa Zinacef®. Nach Beendigung der intravenösen Therapie ist manchmal eine weitere Behandlung mit oralen Antibiotika angezeigt.

Pflege

Zusätzlich zu den Maßnahmen bei Zystitis sind erforderlich:

• Die Patientin Bettruhe einhalten lassen und ebenfalls zu reichlichem Trinken (mind. 3 l täglich) animieren

• Flüssigkeitsbilanzierung durchführen, um ein drohendes akutes Nierenversagen frühzeitig zu erkennen.

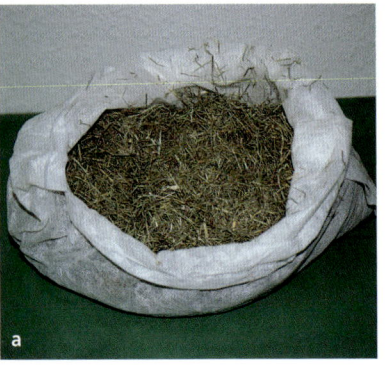

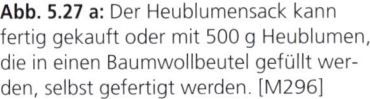

Abb. 5.27 a: Der Heublumensack kann fertig gekauft oder mit 500 g Heublumen, die in einen Baumwollbeutel gefüllt werden, selbst gefertigt werden. [M296]

Abb. 5.27 b: Die Auflage nicht direkt auf die Haut legen, sondern in ein Tuch einschlagen. Ansonsten besteht Verbrennungsgefahr. [M296]

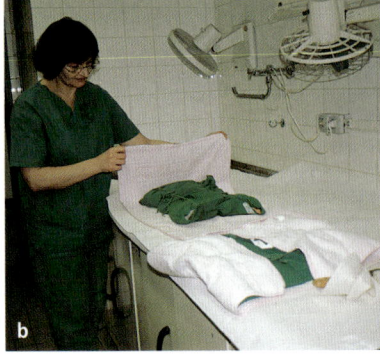

5.6 Harninkontinenz

Physiologische Blasenentleerung ☞ 5.1

> **Harninkontinenz**: Unwillkürlicher Urinabgang. Unterteilt in:
> - **Relative Harninkontinenz,** bei der es nur unter bestimmten Umständen, z. B. beim Husten, zum ungewollten Urinabgang kommt
> - **Absolute Harninkontinenz** mit ständigem Urinverlust.

Harnblase und Blasenschließmuskulatur bilden eine funktionelle Einheit (☞ 5.1), die bei der Harninkontinenz gestört ist. Je nach Ursache der Störung werden unterschiedliche Inkontinenzformen unterschieden.

5.6.1 Urgeinkontinenz

> **Urgeinkontinenz** *(Dranginkontinenz)*: Zwanghafter Harndrang schon bei geringer Blasenfüllung. Sie wird unterteilt in die *ungehemmte neuropathische Blase*, die *motorische* und die *sensorische Urgeinkontinenz.*

Krankheitsentstehung
Ungehemmte neuropathische Blase
Ursache der **ungehemmten neuropathischen Blase** ist der Verlust der bewussten Kontrolle des Miktionszentrums im Gehirn, z. B. bei der Demenz, beim Schlaganfall, beim Morbus Parkinson, bei der Multiplen Sklerose oder bei einem Hirntumor.

Motorische Urgeinkontinenz
Die **motorische Urgeinkontinenz** ist Folge einer Übererregbarkeit des *M. detrusor vesicae* aufgrund psychovegetativer Belastungen, z. B. Angst vor einer Prüfung. Es kommt zu einer vermehrten Adrenalinausschüttung, die den Tonus des M. detrusor vesicae erhöht mit der Folge einer verminderten Blasenkapazität. Manchmal ist der Harndrang trotz geringer Harnmenge so groß, dass unwillkürlich Urin abgeht. Bei älteren Frauen kann auch eine Detrusordegeneration Ursache der motorischen Urgeinkontinenz sein (📖 3).

Sensorische Urgeinkontinenz
Die **sensorische Urgeinkontinenz** basiert auf einer Blasenhypersensibilität aufgrund bakterieller Entzündungen (z. B. einer Harnwegsinfektion), pathologischer Prozesse der Blasenwand bzw. -schleimhaut, von Blasensteinen und Blasentumoren.

Sie ist Folge einer reflektorischen Öffnung des unwillkürlichen Verschlusses der inneren Harnröhrenmündung *(M. sphincter vesicae)* mit nachfolgender Relaxation des willkürlichen Schließmuskels *(M. sphincter urethrae)*, ohne dass sich die glatte Muskulatur der Blasenwand *(M. detrusor vesicae)* kontrahiert hätte. Nach dieser reflektorischen Öffnung kann es aber durchaus noch zu einer Detrusorkontraktion und damit zu einer aktiven Blasenentleerung kommen.

Symptome, Untersuchungsbefund und Diagnostik
Die Patientinnen berichten typischerweise über einen plötzlich einsetzenden, nicht unterdrückbaren *(imperativen)* Harndrang, so dass die Toilette oft nicht mehr rechtzeitig aufgesucht werden kann.

Neben Ausschluss einer Harnwegsinfektion durch eine Urinuntersuchung (☞ 5.4.2) ist auch eine Zystoskopie (☞ 5.4.6) Bestandteil der Diagnostik, da hier eventuell vorliegende Blasensteine erkannt werden. Wichtigstes diagnostisches Hilfsmittel zur Erkennung der Urgeinkontinenz ist die urodynamische Untersuchung (☞ 5.4.7): Auf der Druckkurve werden die unwillkürlichen Kontraktionen der Muskulatur, die für eine Urgeinkontinenz typisch sind, gut dargestellt.

Behandlungsstrategie
Bei bestehendem Harnwegsinfekt (☞ 5.5) oder Blasensteinen wird zunächst die Grundkrankheit behandelt. Häufig verschwindet die Urgeinkontinenz nach Therapie der zugrunde liegenden Erkrankung.

Bei einer idiopathischen Urgeinkontinenz (d. h., es konnte keine Ursache gefunden werden) hilft in leichteren Fällen ein Toiletten-(Kontinenz-)Training (☞ 5.2.4). Ansonsten steht die medikamentöse Therapie im Vordergrund. Zur Entlastung der Blase dienen krampflösende Schmerzmittel *(Spasmoanalgetika)*, z. B. N-Butylscopolamin in Buscopan®, oder direkte Muskelrelaxantien, z. B. Propiverin in Mictonorm®. Auch am Zentralnervensystem angreifende Medikamente sind wirksam, z. B. trizyklische Antidepressiva, etwa Tofranil®.

5.6.2 Stressinkontinenz

> **Stressinkontinenz:** Unwillkürlicher Harnabgang durch eine Schwäche des willkürlichen Schließmuskels. Sie tritt meist unter körperlicher Belastung auf.

Krankheitsentstehung
Die Ursache der **Stressinkontinenz** liegt in einer Senkung des Beckenbodens mit Abflachung des Urethrablasenwinkels (☞ Abb. 5.2) durch eine Schwäche der Muskulatur. Insbesondere Geburten führen zu einer Beeinträchtigung der Muskulatur und Schädigung des N. pudendus (☞ 5.1) und damit zu einer Beckenbodenschwäche. Diese macht sich in der Regel aber erst nach der Menopause bemerkbar, wenn die weiblichen Sexualhormone wegfallen und der Östrogenmangel zu einer Atrophie des Urogenitaltraktes und der Beckenbodenmuskulatur führt. Abhängig von der Beschaffenheit des Beckenbodens und der Aufhängeapparate von Harnblase und Uterus kommt es dann zu einem Descensus uteri mit oder ohne Zystozele mit unwillkürlichem Harnabgang.

Grad I	Urinabgang nur in aufrechter Haltung bei starkem Husten, Niesen oder Lachen
Grad II	Urinabgang in aufrechter Haltung bereits bei leichter körperlicher Anstrengung (Treppensteigen, Laufen, Tragen)
Grad III	Urinabgang auch im Stehen oder Liegen

Tab. 5.28: Schweregradeinteilung bei der Stressinkontinenz

Symptome, Untersuchungsbefund und Diagnostik

Bei Erhöhung des intraabdominellen Drucks, z.B. beim Husten, Niesen oder Heben, gehen kleine Urinmengen ab. Es werden drei Schweregrade unterschieden.

Über die Spiegeluntersuchung kann der Arzt das Ausmaß eines Descensus uteri (☞ 5.7) feststellen.

Der Urethrablasenwinkel wird sonographisch (☞ 5.4.4) oder radiologisch mit dem lateralen Zystogramm (☞ 5.4.5) beurteilt. Um zwischen einer Urge- und einer Stressinkontinenz zu differenzieren, werden urodynamische Untersuchungen (☞ 5.4.7) durchgeführt. Mit ihrer Hilfe kann der Arzt den Schweregrad der Inkontinenz objektivieren und messtechnisch bestimmen.

Behandlungsstrategie

Bei Östrogenmangel wird eine systemische Östrogentherapie (kombiniert mit Gestagenen, z.B. Presomen comp.®) oder eine lokale Therapie mit Vaginaltabletten (Ovestin®) durchgeführt. Neben der Beckenbodengymnastik und der Gewichtsreduktion stellen aber die operativen Verfahren bei Stressinkontinenz die wichtigste Behandlungsmöglichkeit dar.

Bei den meisten Operationsverfahren wird versucht, die korrekten anatomischen Verhältnisse bei einer Blasensenkung wiederherzustellen. Hierzu können entweder von der Scheide her (vaginal) oder von den Bauchdecken her (abdominal) Haltebänder oder Fäden gelegt werden, die die Scheide nach vorne (Richtung Symphyse) ziehen, und damit den Blasenboden wieder anheben. Zur Anwendung kommen Bänder, die z.B. hinter der Symphyse (z.B. TVT®-Band) oder durch das Foramen obturatum

ausgeleitet werden, und sich durch die spezielle Struktur des Bandes im Gewebe selbsttätig verankern.

Ebenso ist bei sehr schlaffer Harnröhre (hypotoner Urethra) die Umspritzung der Harnröhre z.B. mit Hyaluronsäure (Zuidex®) möglich.

Therapie bei Descensus uteri ☞ *5.7*
Konservative Therapiemöglichkeiten ☞ *5.2.4*

5.6.3 Überlaufinkontinenz

> **Überlaufinkontinenz**: Unwillkürlicher Urinabgang bei übervoller Blase und überdehnter Blasenwand.

Krankheitsentstehung und Symptome

Bei Verengung des Blasenausgangs, etwa durch einen metastasierenden Tumor im kleinen Becken, weitet sich die Blase aus und kann sich nicht mehr zusammenziehen. Bei maximaler Füllung „läuft die Blase über", und es entsteht eine **obstruktive Überlaufinkontinenz**. Auch Medikamente (z.B. Spasmolytika, Antidepressiva) sowie eine Spinalanästhesie (bewirkt eine Parasympathikusblockade im Beckenbereich, so dass die Patientinnen keinen Harndrang verspüren) oder Stoffwechselerkrankungen wie der Diabetes mellitus können zur Harnretention bis hin zur Überlaufinkontinenz führen **(funktionelle Überlaufinkontinenz)**.

Behandlungsstrategie und Pflege

Bei der obstruktiven Überlaufinkontinenz schafft die Sicherung der Harnableitung Abhilfe, zum Beispiel indem ein suprapubischer oder transurethraler Katheter gelegt wird. Manchmal ist auch die operative Sanierung des Blasenausgangs notwendig. Bei der funktionellen Überlaufinkontinenz werden die Frauen zum Wasserlassen aufgefordert, auch wenn sie keinen Harndrang verspüren. Gelingt die spontane Harnentleerung nicht, wird intermittierend einmalkatheterisiert.

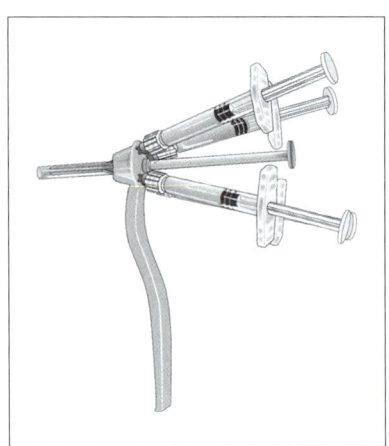

Abb. 5.29: Zuidex-Applikator. [T192]

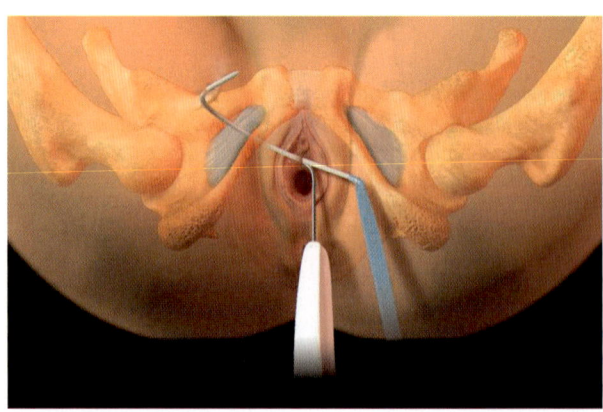

Abb. 5.30: Obturatorband. [V135]

5.6.4 Blasen-Scheidenfistel

> **Blasen-Scheidenfistel:** Pathologischer Verbindungsgang zwischen Harnblase und Scheidenvorderwand.

Krankheitsentstehung

Fisteln zwischen Blase und Scheide können nach Operationen, nach Bestrahlungen und nach schweren, langverlaufenden Geburten entstehen. Auch bei Tumoren des Blasenbodens oder der Vagina kann es zur Fistelbildung zwischen den beiden Organen kommen.

Symptome, Untersuchungsbefund und Diagnostik

Die Patientin bemerkt einen ständigen Urinabgang unabhängig von der körperlichen Belastung. Können die Fistelgänge nicht bereits bei der Spekulumeinstellung oder Zystoskopie (☞ 5.4.6) gesehen werden und besteht der Verdacht auf eine Blasen-Scheidenfistel, wird die Harnblase retrograd über einen Katheter mit blauem Farbstoff (Methylenblau) aufgefüllt und ein weißer Mulltupfer in die Vagina eingebracht, welcher sich bei positivem Befund blau färbt. Eine Kontrastmitteldarstellung der Fistelgänge im lateralen Zystogramm (☞ 5.4.5) ist ebenfalls möglich.

Behandlungsstrategie

Die Fistelsanierung setzt immer einen operativen Eingriff voraus. Hierbei muss der Fistelgang oder das Gangsystem vollständig und mit genügendem Sicherheitssaum reseziert werden. Dann erfolgt eine Rekonstruktion von Blase und Scheide, was bei Tumoren allerdings schwierig bis unmöglich sein kann.

Pflege

Die postoperative Pflege ist vom Ausmaß der Operation abhängig. Während nach der Resektion kleiner Fistelgänge ohne Tumorbeteiligung weder eine Drainage noch eine Tamponade liegt, sind nach der Tumorresektion nicht nur multiple Drainagen, sondern auch eine vaginale Tamponade für 24 Stunden und ein Dauerkatheter notwendig.

Kleine vaginale Wunden werden mit 2–3 Stichen verschlossen. Nach einer Tumorentfernung liegt in der Regel eine große abdominelle Naht vor. Die Pflege der Patientinnen entspricht der nach abdomineller Hysterektomie (☞ 4.5.4 und Tab. 4.12).

5.7 Descensus uteri und Uterusprolaps

Häufiges Symptom bei **Descensus uteri** und Uterusprolaps ist die Harninkontinenz, weswegen diese gynäkologischen Erkrankungen in diesem Kapitel abgehandelt werden.

> **Descensus uteri:** Gebärmuttersenkung. Tiefertreten des Uterus und meist auch der Vaginalwände (Descensus uteri et vaginae) aufgrund einer Schwäche des bindegewebigen Halteapparates (☞ 5.32).
>
> **Uterusprolaps:** Gebärmuttervorfall. Schwerste Form des Descensus uteri mit „Umstülpung" der Vagina. Beim Partialprolaps sinken die Vaginalwände und der Uterus teilweise, beim Totalprolaps vollständig vor die Vulva.

Krankheitsentstehung

Dem Descensus uteri liegt ein Missverhältnis zwischen Belastbarkeit und tatsächlicher Belastung des Beckenbodens zugrunde. Hier sind vor allem körperliche Anstrengung (z. B. schweres Heben), Übergewicht und Geburten im Zusammenspiel mit anlagebedingter Bindegewebsschwäche zu nennen.

Durch die bindegewebige Verbindung von Uterus und Vagina mit Harnblase und Rektum können diese Organe beim Descensus uteri mit heruntergezogen werden. Dann führt der Descensus der *vorderen* Vaginalwand zur Entstehung einer **Zystozele** (☞ Abb. 5.19) und der Descensus der *hinteren* Scheidenwand zur Bildung einer **Rektozele**; die Kombination heißt **Zysto-Rektozele.**

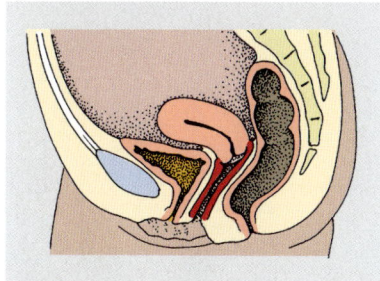

Abb. 5.31: Physiologische Lage der Beckenorgane zueinander. [A400-190]

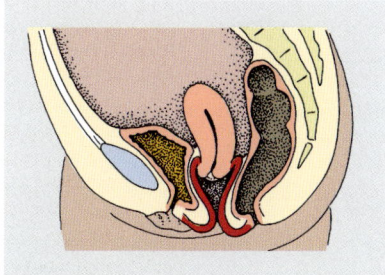

Abb. 5.32: Beginnender Descensus uteri. Der Uterus tritt tiefer. Es kommt meist auch zu einer Zystozele, Rektozele oder Zysto-Rektozele. [A400-190]

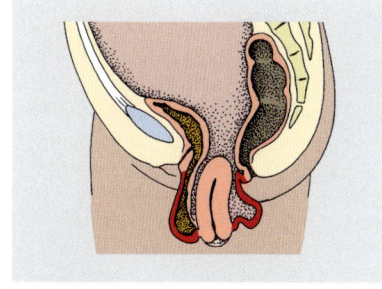

Abb. 5.33: Totalprolaps des Uterus mit „Umstülpung" der Vagina. [A400-190]

Symptome, Untersuchungsbefund und Diagnostik

Viele Patientinnen haben überhaupt keine Beschwerden. Hauptsymptome des Descensus uteri sind:

- Druckgefühl nach unten („ich meine immer, mir würde alles da unten rausfallen")
- Uncharakteristische Schmerzen in Unterbauch und Kreuz
- Fluor, da Scheidenwände und Zervix häufig gereizt oder entzündet sind
- Harnwegsinfekte und Obstipation durch deszensusbedingte Veränderungen an Blase und Darm, wie z. B. Abknickung der Urethra
- Harninkontinenz (☞ 5.6), zunächst nur bei körperlicher Anstrengung, später evtl. so stark, dass sich die Patientin kaum noch in Gesellschaft wagt
- Geh- und Sitzbehinderung
- Schleimhautulzerationen an prolabiertem Uterus und Vaginalwänden mit z. T. blutigem Ausfluss.

Die Diagnosestellung erfolgt durch die gynäkologische Untersuchung, bei der das Tiefertreten des Uterus sichtbar wird. Beim Pressen kommt es oft zum unwillkürlichen Urinverlust. Technische Untersuchungen, in erster Linie urodynamische Druckmessungen (☞ 5.4.7) und röntgenologische Darstellungen der Harnwege (☞ 5.4.5), dienen der Findung der geeigneten Therapie.

Behandlungsstrategie

Besteht nur eine leichte Harninkontinenz, können Beckenbodengymnastik (☞ 5.2.5 und Abb. 5.11) und – bei älteren Frauen mit Östrogenmangel – die lokale oder systemische Gabe von Östrogenen (in Kombination mit Gestagenen, z. B. Presomen® 0,6 comp.) ausreichend sein.

Bereitet die (Stress-)Inkontinenz größere Probleme, kann der Urethrablasenwinkel durch die abdominell durchgeführte **Operation nach Marschall-Marchetti** oder durch die **Operation nach Burch** wiederhergestellt werden. Dabei werden Urethra und Harnblase an der Symphyse fixiert.

Ist abzusehen, dass die Operation nach Marshall-Marchetti oder Burch die Probleme der Frau nicht ausreichend behebt, wird bei abgeschlossener Familienplanung

in der Regel eine vaginale Hysterektomie (☞ 4.5.4) durchgeführt. Daran schließt sich dann eine *vordere* und *hintere Scheidenplastik* (**Kolporraphie**) an, um den Stützmechanismus des Beckenbodens wiederherzustellen: Bei einer Zystozele wird die vordere Scheidenwand angehoben, um den Urethrablasenwinkel zu rekonstruieren, bei Vorliegen einer Rektozele die hintere Scheidenwand. In den meisten Fällen ist jedoch eine vordere und hintere Scheidenplastik notwendig. Bei älteren Patientinnen, die keinen Geschlechtsverkehr mehr haben, kann in Ausnahmefällen der Scheideneingang ohne Gebärmutterentfernung verschlossen werden (**Kolpokleisis**), um das Operationsrisiko möglichst gering zu halten.

Ist die Patientin inoperabel oder stimmt sie einer Operation nicht zu, kann ein der Scheidengröße angepasstes **Pessar** (☞ Abb. 5.34) aus Hartgummi oder Silikon in die Scheide eingelegt werden, um den Uterus in seiner anatomischen Lage zu halten. Hierbei ist zwischen Modellen zu unterscheiden, die nur alle 4–6 Wochen vom Arzt gewechselt werden und häufig zu Druckulzera führen, und Silikon-Modellen, die die Patientin täglich abends herausnimmt und selbst wieder einsetzen kann.

Außerdem besteht die Möglichkeit, einen **Vaginalring,** z. B. Estring®, einzulegen, bei dem es sich um ein Hormondepot in Form eines Silikonrings handelt. Er gibt ständig kleine Mengen Östrogen ab, wodurch das umliegende Gewebe wieder elastischer wird und sich das Oberflächenepithel der Vagina verdickt. Nach einer Studie seien sogar alle altersbedingten Rückbildungen einschließlich der Stressinkontinenz zurückgegangen. Nach drei Monaten ist das Hormondepot aufgebraucht und der weiche Ring wird gewechselt.

Pflege und Patientenberatung bei Descensus uteri

Pflege vor und nach gynäkologischen Operationen ☞ 2.2

Pflege vor und nach Operationen an den Geschlechtsorganen ☞ 4.2

Pflege bei Hysterektomie ☞ 4.5.4

In leichteren Fällen kann durch Gewichtsabnahme (verringert die Belastung des Beckenbodens) und konsequen-

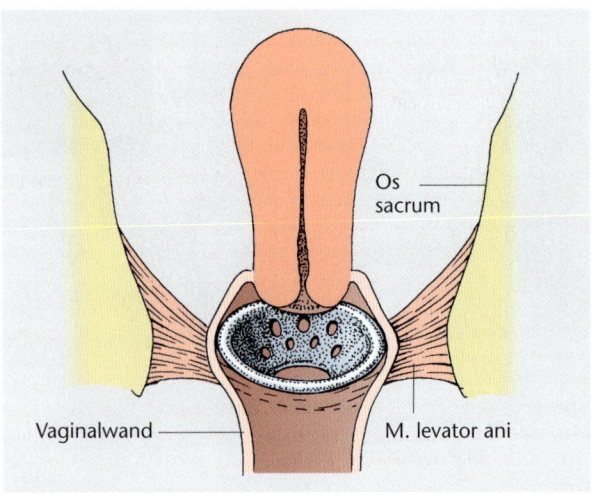

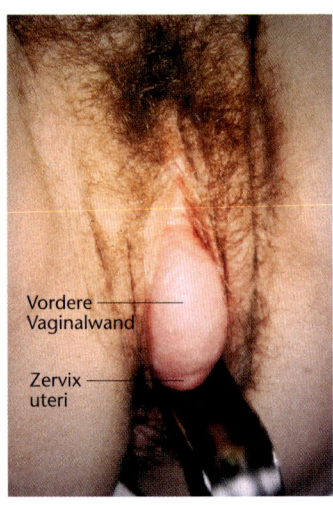

Abb. 5.34 (links): Lage eines Pessars in der Vagina. Es ist in der Levatormuskulatur verankert und fixiert den Uterus in seiner physiologischen Position. [A400-190]

Abb. 5.35 (rechts): Uterusprolaps. Beim Uterusprolaps wird die Scheidenwand schon durch leichtes Pressen (z. B. während der Defäkation) herausgedrückt. [T194]

te, über Monate durchgeführte **Beckenbodengymnastik** eine Operation vermieden werden:

- Patientin zum Durchhalten der Gymnastik (☞ 5.2.5) motivieren. Der Erfolg stellt sich erst nach Wochen oder Monaten ein, und auch danach ist es wichtig, weiterhin einzelne Übungen in den Alltag zu integrieren. Ein sehr effektives und simples Verfahren ist z. B. die mehrmalige Unterbrechung des Harnstrahls während der Miktion
- Patientin zur Benutzung von *Konen* (Scheidenkegeln ☞ Abb. 5.36) anleiten. Die Konen werden, vergleichbar einem Tampon, in die Vagina eingeführt. Durch das Gewicht des Konus wird die Beckenbodenmuskulatur sensorisch gereizt, und sie zieht sich zusammen. Dies verhindert das Herausfallen der Konen. Bei konsequenter Anwendung können schon nach wenigen Wochen immer schwerer werdende Konen gehalten werden. Mit den Konen soll im Stehen und Gehen, aber auch beim Husten, Niesen oder Lachen geübt werden.

Prognose

Die Prognose des Descensus uteri ist insgesamt gut. Allerdings erleidet auch bei geeigneter und individuell abgestimmter Operation fast ein Drittel der Patientinnen eine Rezidiv-Harninkontinenz.

Literatur und Kontaktadressen

📖 Literaturnachweis

1. Cramer, Axel et al.: Hygiene – fit für die Prüfung und danach. Elsevier, Urban & Fischer Verlag, München 2004

2. Sachsenmaier, B.: Hautschutz ist unverzichtbar. In: Heilberufe spezial: Harninkontinenz 7/2004, S. 42

3. Goepel et. al: Harninkontinenz im Alter. In: Deutsches Ärzteblatt 40/2002, S. 2093–2099

Vertiefende Literatur

Bähr, R.: Produktkunde. Individuelle Inkontinenzversorgung, Teil 1. In: Heilberufe 10/2004, S. 46–49

Baumann, A.; Beier, J.: Pflege ist mehr als die Versorgung mit Hilfsmitteln. Konservative Therapiemaßnahmen bei

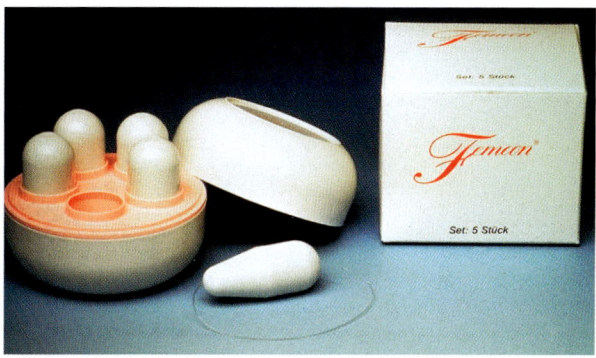

Abb. 5.36: Set von Vaginalkonen zum Training der Beckenbodenmuskulatur. [T181]

Harninkontinenz. In: Pflegezeitschrift 10/2004, S. 715–719

Devreese, A.: Beckenbodentraining bei Inkontinenz. In: Heilberufe 7/2004, S. 24–26

Füsgen, I.: Prävention von Harninkontinenz. Risikofaktoren rechtzeitig erkennen. In: Pflegen Ambulant 4/2004, S. 13–15

Kapp, H.: Individuelle Inkontinenzversorgung. Inkontinenzhilfsmittel und deren Anlegetechnik. In: Heilberufe 11/2004, S. 45–49

Mair, D.: Miktions- und Toilettentraining. Durch Verhaltensänderung zur Kontinenz. In: Pflegen Ambulant 7/2004, S. 44–46

Schwartz, F.: Inkontinenz-Assessment. Professionelle Beratung in der Inkontinenz-Sprechstunde. In: Die Schwester/Der Pfleger 8/2003, S. 588–590

✉ Kontaktadressen

1. Robert Koch-Institut (RKI), Nordufer 20, 13353 Berlin, Tel.: 018/754-0, www.rki.de

2. Selbsthilfeverband Inkontinenz e.V., Bahnhofstr. 14, 86150 Augsburg, Tel.: 040/7456822, info@selbsthilfe-inkontinenz.org

3. Deutsche Kontinenzgesellschaft e.V., Friedrich-Ebert-Straße 124, 34119 Kassel, Tel.: 0561780604, www.gih.de

Wiederholungsfragen

1. Wie läuft der Prozess der Blasenentleerung ab? (☞ 5.1)

2. Wie wird eine Frau katheterisiert? (☞ 5.2.3)

3. Was ist bei der Pflege einer Frau mit Dauerkatheter zu beachten? (☞ 5.2.3)

4. Worauf ist bei der Pflege einer Patientin mit Inkontinenz zu achten und wie wird sie beraten? (☞ 5.2.4)

5. Welche Empfehlungen können die Pflegenden einer Patientin mit Inkontinenz bezüglich der Beckenbodengymnastik geben? (☞ 5.2.5)

6. Welches sind die Hauptbeschwerden und Leitsymptome bei gynäkologisch-urologischen Erkrankungen? (☞ 5.3.1–5.3.3)

7. Welche Aufgaben haben die Pflegenden vor einem intravenösen Urogramm? (☞ 5.4.5)

8. Wie können die Pflegenden eine Frau beraten, die unter einer Zystitis leidet? (☞ 5.5.1)

9. Welche Formen der Inkontinenz gibt es? (☞ 5.6.1–5.6.3)

10. Wie wird eine Frau mit Descensus uteri gepflegt und beraten? (☞ 5.7)

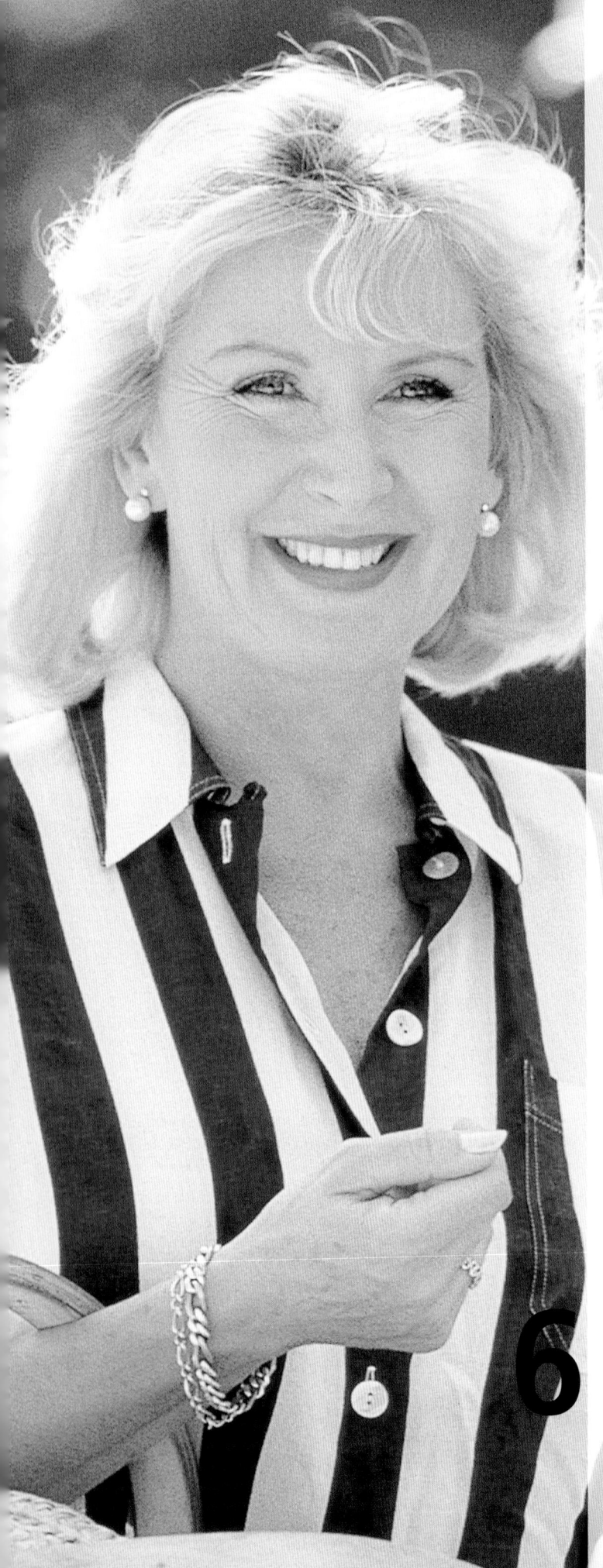

6

Pflege in Klimakterium und Senium

6.1 Physiologische Veränderungen im Klimakterium

> **Klimakterium** (der Frau): Wechseljahre (der Frau). Lebensphase der Frau zwischen dem Ende der Fortpflanzungsfähigkeit (also mit Beginn der nachlassenden Ovarialfunktion etwa ab dem 45. Lebensjahr) und dem Senium. Unterteilt in *Prämenopause* und *Postmenopause*.
>
> **Prämenopause:** Zeitraum zwischen dem Ende der Fortpflanzungsfähigkeit und der Menopause mit oft unregelmäßig auftretenden Abbruchblutungen.
>
> **Menopause** *(Menopausenblutung)*: Zeitpunkt der letzten Menstruationsblutung infolge der nachlassenden Ovarialfunktion (in unserem Kulturkreis etwa zwischen dem 50. und 55. Lebensjahr).
>
> **Postmenopause:** Zeit nach der Menopause.
>
> **Senium:** Greisenalter; Zeit etwa ab dem 60. Lebensjahr.

Etwa mit dem 45. Lebensjahr lässt die Funktion der Ovarien zunehmend nach. Obwohl von der Hypophyse weiterhin die Hormone FSH und LH (☞ 4.1.2) ausgeschüttet werden, reifen in den Ovarien keine vollständigen Follikel mehr heran und somit fällt auch die entsprechende Produktion von Östrogenen und Gestagenen mehr und mehr aus. Dies äußert sich zunächst in unregelmäßigen Zyklen, später treten durch den zunehmenden Östrogenmangel die typischen Symptome wie Hitzewallungen, Schwindel und Osteoporose (☞ 6.4.3) hinzu.

Außerdem kommt es durch den Mangel an Östrogenen zu einer geringeren Durchblutung des Genitales, was sich in trockenem, rissigem Vaginalepithel mit häufigen Entzündungen und Problemen beim Geschlechtsverkehr äußert.

Auf das (östrogenstimulierte) Wachstum von Myomen (☞ 4.5.4) oder auf die Endometriose (☞ 4.5.2) hat der Östrogenmangel einen positiven Einfluss: beide Erkrankungen bilden sich postmenopausal zurück, und zwar auch dann, wenn aus anderen Gründen eine niedrig dosierte Hormontherapie (☞ 6.3) durchgeführt werden muss.

Individuelle Einflüsse auf das Erleben des Klimakteriums

Wie eine Frau das Klimakterium erlebt, hängt von zahlreichen Faktoren ab, z. B. von:
- Ihrer äußeren Erscheinung und ihrem Idealbild. Während ein Mann Mitte vierzig in unserer Gesellschaft trotz erster Falten als „Mann in den besten Jahren" angesehen wird, gilt eine gleichaltrige Frau oft schon als alt und wenig attraktiv. Diese Geringschätzung erschwert vielen Frauen die Akzeptanz der Altersveränderungen an ihrem Körper, zumal insbesondere von der Werbung ein ganz anderes Idealbild der Frau gezeigt wird (☞ auch 2.1.2)
- Ihrem Lebensinhalt, Lebenssinn. Vielfach fällt das Klimakterium zeitlich mit dem Auszug des letzten Kindes zusammen. Für Frauen, die sich bis dahin der Familie gewidmet haben, entfällt plötzlich ein wesentlicher Be-

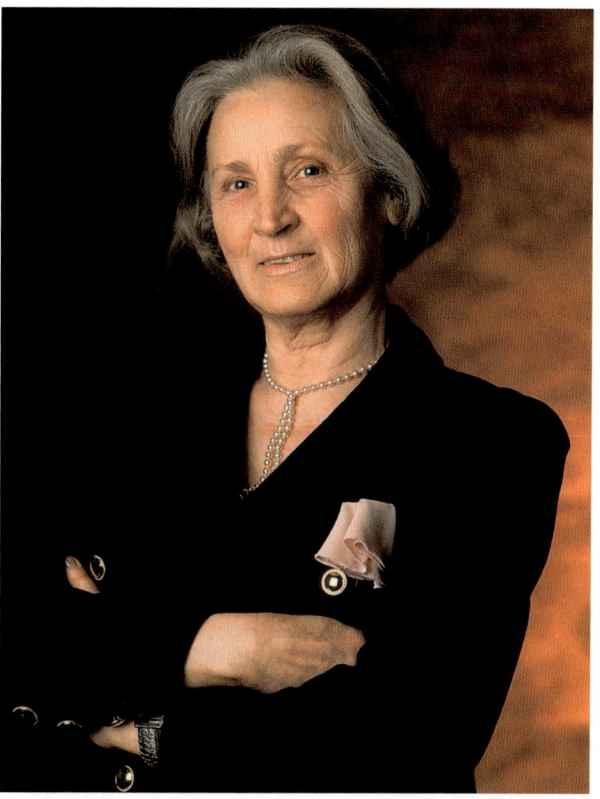

Abb. 6.1: Jede Frau erlebt das Klimakterium auf ihre eigene Weise. Manche akzeptieren das Älterwerden leichter, andere schwerer. [J660]

standteil ihres Lebensinhaltes. Möchten sie dann wieder in den Beruf zurückkehren, müssen sie erkennen, dass sie in vielen Bereichen kaum Chancen haben (☞ 6.4.4)
- Ihrer Primärpersönlichkeit und ihrer Fähigkeit, mit körperlichen Beschwerden umzugehen und sich auf veränderte Lebensbedingungen einzustellen
- Ihrer körpereigenen Östrogenproduktion außerhalb der Ovarien. Insbesondere im Fettgewebe können Östrogene synthetisiert werden, so dass übergewichtige Frauen weniger unter den Beschwerden der Wechseljahre zu leiden haben als untergewichtige.

> Jede Frau ist individuell verschieden. Das gilt auch für die klimakterisch bedingten Beeinträchtigungen. Während die eine Frau keine oder nur kaum Beschwerden hat, leidet die andere stark darunter.
>
> Arzt und Pflegende nehmen die Frau mit allen ihren Befindlichkeitsstörungen ernst und vergleichen die Betroffenen nicht miteinander.

6.2 Pflege und Patientenberatung

Frauen werden nur selten wegen klimakterischer Beschwerden stationär aufgenommen und gepflegt (eine Ausnahme stellt die Aufnahme zur diagnostischen Abrasio dar). In der Regel hat das Ambulanzpersonal Patientinnen mit klimakterischen Beschwerden zu betreuen. Leider ist dabei die Phase des Sprechstunden- bzw. des Untersuchungszeitraumes recht kurz, um mit den Patientinnen näher in Kontakt zu treten. Deshalb kommt es im Wesentlichen darauf an, die Frauen mit ihren Beschwerden ernst zu nehmen und sie in der Kürze der Zeit über eine entsprechende Lebensführung zu beraten bzw. zusätzlich Informationsbroschüren auszuhändigen und Internetadressen zu nennen (⊠ 1).

Die Pflegenden beraten Frauen außerdem im Rahmen der Osteoporoseprävention frühzeitig über geeignete Maßnahmen, um einer Osteoporose vorzubeugen (☞ 6.4.3). Dagegen stellen Patientinnen mit einer Involutionsdepression die Pflegenden vor eigene Herausforderungen. Hier sind bei der Patientenberatung viel Einfühlungsvermögen und Zeit für Gespräche gefragt (☞ 6.4.4).

Seelisches Gleichgewicht

Studien haben ergeben, dass die Beschwerden der Wechseljahre umso geringer empfunden werden, je stabiler das seelische Gleichgewicht ist. Dieses erlangen die Frauen im Klimakterium z. B. über Ansehen, eine stabile Partnerschaft bzw. einen stabilen Freundeskreis, finanzielle Absicherung oder regelmäßige Aufgaben, die das Selbstwertgefühl und Selbstvertrauen heben. Deshalb wird den Frauen geraten, den kommenden Lebensabschnitt aktiv zu gestalten, z. B. durch Berufstätigkeit, die Wiederaufnahme eines durch Mutterschaft oder Beruf vernachlässigten Hobbys oder dem Nachgehen künstlerischer Neigungen. Oft sind die Frauen auch auf der Suche nach einer neuen Identität, bei der die neu entwickelten Ziele und Aktivitäten helfen können.

Pflege bei depressiver Verstimmung ☞ 6.4.4

Ernährung

Manchmal kann eine Ernährungsumstellung sinnvoll sein. So deuten neuere Untersuchungen darauf hin, dass bei Frauen durch eine einfache Ernährungsumstellung – mehr Obst, Gemüse, Tofu- und Sojaprodukte sowie Ballaststoffe – nicht nur das Brustkrebsrisiko gesenkt werden kann, sondern dass einige Pflanzenstoffe, z. B. Isoflavon und Lignan, hormonähnliche Wirkungen haben, weswegen sie auch *Phytoöstrogene* genannt werden. Zusätzlich sollten Frauen im Klimakterium folgende Grundregeln beachten:
- Normalgewicht anstreben, etwa durch eine überwiegend laktovegetabile Vollwertkost bei eingeschränkter Fettzufuhr, Verzicht auf Zucker und Weißmehlprodukte
- Zur Osteoporose-Prophylaxe reichlich Kalzium zuführen (1 g täglich) in Form von grünem Gemüse, Sprossen, Getreide, Nüssen, Soja sowie Milch und Milchprodukten (☞ 6.4.3)
- Zur Nahrungsergänzung schwarze gemahlene Sesamkörner (1–2 Teel. tgl.)
- Auf ausreichende Vitamin-E-Zufuhr achten, da neuere Untersuchungen gezeigt haben, dass Vitamin E klimakterische Beschwerden wie Hitzewallungen, Reizbarkeit und auch die Trockenheit der Vagina lindern kann. Vitamin E ist enthalten in kaltgepressten Pflanzenölen, Soja, Nüssen und Getreidekeimen oder in Fertigpräparaten, z. B. Optovit® forte
- Kochsalzzufuhr reduzieren, um vermehrter Wassereinlagerung und damit Ödemen vorzubeugen.

Phytotherapie und Physikalische Therapie

Neben Heilpflanzen mit einer direkten gynäkologischen Beziehung werden bei klimakterischen Beschwerden bevorzugt Pflanzen mit vegetativ beruhigender Wirkung so-

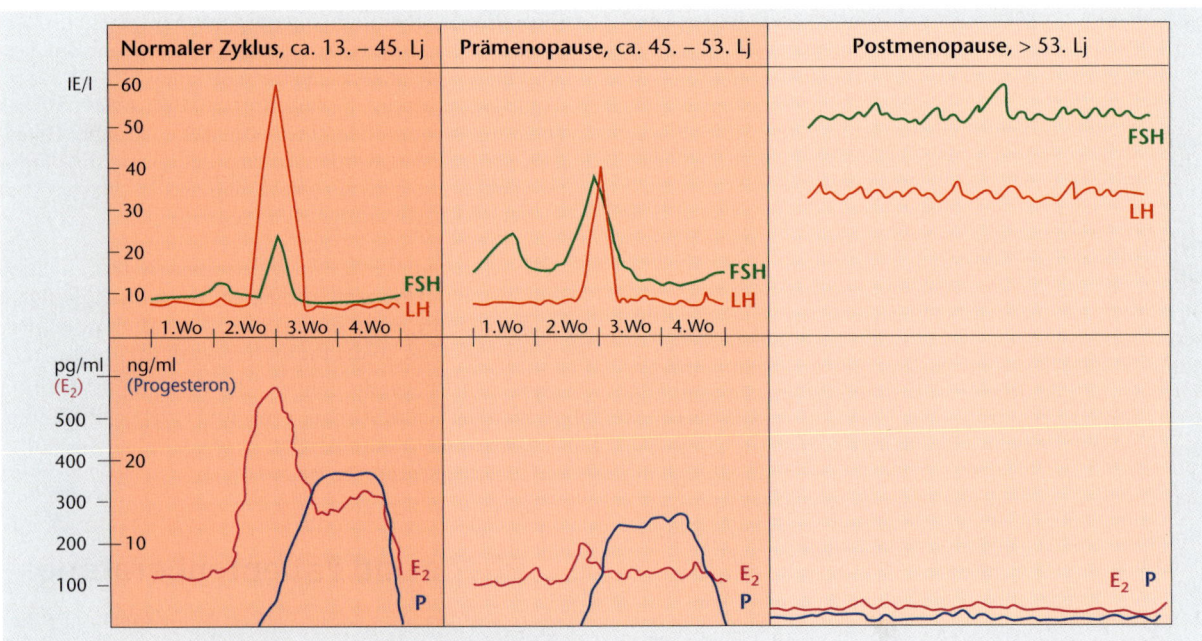

Tab. 6.2: Verlauf der Hormonwerte während der fruchtbaren Tage bzw. während der Prä- und Postmenopause. Oben die Gonadotropine, unten die ovariellen Hormone. [T192]

wie herzwirksame Mittel eingesetzt (☞ Tab. 6.5). Voraussetzung für eine Behandlung im Rahmen einer homöopathischen Therapie ist eine genaue Kenntnis der Persönlichkeit der Patientin (🕮 1). Welche Symptome stehen im Vordergrund? Wie reagiert die Frau darauf? Diese Beobachtungen bilden die Grundlage für die Auswahl des homöopathischen Mittels.

Physikalische Maßnahmen können die Therapie der klimakterischen Beschwerden unterstützen. Je nach Symptomatik kommen unterschiedliche Anwendungen zum Einsatz:

- Bei **Hitzewallungen:**
  - Kühle Duschen, bei Bedarf 10-minütige Halbbäder bei 27–28 °C
  - Waschen oder baden mit kühlenden ätherischen Ölen wie Citronella, Zitrone, Pfefferminze, Salbei oder Grapefruit: Für eine Waschung 2–3 Tr. in 2 Essl. Milch emulgieren und in 3–4 l Wasser geben (für ein Bad ca. 3 Tr. Öl)
- Bei **Atrophie der Genitalorgane:** Moor(sitz-)bäder 2- bis 3-mal pro Woche, z.B. mit Moorbad-Saar N. Sie fördern die Durchblutung und mildern die Trockenheit und die Entzündungsanfälligkeit der Vulva und Vagina.

> **! Vorsicht**
>
> Moor(sitz)bäder sind anstrengend und sollten nur bei stabiler Kreislauffunktion durchgeführt werden (nicht bei Hypertonie!). Nach dem Bad unbedingt längere Zeit ruhen. Am besten vormittags durchführen.

- Bei **Herzrasen**:
  - Kühle Lavendelölauflage bzw. mit Lavendelwasser (Pflanzenhydrolat) getränkte Mullkompresse auf den Herzbereich legen
- Bei **depressiver Verstimmung**: Bäder mit Immortelle, Jasmin, Rose, Benzoe, Neroli: je 3 Tr. in 2 Essl. Milch emulgieren und in das Badewasser geben

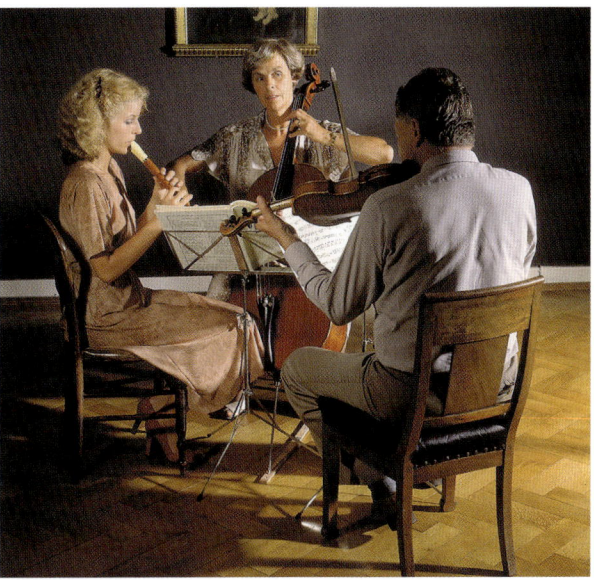

Abb. 6.4: Setzt das Klimakterium ein, beginnt für viele Frauen ein neuer Lebensabschnitt. Oft sind die Kinder aus dem Haus und die Frau fühlt sich nutzlos. Dann ist es Zeit, sich neue Lebensperspektiven zu suchen und das zu tun, wozu bisher keine Zeit blieb, z.B. ein Musikinstrument spielen zu lernen. [J660]

- Bei **Schlaf- und vegetativen Störungen:**
  - Warme Lavendelölkompresse auf die Brust legen
  - Abends Wechselfußbäder. Dazu ein Gefäß mit 36–38 °C warmem und ein Gefäß mit 15–18 °C kühlem Wasser füllen. Nach einem 5-minütigen warmen Fußbad die Füße für 10–15 Sekunden in das kühle Wasser tauchen, dann Vorgang wiederholen (mit dem kalten Wasser enden).

Zubereitung einer Ölkompresse ☞ 15.3

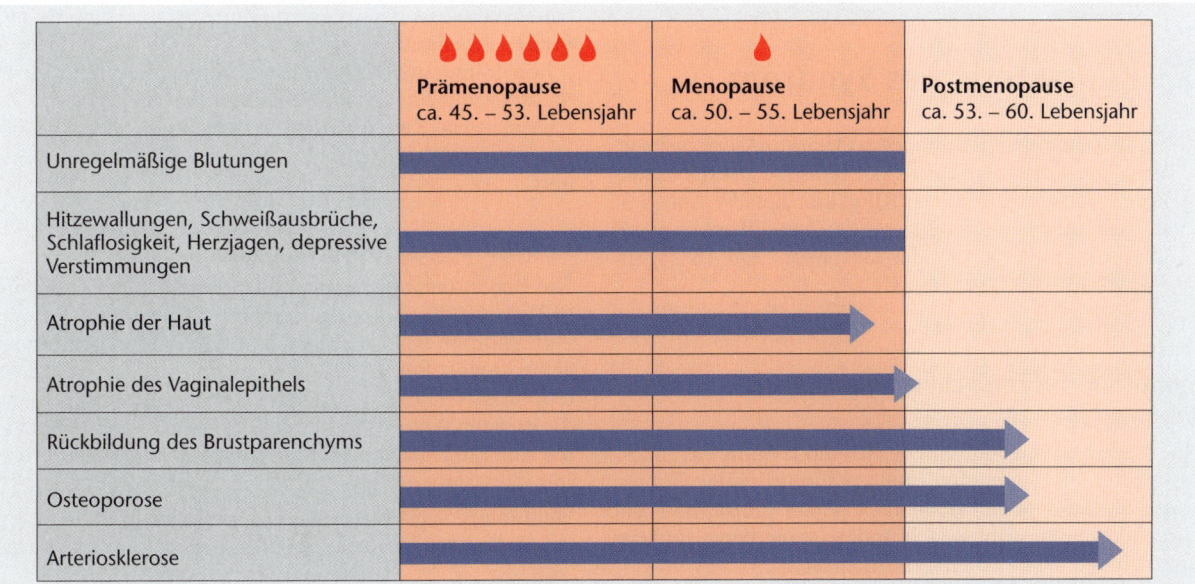

	Prämenopause ca. 45. – 53. Lebensjahr	Menopause ca. 50. – 55. Lebensjahr	Postmenopause ca. 53. – 60. Lebensjahr
Unregelmäßige Blutungen			
Hitzewallungen, Schweißausbrüche, Schlaflosigkeit, Herzjagen, depressive Verstimmungen			
Atrophie der Haut			
Atrophie des Vaginalepithels			
Rückbildung des Brustparenchyms			
Osteoporose			
Arteriosklerose			

Abb. 6.3: Chronologische Darstellung der Manifestation von Symptomen im Klimakterium.

Heilpflanze	Wirkung
Hopfen	• Leicht östrogenartig • Beruhigend
Johanniskraut	• Antidepressiv • Ausgleichend
Frauenmantel	• Mild spasmolytisch • Beruhigend
Schafgarbe	• Auf Beckenorgane tonisierend
Salbei	• Schweißhemmend
Traubensilberkerze	• Östrogenartig • Beruhigend
Ginseng (nicht bei Hitzewallungen anwenden)	• Tonisierend • Vermutlich östrogenähnlich

Tab. 6.5: Beispiele von Heilpflanzen, die bei klimakterischen Beschwerden eingesetzt werden können.

Bewegung

Die Pflegenden sollten die Patientinnen zu einer regelmäßigen, aber gemäßigten sportlichen Betätigung (z. B. Walking, Jogging, Schwimmen, Gymnastik) anregen. Sie wirkt erwiesenermaßen dem zunehmenden Knochenabbau durch die Osteoporose (☞ 6.4.3) entgegen und hebt außerdem das psychische Wohlbefinden durch das Gefühl, etwas geleistet zu haben.

Trotz Umsetzung dieser Ratschläge ist zwar nicht mit einer völligen Beschwerdefreiheit, sondern eher mit einer Linderung der Beschwerden zu rechnen – aber sie können zum allgemeinen Wohlergehen der Frauen beitragen und zugleich der Stärkung ihres Selbstbewusstseins in der schwierigen Phase des „biologischen Umbruchs" dienen. Ergänzend zur medizinischen Behandlung kann es der Frau in den Wechseljahren damit gelingen, einen geglückten Wechsel in einen neuen, natürlichen Lebensabschnitt zu vollziehen.

6.3 Klimakterisches Syndrom

> **Klimakterisches Syndrom** (*Menopausensyndrom, Wechseljahresbeschwerden*): Typische Beschwerdekombination während des Klimakteriums (☞ Abb. 6.3) bedingt durch die nachlassende Ovarialfunktion mit immer geringer werdender Gestagen- und Östrogenproduktion.

Symptome, Untersuchungsbefund und Diagnostik

Alle Frauen haben während des Klimakteriums ein gewisses Maß an Beschwerden, doch während einige Frauen kaum darunter leiden oder mit eigenen „Rezepten" gut zurechtkommen, fühlen sich andere stark beeinträchtigt und nehmen ärztliche Hilfe in Anspruch.

Folgende Symptome sind für das **klimakterische Syndrom** typisch:

• Blutungsstörungen, z.B. durch eine Gelbkörperinsuffizienz (☞ 4.3.2). Dabei handelt es sich meist um Schmierblutungen, die in der zweiten Zyklushälfte oder direkt vor der zu erwartenden Menstruationsblutung auftreten, doch können auch verlängerte Zyklusintervalle ohne Zwischenblutungen Ausdruck einer Gelbkörperinsuffizienz sein. Da diese Blutungen nicht sicher von Blutungen durch bösartige Erkrankungen zu unterscheiden sind, ist eine diagnostische Abklärung durch eine fraktionierte Abrasio (☞ 1.9.3) erforderlich
• Hitzewallungen, Schweißausbrüche und fleckige Hautrötungen, die meist anfallsartig, häufig auch nachts auftreten und die für die Frau oftmals im Vordergrund der klimakterischen Beschwerden stehen. Sie sind Folge der hormonellen Veränderungen im Organismus, auf die die Blutgefäße mit einer vasomotorischen Störung reagieren
• Neurovegetative und psychosomatische Beschwerden. Hier sind in erster Linie Schwindel, Herzklopfen, Schwächegefühl, erhöhte Reizbarkeit und Nervosität, Depressionen (☞ 6.4.4) und Schlafstörungen zu nennen
• Atrophie der Genitalien, die sich z.B. durch Trockenheit und Entzündungsanfälligkeit der Vagina und Vulva zeigt
• Allmähliche Rückbildung des Brustparenchyms
• In späteren Jahren Osteoporose (☞ 6.4.3).

Differenzialdiagnose

Sucht die Frau ihren Arzt wegen klimakterischer Beschwerden auf, versucht dieser herauszufinden, ob die Probleme Ursache eines Hormonmangels oder ob sie Zeichen einer allgemeinen Lebenskrise sind, um die Frau richtig behandeln zu können. Während die Frau in dem einen Fall evtl. Hormonpräparate benötigt, braucht sie in dem anderen Fall vielleicht eher einen Gesprächspartner, der ihr vermittelt, dass das Klimakterium nicht nur Ende eines Lebensabschnitts, sondern auch Beginn neuer Lebensperspektiven sein kann. Zum Beispiel fangen viele Frauen in dieser Zeitspanne an, Dinge zu tun, die sie schon immer machen wollten, die sie sich aber vorher nicht getraut haben oder zu denen sie vorher keine Zeit hatten, etwa Zeichenkurse zu besuchen, ein Musikinstrument spielen zu lernen oder ein Studium zu beginnen.

Behandlungsstrategie

Die Behandlungsstrategie verfolgt zwei Ziele: Zum einen soll sie die bereits aufgetretenen Beschwerden lindern, zum anderen soll sie die Frau vor weiteren hormonmangelbedingten Beschwerden schützen, z.B. vor einer Osteoporose (☞ 6.4.3). Um diese Ziele zu erreichen, haben die meisten Ärzte allen Frauen früher zu einer hormonellen Substitutionsbehandlung geraten, sofern keine Kontraindikation vorlag.

Heutzutage wird die Gabe von Hormonen jedoch deutlich kritischer beurteilt, seit Studien bekannt geworden sind, die:

• Einen geringfügigen Anstieg von Herzinfarkten und Schlaganfällen in den ersten zwei Jahren der Östrogen-

einnahme aufgezeigt haben (vermutlich bedingt durch ein gering erhöhtes Thromboserisiko in dieser Zeit)
- Ein erhöhtes Brustkrebsrisiko nach fünfjähriger Einnahme von Östrogenen vermuten lassen
- Die Wirksamkeit der Östrogene zur Alzheimer-Prophylaxe nicht bestätigen konnten.

Unstrittig ist aber die Wirksamkeit in der Zeit der hormonellen Umstellung, die bei vielen Frauen mit Schweißausbrüchen und Hitzewallungen einhergeht. Entscheiden sich Arzt und Patientin nach Abwägung aller Vor- und Nachteile für eine Hormontherapie, sollte diese auf 5–10 Jahre begrenzt sein.

> Kontraindikationen für eine Östrogentherapie sind begünstigende Faktoren für thromboembolische Krankheiten, z. B. Rauchen, Hypertonie, Störungen der Blutgerinnung, erhebliches Übergewicht, starke Varizen und vorausgegangene tiefe Venenthrombosen, außerdem östrogenabhängige Tumoren (z. B. Mammakarzinome) sowie Lebererkrankungen.

Stimmt die Patientin einer medikamentösen Therapie zu, kommen folgende Möglichkeiten in Betracht:
- Eine **lokale Hormontherapie** mit Östrogenen (z. B. mit Ovestin® Vaginalovula), wenn die Beschwerden im Bereich der Vagina und Vulva im Vordergrund stehen
- Eine **systemische Hormontherapie,** wenn sich die Patientin stark beeinträchtigt fühlt oder eine Osteoporose-Prophylaxe wünscht. Welches Präparat gewählt wird, hängt z. B. davon ab, ob die Frau sich vor oder nach der Menopause befindet, ob sie eine gleichzeitige Empfängnisverhütung wünscht oder ob sie hysterektomiert ist. Beispielsweise erhält eine nicht-hysterektomierte Frau in der Prämenopause immer eine Kombination aus Östrogenen und Gestagenen, da die alleinige Gabe von Östrogenen ein Endometriumkarzinom fördern kann. Außerdem beendet die Kombinationstherapie die oft unregelmäßig auftretenden, prämenopausalen Abbruchblutungen, die viele Frauen als unangenehm empfinden. Es können sowohl Tabletten als auch Hormonpflaster eingesetzt werden.

Weitere Medikamente, insbesondere Antidepressiva und Beruhigungsmittel, kommen nur in Ausnahmefällen zum Einsatz, z. B. bei der Involutionsdepression (☞ 6.4.4).

Phytotherapie ☞ 6.2

> Viele Frauen haben gemischte Gefühle gegenüber einer Hormontherapie: Einerseits leiden sie unter den Wechseljahren, andererseits empfinden sie eine Hormongabe als „unnatürlich" und haben Angst vor Nebenwirkungen, insbesondere einem erhöhten Krebsrisiko.
>
> Arzt und Pflegende drängen die Patientin zu keiner Entscheidung und lassen ihr so viel Zeit, wie sie braucht. Außerdem stehen sie ihr für Fragen gerne zur Verfügung.

6.4 Typische Erkrankungen in der Postmenopause und im Senium

Durch die hormonelle Umstellung, insbesondere den Mangel an Östrogenen (☞ 6.1), kommt es im Klimakterium und Senium zu typischen Organveränderungen.

6.4.1 Kolpitis senilis

Kolpitis während der Geschlechtsreife ☞ 4.6.1

> **Kolpitis senilis:** Unspezifische Entzündung des Vaginalepithels, die postmenopausal infolge eines Östrogenmangels auftritt.

Krankheitsentstehung

Im Oberflächenepithel der Vagina ist Glykogen eingelagert. Durch den postmenopausalen Östrogenmangel schrumpfen die Zellen des Oberflächenepithels jedoch, so dass nicht mehr genug Glykogen eingelagert werden kann mit der Folge eines Glykogenmangels. Dadurch haben die *Döderlein-Bakterien*, die das saure Milieu der Vagina stabilisieren und der Erhaltung des Keimgleichgewichts dienen, nicht mehr genügend Nährstoffe, um sich zu vermehren; ihre Anzahl nimmt rapide ab. Dies zieht eine Verschiebung des pH-Wertes in den alkalischen Bereich nach sich, in dem die Döderlein-Bakterien noch schlechtere Überlebensbedingungen vorfinden, so dass sie letztendlich völlig fehlen. Daraufhin können sich pathogene Erreger wie z. B. Pilze oder Bakterien, die normalerweise durch das saure Milieu am Wachstum gehindert werden, vermehren und eine Entzündung hervorrufen.

Symptome, Untersuchungsbefund und Diagnostik

Die Patientinnen leiden unter einem weißlichen, manchmal auch blutigen Fluor, der meist mit starkem **Pruritus *(Juckreiz)*** einhergeht. Bei der Spekulumeinstellung fällt eine dünne Vaginalwand auf.

Zur Diagnostik ist das Nativpräparat (☞ 1.5.1) meist ausreichend, eine weitergehende mikrobiologische Untersuchung ist nur selten notwendig.

Behandlungsstrategie

Je nach Erreger der Entzündung werden antimykotische oder antibiotische Substanzen verabreicht.

Als Applikationsformen stehen Vaginal-Cremes oder Ovula zur Verfügung, deren Anwendung der Patientin von Arzt oder Pflegenden erklärt wird. Um Reinfektionen zu vermeiden und den Heilungsprozess zu beschleunigen, ist außerdem die Wiederherstellung des sauren Vaginalmilieus von entscheidender Bedeutung. Hierzu werden Präparate appliziert, die Milchsäurebakterien enthalten (z. B. Vagiflor®). Zur Behebung des zugrunde liegenden Östrogenmangels und zum Schutz vor weiteren Entzündungen wird zusätzlich eine Hormontherapie mit Östrogenen eingeleitet (☞ 6.3).

6

6.4.2 Craurosis vulvae

Craurosis vulvae (Lichen sclerosus et atrophicus vulvae, atrophische Dystrophie der Vulva): Chronische, schwer zu therapierende Erkrankung, bei der die obersten Hautschichten minderdurchblutet werden, was zur Schrumpfung der Haut führt. Betroffen können alle Hautpartien des Körpers sein (Lichen sclerosus et atrophicus), jedoch ist die Erkrankung an der Vulva postmenopausaler Patientinnen am häufigsten anzutreffen.

Krankheitsentstehung

Die Ursache der Erkrankung ist weitgehend unbekannt. Diskutiert wird ein Östrogenmangel, da die Erkrankung hauptsächlich in der Postmenopause auftritt, jedoch sind auch genetische Aspekte sowie ein Autoimmunmechanismus zu berücksichtigen.

Symptome, Befund und Diagnostik

Im Vordergrund der Beschwerden steht ein nahezu unerträglicher *Pruritus* (Juckreiz). Bei der Inspektion finden sich weiße (leukoplakische) Areale der Vulva mit pergamentartig dünner Haut, häufig mit Kratzdefekten. Die Ausdehnung der Erkrankung kann sehr unterschiedlich sein: Sie reicht von kleinen, pfenniggroßen Defekten bis zur Umwandlung des gesamten äußeren Genitales mit Schrumpfung der Labien und der Klitoris sowie einer Stenose des Introitus vaginae.

Da die **Craurosis vulvae** mit einem leicht erhöhten Risiko für das Vulvakarzinom einhergeht, entnimmt der Untersucher aus den leukoplakischen Arealen Biopsien zur histologischen Untersuchung.

Behandlungsstrategie

Eine kausale Therapie der Craurosis vulvae ist nicht möglich. Allerdings können durch lokale Maßnahmen die Beschwerden gelindert und ein Fortschreiten der Erkrankung verhindert werden. Eine komplette Remission der Erkrankung mit Wiederherstellung des normalen Epithels gelingt nur sehr selten.

Die Behandlung beginnt üblicherweise mit östrogenhaltigen Salben, die den weiteren Abbau des Epithels hemmen. Gegen den Pruritus wirken auch kortisonhaltige Präparate, allerdings führen diese eher zur weiteren Schrumpfung der Haut. Eine Kombination von Östrogenen und Kortikosteroiden im Wechsel zeigt jedoch recht gute Erfolge.

Bei ausgedehnten Befunden kann eine Laserkoagulation der leukoplakischen Areale eine Linderung des Pruritus bringen. Nach der Reepithelialisierung der Vaginalhaut sind die leukoplakischen Veränderungen allerdings nicht weg, sondern haben nur ein geringeres Ausmaß als zuvor. Als letzte Maßnahme kann bei sehr großen leukoplakischen Hautarealen und hochgradigem Pruritus auch eine Denervation des Nervus pudendus durchgeführt werden, der das äußere Genitale sensorisch versorgt.

Pflege

Die Pflegenden unterweisen die Patientinnen in der Applikation der verordneten Vaginaltherapeutika (☞ Pharma-Info 4.58) und informieren sie über die notwendige Intimpflege:
- Je nach Ausprägung des Pruritus 1- bis 2-mal pro Woche Sitzbäder mit pflegenden und rückfettenden Substanzen, z. B. Balneum Hermal® oder Ölbad Cordes®, durchführen
- Keine Seife benutzen.

6.4.3 Osteoporose

Osteoporose: Generalisierte Knochenerkrankung mit Verminderung der Knochenmasse und erhöhtem Frakturrisiko. Mit ca. 5 Millionen Osteoporosepatienten in Deutschland häufige Erkrankung.

Die sozialen Folgen der **Osteoporose** sind enorm: Schätzungsweise 65 000 Schenkelhalsfrakturen sind jährlich in Deutschland Folge der Osteoporose, und viele der meist postmenopausalen Patientinnen bleiben in ihrer körperlichen Beweglichkeit eingeschränkt oder sogar dauerhaft pflegebedürftig.

Krankheitsentstehung

Die Ursache der primären Osteoporose ist bislang ungeklärt. Sie wird in zwei Typen differenziert:
- **Typ I** befällt vor allem Frauen nach den Wechseljahren (25 % aller Frauen über 60 Jahre sind betroffen). Der Knochenumsatz ist typischerweise hoch. Wichtigster Faktor bei der Krankheitsentstehung ist wahrscheinlich der Östrogenmangel der Frau nach der Menopause
- **Typ II** mit niedrigem Knochenumsatz tritt bei ca. 50 % aller über 70-Jährigen auf und nimmt meist einen schleichenden Verlauf
- **Mischformen** sind möglich.

Die Verminderung der Knochenmasse führt zu einer erhöhten Knochenbrüchigkeit (☞ Abb. 6.6 und 6.8).

Symptome und Untersuchungsbefund

Viele Osteoporose-Patientinnen sind beschwerdefrei, bis sie durch ein sonst harmloses Trauma eine Fraktur erleiden, typischerweise eine Wirbelkörper- oder Schenkelhalsfraktur. Andere berichten über Rückenschmerzen, die

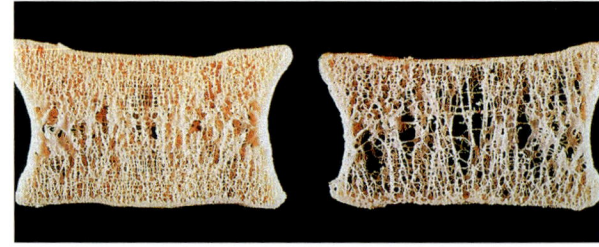

Abb. 6.6: Makroskopisches Präparat zweier Wirbelkörper. Links Normalbefund, rechts deutlicher Abbau der Knochenbälkchen bei Osteoporose. [O136]

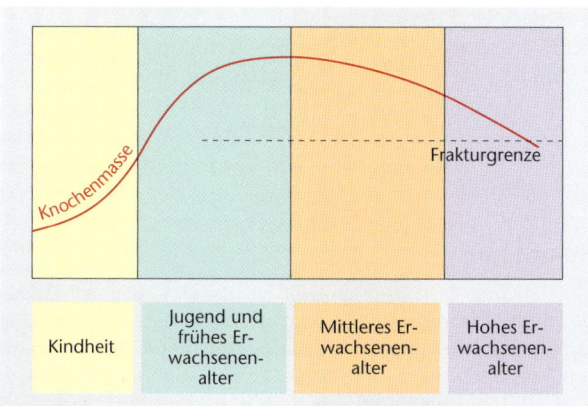

Abb. 6.7: Mineralstoffgehalt des Knochensystems.

durch Wirbelkörperverformungen mit reaktiven Muskelverspannungen und Fehlhaltungen bedingt sind. Auch der „Witwenbuckel" älterer Frauen, der „Tannenbaumeffekt" auf der Haut durch schlaffe quere Falten am Rücken und scheinbar zu lange Arme (durch Rumpfverkürzung) sind Zeichen der Osteoporose.

Diagnostik und Differenzialdiagnose

Die Diagnose der manifesten Osteoporose wird durch Röntgennativaufnahmen gestellt, die eine Kalksalzminderung und Wirbelkörperdeformierung zeigen. Da eine Osteoporose in der normalen Röntgenaufnahme des Knochens erst bei einem Knochenverlust von ca. 30 % erkennbar ist, eignet sie sich nicht zur Früherkennung. Hierzu ist eine **Knochendichtemessung** *(Osteodensitometrie)* erforderlich, die durch verschiedene röntgendiagnostische und sonographische Methoden möglich ist und für Risikopatientinnen empfohlen wird.

Der Abgrenzung zur **Osteomalazie** (zu weicher Knochen mit Verbiegungstendenz, meist durch Störung des Vitamin-D-Stoffwechsels), zu Knochentumoren und anderen Gelenkerkrankungen dienen Blutuntersuchungen (vor allem Bestimmung von Kalzium, Phosphat, Alkalischer Phosphatase und Parathomon – bei der Osteoporose Normwerte), Skelettszintigraphie, CT und Kernspintomographie.

Behandlungsstrategie

Eine kausale Therapie ist nicht bekannt. Durch Gabe von Östrogenen (☞ Prophylaxe), Kalzium, Calcitonin (z. B. Karil® s.c.), Vitamin D und evtl. Anabolika (z. B. Primobolan®) oder Biphosphonaten (etwa Ostac® oder Bonefos®) wird versucht, die Knochenbildung zu fördern und den Knochenabbau zu hemmen.

Bei einer klinisch manifesten Osteoporose ist eine medikamentöse Schmerzbekämpfung, z. B. mit nicht-steroidalen Antirheumatika (etwa Voltaren®), oft nicht zu umgehen. Auch lokale Infiltrationen mit einem Lokalanästhetikum-Glukokortikoid-Gemisch (z. B. Carbostesin®-Fortecortin®) können den Schmerz lindern. Physikalische Therapien (z. B. Massagen, warme Bäder), kranken-

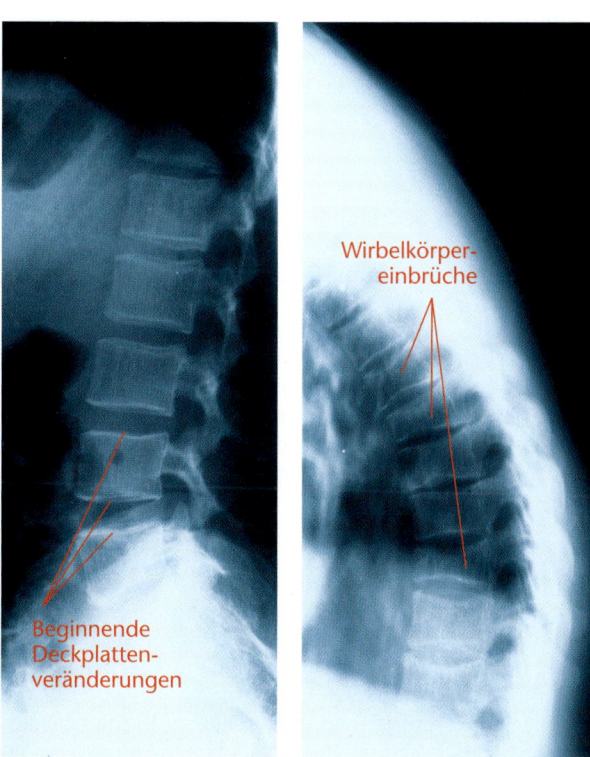

Abb. 6.8: Osteoporose der Lendenwirbelsäule (links) und der Brustwirbelsäule (rechts) in der seitlichen Röntgenaufnahme. Die Wirbelkörper erscheinen fein und durchsichtig, und in der Brustwirbelsäule sind sie so porös, dass sie teilweise in sich zusammengestürzt sind. [T170]

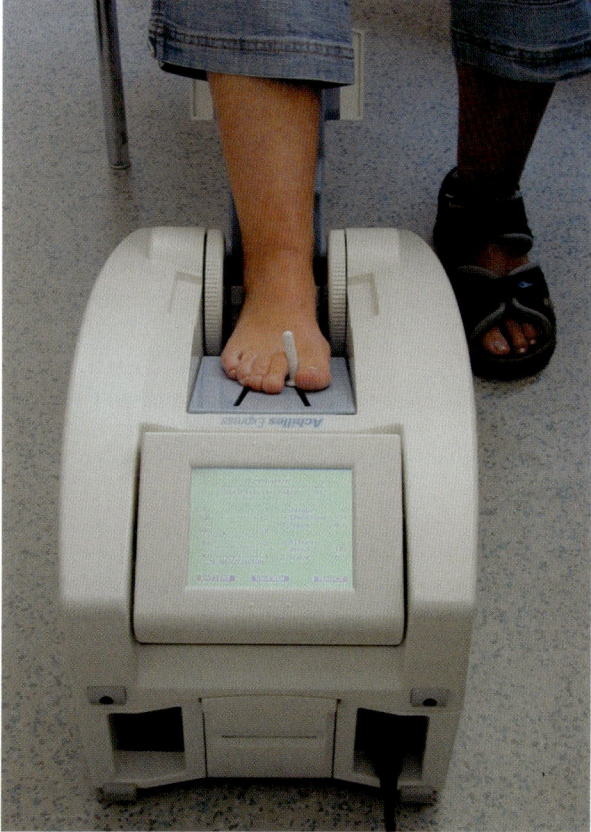

Abb. 6.9: Osteodensitometrie (Knochendichtemessung). [T192]

gymnastische Übungen zur Muskelstärkung und das Anpassen eines Mieders oder Korsetts bei Wirbelsäulendeformierungen und instabilen Frakturen sind weitere Maßnahmen zur Schmerzbekämpfung.

Die Betroffenen sind vor allem vor Stürzen zu schützen und zum Durchhalten der Therapie zu motivieren.

Prognose

Ist die Osteoporose einmal vorhanden, lässt sich der Knochen nur noch unvollständig wieder aufbauen.

Prophylaxe und Patientenberatung

Nur eine frühe Prophylaxe kann die Osteoporose verhindern. Hierzu ist nach heutigem Kenntnisstand bei Frauen in der Postmenopause eine niedrig dosierte Östrogenprophylaxe über mindestens 5 Jahre geeignet, da der Körper ohne das Hormon nur wenig Kalzium in die Knochen einbauen kann. Das Östrogen wird mit einem Gestagen kombiniert, um einem erhöhten Endometriumkarzinomrisiko (☞ 4.5.5) vorzubeugen (📖 2).

Wichtig ist eine kompetente Beratung, weil jede Frau dazu beitragen kann, einer Osteoporose vorzubeugen. Hierzu gehört die Information, schon in jungen Jahren für genügend körperliche Bewegung zu sorgen und durch reichlichen Verzehr von Milch und Milchprodukten, Nüssen, Sonnenblumenkernen, Soja, grünem Gemüse und Sprossen auf eine Kalziumzufuhr von 1 g täglich sicherzustellen. Außerdem sollte auf eine allgemeine gesunde Lebensführung, beispielsweise ohne Rauchen und Stress, geachtet werden. Die Pflegenden vermitteln zusätzlich Informationsbroschüren und verweisen auf entsprechende Internetadressen (✉ 2, 3, 4).

6.4.4 Involutionsdepression

> **Involutionsdepression** *(Involutionspsychose):* Krankheitsbild, unter dem die depressiven Symptome in der Phase des Älterwerdens zusammengefasst werden.

Nicht alle Frauen kommen mit den Umstellungen in den Wechseljahren (☞ 6.2) gut zurecht. Bei manchen Frauen tritt eine behandlungsbedürftige **Involutionsdepression** auf.

Krankheitsentstehung

Die gewohnten Rollenmuster, insbesondere die Mutter- und Hausfrauenrolle, gehen durch das Ablösen der Kinder vom Elternhaus verloren. Die unter einer Involutionsdepression leidende Frau hat sich oftmals nur über diese Rollen definiert, so dass sie mit dem Verlust dieser Rollen auch Teile von sich selbst verliert. Kann sie diesen Verlust nicht ausgleichen, indem sie neue Rollen sucht und ausfüllt, sich z. B. sozial engagiert oder einem Beruf nachgeht, wird sie depressiv. Sie fühlt sich nutzlos, wertlos, abgelehnt und hat das Gefühl, neben ihrem beruflich vielleicht erfolgreichen Ehemann nicht mehr bestehen zu

können. Sind diese Frauen nicht in der Lage, sich neue Ziele zu setzen oder andere Beschäftigungen zu suchen, versuchen sie oft, ihr Selbstwertgefühl über eine Steigerung der von ihnen gewohnten Tätigkeiten im Haushalt aufrechtzuerhalten: Sie werden überaktiv und beziehen ihr Selbstwertgefühl nur noch aus perfekter Sauberkeit und Ordnung.

Symptome

Zu den depressiven Symptomen in der Phase des Älterwerdens gehören:
- Sozialer Rückzug und Unfähigkeit, neue Beziehungen einzugehen
- Schlafstörungen, die oft mit Schlafmitteln behandelt werden (cave: Risiko der Abhängigkeit)
- Traurigkeit, die sich häufig in körperlichen Beschwerden äußert, z. B. in Obstipation, Rückenproblemen oder Druckgefühl auf der Brust
- Antriebsstörungen (der Tag liegt wie ein Berg vor diesen Frauen) und Unfähigkeit, alltägliche Verrichtungen durchzuführen
- Ständiges Grübeln über die eigene Lebenssituation, Verlust an Lebensqualität. Die Frauen fühlen sich leer, tot, ausgebrannt.

Behandlungsstrategie

Zunächst wird eine medikamentöse Therapie mit Antidepressiva und eine ambulante psychotherapeutische Behandlung von einem Psychiater oder Psychologen durchgeführt.

Nimmt der Leidensdruck jedoch zu oder treten Selbstmordgedanken auf, ist die stationäre Behandlung in der Psychiatrie unumgänglich.

Pflege

Die Pflegenden beachten im Umgang mit einer depressiven Patientin folgendes:
- Eine unter Involutionsdepression leidende Frau ist nicht den ganzen Tag über gleich stark depressiv. So fühlen sich viele Frauen abends wohler als morgens. Die Pflegenden weisen die Patientinnen darauf hin und fordern sie auf, sich selbst zu beobachten, um festzustellen, ob es auch bei ihnen Momente gibt, in denen sie sich besser fühlen, und wenn ja welche Momente das sind (ist z. B. eine Freundin zu Besuch oder schmeckt das Essen besonders gut?). Der Frau soll dadurch bewusst gemacht werden, dass sie nicht ausschließlich depressiv ist. Zusätzlich können die Pflegenden die Frau dadurch unterstützen, indem sie ihr z. B. rückmelden, während des Essens habe sie einen entspannten Eindruck gemacht. So kann die Frau selbst zu der Erkenntnis gelangen, „tatsächlich, beim Essen habe ich mich wirklich gelöster gefühlt"
- Depressive Patientinnen unterschätzen in ihrer negativen Selbstentwertung ihre tatsächlichen Fähigkeiten im praktischen Alltag. Um das Selbstwertgefühl zu stärken, ermöglichen die Pflegenden der Frau kleine Erfolgserlebnisse (z. B. durch Aktivitäten, die an frühere Fähigkeiten der Patientin anknüpfen). Um herauszufinden, was die Frau gut kann, ist in der Regel eine enge Zu-

Ihre Meinung zu

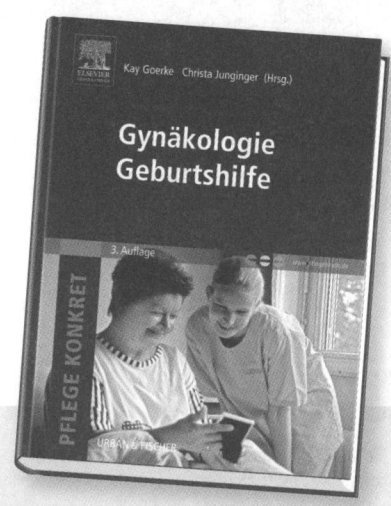

Bitte ausfüllen und einsenden an:

Elsevier GmbH
Urban & Fischer Verlag
Lektorat Pflege

Karlstraße 45

80333 München

Wie finden Sie die Verständlichkeit des Textes?

❏ 1 ❏ 2 ❏ 3 ❏ 4 ❏ 5 ❏ 6

(1 = sehr gut verständlich, 6 = zu schwierig)

Wie finden Sie das Verhältnis von Bildern und Text?

❏ ausgewogen ❏ zu viele Bilder ❏ zu viel Text

Wie finden Sie die Verknüpfung von Hebammenwissen, Pflege und Krankheitslehre innerhalb des Lehrbuchtextes?

❏ 1 ❏ 2 ❏ 3 ❏ 4 ❏ 5 ❏ 6

(1 = sehr interessant, 6 = überflüssig)

Wie finden Sie die Pflegehinweise?

❏ 1 ❏ 2 ❏ 3 ❏ 4 ❏ 5 ❏ 6

(1 = sehr interessant, 6 = überflüssig)

Fehlen prüfungsrelevante Inhalte? Wenn ja, welche?

_____

_____

Welche Abschnitte sind problematisch und weshalb?

_____

_____

Zu welchem Thema wünschen Sie sich noch ein zusätzliches Lehrbuch?

_____

_____

Wo hätten Sie sich eine zusätzliche Abbildung gewünscht?

_____

_____

Welche Registerstichwörter fehlen oder sind falsch?

_____

_____

Welche Gesamtnote geben Sie „Pflege konkret Gynäkologie Geburtshilfe"?

❏ 1 ❏ 2 ❏ 3 ❏ 4 ❏ 5 ❏ 6

(1 = sehr gut, 6 = ungenügend)

Nutzen Sie die Inhalte im PflegeHeute-Portal?

Ja, weil _____

_____

Nein, weil _____

_____

Selten, weil _____

_____

In welchem Bereich sind Sie tätig?

_____

Möchten Sie gerne regelmäßig über unser Verlagsprogramm informiert werden?

❏ per Post
❏ per E-Mail _____

Ihre Anschrift (Angaben freigestellt):

_____

_____

_____

_____

Ihre Meinung hilft uns, unsere Produkte noch besser auf Ihre Bedürfnisse abzustimmen.
Herzlichen Dank für Ihre Hilfe!

www.elsevier.de

200705090

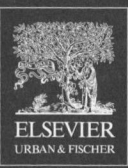

Das PflegeHeute-Angebot
Bücher + Portal + Service

ELSEVIER-Pflegebücher setzen auf Zukunft und sind einen Schritt voraus!

Denn jetzt werden die Bücher an das neue PflegeHeute-Portal angebunden:

 Das Portal www.pflegeheute.de

➡ Materialien aus unseren Standardlehrbüchern sowie kostenlose Zusatzinformationen für die Pflegeausbildung, die
   – fächer- und lehrbuchübergreifend sind
   – den Berufsalltag am praktischen Beispiel vermitteln
   – nicht ausschließlich über Print-Medien zu vermitteln sind
   – sich in jeden Lehrplan bundesweit integrieren lassen

➡ Exklusive Zugangs-Bereiche für
   – Lehrer: Fälle, Unterrichtskonzepte, Hörfälle, Filme, Abbildungen aus den Lehrbüchern u.v.m.
   – Schüler: Fragen und Antworten zur Prüfungsvorbereitung, Abbildungen aus den Lehrbüchern u.v.m.

 Service

➡ Sie haben Interesse an aktuellen Informationen rund um Ausbildung, Unterricht, Prüfung und Praxis? Abonnieren Sie den PflegeHeute-Newsletter und informieren Sie sich im News-Bereich von **www.pflegeheute.de**

➡ Sie haben Fragen rund um Ausbildung, Unterricht, Prüfung und Praxis? Tauschen Sie sich aus im PflegeHeute-Blog. Oder senden Sie eine E-Mail an **pflegeheute@elsevier.com**: das PflegeHeute-Team steht Ihnen mit Rat und Tipps zur Verfügung.

 Immer aktuelle Informationen gibt´s unter **www.elsevier.de/pflegeheute**

 Welche Bücher bieten den Zugang zu www.pflegeheute.de?

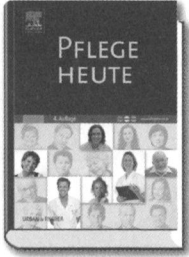

Pflege heute
ISBN 978-3-437-26771-0

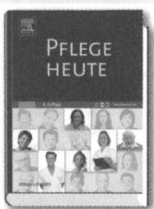

Pflege heute, kleine Ausgabe
ISBN 978-3-437-28140-2

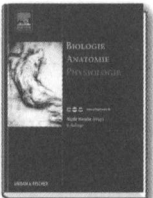

6. Aufl. 2007
ISBN 978-3-437-26801-4

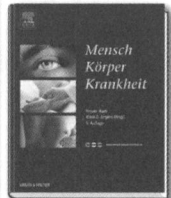

5. Aufl. 2007
ISBN 978-3-437-26791-8

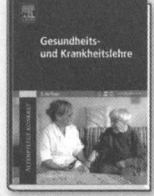

3. Aufl. 2007
ISBN 978-3-437-27710-8

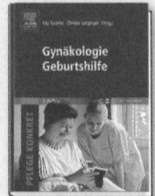

3. Aufl. 2007
ISBN 978-3-437-25592-2

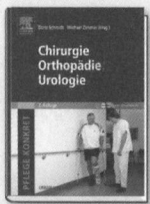

2. Aufl. 2005
ISBN 978-3-437-25762-9

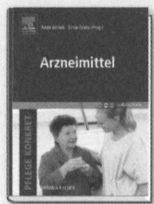

2005
ISBN 978-3-437-26291-3

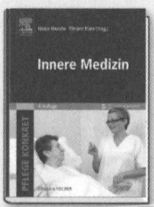

4. Aufl. 2005
ISBN 978-3-437-26961-5

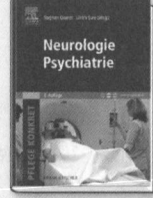

3. Aufl. 2006
ISBN 978-3-437-25553-3

   www.pflegeheute.de

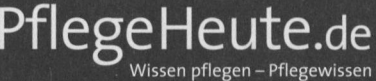
PflegeHeute.de
Wissen pflegen – Pflegewissen

sammenarbeit mit den Angehörigen notwendig. Außerdem sollte die Frau eine feste Bezugsperson haben

- Depressive Patientinnen neigen dazu, übermäßig viel von sich zu fordern. Können sie ihren eigenen Forderungen nicht entsprechen, klagen sie sich an und leiden unter noch größeren Minderwertigkeitsgefühlen. Deshalb schaffen die Pflegenden Möglichkeiten, in denen die Frau überhöhte Ansprüche an sich selbst auf ihren Realitätsgehalt prüfen kann. Ob das Ansehen von Fernsehwerbung der Frau schadet, muss im Einzelfall entschieden werden. Sicher ist aber, dass die Werbung suggeriert, dass die Frau von heute trotz beruflicher Karriere einen tadellosen Haushalt vorzuweisen hat und dabei jederzeit gut gelaunt und nett anzusehen ist (☞ auch 2.1.1). Eifert eine Frau diesem Vorbild nach, treten zwangsläufig Minderwertigkeitsgefühle auf
- Depressive Patientinnen passen sich uneingeschränkt an, weil sie es unbedingt jedem recht machen wollen. Dies führt zu erneutem Versagen. Deshalb ermuntern die Pflegenden die Frau dazu, ihre eigenen Rechte wahrzunehmen und auch einmal das zu tun, was sie selbst gerne möchte (ggf. auch gegen Widerstand)
- Die Pflegenden versuchen, der Frau Möglichkeiten aufzuzeigen, wie sie ihre freie Zeit sinnvoll nutzen kann, und helfen ihr, neue und eigene Ziele zu finden.

Die Pflege depressiver Frauen stellt hohe Ansprüche an die Pflegenden. Während die Möglichkeiten für Pflegende im Akutkrankenhaus allein aus organisatorischen Gründen begrenzt sind, ist eine psychiatrische Station so strukturiert, dass die Patientinnen sich an Alltagsaufgaben beteiligen müssen (Küchendienst, Gestaltung der Mahlzeiten) und an diversen Gruppenangeboten, z.B. einem Selbstsicherheitstraining, teilnehmen können.

Unterstützt wird die Behandlung durch Ergo- und Bewegungstherapie.

Literatur und Kontaktadressen

📖 Literaturnachweis

1. Reiche, C., Seeling, S.: Einsatz von Homöopathie im Klimakterium. In: Pflegezeitschrift 7/2005, S. 426–428

2. Popp, A.; Lippuner, K.: Osteoporoseprävention bei der Frau heute. In: Journal für Menopause 1/2005, S. 5–14

Vertiefende Literatur

Blank, I.: Sexualität im Alter. In: Heilberufe 3/2003, S. 18–19

Habermann-Horstmeier, L.: Hormonersatztherapie in den Wechseljahren. (K)ein Allheilmittel? In: Pflegezeitschrift 7/2005, S. 422–424

✉ Kontaktadressen

1. Deutsche Menopause Gesellschaft e.V., www.menopause-gesellschaft.de

2. Bundesselbsthilfeverband für Osteoporose e.V., Kirchfeldstr. 149, 40215 Düsseldorf, Tel.: 0211/319165, info@bfo-aktuell.de

3. Netzwerk-Osteoporose e.V., Kamp 21, 33098 Paderborn, Tel.: 05251/280586, www.netzwerk-osteoporose.de

4. Kuratorium Knochengesundheit e.V., Leipziger Str. 6, 74889 Sinsheim, info@osteoporose.org

Wiederholungsfragen

1. Wie sind die Begriffe „Klimakterium", „Prämenopause", „Menopause" und „Postmenopause" definiert? (☞ 6.1)

2. Welche physiologischen Veränderungen treten im Klimakterium auf? (☞ 6.1)

3. Welche gemäßigten Sportarten können einer Patientin mit klimakterischen Beschwerden empfohlen werden, um einem weiteren Knochenabbau durch die Osteoporose entgegenzuwirken? (☞ 6.2)

4. Wie wird eine Frau behandelt, die unter einem klimakterischen Syndrom leidet? (☞ 6.3)

5. Welche typischen Erkrankungen treten in der Postmenopause auf und wodurch sind sie bedingt? (☞ 6.4.1–6.4.4)

6. Welche Aspekte umfasst die Patientenberatung zur Osteoporoseprävention? (☞ 6.4.3)

7. Wie können Pflegende einer Frau helfen, die an einer Involutionsdepression leidet? (☞ 6.4.4)

7 Pflege in der Kinder- und Jugend- gynäkologie

Kinder- und Jugendgynäkologie: Teilbereich der Gynäkologie, der sich mit Mädchen in einem Alter von 0 bis ca. 18 Jahren beschäftigt.

Da die Diagnostik und Therapie von Kindern und Jugendlichen spezielle Anforderungen an den Untersucher sowie die Ausstattung der Praxis oder Ambulanz stellt, zeichnet sich die Tendenz ab, diese Altersgruppe in kinder- und jugendgynäkologischen Zentren bzw. Sprechstunden zu behandeln.

Bei kleinen Mädchen stehen Verletzungen und Entzündungen im Genitalbereich im Vordergrund. Bei Jugendlichen nehmen die Abklärung von Blutungsstörungen sowie die Beratung über physiologische Entwicklungsvorgänge, Kontrazeption und Sexualhygiene einen breiten Raum ein.

Ereignisse in Kindheit und Jugend prägen das ganze spätere Leben. Hauptaufgabe des Kinder- und Jugendgynäkologen ist zwar das Aufspüren von Störungen des Zwischenhirns bzw. der Hypophyse sowie psychischer, ovarieller, genitaler und anderer körperlicher Anomalien und ihre Therapie. Der Gynäkologe sollte dabei jedoch so behutsam vorgehen, dass das Kind den Arztbesuch mit positiven Erinnerungen verbindet und er nicht zum lebenslänglichen Trauma wird.

7.1 Hormonbedingte Entwicklung im Kindes- und Jugendalter

7.1.1 Kindheit

Nach der Geburt ist bei neugeborenen Mädchen noch ein Rest von mütterlichen Hormonen im Blut. Zusätzlich schüttet die kindliche Hypophyse bei einigen Mädchen bis zum Ende des 12. Lebensmonats LH und FSH aus mit der Folge eines erhöhten Östriolspiegels, der sich in vaginalem Ausfluss ohne Krankheitswert äußern kann. Während der dann folgenden hormonellen Ruheperiode sind die genannten Hormonspiegel niedrig.

Etwa ab dem 9. Lebensjahr steigt die Empfindlichkeit der Hypophyse auf den niedrigen Östrogenspiegel, und sie bildet wieder FSH und LH. Beide Hormone werden auch unter dem Begriff der **hypophysären Gonadotropine** zusammengefasst (im Gegensatz zu den **extrahypophysären Gonadotropinen**, die z. B. von der Plazenta gebildet werden). An den Ovarien bewirken die Gonadotropine die Heranreifung von **Follikeln** (Eibläschen), in denen Östrogene produziert werden, welche ihrerseits eine Reihe körperlicher Veränderungen bewirken.

7.1.2 Pubertät

Pubertät: Übergangsphase zwischen Kindheit und Erwachsenenalter, in der sich die sekundären Geschlechtsmerkmale entwickeln, die Fertilität erreicht wird und in der ein Wachstumsschub stattfindet. Diese

körperlichen Prozesse werden von tief reichenden psychischen Prozessen begleitet. Unterschieden werden die Präpubertät und die Postmenarche.

Präpubertät: Zeitraum zwischen Entwicklungsbeginn der sekundären Geschlechtsmerkmale und der Menarche (ca. 9.–13. Lebensjahr).

Menarche: Zeitpunkt der ersten Menstruationsblutung.

Postmenarche: Zeitraum nach der Menarche, in dem sich der Menstruationszyklus einspielt (ca. 13.–15. Lebensjahr).

Der Anstieg des Östrogenspiegels bewirkt in der **Präpubertät** eine Reihe körperlicher Veränderungen, zu denen auch die Entwicklung der sekundären Geschlechtsorgane gehört:

- **Wachstum.** Mit dem 10. Lebensjahr kommt es neben einem Wachstumsschub des gesamten Körpers auch zu einem vermehrten Wachstum der inneren Geschlechtsorgane (insbesondere des Uterus) und der Ausdifferenzierung der äußeren Geschlechtsorgane, insbesondere der Schamlippen
- **Pubarche** (Entwicklung der Schambehaarung). Etwa ab dem 11. Lebensjahr beginnt die Achsel- und Schambehaarung zu wachsen. Diese wird nach Tanner in 6 Stadien eingeteilt (☞ Abb. 7.13–7.18)
- **Thelarche** (Entwicklung der Brüste). Ebenfalls etwa ab dem 11. Lebensjahr beginnt die Knospung der Mammae und Ausdifferenzierung des Drüsenkörpers. Die Pigmentzunahme der Mamille und der Areola geschieht etwa zur gleichen Zeit. Die Ausbildung der Brüste wird nach Tanner in 5 Stadien eingeteilt (☞ Abb. 7.1–7.10)
- **Menarche.** Bei den meisten Mädchen treten die ersten Menstruationsblutungen zwischen dem 13.–14. Lebensjahr auf, ohne dass es dabei jedoch gleich zu **Ovulationen** (Eisprüngen) kommt. Erst nach 1–2 Jahren ist der Zyklus meist so stabil, dass Ovulationen einsetzen.

7.2 Pflege in der Kinder- und Jugendgynäkologie

7.2.1 Pflege und Patientenberatung

Ein Hauptaufgabengebiet der Pflegenden in der Kinder- und Jugendgynäkologie ist die Assistenz bei gynäkologischen Untersuchungen (☞ 7.3). Die Erkrankungen, mit denen die Pflegenden konfrontiert werden, sind jedoch so vielfältig, dass sich daraus keine allgemein gültigen Anforderungen bezüglich Pflege und Patientenberatung formulieren lassen. Eine Jugendliche mit Entwicklungsstörungen hat andere Bedürfnisse als ein fünfjähriges, missbrauchtes Kind. Beide brauchen ganz unterschiedliche Unterstützung, z. B. bei eingeschränkten ATL oder in der Auseinandersetzung mit den Folgen ihrer Erkrankung. In jedem Fall ist von den Pflegenden besonders viel Einfühlungsvermögen in den Entwicklungsstand und die spezifische Situation der kleinen Patientinnen erforderlich, um sie bestmöglich zu unterstützen und zu begleiten.

Stadien der Brustentwicklung nach Tanner [F115]

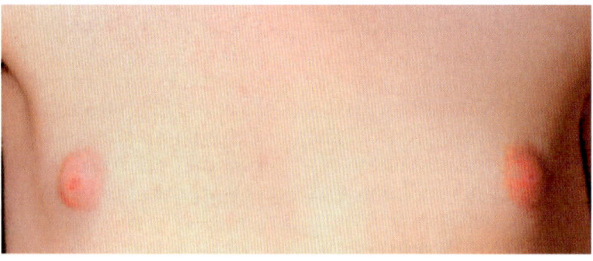

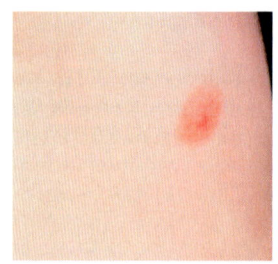

Abb. 7.1 und 7.2: B1. Präpubertäres Stadium. Keine palpable Brustdrüse.

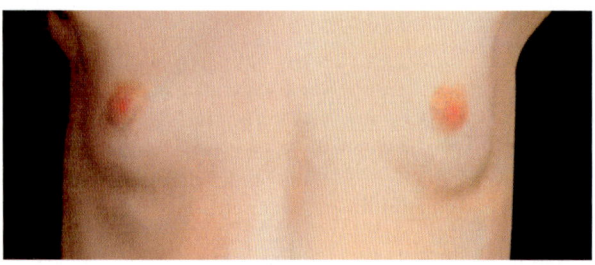

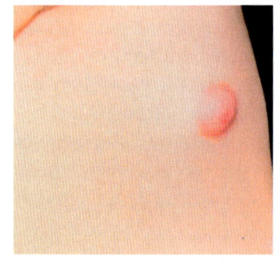

Abb. 7.3 und 7.4: B2. Beginnende Entwicklung der Brust. Ausbildung einer Brustknospe und Vergrößerung der Areola. Im Bereich der Areola ist die Brust vorgewölbt.

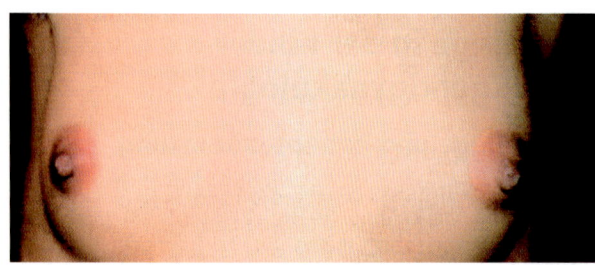

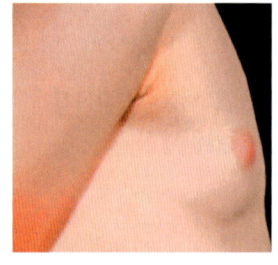

Abb. 7.5 und 7.6: B3. Weitere Vergrößerung des Brustdrüsenkörpers. Der Brustdrüsenkörper ist größer als die Areola.

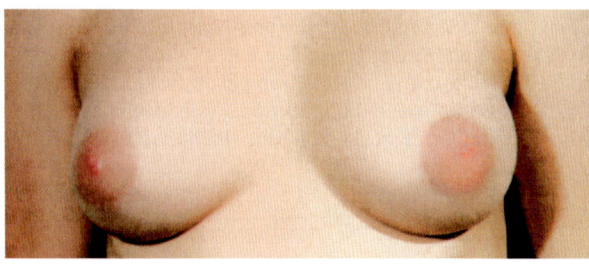

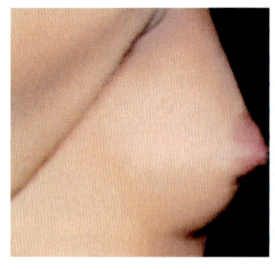

Abb. 7.7 und 7.8: B4. Im Bereich der Areola hebt sich die Brustdrüse gesondert von der übrigen Drüse ab.

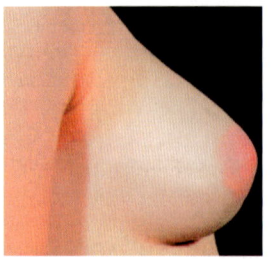

Abb. 7.9 und 7.10: B5. Die Entwicklung der Brust ist abgeschlossen und entspricht der Brust einer erwachsenen Frau.

7.3 Die gynäkologische Untersuchung

Bei der **gynäkologischen Untersuchung** bringen Arzt und Pflegende den Kindern und Jugendlichen ihre ungeteilte Aufmerksamkeit entgegen. Am leichtesten gelingt dies in speziellen kindergynäkologischen Sprechstunden, in denen sich Gynäkologen und Pflegende nur dieser einen Patientengruppe widmen.

Besonderheiten bei der gynäkologischen Untersuchung

Anamnese

Bei kleinen Mädchen erfolgt die Anamneseerhebung über die Mutter. Währenddessen bemüht sich die assistierende Pflegekraft um eine erste Kontaktaufnahme und spielerische Beschäftigung mit dem Kind (Plüschtier, Kasperlepuppe, Bilderbuch).

Anwesenheit der Mutter bei der Untersuchung

Ob die Mutter bei der Untersuchung anwesend ist, hängt vom Alter des Kindes ab, von der Beziehung zwischen Mutter und Tochter und von dem Verhalten der Mutter. So wollen kleine Mädchen ihre Mutter gerne bei der Untersuchung dabeihaben, während es Jugendlichen oft peinlich ist, wenn ihre Mutter bei der Untersuchung zuschaut. Deshalb werden die Jugendlichen vor der Untersuchung in Abwesenheit der Mutter dazu befragt. Bringen die Mädchen statt ihrer Mutter ihre Freundin oder ihren Freund zur Untersuchung mit, respektieren Arzt und Pflegende diese Entscheidung.

🖐 Schweigepflicht

Auf Wunsch des Mädchens unterliegen Arzt und Pflegende auch den Eltern gegenüber der Schweigepflicht. Das Wissen darum macht es manchen Mädchen leichter, sich mit ihren Fragen und Problemen an ihren Arzt zu wenden und ihn ins Vertrauen zu ziehen.

Ist eine Mutter überfürsorglich und lässt der Tochter keine Möglichkeit, sich im Gespräch mit dem Arzt zu äußern, wird sie freundlich gebeten, allein noch einmal im Wartezimmer Platz zu nehmen.

Bleibt die Mutter bei der Untersuchung dabei, hat es sich bewährt, kleine Mädchen auf dem Schoß der Mutter zu untersuchen, um ihre Angst zu mindern.

Gynäkologische Untersuchung

Die Untersuchung selbst wird bei Kindern oder Jugendlichen in gleicher Reihenfolge durchgeführt wie bei einer erwachsenen Frau (☞ 1.3). Wichtig ist, dem Kind alle diagnostischen und therapeutischen Maßnahmen in einer für sein Alter angemessenen Weise zu erklären, damit es nicht erschreckt und sich zeitlebens vor Ärzten, insbesondere Gynäkologen fürchtet.

Da in einem Alter von 5–6 Jahren das Schamgefühl stark ausgeprägt ist, führt der Arzt die Untersuchung zügig durch, so dass sich die kleine Patientin nicht länger als nötig nackt zeigen muss, und helfen ihr Arzt oder Pfle-

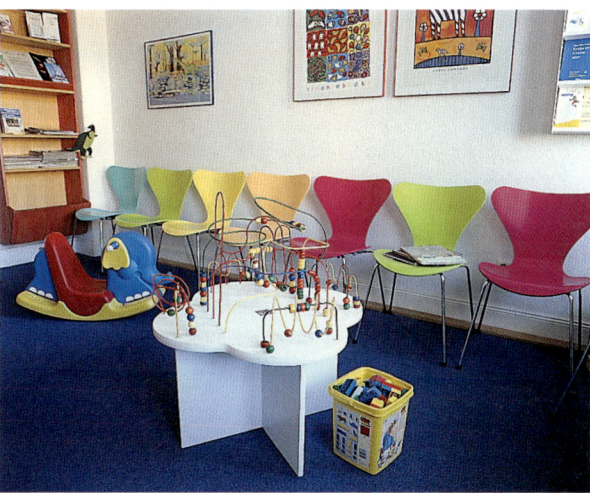

Abb. 7.11: Eine kindgerechte Gestaltung des Wartezimmers mit altersentsprechendem Mobiliar sowie z. B. Büchern, Malutensilien oder Puppen lässt die Angst bei vielen Kindern in den Hintergrund treten und macht ihnen und ihren Müttern das Warten leichter. [K225]

gende bei peinlich erscheinenden Begriffen, indem sie diese selbstverständlich formulieren. Gut ist es, wenn der Arzt schon Erfahrung mit Kindern hat und sich in seinem Metier auskennt, da Kinder eine eventuelle Unsicherheit des Arztes sofort spüren und selbst unruhig würden.

Für die Untersuchung werden kleine Spekula (☞ Abb. 1.9–1.13) oder Vaginoskope (☞ Abb. 7.12) verwendet, mit denen eine schonende, atraumatische Untersuchung möglich ist. Das **Vaginoskop** wird vor allem dann eingesetzt, wenn eine Abstrichentnahme oder eine Fremdkörperentfernung notwendig ist. Die Tastuntersuchung erfolgt durch das Rektum (☞ Abb. 1.15). Nur bei Jugendlichen, die bereits Tampons benutzen oder Geschlechtsverkehr hatten, kann die Untersuchung auch vaginal durchgeführt werden (☞ Abb. 1.14).

🛏 Um die Zeitspanne der Untersuchung kurz zu halten, werden alle notwendigen Instrumente vor der Untersuchung bereit gelegt, wenn nötig vorgewärmt und auf ihre Funktion geprüft.

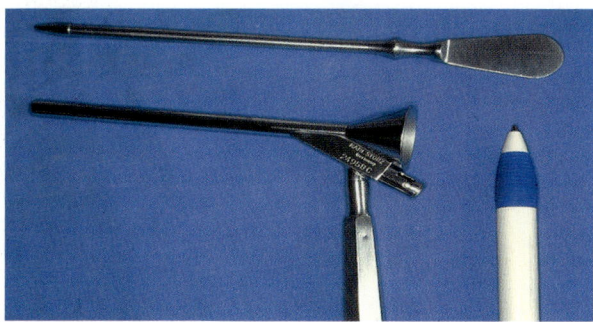

Abb. 7.12: Das Vaginoskop – hier im Größenvergleich mit einem Kugelschreiber – wird zunächst mit Führungsstab eingeführt, der bei richtiger Positionierung entfernt wird. Um Vagina und Portio besser inspizieren zu können, wird anschließend eine Lichtquelle aufgesetzt. [T192]

Aufgaben der Pflegenden bei der gynäkologischen Untersuchung

Aufgaben der Pflegenden bei der gynäkologischen Untersuchung ☞ auch 1.3.5

Die Hauptaufgaben der Pflegenden liegen zum einen in einer möglichst optimalen Organisation der Sprechstunde, damit die Patientinnen nicht so lange warten müssen und der Arzt ausreichend Zeit für jede von ihnen hat, und zum anderen in der Beruhigung der Kinder und Jugendlichen. Diese können oftmals allein durch ein Gespräch über den Kindergarten, die Schule oder die Lieblingsbeschäftigung auf andere Gedanken als die Angst gebracht werden, was ihnen helfen kann, innerlich ruhiger zu werden und bei der Untersuchung entspannter zu sein.

Während der Untersuchung halten die Pflegenden – sofern die Mutter dies nicht tut – das Kind sanft fest, damit es sich nicht plötzlich aus Angst oder Neugier („ich möchte zusehen, was da unten passiert") aufsetzt oder wegrutscht.

Nach der Untersuchung, wenn für die Mädchen das Aufregendste hinter ihnen liegt, sind sie oft empfänglich für aufklärende Gespräche. Arzt und Pflegende sollten die Gelegenheit nutzen und ihnen Fragen zur Gesundheits- und Sexualerziehung bzw. zur Pflege ihres Körpers beantworten, z.B. wie man einen Menstruationskalender führt, die Pille richtig einnimmt oder mit Tampons umgeht. Bei Interesse können ihnen beispielsweise Broschüren über Körperpflege, Monatshygiene, Sexualaufklärung und Verhütungsmethoden mitgegeben werden, die für Arztpraxen oder Krankenhausambulanzen in der Regel kostenfrei über Arzneimittelfirmen, den Berufsverband der Frauenärzte, Pro Familia e. V. oder Krankenkassen zu beziehen sind (✉ 1, 2).

7

Stadien der Schambehaarung nach Tanner [F115]

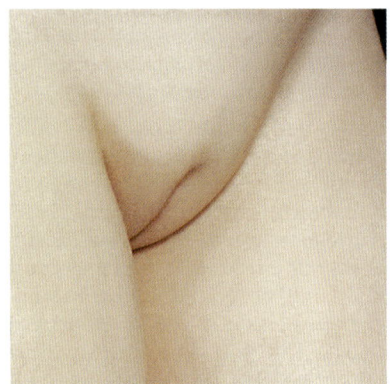

Abb. 7.13: P1. Im präpubertären Stadium ist keine Schambehaarung vorhanden.

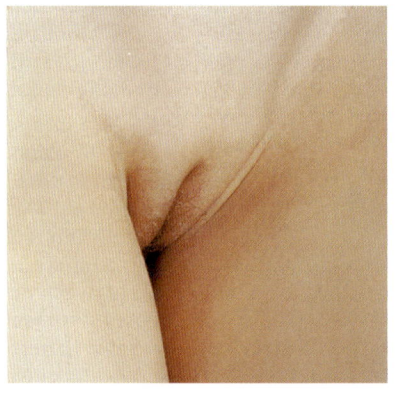

Abb. 7.14: P2. Spärliches Wachstum von leicht pigmentierten Schamhaaren vorwiegend entlang der großen Labien.

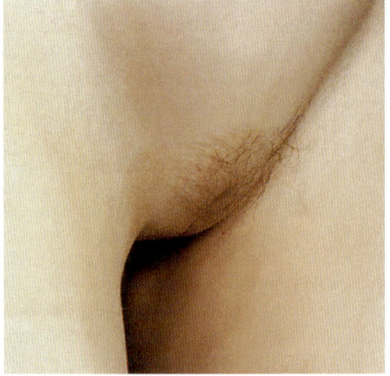

Abb. 7.15: P3. Die Schambehaarung ist dunkler pigmentiert, gekräuselt und breitet sich bis über die Symphyse aus.

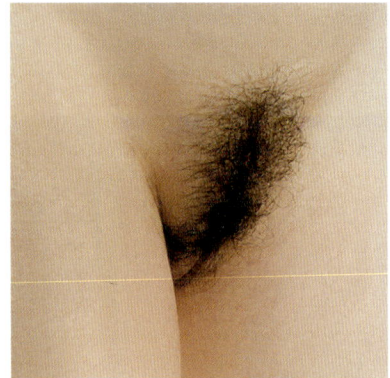

Abb. 7.16: P4. Die Schambehaarung entspricht der einer erwachsenen Frau, erstreckt sich jedoch über eine kleinere Fläche als beim Erwachsenen und greift noch nicht auf die Oberschenkelinnenseite über.

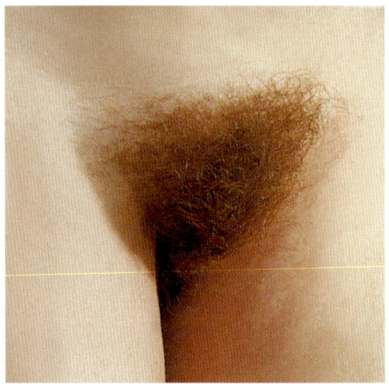

Abb. 7.17: P5. Die Entwicklung der Schambehaarung ist abgeschlossen. Sie greift auf die Oberschenkelinnenseite über; eine waagerechte Abschlusslinie bildet die Begrenzung nach oben, so dass die Form einem umgekehrten Dreieck entspricht.

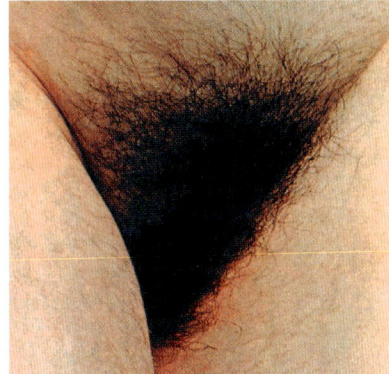

Abb. 7.18: P6. Zum Nabel ansteigende, mehr virile (männliche) Schambehaarung und Übergreifen auf die Oberschenkel.

7.4 Häufige gynäkologische Erkrankungen im Kindes- und Jugendalter

7.4.1 Verletzungen

Krankheitsentstehung und Symptome

Verletzungen im Genitalbereich sind meist Folge von Stürzen beim Spielen, Fahrradfahren oder im Reitsport. Meist handelt es sich dabei um oberflächliche Schürfwunden, Hämatome oder größere Rissverletzungen (☞ Abb. 7.19).

Untersuchungsbefund und Diagnostik

Bei der gynäkologischen Untersuchung stellt der Arzt den Schweregrad der Verletzung fest. Dabei achtet er unter anderem auch darauf, ob bei Verletzungen am äußeren Genitale die Urethra mitbetroffen und/oder ob sie zugeschwollen ist. Dann kann es nämlich zu einem Harnverhalt mit zusätzlichen Schmerzen im Unterbauch kommen. Da die Inspektion nicht immer eine klare Aussage über die Mitbeteiligung der Urethra ermöglicht, wird der Urin des Mädchens auf Erythrozyten untersucht.

Bei schweren Verletzungen ordnet der Arzt zum Ausschluss einer Fraktur eine Röntgenuntersuchung des Beckens an.

Behandlungsstrategie

Die Behandlung von Verletzungen orientiert sich an den Prinzipien der allgemeinen Wundversorgung:
- Desinfektion des Wundgebietes
- Auftragen von abschwellenden, z. B. heparinhaltigen Salben
- Bei ausgedehnten Verletzungen, Einrissen etc. operative Versorgung, meist in Narkose.

7.4.2 Intravaginale Fremdkörper

Krankheitsentstehung, Symptome und Diagnostik

Intravaginale Fremdkörper wie Murmeln oder Erdnüsse werden meist beim Spielen in die Vagina gesteckt. Da dies die Mädchen aus Schuldgefühl häufig verschweigen oder einfach vergessen, wird dies oft erst durch übel riechenden Fluor oder Schmerzen entdeckt. Bei der gynäkologischen Untersuchung mit dem Spekulum oder Vaginoskop sieht der Arzt den Fremdkörper und kann ihn lokalisieren.

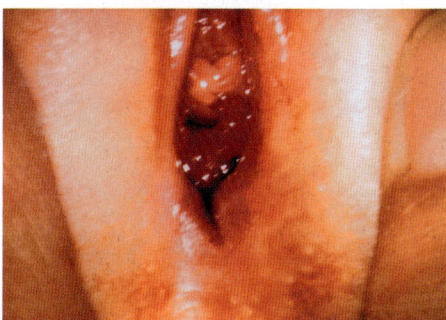

Abb. 7.19: Pfählungsverletzung durch Sturz auf Fahrradstange. [M204]

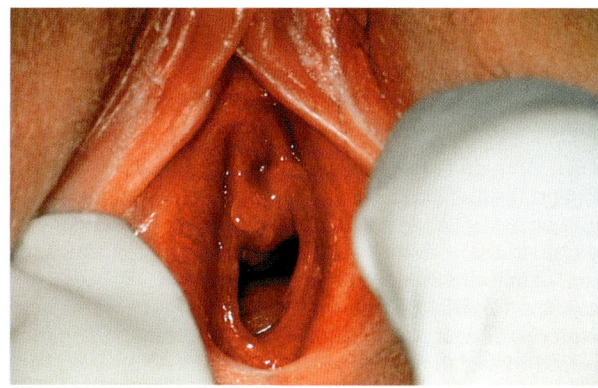

Abb. 7.20: Die unspezifische Vulvovaginitis bei kleinen Mädchen kann durch einen Fremdkörper, aber auch durch falsche Hygiene entstehen. Dabei wirkt der Östrogenmangel vor der Pubertät begünstigend. [M204]

Plötzlich auftretende, heftige Bauchschmerzen lenken den Verdacht auf eine Perforation, bei der ein spitzer oder scharfer Fremdkörper durch die Vagina hindurch in die freie Bauchhöhle gelangt ist. Da sich im Falle einer Perforation freie Luft in der Bauchhöhle befindet, ordnet der Arzt eine Abdomenleeraufnahme an, durch die er die freie Luft im Abdomen erkennen kann.

Behandlungsstrategie

Befinden sich die Fremdkörper in der Vagina, können sie fast immer bei einer Vaginoskopie mit einer kleinen Fasszange entfernt werden. Hierzu genügt eine Sedierung des Kindes z. B. mit 1–2 Chloralhydrat-Rectiolen®. Anschließend wird eine Lokaltherapie z. B. mit Ovestin®-Creme über 4–5 Tage durchgeführt.

7.4.3 Blutungsstörungen

Blutungsstörungen in der Kindheit und Präpubertät

In der Kindheit und Präpubertät treten normalerweise keine **vaginalen Blutungen** auf, weswegen jede Blutung in dieser Phase abgeklärt werden muss. Als mögliche Ursachen kommen in Betracht:
- Fremdkörper oder Verletzungen (☞ oben)
- Entzündungen
- Hormonelle Störungen (☞ 7.1.2).

Blutungsstörungen in der Postmenarche
Hypermenorrhoe, Dauerblutung
Hypermenorrhoe ☞ auch 4.3.2

In den ersten ein bis zwei Jahren nach der Menarche treten die Menstruationsblutungen meist unregelmäßig und ohne Ovulation auf (anovulatorische Zyklen), da sich der Hormonhaushalt noch nicht eingespielt hat.

Eine spezifische Behandlung ist nicht notwendig. Lediglich bei übermäßig starker Blutung (**Hypermenorrhoe**) oder einer **Dauerblutung** wird mit Hormongabe behandelt. Bei einer Hypermenorrhoe verordnet der Arzt Ovulationshemmer, im Falle einer Dauerblutung ein Präparat mit Gelbkörperhormon (etwa Primosiston® Tbl.), das über 10–12 Tage eingenommen wird.

Dysmenorrhoe

Dysmenorrhoe ☞ auch 4.3.2

Fast 50 % der Mädchen leiden während oder nach der Pubertät unter einer **Dysmenorrhoe.** In einem Gespräch erläutert der Arzt ihnen die möglichen Ursachen und weist sie auf wirksame Entspannungsverfahren hin. Eine medikamentöse Behandlung ist bei etwa 10 % der betroffenen Mädchen notwendig. Neben Magnesium oder Buscopan® zur Entkrampfung (Spasmolyse) kommen auch Prostaglandinhemmer (z. B. Urem®, ASS®) zum Einsatz.

7.5 Entwicklungsstörungen

7.5.1 Pubertas praecox

Pubertas praecox: Frühzeitiges Ausreifen der Geschlechtsmerkmale mit einer vor dem 9. Lebensjahr einsetzenden Menarche.

Krankheitsentstehung

Bei der **Pubertas praecox vera** entwickeln sich die Geschlechtsmerkmale aufgrund einer verfrühten Hormonproduktion der Hypophyse zu früh. In den meisten Fällen kann keine Ursache für den frühen Beginn der Hormonproduktion gefunden werden (*idiopathische Pubertas praecox vera*). In seltenen Fällen liegen der Erkrankung Tumoren des ZNS oder der Nebennieren zugrunde, oder es liegt ein genetischer Defekt vor.

Bei der **Pseudopubertas praecox** produzieren die Ovarien autonom Hormone, meist aufgrund eines Granulosazelltumors (☞ Abb. 4.29).

Symptome und Diagnostik

Den meisten Eltern fällt die vorzeitige Ausbildung der Schambehaarung, Reifung der Brustdrüsen und das Einsetzen der Menstruationsblutung vor dem 10. Lebensjahr auf. Diese Symptome führen dann zur Vorstellung beim Kinderarzt oder Gynäkologen.

Zur Diagnostik werden die Stadien der Geschlechtsreifung nach Tanner (☞ 7.3) herangezogen und die Diskrepanz zwischen dem erwarteten und dem aktuell vorliegenden Entwicklungsstadium eingeschätzt. Zur Bestimmung des Östrogen- und Progesteronspiegels sowie der Gonadotropine wird eine Blutuntersuchung durchgeführt. Zum Ausschluss bzw. Nachweis von Tumoren sind unterschiedliche neurologische, radiologische und ophthalmologische Untersuchungen notwendig.

Behandlungsstrategie

Die Therapie erfolgt durch einen erfahrenen Spezialisten. Bei der idiopathischen Form der Pubertas praecox vera kann die Gonadotropinsekretion medikamentös unterdrückt werden, was zu einer Ruhigstellung der endokri-

nen Ovarialfunktion führt. Soll die Pubertät später (wieder) einsetzen, werden die Medikamente abgesetzt. Liegen hormonbildende Tumoren vor, werden sie operativ oder radiologisch entfernt.

Prognose

Die Prognose hängt von der Ursache ab, ist aber in fast allen Fällen günstig. Die Mädchen und deren Eltern werden über die Ursachen und die einzuleitenden Therapieschritte aufgeklärt. Häufig kommt es zu einem vorgezogenen Wachstumsschub, dann aber zu einem vorzeitigen Verschluss der Epiphysenfugen mit Minderwuchs, wenn keine entsprechende Behandlung erfolgt.

7.5.2 Pubertas tarda

Pubertas tarda: Einsetzen der Pubertätsmerkmale nach dem 14. Lebensjahr gepaart mit dem Ausbleiben der Menarche bis zum 16. Lebensjahr.

Krankheitsentstehung

Die Ursachen können sehr unterschiedlich sein. In Frage kommen hypothalamische, hypophysäre oder primär ovarielle Störungen, außerdem die *Anorexia nervosa* (eine psychische Erkrankung, die mit Magersucht einhergeht), Mangelernährung oder genetische Fehlbildungen wie z. B. das *Turner-Syndrom*, bei dem ein X-Chromosom fehlt. In manchen Fällen ist auch eine konstitutionelle Entwicklungsverzögerung der Grund für eine Pubertas tarda, z. B. durch intensives Training bei Hochleistungssport oder unzureichende Entwicklung des Körperfetts.

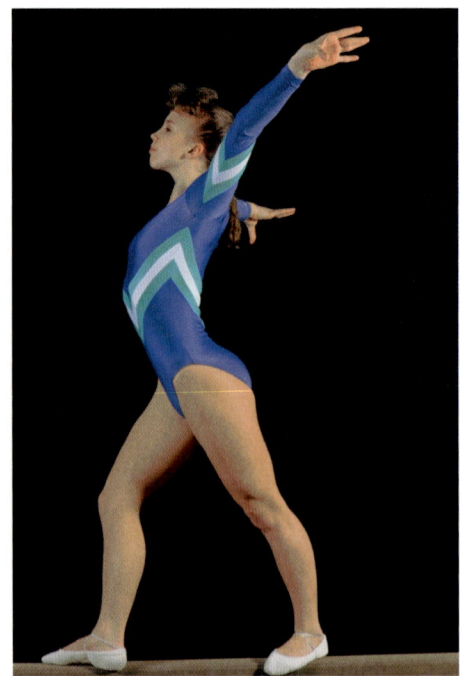

Abb. 7.21: Mädchen auf dem Schwebebalken. Hochleistungssport kann Ursache einer Pubertas tarda sein. [J667]

Symptome und Diagnostik

Die meisten Mädchen suchen den Arzt auf, weil bei ihnen noch keine Blutung eingetreten ist und die sekundären Geschlechtsmerkmale nur unzureichend oder gar nicht ausgebildet sind.

Zur Diagnostik werden in erster Linie die Stadien der Geschlechtsreifung nach Tanner herangezogen (☞ 7.3), und zur Einschätzung der Gonadotropinproduktion wird eine Blutuntersuchung durchgeführt. Zum Ausschluss bzw. Nachweis eines Tumors werden radiologische Untersuchungen des Schädels veranlasst. Bei Verdacht auf eine genetische Fehlbildung ist eine Chromosomenanalyse erforderlich.

Behandlungsstrategie

Die Therapie richtet sich nach der Ursache:
- Niedrige Hormonspiegel werden mit Östrogenen und Gestagenen behandelt, was die Ausreifung der sekundären Geschlechtsorgane bewirkt
- Tumoren werden operativ oder radiologisch entfernt
- Genetische Defekte werden mit Hormonen behandelt, um ein normales äußeres Erscheinungsbild zu erreichen. Eine Stimulation der Ovarien ist jedoch nicht möglich, so dass diese Patientinnen niemals schwanger werden können.

Prognose

Abgesehen von den genetischen Defekten ist die Prognose günstig. Meist gelingt es, die Ursache zu beheben, so dass eine normale weitere Entwicklung möglich ist.

7.6 Sexueller Missbrauch von Kindern und Jugendlichen

In den letzten Jahren ist der sexuelle Missbrauch von Kindern und Jugendlichen verstärkt in die Öffentlichkeit gelangt. Bei den Tätern handelt es sich meist um männliche Familienmitglieder oder Männer aus dem Bekanntenkreis der Eltern. Diese sind den Mädchen bekannt, und sie vertrauen ihnen. Die Taten erstrecken sich oft über Monate und Jahre und haben in der Regel Wiederholungscharakter. Die Hälfte der Kinder ist jünger als sieben Jahre. Die Zahlen, wie viele Kinder jährlich sexuell missbraucht werden, schwanken stark, je nachdem, welche Dunkelziffer zugrunde gelegt wird. Es wird eine Dunkelziffer bis zu 90 % vermutet.

Interessant sind die Beobachtungen der Rechtsanwältin Juliane Beck, denen zufolge die meisten missbrauchten Kinder entweder einen langen Krankenhausaufenthalt hinter sich haben oder ein Elternteil einen medizinischen Beruf, insbesondere einen Pflegeberuf, ausübte, und die Beobachtungen einer Psychiaterin, die häufig mit Sexualstraftaten befasst ist: Jeder von ihr behandelte Täter und jedes Opfer lag in der Kindheit längere Zeit im Krankenhaus. Da die Ausübenden medizinischer Berufe „Grenzüberschreiter" sind, indem sie berufsbedingt in die Intimsphäre des Patienten eingreifen, könnten sie mitbeteiligt sein an einer „Prädisposition zur Grenzüberschreitung bzw. zum Überschreitenlassen der Grenzen, die das Körperempfinden der Betroffenen unempfindlich macht" (J. Beck, Vortrag Ev. Akademie Tutzing 12.07.1997).

Leitsymptome

Folgende körperliche Auffälligkeiten lenken den Verdacht auf sexuellen Missbrauch:
- Veränderungen im Genitalbereich
  - Hämatome und Verletzungen im Vulvabereich
  - Genitale, vaginale Blutung
  - Dilatation des Hymens
  - Epitheldefekte wie Abschürfungen oder Einrisse
  - Rezidivierende Vulvovaginitis und Fluorbeschwerden
- Analbereich
  - Hämatome und Fissuren
  - Tonusverlust des Analringes
- Extragenitale Veränderungen
  - Symmetrische Handabdrücke
  - Würgemale
  - Verletzungen der Mundhöhle
  - Kratzspuren.
- Als weitere Besonderheit kann eine nicht altersentsprechende sexualisierte Sprache bzw. Gestik auffallen.

Diagnostik

Die Befragung und Untersuchung des Mädchens erfolgt äußerst behutsam und dennoch vollständig und detailliert. Einerseits darf dem Kind durch die Untersuchung kein weiteres seelisches Trauma zugefügt werden, andererseits ist es erforderlich, wichtige Beweise für eine eventuelle Gerichtsverhandlung zu sichern und zu dokumentieren. Die Betreuung des Kindes erfolgt immer in Zusammenarbeit mit einer Kinderpsychologin.

Folgende Untersuchungsschritte können notwendig sein:
- *Körperliche Untersuchung.* Hierbei achtet der Arzt auf Hämatome, Verletzungen, Kratzspuren, Schürfungen oder Frakturen
- *Untersuchung der Mundhöhle* auf Verletzungen
- *Untersuchung des Genitalbereiches* mit dem Vaginoskop. Liegt das Ereignis nicht länger als 48 Stunden zurück, entnimmt der Untersucher einen Abstrich zum Nachweis von Spermien
- *Untersuchung auf sexuell übertragbare Erkrankungen* mit Hilfe z. B. von: Nativabstrich, ggf. Abstrich für mikrobiologische Untersuchungen, ggf. Blutabnahme für Tests auf HIV, Hepatitis und Lues
- *Untersuchung des Anus.* Da ein Tonusverlust des muskulären Verschlussapparates auf wiederholte Manipulationen hindeutet, achtet der Untersucher auf den Tonus der Muskulatur
- *Auskämmen der Schamhaar*e, um fremde Haare zu entdecken
- *Asservieren der Kleidun*g, sofern diese nicht gewechselt worden ist.

Höchste Priorität hat die Vermeidung von weiteren psychischen Schäden. Nach dem sexuellen Missbrauch befindet sich das Mädchen in einer absoluten psychischen Ausnahmesituation, die sich in einer Änderung des Verhaltens, etwa in einem passiven Rückzug, in Angstzuständen, Konzentrations- und Lernstörungen aber auch in Wutausbrüchen und gesteigerter Aggressivität äußern kann (📖 1, 2).

7

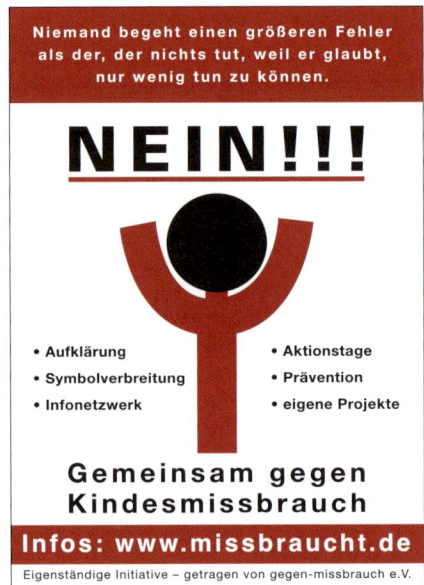

Abb. 7.22–7.23: Die verschiedenen Kampagnen diverser Organisationen dienen dazu, die Bevölkerung für das Thema Kindesmissbrauch zu sensibilisieren. Sie sind damit ein wichtiger Bestandteil der Prävention. [W252]

Weiteres Vorgehen

Viele Beratungsstellen empfehlen Ärzten und Pflegenden, die den Verdacht auf einen sexuellen Missbrauch hegen, sich erst einmal mit ihnen in Verbindung zu setzen, wobei der Name des Kindes oder verdächtigen Täters nicht genannt werden muss. Hier erhalten sie Empfehlungen, wie sie in dieser speziellen Situation verfahren können (✉ 3, 4, 5).

Häufig lautet der Rat zunächst nur, dem Kind – sollte es alt genug sein, ansonsten auch der Mutter oder einer anderen Begleitperson – die Adresse der nächsten Beratungsstelle mitzuteilen und ihm zu versichern, dass sein Geheimnis dort gut aufgehoben ist und es keine negativen Konsequenzen zu befürchten hat. Für manche ist es leichter, zunächst Kontakt zu einer telefonischen Beratungsstelle aufzunehmen (✉ 6). Arzt und Pflegende können Kind und Mutter auch anbieten, es zu einer der Beratungsstellen zu begleiten. Diese sucht in der Regel nach Wegen, die dem Kind den weiteren Aufenthalt in der Familie ermöglichen, da das seelische Trauma des Kindes durch den Verlust der Bezugsperson größer sein kann als die Angst vor dem Täter, auch wenn er innerhalb der Familie lebt. Zum Beispiel wird versucht, eine Familientherapie einzuleiten. Zusätzlich wird das Kind zu Hause besucht; diese Besuche finden oft unangemeldet statt. Ist das betroffene Kind alt genug, sollte es über die Art der Hilfe mit entscheiden.

Schweigepflicht

Vorrangig ist das Gespräch mit den Erziehungsberechtigten zu suchen, um sie zu motivieren, die Gefahr für ihr Kind ernst zu nehmen und in Kooperation mit kompetenten Stellen, z.B. den oben genannten Beratungsstellen, schützende Maßnahmen zu ergreifen. Diese werden ebenso sorgfältig dokumentiert wie ein eventuelles Scheitern dieser Maßnahmen.

Sind die Möglichkeiten der Beratungsstelle ausgeschöpft und muss das Kind aus der Reichweite des Täters gebracht werden, sollte das Jugend-, Sozial- oder Gesundheitsamt oder die Kriminalpolizei eingeschaltet werden. Hier stellt sich die Frage nach dem Schutz der **Schweigepflicht,** zumal in Deutschland derzeit noch keine Pflicht zur Anzeige von sexuellen Delikten besteht.

Eine einheitliche Rechtsprechung gibt es zu diesem Thema leider noch nicht. Während einige Beratungsstellen die Erfahrung gemacht haben, dass Ärzten nach Weitergabe des Namens des Kindes ohne dessen schriftliche Einverständniserklärung oder ohne die Einverständniserklärung des Erziehungsberechtigten – der ja der Täter sein kann! – juristisch „ein Strick daraus gedreht wurde", haben andere Beratungsstellen und Ärzte andere Erfahrungen gemacht: zwar stehen Pflegende und Ärzte unter Schweigepflicht, doch wurde diese ins Leben gerufen, um Patientinnen zu schützen und nicht, um sie weiter zu gefährden. Wird ein Kind sexuell missbraucht, kann das Brechen der Schweigepflicht dem Kind vielleicht mehr helfen als die Einhaltung der Schweigepflicht (📖 3).

> **! Vorsicht**
>
> Das Brechen der Schweigepflicht ohne Einwilligung des Kindes oder der Erziehungsberechtigten ist bei nachweislicher oder drohender Schädigung des Kindes gemäß § 34 StGB **(rechtfertigender Notstand)** nicht strafbar, da in diesen Fällen das Interesse an der Aufdeckung des Missbrauchs und an dem Schutz des Kindes das Interesse an der Einhaltung der Schweigepflicht übersteigt.

Auch wenn in der Regel zunächst versucht werden sollte, dem Kind in seiner Familie zu helfen, kann manchmal auch eine Pflegefamilie oder ein Heim der bessere Aufenthaltsort für das Kind sein. Jede Hilfe für das Kind muss individuell abgestimmt sein! Dabei wird stets die Familie mit eingebunden.

Pflege

Während der Befragung und Untersuchung schenken die Pflegenden dem Mädchen ihre uneingeschränkte Aufmerksamkeit. Sehr viele Kinder senden Signale aus, die Hinweise auf ihre Leidens- und Opfersituation geben. Deshalb beobachten die Pflegenden die Mädchen und versuchen, ihre verschlüsselten Botschaften hinsichtlich Mimik, Gestik, Körperhaltung, verbaler aber auch nonverbaler Mitteilungen wahrzunehmen. Diese Wahrnehmungen werden später mit den Beobachtungen des Untersuchers verglichen bzw. um diese ergänzt.

Da die Ausbildung zum Arzt oder zur Gesundheits- und Krankenpflegerin nicht ausreichend auf die Tragweite des sexuellen Missbrauchs eingehen kann, beide Berufsgruppen im Zusammenhang mit sexuellem Missbrauch aber einer ganz besonders schweren und anspruchsvollen Aufgabe gegenüberstehen, ist es gut, wenn sie sich bezüglich der schwierigen Problematik selbst um Sensibilisierung und Sachinformation bemühen. Dazu kann die Lektüre einschlägiger Fachliteratur beitragen, aber auch die Schärfung der eigenen Wahrnehmung und im Besonderen die Überwindung innerer Hemmschwellen und Barrieren zum Selbstschutz („daran lässt sich doch nichts ändern, deshalb will ich gar nicht weiter daran rühren"). Dazu kann auch der Anspruch auf Verantwortlichkeit und evtl. Parteinahme für das Mädchen gehören. Gewiss ist das ein sehr hoher Anspruch, aber im Sinne der oft um Kindheit und Jugend betrogenen Mädchen und jungen Frauen ist die nötige Eigeninitiative um mehr Wissen fast schon moralische Verpflichtung.

Prävention

Eine der wichtigsten Maßnahmen zur Prophylaxe eines sexuellen Missbrauchs ist die altersentsprechende Aufklärung der Kinder in Kindergärten und Schulen. Den Mädchen werden Strategien vermittelt, die ihre Persönlichkeit stärken und sie somit weniger anfällig für sexuellen Missbrauch machen, und es wird ihnen der Unterschied zwischen „echten" Geheimnissen erklärt und Geheimnissen, die sie weitergeben dürfen.

Darüber hinaus ist es wichtig, auch in öffentlichen Medien Aufklärungsarbeit zu betreiben. Dies schärft die Sensibilität der Bevölkerung hinsichtlich der Tragweite des sexuellen Missbrauchs und kann gleichzeitig dazu benutzt werden, den Opfern Informationsangebote und weiterführende Hilfen aufzuzeigen.

Literatur und Kontaktadressen

☐ Literaturnachweis

1. Roediger, E.: Behutsamer Umgang mit sexuell missbrauchten Patientinnen. In: Deutsches Ärzteblatt 42/2004, S. 2284–2289

2. Rauch, E. et al.: Sexualdelikte – Diagnostik und Befundinterpretationen. In: Deutsches Ärzteblatt 40/2004, S. 2165–2172

3. Tutsch-Bauer, E. et al.: Rechtsmedizinische Aspekte bei Verdacht auf sexuellen Missbrauch. In: Deutsches Ärzteblatt 17/1998, S. 763–768

Vertiefende Literatur

Bass, E., Davis, L.: Trotz allem. Wege zur Selbstheilung sexuell missbrauchter Frauen. Orlanda Frauenverlag, Berlin 2001

Gerner, D. et al.: Bittere Tränen. Überlebende von sexuellem Missbrauch brechen ihr Schweigen. Geschichten, Gedichte, Tagebuchaufzeichnungen. Lumen Verlag, Freiburg 2002

Sauter, D.: Aspekte der Pflege von Patientinnen mit Missbrauchserfahrungen. In: Psych. Pflege heute, 3/2004, S. 144–151

✉ Kontaktadressen

1. Berufsverband der Frauenärzte e.V., Postfach 200363, 80003 München, Tel.: 089/2444660, www.bfv.de

2. Pro familia Bundesverband (weitere Zweigstellen im ganzen Bundesgebiet), Stresemannallee 3, 60596 Frankfurt, Tel: 069/639002, www.profamilia.de

3. Deutscher Kinderschutzbund e.V. (DKSB), Schiffgraben 29, 30159 Hannover, Tel.: 0511/304050, www.kinderschutzbund.de

4. Wildwasser-Zentrale (weitere Zweigstellen im ganzen Bundesgebiet). Arbeitsgemeinschaft gegen sexuellen Missbrauch von Mädchen e.V., Mehringdamm 50, 10961 Berlin, Tel.: 030/78650, www.wildwasser-berlin.de

5. gegen-missbrauch e.V., Am Menzelberg 10, 37077 Göttingen, Tel.: 0551/50065699, www.gegen-missbrauch.de

www.missbraucht.de

6. N.I.N.A.: Nationale Infoline, Netzwerk und Anlaufstelle zu sexueller Gewalt an Mädchen und Jungen. Tel.: 01805/123465. Träger: Bundesverein zur Prävention von sexuellem Missbrauch an Mädchen und Jungen e.V., Feldstr. 76, 24105 Kiel, www.nina-info.de

7

Wiederholungsfragen

1. Wie verändern sich die sekundären Geschlechtsorgane in der Präpubertät? (☞ 7.1.2)

2. Welche Aufgaben haben die Pflegenden in der kindergynäkologischen Sprechstunde? (☞ 7.3)

3. Worauf zielt bei Teenagern die präventive Beratungsarbeit ab und wie kann sie erreicht werden? (☞ 7.3)

4. Welche Entwicklungsstörungen gibt es? (☞ 7.5.1–7.5.2)

5. Welche Signale und verschlüsselten Botschaften können auf sexuellen Missbrauch hinweisen? (☞ 7.6)

6. Wie können Pflegende den Blick für die schwierige Problematik des sexuellen Missbrauchs schärfen und die eigene Sensibilisierung und Wahrnehmung stärken? (☞ 7.6)

8 Pflege bei Sterilität und Infertilität

⁞ **Sterilität:** Unvermögen, trotz Kinderwunsches und regelmäßigen ungeschützten Geschlechtsverkehrs schwanger zu werden.

Infertilität: Unvermögen, eine Schwangerschaft auszutragen. Es kommt zu habituellen Fehlgeburten (☞ 12.2.1).

Primäre Sterilität: Unvermögen einer Frau, die noch niemals schwanger war, trotz Kinderwunsches und regelmäßigen ungeschützten Geschlechtsverkehrs schwanger zu werden.

Sekundäre Sterilität: Unvermögen einer Frau, die mindestens einmal schwanger war, trotz Kinderwunsches und regelmäßigen ungeschützten Geschlechtsverkehrs erneut schwanger zu werden.

♨ Auch bei einem gesunden Paar dauert es bei uneingeschränkter Möglichkeit zum Geschlechtsverkehr durchschnittlich vier Monate bis zur Empfängnis, ist die Frau über 30 Jahre alt, sogar sechs Monate. Daher ist eine weitergehende Sterilitätsdiagnostik in der Regel erst angezeigt, wenn es nach einem Jahr ungeschützten Geschlechtsverkehrs nicht zu einer Schwangerschaft gekommen ist.

In Deutschland bleibt schätzungsweise jedes zehnte Paar ungewollt kinderlos. Dabei liegt die Ursache in etwa 30 % bei der Frau, in ungefähr 30 % beim Mann und in weiteren 30 % bei beiden Partnern gemeinsam. Bei ca. 10 % der Paare bleibt die Ursache der Sterilität ungeklärt.

Bei über 50 % der ungewollt kinderlosen Lebensgemeinschaften hilft die ärztliche Behandlung, den Wunsch nach einem eigenen Kind doch noch zu erfüllen.

8.1 Ursachen der Sterilität bei der Frau

Die Sterilität der Frau kann viele Ursachen haben (☞ Abb. 8.1).

Ovarielle Sterilität

Ursache der **ovariellen Sterilität** ist eine **Ovarialinsuffizienz**, die sich in anovulatorischen Zyklen oder einer *Corpus luteum Insuffizienz* (Insuffizienz des Gelbkörpers ☞ Abb. 4.8) äußern kann.

Von einer **primären Ovarialinsuffizienz** spricht man, wenn die Störung im Ovar selbst begründet ist, z.B. bei Fehlbildungen oder nach Bestrahlungen, von **sekundärer Ovarialinsuffizienz,** wenn das Ovar von außen, z.B. durch extragenitale Ursachen (☞ unten), beeinflusst wird.

Tubare Sterilität

Bei der **tubaren Sterilität** liegt ein Verschluss oder eine Beweglichkeitsstörung der Tuben vor. Häufige Ursachen sind frühere Adnexitiden (☞ 4.4.1), Endometrioseherde (☞ 4.5.2) oder Verwachsungen nach vorangegangenen Bauchoperationen.

Uterine Sterilität

Bei der **uterinen Sterilität** handelt es sich meist um eine Infertilität. Dabei wird das Wachstum des Keimes etwa durch Myome (☞ 4.5.4), Fehlbildungen (☞ 4.5.1) oder intrauterine Verwachsungen oder Verklebungen nach Operationen oder Entzündungen verhindert.

Zervikale Sterilität

Bei der **zervikalen Sterilität** vermögen die Samenzellen den Schleimpfropf im Gebärmutterhals nicht zu durchdringen. Dies kann bedingt sein durch eine mangelnde Produktion von Zervixschleim etwa bei Östrogenmangel, durch entzündliche oder anatomische Veränderungen

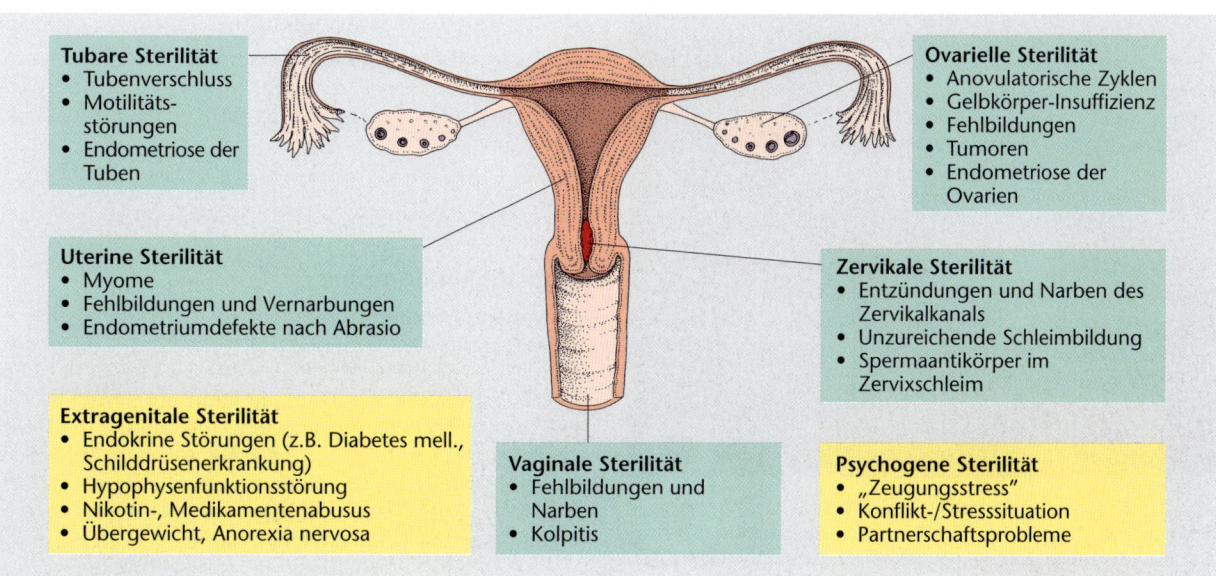

Abb. 8.1: Lokalisation wichtiger Sterilitätsursachen. [A400-190]

(z. B. nach einer Konisation) oder durch immunologische Faktoren (z. B. Spermaantikörper im Zervikalsekret).

Extragenitale Sterilität

Sterilität kann auch **extragenitale Ursachen** haben:

- Psychogener Stress, bewusste oder unbewusste Partnerschaftskonflikte, der Wunsch nach einem Kind mit entsprechend hohem Erwartungsdruck („Zeugungsstress"), Hunger, Magersucht (Anorexia nervosa ☞ 2.1.2), Schilddrüsenstörungen oder ein unbehandelter Diabetes mellitus führen zu einer verminderten GnRH-Sekretion des Hypothalamus (☞ 4.1.2) und dadurch zu einer FSH- und LH-Produktionsstörung mit nachfolgender sekundärer Ovarialinsuffizienz
- Tumoren der Hypophyse können durch Verdrängung des funktionstüchtigen Hypophysengewebes zu einem Hypogonadotropismus und Prolaktinome der Hypophyse über eine Hyperprolaktinämie zu einer sekundären Ovarialinsuffizienz führen.

8.2 Der Weg zur Diagnose

Viele Frauen belastet die **Sterilitätsdiagnostik** nicht nur körperlich, sondern vor allem auch psychisch. Jedes Gespräch mit dem Arzt, jede Laboruntersuchung und jede invasive Maßnahme zwingt sie, sich mit der eigenen Kinderlosigkeit und damit mit einem gesellschaftlichen Tabu-Thema auseinander zu setzen, denn obwohl immer

mehr Paare von Infertilität und Sterilität betroffen sind, wird die Fähigkeit, Kinder zu empfangen und zu gebären, auch heute noch häufig als elementare Aufgabe und Lebenssinn der Frau angesehen. Daher kommt es bei ungewollter Kinderlosigkeit oft zu Selbstzweifeln, depressiven Verstimmungen und Gefühlen sozialer Isolation.

Viele Paare geraten im Rahmen der Diagnostik und Therapie in einen Teufelskreis immer weitergehender invasiver Maßnahmen. Sinnvoll ist hier die Festlegung einer persönlichen Grenze zu Beginn der Behandlung in einem offenen Gespräch mit dem Arzt. Außerdem wird den Paaren immer wieder zu Pausen in der Diagnostik und Therapie geraten, damit sie Abstand gewinnen und ihre Situation aus der Distanz heraus neu überdenken können.

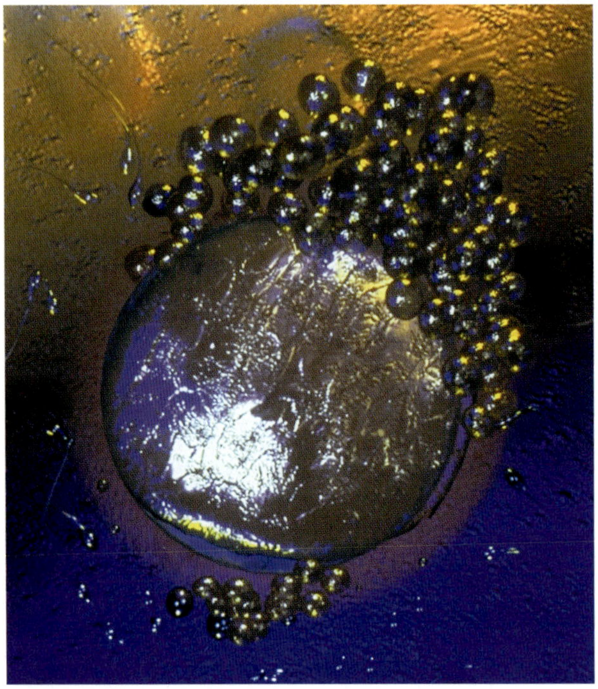

Die Diagnostik schreitet von weniger eingreifenden zu invasiven Maßnahmen fort. Ganz am Anfang steht deshalb die nicht-invasive *Sperma-Diagnostik* beim männlichen Partner, bevor bei der Frau invasive Maßnahmen ergriffen werden.

Anamnese

Die **Anamnese** gibt oft bereits wichtige Hinweise auf die Ursache der Sterilität. Im Vordergrund steht die *Zyklusanamnese*. Beispielsweise können Blutungen in der zweiten Zyklushälfte auf eine Corpus luteum Insuffizienz (☞ Abb. 8.1) hinweisen und eine Oligo- oder Amenorrhoe (☞ 4.3.2) auf anovulatorische Zyklen.

Außerdem fragt der Arzt nach weiteren möglichen Ursachen der Sterilität, z. B. nach einer Adnexitis (☞ 4.4.1) oder anderen Erkrankungen der Geschlechtsorgane, nach Operationen im Abdominalbereich und nach Allgemeinerkrankungen wie Tuberkulose, Diabetes mellitus oder Schilddrüsenstörungen, nach Essstörungen (z. B. Bulemie) oder nach Medikamenteneinnahme (z. B. Neuroleptika).

Gynäkologische Untersuchung

Bei der **gynäkologischen Untersuchung** kann ein männlicher Behaarungstyp als Folge von Hormonstörungen auffallen. Außerdem sind Fehlbildungen des Uterus oder der Vagina erkennbar.

Hormonstörungen ☞ 4.1.2, 4.3.2 und Tab. 4.18
Uterusfehlbildungen ☞ 4.5.1

Vaginale Sonographie

Die **vaginale Sonographie** dient v. a. dem Nachweis von Ovarialtumoren oder Tumoren der Tuben (☞ 4.4.5, 4.4.6) sowie Uterusfehlbildungen. Im weiteren Verlauf der Diagnostik oder unter der Therapie kann der sprungbereite Follikel zur Zykluskontrolle nachgewiesen und der Gelbkörper nach der Ovulation beurteilt werden. Außerdem lässt sich die Dicke des Endometriums ausmessen, wodurch der Effekt des Östrogens auf die Gebärmutterschleimhaut abgeschätzt werden kann.

Abb. 8.2: Befruchtung der Eizelle (lichtmikroskopische Aufnahme). Von den etwa 300 Millionen Spermien pro Ejakulation überleben physiologischerweise nur einige Hundert zur Befruchtung des Eies. Eine Ursache der ungewollten Kinderlosigkeit kann das Unvermögen der Spermien sein, die Eizelle zu erreichen. [J720]

Basaltemperaturkurve

• **Basaltemperatur:** Morgens vor dem Aufstehen, nach mindestens sechs Stunden Schlaf gemessene Körpertemperatur der Frau. Die Temperaturkontrolle erfolgt täglich und wird anhand eines vorgegebenen Formulars dokumentiert (Basaltemperaturkurve, kurz BTK ☞ Abb. 8.3).

Die **Basaltemperaturkurve** zeigt an, ob bzw. wann eine Ovulation stattgefunden hat und ob die Gelbkörperphase ausreichend lang ist. Als Ausdruck des thermogenetischen Effekts des Progesterons steigt die Körpertemperatur bei einer gesunden Frau nach der Ovulation um 0,4–0,6 °C an und ist über mindestens 10–11 Tage deutlich erhöht. Die Basaltemperaturkurve ist nur aussagefähig, wenn bei der Messung folgende Regeln eingehalten werden:
- Immer zur selben Zeit morgens vor dem Aufstehen messen
- Immer das gleiche Thermometer benutzen und die gleiche Methode (axillär, rektal, vaginal, sublingual) wählen
- Immer eine Nachtruhe von mindestens sechs Stunden einhalten
- Krankheiten (v. a. Infektionen), emotionale Ereignisse

wie Prüfungsstress und andere außergewöhnliche Situationen (z. B. Reisen, übermäßiger Alkoholgenuss) in der Kurve dokumentieren, da sie die Temperatur beeinflussen und zu einer falschen Schlussfolgerung führen können
- Weiterhin dokumentieren: Tage, an denen eine Kohabitation stattgefunden hat, da die Spermien bei täglicher Kohabitation häufig nicht mehr zeugungsfähig sind und das zur ungewollten Kinderlosigkeit beitragen kann, und Ovulationszeichen wie Schmerzen und Vaginalsekretion.

Laboruntersuchungen

Die wichtigsten Hormone, z. B. Prolaktin, LH, FSH, Progesteron, Östradiol und Testosteron, werden routinemäßig im Blut bestimmt. Da die Werte entsprechend der hormonellen Veränderungen beim Menstruationszyklus schwanken (☞ auch Tab. 6.2), achtet der Arzt bei der Interpretation der Werte auf die aktuelle Zyklusphase.

Weitere Routineuntersuchungen sind die Bestimmung der Schilddrüsenwerte, die Untersuchung des Blutbildes und nach entsprechender Aufklärung der Patientin die Ermittlung von Antikörpern zum Ausschluss von Infektionen, z. B. Syphilis (☞ 4.7.2), Hepatitis B, HIV (☞ 4.7.7) oder Röteln.

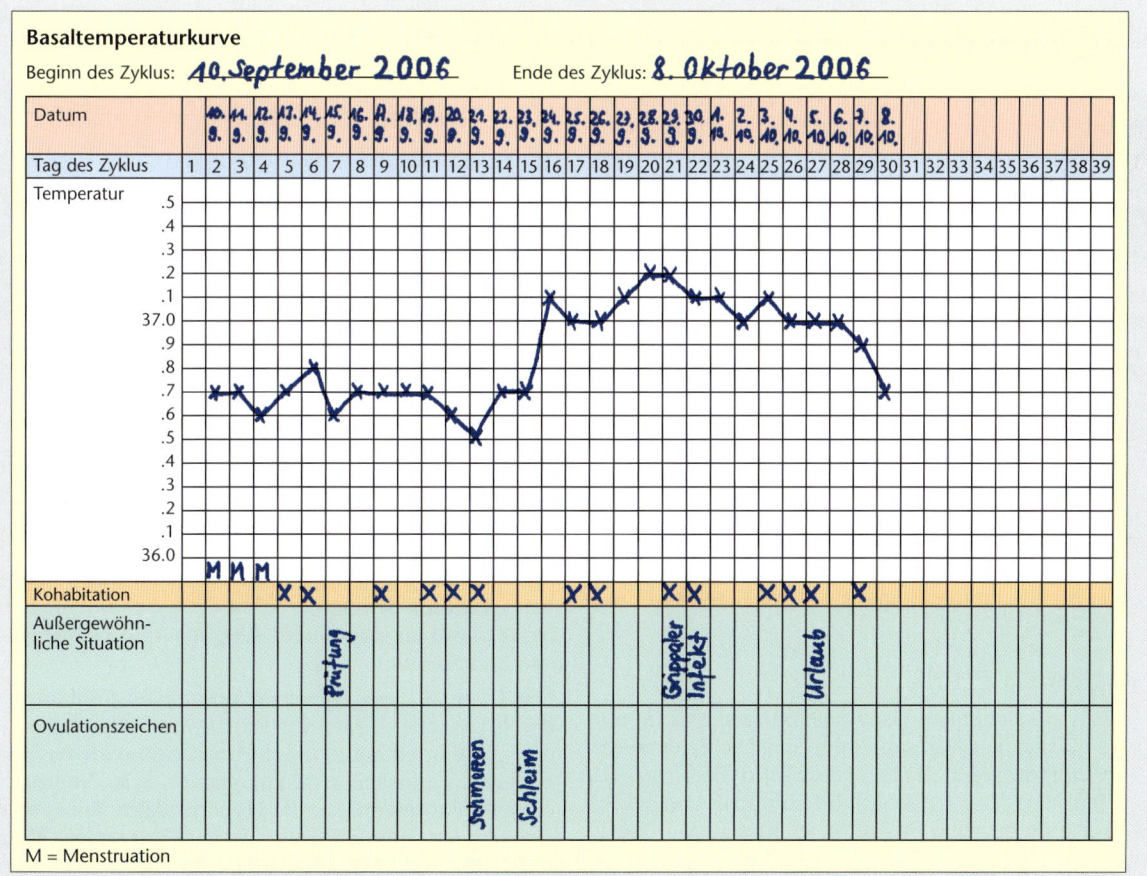

Abb. 8.3: Basaltemperaturkurve eines normalen, 28-tägigen Zyklus.

Funktionstests

Die Funktion des Endometriums wird durch den **Gestagentest** oder – falls dieser negativ ausfallen sollte – den **Östrogen/Gestagentest** geprüft: Die Patientin nimmt für einen definierten Zeitraum ein Hormonpräparat mit Gestagenen (meist über zehn Tage) oder einer Östrogen/Gestagen-Kombination (meist über 21 Tage) ein. Bei positivem Testausfall setzt nach Absetzen der Gestagen- bzw. der Östrogen-Gestagen-Gabe eine vaginale Blutung ein (*Entzugsblutung*). Damit kann nachgewiesen werden, dass sich das Endometrium ausreichend aufbauen und anschließend abbluten kann.

Stimulationstests

Stimulationstests dienen der Kontrolle des Regelkreises zwischen Hypothalamus, Hypophyse und Ovarien und sind nur bei gezielten Fragestellungen indiziert.

Zu den Stimulationstests gehören:
- Der **LH-RH-Test** (GnRH-Test) zur Überprüfung der Stimulierbarkeit des Hypophysenvorderlappens durch die Gabe von z.B. Relefact® LH-RH 0,1 mg langsam i.v. bei V.a. hypothalamisch-hypophysäre Ovarialinsuffizienz (☞ 4.1.2 und 8.3.1). Normalerweise steigt der LH-Wert nach 20–40 Minuten auf das 4fache. Steigt der LH-Wert nicht, spricht dies für eine fehlende Sekretion von LH und FSH
- Der **Dexamethasontest** bei Hyperandrogenämie zum Ausschluss bzw. Nachweis Androgen produzierender Ovarialtumoren (Androblastome ☞ Tab. 4.31) oder einer Nebennierenrindenüberfunktion z.B. durch NNR-Tumoren. Androgene werden von den Ovarien und in der Nebennierenrinde gebildet. Das oral verabreichte Dexamethason hemmt die Synthese von Androgenen in der Nebennierenrinde, so dass der verbleibende Hormonanteil den Ovarien zuzurechnen ist
- Der **ACTH-Test** zur Überprüfung der Hormonreserven der Nebennierenrinde etwa bei Verdacht auf eine NNR-Insuffizienz. Normalerweise steigt der Kortisolspiegel 60 Minuten nach Gabe von ACTH i.v. auf das Doppelte des Basalwertes an
- Der **Clomifen-Test** zur Überprüfung der hypothalamisch-hypophysären Funktion. Nach Gabe von Clomifen, z.B. Dyneric®, vom 5.–9. Zyklustag steigen LH und Östaradiol nach 5 Tagen mindestens auf das Doppelte an. Steigen sie zusammen an, ist die Hypothalamus-Hypophyse-Ovar-Achse intakt
- Der **Metoclopramid-Test** zum Ausschluss bzw. Nachweis einer latenten Hyperprolaktinämie. Liegt eine latente Hyperprolaktinämie vor, steigt der Normalwert nach Gabe von Metoclopramid, z.B. Paspertin® i.v., auf das 2- bis 3fache.

Zervix-Score

Unter dem zunehmenden Östrogeneinfluss des heranreifenden Follikels im Ovar nimmt die Zervixschleimmenge zu (Maximum während der Ovulation) und die Viskosität ab (☞ Tab. 8.4). Der Schleim wird spinnbar und bildet beim Trocknen auf dem Projektträger Kristalle im Farnkraut-Muster.

Nimmt die Viskosität nicht ab (bleibt die hormonell bedingte Verflüssigung des Schleimes also aus), können die Spermien den Muttermund nicht passieren. Um zu prüfen, inwieweit die Samenzellen den Zervixschleim durchdringen können, führt der Arzt zum Ovulationszeitpunkt spezielle Tests durch.

Invasive Untersuchungen

Laparoskopie ☞ 1.8.1
Chromopertubation ☞ 1.8.2
Hysteroskopie ☞ 1.8.3
Hysterosalpingographie ☞ 1.7.3

Haben die nicht-invasiven Tests die Ursache der Sterilität nicht aufdecken können, folgen **invasive Untersuchungen** wie Hysterosalpingographie (Eileiterverklebung?), Hysteroskopie (Uterusfehlbildungen?) und Laparoskopie (Verwachsungen? Endometriose? Ovarialtumoren?).

Viele Paare in unserer Gesellschaft denken erst Anfang bis Mitte dreißig an die Verwirklichung ihres Kinderwunsches. Dabei sollten sie jedoch berücksichtigen, dass die Fruchtbarkeit auch bei gesunden Frauen jenseits des 30. Lebensjahrs deutlich nachlässt. Die Anzahl der ovulatorischen Zyklen sinkt.

8.3 Behandlungsstrategie

Die Behandlung ist von der Ursache der Sterilität abhängig.

8.3.1 Therapie der ovariellen Sterilität

Therapie der primären Ovarialinsuffizienz

Bei einer **primären Ovarialinsuffizienz** ist keine ursächliche Behandlung möglich, da die Ovarien irreversibel funktionsunfähig sind (z.B. beim Ullrich-Turner-Syndrom bei Anlage nur eines x-Chromosoms). Bei diesen Patientinnen werden die fehlenden Hormone substituiert, um den Beschwerden ähnlich denen der Wechseljahre (z.B. Osteoporose ☞ 6.4.3) entgegenzuwirken.

Therapie der sekundären Ovarialinsuffizienz

Bei der **sekundären Ovarialinsuffizienz** reicht manchmal eine Normalisierung des Lebensstils aus (Hektik und Schichtarbeit vermeiden, Konflikte zu lösen versuchen), um eine Ovulation herbeizuführen. Ist sie durch Allgemeinerkrankungen wie Schilddrüsenstörungen oder Diabetes mellitus bedingt, werden diese behandelt. Ebenso ist der Frau zu empfehlen, Alkohol- und Nikotingenuss einzuschränken.

Die Therapie einer Hyperprolaktinämie ist abhängig von deren Ursache. Liegen ihr Prolaktinome zugrunde, werden diese in einem neurochirurgisch-operativen Eingriff entfernt. Verursachen Medikamente, z.B. Neuroleptika oder Psychopharmaka, die Hyperprolaktinämie, werden sie reduziert, oder die Patientin wird auf andere Medikamente umgestellt. Sollte das nicht möglich sein, werden zusätzlich Prolaktinhemmer in Tablettenform (z.B. Pravidel®) verabreicht.

Punkt-zahl	Zervikalsekret-Menge	Muttermunds-Weite	Spinnbarkeit	Farnkrautphänomen	
0	Kein Sekret	Geschlossen	Keine	Keines	
1	Wenig Sekretion	Geschlossen	Auf 1/4 der Scheidenlänge	Feine Linien an einigen Stellen	
2	Vermehrt glänzender Tropfen im ZK	Teilweise offen, leicht sondendurchgängig	Gut 1/2 der Scheidenlänge	Gutes Farnkraut-phänomen mit seitlichen Ver-zweigungen	
3	Reichlich Sekret fließt spontan aus dem ZK	Offen, Os externum klaffend	Sehr gut bis vor die Vulva	Volles Farnkraut-phänomen über das ganze Präparat	

Beurteilung: periovulatorisch optimal 10–12 Punkte, mäßig 8–10 Punkte, schlecht < 8 Punkte

Tab. 8.4: Manche Tests lassen sich nur durchführen, wenn der Zervix-Score *(nach Insler)* mindestens 8 Punkte umfasst, z.B. der Postkoital-Test, bei dem der Arzt 6–12 Stunden nach der Kohabitation Zervixschleim entnimmt und ihn unter dem Mikroskop auf Spermienbeweg-lichkeit und -anzahl untersucht. [A300-190]

Bei einer Störung des Regelkreises zwischen Hypophyse und Ovarien soll die Gabe von Hormonen eine Ovulation herbeiführen. Hierzu werden beispielsweise Antiöstroge-ne in Tablettenform, etwa Clomifen, eingesetzt. Diese täu-schen der Hypophyse einen zu niedrigen Östrogenspiegel vor, worauf sie vermehrt FSH ausschüttet. Auch die di-rekte Gabe von FSH und LH in Form von i.m.-Injektio-nen ist möglich.

Bei manchen Patientinnen ist es notwendig, vor Beginn der Stimulationstherapie die eigene Hormonproduktion der Hypophyse vollständig zu unterdrücken, z.B. durch die Gabe von GnRH-Analoga wie Zoladex®- oder Enan-tone®-Gyn. Zur Unterstützung der Gelbkörperphase ist dann häufig die Gabe von Progesteron in Form von Ta-bletten oder Vaginalsuppositorien notwendig.

8.3.2 Therapie der tubaren und uterinen Sterilität

Therapie der tubaren Sterilität

Eine **tubare Sterilität** wird manchmal bereits durch die diagnostischen Maßnahmen behoben. Beispielsweise

kann schon die Injektion des Kontrastmittels bzw. des Farbstoffs bei der *Hysterosalpingographie* oder der *Chromopertubation* (☞ 1.8.2) geringe Verwachsungen lösen. Ansonsten wird durch einen **mikrochirurgischen Eingriff** versucht, die Tubenpassage wiederherzustellen oder den Eiauffangmechanismus am Fimbrientrichter zu rekonstruieren. Da diese Verfahren mit einer hohen Rate an erneuten Verklebungen und Verwachsungen einherge-hen, wird beim Tubenverschluss heute meist zur **In-vitro-Fertilisation** (☞ unten) geraten.

Therapie der uterinen Sterilität

Die Ursachen der **uterinen Sterilität** (☞ 8.1) können in der Regel operativ behoben werden.

8.3.3 Therapie der zervikalen Sterilität

Bei der **zervikalen Sterilität** wird zunächst eine eventuell zugrunde liegende Entzündung beseitigt. Ansonsten wird versucht, die Zervixschleimqualität durch lokale oder sys-temische Östrogengaben zu verbessern.

Bei Antikörperbildung gegen das Sperma des Mannes

sind Kortikosteroide und Kondomverkehr für mehrere Monate angezeigt, um durch Antigenkarenz ein Absinken des Antikörperspiegels zu erreichen. Hilft dies nicht, kommt eine *artifizielle Insemination* in Frage.

Artifizielle Insemination

> **Artifizielle Insemination:** Künstliches Einbringen von Sperma in das Cavum uteri mittels intrauteriner Insemination oder In-Vitro-Fertilisation.

Intrauterine Insemination

Bei zervikaler Sterilität durch Antikörperbildung, aber auch bei verminderter Fruchtbarkeit des Mannes (*Subfertilität*, z.B. durch zu wenig bewegliche Samenfäden), kann eine **intrauterine Insemination** (IUI) Erfolg bringen. Dafür ermittelt der Arzt anhand der Basaltemperaturkurven der Frau und des Zervix-Scores (☞ Abb. 8.3 und 8.4) zunächst den optimalen Zeitpunkt und bringt dann die gewaschenen und zentrifugierten Spermien z.B. mit Hilfe einer dünnen Plastiksonde in das Cavum uteri ein. Dieser Eingriff kann problemlos ambulant durchgeführt werden.

In-Vitro-Fertilisation

Bei komplettem Verschluss der Tuben oder bei sehr schlechter Samenqualität kann die **In-Vitro-Fertilisation** („*Reagenzglasbefruchtung*", *IVF*) helfen. Durch die Gabe von FSH und LH werden bis zu zehn Follikel zur Sprungreife gebracht, durch Laparoskopie oder vaginale Punktion unter Ultraschallkontrolle entnommen und in ein Reagenzgefäß mit speziellen Kulturmedien eingebracht. Hier werden sie dann von den Samenzellen des Mannes befruchtet.

Sind die Spermien des Mannes nahezu unbeweglich, ist zusätzlich zur IVF eine sog. **intrazytoplasmatische Spermieninjektion** (kurz *ICSI*) möglich, bei der die Spermienköpfe unter dem Mikroskop mit Hilfe sehr dünner Glaskapillare direkt in die Eizellen injiziert werden. Ungefähr zwei Tage später werden maximal drei Embryonen im Mehrzellenstadium mit einem Spezialkatheter aus dem Reagenzgefäß entnommen und in das Cavum uteri eingebracht (sog. *Embryo-Transfer* oder kurz *ET*). In der zweiten Zyklushälfte erfolgt eine Hormongabe zur Unterstützung der Gelbkörperphase, welche für die Aufrechterhaltung der Schwangerschaft verantwortlich ist.

Bei Azoospermie, also dem Fehlen von Spermien im Ejakulat, können Spermien oder Spermatozoen auch chirurgisch aus Nebenhoden oder Hoden gewonnen und zur Befruchtung eingesetzt werden (**mikrochirurgische epididymale Spermienaspiration,** kurz *MESA*, **testikuläre Spermienextraktion,** kurz *TESE*).

Die Erfolgsrate für eine ausgetragene Schwangerschaft liegt bei nur 3–4% je implantiertem Embryo. In Deutschland wurden 2003 bei ca. einem Drittel der Frauen, die sich einer In-Vitro-Fertilisation unterzogen, drei Embryonen gleichzeitig eingesetzt, bei zwei Drittel der Frauen zwei Embryonen. Von 10.200 Schwangerschaften ergaben sich 2.200 Zwillinge, also etwa bei einer von fünf Frauen (📖 1).

Es werden nie mehr als drei Embryonen übertragen, um die Mutter nicht durch das Risiko einer höhergradigen Mehrlingsschwangerschaft zu gefährden. In einigen Ländern, beispielsweise in den USA und in Israel, ist der Transfer von mehr als drei Embryonen allerdings gestattet. Sollten hieraus höhergradige Mehrlingsschwangerschaften resultieren, wird in diesen Ländern die Methode des *selektiven Fetozides* (gezieltes Abtöten einzelner Feten) praktiziert.

Erhöhte Fehlbildungsraten treten nach heutigem Kenntnisstand weder bei der Intrazellulären Spermieninjektion noch bei der In-Vitro-Fertilisation auf.

8.4 Pflege bei Sterilität und Infertilität

Situation der betroffenen Frau

Die Pflegenden begegnen in der Regel nur den Frauen mit unerfülltem Kinderwunsch, denen die nicht-invasiven diagnostischen oder therapeutischen Möglichkeiten nicht weitergeholfen haben und die zu invasiven Maßnahmen ins Krankenhaus eingewiesen worden sind. Diese Frauen haben bereits eine Reihe von Arztbesuchen und Untersuchungen oder Behandlungen hinter sich, bei denen sie ihre Privatsphäre, insbesondere ihr Sexualleben preisgeben mussten. Viele Frauen empfinden das als peinlich, doch kann es in einigen Fällen auch die Hemmschwelle

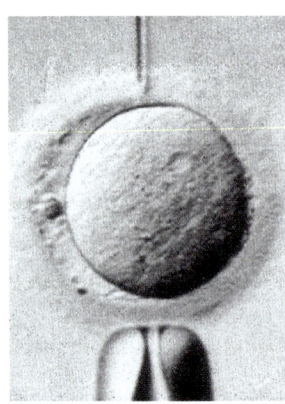 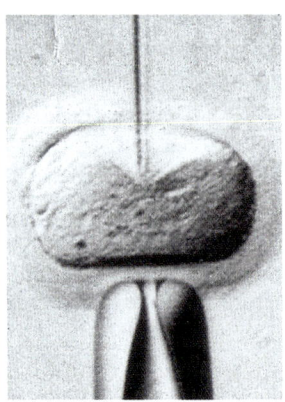 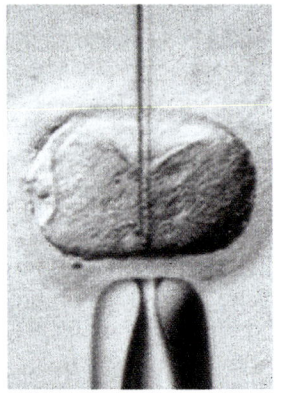

Abb. 8.5: Bei der intrazytoplasmatischen Spermieninjektion *(ICSI)* wird ein einzelnes Spermium mittels einer Injektionspipette (links) direkt in eine Eizelle (Mitte) eingespritzt, die durch eine Haltepipette (rechts) fixiert wird. [T192]

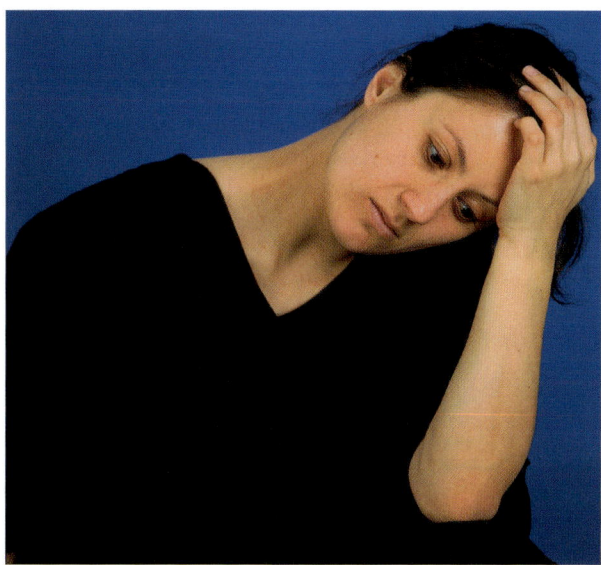

Abb. 8.6: Viele Frauen verdrängen ihre Befürchtung, trotz der therapeutischen Maßnahmen keine Kinder bekommen zu können, und konzentrieren sich ganz auf das technisch Machbare. Eine Zukunft ohne Kind können sie sich nicht vorstellen. [J660]

herabsetzen, über Intimes zu reden. Diesem Verhalten bringen die Pflegenden Verständnis entgegen und helfen den Betroffenen durch verständnisvolles Zuhören.

Weiterhin haben viele der Frauen eine emotionale Berg- und Talfahrt hinter sich. Nach jeder therapeutischen Maßnahme beginnt für die Frauen eine Zeit zwischen Hoffen und Bangen, bis mit dem Beginn der unerwünschten Menstruationsblutung die große Enttäuschung einsetzt. So gern manche Frauen über ihre momentane Gefühlslage reden würden, so wenig können sie es oft in der Realität. Zum einen, weil sie es aus Schamgefühl nicht fertig bringen, zum anderen, weil Unfruchtbarkeit immer noch stark mit Schweigen, stillem Leid und Tabuisierung behaftet ist und das soziale Umfeld nichts darüber hören möchte. Manchmal erschweren Eheprobleme zusätzlich das notwendige Gespräch mit dem Partner, weshalb der Austausch und die gegenseitige Unterstützung auch innerhalb der Beziehung fehlen können.

Viele Frauen stehen unter einem enormen (Erfolgs-) Druck und haben mit Gefühlen von Schuld, Selbstanklage, Ärger, Wut, Eifersucht, Neid, Hilflosigkeit, Selbstmitleid, Verzweiflung und Trauer zu kämpfen. Sie fühlen sich häufig in ihrer weiblichen Identität erschüttert. Manchmal kann sich der Wunsch nach dem eigenen Kind fast zur Besessenheit steigern, weshalb sie jede sich bietende therapeutische Möglichkeit ausschöpfen möchten. Je länger die ungewollte Kinderlosigkeit besteht, desto weniger können die Betroffenen die Realität ignorieren. Untersuchungsbefunde, die den Hoffnungen auf eigene Kinder zuwiderlaufen, können die Frauen daher in tiefe Depressionen stürzen.

Situation des Partners der betroffenen Frau

Insbesondere bei Inseminationsbehandlungen und der In-Vitro-Fertilisation müssen die Samenzellen durch Mastur-

bation im Krankenhaus gewonnen werden. Das ist für manche Männer peinlich, weshalb hierzu ein abgetrennter und intimer Bereich, möglichst entfernt vom üblichen Publikumsverkehr, bereitstehen sollte. Da die Pflegenden um diese Problematik wissen, gehen sie äußerst taktvoll mit den Paaren um.

Ein weiteres Problem für die Partner kann sein, dass sich die Gedanken ihrer Partnerinnen nur noch um die ungewollte Kinderlosigkeit kreisen und wie man diesen Zustand beenden kann. Oft steht nicht mehr das Kind an sich im Vordergrund, sondern der Weg zum Kind im Sinne von „Der Weg ist das Ziel". Viele Frauen vergessen auch, dass ihr Partner unter der Kinderlosigkeit genauso leidet wie sie. Sie fühlen sich einsam und versuchen alles zu tun, was am ehesten zu einem Kind führt. Dazu gehört z. B., dass die fruchtbaren Phasen der Frau optimal genutzt werden, was heißt, dass die Partner in dieser Zeit Geschlechtsverkehr haben, auch wenn sie dazu eigentlich keine Lust verspüren. Das, was einmal Freude gemacht hat, artet in Arbeit aus, die für das Wunschkind geleistet wird. Vor allem die Männer klagen dann darüber, dass die „Liebe-nach-der-Uhr" kaum noch erotische Stimmung und Lust und Genuss am Liebesspiel zulässt.

Begleitung durch die Pflegenden

Bevor die Pflegenden das Gespräch mit der Frau suchen, sollten sie sich in die Lage der Frau einfühlen. Sie können sich z. B. die Frage stellen, was in ihrem Leben anders verlaufen wäre, wenn sie keine Kinder gehabt hätten bzw. welche Auswirkungen es auf ihre Lebensplanung hätte, wenn sie keine Kinder bekommen könnten. Für viele sähe das Leben dann ganz anders aus. So geht es auch den Patientinnen. Viele haben lange gearbeitet und gehofft, eines Tages Kinder zu bekommen und dann die berufliche Tätigkeit einzuschränken oder gar ganz aufzugeben, um ganz für die Kinder da zu sein. Manche haben nicht studiert, weil sie von Kindern geträumt und das Studium dadurch für überflüssig gehalten haben. Viele Frauen waren auch schon mehrmals schwanger, doch konnten sie die Schwangerschaft niemals bis zum Ende austragen.

So vorbereitet können die Pflegenden der Frau das Gefühl vermitteln, verstanden zu werden und angenommen zu sein. Die kinderlosen Frauen kommen mit der Hoffnung ins Krankenhaus, hier Hilfe zu erfahren und in absehbarer Zeit Mutter zu sein. Deswegen achten die Pflegenden in den Gesprächen darauf, diese Hoffnung nicht zu ersticken, auch wenn sie die Frau für alle Fälle behutsam auf ein Leben ohne Kinder vorbereiten wollen und der Frau helfen möchten, die schmerzliche Wahrheit der möglichen Kinderlosigkeit anzunehmen. Es ist viel Feingefühl erforderlich, um zu erkennen, was und wie viel in der jeweiligen Situation gesagt und geraten werden darf, zumal die Patientinnen meist nur sehr kurz in der Klinik sind und es daher schwer ist, ein stabiles Vertrauensverhältnis aufzubauen.

Bleiben alle Bemühungen und Anstrengungen um eine Schwangerschaft erfolglos, empfehlen die Pflegenden den Frauen zur Unterstützung der notwendigen Trauerarbeit, sich an eine der verschiedenen Selbsthilfegruppe zu wenden (⊠ 1, 2).

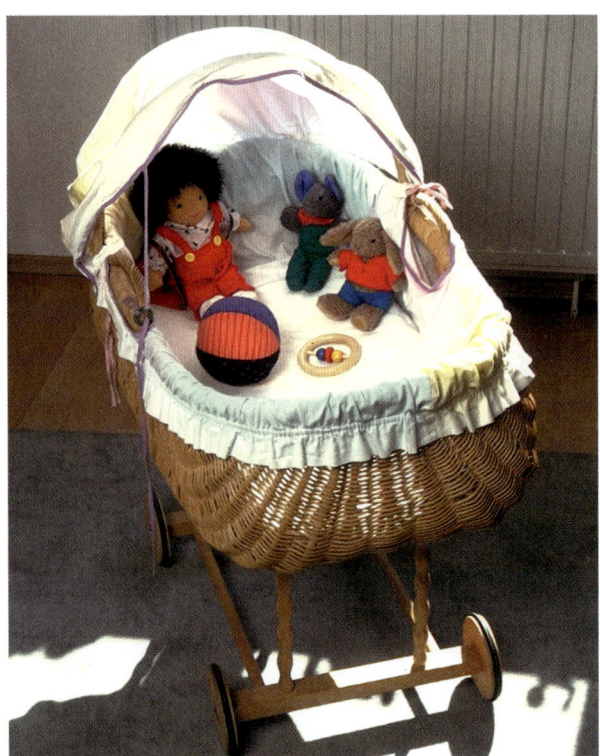

Abb. 8.7: Ungewollte Kinderlosigkeit ist kein Problem, das einmal besprochen und gelöst wird. Die Trauer um das nie gehabte Wunschkind wird das Paar begleiten und sich immer wieder bemerkbar machen. [K183]

Es ist zu bedenken, dass die betroffenen Frauen zeitlebens an ihrer Kinderlosigkeit zu arbeiten haben. Selbst wenn es der Frau lange Zeit gut geht und sie den Kummer um das nie gehabte Wunschkind verarbeitet hat, reißt die Wunde in der Regel doch immer wieder auf, z. B. mit jeder Geburtsanzeige, mit jedem Familienfest, an dem kleine Kinder teilnehmen, und im Alter mit Freunden und Bekannten, die von ihren Enkelkindern erzählen. Deshalb kann die Auseinandersetzung mit anderen betroffenen Frauen/Paaren über längere Zeit hinweg sehr hilfreich und tröstend sein.

Literatur und Kontaktadressen

Literaturnachweis

1. www.deutsches-ivf-register.de/

Vertiefende Literatur

Freundl, C.: Kinderwunsch. Gräfe & Unzer, München 2001

Göretzlehner, G. et al.: Praktische Hormontherapie in der Gynäkologie. Berlin, de Gruyter 2004

Goerke, K. et al.: Klinikleitfaden Gynäkologie und Geburtshilfe. Urban & Fischer, München 2003

Leidenberger, F.A. et al.: Klinische Endokrinologie für Frauenärzte. Springer, Berlin 2005

Wischmann, T.; Stammer, H.: Der Traum von einem Kind. Psychologische Hilfe bei unerfülltem Kinderwunsch. Kohlhammer, Stuttgart 2003

Kontaktadressen

1. Wunschkind e.V., Fehrbellinstr. 92, 10119 Berlin, Tel.: 01805002166, www.Wunschkind.de

2. www.wunschkinder.net

Wiederholungsfragen

1. Worin besteht der Unterschied zwischen Sterilität und Infertilität? (☞ 8.1)

2. Welche Ursachen kann die Sterilität bei der Frau haben? (☞ 8.1)

3. Worauf ist beim Führen einer Basaltemperaturkurve zu achten? (☞ 8.2)

4. In welcher Situation befindet sich eine Frau mit unerfülltem Kinderwunsch? (☞ 8.4)

5. Wie können die Pflegenden die besondere Situation der Patientin berücksichtigen und sie angemessen begleiten? (☞ 8.4)

6. Worin besteht der Unterschied zwischen primärer und sekundärer Sterilität? (☞ 8.1)

7. Welche Maßnahmen sollten bei Kinderwunsch vor einer invasiven Diagnostik erfolgt sein? (☞ 8.2)

8. Was ist der Zervix-Score? (☞ Tab. 8.4)

9. Welche Therapiemöglichkeiten der primären Ovarialinsuffizienz gibt es? (☞ 8.3)

10. Welche Therapiemöglichkeiten der sekundären Ovarialinsuffizienz gibt es? (☞ 8.3.1)

11. Was sind die Indikationen für eine intrauterine Insemination? (☞ 8.3.3)

8

9 Sexualmedizin und Familienplanung

9.1 Weibliche Sexualität

Aufgrund der Befragung eines repräsentativen Querschnitts der deutschen Bevölkerung im Alter von 18 bis 60 Jahren ist davon auszugehen, dass 95 % der deutschen Bevölkerung **Geschlechtsverkehr** (kurz *GV*) hatten. Unter den 18- bis 20-Jährigen haben nur etwa 20 % noch keinen GV gehabt.

Der Durchschnittsdeutsche, egal ob männlich oder weiblich, erlebt seinen ersten GV mit 16,5 Jahren und damit nur etwa ein Jahr früher als die Generation um die Jahrhundertwende. Interessant ist dabei die Tatsache, dass nur knapp 10 % der Frauen und knapp 18 % der Männer ihren ersten GV vor dem 16. Lebensjahr hatten. Demzufolge fand bei ca. 40 % der Frauen und 32 % der Männer der erste GV zwischen 16 und 16,5 Jahren statt.

Die statistische Anzahl der verschiedenen Partner liegt bei Männern bei knapp 5, bei Frauen im Durchschnitt bei 3,2 während ihrer sexuell aktiven Phase. 35 % der Frauen unter 40 Jahren hatten einen und 17 % der Frauen unter 40 Jahren zwei Partner.

Über die Koitusfrequenz gibt es ebenfalls Untersuchungen. Bei 18- bis 30-Jährigen finden etwa 8, bei 30- bis 40-Jährigen 6–7, bei 40- bis 50-Jährigen 4–5 und bei 50- bis 60-Jährigen etwa 3 Kohabitationen pro Monat statt. Ca. 25 % der 60-Jährigen haben keinen Geschlechtsverkehr mehr.

Die **Libido** nimmt bei Frauen bis zum 35. Lebensjahr kontinuierlich zu und bleibt dann über viele Jahre konstant. Die Orgasmusfähigkeit bleibt in vollem Umfang bis ins hohe Alter erhalten. Frauen, die während der Geschlechtsreife Angst vor einer Schwangerschaft hatten und somit den Geschlechtsverkehr nicht voll genießen konnten, beobachten in der Postmenopause nicht selten eine Steigerung der Libido; allerdings ist dann häufig eine längere Stimulierung notwendig.

Sexueller Reaktionszyklus

Nach den beiden Soziologen William E. Masters und Virginia H. Johnson wird der **sexuelle Reaktionszyklus** in vier Phasen eingeteilt: in die Erregungsphase, die Plateauphase, die Orgasmusphase und die Entspannungsphase (☞ Tab. 9.1 und Abb. 9.2).

9.2 Störungen der Sexualität

Störungen der Sexualität können sowohl körperlich als auch psychisch bedingt sein. Unterschieden werden Libido- und Orgasmusstörungen (☞ 9.2.1), Schmerzen beim intravaginalen Koitus (*Dyspareunie* ☞ 9.2.2) und Vaginismus (☞ 9.2.3).

Diagnose sexueller Störungen

Die Erhebung der Anamnese wie auch die psychische Therapie sexueller Dysfunktionen sollte nur von erfahrenen Sexualtherapeuten durchgeführt werden.

Grundlegend für die Diagnose sexueller Dysfunktionen sind die *Sexual-* und *vegetative Anamnese*. Die meisten Sexualtherapeuten verwenden hierzu einen Fragebogen. Folgende Bereiche sollten erfragt werden: Lust- und Erregungsreaktion, Erleben des Orgasmus, emotionale Befriedigung, Zufriedenheit mit der Koitusfrequenz und Schmerzen bei der Kohabitation.

Bei der *sozialen Anamnese* fragt der Arzt u. a. nach kulturellen, moralischen und religiösen Bindungen und nach medizinischen Faktoren, die Einfluss auf das Sexualleben haben können, z. B. Hormonmangel im Alter, Medikamenteneinnahme oder Gebrauch von Genussgiften wie Alkohol und Nikotin. Außerdem erkundigt er sich nach dem Körpergefühl der Patientin und ihre Reaktion auf den Körper des Partners. Wesentlich ist auch die Frage nach sexuellen Misshandlungen im Kindes- oder Erwachsenenalter.

Ein weiterer Fragenkomplex dient der Erfassung sexueller Verhaltensweisen, ob z. B. eine Homo- oder Bisexualität vorliegt.

In der Partnerbehandlung werden partnerschaftliche Probleme angesprochen, insbesondere auch außereheliche

Phase	Zeit	Reaktion der Frau
Erregungsphase	Min. bis Std.	• Lubrikation (Feuchtwerden) der Scheide • Erektion der Klitoris • Erektion der Mamillen • Anschwellen der Labia majora • Verlängerung der Scheide • Herz-, Atemfrequenz und RR steigen
Plateauphase		• Anschwellen des unteren Scheidendrittels durch vermehrte Blutfüllung und erhöhte Muskelspannung (vaginale Manschette) • Hautrötung • Unwillkürliche Koitusbewegung
Orgasmusphase	Wenige Sek.	• Unwillkürliche rhythmische Muskelkontraktionen (3–12) der Scheide, evtl. Kontraktionen der Beckenbodenmuskulatur und des Uterus
Entspannungs- oder Rückbildungsphase	10–20 Min.	• Erektion der Brustwarzen und Klitoris geht zurück, Scheidenmanschette entspannt sich • Vermehrte Schweißproduktion, häufig am ganzen Körper, generelle Muskelentspannung • Herz-, Atemfrequenz und RR gehen auf Anfangswerte zurück

Tab. 9.1: Sexueller Reaktionszyklus nach William E. Masters und Virginia H. Johnson, ☞ auch Abb. 9.2.

Beziehungen, falls sie für die jetzige Problematik von Bedeutung sind.

Nach der Anamnese erfolgt eine körperliche Untersuchung zum Nachweis bzw. Ausschluss organisch bedingter Ursachen.

9.2.1 Libido- und Orgasmusstörungen

> **Libido sexualis** (lat. libido: *Begierde, Wollust*): Drang zur Befriedigung sexueller Bedürfnisse.
>
> **Orgasmus:** Höhepunkt der sexuellen Erregung, der als intensivster körperlicher Genuss empfunden wird.

Krankheitsentstehung

Für **Libidostörungen,** die von einem reduzierten sexuellen Verlangen bis zum völligen Libidoverlust reichen, und **Orgasmusstörungen** können verschiedene Ursachen verantwortlich sein:
- Eigene psychische Hemmungen
  - Sexualität verneinende Erziehung mit reduzierter Erlebnis- und Hingabefähigkeit aus Angst, die Kontrolle über sich zu verlieren; Lust wird eventuell moralisch als Schuld (Sünde) empfunden
  - Psychosexuelle Traumata, z.B. nach sexuellem Missbrauch
  - Angst vor ungewollter Schwangerschaft
  - Psychische Erkrankungen, z.B. Depressionen
  - Angst, bei der Kohabitation von Eltern oder Kindern überrascht zu werden

- Partnerbezogene psychische Hemmungen: Indiz für eine gestörte Partnerschaftsbeziehung, indem die Frau über reduzierte Libido oder Orgasmusstörungen den (sexuellen) Kontakt zum Partner ablehnt
- Schmerzen bei der Kohabitation durch gynäkologische Erkrankungen, z.B. Vulvitis, Kolpitis, Endometriose, intraabdominelle Verwachsungen, Atrophie der Vagina im Alter
- Systemische Erkrankungen, etwa Hypothyreose, Diabetes mellitus, Depressionen, Multiple Sklerose
- Medikamente. Bei manchen Frauen kommt es bei Einnahme der Pille vermutlich durch die Gestagenwirkung zu reduzierter Libido. Manche Psychopharmaka oder Hypertensiva führen zu *Lubrikationsstörungen* (die Vagina wird nicht feucht) und zu einer Reduktion der Orgasmusfähigkeit
- Z.n. Operationen im Genitalbereich. Oft sind aber nicht die OP-Folgen (Narbenbildung, Hormonmangel) Ursache der sexuellen Dysfunktion, sondern das Gefühl des Verlustes der typischen weiblichen Organe verbunden mit dem Gefühl, keine „richtige" Frau mehr zu sein.

Behandlungsstrategie

Nach Möglichkeit werden die Ursachen beseitigt, indem Medikamente umgesetzt und Grunderkrankungen therapiert werden. Liegen die Ursachen in einer gestörten Partnerbeziehung oder in sonstigen psychischen Hemmungen, rät der Arzt der Frau oder dem Paar zu einer Sexual, Verhaltens- oder Paartherapie durch einen besonders geschulten Therapeuten.

9.2.2 Dyspareunie

> **Dyspareunie:** Schmerzen beim intravaginalen Koitus.

Krankheitsentstehung

Ursachen einer **Dyspareunie** können sein:
- Endometriose (☞ 4.5.2), besonders bei Endometrioseherden im Douglas-Raum
- Verwachsungen bei Z.n. Operationen oder Entzündungen im Unterleib
- Vulvitis oder Kolpitis (☞ 4.6.1)
- Atrophie der Genitalien, z.B. bei Östrogenmangel oder Crauroris vulvae (☞ 6.4.2)
- Narben, z.B. nach Episiotomie (☞ 14.5.1) oder Dammverletzungen.

Behandlungsstrategie

Die Therapie richtet sich nach der zugrunde liegenden Erkrankung.

9.2.3 Vaginismus

> **Vaginismus** *(Scheidenkrampf):* Eine durch psychische Reflexe hervorgerufene Abwehrreaktion der Beckenbodenmuskulatur mit spastischen Kontraktio-

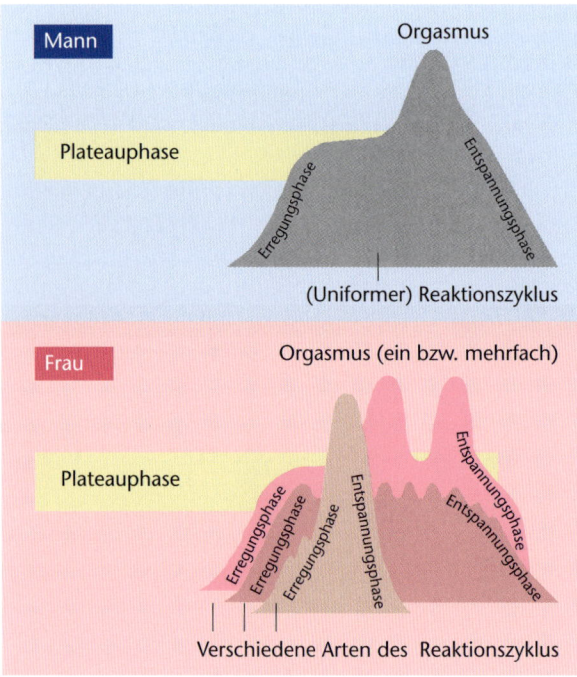

Abb. 9.2: Die Phasen des sexuellen Reaktionszyklus dauern bei beiden Geschlechtern unterschiedlich lang. Außerdem sind große Unterschiede zwischen verschiedenen Personen gleichen Geschlechts zu beobachten. [A218]

nen, wodurch es zum Verschluss des Introitus vaginae kommt.

Primärer Vaginismus: Ein Eindringen des Penis in die Vagina war noch nie möglich.

Sekundärer Vaginismus: Ein Eindringen des Penis in die Vagina war schon einmal möglich, nun jedoch nicht mehr.

Krankheitsentstehung

Als Ursachen kommen in Frage:
- Psychosexuelle Hemmungen, z.B. durch einen die Sexualität tabuisierenden Erziehungsstil oder als Abwehrreaktion gegen den Partner
- Verletzungsangst nach Operationen oder Geburten
- Psychosexuelle Traumata, z.B. nach Vergewaltigung
- Dyspareunie (☞ 9.2.2).

Behandlungsstrategie

Ziel der Therapie ist eine *Desensibilisierung.* Hierzu schiebt der Arzt Vaginaldilatatoren zunehmenden Umfangs, z.B. Hegar-Stifte, in die Vagina. Dann lernt die Patientin, sich die Vaginaldilatatoren selbst einzuführen, und später kann der Partner zuschauen oder die Dilatatoren unter Anleitung seiner Partnerin selbst einführen. Nach einigen Sitzungen (bis zu 10) kann dann der Penis dem Scheideneingang genähert werden, ohne dass eine Penetration stattfindet. Dies alles geschieht unter der Regie der Frau. Später ist dann eine Kohabitation möglich. Die Benutzung eines Gleitmittels ist empfehlenswert.

Bei dieser Maßnahme handelt es sich nicht um eine Dilatation der Vagina (diese ist anatomisch weit genug), sondern um eine Gewöhnung der Vagina an den Penis. Begleitend hierzu wird eine Verhaltens- oder Gesprächstherapie durchgeführt. Bei sexuellen Traumata durch eine Vergewaltigung im Kindesalter kann zusätzlich eine aufdeckende Psychotherapie indiziert sein.

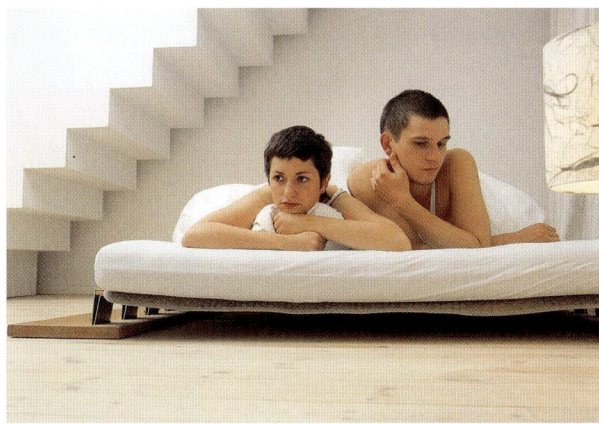

Abb. 9.3: Für den Partner ist es nicht immer leicht, nachzuvollziehen, warum seine Frau einen Vaginismus bekommt. In manchen Fällen macht er ihr vielleicht sogar noch Vorwürfe und steigert damit ihre Verzweiflung. Wichtig für die Frau sind viel Verständnis und Geduld. [J660]

9.3 **Vorgehen bei Notzuchtdelikten**

Sexueller Missbrauch von Kindern und Jugendlichen ☞ 7.6

Mädchen und Frauen nach einer Vergewaltigung oder sexuellem Missbrauch befinden sich in einer extremen psychischen Ausnahmesituation.

Durch Beachtung einiger Grundregeln können Ärzte und Pflegende dem Opfer die Lage zumindest etwas erleichtern:
- Wartezeit kurz halten
- Untersuchung nach Möglichkeit von einer Ärztin durchführen lassen. Der Patientin anbieten, dass eine Person ihres Vertrauens anwesend ist
- Anamnese in ruhigem, ungestörtem Raum erheben. Sehr behutsam mit dem Mädchen oder der Frau umgehen, zumal dieses sein/ihr erster Besuch beim Gynäkologen sein kann
- Der Patientin bereits jetzt die weiteren Schritte einschließlich der gynäkologischen Untersuchung erklären und bei den einzelnen Maßnahmen erläutern, warum sie in ihrem eigenen Interesse notwendig sind.

Die ärztliche Untersuchung muss trotz der psychischen Situation des Opfers besonders gründlich sein, um keine Verletzungen des Opfers oder eventuelle Spuren des Täters zu übersehen. Unbedingt erforderlich ist eine genaue Dokumentation, damit dem Opfer Wiederholungsbefragungen und -untersuchungen erspart bleiben (z.B. Blutergüsse und Verletzungen mit Lineal als Maßstab fotografieren):
- *Ganzkörperuntersuchung,* um Blutergüsse, Würgemale oder Sturzverletzungen zu diagnostizieren. Dabei unbedingt die Mundhöhle inspizieren (Spermareste oder Verletzungen bei oralem Verkehr?)
- *Gynäkologische Untersuchung,* um Verletzungen durch den Geschlechtsverkehr im Genital- und Analbereich zu erfassen und um Abstriche für den Nachweis von Sperma (Nativpräparat zur sofortigen Untersuchung), die serologische Täteridentifikation und die mikrobiologische Untersuchung zu gewinnen. Kommt das Opfer in Begleitung von Kriminalpolizisten, bringen diese in der Regel eigene Untersuchungsröhrchen mit für Untersuchungen in kriminologischen oder kriminaltechnischen Labors, gerichtsmedizinischen Instituten oder chemischen Landesuntersuchungsämtern (je nachdem, mit wem die örtliche Polizei zusammenarbeitet)
- *Asservieren der Kleidungsstücke,* sofern diese nicht bereits gewechselt worden sind
- *Auskämmen der Schamhaare,* um Haare des Täters sicherzustellen. Diese werden zusammen mit der Kleidung, welche das Opfer zum Zeitpunkt der Tat trug, in das gerichtsmedizinische Institut geschickt. Empfehlenswert ist, dort vor der Spurensicherung anzurufen und die Vorgehensweise abzustimmen
- *Serologische Untersuchungen* auf Lues, Gonorrhoe und HIV sowie ein Schwangerschaftstest, um „negative Ausgangswerte" zu haben
- Bei Möglichkeit eines Schwangerschaftseintritts Verschreiben der „Pille danach", z.B. Tetragynon®.

9

⚓ Scheinbare Gefasstheit des Opfers spricht nicht gegen eine Gewalttat. Oft ist die Frau noch völlig fassungslos, sie hat noch nicht „so richtig begriffen", was passiert ist. Auch ein Fehlen massiver Befunde ist möglich, da das Opfer evtl. wegen Gewaltandrohung keine Gegenwehr zu leisten wagte oder sich aus Scham bereits geduscht und frisch gekleidet hat.

Pflege

Frauen und Mädchen, die wegen eines Notzuchtdelikts im Krankenhaus untersucht und behandelt werden, reagieren sehr unterschiedlich auf das Geschehene. Die Reaktionen reichen von gefasster Ruhe und Aufmerksamkeit bis hin zu extremer Angst und Unruhe. Vorherrschende, aber in dieser Situation selten ausgedrückte Gefühle sind Schuld, Ohnmacht, Angst, Ekel, Scham und Ärger. Manche Patientinnen leiden unter körperlichen Beschwerden wie Schmerzen oder Übelkeit.

Das Erlittene wird nicht im Krankenhaus seine Verarbeitung finden. Obwohl das Ausmaß einer solchen Traumatisierung kaum nachvollziehbar ist (die Vorstellungskraft kann dazu wohl nicht ausreichen), können die Pflegenden durch die situationsgerechte Begleitung der Opfer wesentliche Hilfestellungen leisten:

- Die Pflegenden helfen der Patientin, rasch Kontakt zu einer ihr vertrauten Person herzustellen
- Sie begleiten die Betroffene mit Sensibilität und Verständnis bei der Untersuchung und der Versorgung von Verletzungen und gehen auf körperliche Beschwerden der Patientin ein
- Möchte die Frau über das Geschehene sprechen, nehmen sich Arzt und Pflegende dafür genügend Zeit. Allein schon das verständnisvolle Zuhören kann der Frau weiterhelfen
- Wenn es die psychische und/oder physische Verfassung des Opfers zulässt, weisen die Pflegenden die Patientin auf die Möglichkeit der raschen Unterstützung und Beratung durch regionale Notrufgruppen für vergewaltigte Frauen und Mädchen hin (✉ 1, 2, 3).

9.4 Kontrazeption

Die meisten Paare möchten über ihre Kinderzahl und den Zeitpunkt, zu dem die Kinder geboren werden, selbst entscheiden und wenden daher zumindest zeitweise empfängnisverhütende Maßnahmen an. Eine absolut zuverlässige und dabei nebenwirkungsfreie Methode der **Kontrazeption** *(Empfängnisverhütung)* gibt es nicht. Beide Partner müssen gemeinsam überlegen, welche Methode ihren Bedürfnissen am ehesten gerecht wird. Dabei sollten folgende Aspekte in die Entscheidung mit einfließen:

- Wie zuverlässig muss der Schutz sein? Wäre eine Schwangerschaft eine „Katastrophe", z.B. aus gesundheitlichen Gründen oder weil beide Partner noch in der Ausbildung stehen, oder geht es „nur" um den Abstand zwischen zwei Geburten? Die Zuverlässigkeit einer Methode wird durch den **Pearl-Index** angegeben (Anzahl der ungewollten Schwangerschaften pro 100 Frauenjahre, d.h. Anzahl der Schwangerschaften, die ein-

treten, wenn 100 Frauen die jeweilige Methode ein Jahr lang anwenden). Ohne Empfängnisverhütung liegt der Pearl-Index bei ungefähr 80, beim **Coitus interruptus,** bei dem der Mann den Penis vor dem Samenerguss aus der Vagina zurückzieht, bei ca. 25 (☞ Tab. 9.4). „Pille" und symptothermale Methode sind nach der Sterilisation die sichersten Verhütungsmethoden

- Kommen auch Methoden in Betracht, die Manipulationen an den Geschlechtsorganen kurz vor dem Verkehr erfordern, z.B. Kondome?
- Wie ist die Einstellung insbesondere der Frau zu langjähriger Hormoneinnahme, etwa der „Pille"?
- Sprechen gesundheitliche Gründe gegen bestimmte Formen der Empfängnisverhütung? So ist z.B. die „Pille" bei starken Krampfadern und bei Raucherinnen über 35 Jahren nicht zu empfehlen.

⚓ Die Frau sollte sich nicht von Partner, Arzt oder anderen Personen in der Umgebung eine Form der Empfängnisverhütung aufdrängen lassen, sondern die Entscheidung selbst (mit-)tragen.

9.4.1 Natürliche Verhütungsmethoden

Natürliche Verhütungsmethoden sind die einzigen Verhütungsmethoden, die weder in den Hormonhaushalt eingreifen noch Manipulationen am Genitale notwendig machen. Sie verfolgen alle das Ziel, den Geschlechtsverkehr auf die unfruchtbaren Tage im Monatszyklus zu begrenzen. Ihr Problem besteht darin, die (wenigen) Tage des ca. 28-tägigen Zyklus, während der die Frau ein Kind empfangen kann, *im Voraus* zu bestimmen (📖 1, 2).

Periodische Enthaltsamkeit

Bei der **periodischen Enthaltsamkeit nach Knaus-Ogino** *(Kalendermethode)* werden die unfruchtbaren Tage aufgrund des *Menstruationskalenders*, d.h. der Aufzeichnungen der letzten Menstruationen im Kalender, berechnet. Bei einem 26- bis 30-tägigen Zyklus nimmt Knaus die fruchtbare Phase vom 9.–17., Ogino vom 8.–19. Zyklustag an. Voraussetzung für die Anwendung ist ein stabiler Zyklus und das Vorliegen eines Menstruationskalenders über mindestens 12 Monate. Für Frauen mit Schichtarbeit oder Nachtdiensten ist die periodische Enthaltsamkeit ungeeignet, da die häufigen Rhythmusverschiebungen den Hormonzyklus stören. Außerdem ist die Methode wenig zuverlässig (☞ Tab. 9.4) und erfordert große Disziplin von beiden Partnern. Nebenwirkungen treten nicht auf.

Temperaturmethode

Grundlage der **Temperaturmethode** ist die Basaltemperaturkurve (☞ 8.2 und Abb. 8.3). Die sicher unfruchtbare Zeit beginnt am dritten Tag nach dem Temperaturanstieg in der Zyklusmitte und endet mit dem Einsetzen der Menstruation. Mittlerweile sind auch kleine Computer zur computerunterstützten Temperaturmethode im Handel (z.B. Ladycomp®). Die Methode ist bei richtiger Anwendung relativ sicher und frei von Nebenwirkungen. Bei fiebrigen Erkrankungen, Stress, Urlaub, späterem Aufste-

Methode	Pearl-Index
Sterilisation	< 0,2
Pille	0,2–0,5
Symptothermale Methode	0,5–1
Minipille	0,3–3
Intrauterinpessar	0,3–3
Depotgestagene	0,3–3,6
Temperaturmethode	1–3
Diaphragma plus Spermizid	2–6
Kondom	3–7
Spermizide	4–6
Portiokappe	ca. 7
Periodische Enthaltsamkeit	15–20
Coitus interruptus	ca. 25
Billingsmethode	ca. 25

Tab. 9.4: Die Zuverlässigkeit verschiedener Kontrazeptiva, gemessen nach dem Pearl-Index. Dieser gibt die Anzahl der Schwangerschaften an, die eintreten, wenn 100 Frauen die jeweilige Methode ein Jahr lang anwenden („100 Frauenjahre").

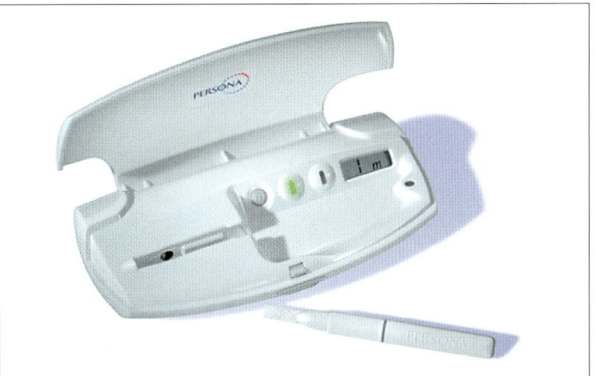

Abb. 9.5: Für die Bestimmung der (un)fruchtbaren Tage im Voraus gibt es inzwischen auch technische Hilfsmittel, z. B. PERSONA®. Es besteht aus einem Urinteststäbchen, das auf der Grundlage der monoklonalen Antikörper-Technologie arbeitet, und einem etwa handtellergroßen Monitor. Mit dem ersten Urin des Tages führt das System eine Zweifachprüfung auf LH und Östradiol, speichert die Daten und baut so eine Datenbank über den persönlichen Zyklus auf. Anhand dieser Daten und einem prädikativen mathematischen Verfahren ist das System in der Lage, die fruchtbaren Tage zu bestimmen. [U134]

hen und anderen Störfaktoren ist die Basaltemperaturkurve des betreffenden Monats nicht verwertbar, und das Paar muss zusätzliche Methoden der Empfängnisverhütung anwenden. Aus diesem Grund ist die Temperaturmethode bei Schichtarbeit oder häufiger Nachtarbeit nicht praktikabel.

Hormonspiegelmethode

Während des Zyklus verändern sich die Hormonkonzentrationen von LH und Östradiol im Urin (☞ Abb. 9.6). Um diese auch zu Hause überprüfen zu können, wurden moderne technische Hilfsmittel entwickelt (☞ Abb. 9.5).

Billingsmethode

Zum Zeitpunkt der Ovulation verändert und vermehrt sich der Zervixschleim (☞ 4.1.1, 4.3.2 und Tab. 4.17). Er wird völlig klar und „spinnbar", d. h. er lässt sich zwischen zwei Fingern zu einem Faden ausziehen. Frauen mit einiger Erfahrung und viel Gefühl für ihren Körper

können den Zeitpunkt der Ovulation dadurch gut eingrenzen. Das Verfahren ist alleine angewandt nicht sehr sicher (Pearl-Index bis zu 25), kann aber nach entsprechender Schulung der Frauen z. B. in Entwicklungsländern trotzdem ein wirkungsvolles Mittel zur Geburtenregelung sein, da keinerlei Hilfsmittel benötigt werden.

Symptothermale Methode

Wird die Temperaturmethode in Kombination mit der Billingsmethode angewandt, sinkt bei sicherer Durchführung der Pearl-Index auf 0,5–1.

9.4.2 Mechanische und chemische Verhütungsmethoden

Diaphragma und Portiokappe

Diaphragma (☞ Abb. 9.7) und **Portiokappe** sollen das Eindringen der Samenzellen in den Uterus verhindern. Während das Diaphragma zwei Stunden bis zehn Mi-

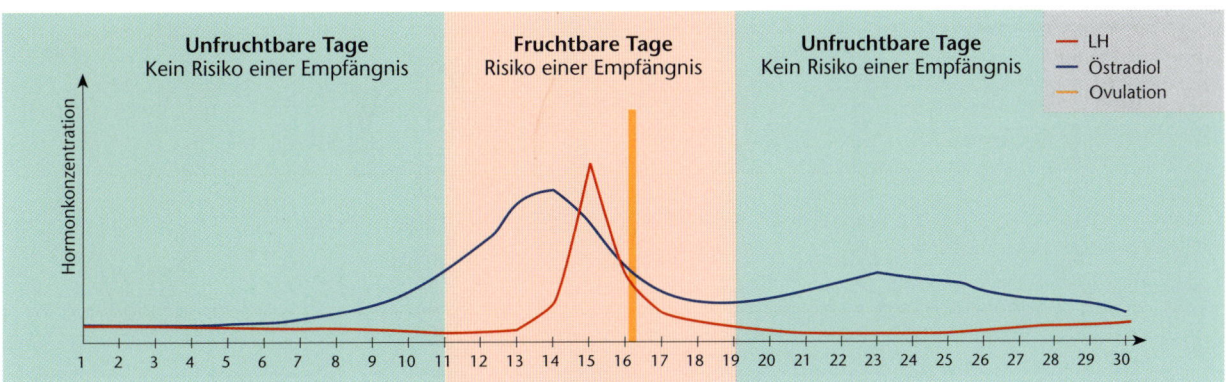

Abb. 9.6: Durchschnittliche Veränderungen der Hormonkonzentrationen im Urin während des Menstruationszyklus.

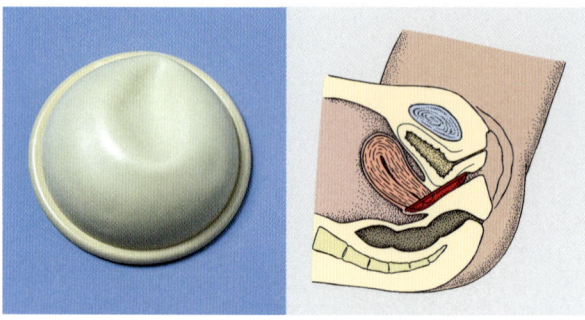

Abb. 9.7 und 9.8: Diaphragma. Das Diaphragma besteht aus einem mit Gummi überzogenen, flexiblen Metallring und einer Membran aus dünnem, nachgiebigem Gummi. Zwar kommt dem Diaphragma eine direkte Barrierefunktion zu, diese ist aber durch die Kontraktion der Vagina nie ganz vollständig und muss deshalb durch ein Spermizid abgesichert werden. Rechts: Lage des Diaphragmas in der Vagina. [K183, A400-190]

nuten vor dem Verkehr in die Vagina eingeführt und 6–24 Stunden danach entfernt werden muss, wird die Portiokappe kurz nach der Menstruation eingesetzt und bleibt bis kurz vor der nächsten Regelblutung im Körper. Empfehlenswert ist, das Diaphragma zusätzlich mit **Spermiziden** *(spermienabtötenden Cremes)* zu bestreichen, um die Effizienz zu erhöhen. In beiden Fällen muss die passende Größe vom Arzt ausgemessen werden. Der Vorteil der Methoden liegt in einem gewissen Schutz vor aufsteigenden Infektionen und dem Fehlen systemischer Nebenwirkungen. Nachteilig sind der recht hohe Pearl-Index, häufige lokale Reizungen und die Abhängigkeit vom Arzt, wenn die Frau die Portiokappe nicht selbst einführen kann.

Eine neue Mischung aus Diaphragma und Portiokappe ist das **Lea-Contraceptivum,** das von der Frau selbst eingeführt wird und 8–48 Stunden vor dem Muttermund verbleibt. Zur sicheren Kontrazeption muss das Produkt allerdings noch 8–12 Stunden nach dem Verkehr intravaginal verbleiben. Der Pearl-Index ist nach Angaben des Herstellers 2 (wahrscheinlich eher höher).

Spermizide

Spermizide können nicht nur in Verbindung mit dem Diaphragma, sondern auch als alleiniges Empfängnisverhütungsmittel angewandt werden. Am häufigsten sind **Vaginalovula** oder **Vaginalschwämme.** Reizungen der Vaginalhaut sind allerdings recht häufig.

Kondom

Das **Kondom** *(Präservativ)* wird kurz vor dem Geschlechtsverkehr über den erigierten (steifen) Penis gestreift und fängt das Sperma auf. Nach dem Geschlechtsverkehr wird der Penis mit dem Kondom aus der Vagina gezogen, bevor er erschlafft, da das Kondom sonst nicht mehr richtig hält und abrutscht, so dass Samenflüssigkeit in die Scheide gelangen kann. Vorteile des Kondoms sind fehlende Nebenwirkungen und ein weitgehender Schutz vor Infektionen, z.B. mit dem HI-Virus, bei insgesamt guter Zuverlässigkeit. Allerdings haben v.a. ungeübte Paare oft Probleme mit der Handhabung. Platzt oder reißt ein Kondom, besteht die Möglichkeit, dass die Frau sich vom Gynäkologen die „Pille danach" verschreiben lässt (☞ 9.4.3).

Mit **Femidom,** einem Beutel mit zwei Ringen, der die Vagina auskleidet und den Scheidenausgang überragt, gibt es auch ein „Kondom für Frauen". Sein großer Vorteil ist der Schutz vor Infektionen *durch die Frau,* Nachteile sind hohe Kosten, ein relativ hoher Pearl-Index (höher als beim Kondom), umständliche Handhabung und Missempfindungen.

Intrauterinpessar

Zunehmende Verbreitung hat in den letzten Jahren das **Intrauterinpessar** (kurz *IUP,* auch *Intrauterinspirale,* kurz *Spirale*) gefunden. Das IUP besteht aus Metall oder Kunststoff. Zusätzlich kann es mit Kupfer überzogen sein oder ein Gestagenreservoir enthalten. Es wird vom Arzt unter sterilen Bedingungen in die Gebärmutterhöhle eingelegt und verhindert die Einnistung des befruchteten Eies. Es ist zuverlässig und abgesehen von halbjährlichen Kontrollen „wartungsfrei". Das IUP kann je nach Typ 3–5 Jahre in der Gebärmutter verbleiben. Manchmal wird es allerdings spontan ausgestoßen, bevorzugt in den ersten Anwendungsmonaten. Nachteilig ist neben verstärkten Menstruationen das gehäufte Auftreten von Adnexi-

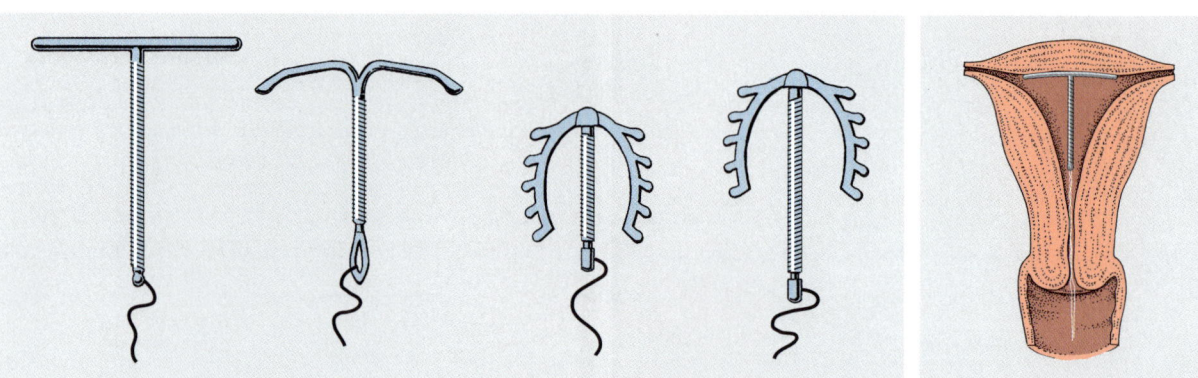

Abb. 9.9 und 9.10: Verschiedene Intrauterinpessare. Das Fädchen ragt aus dem Muttermund (☞ Abb. 4.3) und dient der Lagekontrolle und der späteren Entfernung der Spirale. Rechts die Lage eines Intrauterinpessars in der Gebärmutterhöhle. [A400-190]

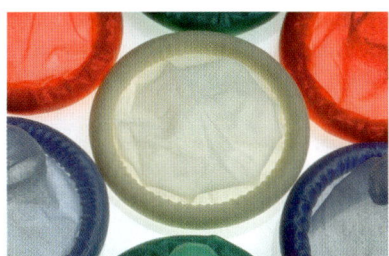

Abb. 9.11: Kondome sind bei korrekter Anwendung ein sicheres Verhütungsmittel und schützen außerdem vor sexuell übertragbaren Krankheiten (☞ 4.7). [V226]

tiden insbesondere bei Frauen, die noch nicht geboren haben. Daher ist das IUP für diese Frauen nicht empfehlenswert. Eine schwere, aber glücklicherweise seltene Komplikation ist die Perforation des IUP in die freie Bauchhöhle. Dann ist eine Laparotomie notwendig. Kommt es trotz des IUP zu einer Schwangerschaft, sollte geprüft werden, ob das IUP entfernt werden kann. Ist dies nicht möglich, ist die Fehlgeburtsrate bis auf 50 % erhöht. Das Risiko einer Frühgeburt ist vierfach erhöht, das Fehlbildungsrisiko unverändert.

Neben der konventionellen Spirale gibt es auch Spiralen mit Gestagen (= Gelbkörperhormon)-Anteil (Mirena®). Hier ist die kontrazeptive Sicherheit noch höher, außerdem wirkt das Gestagen sehr positiv bei starken oder schmerzhaften Regelblutungen.

9.4.3 Hormonelle Empfängnisverhütung

Ovulationshemmer

Die wohl bekannteste Form der hormonellen Kontrazeption sind die **Ovulationshemmer** (*Anti-Baby-Pille*, kurz **Pille**). Sie enthalten eine Kombination aus Östrogenen und Gestagenen.

Wirkmechanismus und Vorteile der Pille

Die Hormonzufuhr von außen unterdrückt die LH-Sekretion in der Mitte des Zyklus (☞ Abb. 9.6) und dadurch die Ovulation (daher der Name *Ovulationshemmer*). Außerdem erschwert die Pille die Wanderfähigkeit der Spermien durch den Gebärmutterhals, indem sie den

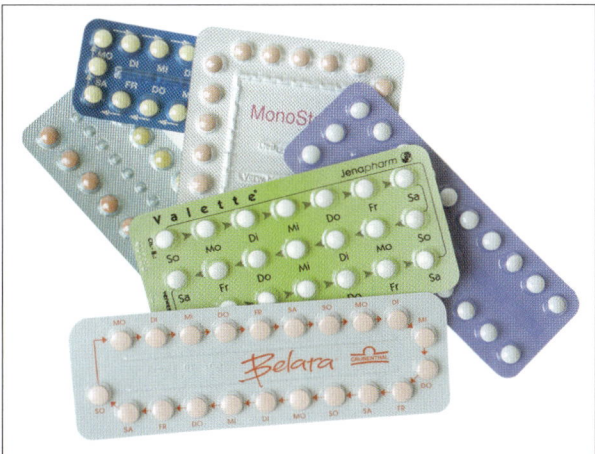

Abb. 9.12: Verschiedene Beispiele für Ovulationshemmer. [K115]

Zervixschleim wie in den unfruchtbaren Tagen zäh bleiben lässt. Zusätzlich verändert die Pille den Transport der Eizelle durch die Tuben und hemmt die Einnistung der Eizelle durch Einfluss auf das Endometrium. So wird auch in den seltenen Fällen einer Ovulation eine Schwangerschaft verhindert.

Durch diesen Mehrfachschutz ist die Pille außerordentlich zuverlässig. Sie ist auch für junge Frauen mit späterem Kinderwunsch geeignet. Außerdem bessert die Pille menstruationsbedingte Beschwerden und verringert das Risiko für einige gutartige Tumoren der Eierstöcke und der Brust sowie für das Ovarial- und das Endometriumkarzinom.

Nebenwirkungen und Risiken der Pille

Den Vorteilen stehen einige Nachteile gegenüber. Neben leichteren Befindlichkeitsstörungen wie Brustspannen, Übelkeit oder Müdigkeit, die zumeist rasch verschwinden, sind an ernsten Nebenwirkungen insbesondere Bluthochdruck und Thromboembolien zu nennen. Daher ist die Pille verschreibungspflichtig und an ärztliche Kontrollen gebunden. Die meisten Frauen vertragen die Pille allerdings gut. Oft kann auch ein Wechsel des Präparats bei Nebenwirkungen Abhilfe schaffen. Nicht gegeben werden darf die Pille nach tiefen Venenthrombosen, bei hormonabhängigen bösartigen Tumoren wie dem Mammakarzinom (☞ 3.6), einigen Blut- und Lebererkrankungen sowie Raucherinnen über 35 Jahren.

Minipille und Depotgestagene

Die **Minipille,** die lediglich aus Gestagenen besteht, hat sich wegen häufiger Zyklusstörungen und der Notwendigkeit, sie täglich zur gleichen Zeit einzunehmen, nicht so recht durchsetzen können. Ideal ist sie für stillende Frauen.

Noch seltener werden **Depotgestagene** zur Empfängnisverhütung gewählt. Hierbei stehen verschiedene Applikationsformen zur Verfügung, z. B. die intramuskuläre *Dreimonatsspritze* oder ein zwei Jahre haltendendes stäbchenförmiges *Implantat*, (Implanon®). Vor allem für junge Frauen sind Depotgestagene weniger geeignet, da die Fruchtbarkeit nach Absetzen des Präparats lange vermindert bleibt (📖 3).

Vaginaler Östrogen-Gestagen-Ring

Neben der Gabe von oralen Kontrazeptiva ist auch das Einsetzen eines kleinen Vaginalringes (Nuva-Ring®) möglich, der kontinuierlich über 3 Wochen ausreichend Hormone abgibt, um eine sichere Verhütung zu erreichen. Für den Geschlechtsverkehr kann der Ring entfernt werden, muss dies aber nicht. Ein Vorteil besteht auch darin, dass die Hormone nicht über den Magen-Darm-Trakt aufgenommen und über die Leber verstoffwechselt werden müssen. So entstehen auch bei der gleichzeitigen Einnahme anderer Medikamente oder bei einem Magen-Darm-Infekt keine Probleme.

„Pille danach"

Die **„Pille danach"** (*postkoitale Kontrazeption, Morning After Pill)* verhindert durch hohe Hormonmengen nicht die Befruchtung, sondern die Einnistung des befruchteten Eies und zählt daher streng genommen nicht mehr zu den empfängnisverhütenden Mitteln. Die Frau muss bis maximal 72 Stunden nach dem ungeschützten Geschlechtsverkehr zweimal je zwei Tabletten im Abstand von 24 Stunden eines (verschreibungspflichtigen) Standardpräparates (z. B. Tetragynon®) einnehmen. Die „Pille danach" kann zu Übelkeit und Zyklusstörungen führen und ist nur als Notlösung, z. B. nach Reißen eines Kondoms, aber auch nach einer Vergewaltigung, geeignet.

9.4.4 Sterilisation

Die **Sterilisation** des Mannes oder der Frau ist die zuverlässigste Methode der Empfängnisverhütung. Sie sollte nur dann durchgeführt werden, wenn die Familienplanung endgültig abgeschlossen ist, da die Sterilisation trotz gelegentlicher Erfolge mikrochirurgischer Operationen als irreversibel anzusehen ist.

Während die Unterbindung der Samenleiter beim Mann einfach und unter Lokalanästhesie möglich ist, ist die Sterilisation der Frau komplizierter und erfordert eine Vollnarkose und einen kurzen Klinikaufenthalt. Durch die Unterbrechung der Tuben wird der Eitransport vom Ovar in den Uterus verhindert, so dass die Eizelle nicht befruchtet werden kann. Wegen der Endgültigkeit des Eingriffs ist eine Sterilisation bei Frauen unter 30 Jahren nur ganz selten anzuraten.

Häufigste Methode der Sterilisation bei der Frau ist die *laparoskopische* Tubensterilisation, bei der die Tuben mit Strom koaguliert (verklebt) oder mit Clips bzw. Ringen zugedrückt (ligiert) werden (☞ Abb. 9.13).

Bei einer Sterilisation wenige Tage nach einer Entbindung erfolgt gelegentlich eine *Minilaparotomie* unterhalb des Bauchnabels. Eine Sterilisation kann auch im Rahmen

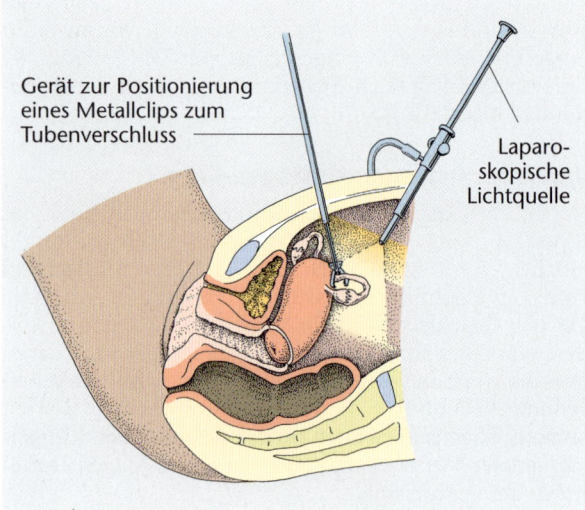

Abb. 9.13: Laparoskopische Tubenligatur zur Empfängnisverhütung. Der Uterus wird wie in Abb. 1.44 mit einer Zervixsonde aus dem kleinen Becken herausgeschoben. Unter Sicht werden dann die Tuben verschlossen (hier mit Metallclip). [A400-190]

einer Laparotomie aus anderer Indikation (z. B. eines Kaiserschnitts) vorgenommen werden. Eine Laparotomie *allein* für die Sterilisation wird heute nicht mehr durchgeführt.

Das Operationsrisiko ist bei einem laparoskopischen Eingriff sehr gering. Mit bis zu 5 % viel häufiger sind psychische Probleme nach der Sterilisation, die sich z. B. in sexuellen Störungen (☞ 9.2) äußern können.

> Damit die Frau zu einem späteren Zeitpunkt nicht unter ihrer Entscheidung leidet und ihrem Partner die Schuld dafür geben kann, ist es bei der Sterilisation besonders wichtig, dass die Frau sich aus freien Stücken zu dieser (endgültigen) Verhütungsmethode entschließt und sich nicht Druck von außen beugt, etwa vielleicht weil der Mann das Problem gelöst sehen will, für sich selbst aber den (bei ihm viel leichteren) Eingriff wegen seiner Unwiderrufbarkeit ablehnt.

Pflege nach Sterilisation

Pflege nach Laparoskopie ☞ 1.8.1 *und Tab. 1.41*

9.5 Schwangerschaftsabbruch

Indikation

Eine Elternschaft verändert das ganze Leben von Mutter (und Vater) einschneidend. Daher denken nicht wenige Paare bei einer ungewollten Schwangerschaft über einen **Schwangerschaftsabbruch** (*Abtreibung, Abruptio, fälschlich auch Interruptio = Schwangerschaftsunterbrechung* genannt) nach. Aber auch bei einer gewollten Schwangerschaft kann es Situationen geben, die ein Fortsetzen der Schwangerschaft als nicht ratsam erscheinen lassen, z. B. eine Röteln-Infektion der Mutter in den ersten 17 SSW (Rötelnembryopathie ☞ 12.5.3).

Bis 1993 galten in Deutschland die verschiedenen Regelungen der „alten" und „neuen" Bundesländer. In Westdeutschland galt die *Indikationsregelung,* bei welcher der Schwangerschaftsabbruch nur unter bestimmten Voraussetzungen (= Indikationen) legitim war. In Ostdeutschland dagegen gab es die Fristenlösung, d. h. der Abbruch war innerhalb eines bestimmten Zeitraums (= Frist) erlaubt.

1993 sollten diese Regelungen durch eine einheitliche, modifizierte Fristenregelung mit Beratungspflicht ersetzt werden. Diese Neuregelung für Gesamtdeutschland wurde jedoch vom Bundesverfassungsgericht verworfen und Ende 1995 eine eingeschränkte Fristenregelung vorgeschrieben. Danach ist der „mit Einwilligung der Schwangeren von einem Arzt vorgenommene Schwangerschaftsabbruch nicht rechtswidrig, wenn der Abbruch der Schwangerschaft [...] angezeigt ist, um eine Gefahr für das Leben oder die Gefahr einer schwerwiegenden Beeinträchtigung des körperlichen oder seelischen Gesundheitszustandes der Schwangeren abzuwenden, und die Gefahr nicht auf eine andere für sie zumutbare Weise abgewendet werden kann." (StGB § 218). Diese Voraussetzung gilt auch als erfüllt, wenn die Schwangerschaft Folge eines Notzuchtdeliktes ist. Der Schwangerschaftsabbruch auf Verlangen der Schwangeren ist rechtswidrig, aber straffrei, wenn die Schwangere sich mindestens drei Tage vor dem Eingriff durch eine anerkannte Beratungsstelle hat beraten lassen, der Abbruch durch einen Arzt vorgenommen wird und seit der Empfängnis nicht mehr als 12 Wochen (d. h. seit der letzten Menstruation nicht mehr als 14 Wochen) vergangen sind.

Für die Praxis bedeutet dies:
- Ein Abbruch aus **medizinischer Indikation** ist jederzeit während der Schwangerschaft möglich, wenn Gesundheit oder Leben der Schwangeren gefährdet sind, etwa bei einer (neu diagnostizierten) bösartigen Erkrankung. In dieser Indikation ist auch die frühere *embryopathische (kindliche) Indikation* bei schweren Fehlbildungen des Ungeborenen enthalten: Es wird dann von einer so erheblichen psychischen Beeinträchtigung der Schwangeren ausgegangen, dass eine medizinische Indikation gestellt werden kann. Hier ist allerdings eine mittelbare zeitliche Befristung durch die Lebensfähigkeit des Feten gegeben (☞ auch 11.1)
- Ein Abbruch aus **kriminologischer Indikation** (d. h. die Schwangerschaft ist Folge eines Notzuchtdelikts) ist bis zur 12. Schwangerschaftswoche p. c. möglich. Die kriminologische Indikation kann nur von einem Amtsarzt festgestellt werden
- Die frühere *psychosoziale Indikation,* also die Unvereinbarkeit der Mutterschaft mit der sozialen Situation der Frau, entfällt ebenfalls. Sie ist von der oben dargestellten Fristenregelung mit Beratungspflicht abgelöst worden.

Die Kosten für einen Schwangerschaftsabbruch aus medizinischer oder kriminologischer Indikation werden von den Krankenkassen getragen, die Kosten für einen Schwangerschaftsabbruch aus anderen Gründen muss die Schwangere selbst tragen. Sie können bei niedrigen Einkommen aber teilweise oder ganz vom Sozialamt übernommen werden.

Schwangerschaftskonfliktberatung

In 80–90 % der Fälle liegen dem Gedanken an einen Schwangerschaftsabbruch psychosoziale Ursachen zu Grunde. Die Schwangere steht beispielsweise noch in der Ausbildung, oder sie will/muss ihren Beruf weiter ausüben; sie fühlt sich der Verantwortung nicht gewachsen; der Vater des Kindes übt Druck aus, das Einkommen des Partners reicht nicht; die Ehe droht durch eine erneute Schwangerschaft zu zerbrechen; die Wohnung ist zu klein.

In einer solchen Situation sind viele Schwangere ratlos und verzweifelt. Zwar können Sorgen, Ängste und Verzweiflung nicht weggeredet werden, doch kann ein **Beratungsgespräch** helfen, die eigene Situation zu überdenken und vielleicht (neu) zu ordnen.

Die nach § 219 des Strafgesetzbuches notwendige Beratung wird von staatlich anerkannten Beratungsstellen, wie etwa pro familia oder der Diakonie, angeboten (✉ 4, 5). Sie ist kostenlos und wird von persönlich und fachlich qualifizierten Mitarbeiterinnen (z. B. Sozialpädagoginnen und Psychologinnen) durchgeführt, die der Schweigepflicht unterliegen. Nimmt die Schwangere Kontakt zur Beratungsstelle auf, erhält sie unverzüglich einen Beratungstermin, auf Wunsch auch anonym.

⛫ Nur wenn die Beraterinnen der Schwangeren mit Verständnis und Respekt begegnen und ihr nicht mit Vorbehalten oder vorgefasster Meinung entgegentreten, kann das Beratungsgespräch der Schwangeren wirklich helfen.

Bei der **Beratung** steht der Schutz des ungeborenen Lebens im Vordergrund, die Verantwortung und Entscheidung liegt jedoch allein bei der Frau. Die Beraterinnen können die Schwangere aber in ihrer Angst vor der Zukunft begleiten und ihr helfen, eine verantwortliche und gewissenhafte Entscheidung zu treffen. Dafür ist es wichtig, der Frau auch Wege aufzuzeigen, wie ein Leben mit dem Kind trotz mancher Schwierigkeiten möglich ist. Die Palette der Hilfsangebote ist breit:
- Informationen über Mutterschutz, Erziehungs-, Kinder- und Wohngeld, Erziehungsurlaub, Stiftungen und kirchliche Hilfsfonds
- Vermittlung finanzieller Hilfen, z. B. ein befristeter monatlicher Unterhalt oder die Übernahme einer Kaution, und materieller Hilfen, z. B. eine Erstlingsausstattung
- Mithilfe bei der Wohnungssuche
- Unterstützung beim weiteren Ausbildungsweg
- Vermittlung von Pflege- und Adoptiveltern oder Familienpflegerinnen
- Psychosoziale Begleitung auch über die Geburt hinaus und Hilfe bei der Klärung von familiären Konflikten.

⛫ Kommt eine Schwangere zum Schwangerschaftsabbruch in die Klinik, ohne sich ganz sicher zu sein, die richtige Entscheidung getroffen zu haben, können die Pflegenden sie noch einmal auf die Palette der Hilfsangebote aufmerksam machen. Dabei äußern sie ihre eigene Meinung nur dann, wenn die Schwangere sie dazu aufgefordert hat und nachdem sie versucht haben, sich in die Situation der Patientin einzufühlen.

Hat sich die Schwangere für einen Abbruch entschieden, akzeptiert die Beraterin die Entscheidung und händigt ihr den notwendigen Beratungsnachweis aus. Adressen von Ärzten, die einen Abbruch durchführen, erfahren die Schwangeren von Krankenkassen oder Gesundheitsämtern (niemals von den Beraterinnen).

Durchführung des Schwangerschaftsabbruches

Die Art der Durchführung eines Schwangerschaftsabbruches ist abhängig vom Alter der Schwangerschaft und von der Größe des Embryos. Grundsätzlich gilt, dass die Gefahr von Komplikationen umso größer ist, je weiter die Schwangerschaft fortgeschritten ist.

Durch die Zulassung von Mifegyne®, einem Antigestagen, kann jetzt auch in Deutschland ein **medikamentöser Schwangerschaftsabbruch** durchgeführt werden. Dies ist allerdings nur bei nachgewiesener, intakter Schwangerschaft (positiver Nachweis einer Herzaktion im Ultraschall) und nur bis zum 49. Tag (entspricht der 7. SSW) möglich. Nach der vorgeschriebenen Beratung (☞ oben) und der vorgeschriebenen Wartezeit von drei Tagen erhält die Frau zwei Tabletten sowie zusätzlich ein Prostaglandin, welches die Kontraktion der Gebärmutter unter-

9

stützt. Die eigentliche Ausstoßung erfolgt dann innerhalb von 24 Stunden. Eine Ultraschall-Kontrolle und eine ärztliche Untersuchung sind anschließend notwendig, um nachzuweisen, dass keine Schwangerschaftsreste in der Gebärmutter verblieben sind. Bei diesem Vorgehen liegt die Versagerquote bei ca. 3–4 %.

Bei einem operativen Schwangerschaftsabbruch vor der 12. SSW wird die Zervix mit Hegar-Stiften so weit aufgedehnt, dass eine stumpfe Kürette oder Saugkürette **(Absaug-Methode)** eingeführt werden kann. Der Eingriff wird normalerweise in Vollnarkose oder Lokalanästhesie durchgeführt.

Bei einem Schwangerschaftsabbruch nach der 12. SSW muss z. B. mit Prostaglandinen (☞ Pharma-Info 12.7) eine geburtsähnliche Fruchtausstoßung eingeleitet werden. Dies ist für eine Frau physisch wie psychisch äußerst belastend (☞ auch 11.1). Auf jeden Fall ist dann wie nach einer spontanen Fehlgeburt eine (Nach-)Abrasio (☞ 1.9.3) erforderlich, um sicherzustellen, dass keine Gewebereste in der Gebärmutter zurückbleiben. Bei einem Schwangerschaftsabbruch nach der 16. SSW muss zusätzlich der Milcheinschuss medikamentös mit Bromocriptin (z. B. in Pravidel®) unterdrückt werden.

Alle Frauen erhalten postoperativ zur Förderung der Uteruskontraktion Oxytocin i. v. (z. B. in Orasthin®). Nachdem der Embryo/Fetus ausgestoßen bzw. aus dem Uterus herausgeholt worden ist, wird er einschließlich des durch (Nach-)Abrasio gewonnenen Gewebes zur histologischen Untersuchung weitergeleitet, wo er auf Vollständigkeit überprüft wird. Sind noch Gewebereste im Uterus zurückgeblieben, besteht die Gefahr z. B. einer Endometritis (☞ 4.5.3).

Pflege und Patientenberatung nach Schwangerschaftsabbruch

Pflege vor und nach gynäkologischen Operationen ☞ 2.2.2, 2.2.4

Pflege bei Abrasio ☞ 1.9.3

Betreuung bei spätem Schwangerschaftsabbruch ☞ 11.1

Je nach Gepflogenheit des Hauses befinden sich auf der Station nicht nur Frauen, die wegen kindlicher Schädigungen oder eigener schwerer Erkrankungen zu einem Schwangerschaftsabbruch kommen, sondern auch Frauen, die sich aufgrund der psychosozialen Indikation gegen das Austragen des Kindes entschieden haben. Diese konfrontieren manche der Pflegenden stark mit eigenen moralischen oder religiösen Einstellungen. Hinzu tritt die psychische Verfassung der Frau, die beeinflusst wird von Schuldgefühlen, der Situation der Verheimlichung, Partnerschaftskonflikten und/oder Angst vor Verurteilung durch das Stationspersonal. Für die Pflegenden gilt daher:

• Die persönliche Einstellung der Frau respektieren, ihr Verhalten auf keinen Fall verurteilen. Ist dies einer Pflegenden nicht möglich, sollte sie andere Patientinnen auf der Station betreuen, da die betroffene Frau ihre Einstellung auch dann spürt, wenn sie diese zu verheimlichen sucht. Außerdem würde es die Pflegende selbst zu sehr belasten
• Bei Erhebung der Pflegeanamnese unbedingt den Eindruck eines Verhörs vermeiden

• Bei rh-negativen Frauen Rhesus-Prophylaxe durchführen (auf Arztanordnung ☞ 12.5.2)
• Falls gewünscht, Patientin über Methoden der Empfängnisverhütung beraten bzw. eine Beratung organisieren. Bei Abbruch wegen kindlicher Fehlbildungen evtl. genetische Beratung anmelden. Gynäkologische Nachuntersuchung vier Wochen später einplanen
• Patientin erklären, dass Vollbäder und Geschlechtsverkehr erst wieder erlaubt sind, wenn die vaginale Blutung vollständig aufgehört hat (nach ca. 10–12 Tagen)
• In allen Phasen der Betreuung gesprächsbereit sein (auf Wunsch der Frau auch unter Einbeziehung des Partners), jedoch auch das Nicht-Reden-Wollen akzeptieren
• Unabhängig von der Ursache des Schwangerschaftsabbruchs stets mit einer Trauerreaktion der Frau rechnen. Diese setzt oft bereits im Krankenhaus ein, kann aber auch noch Wochen später auftreten

Nach einem Schwangerschaftsabbruch wird die Trauerarbeit erschwert, da zusätzlich zum Verlust des Kindes Verständigungsprobleme, Tabus und andere Hemmnisse erschwerend hinzutreten können. Die Betroffenen leiden unter Scham, Schuldgefühlen und Selbstwerteinbußen. Die Schuldgefühle „verbieten" den Eltern das Trauern, wodurch eine Loslösung von dem verlorenen Kind fast nicht möglich ist. Viele Frauen sprechen noch nach mehreren Jahren vom „Töten" oder von „Mord" und werfen sich Egoismus und Bequemlichkeit vor. Viele der Betroffenen sprechen noch nicht einmal mit dem Partner über ihre Gefühle. Nicht selten kommt es dann zu einer Verschlechterung der Beziehung und zur sozialen Isolation.

Hat die Schwangere Prostaglandine erhalten, kann es bis zur Geburt der Frucht noch Stunden oder gar Tage dauern. In dieser Zeit sollte die Frau nur auf ihren Wunsch hin allein gelassen werden, und selbst dann schauen die Pflegenden in kurzen Abstand nach ihr, da die Fruchtausstoßung sehr plötzlich erfolgen kann und dann ein Arzt hinzugerufen werden muss (☞ auch 11.1).

Literatur und Kontaktadressen

📖 Literaturnachweis

1. Rötzer, J.; Rötzer, E.: Natürliche Empfängnisregelung. Herder, Freiburg 2005

2. Neumayer, P.: Das Verhütungsbuch für Girls (und Boys). Foitzick Verlag, Augsburg 2003

3. Keck, Ch.; Tempfer, C.: Hormonale Kontrazeption. Uni-Med, Bremen 2003

Vertiefende Literatur

Goerke, K. et al.: Klinikleitfaden Gynäkologie und Geburtshilfe. Elsevier, Urban & Fischer, München 2003

Henn, W.: Keine Entscheidung ohne qualifizierte Beratung. In: Deutsches Ärzteblatt 33/2001, S. 1683–1684

Petersen, P.: Dimensionen der Verarbeitung. In: Deutsche Hebammen Zeitschrift 8/2004, S. 22–24

✉ Kontaktadressen

1. Fetz, Frauenberatungs- und Therapiezentrum Stuttgart e.V., Schlossstr. 98, 70176 Stuttgart, Tel.: 07 11/2 85 90 01, www-s-hip.de

2. Wildwasser-Zentrale (weitere Zweigstellen im ganzen Bundesgebiet), Arbeitsgemeinschaft gegen sexuellen Missbrauch von Mädchen e.V., Mehringdamm 50, 10961 Berlin, Tel.: 030/78650, www.wildwasser-berlin.de

3. Frauen helfen Frauen e.V. (weitere Zweigstellen im ganzen Bundesgebiet), Sunderstr. 23, Postfach 1511, 29665 Walsrode, Tel.: 05161/73300, www.frauen-helfen-frauen-ev.org

4. Pro familia Bundesverband (weitere Zweigstellen im ganzen Bundesgebiet), Stresemannallee 3, 60596 Frankfurt, Tel: 069/639002, www.profamilia.de

5. Diakonisches Werk der EKD e.V. (diverse Zweigstellen im ganzen Bundesgebiet), Reichensteiner Weg 24, 14195 Berlin, Tel.: 030/830010, www.diakonie.de

Wiederholungsfragen

1. Welche sexuellen Störungen gibt es? (☞ 9.2)

2. Worauf achten Arzt und Pflegende, wenn eine Frau nach einer Vergewaltigung zu ihnen kommt? (☞ 9.3)

3. Wann zahlen die Krankenkassen einen Schwangerschaftsabbruch? (☞ 9.5)

4. Welche Hilfsangebote gibt es für ungewollt schwangere Frauen? (☞ 9.5)

5. Was sollten die Pflegenden für sich selbst beachten, wenn sie ungewollt schwangere Frauen betreuen? (☞ 9.5)

6. Was bedeutet der Pearl-Index? Wie hoch ist er ohne Kontrazeption? (☞ 9.4)

7. Welche Komplikationen können bei einem Intrauterinpessar auftreten? (☞ 9.4.2)

8. Welche Indikationen für einen Schwangerschaftsabbruch gibt es? (☞ 9.5)

9. Was sollten Pflegende im Umgang mit einer Patientin nach Schwangerschaftsabbruch berücksichtigen? (☞ 9.5)

9

10 Physiologische Schwangerschaft

Betreuung der Schwangeren: Aufgabengebiet der Geburtshilfe

In Deutschland ist die Betreuung einer unkomplizierten Schwangerschaft sowohl durch eine Hebamme als auch durch einen Arzt oder im Wechsel der beiden Professionen möglich. Lediglich die vorgesehenen Ultraschalluntersuchungen (☞ 10.7.1) sind rein ärztliche Aufgabe. Treten Komplikationen auf, überweist die Hebamme die Frau in die ärztliche Praxis.

Bei jeder Geburt muss eine Hebamme anwesend sein. Eine normale Geburt darf die Hebamme alleine leiten, bei Komplikationen muss sie einen Arzt hinzuziehen. So arbeiten Gynäkologen und Hebammen in der **Geburtshilfe** eng zusammen.

> **Geburtshilfe:** Teilgebiet der Frauenheilkunde, das sich mit der Betreuung der schwangeren und gebärenden Frau sowie der Wöchnerin befasst und notwendige operative Eingriffe einschließt.

Kooperation der Fachdisziplinen

Eine optimale Versorgung von Mutter und Kind ist durch die Kooperation mit Angehörigen weiterer Fachdisziplinen möglich. Beispielsweise wird für die optimale Schmerzbekämpfung unter der Geburt oft ein *Anästhesist* hinzugezogen, und während einer Problemgeburt ist ein *Kinderarzt* anwesend, um das gefährdete Neugeborene sofort versorgen zu können. Während des Klinikaufenthaltes kümmern sich neben der Mutter vorwiegend *Gesundheits-* und *Kinderkrankenpflegerinnen* um die Versorgung des Neugeborenen. Auf der Wochenstation wird die Frau von Hebammen und/oder *Gesundheits- und Krankenpflegerinnen* betreut. Beim Auftreten von Problemen beim Stillen kann eine *Stillberaterin* hinzugezogen werden.

In der **integrativen Wochenbettpflege** arbeiten Hebammen, Gesundheits- und Krankenpflegerinnen sowie Gesundheits- und Kinderkrankenpflegerinnen gemeinsam im Team mit Mutter und Kind (Pflege im Wochenbett ☞ 15.3).

10.1 Diagnose: Schwangerschaft

Schwangerschaft und Geburt sind einschneidende Erfahrungen im Leben jeder Frau und jeden Paares. Kaum etwas ändert den Lebensalltag der Frau bzw. des Paares so sehr wie die (bevorstehende) Geburt eines Kindes. Frau und Mann werden Mutter und Vater, aus Partnern werden Eltern.

Die Vorfreude auf das Kind während der Schwangerschaft und das überwältigende Glücksgefühl kurz nach der Geburt führen zu einer starken Verbundenheit der Partner.

Doch macht die Diagnose „Schwangerschaft" nicht jede Frau glücklich. Gerade ungeplante oder ungewollte Schwangerschaften können die Betroffenen in tiefe Krisen stürzen (☞ 9.5).

Immer mehr Frauen sind heute Mitte bis Ende 30, wenn sie ihr erstes Kind erwarten. Viele haben bis dahin beruflich erfolgreich gearbeitet und wollen diesen Teil ihrer Selbstständigkeit auch als Mutter weiter leben (☞ 2.1.1). Da unsere Gesellschaft die dafür notwendigen Unterstützungssysteme nicht ausreichend anbietet, sind diesbezügliche Sorgen und Ängste nur allzu berechtigt. Dies spiegelt sich in der seit den 1970er Jahren niedrigen Geburtenrate (im Durchschnitt 1,4 Kinder pro Frau), im steigenden Alter der Erstgebärenden (heute zwischen 28 und 29 Jahren) und in der zunehmenden Zahl der kinderlosen Frauen – etwa 30 % der Frauen eines jeden Jahrgangs bleiben kinderlos.

Aber auch dann, wenn das Kind lange ersehnt war, kann die Feststellung der Schwangerschaft die künftige Mutter stark verunsichern. Besonders zu Beginn einer Schwangerschaft gehören nicht nur freudige Erwartung, sondern auch Unsicherheit und Ängste zum Spektrum der Gefühle. Vor allem Paare, die ihre Elternschaft völlig unvorbereitet antreten, sind den Belastungen durch die neue Lebenssituation und ihre Anforderungen häufig nicht gewachsen. So ist es kein Zufall, dass überproportional viele Ehen in den ersten zwei Jahren nach der Geburt eines Kindes in die Brüche gehen. Denn mit der Geburt fängt eigentlich erst alles an.

Umso wichtiger ist es, dass Paare sich gemeinsam nicht nur auf die Geburt ihres Kindes, sondern auch auf das Elternwerden vorbereiten (☞ 10.7.3).

Patientenberatung

Schwangerschaft, Geburt und Mutterschaft sind einschneidende Ereignisse im Leben einer Frau. Die auftretenden Veränderungen bieten Anlass für einen hohen Beratungsbedarf. Da die Frauen in der Schwangerschaft meist sehr motiviert sind, gesund zu leben und ungesunde Gewohnheiten wie z. B. das Rauchen aufzugeben, haben Beratung und Begleitung einen hohen Stellenwert (☞ 10.7.2).

Manche Frauen fühlen sich mit der psychischen Umstellung und Verantwortung überfordert oder sehen sich großen sozialen Problemen z. B. finanziellen Schwierigkeiten gegenüber. Daher steht bei der Betreuung von Schwangeren immer auch die psychische Begleitung der Frau im Vordergrund, ggf. gekoppelt mit der Organisation entsprechender sozialer Hilfen.

10.2 Schwangerschaftsdauer und Terminberechnung

Die durchschnittliche Dauer einer physiologischen *Schwangerschaft* (**Gravidität**) beträgt:
- 280 Tage (= 40 Wochen = 10 Mondmonate) ab dem ersten Tag der letzten Menstruation
- 266 Tage (= 38 Wochen = 9 1/2 Mondmonate) ab dem Zeitpunkt der Befruchtung.

Die erste Zählweise ist die in Kliniken und Arztpraxen gebräuchliche, da der Zeitpunkt der letzten Menstruation meist erfragt werden kann, der Zeitpunkt der Befruchtung jedoch oft unbekannt ist. Je nach der verwendeten Zählweise wird die Angabe der Schwangerschaftsdauer in Wochen mit dem Zusatz **p. c.** (*post conceptionem* = nach der Befruchtung) oder **p. m.** (*post menstruationem* = nach der

10

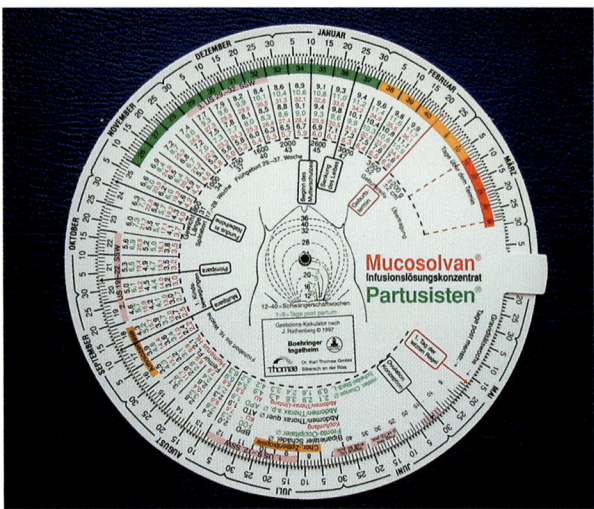

Abb. 10.1: Gravidarium. Wird der Pfeil „Letzte Periode" auf der vorderen Scheibe auf das entsprechende Datum auf der hinteren Scheibe gedreht, können die aktuelle Schwangerschaftswoche, das Trimenon sowie der voraussichtliche Entbindungstermin abgelesen werden. [U234]

Menstruation) versehen. Die Angaben in diesem Buch beziehen sich immer auf die letzte Menstruation, also p.m. Die Berechnung des voraussichtlichen Geburtstermins ist anhand der **Naegele-Regel** möglich (☞ Kasten).

> ### 🖐 Naegele-Regel
>
> Entbindungstermin = Datum des 1. Tages der letzten Regelblutung + 7 Tage – 3 Monate + 1 Jahr ± x (x = Abweichung vom 28-tägigen Zyklus in Tagen)
>
> **Beispiel:**
> War der 1. November 2005 der 1. Tag der letzten Regelblutung und hatte die Frau eine durchschnittliche Zyklusdauer von 30 Tagen, so ist der voraussichtliche Entbindungstermin:
> 1. November 2005 + 7 Tage = 8. November 2005,
> 8. November 2005 – 3 Monate = 8. August 2005,
> 8. August 2005 + 1 Jahr = 8. August 2006,
> 8. August 2006 + 2 Tage = **10. August 2006**
>
> Die meisten Kinder werden aber nicht am errechneten Tag, sondern in den letzten zehn Tagen vor oder den ersten zehn Tagen nach dem errechneten Termin geboren.

Die Schwangerschaft wird in drei Abschnitte aufgeteilt:
- **Erstes Trimenon** (*Frühschwangerschaft*):
  1.–3. Monat bzw. 1.–13. Schwangerschaftswoche (kurz SSW)
- **Zweites Trimenon:** 4.–6. Monat oder 14.–26. SSW
- **Drittes Trimenon** (*Spätschwangerschaft*):
  7. Monat bzw. 27. SSW bis zur Geburt.

10.3 Nachweis der Schwangerschaft

Unterschieden werden:
- Nach ihrer Aussagekraft *sichere, wahrscheinliche* und *unsichere Schwangerschaftszeichen*

- Nach dem Zeitpunkt ihres Auftretens *frühe* und *späte Schwangerschaftszeichen.*

10.3.1 Sichere Schwangerschaftszeichen

> **Sichere Schwangerschaftszeichen:** Schwangerschaftszeichen, die vom Kind ausgehen.

Frühe sichere Schwangerschaftszeichen
Zu den frühen sicheren Schwangerschaftszeichen zählen:
- Sonographischer Nachweis von Fruchtblase und Dottersackstrukturen (ab der 5. SSW)
- Sonographischer Nachweis der Herzaktionen (ab 7. SSW).

Späte sichere Schwangerschaftszeichen
Zu den späten sicheren Schwangerschaftszeichen gehören:
- Tasten von Kindsteilen (ab etwa 18. SSW)
- Fühlen von Kindsbewegungen durch Hebamme oder Arzt (ab 20. SSW)
- Hören von fetalen Herztönen. Zeitraum je nach Untersuchungsmethode variabel. Mit Doptone, einem Gerät mit Mikrophon, Verstärker und Lautsprecher, etwa ab der 12. SSW.

10.3.2 Wahrscheinliche Schwangerschaftszeichen

> **Wahrscheinliche Schwangerschaftszeichen:** Diese sind nicht durch das Ungeborene selbst bedingt, sondern z.B. Folge hormoneller Veränderungen des mütterlichen Organismus. Treten sie auf, liegt meist eine Schwangerschaft vor.

Frühe wahrscheinliche Schwangerschaftszeichen
Zu den wichtigsten frühen wahrscheinlichen Schwangerschaftszeichen zählen:
- Das Ausbleiben der Menstruation
- Der HCG-Nachweis, der durch frei verkäufliche Schwangerschaftstests (☞ Abb. 1.18 und 1.19) meist ab dem ersten Tag nach Ausbleiben der Menstruation gelingt. Da es jedoch – wenn auch selten – HCG produzierende Tumoren gibt (☞ 4.4.4/Abb. 4.29), gehört der HCG-Nachweis zu den wahrscheinlichen und nicht zu den sicheren Schwangerschaftszeichen.

Weitere frühe wahrscheinliche Schwangerschaftszeichen sind:
- Erhöhung der Basaltemperatur (☞ 9.4.1) über 16 Tage nach Ausbleiben der Menstruation
- Livide (bläuliche) Verfärbung der Vagina und Auflockerung des Uterus.

Späte wahrscheinliche Schwangerschaftszeichen
Späte wahrscheinliche Schwangerschaftszeichen sind z.B.:
- Sekretion von **Kolostrum** (*Vormilch*) aus der Brust
- Fühlen von Kindsbewegungen durch die Frau, bei Mehrgebärenden etwa ab der 16.–18. SSW, bei Erst-

10

gebärenden ab der 18. SSW (Selbsttäuschungen sind recht häufig).

Viele Gynäkologen untersuchen eine Frau, die eine Schwangerschaft vermutet, bei der Erstvorstellung (vaginal-)sonographisch. Hierdurch kann nicht nur die Schwangerschaft bestätigt oder ausgeschlossen, sondern auch eine eventuelle Extrauteringravidität (☞ 12.1) frühestmöglich diagnostiziert werden.

Auch der Ausschluss von fehlangelegten Schwangerschaften ist zu diesem Zeitpunkt möglich, z. B. von einem **Windei** (Abortprodukt, bei dem die Fruchtanlage verkümmert oder gar nicht vorhanden ist).

Das sehr frühe „Sichtbarmachen" der Schwangerschaft oder des kindlichen Herzschlags kann für die Frauen auch belastend sein, wenn sie sich z. B. noch gar nicht sicher sind, ob sie die Schwangerschaft austragen möchten. Dazu kommt, dass zu diesem frühen Zeitpunkt viele Schwangerschaften durch einen Frühabort (☞ 12.2.1) enden. Durch die frühe Diagnostik erleben viele Frauen heute bewusst den frühen Verlust einer Schwangerschaft, was sonst lediglich als verstärkte Regelblutung wahrgenommen würde.

10.3.3 Unsichere Schwangerschaftszeichen

Auf die **unsicheren Schwangerschaftszeichen** ist – wie der Name schon sagt – am wenigsten Verlass. Sie sollten aber trotzdem allen Pflegenden bekannt sein, da sie bei Patientinnen in gebärfähigem Alter, die aus anderem Grund stationär aufgenommen wurden, auf eine noch unbekannte Schwangerschaft hinweisen können, vor allem wenn mehrere Zeichen gleichzeitig auftreten.

Frühe unsichere Schwangerschaftszeichen
Frühe unsichere Schwangerschaftszeichen sind:
• Spannungsgefühl in den Brüsten

• Pollakisurie (die Blase ist durch die gesteigerte Durchblutung der Organe im Unterleib empfindlicher, was zu häufigerem Wasserlassen führt)
• Obstipation durch verminderte Kolonperistaltik
• Übelkeit (Nausea), Erbrechen (Emesis), verstärkte Geruchsempfindlichkeit
• Vermehrter Speichelfluss durch den erhöhten Parasympathikustonus
• Abnorme Gelüste (Heißhunger auf meist pikante Speisen, oft Abneigung gegen Kaffee, Alkohol und Nikotin)
• Labiler Kreislauf
• Müdigkeit
• Verminderte Leistungsfähigkeit
• Labile Gefühlslage aufgrund hormoneller Veränderungen.

Späte unsichere Schwangerschaftszeichen
Zu den späten unsicheren Schwangerschaftszeichen gehören:
• Chloasma gravidarum (☞ 10.6.2)
• Zunahme des Leibesumfangs
• Striae (☞ 10.6.2).

10.4 Entwicklung des Kindes

10.4.1 Entwicklung des Kindes im ersten Trimenon

Zygote: Befruchtete Eizelle.

Embryo: Frucht vom Stadium der Zygote bis zum Abschluss der **Organogenese** *(Organbildung)* am Ende der 10. SSW p.m.

Bereits wenige Stunden, nachdem sich die Kerne von Ei- und Samenzelle zur **Zygote** vereinigt haben, beginnen

10

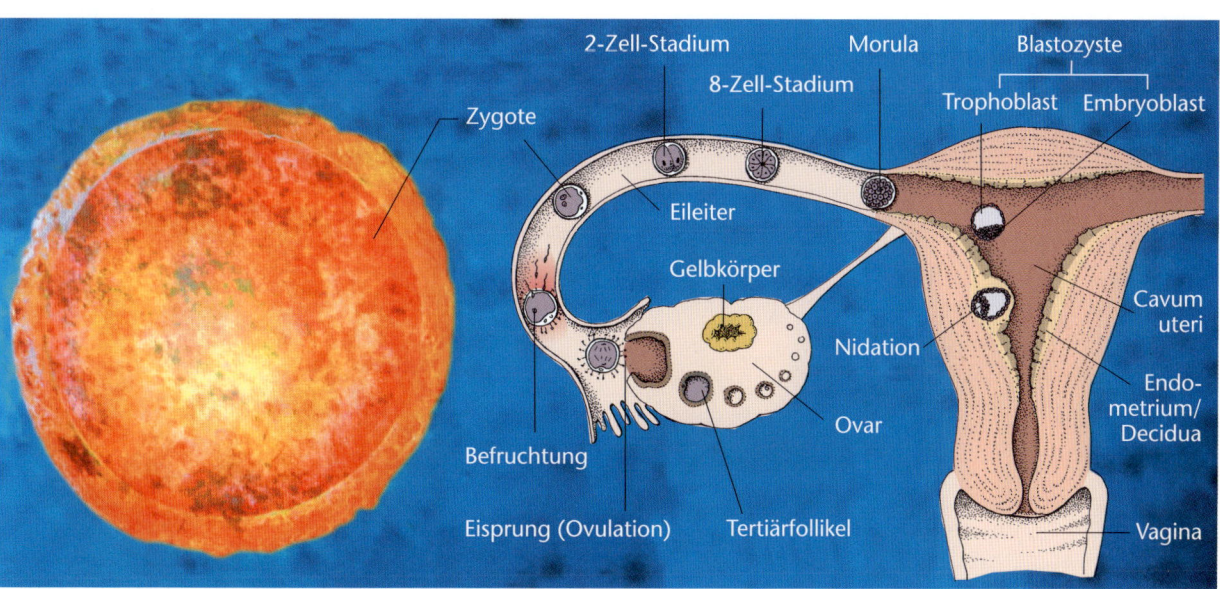

Abb. 10.2: Entwicklung des Keimes von der Zygote über das Zweizellstadium und die Morula (maulbeerähnliche Zellkugel) bis zur Blastozyste, die sich im Endometrium einnistet. [J520-258, A400-190]

die ersten Zellteilungen, die *Furchungsteilungen.* Am 5.–6. Tag nach der Befruchtung ist ein hohler Zellball entstanden, die **Blastozyste,** die sich an das Endometrium anlagert, welches im graviden Uterus Decidua genannt wird. In der Blastozyste ist eine Verdickung erkennbar, welche die eigentliche Embryonalanlage enthält und **Embryoblast** genannt wird. Die Zellwand der umgebenden Blase, der **Trophoblast,** dient nach der Einnistung **(Nidation)** der Ernährung des Embryos (☞ unten). Gewebsandauende, *proteolytische Enzyme* ermöglichen das Eindringen des Keims in das Endometrium. Das im Trophoblasten gebildete Schwangerschaftshormon *Choriongonadotropin* (HCG) verhindert die Rückbildung des Progesteron produzierenden Gelbkörpers (☞ 4.1.2) und dadurch die Abstoßung der oberen Endometriumschicht, d.h. es kommt zu keiner Menstruationsblutung. Am 13. Tag, d.h. kurz vor dem Ausbleiben der Menstruation, ist der Keim schon vollständig vom Endometrium umgeben und die Nidationsstelle wieder abgeheilt.

In den Folgetagen und -wochen differenzieren sich die Gewebe außerordentlich rasch. In den ersten acht Wochen nach der Empfängnis werden alle lebenswichtigen Organe angelegt. Beispielsweise sind schon in der achten Schwangerschaftswoche durch das EEG Hirnströme registrierbar, und auch das Herz des Embryos schlägt bereits. Während dieser **Organogenese** rufen z.B. (virale) Infektionen, viele Medikamente oder Röntgenstrahlen schwere Fehlbildungen hervor, z.B. Herzfehler, das Fehlen von Armen, Beinen oder bestimmten Gehirnanteilen (☞ Tab. 12.15 und Tab. 12.17).

Da sich die einzelnen Organe während bestimmter Zeiten besonders schnell entwickeln, ist für die Fehlbildung insbesondere der *Zeitpunkt* und weniger die *Art* der Schädigung entscheidend (☞ 12.5).

Zwillinge

Zu einem sehr frühen Zeitpunkt in der Schwangerschaft können sich die Tochterzellen der Zygote völlig trennen und unabhängig voneinander zu zwei genetisch identischen Einzelpersonen entwickeln – zu **eineiigen Zwillin-**

gen. Etwa doppelt so häufig sind jedoch **zweieiige Zwillinge** (☞ Abb. 10.3). Sie entstehen, wenn in den Ovarien der Frau zur gleichen Zeit zwei Eizellen springen und von zwei verschiedenen Samenzellen befruchtet werden. Zweieiige Zwillinge sind sich daher nicht ähnlicher als Geschwister unterschiedlichen Alters.

Etwa jede 85. Geburt ist eine Zwillingsgeburt. Drillinge sind mit einer Häufigkeit von über 1 : 7 000 Geburten sehr selten. (✉ 1)

Bei unvollständiger Trennung entstehen **siamesische Zwillinge,** d.h. die Embryonen sind z.B. an Kopf, Brust oder Bauch miteinander verwachsen. Sind die Kinder lebensfähig, kann nach der Geburt eine operative Trennung versucht werden, falls alle lebenswichtigen Organe zweimal vorhanden oder teilbar sind.

Mehrlinge

Durch medikamentöse Ovulationsauslösung (☞ 8.3.1) und In-Vitro-Fertilisation (☞ 8.3.3) ist die Zahl der Mehrlingsschwangerschaften enorm gestiegen. Dabei handelt es sich immer um Risikoschwangerschaften (☞ 10.6.4).

Nach der Geburt wiegen die Kinder rund 400 g weniger als altersentsprechende Einlinge. Auch zwischen den Mehrlingen selbst kann es Entwicklungsunterschiede geben.

10.4.2 Entwicklung des Kindes im zweiten und dritten Trimenon

Fetus *(Fet, Foetus):* Ungeborenes nach Abschluss der Organogenese, d.h. ab der 11. SSW p.m. bis zum Ende der Schwangerschaft.

Im zweiten und dritten Trimenon stehen das Wachstum des Kindes und die Feindifferenzierung der Gewebe im Vordergrund. Die Organe reifen aus und nehmen ihre Funktion auf. Das Ungeborene „übt" immer mehr für das Leben in der Außenwelt: Es bewegt sich, trinkt Fruchtwasser, lässt Urin, kann hören, schläft und hat manchmal Schluckauf. Da Hormone wie z.B. Adrenalin und Endor-

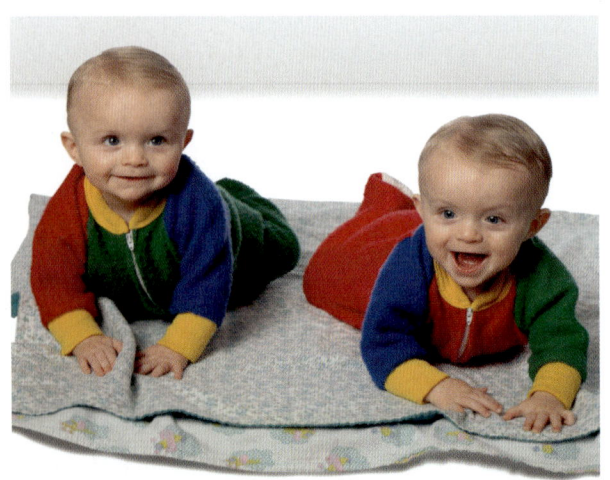 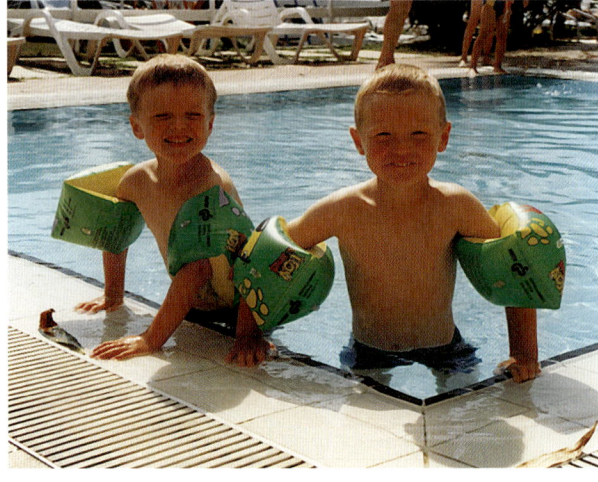

Abb. 10.3: Zwillinge sind nicht gleich Zwillinge. Eineiige Zwillinge haben identische Erbanlagen und das gleiche Geschlecht (Bild links). Zweieiige Zwillinge (Bild rechts) dagegen sind sich nicht ähnlicher als normale Geschwister. [J668, O405]

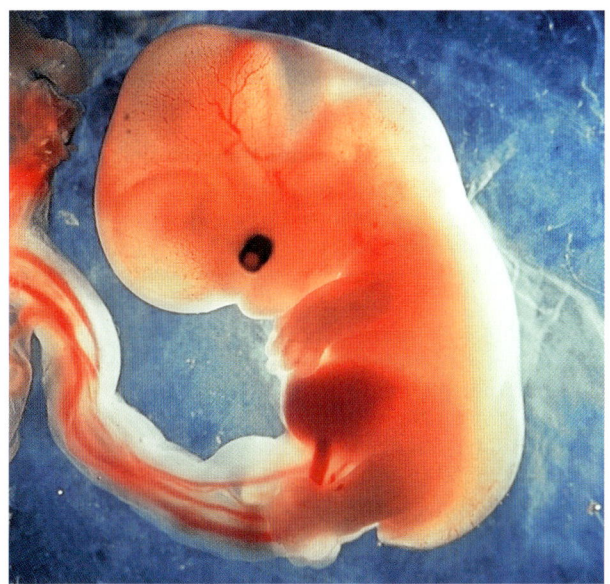

Abb. 10.4: Embryo in der 9. SSW. Bereits zu einem Zeitpunkt, zu dem manche werdende Mutter noch nicht einmal ahnt, dass sie schwanger ist, sind viele Organsysteme des Embryos schon angelegt. Auf der Abb. sind Arme, Beine und Augen deutlich sichtbar. Das Herz schlägt bereits und scheint als dunkelroter Fleck (als Vorwölbung am „Bauch") durch die durchsichtige Haut des Embryos. Auch Hirnströme sind bereits registrierbar. [E107]

phine über die Plazenta zum Kind gelangen, nimmt das Kind auch emotional am Leben der Mutter teil.

10.5 Entwicklung der Plazenta

Während die Blastozyste zunächst noch von Sekreten aus der Uteruswand ernährt werden kann, ist dies ab der zweiten Lebenswoche des Embryos nicht mehr möglich.

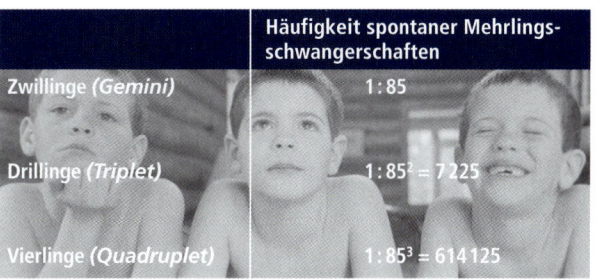

	Häufigkeit spontaner Mehrlings-schwangerschaften
Zwillinge (Gemini)	1:85
Drillinge (Triplet)	$1:85^2 = 7225$
Vierlinge (Quadruplet)	$1:85^3 = 614125$

Tab.10.5: Mit Hilfe der **Hellin-Regel** kann die Häufigkeit spontaner Mehrlingsschwangerschaften bestimmt werden. Bei Frauen, die sich einer Sterilitätsbehandlung (☞ 8.3) unterzogen haben, treten Mehrlingsschwangerschaften deutlich häufiger auf. [J668]

Die Ernährung des immer größer werdenden Embryos übernimmt dann der *Trophoblast*, der um den 12. Tag nach der Empfängnis die Verbindung zum mütterlichen Blut herstellt. Durch Zottenwachstum und weitere Differenzierung entsteht die **Plazenta** *(Mutterkuchen)*, die aus kindlichen und mütterlichen Anteilen besteht und durch die **Nabelschnur** mit dem Kind verbunden ist (☞ Abb. 10.6–10.7). Sie ermöglicht einen Stoffaustausch zwischen Mutter und Kind und gewährleistet die Ernährung und Atmung des Ungeborenen. Außerdem werden in der Plazenta schwangerschaftserhaltende Hormone produziert. Mit zunehmender Funktion der Plazenta bildet sich der Gelbkörper (☞ 4.1.2) zurück, der bis dahin durch seine Progesteronproduktion die Schwangerschaft (mit-)aufrechterhalten hat. Zum Zeitpunkt der Geburt ist die Plazenta ein scheibenförmiges Organ von etwa 18 cm Durchmesser, 2 cm Dicke und 500 g Gewicht (☞ Abb. 13.56).

Mütterliches und kindliches Blut werden während der gesamten Schwangerschaft durch eine dünne Gewebeschicht in den Zotten getrennt. Diese **Plazentaschranke** stellt die immunologische Barriere zwischen kindlichem („fremdem") und mütterlichem („eigenem") Organismus

10

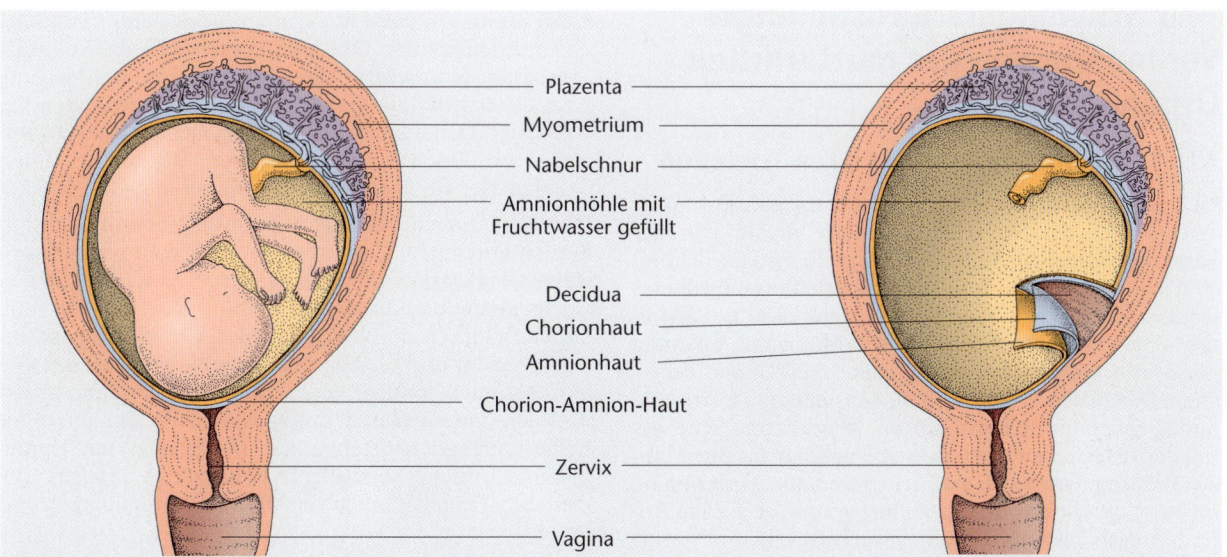

Abb. 10.6: Aufbau der Plazenta und Lage des Embryos im Uterus. Im rechten Bild ist der Embryo nicht dargestellt, dafür aber die Schichtung der einzelnen Eihäute hervorgehoben. [A400-190]

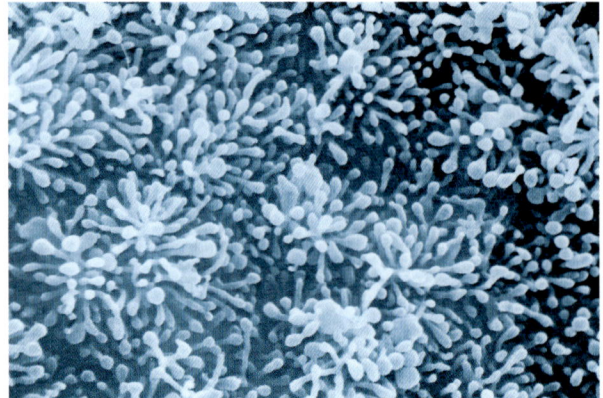

Abb. 10.7: Rasterelektronenmikroskopische Detailaufnahme von Chorionzotten mit Mikrovilli, die die Oberfläche der Chorionzotten enorm vergrößern. Über die Chorionzotten gelangen Sauerstoff und Nährstoffe vom mütterlichen in den kindlichen Kreislauf. Gleichzeitig werden Kohlendioxid und Abbaustoffe des kindlichen Stoffwechsels in den mütterlichen Kreislauf zurückgeführt. [C160]

dar. Während z. B. Sauerstoff, Kohlendioxid und Elektrolyte ungehindert zum Kind gelangen können, werden viele große Moleküle und auch Blutkörperchen zurückgehalten. Nur dadurch können zwei immunologisch verschiedene Individuen (z. B. mit unterschiedlichen Blutgruppen ☞ 12.5.2) ohne Abstoßungsreaktionen in engstem Kontakt miteinander leben.

Medikamente und manche Erreger durchdringen die Plazentaschranke!
Zahlreiche Medikamente und manche Mikroorganismen (insbesondere Viren) können die Plazentaschranke überwinden und zu kindlichen Schäden führen (☞ Tab. 12.17).

10.6 Schwangerschaftsbedingte Veränderungen des mütterlichen Organismus

10.6.1 Veränderungen im ersten Trimenon

Im **ersten Trimenon** (erstes Schwangerschaftsdrittel) ist den meisten Frauen äußerlich noch nichts von der Schwangerschaft anzumerken. Manche Frauen bekommen jedoch durch die hormonelle Umstellung ein volleres Gesicht. Gleichzeitig setzen oft die typischen Beschwerden einer Frühschwangerschaft ein: Müdigkeit, Spannen der Brüste, Geruchsempfindlichkeit, Übelkeit und Erbrechen. Dazu kommt eine erhöhte Sensibilität, die sich u. a. durch Stimmungsschwankungen, Ängste und eine geringere Belastbarkeit bei Stress bemerkbar macht. Manche Frauen müssen sich erst an den Gedanken gewöhnen, (wieder) Mutter zu werden. Sie fragen sich, ob sie den Anforderungen der Mutterschaft gewachsen sein und wie sie die völlige Umstellung ihres täglichen Lebens verkraften werden. Soziale Probleme, etwa Partnerschaftskonflikte oder absehbare finanzielle Schwierigkeiten, können die

Gefühle der Frau völlig bestimmen. Ambivalente Verhaltensweisen oder ambivalent geäußerte Gefühle hinsichtlich der Schwangerschaft sind oft Ausdruck dieser Überlegungen.

Hauptprobleme im ersten Trimenon sind:
- Hyperemesis gravidarum (☞ 12.6.1)
- Extrauteringravidität (☞ 12.1)
- Frühaborte (☞ 12.2.1).

Vielen Schwangeren hilft bei Übelkeit die „Anti-Schlecht-Mischung":
- 30 Tropfen Orange
- 15 Tropfen Neroli
- 8 Tropfen Sandelholz
- 8 Tropfen Rosmarin.

Je nach Vorliebe können 3–5 Tropfen dieser Mischung in eine Duftlampe gegeben werden oder mit Milch emulgiert im Waschwasser oder auch in einer neutralen Duschgrundlage zum Waschen oder Duschen angewendet werden.

10.6.2 Veränderungen im zweiten Trimenon

Das **zweite Trimenon** (zweites Schwangerschaftsdrittel) ist insgesamt weniger mit Komplikationen behaftet, und die werdende Mutter fühlt sich meist recht wohl. Folgende Veränderungen sind am mütterlichen Organismus zu beobachten:
- Um ausreichend Sauerstoff zum Kind transportieren zu können, nimmt das Blutvolumen um 1–1,5 l zu. Da die Hämoglobinbildung nicht im gleichen Maße steigt, wird das Blut verdünnt, und es kommt zu der so genannten *„physiologischen Schwangerschaftsanämie"* mit einer Abnahme des Hb auf ca. 12 g/dl. Gleichzeitig steigt das Herzminutenvolumen bei unverändertem Blutdruck an, Atem- und Pulsfrequenz sind erhöht
- Der Tonus der gesamten glatten Muskulatur nimmt ab. Hierdurch werden Obstipation (verminderte Kolonperistaltik), Harnwegsinfekte (Ureteratonie und Neigung zur Restharnbildung), Varizen und Hämorrhoiden begünstigt. Dabei spielen aber auch mechanische Faktoren (z. B. Erschwerung des venösen Rückflusses durch den größer werdenden Uterus) eine Rolle.

Die körperlichen Veränderungen werden nun auch äußerlich erkennbar. Die Brüste werden voller, der Bauch wächst. Hautpigmentierungen treten insbesondere an den Brustwarzen und in der Mittellinie des Bauches auf. Dunkle Flecken im Gesicht werden **Chloasma gravidarum** genannt und bleiben manchmal auch nach der Geburt bestehen. Infolge der hormonellen Veränderungen und der starken Hautdehnung durch die Zunahme des Leibesumfanges entstehen v. a. bei Frauen mit Bindegewebsschwäche Schwangerschaftsstreifen **(Striae).** Bei manchen Frauen können verstärkt Hautunreinheiten auftreten.

Die Meinungen über die erstrebenswerte Gewichtszunahme in der Schwangerschaft variieren erheblich. Regelmäßige Gewichtskontrollen in der Schwangerschaft können

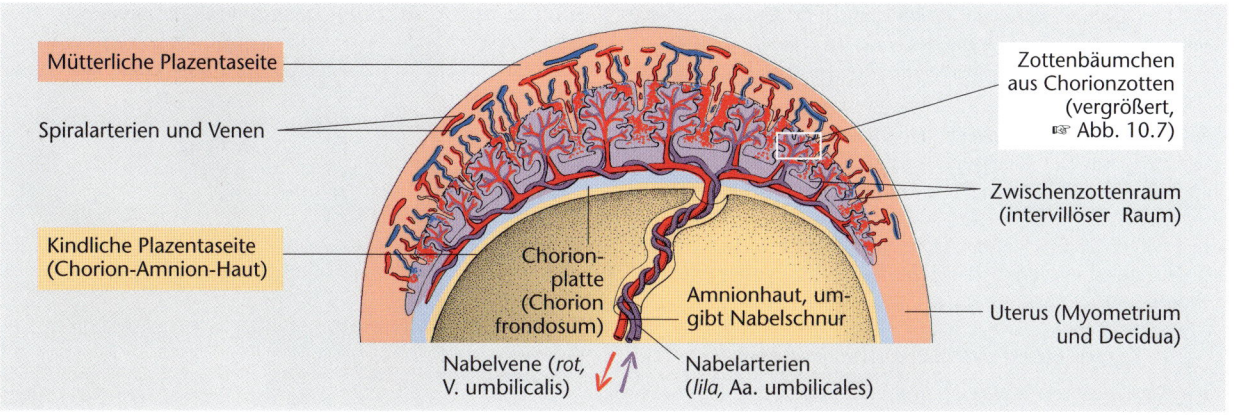

Abb. 10.8: Detailzeichnung der Plazenta mit Darstellung der kindlichen Gefäße, die von unten in die Plazenta treten und sich verzweigen, sowie der mütterlichen Gefäße, die in den Zwischenzottenraum münden, wo der Austausch zwischen mütterlichem und kindlichem Blut stattfindet. [A400-190]

die Frauen verunsichern. Sinnvoll ist es, bei der Erstuntersuchung den Body-Mass-Index (BMI) der Frau zu bestimmen (☞ Abb. 2.11), um einen Ausgangswert zu haben. Ein BMI von 20–25 ist als normal anzusehen, bei einem BMI von über 35 spricht man von einer Adipositas. Darüber hinaus können die Frauen dazu angeregt werden, sich selbst zu wiegen. Hat die Schwangere im ersten Trimenon einen BMI ≥ 30 oder unter 18, sollte die Beratung über Ernährung und allgemeine Lebensführung (☞ 10.7.2) darauf eingehen. Laufende Gewichtskontrollen sollten in der Schwangerschaft nur dann erfolgen, wenn sich daraus medizinische Konsequenzen ergeben könnten (📖 1).

Hauptprobleme im zweiten Trimenon sind:
- Spätaborte (☞ 12.2.1)
- Frühgeburten (☞ 12.2.2)
- Verunsicherungen und Entscheidungsnöte im Rahmen der Pränataldiagnostik (☞ 11.1).

10.6.3 Veränderungen im dritten Trimenon

Das **dritte Trimenon** (drittes Schwangerschaftsdrittel) ist für die werdende Mutter oft beschwerlich. Viele Frauen haben Sodbrennen, und der dicke Bauch stört nicht nur beim Arbeiten, sondern häufig auch beim Schlafen, Sitzen und Gehen. Die Leistungsfähigkeit der Frau ist vermindert, ihre Unfallgefährdung erhöht.

Weitere häufig auftretende Beschwerden sind Kurzatmigkeit, Zahnfleischbluten (☞ 10.7.2), geschwollene Nasenschleimhäute, Symphysenschmerzen auf Grund der hormonell bedingten Auflockerung des Symphysengewebes und des zunehmenden Drucks durch den wachsenden Fetus, Rückenschmerzen sowie Mutterbandschmerzen bedingt durch die Dehnung. Ödeme treten bei 80 % aller Schwangeren im Verlauf des letzten Trimenons auf; vor der 24. SSW oder generalisiert auftretend oder in Zusammenhang mit einem Blutdruckanstieg besteht Verdacht auf eine Präeklampsie (☞ 12.6.2).

Das sehr schwierig zu therapierende **Karpaltunnelsyndrom** entsteht aufgrund einer durch Wassereinlagerungen erzeugten Kompression des Nervus medianus im so genannten Karpaltunnel, einer knorpelig-bindegewebigen Röhre, die den Nerv durch das Handgelenk führt. Dadurch kommt es zu Kribbeln, brennenden Schmerzen, Taubheitsgefühl und Sensibilitätsstörungen in der betroffenen Hand. In der Schwangerschaft wird das Karpaltunnelsyndrom meist durch Ruhigstellung mit einer Schiene therapiert.

Sehr viele Hochschwangere leiden an einem **Vena-cava-Kompressionssyndrom** *(Vena-cava-Syndrom, Rückenlage-Schock-Syndrom)*. Hierbei drückt der Uterus besonders in Rückenlage auf die untere Hohlvene (V. cava inferior), und das Herzminutenvolumen nimmt infolge des verminderten venösen Rückstroms zum Herzen ab. Der Frau ist schwindelig (bis zur Ohnmacht), sie klagt über **Übelkeit** und wird blass und schwitzt. Die Verminderung der Durchblutung kann so stark sein, dass das Ungeborene nicht mehr ausreichend mit Sauerstoff versorgt wird. Legt sich die Mutter direkt bei Symptombeginn auf die linke Seite, bilden sich die Erscheinungen praktisch sofort zurück, und das Kind wird nicht geschädigt.

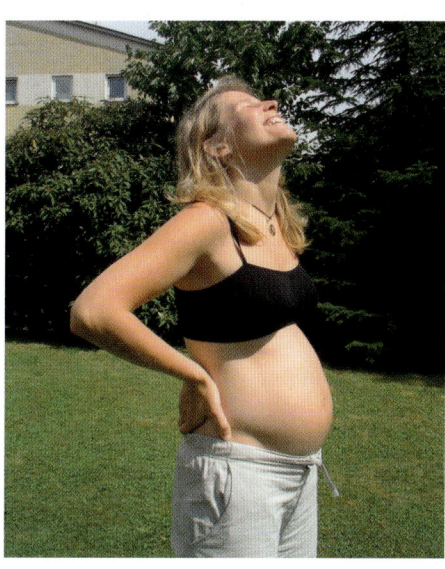

Abb. 10.9: Die meisten Frauen empfinden die Spätschwangerschaft trotz mancher Beschwerlichkeiten als schön, da sie die Kindsbewegungen spüren und sich immer mehr eine Beziehung zu dem Ungeborenen aufbaut. [O422]

10

Zur Prophylaxe wird der Schwangeren empfohlen sich nicht für längere Zeit in Rückenlage zu legen.

Um der Frau die in den letzten Schwangerschaftswochen notwendige Schonung zu ermöglichen und sie vor Betriebsunfällen oder anderen berufsbedingten Gefahren zu schützen, hat der Gesetzgeber der Frau die Möglichkeit gegeben, sechs Wochen vor dem errechneten Geburtstermin in den *Mutterschutz* (☞ 10.7.2) zu gehen. Während dieser Zeit ist die Schwangere von der Erwerbstätigkeit völlig befreit, sofern sie nicht freiwillig weiterarbeiten möchte.

Hauptprobleme im dritten Trimenon sind:

- Spätgestosen (schwangerschaftsinduzierte Hypertonie ☞ 12.6.2)
- Vorzeitige Wehen, Frühgeburt (☞ 12.2.2)
- Plazenta-Komplikationen (☞ 12.3).

10.6.4 Mehrlingsschwangerschaften

Ursache und Häufigkeit von Mehrlingsschwangerschaften ☞ 10.4.1

Frauen mit **Mehrlingsschwangerschaften** sind in erster Linie als gesunde Schwangere anzusehen. Allerdings bringt eine Mehrlingsschwangerschaft in der Regel eine Mehrbelastung mit sich. Mehrlingsmütter brauchen mehr Verständnis, Beratung und Unterstützung. Häufig sind alle Schwangerschaftsbeschwerden wie Übelkeit und Erbrechen, Sodbrennen, Schluckauf, Harninkontinenz, Ödeme und Varikosis verstärkt. Die schnell wachsende Gebärmutter bedingt schon bald einen Zwerchfellhochstand, der bei der Schwangeren zu Kurzatmigkeit führt.

Zu den Hauptproblemen, die bei Mehrlingsschwangerschaften statistisch häufiger auftreten, zählen:

- Anämien (☞ 10.6.2)
- Hypertonie
- Gestosen (☞ 12.6)
- Zervixinsuffizienz (☞ 12.2)
- Vorzeitige Wehen (☞ 12.2.2)
- Intrauterine Wachstumsverzögerungen
- Frühgeburten (☞ 12.2.2)
- Operative Geburten
- Kindliche Fehlbildungen.

Sowohl mütterliche als auch kindliche Morbidität und Mortalität sind erhöht.

Aufgrund der beengten Platzverhältnisse finden sich bei Zwillings- und erst recht bei Drillingsgraviditäten häufig vorzeitige Wehen, und die Schwangerschaft dauert selten bis zum errechneten Termin. Meist findet die Geburt bei Zwillingen in der 37.–38. SSW statt, bei höhergradigen Mehrlingen noch früher. Die rechtzeitige Teilnahme an einem Geburtsvorbereitungskurs ist daher sinnvoll.

Bei Zwillingen wird, je nach Lage der Kinder zueinander, eine vaginale Geburt angestrebt, bei höhergradigen Mehrlingen (drei und mehr Kinder) eine Kaiserschnittentbindung empfohlen (☞ 14.2.7, 14.5.3).

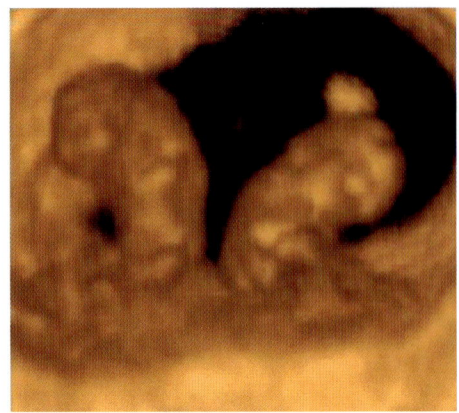

Abb. 10.10: Zweieiige Zwillinge in der 8. SSW. [X218]

Nach der Geburt sind Mehrlingsmütter einer extremen Mehrbelastung ausgesetzt. Umso wichtiger ist es, sie über mögliche Hilfen zu informieren: So übernehmen Krankenkassen die Kosten für eine Haushaltshilfe, und Jugend- und Sozialämter gewähren unter Umständen eine finanzielle Unterstützung. Sehr hilfreich sind Selbsthilfegruppen, deren Adressen den Eltern mitgegeben werden sollten.

Mutterschutz bei Mehrlingsschwangerschaften ☞ 10.7.2

10.7 Schwangerenvorsorge

Schwangerenvorsorge: Maßnahme der Präventivmedizin, um die Gesundheit von Mutter und Kind zu schützen bzw. zu erhalten. Die durchgeführten Untersuchungen hängen vom Gesundheitszustand der Schwangeren und des Kindes ab; sie variieren also von Frau zu Frau.

Im Rahmen der **Schwangerenvorsorge** werden Frauen mit unkompliziertem Schwangerschaftsverlauf in den ersten vier Monaten alle vier Wochen, in den folgenden drei Monaten alle drei Wochen, in den nächsten zwei Monaten alle zwei Wochen und im letzten, im zehnten Monat, jede Woche untersucht. Bei Mehrlingsschwangerschaften sind häufigere Kontrolluntersuchungen erforderlich: im ersten Trimenon alle 3 Wochen, im zweiten Trimenon alle 2 Wochen und im dritten Trimenon alle 1–2 Wochen.

Risikoschwangerschaft

Schwangerschaft ist keine Krankheit, sondern ein physiologischer Entwicklungsprozess, der den weiblichen Organismus anatomisch und funktionell stark verändert. Daher ist er für die werdende Mutter nicht risikolos. Die Diagnose **„Risikoschwangerschaft"** bedeutet, dass eine Gefährdung der Mutter und/oder des Feten besteht. Eine sorgfältige Anamnese (☞ 10.7.1) bildet die Basis der befundeten Risiken, aus denen sich auch Risiken für den Geburtsverlauf ergeben können. Bei der Risikoeinschätzung wird zwischen anamnestischen und für die bestehende Schwangerschaft prognostisch bedeutsamen Risiken unterschieden. Eine

Reihe von anamnestischen Risiken wie chronische Erkrankungen (z. B. Asthma bronchiale, Morbus Crohn, Struma) und organische Erkrankungen (z. B. essentielle Hypertonie), Erkrankungen des Stoffwechsels (z. B. Diabetes mellitus), Infektionen, Krebs-, Skelett- und Gelenkerkrankungen und Fehlbildungen können den physiologischen Schwangerschaftsverlauf beeinträchtigen.

Für die bestehende Schwangerschaft prognostisch bedeutsam sind auch anamnestische Risikofaktoren aus der gynäkologischen und geburtshilflichen Anamnese einer Frau. Dazu gehören u. a. Anzahl und Verlauf früherer Schwangerschaften, Geburten und Wochenbetten (Fehl- oder Frühgeburten, operative Eingriffe am Uterus, EPH-Gestosen, Präeklampsie, Schwangerschaftsfolgen, Wochenbettdepressionen und Sterilitätsbehandlungen). Von evtl. vorhandenen anamnestischen Risikofaktoren zu unterscheiden sind Risiken, die sich aus dem Verlauf der derzeitigen Schwangerschaft ergeben können wie ein anomaler Sitz der Plazenta, Blutungen, vorzeitige Wehen, eine Mehrlingsschwangerschaft, Infektionen oder Gestosen (☞ 12 Pathologische Schwangerschaft). Auch psychosoziale Faktoren wie Alter, Sozialstatus, psychische Erkrankungen, Berufstätigkeit oder Migration können Risiken darstellen. Sowohl die Säuglingssterblichkeit als auch die perinatale Mortalität ist bei Migrantinnen unabhängig vom Alter der Mutter und der Zahl der Schwangerschaften erhöht. Die Ursachen hierfür liegen sowohl in einer höheren Frühgeburtenrate als auch in einem meist niedrigeren sozialen Status, was mit einem schlechteren Zugang zu Information (Sprachbarriere) und zu medizinischer und psychosozialer Versorgung verbunden ist.

Um erhöhte Risiken für Mutter und/oder Kind rechtzeitig zu erfassen, sollte sich die Frau regelmäßig untersuchen lassen. Bei einer Risikoschwangerschaft mit erhöhter Gefährdung für Mutter und/oder Kind werden zusätzliche Untersuchungen und häufigere Kontrollen durchgeführt. Stellen Arzt oder Hebamme eine Unregelmäßigkeit fest, kann häufig so frühzeitig mit einer Therapie begonnen werden, dass weder beim Kind noch bei der Mutter eine Schädigung zurückbleibt (☐ 2, 3, 4).

Die ständig intensivierte Schwangerenvorsorge hatte nicht nur den wünschenswerten Effekt einer hohen Akzeptanz, sondern auch eine immense Erweiterung des Risikobegriffs und eine damit einhergehende Medikalisierung und Pathologisierung der Schwangerschaft zur Folge: In Deutschland werden mittlerweile 70–80 % der Schwangeren der Kategorie „Risikoschwangere" zugeordnet. Beim Umgang mit dem Begriff „Risikoschwangerschaft" ist es daher wichtig, die tatsächlichen (evidenzbasierten) Risiken von den vermeintlichen Risiken (z. B. einem höheren Alter der Frau) zu unterscheiden.

10.7.1 Untersuchungen

Die (Routine-)Untersuchung der Schwangeren umfasst:
- *Anamnese* (Familienanamnese, Eigenanamnese, geburtshilflich-gynäkologische Anamnese, psychosoziale Situation) sowie Errechnen des voraussichtlichen Ge-

burtstermins nach der **Naegele-Regel** (☞ 10.2). Im weiteren Schwangerschaftsverlauf vor allem Fragen nach Beschwerden (z. B. Blutungen) seit dem letzten Termin beim Arzt oder der Hebamme
- *Messung des Symphysen-Fundusabstandes* und *ergänzend dazu die Messung des Leibesumfangs* sowie die *Höhe des Fundusstandes mit dem 1. Leopold Handgriff* (☞ Abb. 13.1) und *Feststellung des Körpergewichts*. Normal ist eine Gewichtszunahme von insgesamt 7–18 kg (abhängig vom Ausgangsgewicht (☞ 10.6.2). In den letzten Wochen ist eine wöchentliche Zunahme von 400–500 g möglich
- *Blutdruckmessung*, da ein erhöhter Blutdruck Mutter und Kind gefährdet (☞ 12.6.2) und Ausgangspunkt für eine Spätgestose (☞ 12.6.2) sein kann
- *Urinuntersuchung* mit Teststreifen zum Screening auf Leukozyturie und Bakteriurie (Pyelonephritis?), Proteinurie (Spätgestose?), Glukosurie (Schwangerschaftsdiabetes?) und Ketonurie (Azidose?). Eventuelle Urinbefunde erfordern weitergehende mikroskopische, bakteriologische oder klinisch-chemische Urinuntersuchungen
- Zu Beginn der Schwangerschaft *Blutgruppenbestimmung* (Blutgruppenunverträglichkeit?) und in regelmäßigen Abständen Hb- und Serum-Ferritin-Bestimmung im mütterlichen Blut. Da es in der Schwangerschaft zu einer physiologischen Anämie kommt (☞ 10.6.2) ist das Hb allein als Indikator nicht ausreichend. Eine Serum-Ferritin-Bestimmung zu Beginn der Schwangerschaft und ihre Wiederholung im dritten Trimenon ist ein besserer Indikator für Eisenmangel. Eine hochgradige Anämie gefährdet das Kind. Dann ist die Gabe von Eisenpräparaten angezeigt
- *Serologische Untersuchungen* (☞ 1.4.3). Da eine Syphilis-, Röteln- oder HIV-Infektion das Kind intrauterin schädigen kann (☞ Tab. 12.17), wird das Blut der Schwangeren in der Frühschwangerschaft insbesondere auf diese Infektionen hin untersucht. In der Spätschwangerschaft steht die Untersuchung des Blutes auf Hepatitis B im Vordergrund, da das Kind postpartal infiziert werden kann und bei entsprechendem Befund unmittelbar nach der Geburt aktiv und passiv geimpft werden muss. Je nach Risiko oder Infektionszeichen der Schwangeren fallen weitere serologische Untersuchungen (z. B. auf Toxoplasmose) und/oder Wiederholungen

10

SSW	Monat	Gewicht	Scheitel-Fuß-Länge*
12	3		3 x 3 = 9 cm
16	4		4 x 4 = 16 cm
20	5		5 x 5 = 25 cm
24	6	700 g	6 x 5 = 30 cm
28	7	1 000 g	7 x 5 = 35 cm
32	8	2 000 g	8 x 5 = 40 cm
36	9	3 000 g	9 x 5 = 45 cm
40	10	3 500 g	10 x 5 = 50 cm

* Faustregel für Längenberechnung: Schwangerschaftsmonat zum Quadrat (3.–5. Monat) bzw. ab 6. Monat mal 5

Tab. 10.11: Normale Kindslänge und physiologisches Gewicht in Abhängigkeit von der Schwangerschaftsdauer. [E107]

der genannten Untersuchungen im weiteren Schwangerschaftsverlauf an

- *Körperliche Untersuchung* mit Inspektion (Varizen?, Ödeme?, Skelettanomalien?), Palpation der Mammae zum Ausschluss eines Mammakarzinoms und Kontrolle des Fundusstandes der Gebärmutter sowie der Lage und Stellung des Kindes mittels Leopold-Handgriffen (☞ 13.1.1)
- *Gynäkologische Untersuchung* (☞ 1.3) zur Kontrolle von Portio und Muttermund (vorzeitige Öffnung des Muttermundes als Zeichen einer drohenden Frühgeburt?). Abstrichentnahmen zur frühzeitigen Erkennung von Infektionen des weiblichen Genitales wie z.B. Gonorrhoe, Chlamydien oder B-Streptokokken (☞ 1.5.3) oder eines Zervixkarzinoms
- *Beratung* (☞ 10.7.2) zu allen die Schwangerschaft und Geburt betreffenden Fragen und Problemen und eventuell Weitervermittlung der Frau an Experten oder Beratungsstellen.

Zusätzlich werden bei Bedarf neben den drei Routine-Sonographien weitere Ultraschalluntersuchungen und/oder in späteren Schwangerschaftsstadien ein CTG durchgeführt (☞ 13.1.2). Bei besonderen Risiken, Auffälligkeiten oder auch auf Wunsch der Frau kommen nach ausführlichen Beratungsgesprächen Maßnahmen zur pränatalen Diagnostik (☞ 11.1) zur Anwendung.

Da während der Schwangerschaft die Kariesgefahr größer ist als außerhalb einer Schwangerschaft, sollte sich die Frau möglichst schon vor einer geplanten Schwangerschaft oder bei ungeplanter Schwangerschaft in den ersten SSW zahnärztlich untersuchen lassen. Eine Kontrolluntersuchung in der Spätschwangerschaft ist anzuraten.

Sonographie

Sonographie zur Diagnostik von Chromosomenanomalien und Fehlbildungen ☞ 11.2.2

3D-Sonographie ☞ 11.2.2

Während einer normal verlaufenden Schwangerschaft sind drei **Sonographieuntersuchungen** durch den Arzt vorgesehen:

- In der 9.–12. SSW zur Feststellung der Schwangerschaft, Abschätzung des Entbindungstermins, Diagnose von Mehrlingsschwangerschaften und ersten Suche nach Auffälligkeiten
- In der 19.–22. SSW zum Nachweis des kindlichen Wachstums, zum Screening auf kindliche Fehlbildungen und um Veränderungen der Plazenta zu erkennen
- In der 29.–31. SSW zur Beurteilung der Plazenta, des kindlichen Wachstums und der Kindslage, der Fruchtwassermenge und der abermaligen Suche nach Fehlbildungen.

Außerdem erlaubt die Sonographie, die Lebenszeichen des Kindes (Herztöne, Bewegungen) in wenigen Sekunden zu überprüfen.

In der Praxis wird jedoch wesentlich häufiger als routinemäßig vorgesehen sonographiert – neueren Untersuchungen zufolge durchschnittlich sechsmal pro Schwangerschaft.

Eine besondere **Vorbereitung** ist nur vor der transabdominalen Sonographie in der Frühschwangerschaft erforderlich. Die Frau soll in diesen Fällen ca. eine Stunde vor der Untersuchung reichlich trinken und nicht zur Toilette gehen, damit die Harnblase gefüllt ist (☞ auch 1.7.1).

Dopplersonographie

Mit Hilfe der **Dopplersonographie** (☞ Abb. 10.15) kann der Arzt nicht-invasiv die Strömungsverhältnisse in den kindlichen Blutgefäßen beurteilen und auf diese Weise z.B. Gefäßwiderstände und Minderdurchblutungen in den fetalen Gefäßen oder der Plazenta erkennen. Diese Untersuchung wird mit speziellen Ultraschallgeräten durchgeführt.

Mutterpass

Die Ergebnisse der Untersuchungen werden in den **Mutterpass** (☞ Abb. 10.16) eingetragen, den die Schwangere stets bei sich tragen sollte. Nach der Schwangerschaft wird er dem Untersuchungsheft für das Neugeborene beigelegt, so dass der Kinderarzt die für das Kind relevanten Daten entnehmen kann. Der Mutterpass ist Bestandteil der gesetzlichen Schwangerenvorsorge und Eigentum der Frau. Er bietet Platz für die Dokumentation von zwei Schwangerschaften.

Im vorderen Teil des Mutterpasses finden sich die Ergebnisse der ausführlichen Erstanamnese, der ersten Vorsorgeuntersuchung, die Terminbestimmung und die Ergebnisse der serologischen Untersuchungen (Ausnahme: die Ergebnisse der Untersuchung auf Syphilis und HIV-Infektion dürfen grundsätzlich nicht dokumentiert werden).

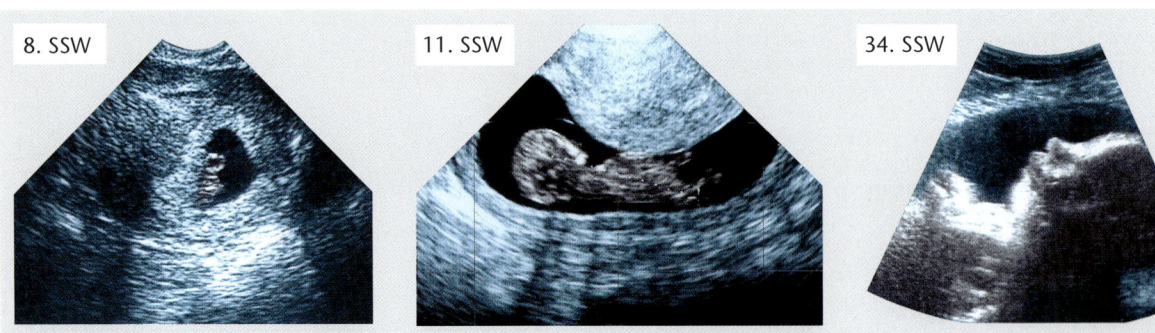

Abb. 10.12–10.14: Sonographiebefund des Embryos im Uterus in der 8., 11. und 34. Schwangerschaftswoche. Auf dem rechten Bild sind der Kopf und der Oberkörper des Embryos zu sehen. [O144, O177, O145]

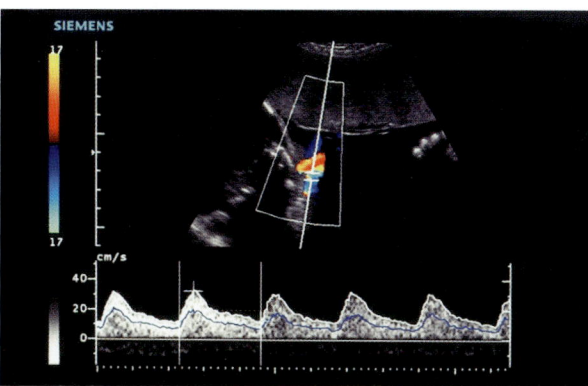

Abb. 10.15: Dopplersonographie der Nabelschnurarterie. Jede „Erhebung" entspricht einem kindlichen Pulsschlag. Es ist zu erkennen, das während der Systole (hoher Gipfel) und während der Diastole (flachere Strecke danach) immer Blut fließt, da die Kurve nie die Null-Linie erreicht. Es handelt sich hier um ein normales Strömungsprofil. [T192]

Im sog. **Gravidogramm** werden die Befunde der einzelnen Vorsorgeuntersuchungen eingetragen, z. B. der Fundusstand. Eine weitere Seite ist CTG-Befunden und den Ergebnissen der Ultraschall-Diagnostik vorbehalten. Letztere werden zudem in eine Kurve eingetragen, so dass etwaige Abweichungen von der normalen Wachstumskurve schnell deutlich werden.

Auf der letzten Seite sind Geburt und Wochenbett dokumentiert.

Manchmal werden in den Patientenunterlagen Abkürzungen wie IVgIIp oder 4g2p verwendet. Dies bedeutet Viert-Gravida Zweit-Para, wobei **Gravida** die Anzahl aller bisherigen Schwangerschaften einschließlich der aktuellen sowie aller durch Fehlgeburt oder Schwangerschaftsabbruch vorzeitig beendeten und **Para** die Zahl der bisherigen Geburten angibt. Im obigen Beispiel ist die Frau also zum vierten Mal schwanger und hat bisher zwei Kinder geboren, d. h. eine Schwangerschaft wurde nicht ausgetragen.

10.7.2 Beratung der Schwangeren

Insbesondere Frauen, die ihr erstes Kind erwarten, sind oft unsicher, was sie sich und dem Ungeborenen während der Schwangerschaft zumuten dürfen. Als Faustregel kann gelten, dass eine „gesunde und Maß haltende" Lebensweise mit ausgewogener Ernährung und regelmäßigem Lebensrhythmus das Beste für Mutter und Kind ist. Die Schwangere sollte sich nicht bis an die Grenzen ihrer Leistungsfähigkeit belasten; auf der anderen Seite gibt es aber bei der normal verlaufenden Schwangerschaft keinen Grund übervorsichtig zu sein.

Im Mittelpunkt der Beratung steht die Stärkung der Schwangeren in ihrer Wahrnehmung für die eigenen Bedürfnisse, ihrer Kompetenzen und ihrer Eigenverantwortlichkeit.

Hautpflege

Während der Schwangerschaft wird die Haut stärker durchblutet und ist die Schweißabsonderung erhöht. Aus diesem Grund sind der Frau tägliche Ganzwaschungen, Dusch- oder auch Vollbäder und die Verwendung von Pflegeprodukten entsprechend dem pH-Wert der betroffenen Hautregionen zu empfehlen. Anschließend sollte sie ihre Haut mit einem auf ihre Bedürfnisse abgestimmten Pflegeprodukt pflegen.

In der Schwangerschaft wird die Haut der Frau oft schöner. Kleine Fältchen oder Unregelmäßigkeiten verschwinden durch die Wassereinlagerung, und eine Akne kann sich bessern. Durch die Veränderungen des Hormonhaushaltes und die starke Hautdehnung im Bauchbereich wird die Haut aber auch belastet. Bürstenmassagen, kalte Güsse und leichte Knet- und Zupfmassagen der Bauchhaut mit einem geeigneten Körperöl können die Wahrscheinlichkeit einer Entstehung der gefürchteten *Schwangerschaftsstreifen* (**Striae**) mindern. Ein früher übliches Abhärten der Mamille durch Abfrottieren wird heute nicht mehr angeraten, da oft genug Läsionen oder Gebärmutterkontraktionen die Folge waren.

Aufgrund der hormonell bedingten Gewebeauflockerung und der verstärkten Durchblutung besteht während der Schwangerschaft eine erhöhte Neigung für Zahnfleischbluten, Zahnfleischentzündungen und Gewebswucherungen zwischen den Zähnen (sog. Schwangerschaftsepuliden). Sorgfältige Mundhygiene mit einer weichen Zahnbürste, Mundspülungen, Zahnfleischmassagen, Reduktion des Zuckerkonsums und regelmäßige Zahnarztbesuche sind wichtige Empfehlungen zur Prophylaxe und Therapie.

Kleidung

Wahrscheinlich wählt die Schwangere schon aus praktischen Gründen bequeme, weite Kleidung, die v. a. den an Umfang zunehmenden Bauch nicht einengt. Bei drohender oder bereits bestehender Varikosis sollte sie allerdings Kompressionsstrumpfhosen und bei besonders schlaffen Bauchdecken ein Umstandsmieder tragen. Um den durch die Schwangerschaft ohnehin strapazierten Rücken nicht noch mehr zu belasten, sollte sie auf hohe Absätze verzichten.

Ernährung

Bei der Nahrungsaufnahme sollte die Schwangere den erhöhten Vitamin- und Mineralstoffbedarf berücksichtigen. Zur Deckung des Jodbedarfs sind z. B. zwei Seefischmahlzeiten pro Woche und die Verwendung von jodiertem Salz sinnvoll. Ein knapper halber Liter Milch täglich (alternativ auch Käse) sorgt für ausreichend Kalzium. Ballaststoffreiche Kost mit viel frischem Obst und Gemüse sowie Vollkornprodukten kann der in der Schwangerschaft häufigen Obstipation vorbeugen.

Die Flüssigkeitszufuhr soll täglich mindestens 1,5–2 l betragen, da dies auch die Gefahr von Harnwegsinfekten vermindert. Geeignet sind v. a. Mineralwässer und ungesüßte Kräuter- und Früchtetees. Vitaminpräparate, v. a. Vitamin-A-Präparate, sollten nur nach Rücksprache mit dem Arzt genommen werden, da zu viel Vitamin A fruchtschädigend wirken kann. Eine Ausnahme ist die Zufuhr von Folsäure vor der Schwangerschaft bis zum Ende des ersten Trimenons als nachweislich empfehlenswerte Prophylaxe eines Neuralrohrdefekts. Das in der Spätschwan-

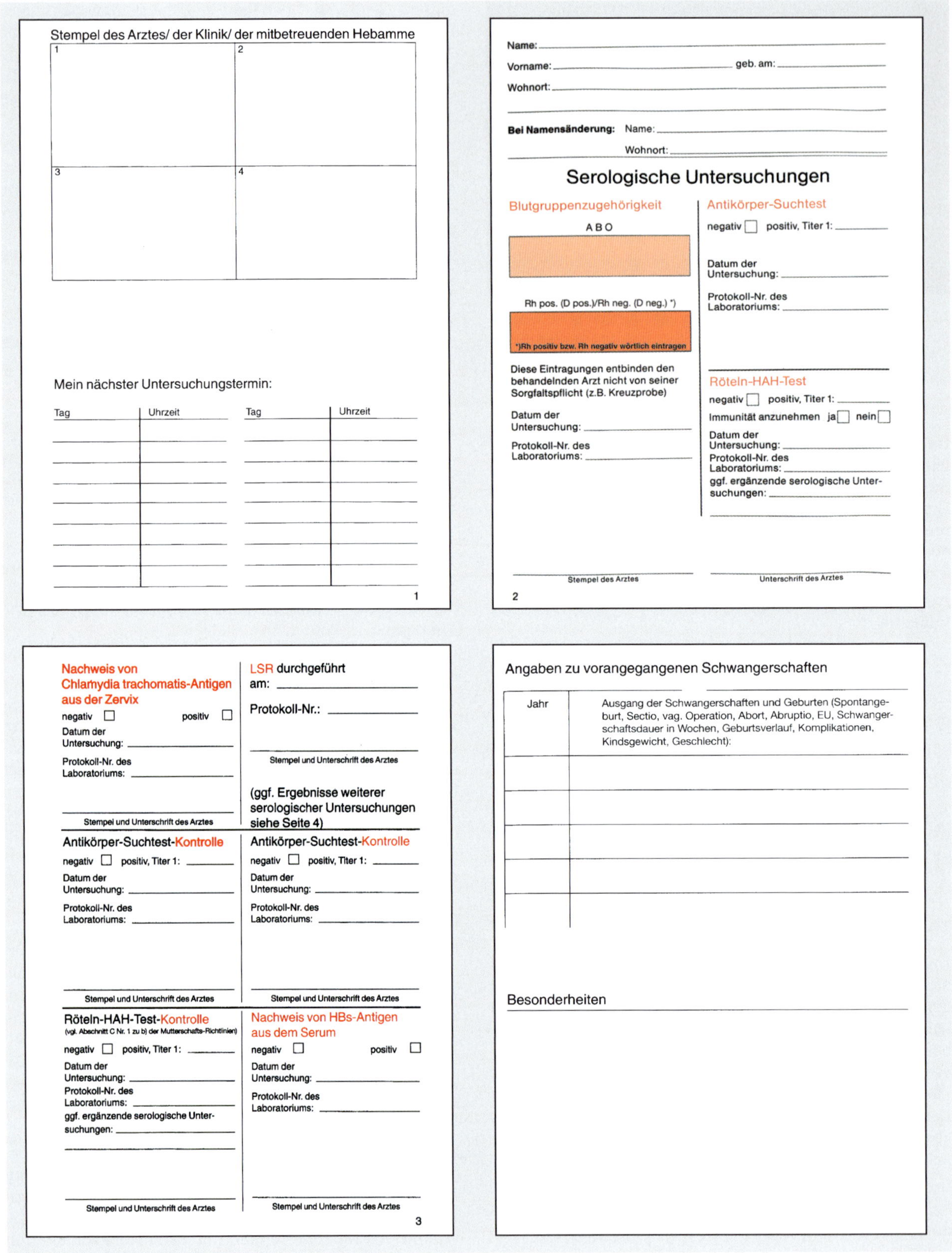

Stempel des Arztes/ der Klinik/ der mitbetreuenden Hebamme

1	2
3	4

Mein nächster Untersuchungstermin:

Tag	Uhrzeit	Tag	Uhrzeit

1

Name: _____

Vorname: _____ geb. am: _____

Wohnort: _____

Bei Namensänderung: Name: _____

Wohnort: _____

Serologische Untersuchungen

Blutgruppenzugehörigkeit

A B O

Rh pos. (D pos.)/Rh neg. (D neg.) *)

*)Rh positiv bzw. Rh negativ wörtlich eintragen

Diese Eintragungen entbinden den behandelnden Arzt nicht von seiner Sorgfaltspflicht (z.B. Kreuzprobe)

Datum der Untersuchung: _____

Protokoll-Nr. des Laboratoriums: _____

Antikörper-Suchtest

negativ ☐ positiv, Titer 1: _____

Datum der Untersuchung: _____

Protokoll-Nr. des Laboratoriums: _____

Röteln-HAH-Test

negativ ☐ positiv, Titer 1: _____

Immunität anzunehmen ja ☐ nein ☐

Datum der Untersuchung: _____

Protokoll-Nr. des Laboratoriums: _____

ggf. ergänzende serologische Untersuchungen: _____

Stempel des Arztes   Unterschrift des Arztes

2

Nachweis von Chlamydia trachomatis-Antigen aus der Zervix

negativ ☐   positiv ☐

Datum der Untersuchung: _____

Protokoll-Nr. des Laboratoriums: _____

Stempel und Unterschrift des Arztes

Antikörper-Suchtest-Kontrolle

negativ ☐ positiv, Titer 1: _____

Datum der Untersuchung: _____

Protokoll-Nr. des Laboratoriums: _____

Stempel und Unterschrift des Arztes

Röteln-HAH-Test-Kontrolle
(vgl. Abschnitt C Nr. 1 zu b) der Mutterschafts-Richtlinien)

negativ ☐ positiv, Titer 1: _____

Datum der Untersuchung: _____

Protokoll-Nr. des Laboratoriums: _____

ggf. ergänzende serologische Untersuchungen: _____

Stempel und Unterschrift des Arztes

LSR durchgeführt
am: _____

Protokoll-Nr.: _____

Stempel und Unterschrift des Arztes

(ggf. Ergebnisse weiterer serologischer Untersuchungen siehe Seite 4)

Antikörper-Suchtest-Kontrolle

negativ ☐ positiv, Titer 1: _____

Datum der Untersuchung: _____

Protokoll-Nr. des Laboratoriums: _____

Stempel und Unterschrift des Arztes

Nachweis von HBs-Antigen aus dem Serum

negativ ☐   positiv ☐

Datum der Untersuchung: _____

Protokoll-Nr. des Laboratoriums: _____

Stempel und Unterschrift des Arztes

3

Angaben zu vorangegangenen Schwangerschaften

Jahr	Ausgang der Schwangerschaften und Geburten (Spontangeburt, Sectio, vag. Operation, Abort, Abruptio, EU, Schwangerschaftsdauer in Wochen, Geburtsverlauf, Komplikationen, Kindsgewicht, Geschlecht):

Besonderheiten _____

Abb. 10.16: Mutterpass. [W181]

Alter _____ Jahre   Gewicht vor SS-Beginn _____ kg   Größe _____ cm
Gravida _____   Para _____

A. Anamnese und allgemeine Befunde/Erste Vorsorge-Untersuchung

	ja		nein
1. Familiäre Belastung (z.B. Diabetes, Hypertonie, Fehlbildungen, genetische Krankheiten, psychische Krankheiten _____)	☐	1.	☐
2. Frühere eigene schwere Erkrankungen (z.B. Herz, Lunge, Leber, Nieren, ZNS, Psyche) ggf. welche _____	☐	2.	☐
3. Blutungs-/Thromboseneigung	☐	3.	☐
4. Allergie, z.B. gegen Medikamente _____	☐	4.	☐
5. Frühere Bluttransfusionen	☐	5.	☐
6. Besondere psychische Belastung (z.B. familiäre oder berufliche)	☐	6.	☐
7. Besondere soziale Belastung (Integrationsprobleme, wirtsch. Probleme)	☐	7.	☐
8. Rhesus-Inkompatibilität (bei vorangegangenen Schwangerschaften)	☐	8.	☐
9. Diabetes mellitus	☐	9.	☐
10. Adipositas	☐	10.	☐
11. Kleinwuchs	☐	11.	☐
12. Skelettanomalien	☐	12.	☐
13. Schwangere unter 18 Jahren	☐	13.	☐
14. Schwangere über 35 Jahren	☐	14.	☐
15. Vielgebärende (mehr als 4 Kinder)	☐	15.	☐
16. Zustand nach Sterilitätsbehandlung	☐	16.	☐
17. Zustand nach Frühgeburt (vor Ende der 37. SSW)	☐	17.	☐
18. Zustand nach Mangelgeburt	☐	18.	☐
19. Zustand nach 2 oder mehr Fehlgeburten/Abbrüchen	☐	19.	☐
20. Totes/geschädigtes Kind in der Anamnese	☐	20.	☐
21. Komplikationen bei vorausgegangenen Entbindungen ggf. welche _____	☐	21.	☐
22. Komplikationen post partum ggf. welche _____	☐	22.	☐
23. Zustand nach Sectio	☐	23.	☐
24. Zustand nach anderen Uterusoperationen ggf. welche _____	☐	24.	☐
25. Rasche Schwangerschaftsfolge (weniger als 1 Jahr)	☐	25.	☐
26. Andere Besonderheiten ggf. welche _____	☐	26.	☐

Nach ärztlicher Bewertung des Kataloges A liegt bei der Erstuntersuchung ein Schwangerschaftsrisiko vor ☐

Beratung der Schwangeren
a) Ernährung, Medikamente, Genußmittel	☐
b) Tätigkeit/Beruf, Sport, Reisen	☐
c) Risikoberatung	☐
d) Geburtsvorbereitung/Schwangerschaftsgymnastik	☐
e) Krebsfrüherkennungsuntersuchung	☐

5

B. Besondere Befunde im Schwangerschaftsverlauf
27. Behandlungsbedürftige Allgemeinerkrankungen, ggf. welche _____

28. Dauermedikation	42. Anämie
29. Abusus	43. Harnwegsinfektion
30. Besondere psychische Belastung	44. Indirekter Coombstest positiv
31. Besondere soziale Belastung	45. Risiko aus anderen serologischen Befunden
32. Blutungen vor der 28. SSW	46. Hypertonie (Blutdruck über 140/90)
33. Blutungen nach der 28. SSW	47. Eiweißausscheidung 1% (entsprechend 1000 mg/l) oder mehr
34. Placenta praevia	48. Mittelgradige - schwere Ödeme
35. Mehrlingsschwangerschaft	49. Hypotonie
36. Hydramnion	50. Gestationsdiabetes
37. Oligohydramnie	51. Einstellungsanomalie
38. Terminunklarheit	52. Andere Besonderheiten
39. Placenta-Insuffizienz	ggf. welche _____
40. Isthmozervikale Insuffizienz	
41. Vorzeitige Wehentätigkeit	

Terminbestimmung

Zyklus _____ / _____   Letzte Periode _____
Konzeptionstermin (soweit sicher): _____
Schwangerschaft festgestellt am: _____ in der _____ SSW

Berechneter Entbindungstermin:

Entbindungstermin (ggf. nach Verlauf korrigiert):

Kommentar _____

6

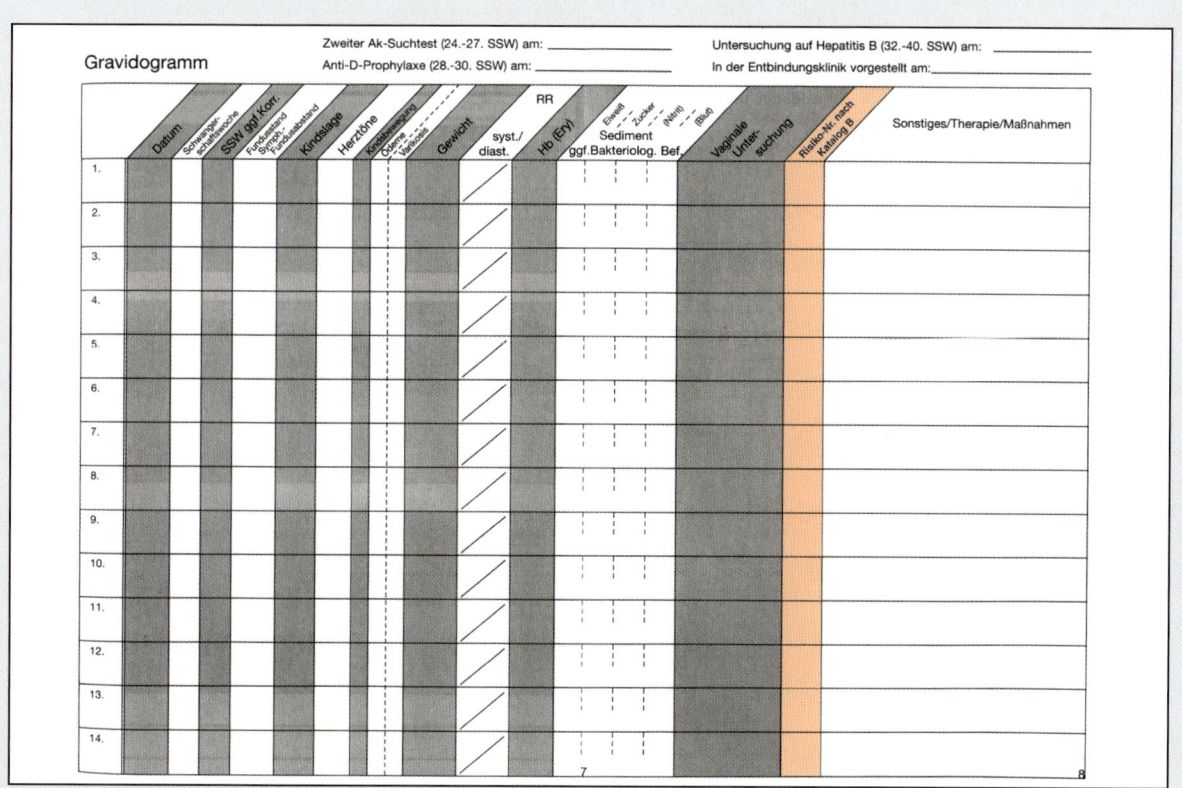

Gravidogramm

Zweiter Ak-Suchtest (24.-27. SSW) am: _____   Untersuchung auf Hepatitis B (32.-40. SSW) am: _____
Anti-D-Prophylaxe (28.-30. SSW) am: _____   In der Entbindungsklinik vorgestellt am: _____

7   8

Abb. 10.16: Mutterpass (Fortsetzung)

◀ **Besonderheiten zu den Katalogen A. und B.**
(einschließlich veranlaßter Maßnahmen)

Stationäre Behandlung während der Schwangerschaft

von/bis	Klinik	Diagnose	Therapie

Cardiotokographische Befunde

Datum	Rechn. SSW	Beurteilung

9

Ultraschall-Kontrolluntersuchungen nach **Anlage 1 b**
zu den Mutterschafts-Richtlinien
(Datum, Indikation zur Untersuchung, Befunde, Kommentar, Untersucher/Stempel)

12

ULTRASCHALL- UNTERSUCHUNGEN

Bemerkungen:

(z.B. Ergebnisse aus vorausgegangener Ultraschalluntersuchung)

Datum	SSW (LR)	SSW korrigiert	I. Screening 9. -12. SSW			FS	SSL	BPD	Biometrie I (ein Maß)

Intrauteriner Sitz: ○ ja ○ nein
Embryo darstellbar: ○ ja ○ nein
Herzaktion: ○ ja ○ nein
V.a. Mehrlinge: ○ nein ○ ja

Auffälligkeiten: ○ nein ○ ja
(z.B. dorsonuchales Ödem)

Zeitgerechte Entwicklung: ○ ja ○ nein ○ Kontrolle

Konsiliaruntersuchung veranlaßt: ○ nein ○ ja

Bemerkungen:

Datum	SSW (LR)	SSW korrigiert	II. Screening 19.-22. SSW		Kontrollbedürftige Befunde hinsichtlich		BPD	FOD/KU	ATD	APD/AU	FL/HL

Einling: ○ ja ○ nein
Lebenszeichen: ○ ja ○ nein
Plazentalok./-struktur: ○ normal ○ Kontrolle
Kommentar:

Zeitgerechte Entwicklung: ○ ja ○ nein ○ Kontrolle

Fruchtwassermenge: ○ nein ○ ja
körperl. Entwicklung: ○ nein ○ ja
Körperumriß: ○ nein ○ ja
fetaler Strukturen: ○ nein ○ ja
Herztätigkeit: ○ nein ○ ja
Bewegung: ○ nein ○ ja

Konsiliaruntersuchung veranlaßt: ○ nein ○ ja

Bemerkungen: Biometrie II (4 Maße)

Datum	SSW (LR)	III. Screening 29.-32. SSW		Kontrollbedürftige Befunde hinsichtlich		BPD	FOD/KU	ATD	APD/AU	FL/HL

Einling: ○ ja ○ nein
Kindslage:
Lebenszeichen: ○ ja ○ nein
Plazentalok./-struktur: ○ normal ○ Kontrolle
Kommentar:

Zeitgerechte Entwicklung ○ ja ○ nein ○ Kontrolle

Fruchtwassermenge: ○ nein ○ ja
körperl. Entwicklung: ○ nein ○ ja
Körperumriß: ○ nein ○ ja
fetaler Strukturen: ○ nein ○ ja
Herztätigkeit: ○ nein ○ ja
Bewegung: ○ nein ○ ja

Konsiliaruntersuchung veranlaßt: ○ nein ○ ja

Bemerkungen: Biometrie III (4 Maße)

10

11

Abb. 10.16: Mutterpass (Fortsetzung)

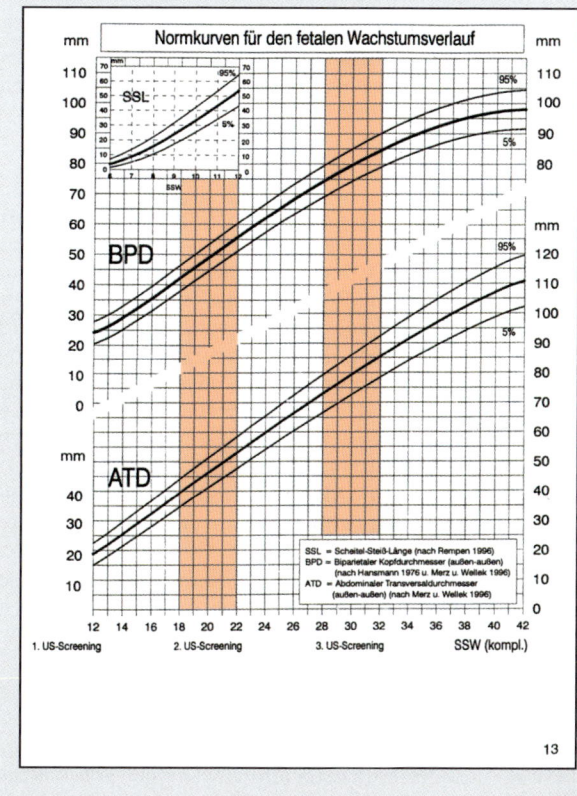

Normkurven für den fetalen Wachstumsverlauf
mm
110 100 90 80 70 60 50 40 30 20 10 0
SSL
95%
5%
BPD
ATD
mm
120 110 100 90 80 70 60 50 40 30 20 10 0
12 14 16 18 20 22 24 26 28 30 32 34 36 38 40 42
1. US-Screening
2. US-Screening
3. US-Screening
SSW (kompl.)
SSL = Scheitel-Steiß-Länge (nach Rempen 1996)
BPD = Biparietaler Kopfdurchmesser (außen-außen) (nach Hansmann 1976 u. Merz u. Wellek 1996)
ATD = Abdominaler Transversaldurchmesser (außen-außen) (nach Merz u. Wellek 1996)
13

Weiterführende Ultraschall-Untersuchungen zur Abklärung und Überwachung pathologischer Befunde nach **Anlage 1 c** zu den Mutterschafts-Richtlinien
(Datum, Indikation zur Untersuchung, Befunde, Kommentar, Untersucher/Stempel)

Dopplersonographische Untersuchungen nach **Anlage 1 d**
(Datum, Indikation zur Untersuchung, Befunde, Kommentar, Untersucher/Stempel)

14

Abschluß-Untersuchung/Epikrise

Schwangerschaft

Alter ☐☐ alleinstehend ☐ deutsch ☐
andere ______
Schwangerschaften (mit dieser) ☐☐ Geburten (mit dieser) ☐☐ Erst-Untersuchung in SSW ☐☐
Anzahl der Vorsorge-Untersuchungen ☐☐ vor Entbindung in Klinik vorgestellt ☐ stat. Aufenthalt ante partum in Wochen ☐☐
Nach Katalog A/B (Seite 5 und 6) dokumentierte wichtigste Risikonummern

Geburt

Datum ☐☐☐☐☐☐ SSW ☐☐ extern entbunden ja

	1. Kind	2. Kind (Zwilling)
Lebendgeburt	ja nein	ja nein
Geschlecht	m w	m w
Geburtsmodus	sp S vag. Op.	sp S vag. Op.
Kindslage	SL BEL QL	SL BEL QL
Gewicht	g	g
Länge/Kopfumfang	/ cm	/ cm
Apgar-Zahl 5'/10'	/	/
pH-Wert (Nabelarterie)		
auffällige Fehlbildung	ja nein	ja nein

Besonderheiten ______

Wochenbett

Wochenbett normal ja nein gyn. Befund normal ja nein
Hb ☐☐☐ RR ☐☐☐/☐☐☐
Anti-D-Prophylaxe ja nein
Besonderheiten (s. a. S. 16) ______

	1. Kind	2. Kind (Zwilling)
Blutgruppe und Untergruppen (nur bei Rh neg.-Mutter; kein Ausweis!)	A B O AB / Rh pos. Rh neg.	A B O AB / Rh pos. Rh neg
direkter Coombstest	neg. pos.	neg. pos.
Kind unauffällig entl. am / Kind verlegt am / Kind verstorben am		

Datum der Entlassungsuntersuchung ______ Unterschrift/Stempel ______ 15

Besonderheiten im Wochenbett ______

2. Untersuchung nach Entbindung (6.–8. Woche)

gynäkol. Befund unauffällig ja nein Hb ☐☐☐ g%
RR ☐☐☐/☐☐☐
Urin Z pos. E pos. Sediment o.B.
Besonderheiten ______
Mutter stillt ☐ hat nicht gestillt ☐ hat abgestillt ☐

Kind:	1. Kind	2. Kind (Zwilling)
U 3 durchgeführt	ja nein	ja nein
lebt und ist gesund	ja nein	ja nein
ist lt. U 3 behandlungsbedürftig	ja nein	ja nein
ist verstorben am	☐☐☐☐☐☐	☐☐☐☐☐☐

Untersuchungsdatum ______ Unterschrift/Stempel ______

16

Abb. 10.16: Mutterpass (Fortsetzung)

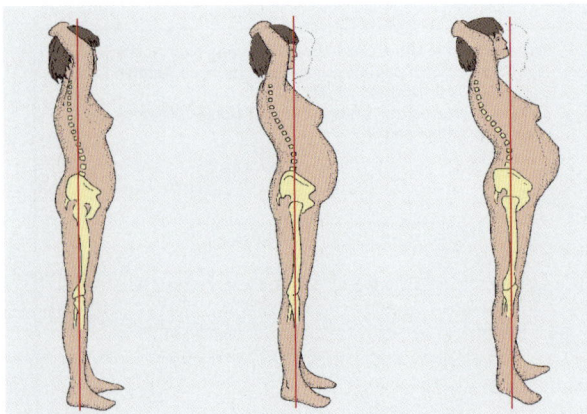

Abb. 10.17: Der Schwerpunkt des Körpers einer Schwangeren verlagert sich mit zunehmendem Leibesumfang nach vorn. Diese Veränderungen führen zu erhöhter Beanspruchung der Wirbelsäule, der Muskeln und Bänder. [A400-157]

gerschaft häufige Sodbrennen bessert sich oft, wenn die Schwangere von drei großen auf 5–6 kleine Mahlzeiten umsteigt. Auch das Kauen von Haselnüssen kann helfen. Eine vegetarische Ernährung mit Milch, Milchprodukten und Eiern ist bei sorgfältiger Auswahl der übrigen Lebensmittel möglich. Die Gefahr einer Eisenmangelanämie ist aber erhöht.

Wegen der Gefahr einer Toxoplasmose-, Listeriose- oder Salmonelleninfektion (☞ Tab. 12.17) sollten Schwangere auf den Verzehr von rohem Fleisch, rohen Eiern (auch Mayonnaise), Rohmilchprodukten und nicht pasteurisierter Milch verzichten und bei der Zubereitung von Fleischgerichten die allgemeinen Hygieneregeln beachten. Auch bei rohem Fisch ist Vorsicht geboten, denn hier besteht die Gefahr der Übertragung von Nematoden, die zwar das Kind nicht unmittelbar gefährden, jedoch die Gesundheit der Mutter beeinträchtigen.

Im Gegensatz zur landläufigen Vorstellung, dass „das Kind viel verbraucht", ist der Kalorienbedarf in der Schwangerschaft nur gering erhöht. Das notwendige „Mehr" von ca. 300 kcal (1 250 kJ) täglich im 2. und 3. Trimenon wird schon durch eine Scheibe Vollkornbrot mit Belag oder eine Portion Müsli mit Obst erreicht. Andererseits sind Abmagerungskuren in Schwangerschaft und Stillzeit zu vermeiden, da die Gefahr einer kindlichen Unterversorgung besteht und die Schadstoffbelastung des Kindes durch die Mobilisierung von im Fett gespeicherten Schadstoffen steigen kann.

Der Ratschlag, eine Schwangere müsse für zwei, also doppelt essen, ist Unsinn. Sinnvoll ist dagegen eine Umstellung der Ernährung auf eine regelmäßige, ausgewogene, abwechslungsreiche Mischkost mit reichlich Gemüse, Früchten und Vollkornprodukten, um den Bedarf des Kindes zu decken. Soweit wie möglich sollte auf chemische Zusatzstoffe und künstliche Süßungsmittel verzichtet werden. Trotzdem muss sich die gesunde Schwangere nicht kasteien, wenn sie den in der Frühschwangerschaft sprichwörtlichen Heißhunger etwa auf eine saure Gurke

mit Honig verspürt. Solchem Heißhunger kann sie in Maßen durchaus nachgeben.

Zusätzlicher Beratungsbedarf besteht bei Diabetikerinnen (☞ 12.7.1), stark über- oder untergewichtigen Frauen, anämischen Frauen und Frauen mit Essstörungen.

Genussmittel

Kaffee, schwarzer Tee und Colagetränke enthalten **Koffein** und sollten nur in geringen Mengen getrunken werden. Mehr als 3 (–5) Tassen täglich sollten es nicht sein. Regelmäßiger übermäßiger Genuss von Koffein kann dazu führen, dass das Kind untergewichtig geboren wird. Außerdem begünstigen diese Substanzen die Freisetzung von Stresshormonen und damit Hypertonie, Unruhe, Magenreizungen und Schlaflosigkeit – Erscheinungen, die in der Schwangerschaft ohnehin verstärkt auftreten. Bei Colagetränken ist zusätzlich der Kaloriengehalt zu berücksichtigen. Auf **Alkohol** sollte eine Frau in der Frühschwangerschaft völlig und in der Spätschwangerschaft weitgehend verzichten. In Deutschland werden jährlich 2 500 Kinder mit alkoholbedingten Schäden geboren. Alkohol führt besonders bei dauerhaft erhöhtem Gebrauch (entspricht ca. 0,5 l Bier oder 0,25 l Wein) zu einem erhöhtem Risiko für Früh- und Fehlgeburten sowie zu direkt schädigenden Auswirkungen auf das Ungeborene, der typischen Alkoholembryo- und -fetopathie (mit Wachstumsretardierung, Fehlbildungen, geistige Retardierung und Verhaltensänderungen). Die Befürchtung vieler Frauen, dass die Drinks der letzten Party (als die Frau bereits schwanger war, dies aber noch nicht wusste) dem Kind geschadet haben könnten, ist aber unbegründet. In diesem frühen Schwangerschaftsstadium gilt noch das „alles oder nichts"-Prinzip: Entweder entwickelt sich das Kind normal oder gar nicht.

Im Interesse ihres Kindes sollte die Frau unbedingt mit dem **Rauchen** aufhören und den Aufenthalt in rauchbelasteten Räumen meiden. Kinder von Raucherinnen haben eine signifikant erhöhte Rate von Früh- und Totgeburten sowie einer erhöhte Säuglingssterblichkeit. Durch jeden Zigarettenzug verengen sich die Gefäße, die zur Plazenta ziehen und das Kind mit Sauerstoff versorgen. Raucherinnen gebären deshalb häufig untergewichtige Kinder, die zudem besonders anfällig für Atemwegserkrankungen sind. Alle gesundheitsschädigenden Substanzen werden auch durch Passivrauchen aufgenommen. Die Schwangere sollte über die Möglichkeiten der Raucherentwöhnung beraten werden und falls die Motivation hierzu nicht ausreicht zur weitmöglichsten Reduzierung ermuntert werden.

Ein besonderes Problem sind Schwangerschaften bei **Drogenabhängigkeit** der Mutter. Da ein Entzug während der Schwangerschaft ein sehr hohes Risiko darstellt, wird bei Abhängigkeit von Opiat-Drogen (z. B. Heroin) in der Regel zur Methadonsubstitution geraten. Nach der Geburt bedürfen die Neugeborenen auf Grund ihrer Entzugserscheinungen einer intensiven Überwachung.

Medikamente

Viele Medikamente gehen mit dem Blut auf das Ungeborene über und können es schädigen, und nur wenige Medikamente sind nach heutigem Kenntnisstand für das

Kind unbedenklich. Das betrifft auch verschreibungsfreie Medikamente, Impfungen und komplementäre Methoden wie Phytotherapie, Homöopathie, Aromatherapie oder Akupunktur. Daher sollte eine Schwangere keinerlei Medikamente eigenmächtig einnehmen und bei einem Arztbesuch stets auf ihre Schwangerschaft hinweisen. Alle während der Schwangerschaft und Stillzeit eingenommenen Medikamente sollten genau geprüft, Nutzen und Risiko sorgfältig abgewogen werden. Ebenso gefährlich kann aber auch das Unterlassen einer notwendigen Behandlung sein. So sind unbehandelte Infektionen häufig Ursache von Fehl- und Frühgeburten oder kindlichen Schädigungen. Penicillinpräparate z. B. können ohne Bedenken gegeben werden.

Impfungen

⛋ Eine Schwangere sollte nur dann geimpft werden, wenn es unausweichlich ist.

Während *passive Impfungen* mit Verabreichung spezifischer Antikörper in der Schwangerschaft erlaubt sind (z. B. passive Influenza-, Poliomyelitis- oder Tetanusimpfungen), ist bei *aktiven Impfungen*, v. a. Lebendimpfstoffen, Vorsicht geboten.

Reisen

Prinzipiell braucht eine gesunde Schwangere nicht auf Urlaub zu verzichten. Kann die Reise längere Zeit vorher geplant werden, ist besonders das stabile zweite Schwangerschaftsdrittel empfehlenswert.

Das am besten geeignete Verkehrsmittel ist die Bahn. Auch Flugreisen gelten trotz der erhöhten Strahlenbelastung während des Fluges als unbedenklich. Fernreisen, die meist mit Langzeitflügen verbunden sind, erhöhen allerdings grundsätzlich die Gefahr einer Thrombose, Weite Autofahrten sind wegen des langen Sitzens ebenfalls ungünstig und sollten, wenn sie nicht vermieden werden können, von ausreichenden Pausen unterbrochen werden.

Einen Tropenaufenthalt sollte die Schwangere wegen des Risikos durch die vorher notwendigen Impfungen, der Möglichkeit von Infektionen und des Klimawechsels auf einen späteren Zeitpunkt verschieben. Reisen in Gebiete über 2500 m Höhe oder „Aktiv-Urlaube" mit ungewohnt schweren körperlichen Anstrengungen sind ebenfalls nicht empfehlenswert. In jedem Fall sollte die Schwangere kurz vor einer längeren Reise eine Vorsorgeuntersuchung wahrnehmen stattfinden und den Mutterpass mitnehmen.

Sexualität

Die Lust auf körperliche Liebe ist bei Schwangeren sehr unterschiedlich. Bei einer normal verlaufenden Schwangerschaft bestehen keinerlei Bedenken gegen Geschlechtsverkehr. Treten jedoch Komplikationen wie vaginale Blutungen, eine tief sitzende Plazenta (☞ 12.3.2) oder eine vorzeitige Öffnung des Muttermundes (☞ 12.2) auf oder hatte die Frau bereits mehrere Fehlgeburten, wird der Arzt davon abraten. In der Spätschwangerschaft sollte der Bauch der Schwangeren auch bei der körperlichen Liebe keinem allzu großen Druck ausgesetzt werden.

Sport

Mindestens 20 Minuten Bewegung am Tag tun der Schwangeren gut. Die meisten Schwangeren können ihren gewohnten Ausgleichssport weiter ausüben. Nicht geeignet sind Leistungssport, Kraftsportarten und Sportarten, bei denen die Frau starken Erschütterungen oder der Gefahr einer Verletzung ausgesetzt ist (z. B. Reiten, Squash, Tennis). Sportarten, die ohne Begleitung in einsamer Umgebung ausgeübt werden (Waldlauf) oder nicht spontan unterbrochen werden können (Bergsteigen), sind ebenfalls ungünstig. Am besten sind Schwimmen, Fahrradfahren und Wandern. Gymnastische Übungen sind ebenfalls erlaubt, jedoch sollte auf eine intensive Anspannung der Bauchmuskulatur verzichtet werden. Mit neuen Sportarten sollte die Schwangere möglichst nicht beginnen. Außerdem sollte sie sich nicht bis zur völligen Erschöpfung belasten, sondern stets eine „Reserve" lassen. Neben der klassischen Geburtsvorbereitung und Schwangerschaftsgymnastik (☞ 10.7.3) gibt es heute ein vielfältiges auch sportliches Angebot, z. B. Yoga, Qi Gong, Bauchtanz oder Schwangerenschwimmen, auf das die Schwangere aufmerksam gemacht werden sollte.

Beruf und Mutterschutzgesetz

Viele Berufe können während einer Schwangerschaft problemlos ausgeübt werden. Das **Mutterschutzgesetz *(MuSchG)*** schränkt die Berufstätigkeit Schwangerer aber dort ein, wo Mutter und/oder Kind durch die Berufstätigkeit gefährdet würden. Für schwangere Pflegekräfte sind u. a. folgende Tätigkeiten verboten:

- Tätigkeiten, bei denen die Schwangere gesundheitsgefährdenden Stoffen, Strahlen, Gasen oder Dämpfen ausgesetzt ist, z. B. ionisierenden Strahlen (etwa zur Strahlendiagnostik und -therapie), radioaktiven Substanzen, Zytostatika, Formaldehyd, potentiell infektiösen Materialien wie Blut und Körperausscheidungen
- Schwere körperliche Arbeiten, bei denen regelmäßig Lasten von mehr als 5 oder gelegentlich mehr als 10 kg gehoben bzw. getragen oder befördert werden müssen, z. B. Patiententransporte oder das Lagern von Patienten
- Tätigkeiten, bei denen sich die Schwangere häufig strecken oder bücken muss bzw. bei denen sie eine unnatürliche Körperhaltung einnehmen muss, z. B. Bettenmachen
- Tätigkeiten, bei denen die Schwangere einer (erhöhten) Infektionsgefahr ausgesetzt ist, z. B. einer Hepatitisinfektion durch den versehentlichen Kontakt mit kontaminierten Kanülen
- Tätigkeiten mit erhöhter Unfallgefahr, z. B. in Bäderabteilungen.

Außerdem sieht das Mutterschutzgesetz vor, dass Schwangere nicht mehr als 8,5 Stunden am Tag bzw. 90 Stunden in 14 Tagen arbeiten. Sonn- und Feiertagsarbeit ist Schwangeren oder Stillenden in Pflegeberufen nur dann erlaubt, wenn ihnen in jeder Woche eine ununterbrochene Ruhezeit von mindestens 24 Stunden im Anschluss an eine Nachtruhe ermöglicht wird.

Die Kündigungsmöglichkeit des Arbeitgebers ist stark eingeschränkt. In den letzten sechs Wochen vor der Entbindung und den ersten acht Wochen nach der Entbindung bei normaler Geburt bzw. zwölf Wochen bei Früh-

und Mehrlingsgeburten ist die Frau völlig von der Erwerbstätigkeit befreit. Während das Beschäftigungsverbot nach der Entbindung aber zwingend eingehalten werden muss, kann die Mutter vor der Geburt freiwillig weiterarbeiten. Hat eine werdende Mutter Zweifel, ob ihre Berufstätigkeit das Ungeborene gefährden könnte, sollte sie ihren Gynäkologen darauf ansprechen.

Hält sich der Arbeitgeber nicht an das Mutterschutzgesetz, muss er mit einer Geldstrafe oder sogar einem Freiheitsentzug von bis zu einem Jahr rechnen.

10.7.3 Vorbereitung auf die Geburt

Geburtsvorbereitungskurse

Ab der 25.–30. SSW sollte die Schwangere einen **Geburtsvorbereitungskurs** besuchen. Diese Kurse werden z. B. von Krankenhäusern, Familienbildungsstätten und freiberuflichen Hebammen angeboten.

Seit dem 1.10.1993 darf einer gesunden Schwangeren allerdings kein Kassen-Rezept zur Geburtsvorbereitung mehr ausgestellt werden. Die Rezeptierung erfolgt nur noch auf Privatrezept. Eine Kostenübernahme oder zumindest Teilerstattung durch die Krankenkasse ist jedoch in der Regel nachträglich möglich.

Die Gestaltung der Kurse (eher konventionell oder mit Musik aufgelockert, mit Yoga, mit oder ohne Partner) ist unterschiedlich. Zunehmend werden Geburtsvorbereitungskurse auch als Kompaktkurse am Wochenende angeboten. Die Kurse sollten immer folgende Komponenten enthalten:

Stärkung des Selbstvertrauens der Schwangeren

Viele Frauen wissen nicht, was während einer Schwangerschaft in ihrem Körper geschieht und wie eine Geburt abläuft. Der Abbau dieses Informationsdefizits und die Vermittlung von Verhaltensweisen, die der Frau helfen, sich kompetent zu fühlen und aus eigener Kraft mit den Wehen umzugehen, tragen entscheidend zum Angstabbau vor der Geburt bei. Die Schwangere soll lernen, sich selbst und ihren (Geburts-)Helfern zu vertrauen um den Teufelskreis aus Angst, Verspannung und Schmerzen (☞ 13.3.1) gar nicht erst entstehen zu lassen. Sehr wichtig ist auch die Vorbereitung auf die Zeit nach der Geburt. Informationen über das Wochenbett, Stillen und die erste Zeit mit dem Baby helfen den Eltern, sich auf diese schöne aber auch belastende Zeit einzustellen und vorzusorgen. Eine wichtige Rolle spielt im Kurs auch der Austausch in der Gruppe, aus der im besten Fall ein Netzwerk für die Zeit nach der Geburt entstehen kann. Spätestens im Verlauf des Geburtsvorbereitungskurses sollten die Frauen mit einer Hebamme Kontakt aufnehmen, die sie im Wochenbett betreuen wird.

Körperarbeit

Die Übungen lassen sich einteilen in:
- **Atemübungen.** In der Geburtsvorbereitung ist v. a. das Wahrnehmen und Erlernen einer vertieften Bauchatmung wichtig. Daneben werden Übungen zur richtigen Technik der Brustatmung und der Schlüsselbeinatmung durchgeführt (☞ 13.3.1)
- **Entspannungsübungen.** Hier werden wehenerleichternde und geburtsfördernde Körperhaltungen auspro-

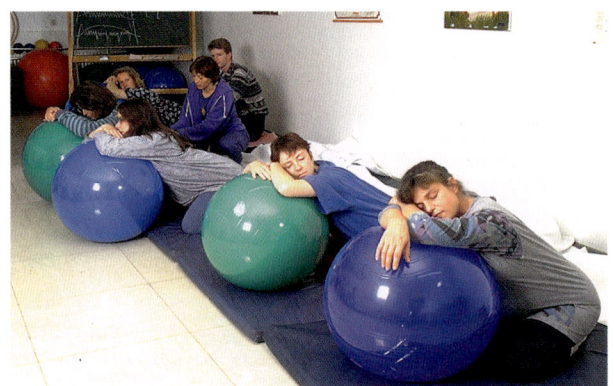

Abb. 10.18: Schwangerschaftsgymnastik, hier Entspannungsübungen mit dem Pezzi®-Ball. [K183]

biert. Außerdem wird versucht, die Eigenwahrnehmung und die Entspannungsfähigkeit zu steigern.

Auswahl der Klinik und/oder der Hebamme

Immer mehr Paare gehen zur Geburt nicht einfach in das nächstgelegene Krankenhaus, sondern beschäftigen sich intensiv mit der Frage, wo ihr Kind zur Welt kommen soll. Manche Frauen müssen aus medizinischen Gründen auf jeden Fall in einem Krankenhaus entbinden. Bei zu erwartenden schweren Störungen des Kindes (etwa bei sehr frühen Frühgeburten oder schwerer Blutgruppenunverträglichkeit) wird die Schwangere in ein **Perinatalzentrum** eingewiesen (als *Perinatalperiode* wird die Zeit vom Ende der 28. SSW bis zum 7. Lebenstag des Kindes bezeichnet), in dem Mutter und Kind maximal betreut werden können.

Die meisten haben jedoch die Wahl zwischen verschiedenen *Krankenhäusern* der Umgebung, *Geburtshäusern* (von Hebammen geleitete Entbindungshäuser), *Hebammenpraxen* und einer *Hausgeburt*. Außerdem gibt es in einigen Krankenhäusern die Möglichkeit mit einer *Beleghebamme*, die die Frau schon während der Schwangerschaft betreut, zu entbinden. Da sich diese Form der Geburt zunehmend großer Beliebtheit erfreut, sollte sich die Frau sehr rechtzeitig mit einer Beleghebamme in Verbindung setzen (✉ 2). In den meisten Kliniken gibt es sowohl die Möglichkeit einer ambulanten Entbindung (Mutter und Kind verlassen, wenn alles in Ordnung ist, bereits nach wenigen Stunden die Klinik ☞ auch 15.5) als auch die einer stationären Entbindung mit einem Klinikaufenthalt. Im Fall einer ambulanten Entbindung sollte die Hebamme, die die Frau im Wochenbett betreut, bald nach der Geburt benachrichtigt werden.

Viele Krankenhäuser bieten im Rahmen ihrer Geburtsvorbereitungskurse oder auch getrennt davon eine Kreißsaalbesichtigung und Gespräche mit den Hebammen des Hauses an. Weiß die Schwangere vor der Entbindung, was sie an „Technik" erwartet und wie diese zu ihrem eigenen Schutz und dem ihres Kindes eingesetzt wird, hat sie in aller Regel weniger Angst. Auch das Kennenlernen der Hebammen fördert die Zuversicht der werdenden Eltern. Nach Möglichkeit sollte sich die Schwangere (mit ihrem Partner) mehrere Kliniken ansehen, da diese häufig unterschiedliche Schwerpunkte haben.

⊨ Bei der Auswahl der Klinik stehen stets der individuelle Schwangerschaftsverlauf und die Bedürfnisse der Frau im Vordergrund.

Inwieweit die Möglichkeit besteht, unter der Geburt mit Akupunktur oder Homöopathie behandelt zu werden, oder das Kind in einer bestimmten Stellung oder in der Gebärwanne zu gebären, sollte mit den an der Klinik beschäftigen Hebammen besprochen werden.

Soll die Geburt zu Hause stattfinden, muss sich die Schwangere vorher mit der Hebamme ihres Vertrauens in Verbindung setzen. In der Regel werden die Hebamme dann auch einige der Vorsorgeuntersuchungen durchführen. Die Schwangere muss die Rufnummer des Handys oder Cityrufs der Hebamme wissen, und die Hebamme muss die häuslichen Bedingungen der Frau kennen. Eine Hausgeburt setzt ausführliche Aufklärungsgespräche, Untersuchungen und eine sorgfältige Risikoselektion durch die betreuende Hebamme voraus. Gemeinsam werden dann die notwendigen Vorbereitungen getroffen.

Vorbereitung auf den Klinikaufenthalt

Spätestens im 8. Monat sollte die Schwangere ihren **Klinikkoffer** packen. Er enthält neben den Waschutensilien und der allgemein üblichen Patientenkleidung (Nachthemd, Bademantel etc.) Stillbüstenhalter (zwei Nummern größer als bisher, da die Brust durch den Milcheinschuss an Umfang zunimmt), evtl. Stilleinlagen, Stillkissen und Vorlagen (meist werden diese aber vom Krankenhaus gestellt), Babywäsche und -bekleidung für den Entlassungstag und wichtige Papiere wie Personalausweis, Krankenkassenkarte, Mutterpass und Familienstammbuch oder Heiratsurkunde (bei Unverheirateten Geburtsurkunde).

Literatur und Kontaktadressen

▭ Literaturnachweis

1. Bund Deutscher Hebammen (Hrsg.): Schwangerenvorsorge durch Hebammen. Hippokrates Verlag, Stuttgart 2005

2. Der Beauftragte der Bundesregierung für die Belange der Ausländer (Hrsg.): Gesundheit und Migration. Bonn 1995. Zu bestellen unter: Beauftragte der Bundesregierung für Migration, Flüchtlinge und Integration, Rochusstraße 8–10, 53123 Bonn, Fax: 0188/85554934 (http://www.integrationsbeauftragte.de/gra/publikationen/publikationen.php)

3. Enkin, M. W. et. al.: Effektive Betreuung während Schwangerschaft und Geburt. Ullstein Medical Verlag, Wiesbaden 1998

4. Schwarz, C. M.; Schücking, B. A.: Adieu, normale Geburt? Ergebnisse eines Forschungsprojekts. In: Dr. med. Mabuse 3/2004, S. 22–25

Vertiefende Literatur

Breinholst, W.: Hallo, hier bin ich! Lübbe, Bergisch Gladbach 2002

Ebener, J.: Mutterschutz, Erziehungsgeld, Erziehungsurlaub. Bund Verlag, Frankfurt 2002

Hauenschild von, L.: Zwillinge. Die doppelte süße Last. Ein Ratgeber für die Monate vor und nach der Geburt. Buch Verlag für die Frau 2004

Holzgreve, B.: 300 Fragen zur Schwangerschaft. Gräfe und Unzer Verlag, München 2003

Körner, U.; Rösch, R.: Ernährungsberatung in Schwangerschaft und Stillzeit. Hippokrates Verlag, Stuttgart 2004

Schneider, Eva: Familienhebammen. Mabuse Verlag, Frankfurt 2004

Stadelmann, I.: Die Hebammensprechstunde. Stadelmann Verlag, Kempten 2002

Stüwe, M.: Gymnastik und Yoga in der Geburtsvorbereitung. Hippokrates, Stuttgart 2003

Verbraucherzentrale NRW (Hrsg.): Ratgeber Schwangerschaft und Geburt. 2004. Zu bestellen bei der Verbraucherzentrale NRW

✉ Kontaktadressen

1. www.twins.de
2. www.hebammen.de

10

Wiederholungsfragen

1. Wie wird der Geburtstermin errechnet? (☞ 10.2)
2. Worin besteht der Unterschied zwischen sicheren, wahrscheinlichen und unsicheren Schwangerschaftszeichen? Welche Schwangerschaftszeichen sind sicher, welche wahrscheinlich und welche unsicher? (☞ 10.3.1, 10.3.2, 10.3.3)
3. Welche Veränderungen treten im mütterlichen Organismus während der Schwangerschaft auf? (☞ 10.6)
4. Welche Kriterien umfasst die Beratung der Schwangeren? (☞ 10.7.2)
5. Welche Routine-Untersuchungen sind laut Mutterpass vorgesehen? (☞ 10.7.1)
6. Was soll die Schwangere in ihrer Ernährung berücksichtigen? (☞ 10.7.2)
7. Was sind die Inhalte von Geburtsvorbereitungskursen? (☞ 10.7.3)
8. Worin liegen die Unterschiede zwischen einer Entbindung in der Klinik mit stationärem Aufenthalt und einer Hausgeburt? (☞ 10.7.3)
9. Welche Kriterien sollte die Frau bei der Wahl des Geburtsortes berücksichtigen? (☞ 10.7.3)

11 Pränatale Diagnostik

11.1 Möglichkeiten und Grenzen der pränatalen Diagnostik

> **:** **Pränatale Diagnostik** (*Pränataldiagnostik*, kurz *PND, vorgeburtliche Diagnostik*): Alle Untersuchungen, die diagnostisch auf das Ungeborene ausgerichtet sind und seinen Zustand untersuchen, um Fehlbildungen sowie chromosomale Abweichungen und damit angeborene Störungen des Ungeborenen vor der Geburt zu diagnostizieren oder auszuschließen.

Zu allen Zeiten war Schwangerschaft von Ängsten und Sorgen um die Gesundheit des Ungeborenen begleitet. Aufgrund einer Vielzahl gesellschaftlicher Entwicklungen, zu denen z. B. die niedrigere Geburtenrate und damit der Rückgang des Erfahrungswissens über Schwangerschaft und Geburt, die Konzentration aller Hoffnungen und Wünsche auf das *eine* Kind sowie die Lockerung/Auflösung von Familienstrukturen gehören, erleben viele Frauen in unserer Gesellschaft ihre Schwangerschaft heute mehr denn je als eine Zeit des einmaligen Abenteuers, aber auch der Verunsicherung.

Jede gesetzlich krankenversicherte Schwangere erhält **pränatale Diagnostik** in Form eines dreimaligen Ultraschallscreenings (☞ auch 10.7, 11.2.2). Andere Untersuchungen werden nur bei entsprechender Indikation von der Krankenkasse erstattet oder müssen als IGel-Leistung (= individuelle Gesundheitsleistung) selbst bezahlt werden.

Ziel der vorgeburtlichen Diagnostik ist – aus Sicht der Gynäkologie – die Beruhigung der Schwangeren und der Abbau von Ängsten in Bezug auf die Gesundheit ihres Kindes. Darüber hinaus bietet pränatale Diagnostik – in ausgesuchten Fällen – die Möglichkeiten der intrauterinen Therapie und der Vorbereitung auf eine Risikogeburt mit eventuell anschließender kinderchirurgischer Behandlung. Des Weiteren (oft im Vordergrund der öffentlichen Diskussion stehend) soll sie der Schwangeren helfen, eine Entscheidung über die Fortsetzung oder den Abbruch der Schwangerschaft zu treffen.

Grundsätzlich lassen sich **invasive** und **nicht-invasive Methoden der pränatalen Diagnostik** unterscheiden (Details ☞ 11.2 und 11.3). Während invasive Untersuchungen für die werdenden Eltern – und hier insbesondere die Frau – häufig mit Ängsten und Verunsicherung verbunden sind, werden die nicht-invasiven Untersuchungen wie etwa die Sonographie von vielen kaum mehr als pränatale Diagnostik mit allen ihren Konsequenzen wahrgenommen (📖 1, 2).

Indikationen

Eine über die routinemäßige Schwangerenvorsorge hinausgehende, gezielte pränatale Diagnostik wird meist aus folgenden Gründen durchgeführt:

• Höheres Alter der Schwangeren (sog. *Alters-Indikation*). Die Wahrscheinlichkeit etwa, dass das Ungeborene ein Down-Syndrom (☞ Abb. 11.1–11.6) hat, wächst mit steigendem Alter der Mutter, z. B. von 0,15 % bei einer 31-jährigen Frau über 1 % mit 38 Jahren auf 9 %

bei einer Schwangeren von 46 Jahren. Der Vater-Alterseffekt wird demgegenüber als gering eingeschätzt. Aufgrund der großen Verbreitung pränataler Diagnostik verliert die Alters-Indikation zunehmend an Bedeutung

• Vorkommen einer erblichen, pränatal diagnostizierbaren Erkrankung in der Familie eines Elternteils z. B. bei chromosomalen Störungen wie Trisomie 21
• Vorherige Geburt eines Kindes mit einer angeborenen, pränatal diagnostizierbaren Erkrankung oder Behinderung z. B. bei Stoffwechselerkrankungen wie Phenylketonurie
• Mütterliche Infektionen oder (mutmaßliches) Einwirken schädigender Substanzen z. B. radioaktive Strahlung, insbesondere während der Frühschwangerschaft
• Allgemeine Angst der Schwangeren bzw. der werdenden Eltern vor einem behinderten Kind. Diese sog. *Angst-Indikation* hat stark an Bedeutung gewonnen.

> 🧷 Immer häufiger entscheiden die Gerichte in Fragen ärztlicher Haftung nach der Geburt von behinderten Kindern zu Gunsten der Eltern. Dies hat dazu geführt, dass Ärzte aus Angst vor Regressforderungen und Haftungsansprüchen der Eltern verstärkt zur Durchführung pränataler Tests und im Zweifelsfall zum Abbruch der Schwangerschaft raten.

Sonderfall: Präimplantationsdiagnostik

Sonderfall der pränatalen Diagnostik ist die **Präimplantationsdiagnostik** (kurz *PID*, engl. *preimplantation genetic diagnosis*, kurz *PGD*). Nach einer In-vitro-Fertilisation (☞ 8.3.3) werden im Mehrzellenstadium 1–2 Zellen entnommen und untersucht. Bei unauffälligem Befund folgt der Embryotransfer in den Uterus, bei pathologischem Befund lässt der Arzt den Embryo absterben. Die Präimplantationsdiagnostik ist ethisch umstritten und nach dem deutschen Gesetz verboten. In anderen europäischen Ländern ist die Präimplantationsdiagnostik erlaubt und wird praktiziert.

Erwartung und Wirklichkeit

Alle werdenden Eltern hoffen auf ein gesundes Kind. Dem steigenden Bedürfnis der werdenden Eltern nach Sicherheit begegnen Pränataldiagnostik und medizinische Genetik heute mit einer Vielzahl von Untersuchungen, die immer mehr Informationen über den mutmaßlichen Zustand des Kindes liefern und als Garantieversprechen für ein gesundes Kind (miss-)verstanden werden können. Mit zunehmendem Fortschreiten der Technologieentwicklung münden erhobene Befunde in immer detailgenauere Diagnosen, für die allerdings in den seltensten Fällen Therapien bereitstehen. Jedoch können von den zurzeit bekannten ca. 4 000 genetisch bedingten Krankheiten bisher lediglich 5–10 % pränatal erkannt und nur Bruchteile davon therapiert werden. In der überwiegenden Zahl der Fälle ist der Abbruch der Schwangerschaft die einzige Möglichkeit.

11

🖐 Eine Garantie für ein gesundes Kind kann die pränatale Diagnostik nicht geben. Alle Methoden erfassen immer nur einen kleinen Bereich aller möglichen Schädigungen und sind zudem mit einem gewissen Risiko falsch-negativer Ergebnisse behaftet.

Die Möglichkeiten der vorgeburtlichen Diagnostik werden oft überschätzt. Insgesamt sind 4,5 % aller Behinderungen (von geringfügigen bis zu gravierenden) angeboren. Nur etwa 1 % dieser Behinderungen ist genetisch bedingt und 0,5 % der angeborenen Behinderungen sind über einen genetischen Test erkennbar. Mehr als 90 % aller Behinderungen sind auf Schädigungen unter der Geburt zurückzuführen oder werden im späteren Leben durch Krankheiten, Unfälle oder Berufskrankheiten erworben. Gleichzeitig ist die invasive pränatale Diagnostik selbst mit dem Risiko einer Fehlgeburt behaftet (☞ 11.2).

Die schwersten genetischen Fehlbildungen selektiert die Natur selbst durch Frühaborte.

🖐 Invasive pränatale Diagnostik sollte nur dann durchgeführt werden, wenn das Risiko einer Fehlgeburt durch die pränatale Diagnostik geringer ist als das Risiko, ein behindertes Kind zu bekommen; dies ist z. B. im Falle der Trisomie 21 ab einem Alter der Schwangeren von etwa 35 Jahren mit einem Abortrisiko von etwa 0,5 % gegeben.

Pflicht zur Entscheidung

Eine Schwangerschaft ist heute von Anfang an mit Entscheidungen verbunden. Nach Eintritt in die Schwangerenvorsorge müssen sich die werdenden Eltern immer wieder entscheiden, in welchem Umfang sie pränatale Diagnostik wünschen. Die möglichen Konsequenzen werden dabei oft nicht bedacht.

Nicht wenige Paare entscheiden sich für die pränatale Diagnostik in der Hoffnung und dem Glauben, dass schon „nichts sein wird". Sie wünschen sich durch die Untersuchung eine Bestätigung ihrer Erwartung und verdrängen die Möglichkeit eines ungünstigen Befundes und die daraus resultierende folgenschwere Entscheidung für ein Leben mit einem (vermutlich) behinderten/kranken Kind oder einen Schwangerschaftsabbruch.

Spricht die Untersuchung tatsächlich für eine schwere Schädigung des Kindes, kann das Paar mit der Entscheidung für oder gegen eine Abtreibung völlig überfordert sein und ohne angemessene Betreuung in eine schwere Krise geraten.

Aufklärung und Beratung

Aufgrund der Tragweite und der möglichen Konsequenzen der zu treffenden Entscheidung sind umfassende Aufklärung und Beratung vor, während und nach jeder pränatalen Diagnostik im Sinne einer informierten Zustimmung unabdingbar. Neben der Aufklärung, Information und Beratung durch den Arzt hat jede Schwangere darüber hinaus einen Anspruch auf kostenlose psychosoziale Beratung nach § 2 Schwangerenkonfliktgesetz. Mittlerweile bieten die Institutionen der Schwangeren- und Schwangerenkonfliktberatung ein breites Angebot von Möglichkeiten der unabhängigen psychosozialen Beratung zu Pränataler Diagnostik. Darauf sollte die Schwangere hingewiesen werden.

Dem Recht der Schwangeren auf Untersuchungen und auf „Wissen" steht dabei ein „Recht auf Nichtwissen" gleichwertig gegenüber. Pränatale Diagnostik ist nur sinnvoll, wenn die Frau im Fall einer schweren Schädigung des Kindes zu einem Schwangerschaftsabbruch bereit ist. Möchte sie die Schwangerschaft auf jeden Fall austragen, auch wenn eine schwere Schädigung des Kindes höchstwahrscheinlich ist, ist der Frau von der pränatalen Diagnostik abzuraten, da das Kind dadurch unnötig gefährdet würde und für sie selbst die psychische Belastung steigt (📖 3).

Ethisches Dilemma und soziale Konsequenzen der pränatalen Diagnostik

Die besondere Problematik der Pränataldiagnostik erwächst für alle am Geschehen Beteiligten aus ihrer ethischen Brisanz, denn letztendlich ist die Konsequenz eines als behindert diagnostizierten Feten aufgrund der pränatal nur selten zur Verfügung stehenden Therapie seine Selektion. Damit verbunden ist wiederum die ethische Frage, wann ein Leben lebenswert ist.

Die Entscheidung für oder gegen einen Schwangerschaftsabbruch konfrontiert die Beteiligten nicht nur mit ihren persönlichen Normen und Werten, sondern auch mit der gesellschaftlichen Bewertung von Behinderung. Sie fordert Betroffene und Professionelle auf, sich mit Begriffen wie „Normalität", „Lebensqualität" und „Selbstbestimmung" auseinanderzusetzen.

Pränatale Diagnostik hat Auswirkungen auf unser Menschenbild und auf das Zusammenleben von behinderten und nicht-behinderten Menschen. Die Grenzen dessen, was als „normal" akzeptiert wird, werden immer enger. Mit zunehmender Selbstverständlichkeit vorgeburtlicher Diagnostik steigt die Anspruchshaltung werdender Eltern. So schwindet die Bereitschaft auch weniger gravierende Fehlbildungen – beispielsweise solche, die operabel sind und die Lebensqualität eines Kindes nicht beeinträchtigen müssen wie etwa eine Lippen-Kiefer-Gaumenspalte – zu akzeptieren. Die Toleranz für das Andere/von der Norm Abweichende nimmt ab. Menschen mit Behinderung und Eltern behinderter Kinder berichten zunehmend über eine Verschärfung des gesellschaftlichen Klimas.

Eltern behinderter Kinder wird die Verantwortung für das „Sosein" ihrer Kinder zugewiesen; behinderte Kinder werden zunehmend als Option, als freiwillige Wahl ihrer Eltern empfunden („So etwas wie Ihr Kind da ist doch heute wirklich nicht mehr nötig"). Entsprechend empfinden viele werdende Eltern v. a. wenn sie über 30 Jahre alt sind einen gewissen gesellschaftlichen Druck, die Möglichkeiten der pränatalen Diagnostik zu nutzen, um die Geburt eines kranken oder behinderten Kindes zu verhindern.

🖐 Pränatale Diagnostik ist ein Fokus, in dem hochbrisante gesellschaftspolitische Diskurse zusammentreffen, z. B. der Mythos von der Machbarkeit, das Streben nach Perfektion und Kontrolle sowie der Umgang mit dem Fremden, Anderen und Nichtpassendem. Die Auseinandersetzung mit pränataler Diagnostik fordert in hohem Maße eine ethische Auseinandersetzung mit den Begriffen von Leid und Verantwortung.

Innerhalb der Behindertenbewegung und der Elternverbände finden sich sehr heterogene Positionen in der Auseinandersetzung mit der Pränataldiagnostik. Während ein Teil der Eltern mit Blick auf ihre bereits geborenen behinderten Kinder die Pränataldiagnostik intensiv propagiert und nutzt, sehen andere in der Pränataldiagnostik eine Bedrohung, die das Lebensrecht ihrer Kinder in Frage stellt.

Wurde eine schwere Behinderung des Kindes diagnostiziert, entscheiden sich die meisten werdenden Eltern für den Abbruch der Schwangerschaft, beim Down-Syndrom (☞ Abb. 11.1–11.6) beispielsweise sind es ohne psychosoziale Beratung 92 % (🕮 4). Mit der Änderung des § 218 Strafgesetzbuch 1995 entfiel die Frist bis zur 22. Schwangerschaftswoche bei der sog. embryopathischen Indikation des Abbruchs bei Behinderung oder Krankheit des Kindes. Stattdessen gilt in diesen Fällen heute die nicht befristete medizinische Indikation. Sie erlaubt den Schwangerschaftsabbruch bis zum Ende der Schwangerschaft, d. h. bis zum natürlichen Einsetzen der Wehen, wenn daraus eine schwerwiegende Gefahr für die körperliche oder seelische Gesundheit der Mutter resultiert (☞ 9.5). (☞ 10.4.1, 12.5.1). Da mit der embryopathischen Indikation auch die Beratungspflicht und die Dreitagefrist zwischen Beratung und Abbruch wegfielen, kommt es nicht selten zu übereilt eingeleiteten Schwangerschaftsabbrüchen mit späteren traumatischen Folgen.

In ihren Leitlinien „Pränatale Diagnostik – Beratung und möglicher Schwangerschaftsabbruch vom September 2004 plädiert die Deutsche Gesellschaft für Gynäkologie und Geburtshilfe (DGGG) für eine Bedenkfrist von drei Tagen, die in der Regel eingehalten werden sollte.

Fetozid

Da bei der medizinischen Indikation eine Frist für einen Schwangerschaftsabbruch aufgrund von Krankheit oder Fehlbildung des Ungeborenen nicht mehr existiert, poten-

ziert sich das Dilemma von Eltern und Medizinern, wenn die (mutmaßliche) Behinderung erst an der Grenze zur extrauterinen Lebensfähigkeit des Ungeborenen (20.–24. SSW) festgestellt wird.

Traurige Bekanntheit erlangte in diesem Zusammenhang das „Oldenburger Baby", ein Kind mit Down-Syndrom, das 1996 in der 26. SSW seine eigene Abtreibung überlebte und zusätzlich zu seiner Behinderung mit den Folgen extremer Frühgeburtlichkeit zu kämpfen hatte. Um solche Situationen zu verhindern, wählen einige Mediziner die ethisch höchst umstrittene und juristisch nicht endgültig geklärte Methode des **Fetozids,** d. h. der intrauterinen Tötung des Ungeborenen. In ihren „Erklärungen zum Schwangerschaftsabbruch nach Pränataldiagnostik" von 1998 lehnt die Bundesärztekammer den Fetozid ab und ermahnt die Mediziner zu der Selbstverpflichtung, die extrauterine Lebensfähigkeit als Grenze für einen späten Abbruch zu nehmen. Davon ausgenommen sind schwerste, nicht behandelbare Störungen des Ungeborenen, die extrauterin innerhalb kürzester Zeit zum Tode führen und bei denen in aller Regel keine lebensrettenden Maßnahmen ergriffen würden. In diesen Fällen kann auch ein Fetozid erwogen werden, um dem Ungeborenen das Leiden durch den Schwangerschaftsabbruch zu ersparen.

Die Situation, dass die extrauterine Lebensfähigkeit des Feten falsch eingeschätzt wird und das Kind nach dem Abbruch Lebenszeichen zeigt, ist nicht auszuschließen. Entsprechend des hippokratischen Eids muss ein solches Kind, das nicht leben sollte, nun aber lebt, trotzdem versorgt und therapiert werden.

Pränataldiagnostik und Klinikalltag

Pflege bei Schwangerschaftsabbruch ☞ auch 9.5

Die Anwendung pränataler Diagnostik und ihre möglichen Konsequenzen stellen große Anforderungen an Pflegende, Hebammen und Ärzte. Ihre Arbeit befindet sich im Spannungsfeld von gesellschaftlicher Debatte, eigenem Standpunkt und den Wünschen der jeweiligen Eltern, die von ihnen betreut werden. Im klinischen Alltag geht es darum, die Eltern auf dem von ihnen gewählten Weg zu begleiten und bestmöglich zu unterstützen.

11

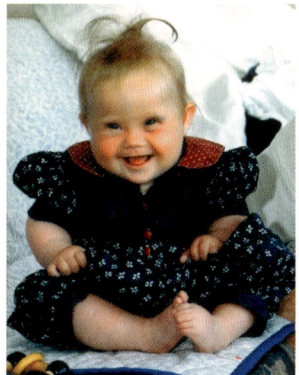 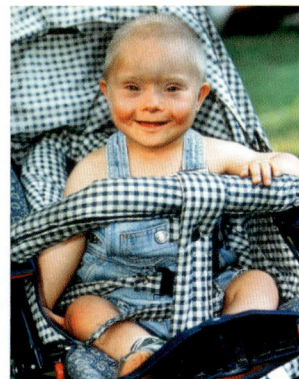 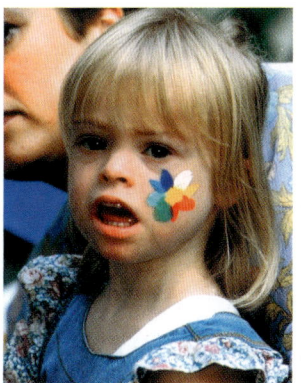 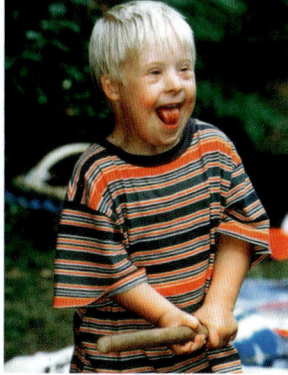

Abb. 11.1–11.4: Kinder mit einem **Down-Syndrom** *(Trisomie 21,* früher: *Mongolismus).* Dabei handelt es sich um eine nummerische Chromosomenanomalie (das Chromosom 21 ist dreifach vorhanden ☞ auch Abb. 11.14), die mit typischen Fehlbildungen und geistiger Retardierung einhergeht (✉1). [K160]

Frauen, die sich „anders" entscheiden

Frauen, die sich nach einem „positiven" (also ungünstigen) pränataldiagnostischen Befund für das Austragen ihres Kindes entscheiden, benötigen besondere Betreuung. Je nachdem, ob ein behindertes Kind mit guten Lebenschancen erwartet wird, das Kind extrauterin nicht lebensfähig sein wird oder ob bereits im Verlauf der Schwangerschaft mit einem intrauterinen Fruchttod zu rechnen ist, werden in der Betreuung unterschiedliche Schwerpunkte gelegt. Immer jedoch müssen Eltern und Professionelle mit einem Wissen leben und umgehen, das vor nicht allzu langer Zeit „im Dunkeln" lag – in der Sphäre der „guten Hoffnung". Diese Ungewissheit erlaubte den Schwangeren eine gewisse schicksalhafte Hingabe und erforderte schließlich Loslassen und Einlassen auf das, was kommt. Das Loslassen – nach wie vor elementar für das Wohlbefinden in der Schwangerschaft – ist um ein Vielfaches schwerer, wenn Frauen und Paare bereits wissen, was auf sie zukommen wird, dieses jedoch emotional kaum fassen können. In dieser besonderen Situation ist die kontinuierliche Begleitung während der Schwangerschaft, der Geburt und auch in der Zeit danach durch eine Hebamme eine große Hilfe für die Frauen und ihre Familien. Frauen, die ihre nicht lebensfähigen Kinder „trotz alledem" ausgetragen haben, berichten bei aller Traurigkeit darüber auch über positive Erfahrungen (⊠ 7).

> ### ⚕ Die Last der Entscheidung
>
> Auch wenn die pränatale Diagnostik und die Entscheidung, ob ein Kind abgetrieben wird oder nicht, von einem Paar gemeinsam getroffen wird, trägt die Frau in der Regel den größeren Teil der Last. Für sie kann es eine große Hilfe sein, wenn der Partner bei den entsprechenden Gesprächen und Maßnahmen dabei ist und seine Frau unterstützt. Ärzte, Hebammen und Pflegende sollten deshalb immer bemüht sein, den Partner miteinzubeziehen, was auch bedeutet auf seine spezifische Situation einzugehen. Gelingt dies, wird die Last der Entscheidung geteilt und das Paar kann den Verlust des Kindes gemeinsam verarbeiten.
>
> Unabhängig von der letztendlich getroffenen Entscheidung sollten die Pflegenden die Entscheidung der Schwangeren bzw. des Paares akzeptieren, auch wenn sie selbst anders entschieden hätten. Sie können in der Regel davon ausgehen, dass sich insbesondere die Frau ihre Entscheidung nicht leicht gemacht hat und darunter leidet. Möchte sie über ihre Entscheidung und ihre damit verbundenen Schuldgefühle sprechen, nehmen sich die Pflegenden Zeit, hören ihr zu und versuchen, ihr über den Schmerz hinwegzuhelfen. Auf keinen Fall dürfen sie die Frau verurteilen, da diese das sofort spüren und in noch tiefere Konflikte stürzen würde.

Betreuung bei spätem Schwangerschaftsabbruch

Der **späte Schwangerschaftsabbruch** entspricht in seiner Durchführung hierzulande einer vorzeitig eingeleiteten Geburt (☞ auch 9.5, Pharma-Info 12.7) und kann sich über mehrere Tage hinziehen.

Wer zuständig ist für die Begleitung der Frau beim späten Schwangerschaftsabbruch, ist je nach Organisationsstruktur der Klinik geregelt. In einigen Kliniken liegt die Betreuung der Frau bis zur Austreibungsphase bei den Pflegenden, erst dann ist eine Hebamme anwesend; in anderen Kliniken sind Hebammen von Anfang an zuständig.

Nach der stationären Aufnahme der Schwangeren entsteht oft eine intensive Beziehung zwischen ihr und der für sie zuständigen Pflegenden bzw. Hebamme. In dieser Zeit sind die Betreuenden vielfach mit einem Spektrum von – oft sehr ambivalenten – Gefühlen der Frauen konfrontiert: mit Ängsten vor dem Bevorstehenden, Zweifeln an der Entscheidung (besonders, wenn diese schnell getroffen wurde), Schuldgefühlen und eventuellen Konflikten mit dem Partner (nur in 10 % der Fälle sind die Partner anwesend). Dazu kommen die körperlichen Begleiterscheinungen der Hormongaben (Übelkeit, Frösteln, Temperaturanstieg und Durchfälle) und die oft extremen Schmerzen durch die eingeleitete Wehentätigkeit.

Zu der Betreuung der Schwangeren gehört auch das Gespräch darüber, wie nach der Geburt verfahren werden soll, ob z.B. die Eltern das Kind sehen wollen, ob Fotografien oder ein Fußabdruck zur Erinnerung gemacht werden sollen, wie das Kind beerdigt werden soll und ob das Paar eine Nachbetreuung durch eine Hebamme wünscht.

Viele Kliniken stellen eine Mappe mit Erinnerungen an das Kind (Hand-, Fußabdrücke und Fotografien) für die Eltern zusammen. Die Eltern haben die Möglichkeit, diese Erinnerungen mitzunehmen oder zu einem späteren Zeitpunkt anzuschauen oder abzuholen.

Nach dem Schwangerschaftsabbruch sind manche Frauen zunächst außerstande, Gefühle zu zeigen oder über das Erlebte zu sprechen. Dann bedarf es einer langen Anlaufzeit und viel Sensibilität von Seiten der Pflegenden und der Hebammen, um solche Blockaden zu lösen.

Alle Frauen und Paare sollten nach dem Schwangerschaftsabbruch Informationen an die Hand bekommen über Beratungsstellen oder Einzelpersonen, die weitergehender Beratung oder Therapie zur Verarbeitung des Erfahrenen anbieten.

> ⚕ Ein Problem für Pflegende und Hebammen auf pränatalen Stationen ist, dass sie neben den Frauen mit geplantem Schwangerschaftsabbruch auch Frauen mit abortgefährdeten Schwangerschaften betreuen. Oft befinden sich diese Frauen in derselben Schwangerschaftswoche, in der die anderen zum Abbruch kommen – eine Situation, die für alle Beteiligten belastend sein kann.

Betreuen Hebammen neben ihrer normalen Arbeit in den Kreißsälen auch Frauen mit spätem Schwangerschaftsabbruch, fordert das eine „emotionale Flexibilität", die bis an die Grenzen des Erträglichen gehen kann. Die Hebammen haben oft keine Zeit für Zuwendung und fühlen sich zerrissen zwischen ihren verschiedenen Aufgaben, die sie oft unter großem Zeitdruck (Personalmangel) bewältigen müssen.

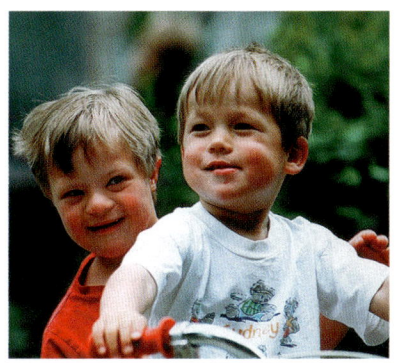

Abb. 11.5 und 11.6: Die Intelligenz von Menschen mit Down-Syndrom ist sehr unterschiedlich. Manche sind erheblich, manche nur wenig retardiert. Eine liebevolle Familie sowie die frühe Behandlung und Förderung sind entscheidend für die Entwicklung. Viele der Kinder können lesen und schreiben, mit einem Computer umgehen, mit ihren Freunden spielen und im Erwachsenenalter einem Beruf nachgehen. Wer darf diesen Menschen das Recht zu leben und auf ihre Weise glücklich zu sein absprechen? [K160]

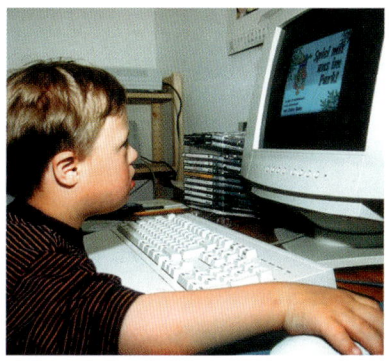

Ethikkommission

In immer mehr Kliniken gibt es heute **Ethikkommissionen,** in denen Hebammen und Pflegende mitentscheiden, ob es einer Frau/einem Paar gestattet werden soll, einen späten Schwangerschaftsabbruch in der Klinik durchführen zu lassen oder nicht. Dann finden sich Hebammen und Pflegende in der extrem belastenden Rolle eines Richters, der entweder die Erlaubnis zum Töten gibt oder Eltern dazu verurteilt, mit einem behinderten Kind zu leben. Wie kann es eine „richtige" Entscheidung geben? In diesem Konflikt sind Verantwortung, Schuld und Fragen nach der eigenen Ethik zentrale Themen. Entweder muss eine Hebamme bzw. Pflegende damit leben, den Tod eines Kindes mitzuverantworten, oder sie muss auf der Station die Konfrontation mit den Eltern aushalten, die ihr evtl. vorwerfen, dass sie mit ihrer Entscheidung gegen den Abbruch ihr Leben zerstört habe.

Interdisziplinäre Zusammenarbeit

Bei den ethisch hochbrisanten Auseinandersetzungen und Entscheidungen, die im Zusammenhang mit einem späten Schwangerschaftsabbruch nach pränataler Diagnostik anstehen und den oft schwierigen Umständen bei der Betreuung der Frauen und Paare, ist eine gute interdisziplinäre Zusammenarbeit besonders wichtig. Um den interdisziplinären Dialog zu fördern und die Belastung als Team gemeinsam zu tragen, ist die Zusammenarbeit mit Psychologen, Klinikseelsorgen und Mitarbeitern von Beratungsstellen z. B. einer Supervision sehr hilfreich.

11.2 **Nicht-invasive Verfahren der pränatalen Diagnostik**

Die **nicht-invasiven Verfahren der pränatalen Diagnostik** umfassen Blutuntersuchungen sowie die Ultraschalldiagnostik mit ihren vielfältigen Einsatzformen und Verfahren zur Risikoeinschätzung. Dazu gehören z. B. Untersuchungen von Parametern im mütterlichen Blut, Triple-Test, Nackenfaltenscreening und Ersttrimester-Screening), die auf Ultraschalldiagnostik mit oder ohne Einbeziehung von Laborwerten beruhen.

11.2.1 **Blutuntersuchungen**

Blutuntersuchungen im Rahmen der pränatalen Diagnostik erlauben prozentuale Risikoangaben für eine kindliche Schädigung, aber keine sichere Diagnosestellung. Daher erfordern auffällige Befunde stets eine weitergehende Abklärung, z. B. durch Sonographie oder Amniozentese (☞ 11.3.2). Aufgrund ihrer möglichen Konsequenzen bedürfen Blutuntersuchungen stets der vorherigen Aufklärung, Beratung und Zustimmung der Schwangeren.

AFP

AFP (*α-Fetoprotein*) ist ein Eiweiß, das zunächst im Dottersack und später fast nur in der fetalen Leber produziert wird. Es gelangt mit dem Urin des Ungeborenen ins Fruchtwasser und über die Plazenta ins Blut der Mutter.

Bei **Neuralrohrdefekten** (z. B. *Spina bifida aperta*, im Volksmund *offener Rücken* genannt ☞ Abb. 11.8), **Anenzephalus** (nur teilweise geschlossene knöcherne Schädeldecke mit Fehlen wesentlicher Gehirnanteile) oder **Verschlussstörungen der kindlichen Bauchdecke** geben die Feten vermehrt AFP ins Fruchtwasser ab, und der AFP-Spiegel in Fruchtwasser und mütterlichem Blut ist erhöht; bei einem **Down-Syndrom** (☞ Abb. 11.1–11.6) hingegen erniedrigt.

Triplediagnostik

Als **Triplediagnostik** bezeichnet man die Bestimmung von *AFP, HCG* (☞ 1.4.3) und *freiem Östriol* (E3, wird u. a. in der fetalen Nebennierenrinde und in der Plazenta produziert) im Blut der Mutter.

Ein Computer berechnet aus den Untersuchungsergebnissen bei Angabe von Alter und Gewicht der Schwangeren sowie der genauen Schwangerschaftsdauer das statistische Risiko für ein Down-Syndrom oder andere Chromosomenaberrationen. Der günstigste Zeitpunkt für die Blutabnahme ist die 16. SSW. Die Untersuchung ist eine IGeL-Leistung, die von den Krankenkassen nicht mehr getragen wird, da sie hohe Kosten verursacht und einen großen Prozentsatz falsch positiver Ergebnisse bringt.

Einige Zahlen mögen dies veranschaulichen. So ist bei 1000 Schwangeren, bei denen eine Triplediagnostik durchgeführt wird, mit folgenden Ergebnissen zu rechnen:

- Bei 40 dieser 1000 Frauen ergibt sich ein erhöhtes Risiko für einen Neuralrohrdefekt beim Kind; nur zwei von ihnen sind tatsächlich betroffen
- 80–100 dieser 1000 Schwangeren wird ein erhöhtes Risiko für ein Kind mit Down-Syndrom mitgeteilt; nur ein bis zwei Kinder sind betroffen
- Umgekehrt wird ein Kind aus den verbleibenden 860–880 Schwangerschaften trotz unauffälligen Testergebnisses eine der beiden Krankheiten haben.

11.2.2 **Sonographie**

Innerhalb der Pränataldiagnostik nimmt die Sonographie eine Zwischenstellung ein, da die Untersuchungen sowohl der Überwachung der Gesundheit der Schwangerschaft (☞ 10.7.1) als auch für Screeninguntersuchungen des Ungeborenen eingesetzt werden (📖 5, 6).

Moderne Sonographiegeräte vermögen in der Hand eines geübten Untersuchers nicht nur grobe Fehlbildungen wie etwa das Fehlen von Armen oder Beinen, sondern auch kleinere, aber trotzdem bedeutsame Auffälligkeiten, z.B. Herzfehler, nachzuweisen. Daher sind bei allen Schwangeren drei Sonographieuntersuchungen unter anderem zur Erkennung kindlicher Fehlbildungen vorgesehen (auch ☞ 10.7.1). Ultraschall als eine Säule pränataler Diagnostik bedarf also nicht der besonderen ärztlichen Indikationsstellung, sondern ist integrierter Bestandteil der Schwangerenvorsorge. Die Untersuchungen können abdominal oder vaginal durchgeführt werden (☞ 1.7.1). Bei Auffälligkeiten wird der Arzt zu weiterer Kontrolle bzw. invasiver Diagnostik raten.

> 🖐 Für viele Schwangere/Paare ist der (sonographische) Blick auf das Baby zuallererst ein starkes emotionales Erlebnis. Vielen werdenden Eltern ist dabei nicht bewusst, dass die Sonographieuntersuchungen der gezielten Suche nach Auffälligkeiten dienen. Beim Ungeborenen festgestellte Normabweichungen lösen Unsicherheiten und Ängste aus, geben evtl. Anlass zu weiterer (auch invasiver) Diagnostik und können das Paar in letzter Konsequenz vor die Entscheidung eines Schwangerschaftsabbruchs stellen. Aus diesem Grunde muss die Schwangere vor einer Sonographie über die Untersuchung und mögliche Konsequenzen aufgeklärt werden und ihr zustimmen.

9.–12. SSW: US-Screening (Nackenfaltenscreening)

Beim ersten Ultraschall-Screening sichert der Arzt Schwangerschaftsdiagnose und -alter (☞ 10.7.1). Wichtig ist der Sitz der Schwangerschaft (intra- oder extrauterin?), die Größe der Fruchtblase und des Embryos, da sich zu diesem frühen Zeitpunkt das Alter der Gravidität sehr genau bestimmen lässt, sowie die Frage nach Mehrlingsschwangerschaften. Allerdings muss dabei berücksichtigt werden, dass vor der 10. SSW etwas doppelt so viele Mehrlingsschwangerschaften bestehen wie im weiteren Verlauf, da es oft zu Spontanaborten eines der Embryonen kommt.

Zwischen der 12. und 14. SSW kann der Arzt mittels Ultraschall die **Nackentransparenz** (*Nackenfalte, Nackenödem*) des Embryos, d.h. seine Nackendicke aus-

messen. Die Nackenfalte ist eine Flüssigkeitsansammlung unter der Nackenhaut des Kindes, die bei allem Feten im Ultraschall sichtbar und messbar ist. Dieses dorsunuchale Ödem nimmt bis zur 14. Schwangerschaftswoche zu und bildet sich dann wieder zurück. Bei einer vergrößerten fetalen Nackentransparenz ist das Risiko von Fehlbildungen erhöht, z.B. einer Chromosomenaberration dem Down-Syndrom. Bei der Nackenfaltenmessung wird die Nackendicke – zu diesem Zeitpunkt beträgt sie durchschnittlich 1,5–2 mm – an ihrer breitesten Stelle in Zehntelmillimetern gemessen. Bei einer Abweichung, einer sog. erweiterten Nackentransparenz, erfolgt eine Überweisung an Spezialisten. Diese errechnen nach nochmaliger Messung mit Hilfe eines Computerprogramms eine statistische Risikoeinschätzung für bestimmte Chromosomenveränderungen (☞ unten).

Dabei werden das Alter der Frau, die genaue Schwangerschaftsdauer und die Größe des Ungeborenen hinzugenommen. Zusätzlich können auch zwei Blutwerte (freies Beta-HCG und PAPP-A) bestimmt und in die Risikoberechnung miteinbezogen werden (☞ Ersttrimester-Test).

Ersttrimester-Screening

Dieses als IGeL-Leistung angebotene Computerprogramm zur Risikoberechnung beruht auf der Messung der Nackenfalte. Die Messung erfordert eine hohe Qualität sowohl des Untersuchers als auch der Ultraschallgeräte und darf nur von Ärzten mit entsprechenden Zertifikaten vorgenommen werden. Neben der Messung der Nackentransparenz wird das Ungeborene genau untersucht (Herzfrequenz, Femurlänge, Extremitäten, Verhältnis von Kopf und Extremitäten, Bauchwand). In die Berechnung des jeweiligen Risikowertes werden neben der Dicke der Nackenfalte, das statistische Altersrisiko der Frau sowie die Beta-HCG und PAPP-A-Werte einbezogen. Ab einem bestimmten Risikowert – meist bei 1 : 300 oder 1 : 400 wird zu invasiver Diagnostik geraten. Die Entdeckungsrate ist mit etwa 85 % höher als beim Triple-Test, die Rate der falsch positiven Ergebnisse liegt zwischen 5 % und 13 %.

Bei der Messung der Nackenfalte und beim Ersttrimester-Screening handelt es sich um Methoden der Risikoeinschätzung. Das Ergebnis der Untersuchungen kann nichts über die Gesundheit oder Krankheit des jeweiligen Kindes aussagen, sondern ist ein mathematisch ermittelter Wert. Größere Gewissheit geben die invasive Diagnostik (☞ 11.3) oder eine spezielle Ultraschalldiagnostik zu einem späteren Zeitpunkt der Schwangerschaft.

Die Qualität der Untersuchung ist immer entscheidend von der Qualität der Untersuchenden und ihrer Geräte abhängig. Da es bei den Abweichungen um Zehntelmillimeter geht, die selbst bei besten Ultraschallgeräten nicht so genau ermittelt werden, sind die Unterschiede bei verschiedenen Untersuchern im Verhältnis zu den geringen Werten hoch.

> 🖐 Risikowerte sind abstrakt, ihre Aussagekraft für den Einzelfall ist gering und ihre Bewertung in hohem Maße subjektiv. Bei einem auffälligen Screeningergebnis entscheidet sich der überwiegende Teil der Frauen für eine invasive Diagnostik. Für eine informierte Entscheidung sind daher Information und Beratung im Kontext aller Verfahren zur Risikoeinschätzung unabdinglich.

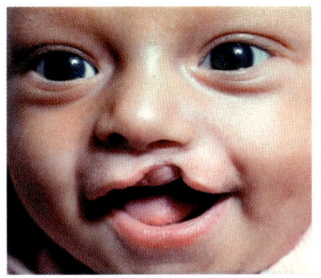

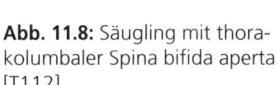

Abb. 11.7: Baby mit Lippen-Kiefer-Gaumenspalte. [T112]

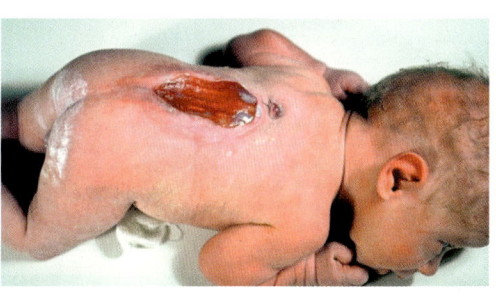

Abb. 11.8: Säugling mit thorakolumbaler Spina bifida aperta. [T112]

Das frühe Screening hat erhebliche psychosoziale Risiken. Zu einem frühen Zeitpunkt, in dem die Auseinandersetzung mit der Schwangerschaft selbst oft noch nicht abgeschlossen ist, müssen in relativ kurzer Zeit Auseinandersetzungen mit Behinderung und Schwangerschaftsabbruch geführt und Entscheidungen getroffen werden. Falsch positive Aussagen verunsichern viele Frauen. Aber auch falsch-negative Aussagen können weit reichende Folgen haben, wenn Eltern entgegen ihrer Prognose ein behindertes Kind bekommen.

19.–22. SSW: Fehlbildungsultraschall

Beim zweiten Screening, oft auch als **Fehlbildungsultraschall** oder *Herz- und Organschall* bezeichnet, achtet der Arzt auf Wachstumsstörungen des Feten (z. B. Wachstumsretardierung), das Größenverhältnis von Kopf, Rumpf und Extremitäten zueinander sowie die Körperoberfläche (z. B. Bauchwand-, Neuralrohrdefekt) und betrachtet praktisch alle inneren Organe (unter anderem Herzkammern und -klappen, Nabelschnurgefäße, Nierenbecken). Auch eine abnorme Fruchtwassermenge kann Hinweise auf Fehlbildungen geben. Beispielsweise können Fehlbildungen der kindlichen Nieren mit verringerter Urinproduktion zu einem **Oligohydramnion** (zu wenig Fruchtwasser ☞ 12.4.3) führen, Schluckstörungen und Ösophagusverschluss dagegen zu einem **Polyhydramnion** (zu viel Fruchtwasser ☞ 12.4.3).

Ergeben sich bei der Screening-Untersuchung Auffälligkeiten, überweist der Arzt die Schwangere zur weitergehenden Sonographie an personell und apparativ entsprechend ausgerüstete Zentren.

Bestimmte Auffälligkeiten können einzeln oder in Kombination Hinweise für Chromosomenannomalien sein. Während bestimmte, bei der Trisomie 21 häufig vorkommende Herzfehler das Risiko einer tatsächlichen Trisomie deutlich erhöhen, gibt es andere sog. „diskrete Chromosomenmarker" wie eine gestaute Niere, eine vergrößerte Nackenfalte oder kontrastreiche Darmschlingen, die meist harmlos sind. Erst eine Kombination mehrerer Chromosomenmarker stellt ein höheres Risiko für eine Chromosomenerkrankung dar.

Die erweiterte Ultraschalldiagnostik und die Darstellung bzw. der Ausschluss von diskreten Chromosomenmarkern können Eltern in ihrer Entscheidungsfindung bei Ambivalenz zu invasiver Diagnostik unterstützen. Allerdings liegen nur bei 50 % der Schwangerschaften mit Trisomie 21 solche Hinweiszeichen in der 16.–20. Schwangerschaftswoche vor. Da sich bestimmte Herzfehler meist

nur mittels Dopplersonographie erkennen lassen, sollte diese Untersuchung bei einem auffälligen Befund immer mit durchgeführt werden.

29.–32. SSW: Drittes Screening

Die dritte routinemäßige Ultraschalluntersuchung dient hauptsächlich der Wachstumskontrolle und Lagebestimmung des Kindes, der Plazentalokalisation sowie der abermaligen Beurteilung der Fruchtwassermenge, der Organe und der Extremitäten.

Dopplersonographie

Bei Verdacht auf Herz- oder Kreislaufprobleme des Feten wird mittels **Dopplersonographie** (☞ Abb. 10.15) die Strömungsgeschwindigkeit in den kindlichen Blutgefäßen gemessen. Aus den Ergebnissen können Maßnahmen vor, während und nach der Geburt abgeleitet werden (z. B. postpartale Transfusion über die Nabelschnur oder Medikation bei Herzerkrankung).

3D-Sonographie

Im Rahmen der pränatalen Diagnostik gewinnt die *dreidimensionale Sonographie* (**3D-Sonographie**) zunehmend an Bedeutung.

Für die 3D-Sonographie benötigt der Arzt ein spezielles Sonographiegerät und spezielle Schallköpfe. Für die abdominale 3D-Sonographie steht ein 3D-Volumenschallkopf zur Verfügung, in dem sich ein Schallelement befindet, das mittels eines Motors um 30–60° geschwenkt wird. Für die vaginale 3D-Sonographie verwendet der Arzt eine elektronische Vaginalsonde, die ein frontales Volumen mit einem Winkel von 10–95° erfasst. Damit können Grauwertdaten, aber auch Farbdopplerinformationen erfasst werden (☞ Abb. 11.9–11.10).

Die 3D-Sonographie ermöglicht gegenüber dem konventionellen Ultraschall die frühzeitigere und genauere Erkennung von Fehlbildungen wie etwa einer *Lippen-Kiefer-Gaumenspalte* (☞ Abb. 11.7), einer *Ohrfehlbildung* oder einer gering ausgeprägten *Spina bifida*.

In der Gynäkologie dient die 3D-Sonographie der Beurteilung des Uterus (Uterusanomalien ☞ Abb. 4.33, 4.34) und der Ovarien (zystische Ovarialtumoren ☞ Abb. 4.29).

⚕ Mittels nicht-invasiver Diagnostik können heute zum Teil sehr detaillierte Angaben über den Zustand des Kindes gemacht werden. Definitive Aussagen über chromosomale Befunde erlaubt jedoch nur die invasive Diagnostik (☞ 11.3).

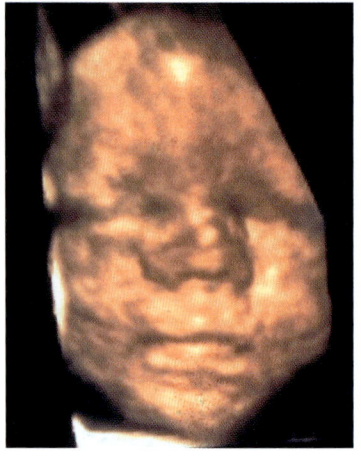
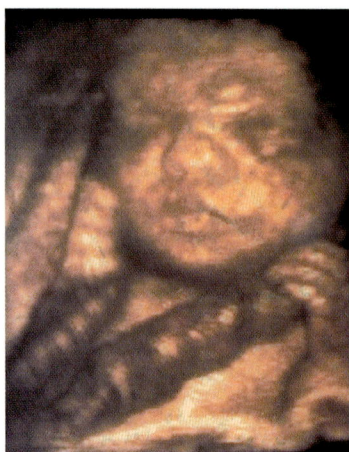

Abb. 11.9 und 11.10: Dreidimensionale Sonographie (3D-Sonographie).
Links ein normales Gesichtsprofil in der 24. Schwangerschaftswoche, rechts ein Fetus mit einer Nabelschnurumschlingung in der 28. Schwangerschaftswoche. In der Regel ist eine solche Nabelschnurumschlingung harmlos (☞ auch 12.4.2). [T156]

11.3 Invasive Verfahren der pränatalen Diagnostik

Zu den **invasiven Verfahren der pränatalen Diagnostik** gehören die Chorionzottenbiopsie, Amniozentese, Nabelschnurpunktion und Fetoskopie. Jedes dieser Verfahren ist mit einem Fehlgeburtsrisiko behaftet und bedarf daher der ausführlichen Aufklärung der Schwangeren und ihrem Einverständnis. Ein zeitlicher Abstand zwischen Aufklärung und Eingriff ist empfehlenswert.

Frühzeitig in der Schwangerschaft angewandte invasive Verfahren werden überwiegend zur Gewinnung kindlicher Zellen eingesetzt, um:

• Mit Hilfe eines **Karyogramms** (*Erbgutanalyse*, systematische Darstellung und anschließende Analyse der Chromosomen ☞ Abb. 11.14) festzustellen,
  – Ob das Kind eine normale Chromosomenanzahl von 46 besitzt oder ob Chromosomen überzählig sind oder fehlen
  – Ob Chromosomenstücke fehlen oder auf andere Chromosomen verlagert sind, was durch Verlust von Erbsubstanz ebenfalls zu Fehlbildungen und geistiger Retardierung führen kann
  – Welches Geschlecht das Kind hat. Dies spielt insbesondere bei Verdacht auf geschlechtsgebundene Krankheiten eine Rolle, die pränatal nicht direkt nachgewiesen werden können
• Durch molekulargenetische oder biochemische Verfahren zahlreiche Stoffwechselkrankheiten vor der Geburt zu diagnostizieren, darunter auch die *Mukoviszidose*, die bei uns häufigste angeborene Stoffwechselerkrankung.

Bei allen invasiven Verfahren der pränatalen Diagnostik ist – je nach Rhesus-Blutgruppensystem von Mutter und Kind – eine Rhesusprophylaxe (☞ 12.5.2) erforderlich, da es bei jedem dieser Verfahren aufgrund der dabei nicht zu umgehenden Verletzungen zu einem – wenn auch geringen – Blutaustausch zwischen Mutter und Kind kommen kann mit ggf. schwer wiegenden Folgen für das Kind.

🛏 Während der oft wochenlangen Wartezeit auf das Untersuchungsergebnis ist die psychische Belastung für die werdenden Eltern sehr groß. Die Pflegenden berücksichtigen dies und gehen entsprechend sensibel mit der Schwangeren/dem Paar um.

11.3.1 Chorionzottenbiopsie

Chorionzottenbiopsie (kurz *CVS* von *Chorion Villus Sampling*): Gewinnung von Chorionzotten in der Frühschwangerschaft zur Erstellung eines Karyogramms.

Chorionzotten: Bestehen aus kindlichem Gewebe und bilden die äußere Begrenzung der Fruchthöhle (☞ Abb. 10.7).

Die **Chorionzottenbiopsie** wird in der Regel zwischen der 10. und 12. SSW durchgeführt. Hierin liegt auch ihr Hauptvorteil gegenüber der Amniozentese: Die Diagnose einer kindlichen Erkrankung ist deutlich früher möglich, so dass ein evtl. folgender Schwangerschaftsabbruch für die Frau komplikationsärmer und weniger belastend ist.

Mittels Chorionzottenbiopsie können Chromosomenveränderungen und nach gezielter DNA-Analyse auch vererbbare Krankheiten wie Muskel- oder Stoffwechselerkrankungen festgestellt werden. Neuralrohrdefekte können nicht diagnostiziert werden, da der AFP-Wert zu diesem Zeitpunkt nicht bestimmt werden kann. Die Ergebnisse der Kurzzeitkulturen liegen bereits nach ca. 2 Tagen vor, müssen jedoch durch Langzeitkulturen (Dauer 2–3 Wochen) gesichert werden.

Nachteile der Methode sind die im Vergleich zur Amniozentese höhere Fehlgeburtenrate, die aufwändige Untersuchung des Materials, und die höhere Quote an Folgeuntersuchungen aufgrund nicht aussagekräftiger Befunde. Aussagen über Schweregrad und Ausprägung der jeweiligen Erkrankung/Fehlbildung sind nicht möglich.

Die Chorionzottenbiopsie kann *transabdominal* oder *transzervikal* vorgenommen werden, wobei die transabdominale Methode weniger Risiken birgt und daher am häufigsten angewandt wird. In der Regel entscheidet der Gynäkologe anhand der individuellen Uterus- und Plazentagegebenheiten über die Methode der Wahl.

Vorbereitung und Durchführung

Transabdominale Chorionzottenbiopsie

Für die **transabdominale Chorionzottenbiopsie** liegt die Frau auf dem Rücken. Nach Desinfektion und Abdecken des Abdomens wird die Plazenta unter Ultraschallkontrolle durch die mütterlichen Bauchdecken hindurch punktiert (vergleichbar dem Vorgehen bei Amniozentese ☞ Abb. 11.12) und Choriongewebe entnommen. Eine Lokalanästhesie ist meist nicht erforderlich. Bei der Untersuchung beruhigen die Pflegenden die oft unruhige und aufgeregte Schwangere und helfen dem Arzt, indem sie beispielsweise den Ultraschallkopf fixieren.

Das gewonnene Gewebe wird unmittelbar nach der Entnahme auf Menge und Qualität beurteilt. Anschließend werden die Zellen in einem genetischen Labor untersucht.

Transzervikale Chorionzottenbiopsie

Eine Woche vor einer **transzervikalen Chorionzottenbiopsie** wird ein vaginaler Abstrich entnommen, um evtl. vorhandene Bakterien nachzuweisen, die zu einer aufsteigenden Infektion führen könnten. In diesem Fall müsste vor dem Eingriff eine antibiotische Behandlung erfolgen.

Unmittelbar vor dem Eingriff sollte die Frau viel trinken, damit die Harnblase gefüllt und sonographisch gut lokalisierbar ist. Ist die Harnblase noch nicht ausreichend gefüllt, bieten die Pflegenden der Frau etwas zu trinken an.

Nach der Desinfektion der Vagina führt der Arzt unter sonographischer Sicht einen Katheter mit aufgesetzter Spritze in den Zervikalkanal ein und saugt zweimal Ge-

webe aus dem Chorion, die Chorionzotten, ab (☞ Abb. 11.11).

Komplikationen

Leichte Schmierblutungen oder geringer Fruchtwasserabgang nach der Punktion sind verhältnismäßig häufig, aber meist vorübergehend. Das Hauptrisiko der Chorionzottenbiopsie besteht in der Auslösung einer Fehlgeburt (ca. 3%, nach transzervikaler Biopsie höher), wobei die zu diesem Zeitpunkt natürliche Fehlgeburtenrate von 2,5–4% mit einbezogen werden muss). Ob ein erhöhtes Risiko von Extremitätenfehlbildungen besteht, kann noch nicht abschließend beurteilt werden.

Konnte nicht ausreichend Material gewonnen werden oder treten Interpretationsschwierigkeiten auf, z.B. durch Beimengungen mütterlichen Gewebes oder bei **Mosaiken** (unterschiedliches Erbgut innerhalb eines Organismus infolge von Mutationen), kann nur eine Amniozentese Klärung bringen.

> Da es sich bei den untersuchten Zellarten nicht direkt um kindliche Zellen handelt, findet sich eine höhere Rate an Fehldiagnosen und unklaren Befunden als bei der Amniozentese.

Pflege nach der Chorionzottenbiopsie

Pflege bei Amniozentese ☞ 11.3.2

- Nach dem Eingriff sollte die Schwangere ca. 2 Std. Bettruhe einhalten und sich über mehrere Tage schonen, insbesondere schweres Heben und Tragen vermeiden. Außerdem ist ein Verzicht auf Geschlechtsverkehr sowie heiße Bäder und Saunabesuche für eine Woche empfehlenswert
- Für den Folgetag vereinbaren die Pflegenden mit der Frau einen Termin zur Ultraschalluntersuchung zur Kontrolle des kindlichen Befindens und der Fruchtwassermenge
- Nach einer Woche sollte die Schwangere eine weitere Kontroll-Sonographie machen lassen.

11

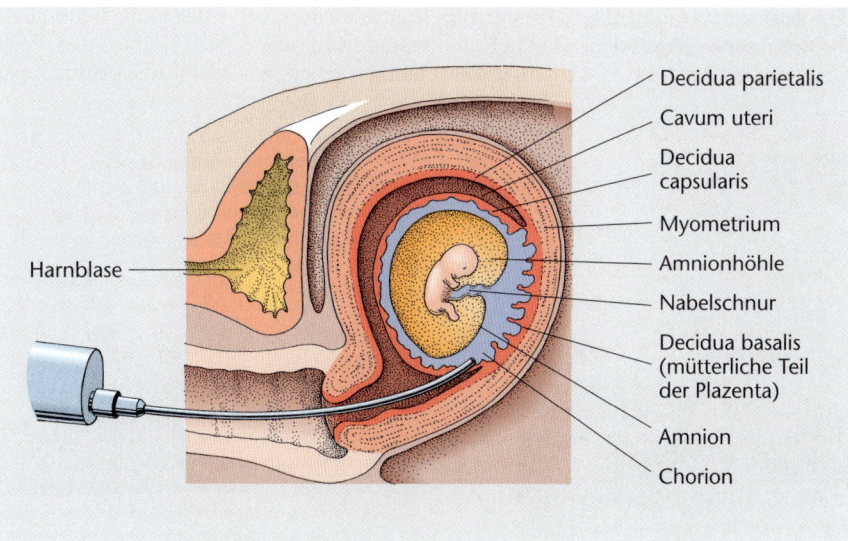

Harnblase

Decidua parietalis
Cavum uteri
Decidua capsularis
Myometrium
Amnionhöhle
Nabelschnur
Decidua basalis (mütterliche Teil der Plazenta)
Amnion
Chorion

Abb. 11.11: Transzervikale Chorionzottenbiopsie. [A400-190]

11.3.2 Amniozentese

> **Amniozentese** (*Amniocentese*, kurz *AC*, auch *Amnionpunktion, Fruchtwasserpunktion*): Transabdominale Punktion der Amnionhöhle zur klinisch-chemischen Fruchtwasserdiagnostik und/oder Gewinnung kindlicher Zellen.

Die **Amniozentese** kann zu unterschiedlichen Zeitpunkten in der Schwangerschaft durchgeführt werden. Je nach Zeitpunkt der Durchführung werden unterschieden:

- **Frühamniozentese** wird meist in der 13.–15. Schwangerschaftswoche durchgeführt. Aufgrund der geringen Fruchtwassermenge ist der Eingriff schwierig und das Abortrisiko hoch. Wenige fetale Zellen erschweren den Erfolg der Kultur, außerdem wird eine erhöhte Rate an Fehlbildungen der unteren Extremitäten vermutet
- **Standard-Amniozentese** im zweiten Trimenon, meist zur Gewinnung von kindlichen Zellen aus dem Fruchtwasser
- **Spätamniozentese** in der zweiten Schwangerschaftshälfte zur Bestimmung von Bilirubin im Fruchtwasser bei Unverträglichkeit im Rhesus-Blutgruppensystem und zur Beurteilung der Lungenreife bei drohender Frühgeburt (☞ 12.2.2) v. a. über den Lecithinspiegel im Fruchtwasser.

Die Amniozentese zur Gewinnung kindlicher Zellen wird am besten in der 15.–17. SSW durchgeführt, weil zu diesem Zeitpunkt mit 200 ml genügend Fruchtwasser zur Verfügung steht und die Zelldichte im Fruchtwasser ausreichend hoch ist. Nachteilig ist, dass das Ergebnis der Chromosomenuntersuchung wesentlich später vorliegt als bei der Chorionzottenbiopsie und ein zu diesem späten Zeitpunkt durchgeführter Schwangerschaftsabbruch für die Frau noch belastender ist (☞ 9.5).

Vorbereitung und Durchführung

In einigen Kliniken wird der Schwangeren vor einer Amniozentese Magnesium zur Prophylaxe von Uteruskontraktionen gegeben.

Nach Desinfektion und Abdecken des Abdomens führt der Arzt eine Nadel unter Sonographiekontrolle durch die mütterliche Bauchdecke in die Fruchtwasserhöhle ein und entnimmt 10–20 ml Fruchtwasser. Gelingt der erste Versuch zur Fruchtwasserpunktion nicht, kann er es ein zweites Mal probieren. Ein dritter Versuch darf wegen der erhöhten Abortgefahr nicht mehr erfolgen.

Nach der Punktion wird das versandfertige Fruchtwasser zusammen mit den Begleitpapieren in ein genetisches Labor geschickt. Dort werden die sich im Fruchtwasser befindlichen kindlichen Zellen kultiviert und auf Chromosomenaberrationen oder – bei entsprechendem Verdacht – Stoffwechselerkrankungen untersucht. Dies dauert ca. 2–3 Wochen. Als Schnelltest dient die *Fluoreszenz-in-situ-Hybridisierung* **(FISH)**, bei der an unkultivierten Zellen die Chromosomen 13, 18, 21, X und Y markiert und die markierten Chromosomen mikroskopisch gezählt werden. Das Ergebnis liegt innerhalb eines Tages vor. Da dieser Test jedoch Störungen der übrigen Chromosomen sowie strukturelle Chromosomenaberrationen nicht erfasst, liefert er nur ein vorläufiges Ergebnis und kann er die konventionelle Analyse nicht ersetzen.

Nur selten, etwa wenn die Fluoreszenz-in-situ-Hybridisierung eine Chromosomenanomalie ergibt *und* sonographisch *mehrere* für eine Chromosomananomalie typische Anomalien darstellbar sind, kann die Fluoreszenz-in-situ-Hybridisierung Grundlage des weiteren Handelns (hier des Schwangerschaftsabbruchs) sein.

Eine dem Fish-Test vergleichbare Schnell-Diagnostik ist die Untersuchung chromosomaler Veränderungen mittels einem molekulargenetischen Verfahren, der *DNA-Analyse*. Dabei wird aus dem im Fruchtwasser gewonnen Zellen die DNA isoliert und auf das Vorliegen eines bestimmten Markers untersucht. Dadurch lassen sich Rückschlüsse auf das betreffende Chromosom ziehen, ob z. B. das Chromosom 21 zwei oder drei Mal vorliegt. Auch diese Methode – sie ist in erster Linie ein Down-Syndrom-Screening – kann die klassische Chromosomenanalyse nicht ersetzen.

Außerdem wird bei jeder Amniozentese routinemäßig der AFP-Spiegel im Fruchtwasser bestimmt, da ein erhöhter AFP-Spiegel auf einen Neuralrohrdefekt hinweist. Bei entsprechendem Verdacht ist außerdem die Bestimmung der ZNS-spezifischen Acetylcholinesterase *(ACHE)* möglich, die bei Neuralrohr- oder Brustwanddefekten ebenfalls erhöht ist.

In späteren Schwangerschaftsstadien rücken klinisch-chemische Untersuchungen in den Vordergrund. Sie dienen vielfach der Abschätzung der kindlichen Gefährdung, der Entscheidung über eine evtl. erforderliche pränatale

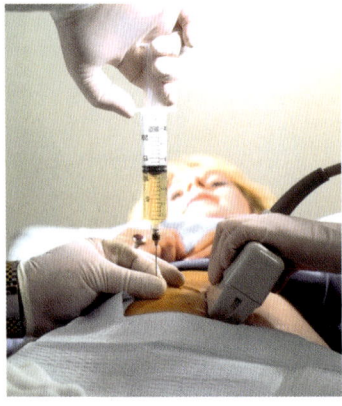

Abb. 11.12: Die Amniozentese wird in Rückenlage der Schwangeren unter sonographischer Kontrolle durchgeführt. Punktiert wird die Amnionhöhle an einer möglichst plazentafreien Stelle des Uterus. Eine Anästhesie ist nicht nötig. [J640]

Abb. 11.13: Lage der Punktionsnadel bei der Amniozentese. Viele Frauen fürchten, dass sich das Kind während der Punktion an der Nadel verletzen könnte, jedoch zieht sich das Kind in der Regel in eine „Ecke" des Uterus zurück, wo es sich ganz still verhält. [A400-190]

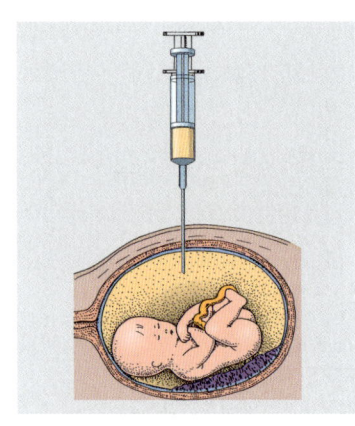

Therapie und Bestimmung des optimalen Entbindungszeitpunkts.

Komplikationen

Die Komplikationen reichen von (Schmier-)Blutungen und leichtem Fruchtwasserabgang über ausgeprägte Uteruskontraktionen und Verletzungen des Feten bis hin zum Abort (Risiko ca. 0,5–1 %).

⚕ Die lange Wartezeit bis das genaue Ergebnis der Untersuchung vorliegt wird von vielen Frauen als äußerst belastend empfunden. In diesen Wochen nehmen sie oft die ersten Kindsbewegungen wahr. Gleichzeitig beginnen manche Paare erst jetzt, sich Gedanken über mögliche Konsequenzen zu machen. Für viele Frauen ist es schwer, sich in dieser Situation, in der ihre Schwangerschaft noch zur Disposition steht, emotional darauf einzulassen. Bei auffälligen Befunden gibt es in den meisten Fällen keine Therapie, sondern es steht die Entscheidung über einen späten Schwangerschaftsabbruch an. Der Zeitpunkt eines Abbruchs kann sich noch weiter hinausschieben, wenn das Wachstum der Zellkultur nicht gelingt (in 2 % der Fälle) und eine Wiederholung der Untersuchung empfohlen wird. Ebenso wie die Chorionzottenbiopsie gibt auch die Amniozentese keine Auskunft über Schweregrad und Ausprägung der erhobenen Befunde. Über selten vorkommende Abweichungen und ihre Auswirkungen sind keine Aussagen möglich.

Pflege bei Amniozentese

- Meist vereinbaren die Pflegenden den Untersuchungstermin mit der Schwangeren
- Sie informieren die Frau über den Ablauf der Untersuchung und schicken sie nach dem Gespräch mit dem Arzt, der die Amniozentese durchführen wird, zur Toilette
- Während der Untersuchung assistieren sie dem Arzt und beruhigen ggf. die Patientin
- Nach der Untersuchung sind sie der Frau beim Wegwischen des Sonographie-Gels und des Hautdesinfektionsmittels behilflich und machen das gewonnene Material versandfertig

- Nach der Amniozentese sollte die Frau sich für 24 Stunden körperlich schonen
- Vor der Entlassung und in der Regel auch am Folgetag der Untersuchung wird das kindliche Befinden sonographisch kontrolliert.

11.3.3 Nabelschnurpunktion

⦂ **Nabelschnurpunktion** (kurz *NSP*, auch *fetal blood sampling*, kurz *FBS*, *Chordozentese*, *Cordozentese*): Transabdominale Punktion eines Nabelschnurgefäßes zu diagnostischen oder therapeutischen Zwecken. Hauptverfahren zur Gewinnung fetalen Blutes.

Bei der **Nabelschnurpunktion** wird ab der 18. Schwangerschaftswoche mit einer dünnen Nadel unter sonographischer Sicht durch die mütterliche Bauchwand hindurch ein Nabelschnurgefäß punktiert. Eine Nabelschnurpunktion kann aus diagnostischen wie therapeutischen Gründen indiziert sein.

Diagnostische Nabelschnurpunktion

Die **diagnostische Nabelschnurpunktion** dient der fetalen Blutgewinnung, z. B. bei Verdacht auf Blutgruppenunverträglichkeit (Bestimmung der Blutgruppe, des Hb und des Bilirubinspiegels des Feten), bei Infektionen des Feten (z. B. Röteln oder Toxoplasmose), zur Untersuchung seltener Erbkrankheiten sowie Stoffwechsel-Blut- und Muskelerkrankungen oder wenn bei fortgeschrittener Schwangerschaft eine rasche Chromosomenanalyse notwendig ist (die Kultur fetaler Lymphozyten aus dem Nabelschnurblut dauert nur wenige Tage). Jedoch darf nicht die geringste Kontamination mit mütterlichem Blut vorliegen, da sonst z. B. die Antikörper der Mutter als Ausdruck einer kindlichen Infektion fehlinterpretiert werden können

Eine Nabelschnurpunktion kann ambulant durchgeführt und während der Schwangerschaft mehrmals wiederholt werden. Die Komplikationsrate ist nicht so hoch wie bei der Fetoskopie, jedoch ist die Abortrate um 1–2 % höher als in Kontrollgruppen ohne Eingriff.

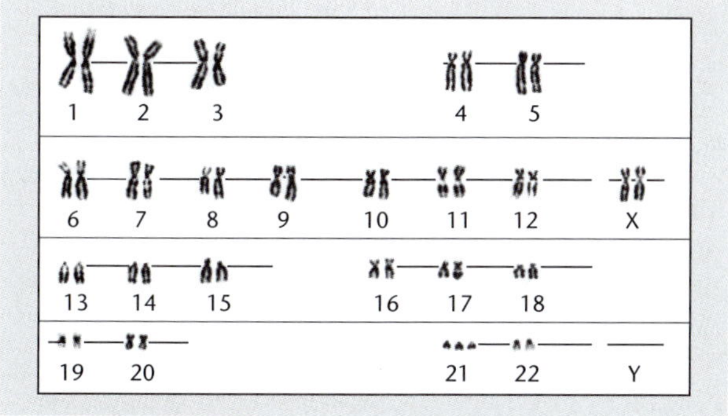

11

Abb. 11.14: Karyogramm eines Mädchens mit Down-Syndrom, Karyotyp: 47, XX, + 21. [E175]

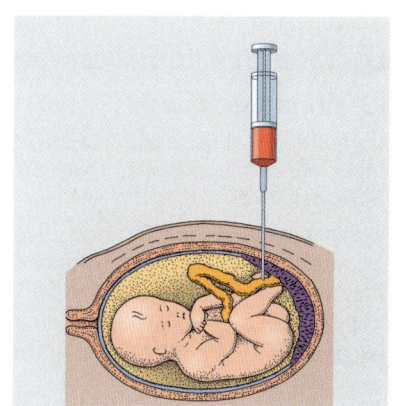

Abb. 11.15: Nabelschnurpunktion. [A400-190]

Therapeutische Nabelschnurpunktion

Für **therapeutische Eingriffe** kann das Kind über ein Anästhetikum, das in die Nabelschnur gespritzt wird, narkotisiert werden. Während das Ungeborene schläft, ist die Mutter nur örtlich am Bauch betäubt und kann den Eingriff bewußt miterleben. Auf diese Weise kann einem Fetus mit angeborenem Verschluss des Harnleiters z. B. ein Katheter in die fetale Blase gelegt und so die Zerstörung der fetalen Nieren verhindert werden. Ist ein Fetus anämisch, kann ihm über die Nabelschnur eine Bluttransfusion gegeben werden. In Amerika werden auch schon offene Operationen am Fetus durchgeführt (dann allerdings auch in Allgemeinnarkose der Mutter), z. B. um eine Spina bifida zu schließen. Dabei wird der Fetus mit einer warmen Salzlösung umspült. Die meisten Feten, die allerdings auch ohne den Eingriff keine Überlebenschance gehabt hätten, sind bei diesen Eingriffen bzw. kurz danach verstorben.

Ob die Medizin mit diesen Maßnahmen zu weit geht, ist nicht einfach zu beantworten. In jedem Fall müssen die Ärzte zusammen mit den Eltern ganz individuell entscheiden.

11.3.4 Fetoskopie

Bei der **Fetoskopie** wird das Kind mit Hilfe eines Endoskops direkt betrachtet. Am besten geeignet ist der Zeitraum zwischen der 17. und 24. SSW, da es dann genügend Fruchtwasser gibt und das Kind noch nicht zu groß ist, um es durch das Endoskop ansehen zu können.

Nach Sonographie und Injektion eines Lokalanästhetikums wird ein Hautschnitt angelegt, durch den das 1,8–3 mm dicke Endoskop mit Hilfe eines Trokars eingeführt wird.

Fetoskopien zur reinen Betrachtung des Kindes sind im Zeitalter von Sonographiegeräten mit ausgezeichneter Bildqualität kaum noch indiziert. Hauptindikationen der Fetoskopie sind daher die Entnahme von fetalen Leber- und Hautproben unter Sicht. Früher wurden Fetoskopien auch zur fetalen Therapie durchgeführt, etwa zur pränatalen Bluttransfusion bei Blutgruppenunverträglichkeit (☞ 12.5.2). Heutzutage wird der Fetus über die Nabelschnur unter Ultraschallkontrolle transfundiert (☞ oben).

Komplikationen sind Verletzungen der Plazenta und der Amnionhöhle, des Uterus mit Blutung in die Amnionhöhle, Spontanaborte und Frühgeburten.

Literatur und Kontaktadressen

📖 Literaturnachweis

1. Goerke, K. et al.: Klinikleitfaden Gynäkologie und Geburtshilfe. Elsevier, Urban & Fischer Verlag, München 2003

2. Denger, J.: Plädoyer für das Leben: Pränatale Diagnostik als gesellschaftliche Herausforderung, Verlag Freies Geistesleben, Stuttgart 1994

3. Lammert, C.: Psychosoziale Beratung in der Pränataldiagnostik. Ein Praxishandbuch, Hogrefe Verlag, Göttingen 2002

4. Mansfield, C.; Hopfer, S.; Marteau, T. M.: Termination Rates After Prenatal Diagnosis of Down Syndrome, Spina Bifida, Anencephaly, an Turner and Klinefelter Syndromes: A Systematic Literature Review. 1999, Prenat. Diagn. 19: 808–812

5. Merz, E.: Sonographische Diagnostik in Gynäkologie und Geburtshilfe. Thieme Verlag, Stuttgart 2002

6. Entezami, M.: Ultrasound Diagnosis of Fetal Anomalies, Thieme Verlag, Stuttgart 2003

7. www.MeinkleinesKind.de (Dokumentarfilm der Hebamme und Filmemacherin Katja Baumgarten über Geburt und Tod ihres Sohnes, bei dem schwerste Entwicklungsstörungen diagnostiziert wurden. Empfehlenswert für Frauen, die vor der Entscheidung stehen, ob sie ihr als schwer krankes oder mit infauster Prognose diagnostiziertes Kind austragen wollen.)

Vertiefende Literatur

Degener, Th.: Die Geburt eines behinderten Kindes als Schaden. In: Netzwerk gegen Selektion durch Pränataldiagnostik. Rundbrief 5, April 1998. Zu bestellen beim Bundesverband für Körper- und Mehrfachbehinderte e.V., Brehmstr. 5–7, 40239 Düsseldorf. www.bvkm.de

Dörr, G.; Grimm, R.; Neuer-Miesbach, T. (Hrsg.): Aneignung und Enteignung. Der Angriff der Bioethik auf Leben und Menschenwürde. Verlag selbstbestimmtes leben, Düsseldorf 2000

Ensel, A.: Hebammen im Konfliktfeld der pränatalen Diagnostik. Zwischen Abgrenzung und Mitleiden. HGH Schriftenreihe 20, Karlsruhe 2002

Frauen Forum Reproduktionsmedizin (Hrsg.): Reproduktionsmedizin und Gentechnik. Frauen zwischen Selbst- und Freundbestimmung und gesellschaftlicher Normierung. Köln 2002. Zu bestellen bei der Bundeszentrale für gesundheitliche Aufklärung, Bestellnr.: 13307000

Kirchner-Asbrock, E.; Kurmann, M.: Schwanger sein – ein Risiko? Informationen und Entscheidungshilfen zur vorgeburtlichen Diagnostik:. Zu bestellen beim Bundesverband für Körper- und Mehrfachbehinderte e.V., Brehmstr. 5–7, 40239 Düsseldorf. www.bvkm.de

Kollek, R.: Präimplantationsdiagnostik, Embryonenselektion, weibliche Autonomie und Recht. Francke Verlag, Tübingen/Basel 2002

Maier, B.: Ethik in der Gynäkologie und Geburtshilfe. Entscheidungen anhand klinischer Fallbeispiele. Springer Verlag, Berlin 2000

Weigert, V.: Bekommen wir ein gesundes Kind? Pränatale Diagnostik: Was vorgeburtliche Untersuchungen nutzen. Rowohlt Verlag, Reinbek 2001

Willenbring, M.: Pränatale Diagnostik und die Angst vor einem behinderten Kind. Asanger Verlag, Kröning 1999

✉ Kontaktadressen

1. Deutsches Down-Syndrom InfoCenter, Hammerhöhe 3, 91207 Lauf a. d. Pegnitz; www.ds-infocenter.de

Wiederholungsfragen

1. Welche ethischen Bedenken sind bei der pränatalen Diagnostik zu berücksichtigen? (☞ 11.1)

2. Vor welcher Problematik stehen werdende Eltern heute? (☞ 11.1.)

3. Mit welchen Auseinandersetzungen sind die beim späten Abbruch beteiligten Professionen konfrontiert? (☞ 11.1.)

4. Welche Maßnahmen beinhaltet die pränatale Diagnostik? (☞ 11.1)

5. Was ist die spezifische Problematik der frühen Screenings? (11.2.2.)

6. Was kann durch eine Erbgutanalyse festgestellt werden? (☞ 11.3.1 und 11.3.2)

7. Was ist bei einer Amniozentese von den Pflegenden zu beachten? (☞ 11.3.2)

8. Wie wird eine Patientin mit einer Chorionzottenbiopsie betreut? (☞ 11.3.1)

11

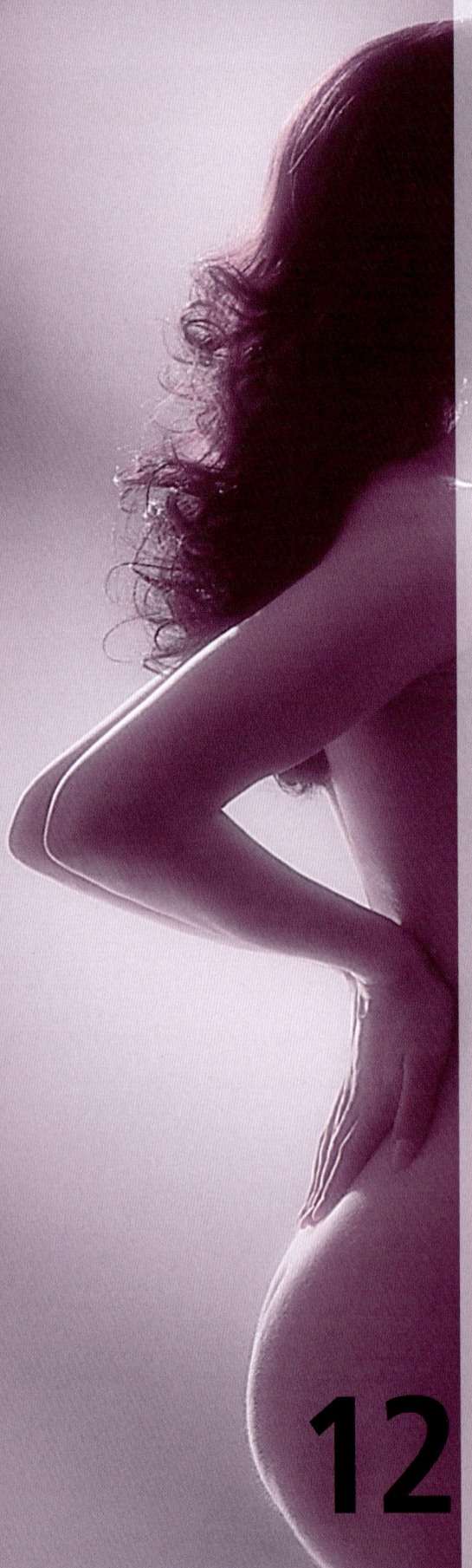

12 Pathologische Schwangerschaft

12.1 **Extrauteringravidität**

Extrauteringravidität *(EU, EUG, ektope Gravidität)*: Einnisten *(Nidation)* der befruchteten Eizelle *(Zygote)* außerhalb des Uterus. Auftreten in ca. 98% der Fälle als **Tubargravidität** *(Eileiterschwangerschaft)*, selten als **Ovarialgravidität** *(Eierstockschwangerschaft)*, **Abdominalgravidität** *(Bauchhöhlenschwangerschaft, Peritonealgravidität)* mit Einnistung der Eizelle in das Peritoneum oder **Zervixgravidität** (Implantation in der Zervix). Häufigkeit ca. 1–2% aller Schwangerschaften.

Krankheitsentstehung

Ursache für **Tubar-** und **Abdominalgraviditäten** sind neben einer zu frühen Nidationsreife der Eizelle Veränderungen der Tube, welche die Aufnahme der befruchteten Eizelle am Fimbrienende (☞ Abb. 12.1) verhindern und/oder zu einer gestörten Tubendurchgängigkeit führen. Hier sind beispielsweise zu nennen:

- Verklebungen und eine gestörte Motilität der Tube bei Schäden der Tubenmuskulatur durch vorangegangene Adnexitiden (☞ 4.4.1)
- Angeborene oder nach Abszessbildung erworbene Divertikel
- Verwachsungen und Verklebungen nach mikrochirurgischen Eingriffen bei tubarer Sterilität (☞ 8.3.2)
- Vernarbungen und Stenosen aufgrund früherer Extrauteringraviditäten
- Tubenstenosen durch Vernarbungen bei Endometriose (☞ 4.5.2)
- Bleibende Tubenwandschädigungen durch aszendierende Infektionen beim Tragen eines Intrauterinpessars (☞ 9.4.2).

Ursache für die **Ovarialgravidität** ist meist ein gestörter Ei-Auffangmechanismus der Tube. Als ursächlich für die seltene **Zervixgravidität** werden Störungen des Endometriums und/oder eine verspätete Nidationsreife der Eizelle angesehen.

Symptome

Oft wird eine Extrauteringravidität von den Frauen gar nicht bemerkt, da die Frucht wegen der ungünstigen Nidationsbedingungen (z.B. unzureichende Ernährung) frühzeitig zugrunde geht. Findet eine Nidation statt, hängen die Symptome davon ab, *wo* sich die Zygote eingenistet hat.

Tubarabort

Tubarabort: Ausstoßung der Frucht aus der Tube; je nach Lokalisation in die Bauchhöhle oder den Uterus.

Nach Einnistung der Zygote im weiten Abschnitt der Tube **(ampulläre Tubargravidität)** wird die Eizelle an der Nidationsstelle von **Dezidua** überzogen. Hierbei handelt es sich normalerweise um die während einer Schwangerschaft weiterentwickelte Funktionalis der Gebärmut-

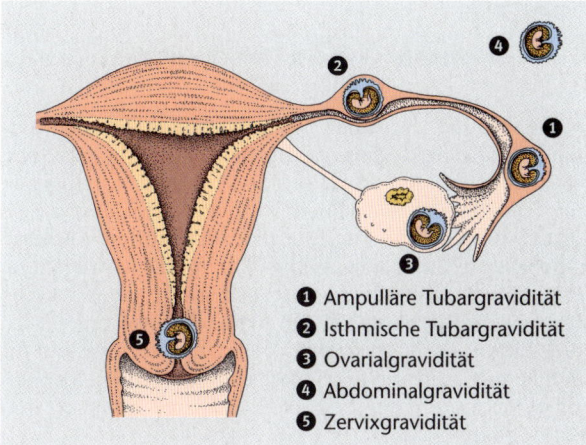

Abb. 12.1: Mögliche Lokalisationen einer Extrauteringravidität. Weitaus am häufigsten sind dabei Tubargraviditäten. [A400-190]

❶ Ampulläre Tubargravidität
❷ Isthmische Tubargravidität
❸ Ovarialgravidität
❹ Abdominalgravidität
❺ Zervixgravidität

terschleimhaut, doch können sich auch die Bindegewebszellen der Tubenschleimhaut im Falle einer Schwangerschaft in Deziduazellen umwandeln.

Zunächst hat die Frucht Platz zum Wachsen. Reicht der Platz nicht mehr aus, platzt die Dezidua und es kommt zu einer Blutung in die Tubenwand (☞ Abb. 12.2) und das Tubenlumen **(innerer Fruchtkapselaufbruch).** Daraufhin setzen wehenartige Kontraktionen der Tubenwand ein, infolge derer das Hämatom in die Bauchhöhle entleert und das Schwangerschaftsprodukt in die Bauchhöhle ausgestoßen wird. Charakteristisch für diesen **Tubarabort** sind langsam zunehmende Unterleibsschmerzen nach einer vorangegangenen Amenorrhoe von 5–7 Wochen (also in der 6.–8. SSW) und dem Auftreten erster subjektiver Schwangerschaftszeichen (☞ 10.3.3), evtl. setzen auch geringe vaginale Schmierblutungen ein.

In seltenen Fällen wächst die Frucht bei Platzmangel aus dem Fimbrienende der Tube heraus, um ein größeres Areal zum Einnisten zu finden, z.B. im Douglas-, Rektum- oder Dünndarmperitoneum. Dies wird als **sekundäre Abdominalgravidität** bezeichnet.

12

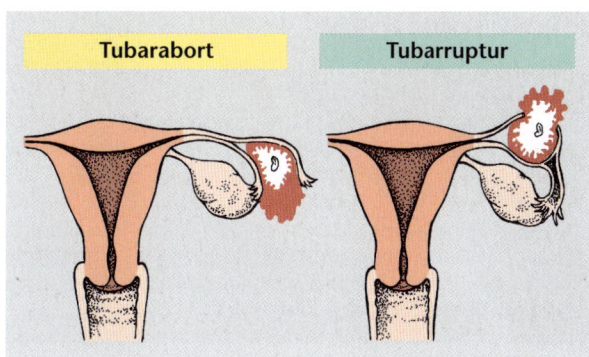

Abb. 12.2: Tubarabort bei Extrauteringravidität im weiten, ovarnahen Abschnitt der Tube und Tubarruptur im engen, uterusnahen Tubenabschnitt. [A400-190]

Tubarabort | **Tubarruptur**

Tubarruptur

> **Tubarruptur**: Platzen der Tube; selten.

Nistet sich die Zygote im mittleren, engen Teil der Tube ein **(isthmische Tubargravidität),** dringen die sich entwickelnden Zotten durch die Muskelwand der Tube bis zum Peritoneum vor. Daraufhin platzt die Dezidua, die Frucht wird in die Bauchhöhle ausgestoßen **(äußerer Fruchtkapselaufbruch),** und es kommt zu starken intraabdominellen Blutungen mit Ausbildung eines Akuten Abdomens. Die Frau verspürt plötzlich einsetzende starke Unterleibsschmerzen und Übelkeit, und es besteht die Gefahr eines hämorrhagischen Schocks. Diese Symptome treten etwa in der 5.–7. SSW auf. Eine Temperaturerhöhung ist möglich.

Ovarial-, Abdominal- und Zervixgravidität

Nistet sich die Zygote im Ovar ein **(Ovarialgravidität),** kommt es in der Regel in der 6.–7. Schwangerschaftswoche zum Bild eines Akuten Abdomens.

Bei einer **Abdominalgravidität** sind die Symptome uncharakteristisch, da (zunächst) genügend Raum zum Wachsen der Frucht vorhanden ist. Infolge Ernährungsstörungen stirbt die Frucht in aller Regel aber nach einer gewissen Zeit ab.

Eine **Zervixgravidität** zeigt sich durch Unterbauchschmerzen und Übelkeit.

Diagnostik und Behandlungsstrategie

Kommen die Patientinnen mit dem Bild eines Akuten Abdomens ins Krankenhaus, werden sie in der Regel zunächst von den Chirurgen untersucht, die dann ein gynäkologisches Konsil in die Wege leiten.

Gynäkologische Untersuchung

Bei einer Tubargravidität ist die verdickte Tube tastbar. Der Uterus ist weich und aufgelockert, aber meist nicht so groß, wie es der Schwangerschaftsdauer entspräche.

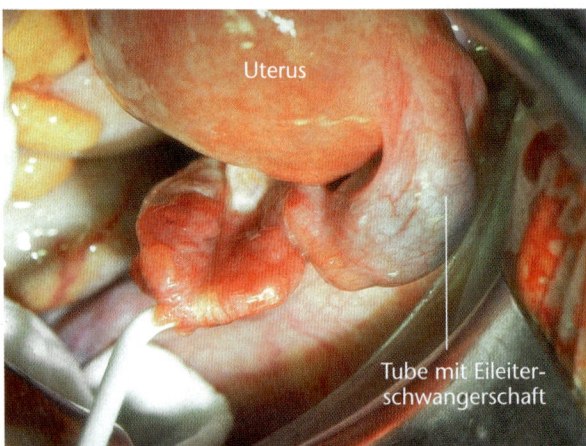

Abb. 12.3: OP-Situs einer isthmischen Tubargravidität. Erkennbar sind der vergrößerte, gut durchblutete Uterus und das linke hyperämisierte Tubenende. Der uterusnahe Tubenabschnitt ist verdickt und schimmert weißlich-livide. [T194]

Manchmal besteht eine Blutung aus der Zervix (Abbruchblutung bei nachlassender Hormonbildung). Der Unterleib der Patientin ist stark druckschmerzhaft, meist verbunden mit einer deutlichen Abwehrspannung, weswegen die Palpation oft nicht aussagekräftig ist.

Schwangerschaftstest

Der Schwangerschaftstest im Blut ist häufig positiv, das HCG liegt jedoch meist niedriger, als es der Schwangerschaftsdauer entspräche.

Sonographie und Laparoskopie/Laparotomie

Für das weitere Vorgehen entscheidend ist die vaginale Sonographie, welche die Verdickung der Tube oder Flüssigkeit im Douglas-Raum bei leerer Gebärmutterhöhle zeigt. In der Regel erfolgt dann eine Laparoskopie, welche die Diagnose sichert und gleichzeitig die Entfernung der Frucht unter Erhalt der betroffenen Tube ermöglicht. In Spätstadien oder im Schock erfolgt eine Laparotomie, häufig mit Entfernung der gesamten Tube.

Alternativ kommt heute für einen Teil der Frauen (insbesondere in sehr frühen Stadien oder mit Zervixgravidität) die Gabe des Zytostatikums Methotrexat in Betracht, welches die Frucht absterben lässt.

> Da die Symptome einer Extrauteringravidität sehr vielgestaltig sind und v.a. denen einer Appendizitis, einer Pyelonephritis (☞ 5.5.2) oder Adnexitis (☞ 4.4.1) täuschend ähneln können, fragt der Arzt bei Bauchschmerzen einer Frau im gebärfähigen Alter zum Ausschluss einer Extrauteringravidität stets nach dem Zeitpunkt der letzten Regelblutung und veranlasst ggf. entsprechende Untersuchungen.

Pflege bei Extrauteringravidität

Allgemeine perioperative Pflege ☞ *2.2*

Pflege bei gynäkologischen Operationen ☞ *4.2.5*

Pflege bei Laparoskopie ☞ *1.8.1*

Um die psychische Belastung der Frau durch den Anblick gesunder Neugeborener und glücklicher Wöchnerinnen nicht zu vergrößern, werden Frauen mit dem Verdacht auf eine Extrauteringravidität auf einer gynäkologischen (nicht geburtshilflichen) Station betreut. Die Patientinnen können bei Aufnahme schwer krank, aber auch nur leicht beeinträchtigt sein. Stets ist jedoch damit zu rechnen, dass sich sehr schnell ein akut lebensbedrohlicher Zustand entwickelt:

- Bis zur Operation Vitalzeichen regelmäßig kontrollieren und auf Zeichen eines Akuten Abdomens achten (der Arzt nimmt zusätzlich bis zu zweimal täglich Blut zur Hb-Kontrolle ab)
- Blutgruppe der Mutter bestimmen und je nach Hb zwei Erythrozytenkonzentrate bereitstellen lassen
- Patientin nüchtern lassen. Die Flüssigkeitszufuhr wird vom Arzt über Infusionen sichergestellt, wenn die Diagnose noch unklar ist und es bis zur vermutlichen Operation noch länger dauert
- Patientin bei gesicherter Diagnose zur Laparoskopie oder Laparotomie vorbereiten (ärztliche Anordnung)
- Psychische Lage der Patientin berücksichtigen. Da es

sich meist um junge Frauen handelt, verläuft die postoperative Phase in der Regel komplikationslos. Nicht unterschätzt werden darf die psychische Belastung der Frau, v.a. wenn es sich bei der Extrauteringravidität um die erste Schwangerschaft oder um eine Schwangerschaft mit Hilfe der *Reproduktionsmedizin* („Fortpflanzungsmedizin" ☞ 8.3) handelte oder wenn bereits die zweite Tube entfernt werden musste. Die Frau beginnt in aller Regel um ihr verlorenes Kind zu trauern (☞ 8.4 und 12.5.4). Fragen bezüglich der Chance auf weitere Schwangerschaften sollten realistisch beantwortet werden, von Pflegenden allerdings erst nach Aufklärung der Patientin durch den Arzt. Ist die Patientin noch nicht aufgeklärt, ziehen die Pflegenden zur Beantwortung der Fragen den Arzt hinzu. Geht es der Frau psychisch schlecht, kann es sinnvoll sein, soziale Dienste oder den Krankenhausseelsorger einzuschalten.

- Bei Rh-negativen Patientinnen muss eine Anti-D Prophylaxe erfolgen (☞ 12.5.2).

Prognose

Die Prognose ist bei rechtzeitiger Diagnosestellung gut. Allerdings ist das Risiko einer Extrauteringravidität nach einer tubenerhaltenden Operation bei einer erneuten Schwangerschaft auf ca. 10–20% erhöht. Die meisten Patientinnen nehmen dies jedoch im Vergleich zum Verlust der Tube in Kauf.

12.2 Störungen der Schwangerschaftsdauer

12.2.1 Abort

> **Abort** *(Fehlgeburt):* Vorzeitige Ausstoßung des Embryos oder Fetus bei einem Gewicht von unter 500 g *und* Fehlen aller Lebenszeichen (Herzschlag, Pulsation der Nabelschnur, Atembewegungen). Nach dem Zeitpunkt unterteilt in **Frühaborte** bis zur 16. SSW und **Spätaborte** nach der 16. SSW.
>
> Die meisten Aborte setzen so früh ein, dass die Frau sie überhaupt nicht bemerkt. Nur etwa 20% der befruchteten Eizellen führen auch wirklich zu einer ausgetragenen Schwangerschaft.

Krankheitsentstehung

Als Ursache für einen **Abort** kommen viele Faktoren in Frage, doch bleibt die eigentliche Ursache in den meisten Fällen unbekannt:

- Chromosomenanomalien
- Endokrine Faktoren, z.B. eine Corpus-luteum-Insuffizienz (☞ 8.1)
- Infektionen, etwa Toxoplasmose (☞ 12.5.3), Zytomegalie (☞ 12.5.3) oder Harnwegsinfekte
- Fehlbildungen des Uterus (☞ 4.5.1) oder Zervixinsuffizienz (Hauptursache von Spätaborten)
- Mütterliche Stoffwechselerkrankungen wie Diabetes mellitus (☞ 12.7.1) oder Hypothyreose
- Psychische Belastungen der Mutter

- Umwelteinflüsse und ungesunde Lebensführung der Mutter
- Immunologische Faktoren, z.B. ein Mangel an **EPF** *(early pregnancy factor),* ein Eiweiß, welches die mütterliche Immunantwort herabsetzt, und somit eine Abstoßung der Früh-Schwangerschaft noch vor der Implantation verhindert.

Symptome und Untersuchungsbefund

Die Frau bemerkt die drohende oder beginnende Fehlgeburt meist durch eine schmerzlose vaginale Blutung. Im weiteren Verlauf wird die Blutung stärker, und es treten wehenartige, ziehende Unterbauchschmerzen hinzu.

Spätaborte bei Zervixinsuffizienz beginnen meist mit dem Sprung der Fruchtblase ohne Wehen oder Blutungen. Fieber und eitriger Fluor sowie ansteigende Infektionsparameter (etwa CRP) weisen auf einen **febrilen Abort** mit Gebärmutterinfektion hin. Gelangt infektiöses Material in die mütterliche Blutbahn, entwickelt sich der infektiöse, febrile Abort zum **septischen Abort,** bei dem zusätzlich Kreislaufsymptome, ggf. mit ZNS-Beteiligung (Unruhe, Bewusstseinstrübung), bestehen und der zu einem Endotoxinschock führen kann.

Bei der körperlichen Untersuchung ist der Uterus gemäß der Schwangerschaftsdauer vergrößert. Ausnahme ist die *verhaltene Fehlgeburt* **(missed abortion),** bei der die abgestorbene Frucht nicht ausgestoßen wird, sondern über Wochen in der Gebärmutter verbleibt. Der Uterus ist hier kleiner als erwartet.

Diagnostik und Differentialdiagnose

Hauptziel der Diagnostik ist es, bei zweifelhaftem Untersuchungsbefund festzustellen, ob der Embryo noch lebt und daher ein Versuch gerechtfertigt ist, die Schwangerschaft zu erhalten. Heute geschieht dies mit Hilfe der Sonographie, welche die Herzaktionen und Bewegungen des Embryos darstellt. Außerdem kann eine Verlaufskontrolle des HCG-Spiegels im Blut angezeigt sein, da dieser nach Absterben der Frucht sinkt.

Bei missed abortion oder septischem Abort können durch den Verbrauch von Gerinnungsfaktoren und Thrombozyten Blutgerinnungsstörungen auftreten, die zu einer gesteigerten Blutungsneigung führen.

Behandlungsstrategie

Bei einem **Abortus imminens,** d.h. einer drohenden Fehlgeburt mit (noch) lebendem Embryo, erfolgt eine konservative Behandlung mit dem Ziel, die Schwangerschaft aufrechtzuerhalten:

- Absolute Bettruhe, erst nach Sistieren der Blutung langsame Mobilisation
- Wehenhemmung durch Magnesium, z.B. Magnesium Verla®, oder nach der 16. SSW durch Tokolytika (☞ Pharma-Info 12.7)
- Regelmäßige Sonographie- und HCG-Kontrollen.

Steht fest, dass der Embryo/Fetus abgestorben ist, muss sichergestellt werden, dass der Uterus völlig entleert wird, da Gewebereste z.B. zu Infektionen, Blutungen und Polypen führen können. Ob die Gebärmutterentleerung nach einer spontanen Fehlgeburt vollständig ist **(Abortus com-**

12

pletus) oder ob Reste zurückgeblieben sind **(Abortus in-completus),** kann klinisch meist nicht festgestellt werden.

Bei **Frühabort** daher stets:
- Abrasio (☞ 1.9.3). Bei nicht ausreichend geöffnetem Muttermund können 4–6 Stunden vor dem Eingriff Prostaglandine in Form von Vaginaltabletten zur *Zervixreifung* verabreicht werden. Hierdurch wird die Zervix weicher und der Muttermund öffnet sich
- Während oder nach der Abrasio Gabe von Oxytocin oder Methylergometrin (etwa Syntocinon® bzw. Methergin® ☞ Pharma-Info 12.7) zur Unterstützung der Uterusrückbildung und Verkleinerung der Nidationsstelle und damit Blutungsquelle
- Bei rh-negativen Frauen Anti-D-Prophylaxe (☞ 12.5.2), da auch bei einer Fehlgeburt kindliches Blut in den Blutkreislauf der Mutter gelangen kann.

Bei einem **febrilen** oder **septischen Abort** sind zusätzlich eine intravenöse Antibiotikagabe sowie die Verhütung bzw. Behandlung des (drohenden) Schocks und der Gerinnungsstörungen erforderlich.

Eine Besonderheit stellt der **Spätabort** dar, bei dem der Fetus schon zu groß ist, um ausgeschabt zu werden. Er muss, wie auch eine Totgeburt bei intrauterinem Fruchttod (☞ 12.5.4), geboren werden. Zur Geburtseinleitung des nicht wehenbereiten Uterus werden Prostaglandine, z. B. Nalador®, intravenös und/oder lokal am Gebärmuttermund verabreicht. Wegen der vielen Nebenwirkungen muss die Gebärende dabei engmaschig überwacht werden (Vitalzeichen, Flüssigkeitsbilanz, Infusionstherapie). Auf Wunsch erhält die Frau vom Arzt Analgetika und/oder Sedativa, möglich ist auch eine Periduralanästhesie. Nach dem Eingriff muss der Milchbildung medikamentös entgegengewirkt werden (☞ 15.4.6).

Pflege

Allgemeine perioperative Pflege ☞ 2.2
Pflege bei gynäkologischen Operationen ☞ 4.2.5
Pflege nach Abrasio ☞ 1.9.3

Sowohl bei einer drohenden als auch bei einer unabwendbaren Fehlgeburt befindet sich die Frau in einer Krisensituation, die von der Sorge um das Ungeborene bzw. von der Trauer um das verlorene Kind bestimmt ist. Daher ist die psychische Begleitung wesentlicher Bestandteil der Pflege (☞ auch 12.5.4).

Um eine Konfrontation der „trauernden Frau" mit den meist glücklichen Wöchnerinnen zu vermeiden, wird die Patientin auf einer gynäkologischen Station betreut (es sei denn, sie möchte auf der Entbindungsstation liegen).

Pflege bei Abortus imminens
- Patientin absolute Bettruhe einhalten lassen; sie entsprechend bei der Körperpflege unterstützen und alle notwendigen Prophylaxen durchführen
- Regelmäßig Vitalzeichen kontrollieren, um Schock- oder Infektionszeichen rechtzeitig zu erfassen. Patientin auf vaginale Blutungen beobachten (Vorlagenkontrolle)
- Ruhe und Gelassenheit vermitteln, jedoch die Patientin über den drohenden Verlust des Kindes nicht hinwegtäuschen. Dem Paar Gelegenheit geben, bereits im Krankenhaus ohne Zuhörer über das Geschehene zu sprechen.

Pflege bei Abortus incipiens
Patientin wie beim Abortus imminens pflegen bis feststeht, dass das Kind wirklich abgestorben ist. Dann wie bei Abortus completus, incompletus und missed abortion.

Abortus imminens (drohende Fehlgeburt)	Abortus incipiens (beginnende, unabwendbare Fehlgeburt)	Abortus incompletus (unvollständige Fehlgeburt)	Abortus completus (vollständige Fehlgeburt)	Missed abortion (verhaltene Fehlgeburt, nicht ausgestoßene Fehlgeburt)
Symptome: • Leichte Blutung oder Wehen • Muttermund ist geschlossen • Embryo lebt	**Symptome:** • Stärkere Blutungen und Wehen • Muttermund öffnet sich • Schwangerschaft irreversibel gestört	**Symptome:** • (Starke) Blutung und/oder Wehen • Muttermund ist offen oder wieder geschlossen • Uterus ist nicht völlig entleert	**Symptome:** • Keine Blutung, evtl. etwas blutiger Fluor • Keine Wehen • Muttermund ist meist wieder geschlossen	**Symptome:** • Keine Blutung, keine Wehen • Muttermund ist geschlossen • Kein Wachstum des Uterus • Embryo abgestorben
Befund	**Befund**	**Befund**	**Befund**	**Befund**

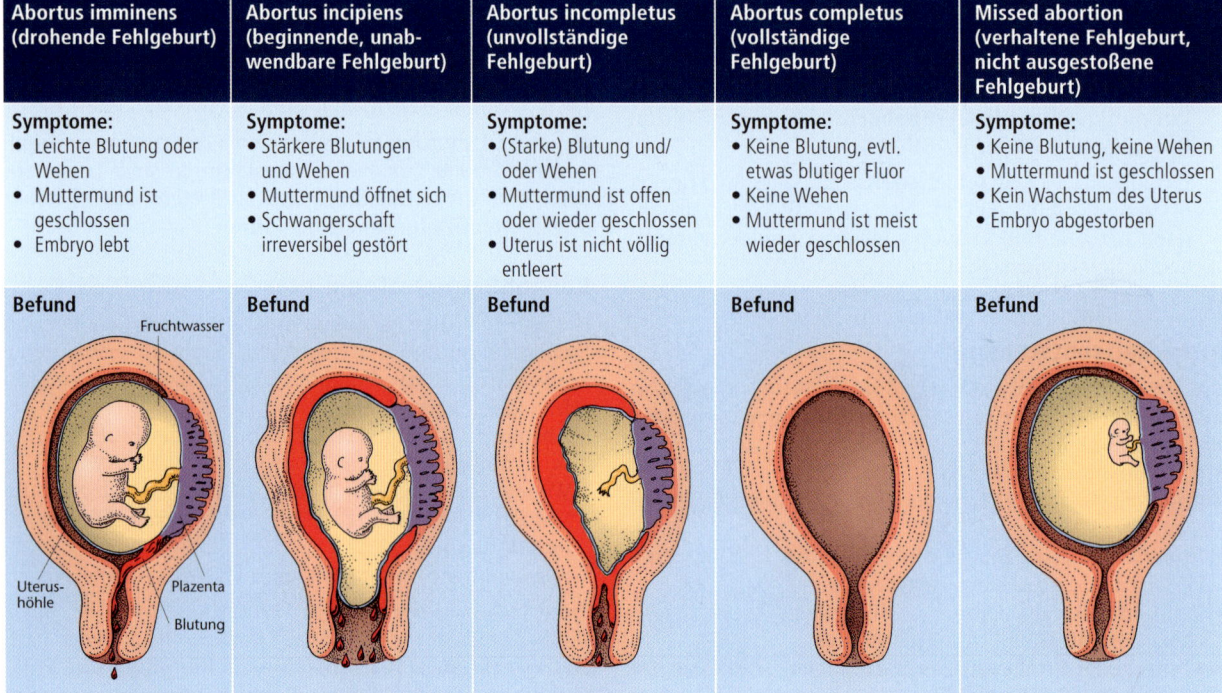

Tab. 12.4: Frühabortstadien und evtl. vorhandene Symptome. [A400-190]

Pflege bei Abortus completus, incompletus und missed abortion

- Regelmäßig Vitalzeichen und Blutung kontrollieren, Patientin auf Anweisung zur Abrasio vorbereiten
- Patientin regelmäßig auf Schmerzen beobachten. Bei starken Schmerzen Analgetika auf Arztanordnung verabreichen
- Gesprächsbereit sein. Die Trauerarbeit um ein verlorenes Kind braucht Zeit. Manchmal kann es sinnvoll sein, einen Seelsorger oder den psychologischen Dienst hinzuzuziehen
- Kontakte vermitteln. In einigen Städten gibt es Selbsthilfegruppen, an die sich die Betroffenen wenden können. Bei der Entlassung ist die Frau häufig noch nicht in der Lage, Interesse an Elterninitiativen und Selbsthilfegruppen zu entwickeln. Die Pflegenden geben ihr aber entsprechende Adressen mit, damit sie zu einem späteren Zeitpunkt Kontakt mit diesen aufnehmen kann.

Pflege bei Spätabort

Begleitung von Frauen/Eltern bei der Geburt eines toten Kindes ☞ 12.5.4

- Engmaschig Vitalzeichen kontrollieren, Flüssigkeitsbilanz erstellen, Blutung kontrollieren, auf Infektionszeichen achten
- Bezüglich des Entlassungstermins Wünsche der Frau mitberücksichtigen. Häufig möchten die Frauen schon kurz nach der Entbindung aus dem Krankenhaus entlassen werden, um das ganze Geschehen in Ruhe verarbeiten zu können. Dem Wunsch sollte entsprochen und eine ambulante Nachsorge durch eine Hebamme organisiert werden.

Prognose und Rezidivprophylaxe

Nach einer Fehlgeburt ist das Risiko einer wiederholten Fehlgeburt bei erneuter Schwangerschaft auf ca. 25 % erhöht. Die Wiederholungsgefahr ist ursachenabhängig. Ist eine vorzeitige Öffnung des Muttermundes (**Zervixinsuffizienz**) Ursache der Fehlgeburt, so kann bei einer erneuten Schwangerschaft ein **Cerclagepessar** eingelegt (☞ Abb. 12.5–12.6) oder eine Cerclage (frz. *Umschlingung*) durchgeführt werden.

Bei der Pessareinlage wird der Zervikalkanal durch einen Ring, bei der Cerclage durch Umschlingung der Zervix mit einem nicht resorbierbaren Faden verschlossen, der rechtzeitig vor der Geburt wieder entfernt wird. Bei Z. n. zwei oder mehr Fehlgeburten (**habitueller Abort**) ist eine gründliche Ursachensuche empfehlenswert, da dann organische Ursachen wie Gebärmuttererkrankungen oder genetische Schädigungen der Eltern vorliegen können.

Nach einer Cerclage kommt es zu operationsbedingten Vernarbungen, die zu einer langsameren Dehnung der Zervix und dadurch zu einer verlängerten Eröffnungsperiode und zu Zervixrissen führen können. Dies sollten Arzt und Hebamme bei der Geburt beachten.

12.2.2 Frühgeburt

Frühgeburt: Geburt vor Vollendung der 37. SSW. In Deutschland ca. 7 % aller Geburten. Im Vergleich zu früher wesentlich verbesserte Prognose für das Kind, für sehr kleine Neugeborene unter 750–1000 g Geburtsgewicht jedoch nach wie vor kritisch.

Früher wurde eine Frühgeburt als eine Geburt nach der 28., aber vor Vollendung der 37. SSW definiert. Durch moderne intensivmedizinische Möglichkeiten liegt die Grenze der Lebensfähigkeit heute schon bei einer Schwangerschaftsdauer von ca. 24. SSW, so dass diese Definition heute überholt ist.

Krankheitsentstehung

Die Ursachen für eine Frühgeburt sind zahlreich: Vorzeitige Öffnung des Muttermundes (*Zervixinsuffizienz*), Uterusfehlbildungen oder -myome, schwangerschaftsinduzierte Hypertonie (☞ 12.7.2), vorangegangene Fehl- oder Frühgeburten, lokale oder allgemeine Infektionen oder Überforderung der Mutter. Auch Mehrlinge werden meist zu früh geboren.

12

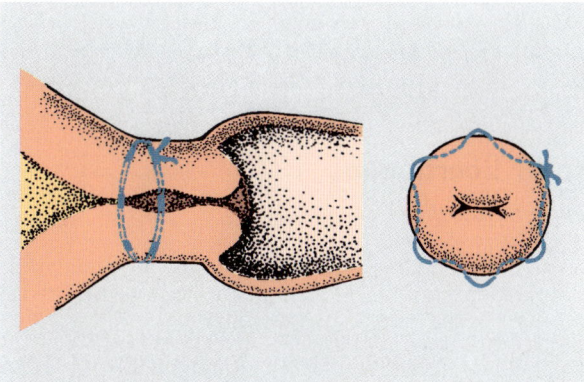

Abb. 12.5: Prinzip der **Cerclage** nach McDonald. Der nicht resorbierbare Faden wird im Zickzack durch die Zervixmuskulatur geführt und verknotet (Tabaksbeutelnaht). [A400-190]

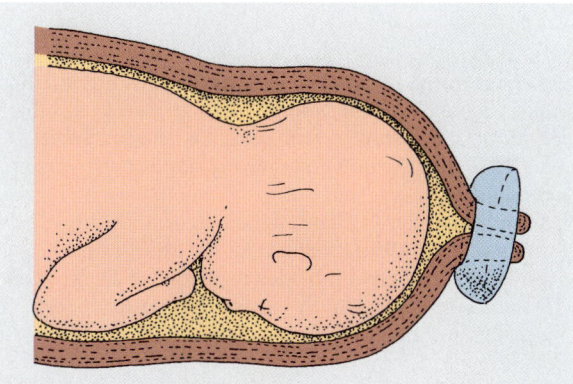

Abb. 12.6: Eingelegtes **Cerclagepessar.** Anders als bei der Pessareinlage wegen Inkontinenz (☞ 5.6) wird die kleine Öffnung zum Uterus hin plaziert. [A400-190]

Symptome und Untersuchungsbefund

Die Schwangere erkennt eine *drohende* Frühgeburt am vorzeitigen Einsetzen von Wehen, die sich auch als uncharakteristische Rückenschmerzen oder durch ein Hartwerden des Leibes äußern können. Der Arzt stellt die vorzeitige Öffnung des Muttermundes bei einer Kontrolluntersuchung fest. Eine viel zu frühe Ruptur der Fruchtblase mit Abgang von Fruchtwasser (**vorzeitiger Blasensprung** ☞ 12.4.1) ist bereits Zeichen einer *beginnenden* Frühgeburt.

Bei der gynäkologischen Untersuchung sind insbesondere die Beurteilung des Muttermundes (geöffnet oder geschlossen?), der Zervixlänge (lang oder bereits verkürzt?) und der Zervixkonsistenz (weich oder noch hart?) wichtig.

Diagnostik und Differentialdiagnose

Ziel der technischen Untersuchungen ist es, die Ursache der drohenden Frühgeburt herauszufinden und die Gefährdung des Kindes einzuschätzen:
- *CTG* (☞ 13.1.2), um Häufigkeit, Stärke und Dauer der Wehen sowie Reaktion des Kindes auf die Wehen (abnormes Absinken der Herzfrequenz?) aufzuzeigen, und *palpatorische Wehenkontrolle* (Hartwerden des Leibes?)
- *Sonographie* zur Ursachensuche (Myom? Blasensprung?) und zur Abschätzung des kindlichen Gewichts
- Bestimmung der *Entzündungsparameter* im Blut zur Erfassung einer mütterlichen Infektion
- *Urinstatus* und *Vaginalabstrich*, da auch Harnwegsinfekte und vaginale Infektionen Ursache einer drohenden Frühgeburt sein können
- *Messung des vaginalen pH-Wertes* mit Indikatorpapier (Lackmusprobe) als einfache und schnelle Methode zur Infektionsdiagnostik, da der pH-Wert der Vagina bei Infektionen oder einem Blasensprung in den alkalischen Bereich ansteigt. Bei Unklarheiten Amnicheck® (ist der Blasensprung tatsächlich erfolgt?) oder spezielle bakteriologische Abstriche, z.B. auf Streptokokken.

Behandlungsstrategie

Die Behandlungsstrategie ist abhängig von der Schwangerschaftsdauer und der möglichen Ursache der drohenden Frühgeburt.

Bei einem geschätzten **Gewicht des Kindes unter 2000 g** ist das Risiko durch die Unreife meist größer als das durch die mütterliche Grunderkrankung. Daher sind auch invasive Maßnahmen zur Verlängerung der Schwangerschaft gerechtfertigt:
- Bei anhaltender Wehentätigkeit ist die **Tokolyse** (medikamentöse Wehenhemmung ☞ Pharma-Info 12.7) durch Magnesium und/oder intravenöse Gabe von β-Sympathomimetika, z.B. Partusisten®, erforderlich. Oft werden zusätzlich Sedativa gegeben, z.B. Diazepam (Valium®)
- Bei Zervixinsuffizienz ist bis zur 28. SSW eine Cerclage (☞ Abb. 12.5) oder eine Pessareinlage (☞ 12.5–12.6) möglich
- Bei einem vorzeitigen Blasensprung ist das Risiko einer

aufsteigenden Infektion sehr groß. Die so entstehende Infektion von Amnionhaut, Amnionhöhle, Plazenta und evtl. auch Fetus wird als **Amnioninfektionssyndrom** (kurz *AIS*) bezeichnet. Tritt es auf, lässt sich die Geburt des Kindes meist nur noch um wenige Tage aufschieben (☞ auch 12.4.1). Zur Förderung der kindlichen Lungenreife (**RDS-Prophylaxe, RDS** = *respiratory distress syndrome = Atemnotsyndrom des Neugeborenen*) erhält die Frau unter Intensivüberwachung von Mutter und Kind Glukokortikoide. Am schnellsten, d.h. nach frühestens 24 Stunden, wirkt dabei Betamethason (Celestan®) i.m. Wesentlich langsamer wirkt Ambroxol (z.B. Mucosolvan® über fünf Tage als Infusion).

Bei einem geschätzten **Gewicht des Kindes über 2000–2500 g** ist in der Regel keine eingreifende Behandlung mehr erforderlich. Wichtig ist die Kontrolle des kindlichen Befindens durch CTG, Sonographie und Dopplersonographie der Nabelschnurgefäße. Bei kindlicher Gefährdung wird die Geburt eingeleitet.

Pflege bei drohender Frühgeburt

CTG ☞ 13.1.2

Pflege bei Tokolyse ☞ *Pharma-Info 12.7*

- Schwangere strenge Bettruhe einhalten lassen und sie je nach Arztanordnung in leichter Kopftieflage oder Beckenhochlage lagern. Patientin bei der Körperpflege und ggf. auch der Nahrungsaufnahme unterstützen und alle notwendigen Prophylaxen, z.B. Thromboseprophylaxe, durchführen
- Für weichen Stuhlgang sorgen, um Pressen beim Stuhlgang zu vermeiden. Erlaubt sind beispielsweise Quellmittel oder Lactulose
- Schwangere vor unnötigen Reizen, z.B. vor Lärm oder grellem Licht, abschirmen. Insgesamt eine ruhige Atmosphäre schaffen und keine Hektik aufkommen lassen
- Freundlich und gesprächsbereit sein, um Spannungen und Ängste der Schwangeren zu mindern. Konfliktthemen wie etwa Rollen- oder Zukunftsängste dabei nicht meiden, falls der Gesprächswunsch von der Patientin ausgeht. Offene Gespräche wirken oft entlastend. Gleiches gilt für die Schuldgefühle der Frau, durch falsches Handeln die Frühgeburt provoziert und dadurch als Frau und Mutter versagt zu haben, zumal Sorgen und Ängste die Kontraktionsbereitschaft des Uterus erhöhen. Der Frau viel Verständnis und Zuwendung entgegenbringen.

Pflege bei vorzeitigem Blasensprung ☞ 12.4.1

12.2.3 Übertragung

Plazentainsuffizienz ☞ 12.3.2

Übertragung: Überschreitung des errechneten Geburtstermins (kurz ET) um 14 Tage und mehr. Die Ursache ist weitgehend unbekannt.

Echte Übertragung: Die Schwangerschaft dauert länger als 42 Wochen.

Rechnerische Übertragung: Regelrechte Schwangerschaftsdauer bei eingeschränkter Plazentafunktion.

Pharma-Info 12.7: Uterusmittel

Viele Medikamente beeinflussen den Kontraktionszustand des (schwangeren) Uterus. So können z. B. zahlreiche Abführmittel die Kontraktionen des Uterus verstärken. Medikamente, bei denen die Wirkung auf die Uterusmuskulatur im Vordergrund ihres therapeutischen Einsatzes steht, heißen **Uterusmittel.**

Tokolytika

Bei vorzeitiger Wehentätigkeit, Operationen am schwangeren Uterus sowie mütterlicher und/oder kindlicher Gefährdung durch die Wehen kann die Gabe von **Tokolytika** *(Wehenhemmer)* angezeigt sein. Fenoterol (z. B. Partusisten®) führt über einen direkten Angriff an den β_2-Rezeptoren des Uterus zur Erschlaffung der glatten Uterusmuskulatur und damit zur Wehenhemmung. Die Nebenwirkungen, insbesondere Tachykardien, ergeben sich größtenteils aus der Wirkung von β-Sympathomimetika an anderen Organen. Partusisten® ist sowohl für die orale Anwendung als auch für die intravenöse Injektion erhältlich, wobei die orale Tokolyse heute wegen mangelnder Wirksamkeit kaum noch eine Bedeutung hat.

Die zweite Substanzklasse sind Oxytocin-Rezeptor Antagonisten (Atosiban, z. B. Tractocile®), die den wehenauslösenden Oxytocin Rezeptor an der Uterusmuskulatur blockieren.

Wehenfördernde Substanzen

Wehenfördernde Substanzen steigern die Kontraktionsbereitschaft des schwangeren Uterus. Je nach Anwendung werden sie unterteilt in:
• **Wehenmittel** zur Geburtseinleitung oder bei Wehenschwäche unter der Geburt
• **Kontraktionsmittel** zur Einleitung eines Schwangerschaftsabbruchs, zur Förderung der Plazentaablösung nach der Geburt, zur Blutungsstillung nach Plazentaausstoßung, zur Förderung der Uterusrückbildung im Wochenbett, bei Sectio caesarea (☞ 14.5.3) nach dem Herausholen des Kindes oder nach einer Abrasio.

Pflege bei Tokolyse

• Während der intravenösen Tokolyse Patientin engmaschig überwachen, da die Wehenhemmer zum Anstieg der Herzfrequenz führen und Herzrhyth-

musstörungen sowie Blutdruckabfall auftreten können. Als weitere Nebenwirkungen lagern manche Patientinnen Wasser ein, sind sehr unruhig oder bekommen einen feinschlägrigen Tremor der Hände
• Besonders bei gleichzeitiger Glukokortikoidgabe Atmung beobachten und Pneumonieprophylaxe durchführen (erhöhte Gefahr eines Lungenödems). Bei Atemstörungen Arzt benachrichtigen
• Die Frau durch Gespräche psychisch stärken, da die Behandlung mit β-Sympathomimetika zu depressiven Verstimmungen, Sorgen und innerer Unruhe führen kann. Hinzu kommt das Problem des **Hospitalismus:** Die Frauen liegen häufig recht lange im Krankenhaus und leiden unter der strengen Bettruhe. Irgendwann haben sie vom Handarbeiten und Lesen genug und möchten wieder aktiv werden. Außerdem geht ihnen jegliche Intimität verloren: Das Pflegepersonal hilft ihnen bei nahezu allen (intimen) Verrichtungen, und ein vertrautes Gespräch oder der Austausch von Zärtlichkeiten mit dem Partner ist kaum möglich. Daran sollten die Pflegenden denken, wenn diese Frauen unzufrieden wirken und vielleicht auch nörglerisch werden. Dann ist die Kreativität der Pflegenden gefragt, wie sie diese Patientinnen wieder aufmuntern können.

Oxytocin
Oxytocin-Belastungstest ☞ 12.3.2

Das Hypophysenhinterlappenhormon **Oxytocin** löst physiologischerweise die Geburtswehen aus und erleichtert den „Let-down-Reflex", d. h. die Milchentleerung beim Stillen. Kurz vor, während und nach der Geburt ist die Empfindlichkeit des Uterus auf Oxytocin am höchsten.

Therapeutisch wird Oxytocin (z. B. Syntocinon®, Orasthin®) intravenös zur Geburtseinleitung oder bei Wehenschwäche sowie i. v. oder i. m. zur Förderung der Plazentaentwicklung oder bei Uterusatonie nach der Geburt (☞ 14.4.2) eingesetzt. Sprüht man 2–3 Minuten vor dem Stillen eine Spray-Dosis in die Nasenhöhle, fördert es den Milchfluss und dient damit der Mastitisprophylaxe (☞ 3.5.1, 15.6.2).

Während der Gabe von Oxytocin werden die Vitalzeichen der Frau engmaschig überwacht. CTG-Kontrollen zeigen

12

Dosierung von Tokolytika bei intravenöser Zufuhr mit Infusionspumpe

Fenoterol (Partusisten®):
460 ml Trägerlösung (Ringerlösung) + 4 Amp. à 10 ml mit je
0,5 mg Partusisten = 2 mg in 500 ml Lösung = 4 µg/ml

Atosiban (Tractocile®):
90 ml Trägerlösung (NaCl-Lösung) + 10 ml Tractocile.
Über 3 Std. auf 24 ml/Std., dann auf 8 ml/Std. reduziert

µg/Min.	Trpf./Min.	ml/Std.	mg/Std.	Trpf/Min.	ml/Std.
1	5	15	18	8	24
2	10	30	6	3	8
3	15	45			
4	20	60			
–	–	–			

die Reaktion des Ungeborenen auf die Wehen. Bei pathologischem CTG darf Oxytocin nicht gegeben werden.

Prostaglandine

Prostaglandine wirken direkt auf die glatte Uterusmuskulatur. Während Dinoproston (z.B. Cerviprost®, Minprostin® E2) unter intensiver Überwachung von Mutter und Kind auch lokal an der Zervix oder (selten) i.v. zur Zervixerweichung und Geburtseinleitung eingesetzt wird, dürfen andere Prostaglandine (z.B. Cergem®, Nalador®) nur zur Einleitung eines Schwangerschaftsabbruchs im zweiten Trimenon (☞ 10.4.2), zur Geburtseinleitung bei intrauterinem Fruchttod oder bei atonischen Blutungen in der Nachgeburtsphase eingesetzt werden.

Secale-Alkaloide

Secale-Alkaloide (*Mutterkorn-Alkaloide*, z.B. Methylergometrin, etwa in Methergin®) wirken ebenfalls direkt auf die glatte Uterusmuskulatur. In der Gynäkologie werden sie zur Förderung der Plazentalösung nach der Geburt des Kindes, bei Uterusatonie, bei einer verzögerten Uterusrückbildung im Wochenbett oder nach einem Kaiserschnitt oder einer Abrasio gegeben.

Sie dürfen nicht zur Geburtseinleitung verabreicht werden. Auch nach der Geburt sollten sie nicht routinemäßig eingesetzt werden, da sie in die Milch übergehen und die Milchbildung hemmen.

Häufigste Nebenwirkungen sind, im Vergleich zum verträglicheren Oxytocin, Übelkeit, Schweißausbrüche, Schwindel oder Kopfschmerzen. Zeichen einer Minderdurchblutung (z.B. Parästhesien) sind selten.

Überwachungsmaßnahmen während i.v.-Tokolyse mit β-Sympathomimetika*									
Vor der Therapie	**Während der Therapie**								
	1 Std.	**2 Std.**	**4 Std.**	**6 Std.**	**12 Std.**	**24 Std.**	**2. Tag**	**3. Tag**	**> 3 Tage**
Klinische Untersuchung	Täglich bzw. in Abhängigkeit von der klinischen Situation								Bei Beschwerden
CTG	2-mal täglich über 30 Min.								Auf Anordnung
Puls/RR	+	+	+	+	+	+	2 x täglich		
EKG	Innerhalb des 1.–3. Tages, vor Beginn der Therapie und bei Auftreten kardialer Symptome								Wöchentlich
Temperatur	2-mal täglich								
Gewicht	Empfehlenswert (Wasserretention?)								
Flüssigkeitsbilanz	+	+	+	+	+	+	+	Auf Anordnung	
Elektrolyte				+					
* Nach den Empfehlungen der Deutschen Gesellschaft für perinatale Medizin 1989									

Die **Übertragung** stellt für das Kind eine Gefahr dar, da die Plazenta ein Organ mit zeitlich begrenzter Lebensdauer ist und sie ihren Aufgaben nach der üblichen Schwangerschaftsdauer von 40 Wochen nur noch unzureichend nachkommen kann. Dadurch werden die Sauerstoff- und Nährstoffversorgung des Kindes eingeschränkt. Faktoren, die zu Veränderungen der Gefäßversorgung der Plazenta führen, etwa ein Diabetes mellitus, eine schwangerschaftsinduzierte Hypertonie oder ein Alkohol- und Nikotinabusus, verstärken die Gefahr einer Plazentainsuffizienz noch.

Um eine Gefährdung des Kindes rechtzeitig zu erkennen, kontrollieren Arzt und Hebamme ab dem errechneten Geburtstermin die Plazentafunktion engmaschig. Zu den dazu notwendigen Untersuchungen gehören:

- CTG (☞ 13.1.2), ggf. kombiniert mit **Stresstests** zur Kontrolle des kindlichen Herzfrequenzmusters unter Belastung des Kindes, z.B. *Oxytocin-Belastungstest* zur Auslösung uteriner Kontraktionen oder *Step-Test* zur Kreislaufbelastung der Mutter und dadurch des Kindes (☞ 12.3.2)
- Sonographie – unter anderem zur Kontrolle der Fruchtwassermenge
- Ggf. Amnioskopie zur Beurteilung des Fruchtwassers (☞ 11.3.4), sofern der Muttermund bereits ausreichend geöffnet ist
- Ggf. Dopplersonographie zur Kontrolle der kindlichen

und uteroplazentaren Hämodynamik bzw. zur frühzeitigen Erkennung von deren Veränderungen.

Erscheint das Kind gefährdet, leiten Arzt und Hebamme die Geburt ein (☞ Pharma-Info 12.7).

12.3 Entwicklungsstörungen von Trophoblast und Plazenta

12.3.1 Blasenmole und Chorionkarzinom

Blasenmole: Blasenartige Degeneration der zottenartigen Chorionausstülpungen *(Plazentazotten)* im ersten Schwangerschaftsdrittel. Die Embryonalanlage geht entweder sekundär zugrunde oder war nie entwicklungsfähig.

Chorionkarzinom *(Chorionepitheliom):* Bösartiger Tumor, der sich aus der Blasenmole entwickelt.

Blasenmole

Bei der gynäkologischen Untersuchung ist der Uterus bei einer **Blasenmole** für die Schwangerschaftsdauer zu groß, und dopplersonographisch sind keine fetalen Herztöne nachweisbar. Die Ultraschalluntersuchung zeigt keine

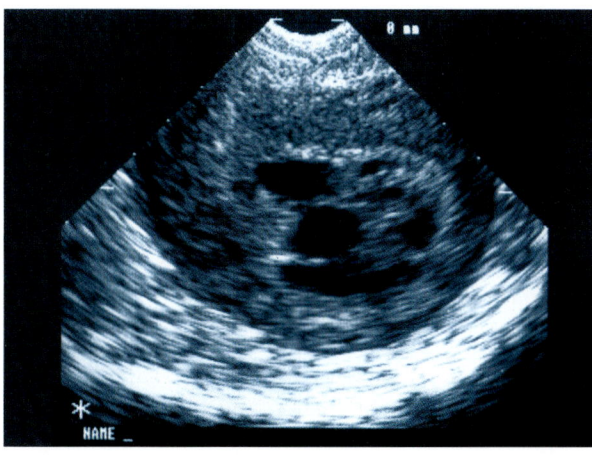

Abb. 12.8: Typisch für die Blasenmole ist das sonographische Schneegestöberbild durch die aufgetriebenen Zotten. [T192]

embryonalen oder fetalen Strukturen, sondern die aufgetriebenen Zotten (typisches **Schneegestöberbild** ☞ Abb. 12.8). Da das Molengewebe hormonell hyperaktiv ist, steigen die HCG-Werte im mütterlichen Blut auf über 500 000 U/l (normal wären Werte bis zu ca. 170 000 U/l).

Die Therapie besteht in der medikamentösen Austreibung (☞ 9.5) mit nachfolgender Abrasio (☞ 1.9.3). In Extremfällen kann wegen starker Blutungen eine Hysterektomie (☞ 4.5.5) notwendig werden.

Chorionkarzinom

Aus einer Blasenmole (auch aus Resten, die im Uterus verblieben sind), selten aber auch nach einer Fehlgeburt oder einer ausgetragenen Schwangerschaft, kann sich das sehr bösartige **Chorionkarzinom** entwickeln, das frühzeitig auf dem Blutweg metastasiert (besonders in Lungen, Leber, Knochen, ZNS). Mit einer Chemotherapie können dennoch fast alle Frauen geheilt werden.

12.3.2 Störungen der Plazenta

Plazentainsuffizienz

Plazentainsuffizienz: Leistungsschwäche der Plazenta; ein ausreichender Stoffaustausch zwischen Mutter und Kind ist nicht mehr gewährleistet.

Bei der **chronischen Plazentainsuffizienz** handelt es sich insbesondere um eine *nutritive* (ernährungsbedingte) Leistungsschwäche, bei der **akuten Plazentainsuffizienz** um eine *respiratorische Leistungsschwäche*.

Krankheitsentstehung

Die **chronische Plazentainsuffizienz** manifestiert sich oft bereits im 2. Trimenon, so dass das Kind bereits Wochen vor dem errechneten Geburtstermin gefährdet ist. Die Leistungsschwäche basiert insbesondere auf:
- Einer Trophoblastschwäche, deren Ursache vermutlich eine Nidationsstörung ist, etwa wenn das Endometrium

vor Eintritt der Schwangerschaft durch Abrasiones oder Endometritiden geschädigt worden ist
- Membran- und Parenchymschäden, die sich im Rahmen einer schwangerschaftsinduzierten Hypertonie (☞ 12.6.2) entwickeln können
- Einem schlecht eingestellten Diabetes mellitus, der bereits zu Gefäßveränderungen geführt hat
- Einem Nikotinabusus, der zu einer Verengung der uteroplazentaren Gefäße führen kann
- Fieberhaften Infekten. Diese gehen mit einem erhöhten Sauerstoffbedarf sowohl des mütterlichen als auch des kindlichen Organismus einher, dem die Plazenta nicht gerecht werden kann
- Einer Übertragung (☞ 12.2.3).

Grundlage der **akuten Plazentainsuffizienz** sind in der Regel die oben genannten chronischen Funktionsstörungen. Weitere Ursachen sind:
- Hypertone Wehenstörungen, z. B. bei Lageanomalien, großen Kindern, Polyhydramnion (☞ 14.2.2)
- Uterine Dauerkontraktionen bei Überdosierung von wehenfördernden Substanzen (☞ Pharma-Info 12.7)
- Vorzeitige Plazentalösung (☞ 12.3.2) und Nabelschnurkomplikationen (☞ 12.4.2)
- Verzögerte Geburtsverläufe z. B. bei Wehenanomalien
- Hypotonie und Schockzustände der Mutter.

Symptome und Untersuchungsbefund

Bei einer chronischen Plazentainsuffizienz bleibt das Ungeborene im Wachstum zurück (*small-for-date-baby* oder *small for gestational age*, kurz *SGA*). Hierbei ist der Kopf meist noch normal groß, während der Thorax im Wachstum zurückgeblieben ist (sog. *Kopf-Thorax-Diskrepanz*). Durch eine Doppler-Sonographie lässt sich auch die Umverteilung des Blutvolumens bestimmen.

Die Fruchtwassermenge ist meist vermindert, da die Durchblutung der kindlichen Nieren gestört und damit die Harnproduktion herabgesetzt ist.

Unter zusätzlichen Belastungen, z. B. der Geburt, ist die Gefahr einer respiratorischen Insuffizienz mit akutem Sauerstoffmangel erhöht. Für das Kind besteht Lebensgefahr.

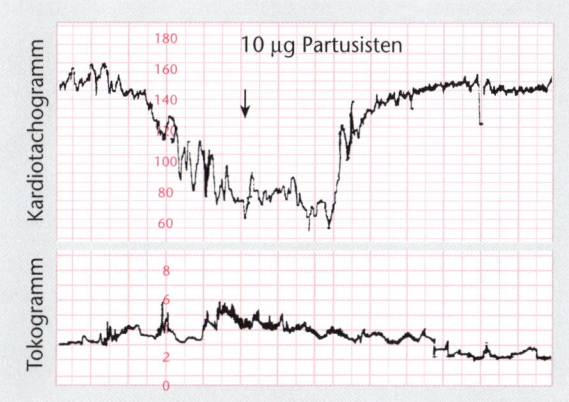

Abb. 12.9: Intrauterine Reanimation durch die i. v.-Gabe von 10 µg Partusisten® zur Überwindung einer uterinen Durchblutungsstörung. [E106]

Diagnostik

Wichtige Funktionstests bei Verdacht auf eine Plazentainsuffizienz sind Stresstests, z. B. der:

- **Step-Test,** bei dem der Kreislauf der Schwangeren etwa durch Kniebeugen oder Treppensteigen belastet wird. Liegt eine Plazentainsuffizienz vor, kommt es zu einer Herztonverlangsamung im CTG
- **Oxytocin-Belastungstest** (kurz *OBT*), bei dem der Schwangeren über eine langsam laufende Infusionspumpe niedrig dosiert Oxytocin (☞ Pharma-Info 12.7) verabreicht wird. Bei einer Plazentainsuffizienz kommt es unter den durch das Oxytocin hervorgerufenen Wehen zu einer Herztonverlangsamung im CTG (späte Dezeleration ☞ 13.1.2). Bei CTG-Veränderungen bereits in Ruhe darf der Test nicht durchgeführt werden

Weitere diagnostische Maßnahmen sind die Doppler-Sonographie (☞ 11.2.2) und bei prognostisch unklaren CTG-Befunden die Mikroblutuntersuchung (☞ 11.3.3) zur Bestimmung des pH-Wertes im Blut des Kindes.

Behandlungsstrategie

Die Therapie ist abhängig von der Ursache der Plazentainsuffizienz. Wichtig sind das Einhalten von Bettruhe, die Behandlung von mütterlichen Grunderkrankungen sowie die engmaschige Überwachung des Kindes durch CTG, Dopplersonographie und abdominale Sonographie. Ob das Kind stärker durch die anhaltende Plazentainsuffizienz oder durch eine Frühgeburt gefährdet ist, muss für den Einzelfall entschieden werden.

Droht das Kind im Mutterleib wegen Sauerstoffmangels abzusterben, wird es intrauterin mittels Akuttokolyse reanimiert (☞ Abb. 12.9), ehe es durch *Sectio caesarea* (Kaiserschnitt ☞ 14.5.3) geholt wird.

Placenta praevia

Placenta praevia: Abnorme Plazentalokalisation im zervixnahen Teil der Gebärmutter, bei ca. 0,5 % aller Geburten. Unterteilt in (☞ auch Abb. 12.10):
- **Tiefer Sitz der Plazenta.** Ein Teil der Plazenta befindet sich im zervixnahen Bereich des Uterus
- **Placenta praevia marginalis.** Die Plazenta reicht an den Muttermund heran
- **Placenta praevia partialis.** Die Plazenta überdeckt den Muttermund teilweise
- **Placenta praevia totalis.** Die Plazenta überdeckt den Muttermund völlig.

Die Grenzen zwischen den Plazentalokalisationen sind fließend. So kann eine Placenta marginalis mit zunehmender Eröffnung des Muttermundes unter der Geburt zu einer lebensbedrohlichen Placenta partialis werden.

Eine zu tiefe Plazentalokalisation tritt gehäuft nach früherer Schädigung der Gebärmutterschleimhaut (z. B. durch Entzündungen oder Abrasiones), bei Mehr- oder Vielgebärenden und bei schnell aufeinander folgenden Schwangerschaften auf.

Symptome und Untersuchungsbefund

Leitsymptom der **Placenta praevia** ist eine schmerzlose, hellrote und intermittierende Blutung ohne Uteruskontraktionen oder Blasensprung im letzten Schwanger-

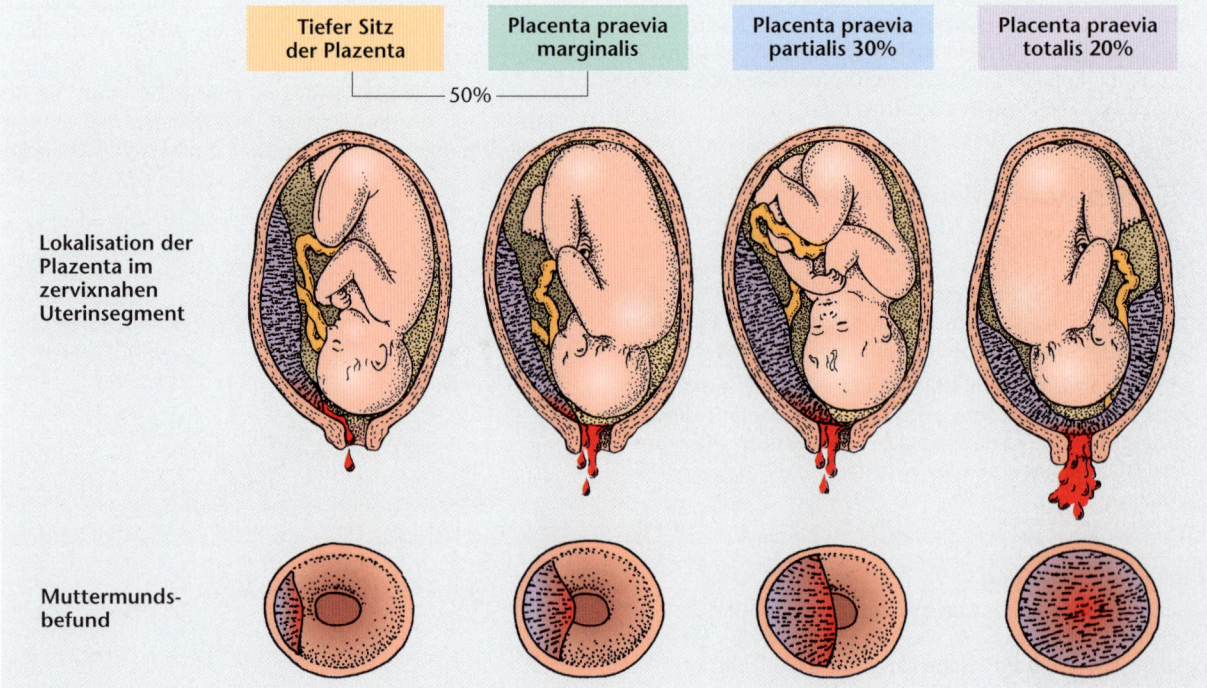

Abb. 12.10: Die vier Formen der Placenta praevia. Die Gefahr einer lebensbedrohlichen Blutung im letzten Schwangerschaftsdrittel oder während der Geburt besteht vor allem bei den letzten drei Formen. [A400-190]

schaftsdrittel *(annoncierende Blutung)*. Das Blut ist zumeist mütterlichen Ursprungs. Nur bei den seltenen Zottenabrissen handelt es sich auch um fetales Blut. Bei einer starken Blutung verschlechtert sich das Allgemeinbefinden der Schwangeren entsprechend der äußerlich sichtbaren Blutung. Es besteht die Gefahr eines hämorrhagischen Schocks.

Durch die Zunahme der sonographischen Untersuchungen in den letzten Jahren wird die Placenta praevia immer häufiger bei Routineuntersuchungen diagnostiziert, bevor die Schwangere Beschwerden hat.

Diagnostik und Differentialdiagnose
Blutet eine schwangere Frau vaginal, kann sich sowohl eine Placenta praevia als auch eine vorzeitige Lösung einer normal sitzenden Plazenta (☞ unten) dahinter verbergen. Die Diagnosesicherung erfolgt durch Sonographie und vorsichtige Spekulumuntersuchung. Auf vaginale Tastuntersuchungen verzichtet der Arzt, da er die Plazenta dabei berühren und so eine Blutung provozieren könnte.

Ist nicht klar, ob es sich bei dem Blut aus der Vagina um mütterliches oder fetales Blut handelt, wird es im Labor auf **fetales Hämoglobin** (kurz *HbF*) analysiert. Ein Nachweis von HbF bedeutet, dass das Kind Blut verliert und somit stärker gefährdet ist, was eine Dauerüberwachung am CTG oder – je nach Stärke der Blutung – eine zügige Entbindung notwendig macht.

Behandlungsstrategie
Bei noch unreifem Kind und leichter Blutung kann unter engmaschiger Kontrolle von Vitalzeichen, Blutbild, CTG, Sonographie und Dopplersonographie eine Tokolyse (☞ Pharma-Info 12.7) versucht werden. Gleichzeitig werden Glukokortikoide zur Lungenschnellreifung gegeben (☞ 12.2.2).

Bei reifem Kind und/oder starker Blutung wird eine zügige Entbindung angestrebt.

Bei einer Placenta praevia totalis wird immer eine Sectio caesarea (☞ 14.5.3) durchgeführt, in der Regel nach Abschluss der kindlichen Lungenreife, also mit Beginn der 38. SSW.

Bei dem tiefen Sitz der Plazenta, der Placenta praevia marginalis und nur geringer Placenta praevia partialis ist ein vaginaler Entbindungsversuch möglich.

Pflege bei Placenta praevia
Pflege bei Tokolyse ☞ *Pharma-Info 12.7*
- Engmaschige Vitalzeichenkontrollen von Mutter (RR, Puls, Temperatur) und Kind (CTG), Blutuntersuchungen nach Arztanordnung
- Absolute Bettruhe, bevorzugt (Links-)Seitenlage zur besseren Durchblutung der Plazenta (☞ auch 10.6.3) und Versorgung des Kindes
- Hilfestellung bei der Körperpflege
- Notwendige Prophylaxen.

Prognose
Das Kind ist nicht nur durch eigene Blutverluste, sondern auch durch eine Plazentainsuffizienz infolge einer verminderten Austauschfläche durch die Ablösung gefährdet. Die kindliche Mortalität liegt bei 10 %, die mütterliche unter 1 %.

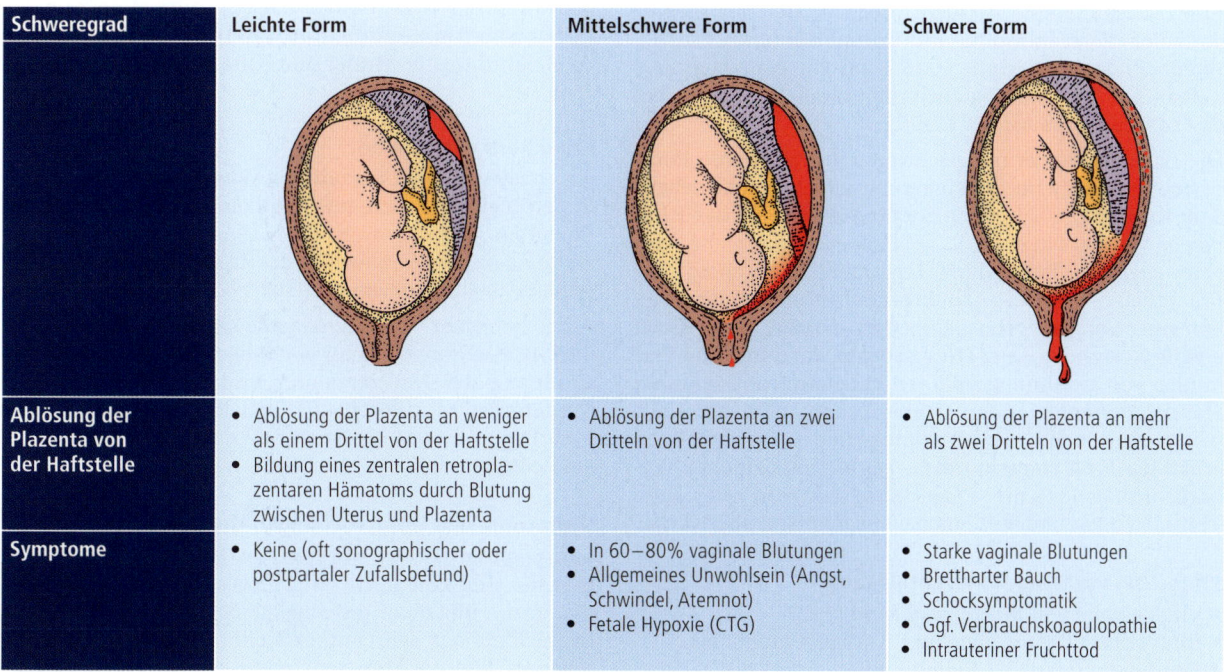

Schweregrad	Leichte Form	Mittelschwere Form	Schwere Form
Ablösung der Plazenta von der Haftstelle	• Ablösung der Plazenta an weniger als einem Drittel von der Haftstelle • Bildung eines zentralen retroplazentaren Hämatoms durch Blutung zwischen Uterus und Plazenta	• Ablösung der Plazenta an zwei Dritteln von der Haftstelle	• Ablösung der Plazenta an mehr als zwei Dritteln von der Haftstelle
Symptome	• Keine (oft sonographischer oder postpartaler Zufallsbefund)	• In 60–80 % vaginale Blutungen • Allgemeines Unwohlsein (Angst, Schwindel, Atemnot) • Fetale Hypoxie (CTG)	• Starke vaginale Blutungen • Brettharter Bauch • Schocksymptomatik • Ggf. Verbrauchskoagulopathie • Intrauteriner Fruchttod

Tab. 12.11: Schweregradeinteilung der vorzeitigen Plazentalösung. [A400-190]

Vorzeitige Plazentalösung

> **Vorzeitige Plazentalösung** *(Ablatio placentae, Abruptio placentae):* Teilweise oder vollständige Ablösung der normal sitzenden Plazenta vor der Geburt des Kindes. Dadurch Blutung aus mütterlichen und teilweise auch kindlichen Gefäßen im Bereich der Haftfläche.

Krankheitsentstehung und Symptome

Als häufigste Ursache der **vorzeitigen Plazentalösung** werden Gefäßveränderungen im Bereich der Haftstelle der Plazenta angenommen, wie sie im Rahmen einer schwangerschaftsinduzierten Hypertonie (☞ 12.6.2) auftreten. Eine weitere Ursache kann eine starke Volumenminderung in der Gebärmutterhöhle sein, etwa infolge einer Entlastungspunktion bei Polyhydramnion (☞ 12.4.3) oder der Geburt des ersten Mehrlings. Traumen sind selten Auslöser für eine vorzeitige Lösung der Plazenta. Es werden drei Schweregrade unterschieden (☞ Tab. 12.13).

> Der Schweregrad der vorzeitigen Plazentalösung kann nicht über den nach außen sichtbaren Blutverlust erkannt werden. Deswegen ist die intensive Überwachung von Mutter (Vitalzeichenkontrolle, Aussehen) und Kind (CTG) unabdingbar.

Untersuchungsbefund und Diagnostik

Bei der Untersuchung ist der Uterus hart und druckempfindlich. Eine Kontrolle der kindlichen Herztöne ist durch die Abwehrspannung und den harten Bauch („Holzuterus") hindurch schwierig. Die Diagnose wird sonographisch gesichert.

Behandlungsstrategie

Eine Kausaltherapie ist nicht möglich. Bei nur kleiner partieller Plazentalösung (Sonographiebefund) ist bei Wohlbefinden von Mutter und Kind ein Abwarten vertretbar. Die Behandlung entspricht dann derjenigen bei einer Placenta praevia (☞ 12.3.2).

Die Behandlung der mittelschweren und schweren Form besteht in der Schockbekämpfung und bei noch lebendem Kind in der sofortigen Sectio caesarea. Ist das Kind bereits tot oder hat es keine Überlebenschance mehr, wird eine vaginale Entbindung angestrebt (Eröffnung der Fruchtblase, Oxytocin-Dauertropfinfusion). Ist die Frau von einer Verbrauchskoagulopathie *(disseminierte intravasale Gerinnung, kurz DIC)* bedroht, die durch den Verbrauch von Gerinnungsfaktoren in dem retroplazentaren Hämatom hervorgerufen werden kann, wird ebenfalls sofort eine Sectio caesarea durchgeführt. Anschließend erhält die Frau Heparin oder – bei fortgeschrittener Verbrauchskoagulopathie – Gerinnungsfaktoren oder auch Thrombozyten und wird intensivmedizinisch überwacht.

Pflege bei vorzeitiger Plazentalösung

- Vitalzeichen von Mutter und Kind
- Blutverluste überwachen (ggf. Vorlagen sammeln)
- Fundusstand (☞ 13.1.1) und Leibesumfang beobachten (Zunahme durch Einblutungen?)
- Beine der Patientin hochlagern
- Patientin auf vaginale Entbindung (☞ 13.3) oder Sectio caesarea vorbereiten (☞ 14.5.3)
- Zur stündlichen Flüssigkeitsbilanzierung und zur Vorbereitung auf eine Sectio caesarea auf Arztanordnung Blasenkatheter legen, dabei Urinauffangsystem mit Stundenurinmesskammer verwenden
- Patientin psychisch beistehen, insbesondere dann, wenn sie ihr Kind tot gebären muss (☞ 12.5.4)
- Angeordnete Laboruntersuchungen (z. B. zur Kontrolle der Blutgerinnung) veranlassen und alles zur Bluttransfusion richten. Bei Gabe von Erythrozytenkonzentraten und/oder Gerinnungsfaktoren Patientin auf Unverträglichkeitsreaktionen beobachten

Prognose

Die kindliche Mortalität ist bei einer vollständigen vorzeitigen Plazentalösung mit 70–90 % sehr hoch. Die mütterliche Sterblichkeit liegt bei ungefähr 0,5 %.

12.4 Störungen von Seiten der Fruchtblase, der Nabelschnur und des Fruchtwassers

12.4.1 Störungen von Seiten der Fruchtblase

Vorzeitiger Blasensprung

> **Vorzeitiger Blasensprung:** Zerreißen der Fruchtblase vor Beginn regelmäßiger Wehentätigkeit. Durch den Abgang des Fruchtwassers und die daraus resultierende direkte Verbindung des Uteruskavums zur Außenwelt Risiko einer aufsteigenden Infektion bis hin zum **Amnioninfektionssyndrom** *(AIS)* mit akuter Gefährdung für Mutter und Kind.

Krankheitsentstehung

Als Ursache für den **vorzeitigen Blasensprung** findet sich in den meisten Fällen eine vaginale Infektion, meist mit Bakterien, ganz selten mit Pilzen. Diese führen zu einer Entzündung des unteren Anteils der Fruchtblase (**unterer Eipol**) und damit zu einem vorzeitigen Zerreißen der Eihäute.

Auch bei einer Verschlussinsuffizienz der Zervix, z. B. nach Konisation, bei einer vorzeitigen Wehentätigkeit mit Eröffnung des Muttermundes und bei Druck auf den Muttermund von innen (z. B. bei Polyhydramnion oder Mehrlingen) ist das Risiko eines vorzeitigen Blasensprunges deutlich erhöht.

Symptome und Untersuchungsbefund

Leitsymptom ist der Abgang von Fruchtwasser aus der Scheide. Bei einem vorzeitigen Blasensprung geschieht dies meist plötzlich, die abgehende Fruchtwassermenge kann allerdings sehr unterschiedlich sein und von wenigen ml bis zum kompletten Abgang des Fruchtwassers (bis zu 2 l) reichen.

Diagnostik und Differentialdiagnose

Wichtigste diagnostische Maßnahme ist die Spiegeleinstellung des Muttermundes (☞ Abb. 1.14), um den Abgang von Fruchtwasser direkt erkennen zu können.

Um das Fruchtwasser von Scheidensekret zu unterscheiden, machen sich Arzt bzw. Hebamme die Tatsache zu Nutze, dass Fruchtwasser alkalisch, Scheidensekret hingegen sauer ist. Mit Hilfe eines pH-Streifens oder eines Lackmus-Papiers, welches in das Sekret getaucht wird oder mit Hilfe einer Vorlage der Patientin vor die Vulva gelegt wird, kann der Blasensprung bewiesen werden. Bei nur geringen Flüssigkeitsmengen kann die gewonnene Flüssigkeit mit Hilfe eines Schnelltests (z. B. Amnicheck®) auf das Vorhandensein des Plasmaproteins Fibronektin untersucht werden, das sich im Fruchtwasser, nicht jedoch im Scheidensekret in nennenswerter Menge findet.

In den meisten Fällen wird bei der Untersuchung auch ein mikrobiologischer Abstrich aus der Scheide entnommen, um die darin vorhandenen Bakterien zu identifizieren. Mittels Ultraschall wird die restliche intrauterin verbliebene Fruchtwassermenge abgeschätzt.

Die wichtigsten Differentialdiagnosen sind:
- Scheidensekret, z. B. bei vaginalen Infekten
- Abgang von Urin
- So genannter falscher Blasensprung bei Ruptur des Chorions (äußere Eihaut), nicht aber des Amnions (innere Eihaut).

Behandlungsstrategie

Die Therapie ist abhängig von der Schwangerschaftsdauer und damit der Reife des ungeborenen Kindes.

Ab der vollendeten 34. SSW sollte die Geburt bei einem vorzeitigen Blasensprung nicht aufgehalten werden, um nicht das Risiko einer aufsteigenden Infektion einzugehen. Meist setzen bei der Frau spätestens nach 12 Stunden von selbst Wehen ein. Sollte dies nicht der Fall sein, kann die Wehentätigkeit mit Prostaglandinen oder Oxytocin, z. B. Orasthin® (☞ Pharma Info 12.7), angeregt werden. Um ein Einschleppen von Keimen zu vermeiden, wird die Frau so wenig wie möglich vaginal untersucht. Ist das Kind nach 12–18 Stunden noch nicht geboren, befürworten die meisten Mediziner außerdem eine Antibiotikagabe.

Zwischen der 24. und der 34. SSW ist die Situation schwieriger. Hier wird einerseits die Lungenreifung des Kindes medikamentös unterstützt (☞ 12.2.2), andererseits die Wehentätigkeit der Mutter gehemmt (☞ Pharma-Info 12.9). Meist werden zusätzlich prophylaktisch Antibiotika gegeben (z. B. Ampicillin i. v.), um eine Infektion des Amnions zu verhindern. Befindet sich die Frau bereits zwischen der 32. und 34. SSW, wird in den meisten Kliniken nach Abschluss der Lungenreifebehandlung die Geburt eingeleitet, da das Risiko einer Infektion größer ist als der mögliche Nutzen, den das Kind von einer weiteren Verlängerung der Schwangerschaft hat.

Vor der 32. SSW versuchen Arzt und Hebamme die Schwangerschaft zu erhalten, da Gesundheit und Leben des Neugeborenen aufgrund seiner extremen Unreife bei einer so frühen Entbindung enorm gefährdet wären.

In allen Fällen sind engmaschige Kontrollen des mütterlichen und kindlichen Befindens durch Blutbild, CRP-Bestimmung, regelmäßige Temperaturkontrollen und CTG sowie Sonographie obligat.

Gelegentlich kann es auch wieder zum Verschluss der Fruchtblase kommen, insbesondere dann, wenn die Ruptur nicht am unteren Pol in Nähe des Muttermundes erfolgt ist. In diesen Fällen wird das Fruchtwasser innerhalb weniger Stunden vom Kind wieder nachgebildet.

Pflege

Zusätzlich zur Pflege bei drohender Frühgeburt (☞ 12.2.2) sind beim vorzeitigen Blasensprung erforderlich:
- Regelmäßige, meist 4-stündliche Temperaturkontrollen, um eine Infektion frühzeitig zu erfassen
- Wegen des erhöhten Infektionsrisikos Vorlagen häufig wechseln, um eine feuchte Kammer zu verhindern, sowie Genitalspülung (☞ 4.2.3) nach jeder Ausscheidung.

Amnioninfektionssyndrom

Amnioninfektionssyndrom (kurz *AIS*): Generalisierte Entzündung der Fruchthöhle, meist bei vorzeitigem Blasensprung, in Einzelfällen auch ohne stattgehabten Blasensprung nach Durchwanderung von Bakterien (z. B. β-hämolysierende Streptokokken der Gruppe B) durch den unteren Eipol.

Symptome

Zu den klassischen Zeichen einer Infektion wie Fieber, (mütterliche) Tachykardie und Tachypnoe, Schwitzen, Leukozytose und Erhöhung des CRP treten ein druckschmerzhafter Uterus und eine im CTG erkennbare kindliche Tachykardie hinzu.

Behandlungsstrategie und Prophylaxe

Ziel der Behandlung ist die Kontrolle der Infektion und die möglichst baldige Beendigung der Schwangerschaft, wobei meist eine Entbindung durch Kaiserschnitt notwendig ist. Bei einer Schwangerschaftsdauer von 24–34 Wochen und leichten Formen des AIS versucht der Arzt zuvor noch, die Lungenreife beim Kind unter Antibiotikaschutz zu induzieren. Bei längerer Schwangerschaftsdauer oder schweren Formen des AIS wird die Sectio sofort angestrebt, um Mutter und Kind nicht durch eine mögliche Sepsis zu gefährden.

Wichtigste Prophylaxe ist die regelmäßige Kontrolle des vaginalen pH-Wertes, da so frühzeitig eine Verschiebung im Keimspektrum zu Ungunsten der Milchsäurebakterien (*Döderlein Bakterien,* die einen natürlichen Schutz vor anderen Keimen bilden) erkannt werden kann.

12.4.2 Störungen von Seiten der Nabelschnur

Die spiralig gedrehte Nabelschnur ist etwa 50 cm lang und ca. 1 cm dick. Sie enthält drei Gefäße: zwei Arterien und eine Vene. Ihre Aufgabe ist die Sauerstoff- und Nährstoffversorgung des Kindes. Die Arterien transportieren

12

das sauerstoff- und nährstoffarme Blut vom Kind zur Plazenta, die Vene sauerstoff- und nährstoffreiches Blut von der Plazenta zum Kind. Eine zu kurze oder zu lange Nabelschnur kann geburtshilfliche Komplikationen verursachen.

Nabelschnurumschlingung

Dreht sich das Kind im Mutterleib um seine Längsachse, kann es sich dabei die Nabelschnur um eines seiner Körperteile wickeln. Das kann ein Fuß oder Arm sein, am häufigsten ist es aber der Hals oder die Brust (☞ Abb. 11.10). In der Regel ist eine solche **Nabelschnurumschlingung** harmlos. Ein Problem stellt sie nur dann dar, wenn die Umschlingung zur Spannung der Schnur führt und so die Sauerstoffversorgung des Kindes gefährdet. In einem solchen Fall ist die sofortige Beendigung der Schwangerschaft durch Sectio caesarea bzw. eine sofortige Geburt erforderlich.

Nabelschnurvorfall

> **Nabelschnurvorfall:** Die Nabelschnur liegt bei gesprungener Fruchtblase vor oder neben dem vorangehenden Kindsteil.

Der **Nabelschnurvorfall** kommt insbesondere bei Lageanomalien (☞ 14.2.1) vor, da der Beckeneingang dann nicht wie bei der physiologischen Geburt durch den Kopf des Kindes abgedichtet wird. Für das Kind stellt er eine große Gefährdung dar: Unter der Wehe klemmen der Kopf oder andere Körperteile des Kindes die Nabelschnur mit den lebenswichtigen Blutgefäßen ab, und es kommt zu einem lebensbedrohlichen Sauerstoffmangel. Ein Nabelschnurvorfall erfordert das sofortige Eingreifen des Geburtshelfers. In der Regel ist eine schnelle Beendigung der Geburt durch Sectio caesarea erforderlich.

Insertio velamentosa

> **Insertio velamentosa** (lat. inserere = einlassen, ansetzen; lat. velamentum = Hülle): Ansatzanomalie der Nabelschnur auf der fetalen Seite der Plazenta, bei der die Nabelschnur nicht unmittelbar an der Plazenta ansetzt, sondern ein Stück weit entfernt davon (☞ Abb. 12.14).

Bei der **Insertio velamentosa** verlaufen die Nabelschnurgefäße zum Teil frei in der Amnion- und Chorionhaut. Wird beim Blasensprung ein solches frei verlaufendes Gefäß aufgerissen, droht das Kind zu verbluten. In diesem Fall muss die Geburt rasch beendet werden.

12.4.3 Störungen von Seiten des Fruchtwassers

Das Fruchtwasser dient dem Schutz des Kindes vor mechanischen Verletzungen und dem Transport von Nährstoffen. Zum Zeitpunkt der Geburt beträgt die Fruchtwassermenge ungefähr 500 bis 1000 ml. Es wird zunächst nur von der Amnionhaut gebildet. Ab dem zweiten Trime-

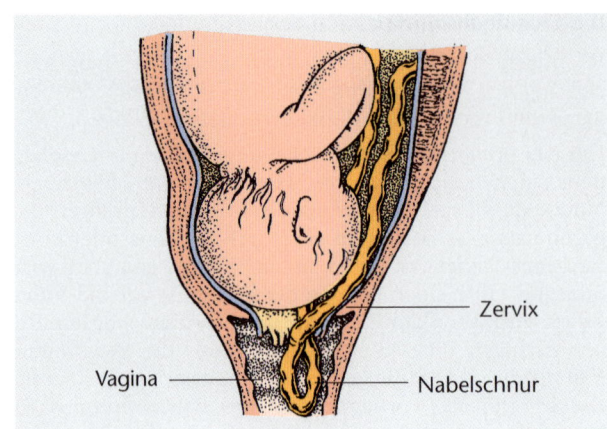

Abb. 12.12: Nabelschnurvorfall. [A400-190]

non tragen auch die Urinausscheidung und die Lungenflüssigkeit des Feten zu seiner Gesamtmenge bei.

Polyhydramnion

> **Polyhydramnion** *(Hydramnion):* Fruchtwassermenge > 1500–2000 ml.

Vor allem Fehlbildungen, bei denen die Feten kein Fruchtwasser trinken können, kommen als Ursache eines **Polyhydramnions** in Betracht. So nimmt die Fruchtwassermenge beispielsweise bei *Anenzephalie* (Fehlen des Schädeldachs und Fehlen bzw. Degeneration wesentlicher Teile des Gehirns), *Spina bifida* (☞ Abb. 11.8) oder *Ösophagusatresie* (Verschluss des Ösophagus) überdurchschnittlich zu. Differentialdiagnostisch wird ein Diabetes mellitus, eine Nephritis oder eine Blutgruppenunverträglichkeit der Mutter ausgeschlossen. Die Diagnose wird in der Regel sonographisch gestellt. Die Behandlung richtet sich nach den Ursachen, z. B. Einstellen des Diabetes mellitus (☞ 12.7.1).

Oligohydramnion

> Oligohydramnion: Fruchtwassermenge < 100 ml.

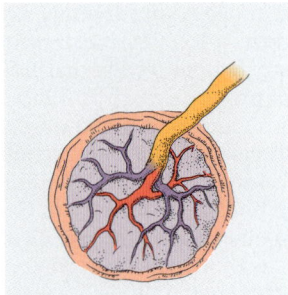
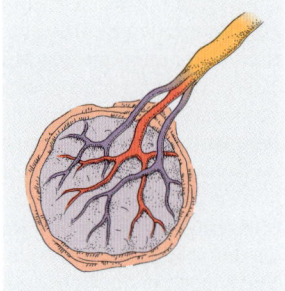

Abb. 12.13 und 12.14: Normalerweise setzt die Nabelschnur unmittelbar an der Plazenta an (links und Abb. 10.6). Bei der Insertio velamentosa setzt sie ein Stück weit entfernt davon an (rechts). Dadurch sind die Gefäße mobiler und leichter zu verletzen. [A400-190]

Ein **Oligohydramnion** kann auf Fehlbildungen der kindlichen Nieren oder Harnwege hinweisen (z. B. Nierenaplasie, Ureter- bzw. Urethrastenose) oder auf eine gestörte Funktion der Amnionhaut. Wird ein Oligohydramnion diagnostiziert, überprüft der Arzt immer auch die Plazentafunktion, da das Oligohydramnion häufig mit einer Plazentainsuffizienz (☞ 12.3.2) einhergeht. Auch richten sich die Maßnahmen nach den Ursachen.

12.5 Pathologische Entwicklung des Kindes

12.5.1 Pränatale Schädigung des Kindes

Zahlreiche Faktoren können das Ungeborene schädigen. Welche Folgen schädigende Einflüsse für das Ungeborene haben, ist dabei v. a. vom Zeitpunkt der Einwirkung abhängig. Einen Überblick über die verschiedenen Störungstypen gibt Tab. 12.15.

12.5.2 Blutgruppenunverträglichkeit

Bei Blutgruppenunverträglichkeiten zwischen Mutter und Kind kann das Ungeborene durch die Antikörper der Mutter geschädigt werden. Daher wird in der Frühschwangerschaft ein Antikörpersuchtest gegen die häufigsten Blutgruppenantigene im mütterlichen Blut durchgeführt. Bei negativem Testergebnis wird der Test in der 25.–32. SSW wiederholt.

Rhesus-Antikörper

Am häufigsten sind **Rh-Antikörper,** die gebildet werden, wenn z. B. durch Transfusion, Fehlgeburt oder Geburt das Rh-positive Blut des Kindes in den Kreislauf der rh-negativen Mutter gelangt. In nachfolgenden Schwangerschaften mit einem Rh-positiven Kind führen die mütterlichen Antikörper bereits intrauterin zum Abbau der kindlichen Blutkörperchen. Anämie, Gelbsucht und Ödeme des Ungeborenen können in schweren Fällen zum Tod des Kindes führen **(Morbus haemolyticus fetalis et neonatorum)** und machen deshalb eine intensive Überwachung des Kindes durch Dopplersonographie und quantitative Bilirubinbestimmung im Fruchtwasser notwendig. Ggf. ist die Verlegung der Schwangeren in ein spezielles Zentrum mit der Möglichkeit einer vorgeburtlichen Bluttransfusion (☞ 11.3.3) oder eine vorzeitige Beendigung der Schwangerschaft erforderlich.

Durch i. m.-Injektion von Antikörpern gegen den auf fetale Erythrozyten wirkenden Rhesusfaktor D (*Anti-D-Immunglobulin,* z. B. Partobulin® oder Rhesogam®) in den ersten 72 Stunden nach dem möglichen Kontakt mit dem Rh-positiven Blut wird die Antikörperbildung bei der Mutter und damit die Erkrankung der Kinder späterer Schwangerschaften verhindert (**Rhesusprophylaxe,** *Anti-D-Prophylaxe*).

Rh-negative Schwangere erhalten zwischen der 28. und 30. SSW routinemäßig eine Rhesusprophylaxe, des Weiteren bei invasiven Eingriffen, z. B. einer Amniozentese (☞ 11.3.2), einer äußeren Wendung (☞ 14.2.2) einer Abruptio (☞ 9.5) oder Extrauteringravidität (☞ 12.1).

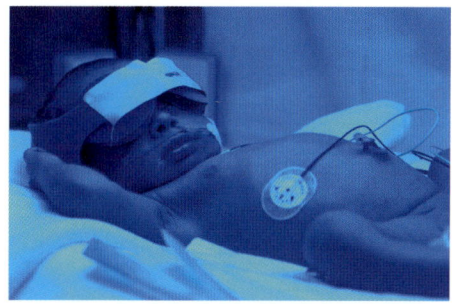

Abb. 12.16: Kind mit Neugeborenenikterus im Brutkasten unter Phototherapie. [J134]

Störungstyp (Zeitpunkt der Störung)	Biologische Vorgänge zum Zeitpunkt der Störung	Resultierende Entwicklungsstörungen
Gametopathie (Vor der Befruchtung)	Bildung der männlichen und weiblichen Geschlechtszellen (Samen- bzw. Eizellen)	Strukturelle oder nummerische (= zahlenmäßige) **Chromosomenaberrationen,** z. B. Down-Syndrom (☞ 11.1). Meist Keimtod (unbemerkt oder Frühabort), bei Überleben in der Regel mit komplexen und typischen Fehlbildungsmustern einhergehend
Blastopathie (0.–18. Tag nach der Befruchtung)	Erste Teilungen der Zygote, Entwicklung der Blastozyste, Differenzierung in Embryo- und Trophoblast	Meist **Keimtod** mit Frühabort (☞ 12.2.1), selten Doppelmissbildungen (z. B. doppelter Steiß), sehr selten siamesische Zwillinge (= unvollständig getrennte Zwillinge)
Embryopathie (19. Tag–10. SSW)	Bildung der Organe und Organsysteme, Organdifferenzierung. Anschluss an den mütterlichen Kreislauf, Ausdifferenzierung der Plazenta	**Einzelmissbildungen,** z. B. Fehlbildungen des ZNS, Spina bifida (☞ 11.2.2 und Abb. 11.8), Herz- und Gefäßanomalien, Lippen-Kiefer-Gaumenspalte (☞ Abb. 11.7). Hohes Risiko kindlicher Schäden bei mütterlichen Virusinfektionen (z. B. Röteln-Embryopathie ☞ 12.5.3), durch Arznei- oder Genussmittel (z. B. Alkoholembryopathie ☞ 10.7.2). Art der Fehlbildung abhängig vom Zeitpunkt der Schädigung
Fetopathie (ab 11. SSW)	Abschluss der Organdifferenzierung, Wachstum und Ausreifung	Vor allem **Ausreifungsstörungen** mit funktionellen Defekten. Zahlenmäßig am bedeutsamsten: Infektionen, z. B. Zytomegalie (☞ 12.5.3), Toxoplasmose (☞ 12.5.3)

Tab. 12.15: Pränatale Entwicklungsstörungen in verschiedenen Entwicklungsstadien des Kindes. In Anlehnung an die verschiedenen vorgeburtlichen Entwicklungsstadien unterscheidet man vier Störungstypen, die mit jeweils „typischen" Fehlbildungen einhergehen. Die Nennung einer schädigenden Substanz in nur einer Zeile bedeutet nicht, dass sie während der übrigen Phasen ungefährlich ist. Beispielsweise sind bei dem in der Regel länger andauernden Alkoholabusus embryo- und fetopathische Schäden kaum voneinander zu trennen.

Weitere Blutgruppenunverträglichkeiten

Auch die übrigen Blutgruppenmerkmale können Ursache einer Antikörperbildung in der Schwangerschaft sein, so z. B. das **AB0-System,** wenn die Mutter Trägerin der Blutgruppe 0 und der Fetus Träger der Blutgruppe A oder B ist (der Vater also die Blutgruppe A, B oder AB hat). Die Anti-A- oder Anti-B-Antikörper der Mutter passieren die Plazenta und gelangen in den fetalen Kreislauf. *Vorgeburtliche* Schädigungen des Kindes sind aber sehr selten, da sich die Merkmale des AB0-Systems erst gegen Ende der Schwangerschaft voll ausbilden. Nach der Geburt ist das Kind durch Hämolyse mit nachfolgendem Anstieg des Bilirubinspiegels im Blut gefährdet und wird auf gleiche Weise überwacht wie bei Rhesus-Unverträglichkeit. Eine **AB0-Unverträglichkeit** kann bereits während der ersten Schwangerschaft entstehen.

12.5.3 Generalisierte pränatale Infektionen

Die wichtigsten generalisierten pränatalen Infektionen, von denen Gefahren für das Ungeborene ausgehen, sind unter dem Namen **STORCH-Komplex** bekannt:
- **S** = **S**yphilis (Lues)
- **T** = **T**oxoplasmose

	Syphilis	Toxoplasmose	Listeriose	Ringelröteln
Erreger	Treponema pallidum	Toxoplasma gondii (Protozoen)	Listeria monocytogenes	Parvovirus B 19
Übertragungsmodus	• Sexuell (☞ auch 4.7.2) • Transplazentar während Bakteriämie der Mutter • Perinatal bei frischen Syphilisgenitalläsionen	• Verzehr von rohem Fleisch • Kontakt mit infizierten Tieren (Katzenkot), wobei nur die Erstinfektion einer Schwangeren eine Gefahr für das Kind darstellt. Hat die Frau bereits Antikörper gegen Toxoplasmose gebildet, gilt auch das Kind als geschützt • Transplazentar	• Schmierinfektion • Verzehr infizierter Nahrungsmittel, z. B. Rohmilchprodukte • Transplazentar während der Bakteriämie der Mutter • Perinatal oder postpartal	• Tröpfcheninfektion • Infektion über Blutprodukte • Transplazentar bei Erstinfektion der Mutter
Symptomatik (Mutter)	☞ 4.7.2	Grippeähnliche Symptome wie Fieber, Abgeschlagenheit, Durchfälle. Meist aber unbemerkt	• 1. Phase: Temperaturerhöhung, ggf. Schüttelfrost, Lk-Schwellung, Pharyngitis, Diarrhoe, schmerzhafte Nierenlager • Nach 14 Tagen 2. Phase: erneut Temperaturerhöhung, ggf. Amnioninfektionssyndrom (☞ 12.2.2, 12.4.1)	• Grippeähnliche Symptome (Fieber, Kopfschmerzen) • Generalisiertes Exanthem • Gelenkschmerzen • Lk-Schwellung
Folgen (Kind)	• Fetale Infektionsrate im Primär- und Sekundärstadium 80–100% • Oft Spätaborte, Früh- oder Totgeburten, sonst: • **Lues connata praecox** mit Hepatosplenomegalie, Lymphadenopathie, Rhinitis, makulopapulösem Exanthem, Anämie • **Lues connata tarda** (nach frühestens zwei Jahren) mit Zahnfehlbildungen, Skelettdeformitäten, Schwerhörigkeit, Keratitis	• Fetale Infektionsrate im 1. Trimenon < 20% und im 3. Trimenon ca. 70% • Oft Spontanabort, sonst: • Motorische und geistige Entwicklungsstörung (80%) • Krampfleiden (häufig) • Eingeschränkte Sehkraft (50%) • Schwerhörigkeit (10%)	• Gelegentlich Abort, Totgeburt oder Geburt eines septischen Neugeborenen • *Frühform* der **Neugeborenenlisteriose** durch intrauterine Infektion: Atemstörungen, Schockzeichen, septisches Krankheitsbild • *Spätform* der **Neugeborenenlisteriose** perinatal oder postpartal: Meningoenzephalitis	• Anämie bis hin zum **Hydrops fetalis** (schlimmste Form des Morbus haemolyticus fetalis ☞ 12.5.2) • Intrauteriner Fruchttod (< 10%)
Diagnostik	☞ 4.7.2	• Nachweis von IgG- (keine frische Infektion) bzw. IgM-Antikörpern (frische Infektion) im Blut der Mutter • Im Ultraschall intrakranielle Verkalkungen beim Kind	• Erregernachweis in Blut, Urin, Stuhl, Liquor, Fruchtwasser, Plazentagewebe • Ansteigender Antikörpertiter im Blut	• Nachweis von IgG- und IgM-Antikörpern
Therapie/ Prophylaxe	☞ 4.7.2	• Vor der 16. SSW Spiramycin, z. B. Rovamycine 500® -Tabl. • Ab der 16. SSW Pyrimethamin, z. B. Daraprim®, plus Sulfonamid, etwa Sulfadiazin-Heyl®	• Antibiotika, z. B. Ampicillin (etwa Binotal®) und Penicillin (z. B. Megacillin®)	• Intrauterine Transfusion (☞ 11.3.3) oder postpartale Transfusion

Tab.12.17: Pränatale Infektionen, von denen eine Gefahr für das Kind ausgeht (HIV ☞ 4.7.7).

- **O** = **O**thers (Andere), z.B. Listeriose, Ringelröteln (Erythema infectiosum acutum, Ohrfeigenkrankheit), Windpocken, HIV, Hepatitis B
- **R** = **R**öteln
- **C** = Zytomegalie (**C**ytomegalie)
- **H** = **H**erpes simplex

12.5.4 Begleitung von Frauen/Eltern mit pathologisch entwickeltem Kind

Selbst bei optimaler Betreuung kann auch heute noch ein Kind (unerwartet) behindert geboren werden oder in der Gebärmutter oder kurz nach der Geburt versterben. Für manche Frauen kommen Behinderung oder Tod des Ba-

Röteln	Varizella-Zoster	Hepatitis B	Zytomegalie	Herpes simplex
Rubellavirus (Togaviren)	Varizella-Zoster-Virus (VZV) aus der Familie der Herpesviren	Hepatitis-B-Virus (HBV)	Cytomegalievirus (CMV) aus der Familie der Herpesviren	Herpes-simplex-Viren Typ 1 und 2
• Tröpfcheninfektion • Transplazentar während der Virämie der Mutter	• Tröpfcheninfektion • Transplazentar • • • •	• Sexuell • Transplazentar • Perinatal Über Muttermilch Blut und Blutprodukte	• Tröpfcheninfektion • Sexuell • Transplazentar • Über die Muttermilch	• Sexuell • Oral (Speichel) • Transplazentar • Perinatal • Selten aszendierend
• Nach Inkubationszeit von ca. 16 Tagen: – Temperaturerhöhung – Exanthem – Lk-Schwellung • Häufig auch asymptomatisch	• Schwerer Verlauf, u. U. mit Begleitpneumonie	• Nach Inkubationszeit von 60–180 Tagen: – Müdigkeit – Ikterus • In manchen Fällen keine Ausheilung, Entwicklung einer chronische Hepatitis	• Symptomlos	• Schmerzhafte Bläschen am äußeren Genitale bzw. am Mund, begleitet von einer grippalen Symptomatik (☞ auch 4.7.6)
• Grad der Schädigung ist abhängig von SSW. Je früher die intrauterine Infektion, desto schwerer die Folgen • Infektion bis zur 17. SSW: In 30% **Rötelnembryopathie** (Gregg-Syndrom) mit Herzfehler, Augen- und Ohrenschäden, erheblicher geistiger und motorischer Behinderung, Minderwuchs • Infektion ab 17. SSW: Pränatale Rötelninfektion, in ≥ 95% ohne Folgen für das Kind	• **Kongenitales Varizellensyndrom** bei Erstinfektion der Mutter im 1. und 2. Trimenon in < 2% mit – Hautveränderungen – Hypoplasie von Gliedmaßen – Niedrigem Geburtsgewicht – Zerebralen Defekten • Eine Infektion 5–21 Tage vor der Geburt bleibt aufgrund der transplazentar übertragenen Antikörper folgenlos • Bei Infektion in den letzten fünf Tagen vor der Geburt beträgt die Letalität des Neugeborenen 30%	• Chronische Hepatitis beim Kind möglich	• Häufig asymptomatisch, bei Erstinfektion der Mutter jedoch möglich: – Hepatischer Verlauf: Hepatosplenomegalie, Ikterus – Zerebraler Verlauf: Meningoenzephalitis, Krampfanfälle, gestörte geistige und motorische Entwicklung, Hydrozephalus – Pulmonaler Verlauf: Pneumonie	• Bei Erstinfektion der Mutter Infektionsrate der Kinder zum Zeitpunkt der Geburt 50%, bei einem Rezidiv 10% • Beim **neonatalen Herpes** sterben 60% der erkrankten Kinder, 20% behalten bleibende Hirnschäden
• Nachweis von IgG- und IgM-Antikörpern • Hämagglutinationshemmtest (kurz HAH-Test) • Erregernachweis in Rachenabstrich, Stuhl, Urin	• Nachweis von IgG- und IgM-Antikörpern plus klinisches Bild	• Nachweis von HBs-Ag, Anti-HBc und Anti-Hbe im Blut der Mutter	• Nachweis von IgG- und IgM-Antikörpern im mütterlichen Blut (bei positivem IgG kein Vorliegen einer gefährlichen Erstinfektion) • Erregernachweis in Speichel, Urin, Blut, Muttermilch	• Erregernachweis aus den Bläschen
• Immunglobulingabe bei fehlender Immunität bis zum 8. Tag nach Kontakt mit Viren • Abruptio bei gesicherter Rötelninfektion der Mutter während der ersten 17 SSW • Prophylaxe: Impfung aller Kinder und nichtimmuner Mädchen/Frauen im gebärfähigen Alter	• Zosterhyperimmunglobulingabe bei fehlenden Antikörpern der Mutter bis 72 Std. nach Virenkontakt (bis zur Geburt sollten möglichst noch 5 Tage vergehen). Postpartal erhält auch das Neugeborene Zosterhyperimmunglobulin • Prophylaxe: Impfung vor der 1. Schwangerschaft mit Lebendimpfstoff	• Aktive und passive Impfung des Neugeborenen direkt nach der Geburt • Abstillen nach Impfung **nicht** notwendig	• Keine Therapie möglich • Evtl. Abruptio	• Bei frischen Herpesläsionen am Genitale Sectio caesarea • Lokale Therapie bei der Mutter z. B. mit Aciclovir-ratiopharm® Creme, systemische Virustatika beim Kind etwa mit Aciclovir (etwa Aciclovir-ratiopharm® 250 p. i. zur i. v.-Infusion)

Tab. 12.17: Fortsetzung

12

bys sehr plötzlich, z. B. bei einer Frühgeburt (☞ 12.2.2), einer pränatal nicht diagnostizierten Fehlbildung oder bei Geburtskomplikationen (☞ Kap. 14). Andere wissen bereits vor der Geburt, dass sie ein schwerstkrankes oder totes Kind gebären werden.

Meist besteht in beiden Fällen bereits eine emotionale Bindung zum Kind, eine idealisierte Vorstellung vom Aussehen des Kindes und vom Leben als Eltern. Zu dem Schock über die Diagnose und der Trauer über den Verlust des (gesunden) Kindes kommen Schuldgefühle und eine mittelfristig geänderte Lebensplanung.

Begleitung von Frauen/Eltern, die durch die pränatale Diagnostik von der Behinderung ihres Kindes wissen ☞ 11.1

Begleitung bei der Geburt eines unerwartet behinderten Kindes

Schock, Trauer, Verzweiflung und Ambivalenz bestimmen die ersten Gefühle der Eltern nach der Geburt eines unerwartet behinderten Kindes. Nicht selten begegnen ihnen Pflegende, Hebammen und Ärzte aus eigener Hilflosigkeit heraus wenig einfühlend und evtl. sogar unabsichtlich verletzend. Im Gegensatz zu der Stimmung nach der Geburt eines gesunden Kindes herrscht meist Schweigen im Kreißsaal oder hektische Betriebsamkeit als anderes Extrem. Oft wird das Kind – ohne dringende medizinische Notwendigkeit – sofort von den Eltern getrennt und der für ein gelungenes Bonding (elterliches Fürsorgeverhalten) so wichtige erste Kontakt zum Kind damit dramatisch erschwert.

Pflegende, Hebammen und Ärzte sollten auch auf die Geburt eines behinderten Kindes professionell vorbereitet sein, damit sie den Eltern durch beherztes Annehmen des Kindes erste Unterstützung bei der Begegnung mit ihrem Baby geben können. Besonders wichtig ist, dass die Eltern Gefühle der Ambivalenz äußern dürfen. Wird schon von Eltern gesunder Kinder nur Freude und „eitel Sonnenschein" erwartet (obwohl praktisch alle Eltern insbesondere bei eigener Erschöpfung auch einmal anders empfinden), ist es für Eltern behinderter Kinder aufgrund des gesellschaftlichen Drucks doppelt schwer, die „schlechten Gefühle" gegenüber ihren Kindern vor sich und anderen zuzulassen. Die Integration dieser tabuisierten „dunklen Seiten" ermöglicht jedoch erst eine offene Haltung dem Kind gegenüber. Hier sind Hebammen und Pflegende gefordert, Eltern zu ermutigen, diese Gefühle wahrzunehmen und auszudrücken.

Begleitung bei der Geburt eines toten Kindes

Für die Mutter stellt das Gebären eines pathologisch entwickelten und bereits als tot diagnostizierten Kindes einen nahezu übermenschlichen Akt dar. Medizinisch besteht in den meisten Fällen keine Notwendigkeit, die Geburt sofort einzuleiten. Dennoch wird auf Wunsch der meisten Frauen die Geburt sehr schnell medikamentös eingeleitet (☞ Pharma-Info 12.7). Der Wille, Schmerzen zu erdulden, ist verständlicherweise stark herabgesetzt, die medikamentöse Geburtserleichterung (z. B. die PDA) kommt deshalb großzügig zum Einsatz.

Die Zeit bis zur Geburt des toten Kindes wird oft als quä-

lend und sinnlos empfunden, alle Beteiligten möchten „das Ganze schnell hinter sich bringen". Hebammen, Pflegende und Ärzte bemühen sich hier besonders, zwischen ihren eigenen Gefühlen und denen der Frau zu unterscheiden und die der Frau wahrzunehmen und zu akzeptieren. Gefühlsausbrüche respektieren sie ebenso wie distanziertes, scheinbar gefühlloses Verhalten. Jede Frau und jedes Paar trauert auf seine Weise und braucht Zeit dafür.

Helfen können die Hebammen und Pflegenden durch folgende Verhaltensweisen:

- **Annahme erleichtern:** Ein respektvoller Umgang mit dem toten Kind ohne Scheu ermöglicht es auch den Eltern, das tote Kind als *ihr Kind* anzunehmen, zu betrauern und letztlich in Erinnerung zu behalten. Beispiele für respektvolles Verhalten sind das Kind abzunabeln, in eine Decke zu legen bzw. anzukleiden und es als Kind zu bezeichnen statt es mit lateinischen Fachausdrücken zu belegen
- **Erinnerung ermöglichen:** Nach heutigem Kenntnisstand gelingt die Trauerarbeit am besten, wenn die Mutter ihr Kind nach der Geburt anschauen und berühren darf. Möchte die Mutter das Kind erst später oder überhaupt nicht sehen, wird auch dies respektiert werden. Es können Fotos vom Kind gemacht werden, auch Haare oder ein Fußabdruck können aufbewahrt und den Eltern ausgehändigt werden. Manchmal besteht bei den Eltern eine große Scheu vor dem Anblick einer „Missgeburt", welcher oft durch behutsames Präsentieren des toten Kindes vorgebeugt werden kann
- **Trauer respektieren und verstehen:** Für die Mutter ist ein Mensch gestorben, der für sie einzigartig war und ähnlich betrauert werden muss wie ein toter Erwachsener. Aussagen wie „Sie können ja noch mehr Kinder haben" oder „es hätte sowieso keine Chance gehabt" sind hier nicht nur kein Trost, sondern wirken auf die Mutter roh und verständnislos
- **Informationen vermitteln:** Das Verarbeiten der schlechten Nachricht kostet die Eltern Kraft und Zeit, zusätzlich müssen völlig unerwartete Aufgaben erledigt und Entscheidungen getroffen werden
  - **Standesamt:** Nach dem Personenstandsgesetz (PStG) besteht bundesweit Anzeigepflicht für Kinder, die bei der Geburt mindestens 500 g gewogen haben (Lebend- und Totgeburten) oder die unabhängig von dieser Gewichtsgrenze deswegen als Lebendgeburten gelten, weil bei ihnen nach Austritt aus dem Mutterleib entweder das Herz geschlagen, die Nabelschnur pulsiert oder die Atmung eingesetzt hat. Trifft all dies nicht zu, gilt ein Kind als *Fehlgeburt* und muss nicht standesamtlich gemeldet werden.
  - **Bestattung:** Die Vorschriften bezüglich der Bestattung unterliegen dem Länderrecht. Anzeigepflichtige Kinder (☞ oben) müssen in der Regel bestattet werden, aber auch nach Fehlgeburten haben die Eltern in den meisten Bundesländern das Recht, ein Grab auf einem Friedhof einzurichten und eine Beerdigung abzuhalten. Dies kann der Familie helfen, von ihrem Kind selbstbestimmt und in Ruhe Abschied zu nehmen
  - **Obduktion:** Oft wird den Eltern eine Obduktion vorgeschlagen. Diese wird gefühlsmäßig manchmal abgelehnt, kann aber z. B. eine Aufklärung über das

Wiederholungsrisiko einer Erkrankung geben. Auch späteren Mutmaßungen und Schuldzuweisungen kann durch eine Obduktion vorgebeugt werden. Die Entscheidung liegt (außer bei ungeklärter Todesursache) bei den Eltern, auf jeden Fall sollten ihnen aber die Gründe für eine Obduktion erläutert werden

– **Selbsthilfegruppen:** Diejenigen, mit denen Betroffene am besten über ihren Verlust sprechen können, sind erfahrungsgemäß andere Betroffene. Pflegende leiten daher auf Wunsch Adressen von Selbsthilfegruppen in Wohnortnähe weiter (⊠ 1, 2).

12.6 Gestosen

> **Gestose:** Erkrankung der Schwangeren, die *ursächlich* durch die Schwangerschaft bedingt ist. Nach dem Zeitpunkt ihres Auftretens unterteilt in **Frühgestosen,** z. B. *Hyperemesis gravidarum,* und **Spätgestosen,** etwa *schwangerschaftsinduzierte Hypertonie.*

Von den Gestosen abzugrenzen sind die Dekompensation bereits vorgeschädigter Organe infolge der schwangerschaftsbedingten Mehrbelastung **(Pfropfgestose)** und das zufällige (zeitliche) Zusammentreffen von Schwangerschaft und Erkrankung.

12.6.1 Hyperemesis gravidarum

> **Hyperemesis gravidarum:** Übermäßiges Schwangerschaftserbrechen im ersten Trimenon mit erhöhter Gefährdung von Mutter und Kind. Häufige Frühgestose. Abzugrenzen von der (leichten) morgendlichen Übelkeit mit Erbrechen *(Emesis gravidarum),* die geradezu typisch für die Frühschwangerschaft ist (ca. 30 % aller Schwangeren) und spätestens in der 16. SSW von selbst aufhört.

Krankheitsentstehung

Die genaue Entstehung der **Hyperemesis gravidarum** ist noch unklar. Mit Sicherheit spielen hormonelle Faktoren eine Rolle, da es z. B. bei Mehrlingsschwangerschaften oder einer Blasenmole mit ihrem erhöhten HCG-Spiegel (☞ 4.4.4) häufiger zu einer Hyperemesis kommt.

Auf der anderen Seite wird das Erbrechen durch psychische Belastungen verstärkt (ungeplantes Kind, Probleme in der Partnerschaft, erwartete Probleme mit dem Beruf durch das Kind, finanzielle Sorgen).

Symptome, Untersuchungsbefund und Diagnostik

Bei der Hyperemesis kann es ab der 6. SSW zu unstillbarem Erbrechen unabhängig von der Nahrungsaufnahme kommen. Die Frau nimmt an Gewicht ab. Der Flüssigkeitsmangel führt zu deutlichen Kreislaufsymptomen (Tachykardie, Hypotonie), zu Fieber („Durstfieber") und einer Oligohydramnie (☞ 12.4.3). Der Azetongeruch in

der Ausatemluft der Schwangeren weist auf eine metabolische Azidose aufgrund des Kohlenhydratmangels hin. In Extremfällen treten Leberschäden mit Ikterus auf, oder die Schwangere wird als Zeichen einer ZNS-Beteiligung benommen und verwirrt.

Die Diagnose ergibt sich aus der Anamnese. Blutuntersuchungen (Kalium, Ketonkörper, Nieren- und Leberwerte ☞ Kap. 17) sind erforderlich, um das Ausmaß der Gefährdung für Mutter und Kind abzuschätzen und z. B. eine Hepatitis als Ursache auszuschließen. Eine sonographische Untersuchung ermöglicht die Abgrenzung von der Blasenmole (☞ 12.3.1).

Behandlungsstrategie

Stationär aufgenommen werden nur schwer erkrankte Frauen. Vorrangig ist dann der Ausgleich des Flüssigkeits- und Elektrolythaushalts durch Infusionen. Anfangs ist meist eine vollständige parenterale Ernährung angezeigt, um die Flüssigkeits- und Elektrolytbilanz sowie den pH-Wert des Blutes zu korrigieren. Eine medikamentöse Behandlung der Übelkeit, evtl. unterstützt durch eine Sedierung, erfolgt nur wenn unbedingt nötig. Dann müssen für Schwangere geeignete Medikamente ausgewählt werden, z. B. Antiemetika (Vomex A®) oder Vitamine (Vitamin-B-Komplex). Bei psychischen Belastungen kann eine Krisenintervention oder Psychotherapie angezeigt sein.

Pflege bei Hyperemesis gravidarum

Die Pflege einer Schwangeren mit Hyperemesis gravidarum ist nicht immer leicht und erfordert viel Geduld. Im Vordergrund der Pflege steht die Sorge um das psychische Wohlbefinden der Frau. Dazu gehört, dass sich die Pflegenden viel Zeit für die Patientin nehmen und mit ihr sprechen, ohne dabei aber Probleme zu wälzen (Problemgespräche nur auf Wunsch der Patientin, ansonsten verstärkt sich womöglich das Erbrechen).

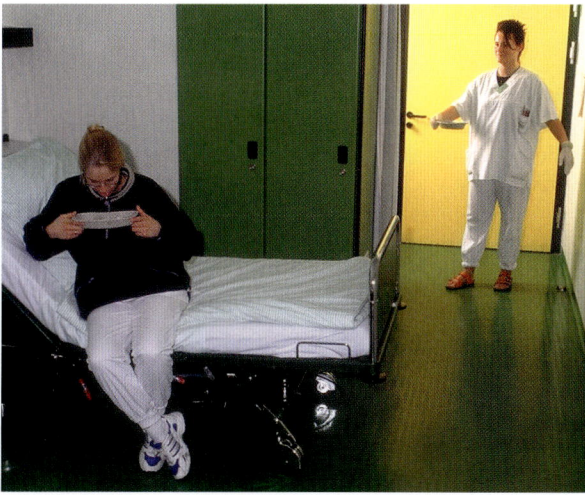

Abb. 12.18: Das Erbrechen bei Hyperemesis gravidarum kann so häufig sein, dass die Frau schon wieder spucken muss und klingelt, bevor die Pflegende die mit Erbrochenem gefüllte Nierenschale entsorgt hat. Trotzdem begegnet sie der Frau liebevoll und versucht, ihr über die oft als peinlich empfundene Situation hinwegzuhelfen. [K183]

12

Die Pflegenden versuchen herauszufinden, welches die auslösenden Momente für das Erbrechen sind. Verstärkt sich das Erbrechen z. B. nach dem Besuch eines Verwandten oder Bekannten, sollte ein Besuchsverbot ausgesprochen werden. Regt sich die Patientin (mehrfach) über Telefonate und Radio- oder Fernsehsendungen auf, werden diese Geräte bis auf weiteres entfernt. Macht sich die Frau wegen der Beschwerden Sorgen um das Kind, kann diese Angst durch den Hinweis gemindert werden, dass sie sich ja nun in ärztlicher Behandlung befinde und auf das Wohlergehen des Ungeborenen geachtet werde. Manche Frauen können sich nicht damit abfinden, im Krankenhaus liegen zu müssen. Dann kann eine stunden- oder tageweise Beurlaubung oder ambulante Versorgung die bessere Lösung sein. Ist die Frau in sozialen oder finanziellen Nöten, sollte der Sozialdienst des Hauses hinzugezogen werden, die z. B. den Kontakt zu Frauenhäusern oder den Schuldenberatungsstellen herstellen kann.

Da die Schwangere häufig schon erbricht, wenn sie nur eine Nierenschale oder Zellstoff sieht, sollten diese Utensilien nicht in Sichtweite (aber in Reichweite) der Frau aufbewahrt werden. Das Erbrechen kann so häufig sein, dass die Frau schon wieder spucken muss und klingelt, bevor die Pflegende die mit Erbrochenem gefüllte Nierenschale entsorgt hat.

Ernährung

Nach der parenteralen Ernährung erhält die Patientin zunächst nur Tee, Milch, Zwieback und trockenes Gebäck, alles in kleinen Portionen. Verträgt sie diese Anfangsdiät gut, wird die weitere Kost nach Arztanordnung langsam aufgebaut, z. B. mit Obst, Säften und Quark, später auch mit Hühner- und Kalbfleisch. Andere Fleischsorten sowie Fette werden mit Ausnahme von Butter in der Regel schlecht vertragen.

Damit die Frau das Essen nicht ablehnt, ist es sinnvoll, sie am Vormittag (und nicht am Vortag) zu fragen, was sie mittags essen möchte, und es dann in der Küche zu bestellen oder es vom Partner mitbringen zu lassen. Die Mahlzeiten sollten appetitlich angerichtet, gut gewürzt und schmackhaft sein.

Körperpflege

Bei Schwäche und Benommenheit ist die Patientin auf Hilfe angewiesen. Wegen der Mundtrockenheit durch die Exsikkose ist v. a. auch auf die Mundpflege zu achten.

Anti-Schlecht-Mischung ☞ 10.6.1

Krankenbeobachtung

Blutdruck und Puls werden mehrfach, die Körpertemperatur einmal täglich kontrolliert. Zweimal wöchentlich wird die Patientin gewogen. Die Flüssigkeitsbilanzierung erfolgt täglich.

12.6.2 Schwangerschaftsinduzierte Hypertonie

Schwangerschaftsinduzierte Hypertonie (kurz *SIH*, auch *schwangerschaftsinduzierter Bluthochdruck*, *Gestationshypertonie*, früher *EPH-Gestose*, *Schwangerschaftsnephropathie*, *Schwangerschaftstoxikose*): Spätgestose mit den Hauptsymptomen Hypertonie, Proteinurie und Ödemen. Erhöhte Gefährdung für Mutter und Kind. Mit einer Häufigkeit von 510% aller Schwangeren eine der häufigsten Schwangerschaftskomplikationen überhaupt. Risikogruppen sind Erstgebärende und Frauen mit Mehrlingsschwangerschaften, Diabetes mellitus oder Nierenerkrankungen.

Krankheitsentstehung

Die genaue Ursache der **schwangerschaftsinduzierten Hypertonie** ist ungeklärt. Zurzeit wird als Hauptursache eine gestörte Interaktion des Immunsystems der Mutter mit dem Fremdeiweiß des Schwangerschaftsprodukts während der Nidation der Zygote diskutiert mit der Folge, dass der Prostaglandinstoffwechsel gestört ist (es wird mehr Thromboxan produziert als Prostazyklin). Dieses Ungleichgewicht führt zu einer ungenügenden Dilatation der Spiralarterien (Äste der A. uterina), so dass sie leicht thrombosieren, wodurch die Zirkulation des mütterlichen Blutes in den Räumen zwischen den Plazentazotten (*intervillöse Räume* ☞ Abb. 10.8) gestört wird. Daraus resultieren lokale Durchblutungsstörungen sowie eine Wachstumsstörung der Plazenta mit eventueller fetaler Wachstumsretardierung und einer vorzeitigen Plazentalösung (☞ 12.3.2).

Außerdem führt die ungenügende Durchblutung des Trophoblasten über noch unbekannte toxische Substanzen zu Schädigungen der Endothelzellen, wovon auch die Kapillaren entfernter Organbezirke betroffen sind. So kann Flüssigkeit durch die Kapillarwände in den extravasalen Raum austreten und vermag die Niere nicht mehr die Proteine zurückzuhalten, so dass sie in den Urin gelangen. Die Pathogenese der SIH mit weiteren Auswirkungen der Endothelzellschäden zeigt Abb. 12.19 (□ 1).

Nicht nur die Höhe des Blutdrucks ist für die Schwere der Erkrankung ausschlaggebend, sondern auch die Beeinträchtigungen von Plazenta, Nieren, Leber und ZNS.

Symptome und Untersuchungsbefund

Die Hauptsymptome der Erkrankung sind entsprechend der früheren Bezeichnung **EPH-Gestose** (**E**dema, dt. Ödem, **P**roteinurie, **H**ypertonie):

- *Generalisierte* Ödeme und eine abnorme Gewichtszunahme von über 500 g/Woche durch die Wassereinlagerung (nicht zu verwechseln mit *peripheren* Ödemen in den Beinen, die auch bei gesunden Schwangeren auftreten)
- Proteinurie: Eiweißausscheidung im 24-Std.-Sammelurin > 0,3 g/l
- Hypertonie: Blutdruck über 140/90 mmHg (bedrohlich ist ein Blutdruck von über 160/100 mm Hg).

Im Frühstadium der Erkrankung ist lediglich der Blutdruck erhöht, was von der Schwangeren ebenso wie die Ei-

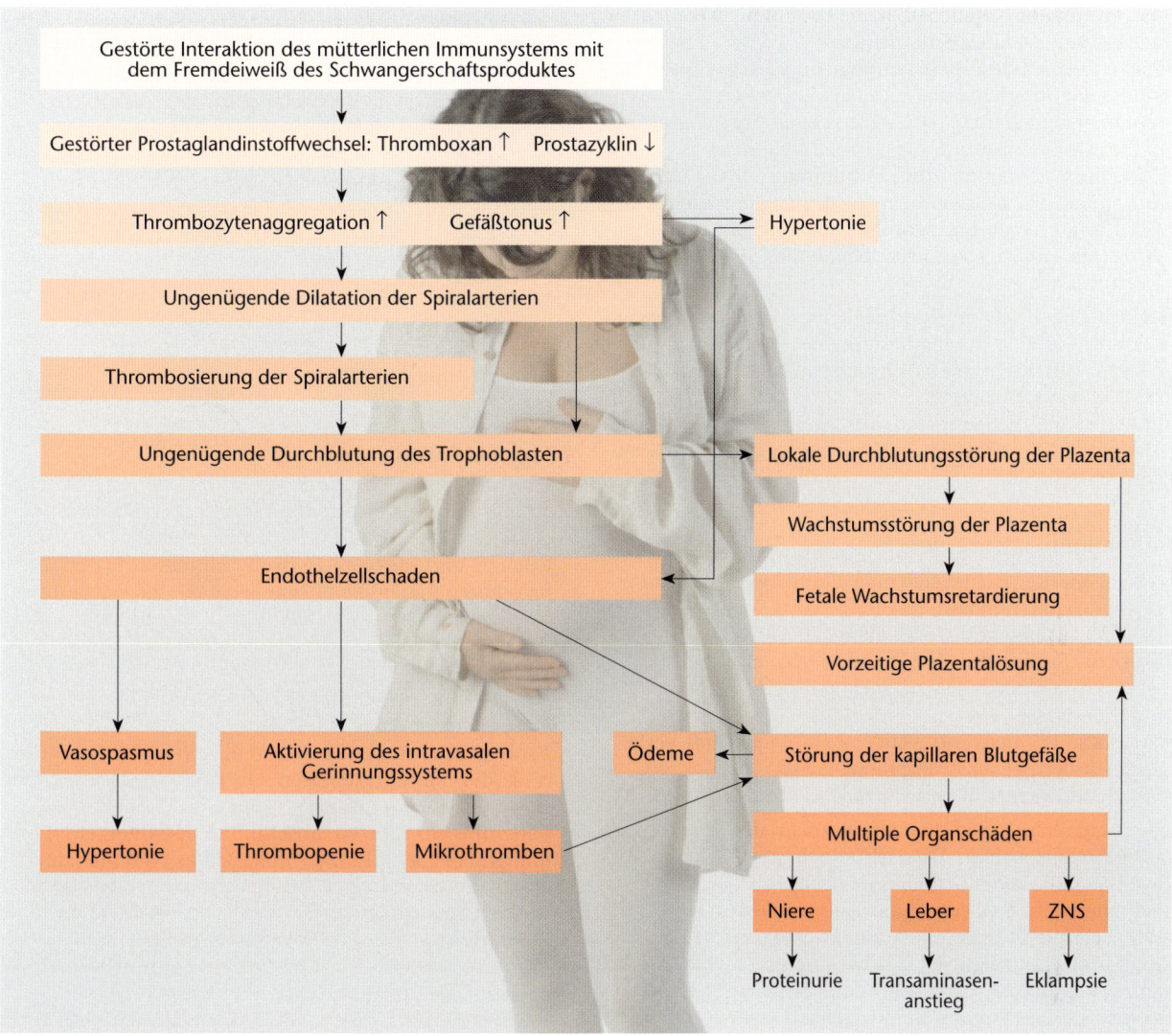

Gestörte Interaktion des mütterlichen Immunsystems mit dem Fremdeiweiß des Schwangerschaftsproduktes

Gestörter Prostaglandinstoffwechsel: Thromboxan ↑ Prostazyklin ↓

Thrombozytenaggregation ↑   Gefäßtonus ↑ → Hypertonie

Ungenügende Dilatation der Spiralarterien

Thrombosierung der Spiralarterien

Ungenügende Durchblutung des Trophoblasten → Lokale Durchblutungsstörung der Plazenta

Wachstumsstörung der Plazenta

Fetale Wachstumsretardierung

Endothelzellschaden

Vorzeitige Plazentalösung

Vasospasmus   Aktivierung des intravasalen Gerinnungssystems   Ödeme ← Störung der kapillaren Blutgefäße

Hypertonie   Thrombopenie   Mikrothromben

Multiple Organschäden

Niere   Leber   ZNS

Proteinurie   Transaminasen-anstieg   Eklampsie

Abb. 12.19: Pathogenese der schwangerschaftsinduzierten Hypertonie. [J666]

weißausscheidung selten bemerkt wird. Daher sind regelmäßige Blutdruckkontrollen und Urinuntersuchungen im Rahmen der Schwangerenbetreuung besonders wichtig.

Deutliche Beschwerden hat die Schwangere erst im Stadium der Präeklampsie, wenn durch Beeinträchtigung der Gefäßregulation im ZNS Schwindel, Ohrensausen, Kopfschmerzen, Augenflimmern, Sehstörungen (z. B. Doppeltsehen), Übelkeit, Erbrechen oder eine Reflexsteigerung auftreten. Ein Notfall und für Mutter und Kind lebensgefährlich ist die schwerste Verlaufsform, die **Eklampsie,** bei der es zu tonisch-klonischen Krämpfen und Bewusstlosigkeit kommt.

Komplikationen sind vorzeitige Plazentalösung (☞ 12.3.2), Nierenversagen, neurologische Spätschäden nach einem *Status eclampticus* (= längere Zeit andauernder, nicht zu unterbrechender eklamptischer Anfall).

Sonderform: HELLP-Syndrom

Eine Sonderform der SIH ist das **HELLP**-Syndrom, das mit **H**ämolyse, **e**rhöhten **L**eberwerten und Thrombozyto-

penie (engl. **l**ow **p**latelets) einhergeht und auf eine durch Gefäßspasmen bedingte Leberschädigung zurückzuführen ist. Es kann sich auch ohne vorherige Gestosesymptome ausbilden. Erstsymptom ist vielfach ein Oberbauchschmerz der Schwangeren.

Im Rahmen des HELPP-Syndroms kann es zu Lebereinblutungen mit Leberruptur und wegen der Thrombozytopenie zu teils massiven postoperativen Blutungen nach einer Sectio caesarea kommen. Die mütterliche Letalität beträgt ca. 5 %.

Diagnostik und Differentialdiagnose

Die Diagnose ergibt sich aus dem *erstmaligen* Auftreten von Hypertonie und Proteinurie im zweiten und dritten Trimenon. Die technischen Untersuchungen dienen insbesondere der Verlaufskontrolle und der Risikoabschätzung für Mutter und Kind:

• Blutuntersuchung: Routinelabor einschließlich Blutbild (mögliche Anämie und Thrombozytopenie), Nierenwerten, Leberwerten, Transaminasen und Gerinnungssta-

12

tus (HELLP-Syndrom). Bestimmung des Serumbilirubinspiegels und des Gesamteiweißes

- Urinuntersuchung: Bestimmung von Glukose und Proteinen im Spontanurin
- Dreimal täglich CTG (☞ 13.1.2), um eine kindliche Gefährdung zu erfassen
- Dopplersonographie zur Beurteilung der Plazentadurchblutung und damit der Versorgung des Kindes
- Transabdominale Sonographie mit Wachstumsbeurteilung des Kindes, da zurückbleibendes Wachstum ein Warnzeichen ist.

Bei der *Pfropfgestose* lagert sich die Präeklampsiesymptomatik auf eine bereits bestehende Hypertonie, einen Diabetes mellitus oder eine chronische Nierenschädigung auf. Die Symptome setzen in der Regel nach der 20. SSW ein. Auch eine Erstmanifestation der *genuinen Epilepsie* (Epilepsie ohne erkennbare Ursache) ist in der Schwangerschaft möglich.

Behandlungsstrategie

Die Behandlung richtet sich nach der Schwere des Krankheitsbildes und umfasst:
- Blutdrucksenkende Medikamente, v. a. α-Methyl-Dopa, etwa in Presinol®, oder Dihydralazin, etwa in Nepresol®. In leichteren Fällen auch β-Blocker, z. B. Beloc® oder Selectol®
- Magnesium (meist intravenös, z. B. Magnesium Verla®) zur Minderung der Krampfbereitschaft
- Ggf. Sedierung, z. B. mit Diazepam (etwa in Valium®).

Die ursächliche Behandlung bestünde in der Beendigung der Schwangerschaft. Dies ist jedoch wegen der in der Regel noch bestehenden Unreife des Kindes nicht immer sofort möglich. Es muss abgewogen werden, ob das Kind stärker durch die generelle Mangelversorgung oder durch eine Frühgeburt gefährdet und wie hoch das Risiko für die Mutter ist. Die Art der Entbindung (vaginal oder Sectio caesarea) hängt von der Schwangerschaftsdauer und der Zahl der vorangegangenen Geburten ab. Bei Erstgebärenden oder sehr unreifen Kindern ist das Risiko für das Kind in der Regel bei einer Sectio caesarea geringer, während bei Mehrgebärenden eine vaginale Geburt weniger belastend ist. Bei einer Eklampsie muss die Entbindung *sofort* durch Sectio caesarea erfolgen.

Pflege

Bei der Pflege von Patientinnen mit einer schwangerschaftsinduzierten Hypertonie ist neben einer sorgfältigen Krankenbeobachtung auch ein möglichst günstiges Umfeld wichtig. Ruhige Atmosphäre, vertrauensvoller Kontakt zu den Pflegenden und, auf Wunsch der Frau, Miteinbeziehen des Partners in die Pflege tragen wesentlich zur Stabilisierung des Zustandes von Mutter und Kind bei. Die Patientin ist in einer psychischen Ausnahmesituation. Sie weiß, dass Ruhe für sie und das Kind am besten ist, kann jedoch nicht verhindern, dass ihre Gedanken immer wieder um das (gefährdete) Kind kreisen. Sie muss über ihre Ängste sprechen können und braucht die Zuwendung und den Kontakt zu ihr wichtigen Personen.

Die Patientin sollte vom Arzt über die Warnsymptome aufgeklärt werden, bei denen sie sich sofort melden soll: Kopf-

und Oberbauchschmerzen, Ohrensausen, Schwindel, Erbrechen, Sehstörungen und Abnahme der Urinmenge.

Stets sollte ein gerichtetes Notfalltablett mit Medikamenten nach ärztlicher Anordnung und Intubationsbesteck bereitgehalten werden.

Pflege bei leichter SIH
- Relative Bettruhe und körperliche Schonung, um den Blutdruck zu senken und die Plazentadurchblutung zu verbessern
- Eiweiß- und ballaststoffreiche Kost mit viel Vitaminen und Spurenelementen, dabei normale Kochsalzaufnahme
- Ruhe (ggf. Einzelzimmer, Besuchereinschränkung) und Ausschaltung des Alltags
- Regelmäßige Vitalzeichen- und Körpergewichtkontrollen.

Pflege bei Präeklampsie
- Patientin auf einer Intensivstation oder im Überwachungsbereich des Kreißsaals unter Berücksichtigung der individuellen und geburtshilflichen Situation überwachen und absolute Bettruhe einhalten lassen. Deshalb übernehmen die Pflegenden auch die Körperpflege und führen alle notwendigen Prophylaxen durch
- Engmaschig Vitalzeichen kontrollieren, Monitoring durchführen
- Auf periphere Durchblutung achten (Marmorierung, Puls, Kühle, Blässe)
- Patientin bevorzugt Linksseitenlagerung zur Verbesserung der uteroplazentaren Durchblutung einnehmen lassen (☞ 10.6.3)
- Patientin vor Reizen abschirmen (Schmerzen, Lärm und grelles Licht; Einzelzimmer). Das Patientenzimmer leise betreten, jedoch aufpassen, dass sich die Frau beim Ansprechen nicht erschrickt (jeder Reiz kann eine Eklampsie auslösen). Telefon ausstecken
- Täglich Körpergewicht und Ödeme kontrollieren, dabei auch auf die Lokalisation der Ödeme achten
- Flüssigkeit bilanzieren, ggf. mit Blasenkatheter und ZVK. Die Ausscheidung sollte 40 ml/Std. nicht unter-, der ZVD 6–8 cm H_2O nicht überschreiten
- Kontrolle des Augenhintergrundes durch Konsilarzt veranlassen (hypertoniebedingte Veränderungen?)
- Sicherstellen, dass notwenige Laborkontrollen durchgeführt werden, z. B. Blutzuckerbestimmung und Bestimmung von Glukose und Eiweiß im Urin.

Pflege bei Eklampsie

Die Eklamsie ist bestimmt durch zusätzliche tonisch-klonische Krampfanfälle oder Bewusstlosigkeit. Jeder Krampfanfall wird intensivtherapeutisch mit Valium i. v. und Magnesium i. v. angegangen. Nach Abklingen des Anfalls bereiten die Pflegenden die Schwangere zur sofortigen Sectio caesarea vor, während der Arzt den Anästhesisten, einen Pädiater und das OP-Team über die bevorstehende Operation informiert.

> **Notfall**
> **Pflegemaßnahmen im Anfall**
> - Arzt sofort benachrichtigen (lassen), Patientin nicht alleine lassen
> - Sicherheit der Patientin gewährleisten, z. B. Patientin von naher Treppe wegziehen. Das Schieben eines

Gummikeils o.Ä. zwischen die Zähne wird heute nicht mehr empfohlen (meist findet der Zungenbiss schon ganz am Anfang statt, und das Einschieben birgt nur eine zusätzliche Gefahr von Mundhöhlenverletzungen)
- Keine Flüssigkeiten oder Medikamente oral einflößen (Aspirationsgefahr)
- Patientin nach dem Anfall bis zur vollständigen Wiedererlangung des Bewusstseins in stabile Seitenlage bringen (Aspirationsprophylaxe). Nach Erbrechen während des Anfalls Mund auswischen
- Spritzentablett mit Venenverweilkanülen, Diazepam- und z.B. Magnesium Verla®-Ampullen, Guedel-Tubus und Intubationsbesteck richten und bereithalten.

Prognose

In leichten Fällen ist die Prognose gut. In schweren Fällen oder bei Eklampsie verschlechtert sie sich erheblich. Die Müttersterblichkeit liegt bereits bei nur einem eklamptischen Anfall bei 5%. Die perinatale Sterblichkeit beträgt je nach Schwere der Gestose bis zu 30%.

6–12 Wochen nach der Entbindung wird die Betroffene vom Arzt noch einmal einbestellt, um sie auf weiter bestehende Schäden zu untersuchen.

12.7 Erkrankungen der Mutter in der Schwangerschaft

12.7.1 Störungen des Glukosestoffwechsels: Diabetes mellitus

Diabetes mellitus (*Zuckerkrank*heit): Durch Insulinmangel oder verminderte Insulinempfindlichkeit des Körpers bedingte chronische Störung des Glukosestoffwechsels mit Erhöhung des Blutzuckerspiegels

bei erniedrigter intrazellulärer Blutzuckerverfügbarkeit.

Vor Einführung des Insulins waren Diabetikerinnen in der Regel unfruchtbar, da konstant hohe Blutzuckerspiegel zu einer Unterdrückung der Follikelreifung führen. Heute kann nahezu jede betroffene Frau Kinder bekommen. Insgesamt jedoch ist die Schwangerschaft für Mutter und Kind mit einem größeren Risiko behaftet (☞ Tab. 12.20).

Einteilung

Beim **Diabetes mellitus** werden folgende Formen unterschieden:
- Der **Diabetes mellitus Typ 1,** der meist vor dem 40. Lebensjahr beginnt
- Der **Diabetes mellitus Typ 2,** der meist erst im höheren Lebensalter auftritt
- Die seltenen **sekundären Diabetes-mellitus-Formen,** die Folge z.B. einer Pankreaserkrankung, anderer endokriner Erkrankungen oder bestimmter Arzneimittel sind
- Der **Gestationsdiabetes** (*Schwangerschaftsdiabetes*), bei dem sich während einer Schwangerschaft erstmalig eine diabetische Stoffwechsellage entwickelt. Er tritt bei 0,5–3% aller Schwangeren auf und ist als einzige Diabetesform vorübergehend.

Diagnostik

Schwangere mit einem vorbestehenden Diabetes mellitus Typ 1 wissen um ihre Erkrankung und informieren den Arzt in aller Regel bei der Erstvorstellung.

Problematischer ist die Diagnosestellung beim Gestationsdiabetes, da eventuelle frühere Blutzuckerkontrollen unauffällig waren und die Erkrankung der werdenden Mutter in aller Regel keine Beschwerden bereitet. Zurzeit stützt sich die Diagnostik des Gestationsdiabetes in Deutschland auf die Anamnese (Eigen- und Familienanamnese, vorherige Geburt sehr schwerer Kinder?), auf die

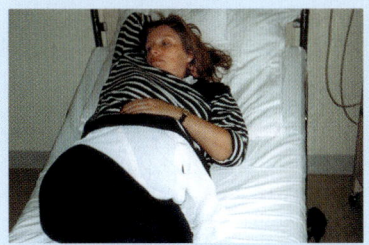
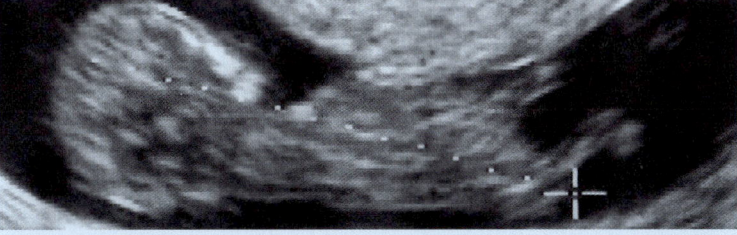

- Verschlechterung des Glukosestoffwechsels
- Anfälligkeit gegenüber Infekten im Bereich der Harnwege und des Genitales
- Schwangerschaftsinduzierte Hypertonie
- Riskantere Geburt wegen Riesenbaby

- Abort oder Frühgeburt
- Fehlbildungen
- Plazentainsuffizienz mit fetaler Wachstumsretardierung
- In 40% aller Schwangerschaften von Diabetikerinnen **Fetopathia diabetica** (*diabetische Fetopathie*) mit:
  - **Makrosomie** (*Hochwuchs*). Gewicht > 4500 g, Länge > 55 cm, Vollmondgesicht
  - Unreife von Leber und Lunge mit postpartalem Atemnotsyndrom
  - Stoffwechselstörungen mit schweren Hypoglykämien infolge erhöhter Insulinproduktion
  - Polyhydramnion (☞ 12.4.3) wegen der erhöhten Harnproduktion des Kindes
  - Intrauteriner Fruchttod

Tab. 12.20: Komplikationen des Diabetes mellitus in der Schwangerschaft. [O150, O177]

Urinuntersuchung (Glukosurie?) und auf die Ultraschalluntersuchung (sehr großes Kind?). Erst wenn sich hieraus Verdachtsmomente ergeben, folgt ein oraler Glukosetoleranztest, der die Diagnose sichert.

Wegen der relativen Häufigkeit des Gestationsdiabetes (fast jede zehnte Schwangere) und seiner Bedeutung für Mutter und Kind wird eine Aufnahme des oralen Glukosetoleranztests in das Screening-Programm der Mutterschaftsrichtlinien diskutiert und von Fachgesellschaften empfohlen ([1] 2). Bislang gibt es diesbezüglich jedoch nur Modellvorhaben. Einige Gynäkologen sind dazu übergegangen, gleichzeitig mit dem Hb auch den Blutzucker aus dem Kapillarblut der Schwangeren zu bestimmen.

Behandlungsstrategie

Ist schon vor Eintritt der Schwangerschaft ein Diabetes mellitus bekannt, wissen die Frauen meist gut über ihre Erkrankung und deren Behandlung Bescheid. Vor einer geplanten Schwangerschaft sollte die Frau mindestens drei Monate vor der Konzeption konstant niedrige Blutzuckerwerte aufweisen. Nach der Konzeption werden die Blutzuckerwerte engmaschig kontrolliert, da die Insulinanpassung durch den veränderten Insulinbedarf in den verschiedenen Abschnitten der Schwangerschaft schwierig sein kann.

Beim Gestationsdiabetes besteht der erste Therapieschritt im Einhalten einer Diabetesdiät. Reicht diese nicht aus, wird eine Insulintherapie notwendig, um einer Fetopathia diabetica (☞ Tab. 12.20) vorzubeugen. Die Indikation für die Insulintherapie ist abhängig von BZ-Tagesprofil und Glukosetoleranztest. Orale Antidiabetika sind wegen ihrer teratogenen (fruchtschädigenden) Wirkung in der Schwangerschaft kontraindiziert.

Jede Schwangerschaft einer Diabetikerin ist eine Risikoschwangerschaft. Das Befinden von Mutter und Kind wird engmaschig ärztlich kontrolliert. Bei guter Stoffwechsellage steht einer Spontangeburt nichts im Wege. Auch während und nach der Geburt sind Mutter und Kind erhöht überwachungsbedürftig.

Pflege von schwangeren Diabetikerinnen

Besteht bei der Frau schon länger ein Diabetes mellitus, weiß sie mit ihrer Erkrankung umzugehen. Die Diagnose Gestationsdiabetes kommt für die meisten Frauen allerdings überraschend. Viele Frauen fühlen sich nach Bekanntwerden der Diagnose verunsichert und brauchen Informationen über die Krankheit und Hinweise, wie sie sich in dieser Situation verhalten sollen. Wird ihnen die Diagnose mitgeteilt, gilt der erste Gedanke vieler Frauen ihrem Kind, ob sie es trotzdem austragen können und ob es gesund sein wird. Hier sollten Arzt, Hebamme und Pflegende der Frau Mut machen, sie aber auch darauf hinweisen, wie wichtig ihre Mitarbeit ist.

- Grundsäule jeder Diabetesbehandlung ist das Einhalten einer Diät. Dazu bitten die Pflegenden eine Diätassistentin oder Diabetes-Beraterin auf die Station oder klären die Frau selbst über die richtigen Ernährungsmaßnahmen auf
- Für das Wohlergehen von Mutter und Kind ist wichtig, dass der Glukosestoffwechsel ausgeglichen ist. Um dies kontrollieren zu können, wird die Frau angeleitet, ihren Blutzucker selbst zu bestimmen

- Bewegung wirkt Blutzucker senkend und ist von daher sinnvoll. Jedoch sollten plötzliche (längere) Anstrengungen vermieden werden, da sie den Blutzucker zu schnell senken mit der Folge einer Hypoglykämie
- Da die Einstellung des Diabetes mellitus bereits durch die Schwangerschaft erschwert ist, sollte Stress vermieden werden, der eine Mehrbelastung des mütterlichen Organismus darstellt und zu einem erhöhten Insulinbedarf führt
- Da Diabetikerinnen erhöht infektionsgefährdet sind, sollten sie sich vor Infekten schützen, z. B. indem sie Kontakt mit grippekranken Menschen meiden
- In der Regel haben die betroffenen Frauen nach dem Gespräch mit dem Arzt oder den Pflegenden und Hebammen noch viele Fragen auf dem Herzen. Deswegen ist es gut, ihnen Adressen von entsprechenden Schwangerengruppen mitzugeben, an die sie sich jederzeit wenden können (✉ 2).

12.7.2 Erkrankungen des Herz-Kreislauf-Systems

In der Schwangerschaft ist durch das erhöhte Blutvolumen die Herzarbeit ca. auf das Eineinhalbfache erhöht. Diese vermehrte Herzarbeit vermag das vorgeschädigte Herz der Mutter evtl. nicht zu leisten, insbesondere bei Herzklappenstenosen kann sich relativ schnell aus vorherigem Wohlbefinden heraus eine Herzinsuffizienz entwickeln.

Stellt der Arzt bei einer herzkranken Frau eine Schwangerschaft fest, so empfiehlt sich eine Kontaktaufnahme mit dem behandelnden Kardiologen, um Chancen und Risiken für Mutter und Kind abschätzen zu können. Insbesondere bei hohem Risiko für die Mutter muss die Möglichkeit einer Abruptio erwogen werden. Ansonsten ist abhängig von der Schwere der Grunderkrankung eine intensive Überwachung von Schwangerschaft und Geburt erforderlich, optimalerweise durch Gynäkologen und Kardiologen. Der Kardiologe passt ggf. auch die Medikation an die Schwangerschaft an. So ist beispielsweise Marcumar® in der Schwangerschaft kontraindiziert, so dass zur Gerinnungshemmung auf Heparin s. c. ausgewichen werden muss, das die Schwangere nach entsprechender Anleitung selbst spritzt. Ob eine vaginale Geburt möglich oder eine Sectio erforderlich ist, wird individuell entschieden.

12.7.3 Erkrankungen der Niere und ableitenden Harnwege

Vorbestehende Nierenerkrankungen begünstigen die Entstehung einer Pfropfgestose (☞ 12.6).

Eine der häufigsten Komplikationen in der Schwangerschaft sind **Harnwegsinfektionen.** Da bis zu 30% aller Frauen mit unbehandelter Bakteriurie eine **Pyelonephritis** *(Nieren- und Nierenbeckenentzündung)* entwickeln, bei der es zu Fieber mit Schüttelfrost, Flankenschmerz, Endotoxinschock und vorzeitiger Wehentätigkeit mit Frühgeburt kommen kann, wird jede Schwangere mit Bakteriurie antibiotisch behandelt, z. B. mit Amoxicillin oder Ampicillin. Dadurch sind die oben genannten Komplikationen heute sehr selten geworden.

Bei einigen Frauen kommt es im Laufe der Schwangerschaft zu einer chronischen **Niereninsuffizienz** *(langsam zunehmendes Nierenversagen)* mit den klassischen Symptomen Hypertonie, Kreatininerhöhung und Proteinurie. Treten diese in der Frühschwangerschaft auf, empfehlen manche Gynäkologen wegen der schlechten Prognose eine Abruptio. Oft bleibt die zunehmende Nierenfunktionseinschränkung wegen der großen Anpassungsfähigkeit der Nieren jedoch lange symptomlos oder werden Frühsymptome (in erster Linie eine allgemeine Leistungsschwäche) von den Frauen als schwangerschaftsbedingt fehlinterpretiert. Um die Erkrankung dennoch frühzeitig erkennen und behandeln zu können, umfasst die Schwangerenvorsorge regelmäßige Blutdruck- und Urinkontrollen.

12.7.4 Erkrankungen des Magen-Darm-Traktes

Übelkeit, Erbrechen ☞ 12.6.1
Karies-Prophylaxe ☞ 10.7.2

Zahnfleischbluten, Zahnfleischentzündungen

Unter dem Einfluss des erhöhten Östrogenspiegels treten beginnend in der 9. SSW bei ca. 80 % aller Schwangeren Probleme mit dem Zahnfleisch auf. Deshalb kommt der Zahn- und Mundpflege eine besondere Bedeutung zu, z. B. mit Pflanzenextrakten wie Kamille, Myrrhe oder Salbei, die lokal aufgetragen werden können.

Sodbrennen, Völlegefühl

Viele Schwangere leiden unter **Sodbrennen** und **Völlegefühl.** Grund dafür ist ein erhöhter Progesteronspiegel, der u. a. folgendes bewirkt:
• Eine Tonusverminderung der glatten Muskulatur etwa im Bereich des unteren Ösophagussphinkters, so dass Magensäure zurückfließen kann
• Eine Abnahme der Motilität des Gastrointestinaltraktes u. a. mit einer Verlangsamung der Magenentleerung.

Pflege
Die Pflegenden weisen die Schwangeren auf folgende Maßnahmen hin:
• Nach den Mahlzeiten nicht hinlegen
• Mit erhöhtem Oberkörper schlafen
• Häufige kleine Mahlzeiten einnehmen, dabei „Säurelocker" wie beispielsweise Kaffee, Alkohol und Süßspeisen meiden und kohlenhydrat- und fett*arme*, aber eiweiß*reiche* Nahrungsmittel essen (Eiweiß führt zu einer vermehrten Produktion von *Gastrin* und dadurch zu einem gesteigerten Tonus des Ösophagussphinkters)
• Nicht so bücken, dass der Oberkörper nach unten hängt, sondern in die Hocke gehen
• Keine einschneidende Kleidung (z. B. Gürtel) tragen
• Obstipationsprophylaxe durchführen (ein voller Darm und Pressen bei der Defäkation erhöhen den intraabdominellen Druck)

• Rauchen einstellen. Nikotin führt über eine Vasokonstriktion nicht nur zu einer Gefährdung des Kindes, sondern auch zu einer verschlechterten Durchblutung der Ösophagusschleimhaut mit einem verminderten Schutz vor der Magensäure.

Einige Hebammen empfehlen als Hausmittel einige Haselnüsse zu kauen oder einen halben Teelöffel mittelscharfen Senf einzunehmen. Bei Schleimhautreizung und Hyperazidität hat sich auch die Einnahme von Heilerde bewährt (z. B. zweimal täglich 2 Teelöffel Luvos®-Heilerde verrührt in einem halben Glas Wasser), die überschüssige Säure bindet und Schleimhautreizungen verhindert.

Obstipation

Eine weitere Folge der Progesteronwirkung auf die Muskulatur ist das Auftreten einer **Obstipation,** unter der fast alle Schwangeren mehr oder minder stark leiden. Die vielfach notwendige medikamentöse Eisensubstitution verstärkt diese Problematik.

Hilfreich ist in diesen Fällen eine umfassende Ernährungsberatung (☞ 10.7.2). Die Schwangere sollte zu schlackenreicher Kost, reichlichem Trinken und regelmäßiger körperlicher Bewegung ermutigt werden. Reicht das nicht aus, kann als erste Selbsthilfemaßnahme bei Obstipation zu einem Glas lauwarmen (Salz)Wasser auf nüchternen Magen geraten werden. Weitere Maßnahmen sind:
• Regelmäßig, langsam und in Ruhe essen
• Mindestens 2 l am Tag trinken
• Jeden Tag zur selben Zeit auf die Toilette gehen (auch ohne Stuhldrang), Stuhlgang nicht unterdrücken
• Zur Durchblutung der inneren Organe regelmäßig tief durchatmen (Bauchatmung)
• Ggf. Quellstoffe wie Leinsamen (1 Esslöffel nicht vorgequollener Leinsamen 1- bis 2-mal täglich mit zwei Gläsern Wasser), Flohsamen (1 Esslöffel leicht vorgequollener Flohsamen 1- bis 2-mal täglich mit zwei Gläsern Wasser) oder Weizenkleie einnehmen.

12.7.5 Erkrankungen der Lungen

Bei ca. 1 % aller Schwangeren hat ein Asthma bronchiale, das sich im Verlauf der Schwangerschaft in ca. 30 % bessert, in ca. 20 % verschlechtert und bei ca. 50 % der betroffenen Schwangeren unverändert bleibt. Hat die Frau bereits vor Eintritt der Schwangerschaft Glukokortikoide eingenommen oder mit bronchodilatatorischen Substanzen inhaliert, kann sie diese Therapie während der Schwangerschaft fortsetzen. Unter der Geburt muss die Glukokortikoiddosis unter Umständen erhöht werden.

12

Literatur und Kontaktadressen

📖 Literaturnachweis

1. www.leitlinien.net

2. Brock, H.: Schwangerschaftsdiabetes – Besserer Test soll Risiken für Mutter und Kind reduzieren. In: Die Schwester/Der Pfleger 10/2003, S. 754–755

Vertiefende Literatur

Baltzer, J.; Friese, K.; Graf, M.: Praxis der Gynäkologie und Geburtshilfe. Thieme Verlag, Stuttgart 2004

Drexelius, N.: Schwangerschaftshochdruck – ein Überblick aus klinischer Sicht. In: Hebammen Forum 2/2003, S. 76–79

Dudenhausen, J. W.; Pschyrembel, W.: Praktische Geburtshilfe mit geburtshilflichen Operationen. Walter de Gruyter Verlag, Berlin 2001

Enning, C; Elrich, M.: Fruchtblasen hüten – Wenn Gestosen baden gehen. In: Hebammen Forum 2/2003, S. 86–89

Goerke, K. et al.: Klinikleitfaden Gynäkologie und Geburtshilfe. Elsevier, Urban & Fischer Verlag, München 2003

Körner, A.: Die Haut der Frühgeborenen braucht Schutz. In: Kinderkrankenschwester 8/2005, S. 315–319

Kraus, A.: Entwicklungsförderung von Frühgeborenen durch Massage. In: Kinderkrankenschwester 1/2005, S. 29–31

Kuse, S.: Ernährung bei hypertensiven Schwangerschaftserkrankungen. In: Hebammen Forum 2/2003, S. 80–85

Singer, D.: Was wird einmal aus ihnen? Die Langzeitprognose sehr kleiner Frühgeborener. In: Kinderkrankenschwester 5/2005, S. 186–192

Zum Thema Gestose:

Kuse, S.: Frühzeitig erkennen. In: Deutsche Hebammen Zeitschrift 1/2005, S. 12–15

Roeckel-Loenhaff, A.: Opulente Ernährung. In: Deutsche Hebammen Zeitschrift 1/2005, S. 18–19

Kretschmar-Zimmer, G.: Aus der Natur schöpfen. In: Deutsche Hebammen Zeitschrift 1/2005, S. 23–25

✉ Kontaktadressen

1. Verwaiste Eltern in Deutschland e.V., Bundesstelle, Fuhrenweg 3, 21391 Reppenstedt, Tel.: 04131/6803232

2. Initiative Regenbogen „Glücklose Schwangerschaft" e.V., In der Schweiz 9, 72636 Frickenhausen, Tel.: 05565/1364

3. Arbeitsgemeinschaft Diabetes und Schwangerschaft, Zentrum für Diabetes, Graf-Moltke-Straße 63, 28211 Bremen

12

Wiederholungsfragen

1. Wie wird eine Patientin mit Extrauteringravidität gepflegt? (☞ 12.1)

2. Welche pflegerischen Maßnahmen sind wichtig beim Abortus imminens? (☞ 12.2.1)

3. Wie sieht die pflegerische Betreuung einer Patientin mit Abortus completus, incompletus oder Missed abortion aus? (☞ 12.2.1)

4. Warum wird eine Frau mit Frühgeburtsbestrebungen in leichter Kopftieflage gelagert? (☞ 12.2.2)

5. Was ist bei der Körperpflege bei drohender Frühgeburt zu bedenken? (☞ 12.2.2)

   Wie kann das psychische Befinden einer Patientin mit Frühgeburt bei der Pflege berücksichtigt werden? (☞ 12.2.2)

6. Worauf achtet das Pflegepersonal unter der tokolytischen Therapie? (☞ Pharma-Info 12.7)

7. Wie ist die pflegerische Betreuung einer Patientin mit Plazenta praevia? (☞ 12.3.2)

8. Welche pflegerischen Maßnahmen sind bei einer vorzeitigen Plazentalösung zu ergreifen? (☞ 12.3.2)

9. Worin bestehen die Risiken eines vorzeitigen Blasensprungs und wie sieht die Pflege der betroffenen Frau aus? (☞ 12.4.1)

10. Die Ärzte diagnostizieren bei einer Schwangeren ein totes Kind. Was geschieht dann? Und was können die Pflegenden tun? (☞ 12.2.1 Spätabort, 12.5.4)

11. Wie kann die psychische Betreuung einer Patientin mit Hyperemesis gravidarum in die pflegerische Beziehung integriert werden? (☞ 12.6.1)

12. Nach welchen Kriterien erfolgt der Kostaufbau bei Hyperemesis gravidarum, wenn sich das Befinden der Patientin verbessert hat? (☞ 12.6.1)

13. Welche Aspekte der Krankenbeobachtung stehen bei Gestosen im Vordergrund? (☞ 12.6)

14. Warum ist die psychische Unterstützung der Patientin mit schwangerschaftsinduzierter Hypertonie besonders wichtig? (☞ 12.6.2)

15. Wie wird eine Patientin mit Präeklampsie gepflegt? (☞ 12.6.2)

16. Worauf ist bei der Betreuung einer Frau mit einem Gestationsdiabetes zu achten? (☞ 12.7.1)

12

13 Physiologische Geburt und Nachgeburtsperiode

Physiologische Geburt *(normale Geburt, regelrechte Geburt)*: Spontane Entbindung einer Schwangeren von einem reifen, normalgewichtigen Kind aus vorderer Hinterhauptslage (☞ 13.1.1, Abb. 14.5) nach einer Schwangerschaftsdauer von 38–42 Wochen; trifft auf ca. 80 % aller Geburten zu.

13.1 Untersuchungen vor und während der Geburt

Mit fortschreitender Schwangerschaft rückt das Kind immer mehr in den Mittelpunkt der Untersuchungen.

13.1.1 Bestimmung von Fundusstand des Uterus sowie Position und Größe des Kindes

Um den Schwangerschaftsverlauf kontrollieren und den Geburtsverlauf abschätzen zu können, bestimmen Arzt und/oder Hebamme regelmäßig den Fundusstand des Uterus sowie die Position und Größe des Kindes. Dazu wenden sie verschiedene Untersuchungsmethoden vor und während der Geburt an, z. B. die:
- Äußere Untersuchung zur Bestimmung von Fundusstand (☞ Abb. 13.1 und Abb. 13.2) sowie Lage und Stellung des Kindes anhand der **Leopold-Handgriffe** (☞ Abb. 13.1)
- (Innere) Vaginale Untersuchung, um Haltung, Poleinstellung und Einstellung des Kindes zu ertasten
- Sonographie.

Weitere Untersuchungen während der Schwangerschaft ☞ 10.7

Die erhobenen Daten werden nach jeder Untersuchung im Mutterpass (☞ 10.7.1, Abb. 10.16) dokumentiert.

Fundusstand

Fundusstand des Uterus: Höhe des oberen Gebärmutterrandes (☞ Abb. 13.2).

Die Bestimmung des **Fundusstandes der Gebärmutter** dient der Größenbestimmung des Uterus. Der Fundusstand steht bei einer physiologischen Schwangerschaft in enger Beziehung zur Kindsgröße. Da jedoch auch andere Faktoren, z. B. Fruchtwassermenge und Lage des Kindes, die Höhe des Fundusstandes beeinflussen, wird die Größe des Kindes heute durch die Sonographie bestimmt.

Überprüfung des Fundusstandes im Wochenbett ☞ 15.3 Abb. 15.5–15.6

Lage

Lage: Verhältnis der Längsachse des Kindes zur Längsachse des Uterus.

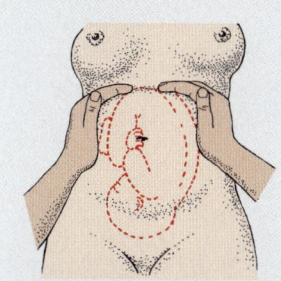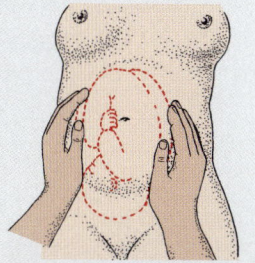

1. Leopold-Handgriff zur Feststellung des Fundusstandes (☞ Abb.13.2)

2. Leopold-Handgriff zur Erkennung der Stellung des kindlichen Rückens

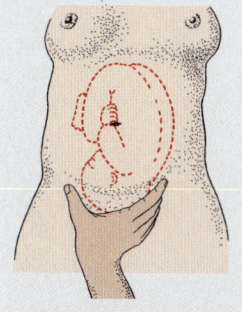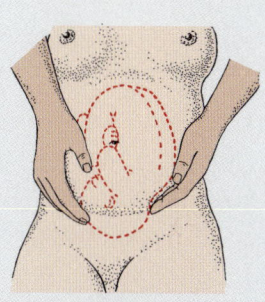

3. Leopold-Handgriff zur Bestimmung des Höhenstandes und zur Unterscheidung zwischen Schädel- und Steißlage bei noch nicht in das Becken eingetretenem vorangehenden Kindsteil: Der Kopf ist hart, kugelig und gegenüber dem Rumpf beweglich, der Steiß ist schmaler, weicher und weniger beweglich

4. Leopold-Handgriff zur Ermittlung des Höhenstandes bei in das Becken eingetretenem vorangehenden Kindsteil

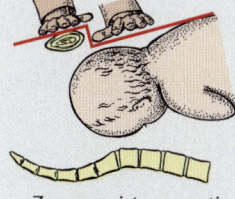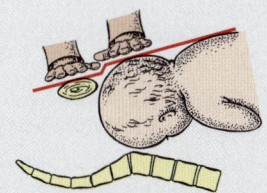

Zangemeister negativ   Zangemeister positiv

5. Leopold-Handgriff (Zangemeister Handgriff) zur Feststellung eines Missverhältnisses zwischen Becken und vorangehendem Kindsteil (Zangemeister negativ: Kopf überragt die Symphyse nicht, es liegt also kein Missverhältnis vor; Zangemeister positiv: Kopf überragt die Symphyse deutlich, es liegt ein Missverhältnis vor, Kopf lässt sich ballotieren – mit Daumen und Zeigefinger hin- und herbewegen)

Abb. 13.1: Leopold-Handgriffe. [A300-190]

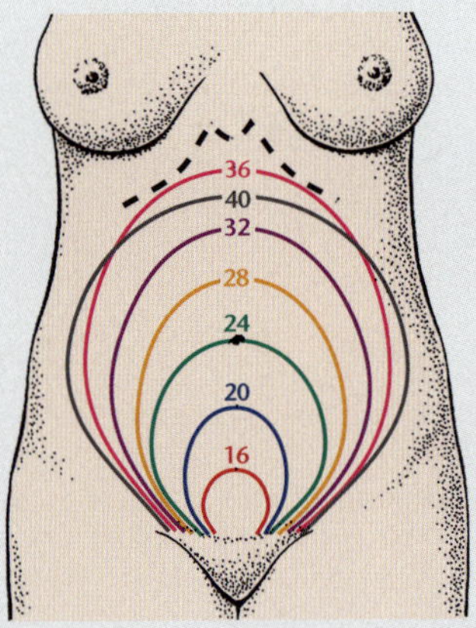

Typische Fundusstände:		Symphysen-Fundus-Abstand [cm]
40. SW:	2 QF unterhalb des Rippenbogens	34
36. SSW:	Am Rippenbogen (höchster Stand)	36
32. SSW:	Mitte zwischen Nabel und Xiphoid	29
28. SSW:	3 QF oberhalb des Nabels	26
24. SSW:	Am Nabel	22
20. SSW:	3 QF unterhalb des Nabels	17
16. SSW:	2 QF über der Symphyse	6
12. SSW:	Obere Symphysenkante	0

Abb. 13.2: Fundusstände des Uterus im Verlauf der Schwangerschaft. Nach der 36. SSW senkt sich der Uterus wieder etwas ab (QF = Querfinger). [A400-190]

Unterschieden werden (☞ auch Abb. 13.5):
- **Längslage** (ca. 99 % aller Geburten). Je nach Poleinstellung (☞ unten) in *Schädellage* (ca. 96 % aller Geburten) und *Beckenendlage* (ca. 3 % aller Geburten) unterteilt
- **Querlage**
- **Schräglage** (oft auch als Sonderform der Querlage klassifiziert).

Die Lage des Kindes wird anhand der Leopold-Handgriffe und der Sonographie festgestellt.

Details zu Quer- und Schräglage ☞ 14.2.1

Haltung

Haltung: Beziehung der Kindsteile zueinander, meist des kindlichen Kopfes zum Rumpf.

Die **Haltung** des kindlichen Kopfes wird anhand der Fontanellen ermittelt. Bei Eintritt in den Beckeneingang unter der Geburt (☞ auch Abb. 13.24) ist eine **indifferente Haltung** normal, bei der die Fontanellen auf gleicher Höhe stehen (gerader Kopf). Beim Tiefertreten beugt das Kind den Kopf (**Flexionshaltung**) – so ist der für den Geburtsumfang maßgebliche Kopfumfang mit ca. 32 cm

(☞ auch Abb. 14.5) am geringsten. Dabei ist die kleine Fontanelle zu tasten. Tastet der Untersucher die große Fontanelle, handelt es sich um eine **Deflektionshaltung** (gestreckter Kopf). Sie gehört zu den **Haltungsanomalien** (Details ☞ 14.2.3) und ist pathologisch, da sie den für den Geburtsverlauf maßgeblichen Kopfumfang vergrößert.

Poleinstellung

Poleinstellung: Bezeichnung des vorangehenden Kindsteils.

Bei der **Poleinstellung** werden die Schädellage und die Beckenendlage unterschieden.

In Zusammenhang mit der Haltung des kindlichen Kopfes sind folgende **Schädellagen** möglich (☞ auch Abb. 14.5):
- *Hinterhauptslage (HHL)*. Vorangehender Kindsteil ist das Hinterhaupt. Der Untersucher tastet die kleine Fontanelle
- *Vorderhaupts-, Stirn-* und *Gesichtslage* (☞ 14.2.3).

Bei den Beckenendlagen unterscheidet man die Steiß-, Fuß- und Knielage (☞ Abb. 14.3).

Entstehung, Risiken, Behandlungsstrategie von Beckenendlagen ☞ 14.2.2

Einstellung

Einstellung: Beziehung des vorangehenden Kindsteils zum Geburtskanal. Stimmen die Relationen zwischen vorangehendem Kindsteil und Geburtskanal oder liegt ein Missverhältnis vor?

Physiologisch ist der **hohe Querstand** (Kopf des Kindes steht kurz vor dem Beckeneingang quer), im weiteren Geburtsverlauf gefolgt vom **tiefen Geradstand** (der Kopf des Kindes steht kurz vor dem Beckenausgang gerade/längs). So kann der vorhandene Raum bestmöglich ausgenutzt werden. Bei **Einstellungsanomalien** (☞ 14.2.4) ist diese Anpassung des kindlichen Kopfes an das mütterliche Becken gestört.

Stellung

Stellung: Stellung des kindlichen Rückens in Längslage innerhalb des Uterus.

In Längslagen zeigt der Rücken des Kindes bei der **I. Stellung** nach links, bei der **II. Stellung** nach rechts (Merkspruch: **R**ücken **r**echts = zweimal „R" = **Z**weite Stellung). Zur genaueren Bestimmung der Stellung, z. B. wenn der Rücken links vorne liegt, dient die Bezeichnung „a" für vorne und „b" für hinten. Die Stellung wird in der Regel durch den 2. Leopold-Handgriff ermittelt.

Liest die Frau in ihrem Mutterpass den Eintrag „Ib. HHL", bedeutet das „Ib." die Stellung des kindlichen Rückens, das „HHL" die Lage des Kindskopfes zum mütterlichen Becken. In diesem Fall liegt also eine Hinterhauptslage vor, wobei der Rücken des Kindes nach links hinten zeigt.

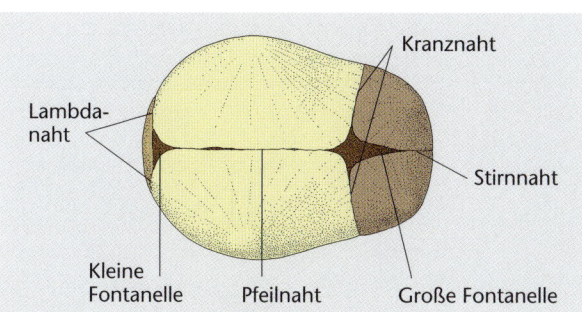

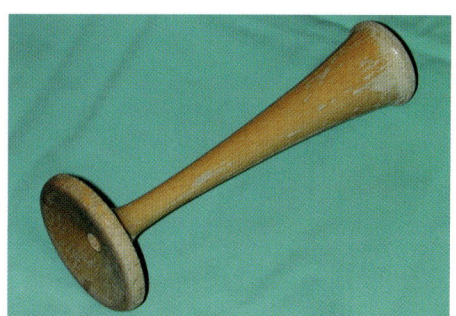

Abb. 13.6: Holzstethoskop zur Auskultation der kindlichen Herztöne. [T192]

Abb. 13.4: Kleine und große Fontanelle des kindlichen Kopfes unterscheiden sich in Größe und Form. Die sie verbindende Knochennaht heißt Pfeilnaht. Arzt und Hebamme ertasten während der Geburt die Lage der Fontanelle(n) und können daraus schließen, wie der kindliche Kopf im Geburtskanal liegt. [A400-190]

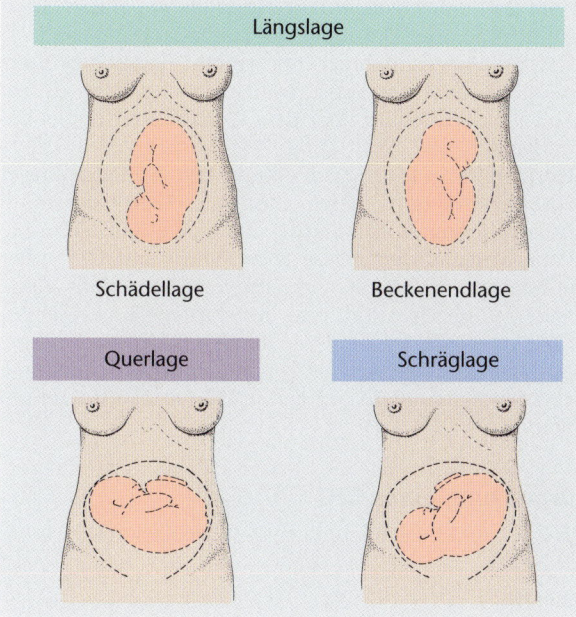

Abb. 13.5: Lageangaben des Kindes im Uterus. Längs-, Quer- und Schräglage beziehen sich auf die Längsachse des Kindes, Schädel- und Beckenendlage auf die Poleinstellung. [A400-190]

13.1.2 Überwachung der Herztöne und der Wehentätigkeit

Die Wehentätigkeit der Muter und die Herztöne des Kindes werden in der zweiten Hälfte der Schwangerschaft im Rahmen der Mutterschaftsrichtlinien regelmäßig sowie unter der Geburt engmaschig oder kontinuierlich überwacht, um Risiken für Mutter und Kind rechtzeitig erkennen zu können.

Die Wehentätigkeit lässt sich z. B. durch Tasten der Uteruskontraktion, die Herztöne durch die Auskultation mit dem *Holzstethoskop* (☞ Abb. 13.6) oder mit Hilfe eines elektrisch verstärkten Mikrofons (*Doptone®* ☞ Abb. 13.7) überwachen. Für eine kontinuierliche Überwachung beider Parameter hat sich heute die *Kardiotokographie* durchgesetzt.

Kardiotokographie

Kardiotokographie (*Cardio tokographie*, kurz **CTG**): Kontinuierliche Aufzeichnung von kindlichen Herztönen *und* Wehentätigkeit. Wird zur Überwachung des kindlichen Befindens in der Spätschwangerschaft und unter der Geburt sowie zur Objektivierung der Wehentätigkeit eingesetzt.

Die Wehentätigkeit wird über einen mechanischen Druckabnehmer *(Tokographie-Aufnehmer, Wehen-Transducer)* auf der Bauchdecke der Mutter registriert. Um die Signale des Kindes zu gewinnen, gibt es verschiedene Möglichkeiten:

- **(Doppler)Ultraschallkardiographie.** Vom Schallkopf des Gerätes werden Ultraschallwellen ausgesandt, welche von Herz, Aorta oder Nabelschnur reflektiert werden. Durch die Überlagerung *(Interferenz)* der ausgesandten und reflektierten Wellen entsteht ein Ton, der über Mikrophone im Schallkopf aufgenommen wird, so dass die Pulsationen des kindlichen Herzen zu hören sind
- Mittels der **Phonokardiographie** werden die kindlichen Herztöne durch ein auf der Bauchdecke der Mutter fixiertes Mikrofon akustisch registriert. Es wird heute nur noch orientierend eingesetzt, da sich Nebengeräusche – ausgelöst durch Bewegungen des Kindes – störend auf die Ableitung auswirken

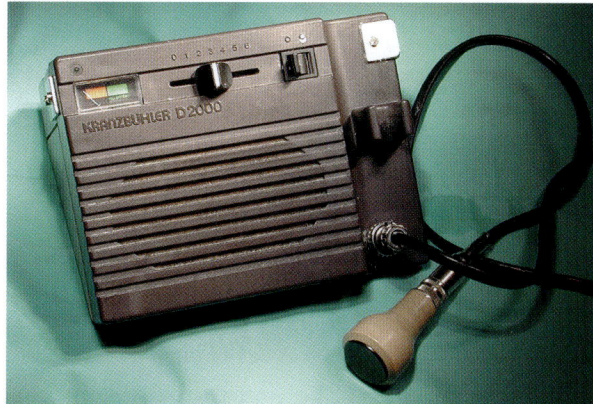

13

Abb. 13.7: Doptone®. Mit seiner Hilfe können die kindlichen Herztöne nicht nur von Hebamme oder Arzt gehört, sondern auch der Mutter demonstriert werden. [T192]

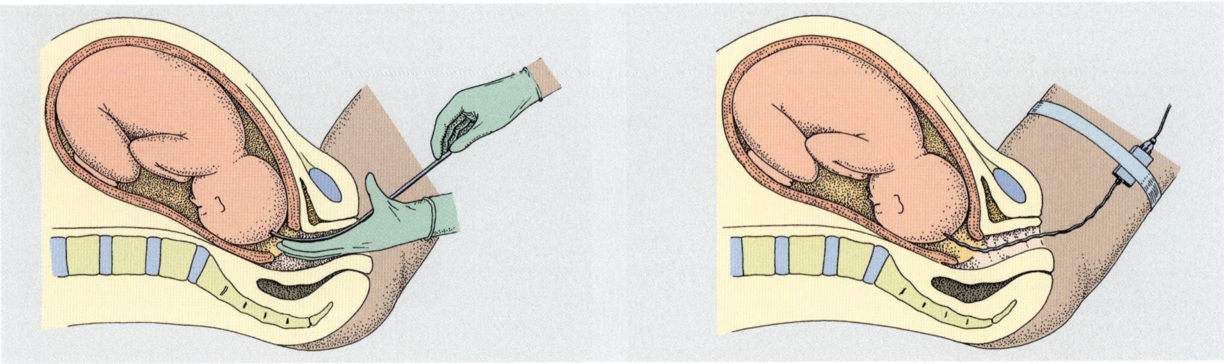

Abb. 13.8 und 13.9: Befestigung einer Kopfschwartenschraubelektrode: Während der vaginalen Untersuchung wird die Schraubelektrode über eine Einführhülse 2 mm in die kindliche Kopfhaut eingedreht (nicht im Fontanellenbereich). Anschließend wird das Elektrodenende an der Beinplatte und der Erdungselektrode befestigt. [A400-190]

- **Direktes fetales EKG** *(interne Kardiographie):* Nach dem Blasensprung kann eine **Kopfschwartenelektrode** (kurz *KSE*) zur Potentialableitung unter aseptischen Kautelen am Kopf des Kindes befestigt werden (☞ Abb. 13.8–Abb. 13.11). Wird allerdings heute dank der modernen CTG-Geräte nur noch sehr selten verwendet.

Sowohl Wehen-Transducer als auch *Herzton-Transducer* werden auf die Bauchdecke der Mutter aufgesetzt.

Anlegen eines CTG

- Papiervorrat des Geräts überprüfen. CTG-Streifen mit Namen, Vornamen und Geburtsdatum der Schwangeren, errechnetem Geburtstermin, derzeitiger Medikation sowie aktuellem Datum und Uhrzeit beschriften
- Patientin Blase entleeren lassen
- Patientin in bequemer Haltung (sitzend oder liegend) lagern, zur Vermeidung einer V.-cava-Kompression (☞ 10.6.3) auf die linke Seite legen lassen
- Kindslage und -stellung bestimmen, da die kindliche Herzhinterwand für die Erfassung der Herztöne am günstigsten ist und von daher festgestellt werden muss, wo sich der Rücken des Kindes befindet. Den Schall-

kopf dort anbringen, wo die Herztöne mit einem Holzstethoskop oder Doptone® am besten zu hören sind
- Tokographie-Aufnehmer mit einem elastischen Gurt (Gummi- oder Textilgurt, Mullschlauch) nicht zu fest und nicht zu locker über dem Gebärmutterfundus befestigen
- Herzton-Transducer (Schallkopf) mit Sonographiegel vorbereiten und mit einem elastischen Gurt fixieren
- Aufzeichnung kontrollieren, bei guter Aufzeichnung Papiervorschub einstellen (1 cm/Min.) und CTG über mindestens 30 Minuten registrieren lassen, falls keine anders lautende Anordnung besteht. Jede Lageveränderung und jede an der Frau durchgeführte Maßnahme (z. B. gynäkologische Untersuchung oder die Einnahme von Medikamenten) auf dem CTG-Streifen dokumentieren.

Auswertung eines CTG

Ein CTG wird nach folgendem Grundmuster ausgewertet:

Baseline

> **Baseline** *(Niveau, Basalfrequenz):* Mittelwert der fetalen Herzfrequenz über 5–10 Minuten (☞ auch Abb. 13.14).

Normalerweise liegt die kindliche Herzfrequenz außerhalb einer Wehe zwischen 120 und 150 Schlägen pro Minute.

Ursachen einer kindlichen Tachykardie sind insbesondere Stress, Infektionen oder Medikamente (z. B. β-Sympathomimetika). Physiologisch ist eine Tachykardie bei Bewegungen des Kindes. Eine Bradykardie tritt z. B. beim V.-cava-Kompressionssyndrom auf. Eine Hypoxie des Kindes kann sich sowohl in einer Tachykardie als auch in einer Bradykardie äußern.

Oszillationsfrequenz

> **Oszillation** *(Fluktuation):* Wehenunabhängige, kurzfristige Schwankungen der kindlichen Herzschlagfrequenz, die Aufschluss über die intrauterine Situation des Kindes geben.

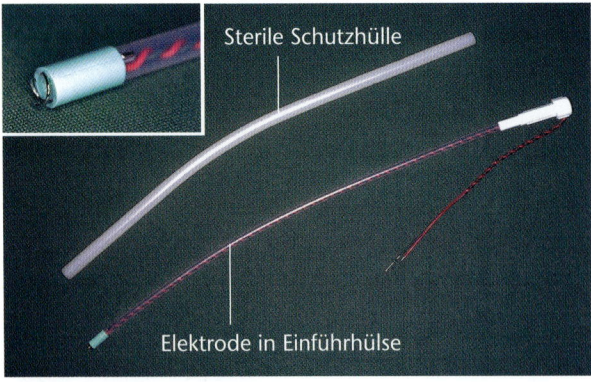

Abb. 13.10 und 13.11: CTG-Kopfschwartenschraubelektrode in der Einführhülse und mit steriler Schutzhülle. Ist die Elektrode in der Kopfschwarte fixiert, wird die Einführhülse abgezogen und die Elektrode mit dem CTG-Gerät verbunden. Bildausschnitt: Elektrodenspitze in der Einführhülse. [T192]

13

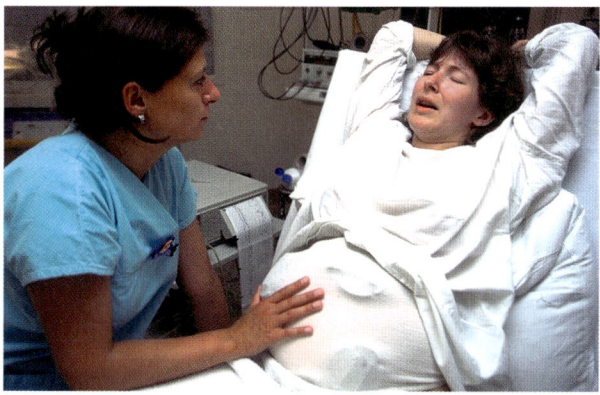

Abb. 13.12: Hochschwangere Frau in einer Wehenpause. Die CTG-Transducer sind mit Hilfe eines weichen Mullschlauchs am Bauch befestigt. Die Hebamme beruhigt die werdende Mutter und hilft ihr, in der Wehenpause zu entspannen. [K206]

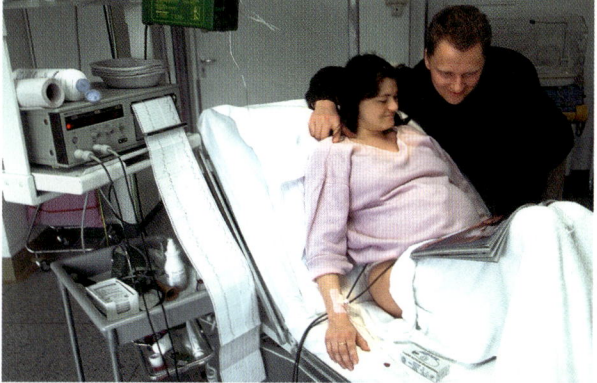

Abb. 13.13: CTG-Gerät mit Ausdruck der CTG-Kurve auf Papier. Während die Eltern auf den Fortgang der Geburt warten, können die gewonnenen Daten auf Fernmonitore übertragen werden, so dass eine zentrale Überwachung mehrerer Schwangerer gleichzeitig vom Hebammenstützpunkt aus möglich ist. [K206]

Floating-line: Linie, die den Mittelwert der Oszillation anzeigt. Im Gegensatz zur Baseline eine *geschwungene* Linie (☞ auch Abb. 13.14).

Nulldurchgang: Kreuzungspunkt von kindlicher Herzfrequenzkurve und Floating-line.

Die **Oszillationsfrequenz** gibt an, wie häufig sich die kindliche Herzfrequenz in einer Minute verändert. Sie wird über die Anzahl der Nulldurchgänge oder der Gipfelpunkte pro Minute berechnet (☞ Abb. 13.14). Normal sind mehr als sechs Nulldurchgänge (oder halb so viele Gipfelpunkte) pro Minute.

Bei Sauerstoffmangel kann das Herz des Kindes ganz gleichförmig schlagen, d.h. die Zahl der Nulldurchgänge sinkt im Extremfall auf Null ab.

Oszillationsamplitude

Oszillationsamplitude *(Oszillationstyp, Bandbreite, Amplitude):* Differenz zwischen höchster und niedrigster Herzfrequenz des Kindes (d.h. zwischen höchstem und niedrigstem Oszillationsumkehrpunkt). Normal sind 10–25 Schläge pro Minute.

Eine zu geringe *(eingeengte)* **Oszillationsamplitude** kann Zeichen eines Sauerstoffmangels sein. Oft bedeutet es aber auch nur, dass das Ungeborene gerade schläft. Dann kann man versuchen, es durch Klopfen auf den Bauch der Schwangeren oder durch Lärmreize zu wecken. Als Ursache einer zu großen Amplitude kommen Nabelschnurkomplikationen (☞ 12.4.2) in Frage.

Akzelerationen und Dezelerationen

Akzeleration: Beschleunigung der kindlichen Herzfrequenz, die bis zu 10 Minuten andauern kann.

Sporadische Akzelerationen sind z.B. bei kindlichen Bewegungen zu beobachten.

Als *periodische Akzelerationen* bezeichnet man die Beschleunigung der kindlichen Herzfrequenz mit den Wehen (☞ Abb. 13.16).

Fehlende Akzelerationen können sowohl ein Warnzeichen als auch Ausdruck eines schlafenden Kindes sein.

Dezeleration: Verlangsamung der kindlichen Herzfrequenz.

Für die Prognose entscheidend ist der Typ des Frequenzabfalls:

• Als **Dip I** *(Frühdezeleration, Einer Dip)* wird ein Abfall der kindlichen Herzfrequenz zeitgleich zur Wehe (wehensynchron) bezeichnet. Er ist Ausdruck einer Vagusreizung durch Druck auf den kindlichen Kopf, etwa während einer Wehe oder beim Eintritt des Kopfes in das mütterliche Becken. Gesunde Kinder reagieren auf eine Wehe mit einem Anstieg der Herzfrequenz. Frühdezelerationen sind in der Regel harmlos, aber kontrollbedürftig

• **Dip II** *(Spätdezeleration, Zweier Dip)* ist ein nach dem Höhepunkt der Wehe (verzögert) einsetzender, lang-

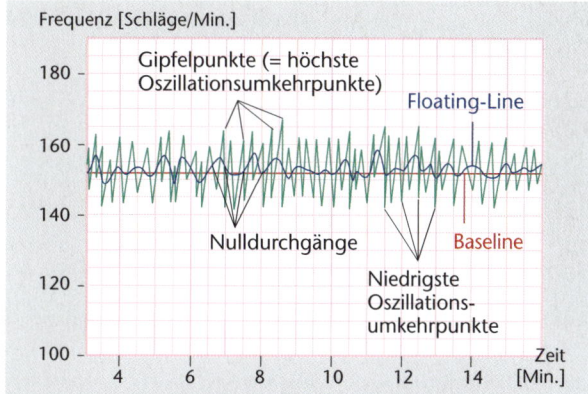

Abb. 13.14: Kindliche Herzfrequenz im CTG mit Bezeichnung von Baseline, Floating-line, Nulldurchgängen und Gipfelpunkten. [A400]

Punkte	0	1	2
Baseline [Schläge/Min.]	< 100, > 180	100–120, 150–180	120–150
Oszillationsamplitude [Schläge/ Min.]	< 5	5–10, > 25	10–25
Nulldurchgänge [Anzahl/Min.]	< 2	2–6	> 6
Akzelerationen	Keine	Periodisch	Sporadisch
Dezelerationen	Späte, variable mit ungünstigen Zusatzkriterien*	Variable	Keine, sporadische DIP 0

Beurteilung:
- 8–10 Punkte: Kein Anhalt für fetale Gefährdung
- 5–7 Punkte: Warnsignal
- ≤ 4 Punkte: Bedrohliche fetale Gefährdung

* Ungünstige CTG-Zusatzkriterien: Z.B. flacher Wiederanstieg der Herzfrequenz, Nicht-Erreichen der ursprünglichen Basalfrequenz

Tab.13.15: FIGO-Score zur Beurteilung des CTGs.

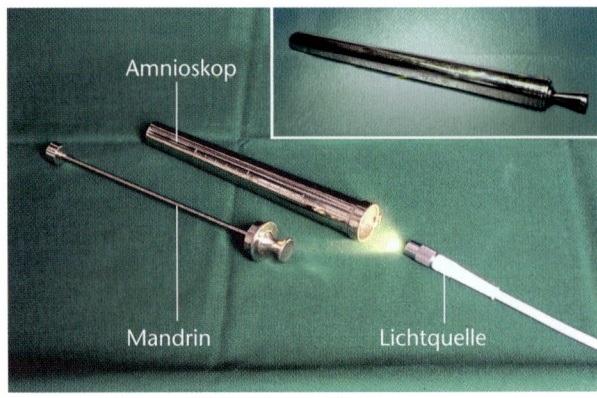

Abb. 13.17 und 13.18: Das Amnioskop besteht aus einer an beiden Enden offenen Hülse und einem am distalen Ende abgerundeten Mandrin, der nach dem Einführen in den Zervikalkanal entfernt wird. Wird die Lichtquelle angeschlossen, kann der Untersucher das Fruchtwasser beurteilen. Amnioskope gibt es in unterschiedlichen Größen. [T193, K183]

anhaltender Frequenzabfall und deutet auf eine Sauerstoffunterversorgung und damit auf eine Gefährdung des Kindes hin
- **Variable Dezelerationen** (Dip I und II gemischt), bei denen Beginn, Dauer und Intensität variieren, sind ebenso wie gehäufte **Dip 0** (*Spike*; unter 30 Sekunden dauernder wehenunabhängiger Frequenzabfall) häufig bei Nabelschnurkomplikationen zu beobachten, etwa bei Nabelschnurkompressionen in der Eröffnungsperiode oder Pressphase (☞ auch 12.4.2).

Mit Hilfe des **FIGO-Scores** (☞ Tab. 13.15) wird das CTG-Ergebnis objektiviert. Für die genau definierten Kriterien werden, ähnlich dem Apgar-Schema (☞ 16.1, Tab. 16.2), jeweils 0–2 Punkte vergeben.

13.1.3 Amnioskopie

Amnioskopie *(Fruchtwasserspiegelung):* Vaginale Untersuchung, bei der das Fruchtwasser durch die intakten Eihäute hindurch betrachtet wird. Durchführung in der Spätschwangerschaft oder unter der Geburt, insbesondere bei Verdacht auf Sauerstoffmangel des Ungeborenen.

Voraussetzung für eine **Amnioskopie** ist, dass der Muttermund zumindest für einen Finger durchgängig ist, damit das sterilisierte *Amnioskop* durch Vagina und Zervix eingeführt werden kann (☞ Abb. 13.19). Dann wird das Fruchtwasser mit Hilfe einer Lichtquelle beurteilt:
- Das Fruchtwasser ist normalerweise klar oder milchig. **Vernixflocken** *(Käseschmiereflocken)* sind Zeichen eines reifen Kindes. Bei fehlenden Vernixflocken besteht der Verdacht auf eine Übertragung (☞ 12.2.3, 12.4.3)

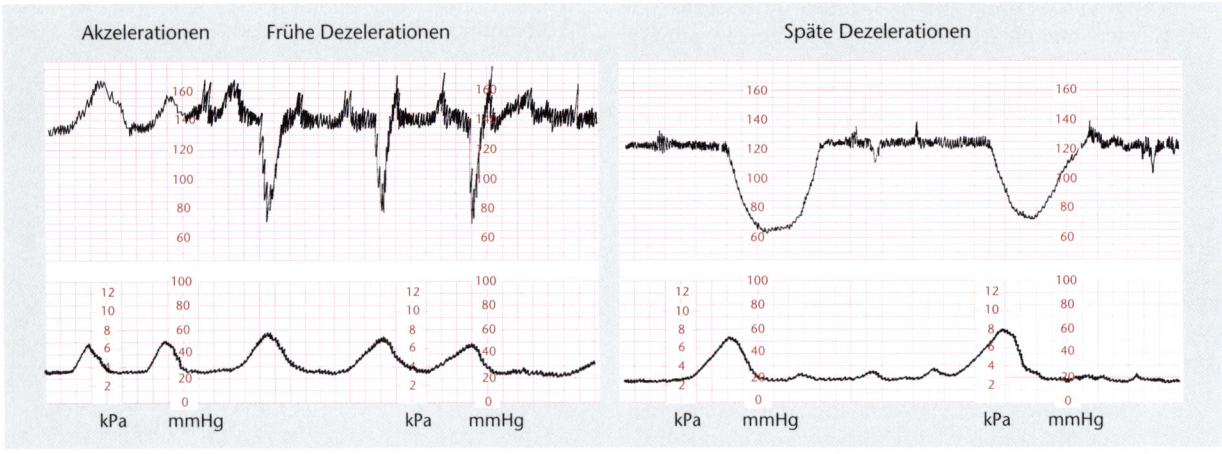

Abb. 13.16: Akzelerationen und Dezelerationen im CTG. Die obere Kurve stellt die kindliche Herzfrequenz dar, die untere Kurve parallel dazu den Basaltonus, die Dauer, die Anzahl *(Wehenfrequenz)* und die Stärke der Wehen *(Wehenamplitude)*. Die kindliche Herzfrequenz liegt etwa bei 140 (links) bzw. 120 Schlägen/Min. (rechts) und schwankt physiologisch um ungefähr 10 Schläge/Min. Links findet sich eine normale Wehentätigkeit mit Wehen alle 6–7 Minuten von 3 Min. Wehendauer. Rechts betragen die Wehenabstände 18 Minuten, die Wehen dauern 4 Minuten an. [A400]

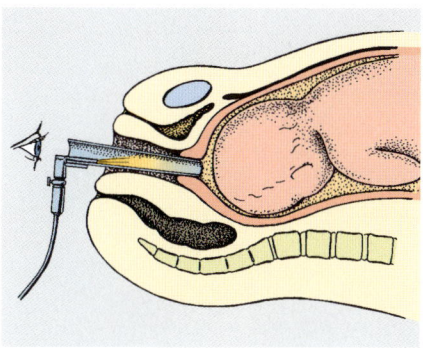

Abb. 13.19:
Amnioskopie zur Fruchtwasserbeurteilung. Voraussetzung für die Untersuchung ist ein für einen Finger durchgängiger Muttermund, damit das sterilisierte Amnioskop durch Vagina und Zervix eingeführt werden kann. [A400-190]

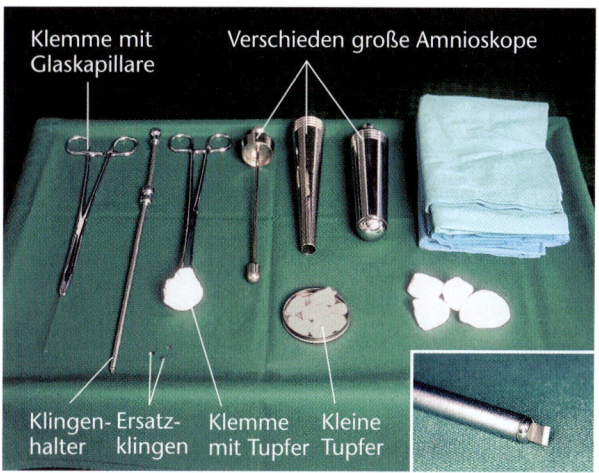

Abb. 13.21 und 13.22: Materialset zur Mikroblutuntersuchung. Bildausschnitt: Spitze des Klingenhalters mit eingespannter Klinge. [K183, T192]

- Eine grüne Verfärbung ist durch **Mekonium** *(Kindspech)* bedingt und gibt damit einen Hinweis auf einen Sauerstoffmangel des Ungeborenen, da es bei intrauterinem Sauerstoffmangel häufig seinen ersten Stuhl absetzt
- Eine gelbliche Verfärbung tritt bei erhöhtem Bilirubinspiegel auf, z. B. bei Rhesusunverträglichkeit (☞ 12.5.2)
- Rotbraunes oder fleischfarbenes Fruchtwasser ist nach intrauterinem Kindstod zu beobachten.

Das Risiko der Untersuchung besteht in der Auslösung vorzeitiger Wehen oder eines Blasensprungs.

13.1.4 Mikroblutuntersuchungen

Mikroblutuntersuchung (kurz *MBU*, auch *Fetalblutuntersuchung*, kurz *FBU*): Blutgasanalyse und pH-Wert-Bestimmung durch Blutentnahme während der Geburt aus der Kopfhaut des Kindes. Indiziert zur Abschätzung der fetalen Gefährdung bei zweifelhaftem CTG.

Voraussetzungen für die **Mikroblutuntersuchung** sind ein bereits stattgefundener Blasensprung und ein so weit eröffneter Muttermund, dass ein möglichst großes Amnioskop eingeführt werden kann (☞ Abb. 13.20).

Normal ist ein pH-Wert > 7,3. Als kritische Grenze gilt ein pH von 7,25 in der Eröffnungsphase und ein pH von 7,20 in der Austreibungsperiode. Nach kurzfristigen Kontrol-

len in Abständen von maximal 10 Minuten ist bei weiterem pH-Abfall eine operative Geburtsbeendigung erforderlich.

13.2 Geburtsmechanismen

13.2.1 Wehen

Treibende Geburtskraft sind v. a. die **Wehen**. Dabei handelt es sich um (schmerzhafte) Kontraktionen der Gebärmuttermuskulatur, die den Muttermund öffnen und das Weichteilgewebe des Beckens dehnen. Während der letzten Wochen der Schwangerschaft und unter der Geburt drücken sie das Kind nach kaudal. Nach ihrem zeitlichem Auftreten, ihrer Intensität und Dauer werden *Schwangerschafts-, Senk-, Vor-, Geburts-, Nachgeburts-* und *Nachwehen* unterschieden.

Schwangerschaftswehen

Schwangerschaftswehen sind unregelmäßige, schmerzlose Uteruskontraktionen, die von der Schwangeren als Verhärtung des Bauches empfunden werden und gegen Ende der Schwangerschaft an Häufigkeit zunehmen. Sie gehen über in Senkwehen.

Senkwehen

Senkwehen sind unregelmäßige Wehen während der letzten vier Schwangerschaftswochen, die das Kind tiefertreten lassen und den vorangehenden Teil des Kindes fest in den mütterlichen Beckeneingang drücken. Der Leib der Mutter senkt sich dadurch optisch ab. Folge ist ein erhöhter Druck auf die Blase, der zu häufigem Wasserlassen der Schwangeren führt. Die Atmung wird leichter, und der Druck auf den Magen sowie das Sodbrennen lassen nach.

Senkwehen können leicht schmerzhaft und krampfartig sein und sind manchmal nur schwer von beginnenden Geburtswehen zu unterscheiden.

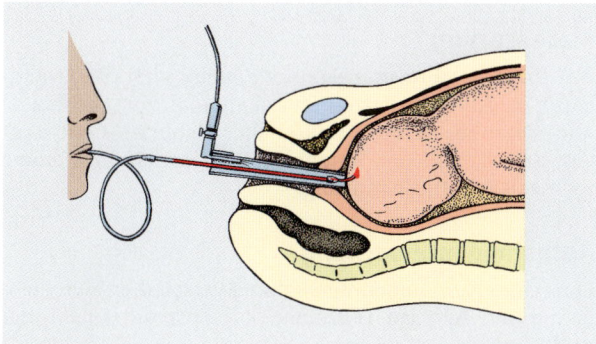

Abb. 13.20: Technik der Mikroblutuntersuchung. Durch ein Amnioskop hindurch wird die Kopfhaut des Kindes mit einer Klinge angeritzt und Blut durch eine Kapillare aspiriert. [A400-190]

Vorwehen

Als **Vorwehen** bezeichnet man die wenige Tage vor Geburt intensiver werdenden Senkwehen, die die nahende Geburt anzeigen. Sie sind zum Teil recht schmerzhaft und treten in unregelmäßigen, meist großen Abständen auf. Von der Schwangeren werden sie häufig mit Eröffnungswehen verwechselt.

Geburtswehen

Die eigentliche Geburt beginnt mit den **Eröffnungswehen**, die der Eröffnung des Muttermundes dienen. Sie treten regelmäßig auf und nehmen im Geburtsverlauf an Stärke und Schmerzhaftigkeit zu. Jede Wehe dauert ca. 20–90 Sekunden. Die sich anschließende **Wehenpause** (Zeitraum zwischen zwei Wehen) beträgt zu Beginn der Geburt ungefähr 5–10 Minuten und wird im Laufe der Geburt immer kürzer. Nach vollständiger Muttermunderöffnung wird das Kind durch **Austreibungs-** und **Presswehen** geboren. Presswehen sind Austreibungswehen, die aktiv von der Gebärenden durch die Bauchpresse als weitere Geburtskraft unterstützt werden.

Nachgeburts-, Nachwehen

Nachgeburtswehen führen zur Lösung und Abstoßung der Plazenta nach der Geburt des Kindes. **Nachwehen** treten im Wochenbett auf und dienen der Rückbildung des Uterus.

13.2.2 Geburtsobjekt

Das Kind, das recht emotionslos auch als **Geburtsobjekt** bezeichnet wird, spielt für den Verlauf der Geburt eine entscheidende Rolle. Von Bedeutung sind die Lage, Poleinstellung, Einstellung und Haltung des Kindes sowie die Stellung des kindlichen Rückens (☞ 13.1.1).

13.2.3 Geburtskanal

Während der Geburt muss das Kind das *knöcherne Becken* der Mutter und einen *Weichteilkanal* aus unteren Anteilen des Uterus, der Vagina, der Vulva und der Beckenbodenmuskulatur passieren. Dieser Weg wird zusammenfassend als **Geburtskanal** bezeichnet. Folgende Besonderheiten zeichnen den Geburtskanal aus (☞ Abb. 13.23):
- Der **Beckeneingang** ist bei der Frau *queroval*
- Die **Beckenmitte** ist nahezu *kreisförmig*
- Der **Beckenausgang** ist *längsoval*.

Die engste Stelle dabei ist mit ca. 11 cm die **Conjugata vera obstetrica** zwischen dem am weitesten ins kleine Becken vorspringenden Punkt der Symphyse und dem *Promontorium* (nach vorne in das Becken ragender Knochenvorsprung am Übergang zwischen Lendenwirbelsäule und Kreuzbein).

Durchtritt des Kindes durch den Geburtskanal

In ca. 92 % aller Geburten durchtreten die Kinder den Geburtskanal in der vorderen Hinterhauptslage. Um dabei den Engpass des mütterlichen Beckens zu überwinden, passen sich die Kinder durch Drehen und Beugen dem Geburtskanal an (☞ Abb. 13.24).

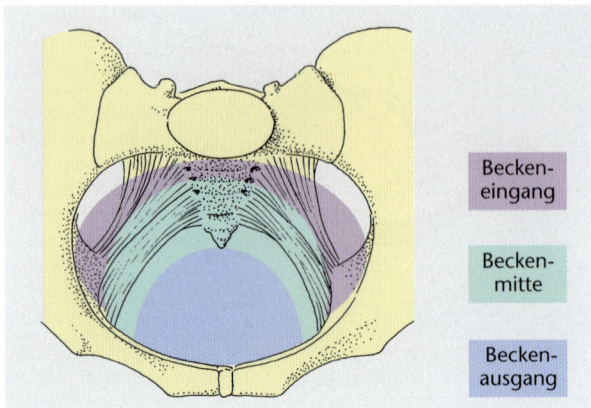

Abb. 13.23: Querschnitt des Geburtskanals mit den drei wichtigen Durchmessern: Beckeneingang (queroval), Beckenmitte (kreisförmig) und Beckenausgang (längsoval). [A400-190]

13.3 Geburtsverlauf

Der Geburtsverlauf wird unterteilt in:
- Eröffnungsperiode (☞ 13.3.1)
- Austreibungsperiode (☞ 13.3.2)
- Nachgeburtsperiode (☞ 13.3.3).

13.3.1 Eröffnungsperiode

Eröffnungsperiode: Phase ab dem Einsetzen regelmäßiger Wehen *oder* dem Blasensprung bis zur vollständigen Eröffnung des Muttermundes. Dauer bei Erstgebärenden ca. 7–10 Std., bei Mehrgebärenden ca. 4 Std.

Während der **Eröffnungsperiode** wird der kindliche Kopf tiefer in das Becken gedrängt und passt sich durch Drehen und Beugen dem Becken der Mutter an (☞ Abb. 13.24). Unterer Uterusabschnitt, Zervix und Muttermund werden bis zur Kopfdurchlässigkeit (d. h. auf ca. 10–12 cm Durchmesser) gedehnt.

Die Schwangere sollte Klinik, Geburtshaus oder Hebammenpraxis aufsuchen, wenn die Wehen in der Eröffnungsperiode regelmäßig alle 5–10 Minuten kommen.

Blasensprung

Am Ende der Eröffnungsperiode wölbt sich die Fruchtblase in den erweiterten Zervikalkanal vor **(Vorblase)** und platzt bei ca. zwei Drittel aller Geburten ohne aktives, geburtshilfliches Vorgehen. Man spricht von einem **rechtzeitigen Blasensprung.**

Aufnahmeuntersuchung

Durch die Aufnahmeuntersuchung verschaffen sich Hebamme und Arzt ein Bild über den Zustand von Mutter und Kind:
- *Anamnese* mit Fragen nach aktuellen Besonderheiten in dieser und/oder vorangegangenen Schwangerschaften sowie Einsicht in den Mutterpass

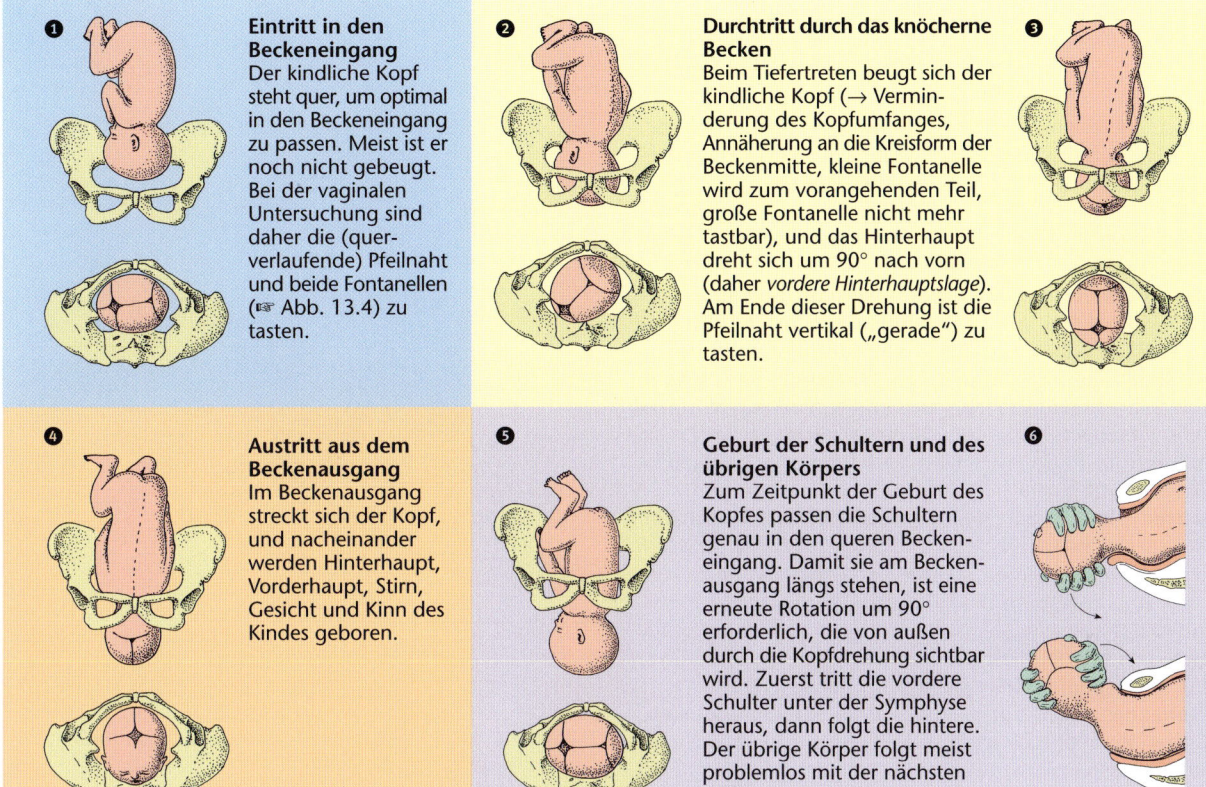

① **Eintritt in den Beckeneingang**
Der kindliche Kopf steht quer, um optimal in den Beckeneingang zu passen. Meist ist er noch nicht gebeugt. Bei der vaginalen Untersuchung sind daher die (quer-verlaufende) Pfeilnaht und beide Fontanellen (☞ Abb. 13.4) zu tasten.

② **Durchtritt durch das knöcherne Becken**
Beim Tiefertreten beugt sich der kindliche Kopf (→ Verminderung des Kopfumfanges, Annäherung an die Kreisform der Beckenmitte, kleine Fontanelle wird zum vorangehenden Teil, große Fontanelle nicht mehr tastbar), und das Hinterhaupt dreht sich um 90° nach vorn (daher *vordere Hinterhauptslage*). Am Ende dieser Drehung ist die Pfeilnaht vertikal („gerade") zu tasten.

④ **Austritt aus dem Beckenausgang**
Im Beckenausgang streckt sich der Kopf, und nacheinander werden Hinterhaupt, Vorderhaupt, Stirn, Gesicht und Kinn des Kindes geboren.

⑤ **Geburt der Schultern und des übrigen Körpers**
Zum Zeitpunkt der Geburt des Kopfes passen die Schultern genau in den queren Beckeneingang. Damit sie am Beckenausgang längs stehen, ist eine erneute Rotation um 90° erforderlich, die von außen durch die Kopfdrehung sichtbar wird. Zuerst tritt die vordere Schulter unter der Symphyse heraus, dann folgt die hintere. Der übrige Körper folgt meist problemlos mit der nächsten Wehe.

Abb. 13.24: Durchtritt des Kindes durch den Geburtskanal bei vorderer Hinterhauptslage. [A400-190]

- *Äußere Untersuchung* mit palpatorischer Wehenkontrolle und den Leopold-Handgriffen (☞ Abb. 13.1)
- *Vaginale Untersuchung* zur Beurteilung von Zervix und Muttermund, Art und Höhenstand des vorangehenden Kindsteiles, Zustand der Fruchtblase und des Geburtskanals (ist die Fruchtblase bereits geplatzt, unter sterilen Kautelen arbeiten). Bei verdächtigem Fluor wird zur mikrobiologischen Untersuchung ein Nativ- und Zervixabstrich durchgeführt, da eine Keimbesiedelung der Vagina zur Infektion des Kindes während der Geburt führen kann

- *CTG* zur Objektivierung und Dokumentation der kindlichen Herztöne und der Wehentätigkeit
- *Sonographie* bei unklaren Untersuchungsergebnissen zur Überprüfung der Kindslage, Abschätzung von kindlichem Geburtsgewicht und Fruchtwassermenge sowie Lokalisation der Plazenta
- Orientierende *Allgemeinuntersuchung*, z.B. Inspektion auf Krampfadern und Ödeme sowie Blutdruck- und Temperaturkontrollen
- *Blutentnahme* zur Kontrolle von Blutbild, Elektrolyten, evtl. Leberwerten, Gerinnung und Entzündungsparametern (ggf. über Venenverweilkanüle, über die bei langwierigem Geburtsverlauf z.B. Glukose- oder Elektrolytlösungen verabreicht werden können).

☞ Ab dem Zeitpunkt des **Blasensprungs** befindet sich die Schwangere *unter der Geburt*, auch wenn noch keine Wehen eingesetzt haben.

Bei noch hoch stehendem kindlichen Kopf besteht die Gefahr, dass Extremitäten des Kindes (Arm, Hand, Fuß) oder die Nabelschnur vorfällt. Ist unklar, ob bereits ein Blasensprung stattgefunden hat, kann neben der Sonographie, die nur noch wenig oder kein Fruchtwasser mehr in der Fruchthöhle zeigt, auch ein Streifen Lackmuspapier oder der Bromthymoltest Aufschluss geben: eine Blaufärbung, die durch das neutrale bis alkalische Fruchtwasser hervorgerufen wird, weist auf einen Blasensprung hin.

Vorzeitiger Blasensprung	Blasensprung vor Beginn der Eröffnungsperiode mit der Gefahr einer aufsteigenden Infektion (☞ 12.4.1)
Frühzeitiger Blasensprung	Blasensprung während der Eröffnungsperiode
Rechtzeitiger Blasensprung	Blasensprung am Ende der Eröffnungsperiode
Verspäteter Blasensprung	Blasensprung nach vollständiger Eröffnung des Muttermundes
Hoher Blasensprung	Blasensprung oberhalb des Muttermundes unter Erhalt der Vorblase
Zweizeitiger Blasensprung (doppelter Blasensprung)	Springen der Vorblase nach vorangegangenem hohen Blasensprung
Falscher Blasensprung	Kein Blasensprung, sondern Ruptur des Chorion bei Erhalt des Amnion. Flüssigkeitsmenge maximal 30 ml

Tab.13.25: Rechtzeitiger Blasensprung und Abweichungen davon.

13

Geburtsvorbereitung durch die Hebamme

Hat die Aufnahmeuntersuchung einen Normalbefund ergeben, folgen weitere Maßnahmen zur Geburtsvorbereitung:

- **Darmentleerung.** Hatte die Schwangere innerhalb der letzten 24 Std. keinen Stuhlgang, wird die Darmentleerung mit einem Klistier unterstützt, da ein voller Enddarm den Eintritt des Kopfes in das Becken erschwert und unter der Geburt Stuhl abgehen kann, was vielen Schwangeren unangenehm ist
- **Blasenentleerung.** Die Hebamme hält die Gebärende ca. alle 3–4 Std. zur Blasenentleerung an, da sich eine volle Blase störend auf den Geburtsverlauf auswirkt
- **Vollbad.** Zur Behandlung von Wehenschmerzen kann die Schwangere ein entspannendes Vollbad nehmen, falls die Fruchtblase noch nicht gesprungen ist. Dabei achten die Pflegenden oder Hebammen auf mögliche Kreislaufprobleme
- **Rasur** der Schambehaarung. Das Kürzen der Schambehaarung bei vaginaler Entbindung ist nicht mehr an allen Kliniken üblich (hausinterne Richtlinien beachten). Ist ein Dammschnitt geplant, wird der Damm rasiert. Bei einer Sectio caesarea (☞ 14.5.3) werden alle Schamhaare oberhalb der Symphyse entfernt (☞ Rasur bei abdominaler Hysterektomie ☞ Tab. 4.12)
- **Nahrungs- und Flüssigkeitskarenz.** Bei vermutlich unkomplizierten Geburtsverläufen ist keine Nahrungs- und Flüssigkeitskarenz nötig. Gebärende, bei denen sich Komplikationen abzeichnen, bleiben wegen einer eventuellen Sectio caesarea (und damit Narkose) nüchtern. Haben sie Durst, sind nach Rücksprache mit den Anästhesisten geringe Mengen Wasser erlaubt. Bei voraussichtlich längerer Geburtsdauer wird Flüssigkeit intravenös zugeführt
- **Vitalzeichenkontrolle.** Die Hebamme kontrolliert den Puls der Gebärenden stündlich, den Blutdruck zweistündlich und die Temperatur vierstündlich (nach dem Blasensprung stündlich)
- **Vaginale Untersuchung** zur Beurteilung der Muttermundweite sowie zur Bestimmung der Position des Kindes (☞ 13.1.1). Die vaginale Untersuchung erfolgt in der Regel alle 2 Stunden, bei bereits geplatzter Fruchtblase unter sterilen Kautelen.

Schmerzlinderung und psychische Begleitung

Insbesondere Erstgebärende empfinden die Eröffnungsperiode als qualvoll lang. Im Vergleich zu Mehrgebärenden sind bei ihnen die (geburtshemmenden) Gewebewiderstände stärker und dadurch auch die (geburtsfördernden) Wehen. Der Muttermund öffnet sich trotz der kräftigen Wehen nur langsam. Viele Frauen haben Angst vor den Schmerzen während der Geburt und davor, „zu versagen" oder „es nicht zu schaffen".

Arzt und Hebamme besprechen frühzeitig mit der Gebärenden, welche Möglichkeiten der Schmerzlinderung in Betracht kommen und vermitteln ggf. Kontaktadressen (✉ 1, 2, 3, 4):

- In der Eröffnungsphase werden häufig **Spasmolytika**, z. B. Buscopan®, gegeben, die den Teufelskreis „Spasmen – Angst – Schmerz" durchbrechen helfen, der im Extremfall einen Geburtsstillstand ohne anatomische

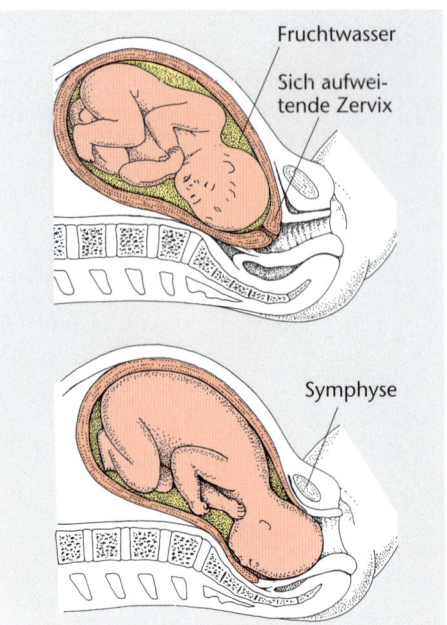

Abb. 13.26: Aufdehnung des Gebärmutterhalses während der Eröffnungsperiode. Das Fortschreiten der Geburt erkennt man am „Verstreichen" (d. h. Kürzerwerden) der Zervix und am Weiterwerden des Muttermundes. Das Kind tritt mit dem Kopf in den Geburtskanal ein. Das untere Bild zeigt den Beginn der Austreibungsperiode. [A400-190]

Ursache zur Folge hat. Auch **Opioide** sind möglich (am gebräuchlichsten ist hier Pethidin, z. B. Dolantin®). Diese können aber zu einer Atemdepression und zu einer Sedierung von Mutter und Kind führen
- Die **Periduralanästhesie** *(PDA, Epiduralanästhesie)* bietet die Möglichkeit einer effektiven Analgesie ohne Sedierung. Dabei wird der Frau das Schmerzmittel, z. B. Bupivacain (etwa Carbostesin®), in den Epiduralraum injiziert. Die PDA ist z. B. angezeigt bei einem verzögerten Geburtsverlauf, bei vaginaler Geburt aus Beckenendlage, Zwillingsgeburten oder bei sehr starkem Geburtsschmerz auf Wunsch der Patientin. Wirkt die PDA noch in der Austreibungsphase, verspürt die Schwangere den Pressdrang manchmal nicht richtig, so dass sich die Geburt verzögern kann. Weitere unerwünschte Wirkungen der PDA sind Kreislauf- und Atemstörungen, Kopfschmerzen und Rückenschmerzen im Punktionsbereich
- Beherrschen Hebamme oder Arzt die **Akupunktur** oder Homöopathie, können diese ebenfalls zur Schmerzlinderung eingesetzt werden (☞ Abb. 13.27)
- Schmerzlindernd wirken nicht nur Medikamente, sondern auch **entspannungsfördernde Atemtechniken.** Während eines Geburtsvorbereitungskurses erhalten die Schwangeren Informationen über den Ablauf einer Geburt und werden ihnen Techniken vermittelt, die den Teufelskreis aus Angst, Verspannung und Schmerzen während der Geburt durchbrechen helfen, etwa gymnastische Übungen und schmerzlindernde Atemtechniken. So sollte die Gebärende in der Eröffnungsphase zu Beginn einer Wehe langsam durch die Nase in den Bauch hinein einatmen und durch den Mund wieder ausatmen und diese Atemtechnik bis zum Ende der Wehe wiederholen.

Schmerzlinderung in der Austreibungsperiode (Pudendusblock) ☞ 13.3.2

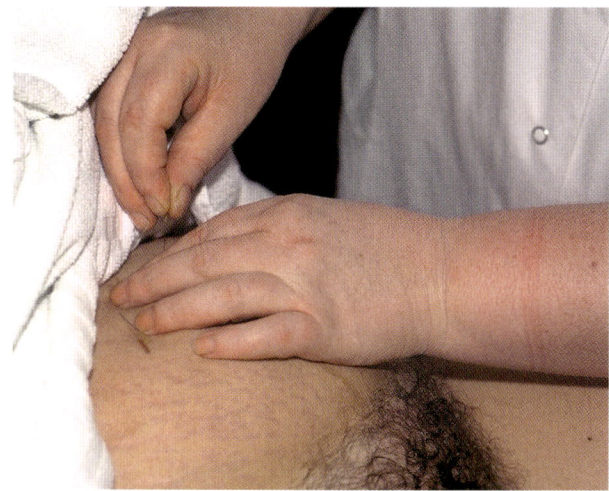

Abb. 13.27: Die Akupunktur als Alternative oder zur Ergänzung der medikamentösen Schmerztherapie unter der Geburt (Nachgeburtsperiode). Die Einstichstelle entspricht den Leitlinien zur Anwendung und Ausbildung der Akupunktur und ihrer verschiedenen Behandlungsformen in der Gynäkologie und Geburtshilfe – Arbeitsgemeinschaft für Balneologie, Physiotherapie, Rehabilitation und Akupunktur in der Frauenheilkunde e.V. – Arbeitsgemeinschaft für Naturheilverfahren und Umweltmedizin e.V. [K206]

> 👐 Der Gebärenden gegenüber muss betont werden, dass ihre Wahl der Schmerztherapie der jeweiligen Situation angepasst werden kann. Denn der Wunsch nach einer „natürlichen" Geburt führt bei vielen (Erst-)Gebärenden zunächst zur Ablehnung schmerzlindernder Maßnahmen. Während der Geburt bereut ein Teil der Frauen diese Entscheidung, sie trauen sich dann aber oft nicht, ihre Haltung zu korrigieren.

Die Anwesenheit vertrauter Personen (meist des Partners) empfinden viele Gebärende als sehr hilfreich. Dabei sollte die Anwesenheit bei der Geburt aber nicht als Pflicht oder heute übliches Vorgehen verstanden werden, sondern freiwillig erfolgen und von den Partnern wirklich gewünscht werden. Möchte der Partner den Kreißsaal verlassen, sollte er jederzeit die Möglichkeit dazu haben. Kann der Partner bei der Geburt nicht anwesend sein – etwa, weil er auf ältere Kinder aufpassen muss – können Familienmitglieder oder Freunde im Kreißsaal bleiben, sofern die Gebärende dies wünscht.

Ein Infektionsrisiko ist durch die Anwesenheit des Partners nicht gegeben, sofern er sich die Hände gründlich gewaschen hat. Eine Händedesinfektion sowie das Tragen von Mundschutz, Haube und Überschuhen ist aus hygienischer Sicht unnötig.

Geht es Mutter und Kind gut, kann und soll sich die Gebärende während der Eröffnungsphase entsprechend ihren Wünschen bewegen, vorausgesetzt sie hat noch kein Schmerzmittel erhalten. Den meisten Frauen hilft es, umherzulaufen und „auf den Beinen" zu sein. Außerdem beschleunigt die aufrechte Haltung die Eröffnung des Muttermundes.

Viele Gebärende (v.a. Erstgebärende) sind nicht nur durch die Schmerzen, sondern auch durch den u.U. für sie langsamen und mühevollen Geburtsfortschritt zermürbt. Dann ist es sinnvoll, Fortschritte wie z.B. die weitgehende Muttermunderöffnung oder das Sichtbarwerden des kindlichen Kopfes der Gebärenden mitzuteilen und ggf. mit Hilfe eines Spiegels vor der Vulva zu demonstrieren.

Gebärpositionen

Die Schwangere sollte abhängig von der geburtshilflichen und individuellen Situation selbst entscheiden dürfen, welche Position(en) sie während der Geburt einnehmen möchte. Die „klassische" Rückenlage im Kreißbett ist ergonomisch ungünstig, da die Schwerkraft nicht genutzt wird, um das Kind tiefertreten und den Geburtskanal passieren zu lassen; die Schwangere muss dies allein durch ihre Muskelarbeit leisten.

In vielen Kliniken, Geburtshäusern und Hebammenpraxen stehen der Schwangeren mehrere Hilfsmittel zur Verfügung, aus denen sie zur Einnahme der von ihr gewünschten Position wählen kann:

- Das **Kreißbett** – je nach Hersteller mit unterschiedlichen Funktionen angeboten – ermöglicht die Rückenlage, Seitenlage, die sitzende Position und die Vierfüßlerposition (☞ Abb. 13.28) und bietet bei einer langwierigen Geburt die beste Entspannungsmöglichkeit in der Wehenpause
- Eine sitzende Position nimmt die Gebärende auf dem **Gebärstuhl** ein, dessen Sitzfläche vorne einen halbrunden Ausschnitt hat. Er steht direkt auf dem Boden; vor ihm liegt eine weiche abwischbare Matratze mit saugfähigen Unterlagen darauf. Da die Gebärende wegen der Gefahr des hohen venösen Rückstaus nicht lange in dieser Position sitzen sollte, darf sie auf dem Gebärstuhl erst kurz vor Einschneiden des kindlichen Kopfes (☞ Abb. 13.36) Platz nehmen
- Das Sitzen auf dem **Gebärhocker** entspricht der unterstützten Hockposition (☞ Abb. 13.30), bei der das Becken der Frau weit geöffnet ist. Anders als in der richtigen Hockposition (☞ Abb. 13.29) kann sich die Frau bei Verwendung eines Hockers auch ausruhen und in der Eröffnungsphase abstützen. Ist der Partner im Kreißsaal anwesend, sitzt er auf einem Stuhl hinter der Frau (☞ Abb. 13.39), so dass sie sich anlehnen kann
- Das **Geburtsrad** hat eine elastisch aufgehängte Sitzfläche und ermöglicht durch Gewichtsverlagerung Positionsänderungen während der Geburt

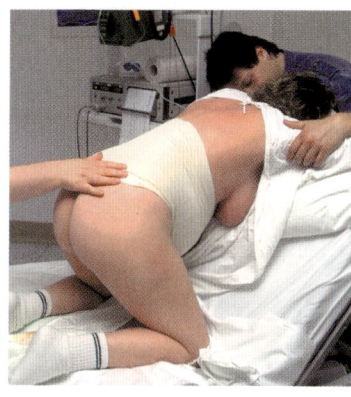

Abb. 13.28: Die Schwangere hat auf dem Kreißbett die Vierfüßlerposition eingenommen, damit sie bei der nächsten Wehe besser „nach unten" pressen kann. Das CTG registriert fortlaufend die Wehen und kindlichen Herztöne. [K206]

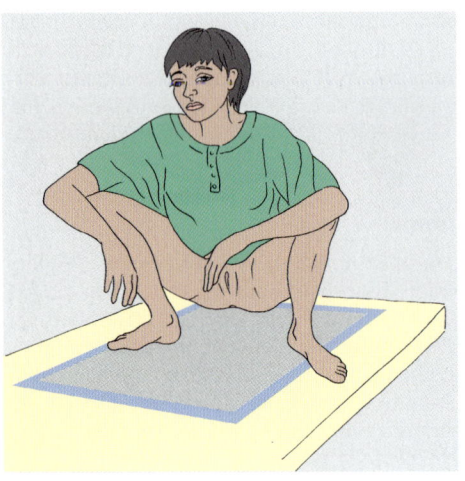

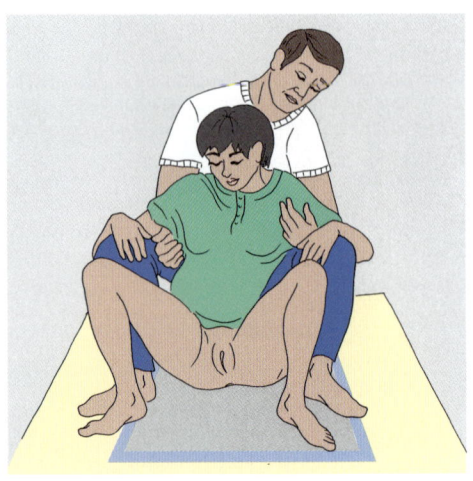

Abb. 13.29 (links): Nicht unterstützte Hockposition. [K206]

Abb. 13.30 (rechts): Unterstützte Hockposition. [K206]

- An der Decke aufgehängte **Haltebänder** oder eine **Sprossenwand** dienen zum Festhalten in einer stehenden oder hockenden Position (☞ Abb. 13.31 und 13.32). In dieser Haltung entfaltet die Schwerkraft ihre größte Wirkung
- Wegen ihrer entspannenden und schmerzlindernden Wirkung immer häufiger gewünscht und auch zunehmend angeboten wird die **Wassergeburt.**

13.3.2 Austreibungsperiode

Austreibungsperiode: Phase von der vollständigen Muttermunderöffnung bis zur Geburt des Kindes. Dauer bei Erstgebärenden bis zu 2 Stunden, bei Mehrgebärenden 30–60 Minuten.

Pressperiode: Letzte Phase der Austreibungsperiode. Dauer bei Erstgebärenden ca. 30 Minuten, bei Mehrgebärenden meist wesentlich weniger.

Mit der Muttermunderöffnung beginnt der Durchtritt des kindlichen Kopfes durch das Becken (☞ Abb. 13.26), und sowohl Wehenintensität als auch -häufigkeit nehmen stark zu (bis zu fünf Wehen innerhalb von 10 Minuten).

Mit dem Tiefertreten des kindlichen Kopfes verspürt die Gebärende einen starken Pressdrang. Sie darf jedoch erst mitpressen, wenn die Fruchtblase gesprungen, der Muttermund vollständig eröffnet (Muttermund ist nicht mehr zu tasten) und der Kopf des Kindes in indifferenter Haltung mit vertikaler Pfeilnaht auf Höhe des Beckenbodens eingestellt ist. Zu frühes Mitpressen führt zur Erschöpfung von Mutter und Kind und kann zu Verletzungen an den Geburtswegen führen. Die Gebärende wird dazu angeleitet, den Pressdrang mit mehreren bewussten kurzen (Aus-)Atemzügen zu „veratmen".

Ist der Muttermund vollständig eröffnet, beugt und spreizt die Gebärende unter Anleitung der Hebamme die Beine,

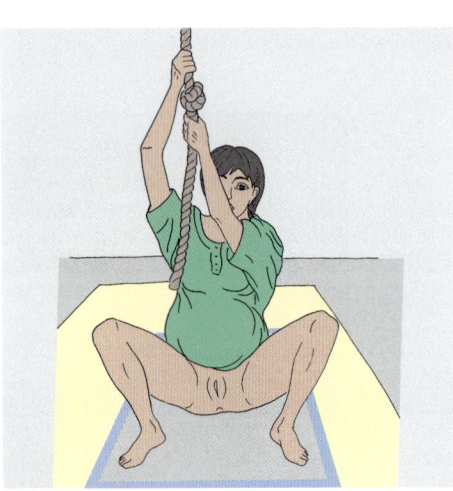

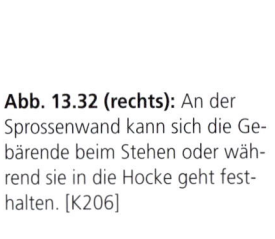

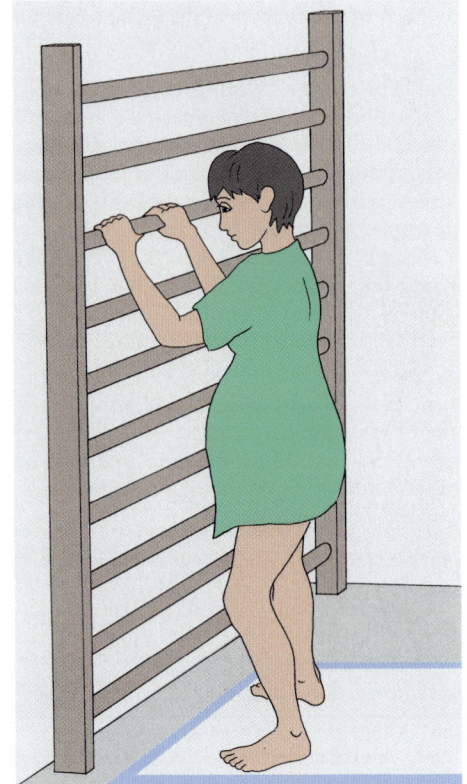

Abb. 13.31 (links): An der Decke aufgehängtes Halteband zum Festhalten in Hockposition. [K206]

Abb. 13.32 (rechts): An der Sprossenwand kann sich die Gebärende beim Stehen oder während sie in die Hocke geht festhalten. [K206]

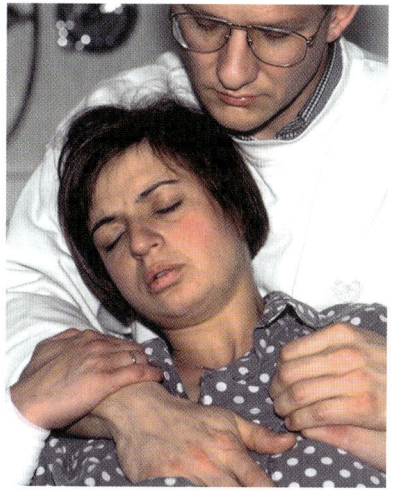

Abb. 13.33: Die Gebärende entspannt sich in der Wehenpause in den Armen ihres Partners. [K206]

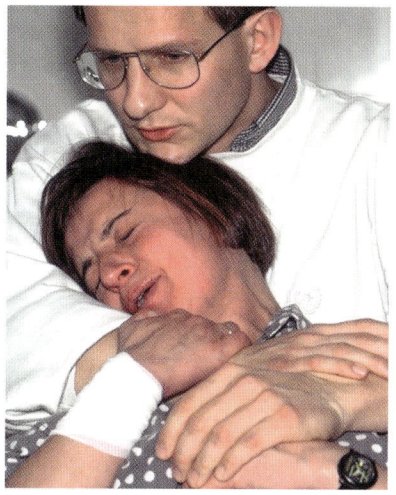

Abb. 13.34: In der Wehe kann sich die Gebärende an ihren Partner klammern und den Schmerz mit ihm teilen. [K206]

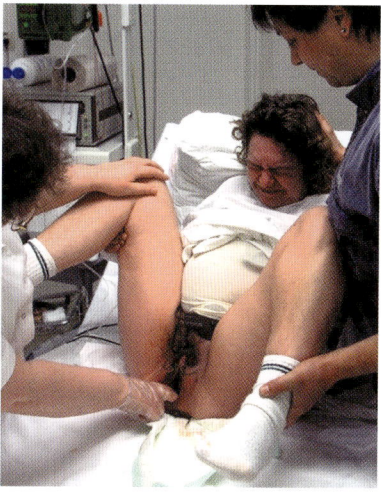

Abb. 13.35: Zu Beginn der Austreibungsperiode presst die Gebärende aktiv bei der Wehe mit. Die Hebamme ertastet den Kopf des Kindes im Geburtskanal. [K206]

fasst mit den Händen in die Kniekehlen, nimmt den Kopf auf die Brust, atmet ein, hält die Luft an und „drückt dann nach unten", ohne sich jedoch im Beckenbodenbereich zu verkrampfen. Die Möglichkeit, aktiv mitzuhelfen, bedeutet für die Frau meist eine große Erleichterung. Sie spürt, dass die Geburt bald vorüber sein wird. Umgekehrt empfinden es viele Gebärende als sehr unangenehm, wenn sie einem bestehenden Pressdrang nicht nachgeben dürfen, weil noch nicht alle Voraussetzungen erfüllt sind.

Als **Einschneiden** des Kopfes bezeichnet man das Sichtbarwerden des kindlichen Kopfes in der Vulva (☞ Abb. 13.36). Während des **Durchschneidens** geht der kindliche Kopf von einer maximalen Beugung in eine maximale Streckung über, und Stirn und Gesicht erscheinen in der Vulva. Große und kleine Labien sowie das Dammgewebe werden dabei vorsichtig zurückgeschoben, um Risse zu vermeiden.

Schmerzlinderung

Schmerzlinderung in der Eröffnungsperiode ☞ *13.3.1*

Zur Ausschaltung des Dehnungsschmerzes und zur Relaxation der Beckenbodenmuskulatur kann in der Austreibungsphase ein **Pudendusblock** *(Pudendusanästhesie)*, d.h. eine Leitungsanästhesie des N. pudendus, gesetzt werden. Dadurch werden das untere Vaginaldrittel, die Vulva und der Damm analgesiert. Von Vorteil ist, dass die Gebärende weiter den Pressdrang verspürt.

Dammschutz und Episiotomie

Um ein schonendes Herausgleiten des kindlichen Kopfes zu ermöglichen und um zu verhindern, dass durch ein zu schnelles Durchschneiden des Kopfes das nicht maximal gedehnte mütterliche Gewebe zwischen Vagina und Anus **(Damm)** reißt, schützt die Hebamme den Damm **(Dammschutz** ☞ Abb. 13.37). Sobald der kindliche Kopf durchschneidet, soll die Gebärende nicht mehr pressen, sondern ebenso wie bei nicht vollständig eröffnetem Muttermund den Pressdrang „veratmen".

Bei absehbarem Einreißen des Dammes (Blasswerden der Dammhaut), zur Verkürzung der Pressperiode bei be-

13

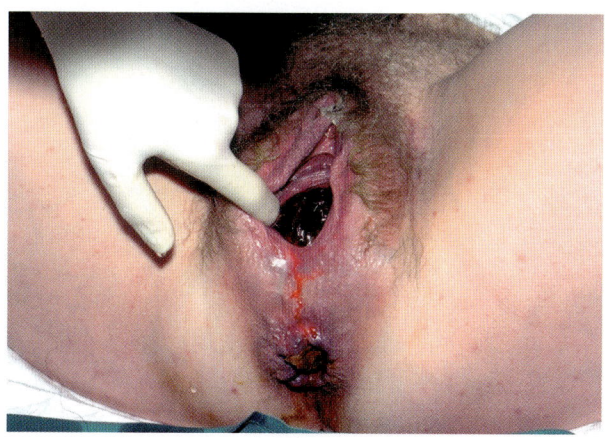

Abb. 13.36: Einschneiden des kindlichen Kopfes. Große und kleine Labien sowie das Dammgewebe werden vorsichtig zurückgeschoben, um Risse zu vermeiden. [K206]

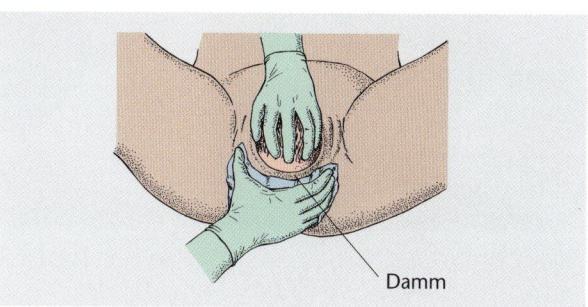

Damm

Abb. 13.37: Dammschutz. Die linke Hand der Hebamme führt den Kopf mit leichtem Gegendruck, die rechte Hand schützt ab dem Durchschneiden des kindlichen Kopfes den Damm. [A400-190]

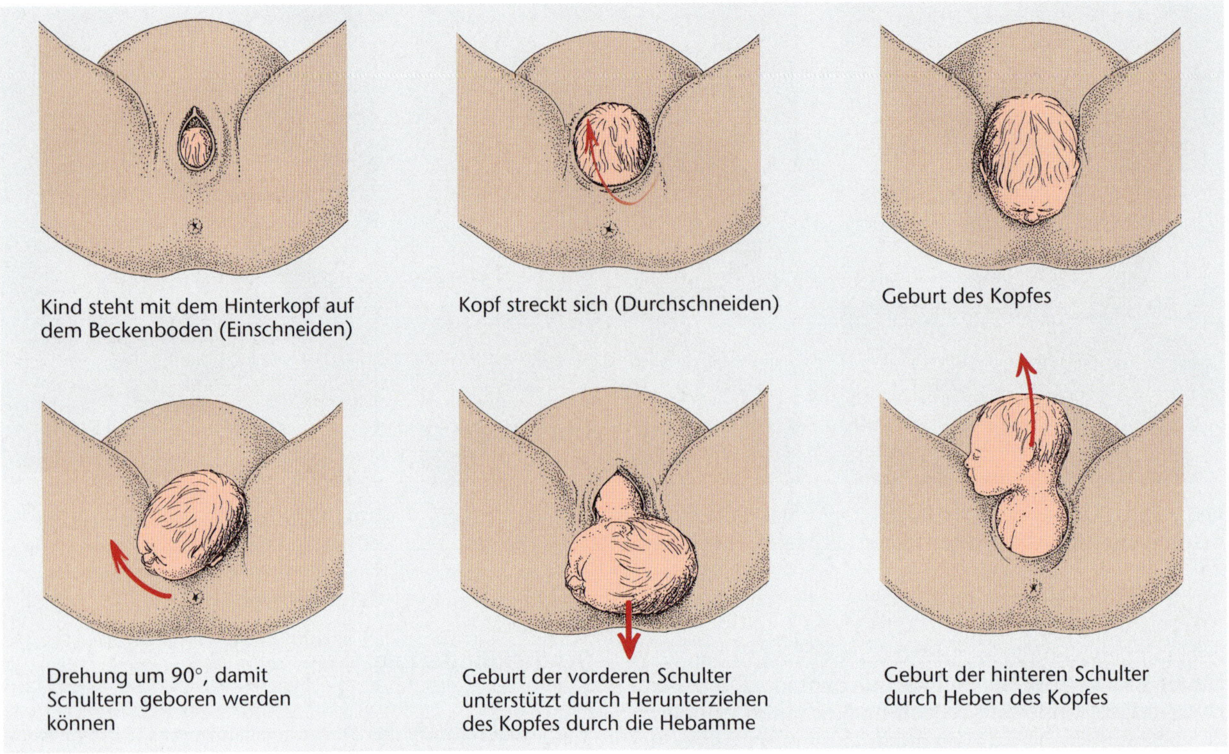

Kind steht mit dem Hinterkopf auf dem Beckenboden (Einschneiden)

Kopf streckt sich (Durchschneiden)

Geburt des Kopfes

Drehung um 90°, damit Schultern geboren werden können

Geburt der vorderen Schulter unterstützt durch Herunterziehen des Kopfes durch die Hebamme

Geburt der hinteren Schulter durch Heben des Kopfes

Abb. 13.38: Die letzten Stadien der normal verlaufenden Austreibungsphase. [A400-190]

denklichem CTG und um Platz bei vaginal-operativen Entbindungen (☞ 14.5.2) zu haben, kann eine **Episiotomie** (*Dammschnitt*, im Umgangston auch kurz *Epi*) durchgeführt werden. Dabei wird der Damm mit einer speziellen Episiotomieschere eingeschnitten. Es gibt drei mögliche Episiotomie-Schnittführungen (☞ Abb. 13.53). Welche Technik angewandt wird, entscheidet der Arzt abhängig von der Indikationsstellung zur Episiotomie. Allerdings ist es auch möglich, auf den Schnitt zu ver-

zichten, und den Damm bewusst reissen zu lassen. Das Vorgehen hängt von den jeweiligen Richtlinien des Krankenhauses ab. Geschnitten werden kann ohne Lokalanästhesie, wenn der Schnitt auf dem Höhepunkt einer Wehe erfolgt. Dann drückt der kindliche Kopf auf die Nerven, wodurch die Schmerzleitung auf natürliche Weise vermindert ist. Ansonsten wird der Damm vorher durch Infiltration eines Lokalanästhetikums betäubt. Nach der Geburt der Plazenta wird der Damm genäht

Normaler Geburtsablauf [K206]

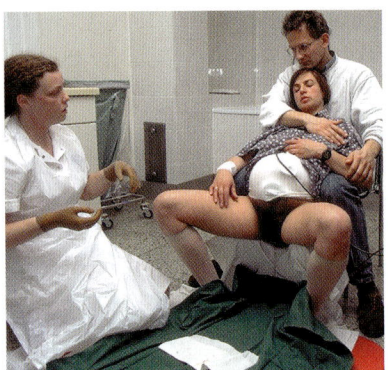

Abb. 13.39: Diese Schwangere entbindet in sitzender Position auf einem Gebärhocker (☞ 13.3.1). Ihr Partner sitzt hinter ihr und kann sie bei den Wehen und in den Wehenpausen unterstützen.

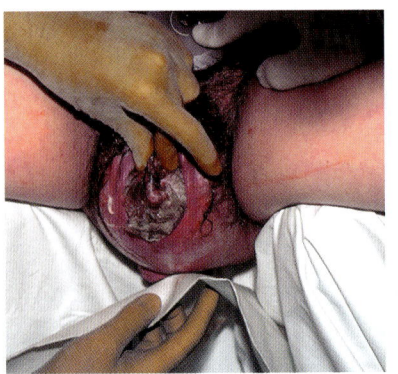

Abb. 13.40: Der Kopf des Kindes beim Durchschneiden.

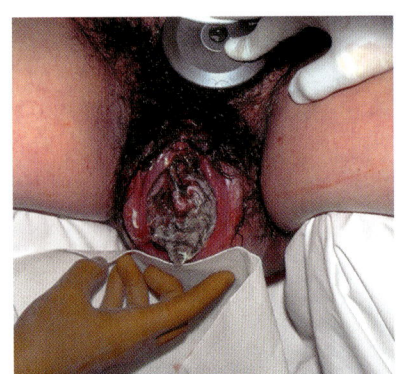

Abb. 13.41: Zur Überwachung der kindlichen Herztöne hält der zweite Geburtshelfer den Herztontransducer in die Nähe des kindlichen Thorax. Die Hebamme begleitet die Schwangere durch die Austreibungsperiode und hält sich bereit zum Dammschutz.

Normaler Geburtsablauf (Fortsetzung)

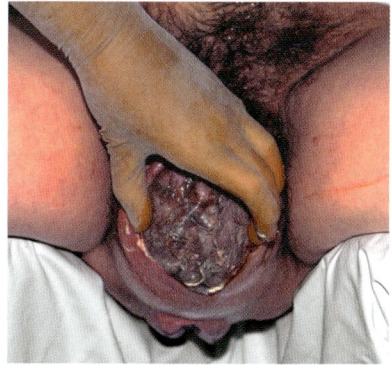

Abb. 13.42: Bei der nächsten Wehe tritt der Kopf weiter hervor. Der Anus der Gebärenden klafft weit, da die Weichteile im Beckenboden dem kindlichen Kopf weichen müssen.

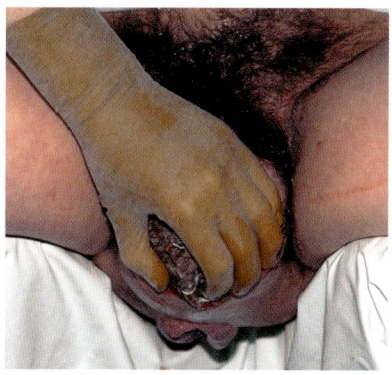

Abb. 13.43: Die Hebamme reguliert durch leichten Gegendruck das Hervorgleiten des Kopfes.

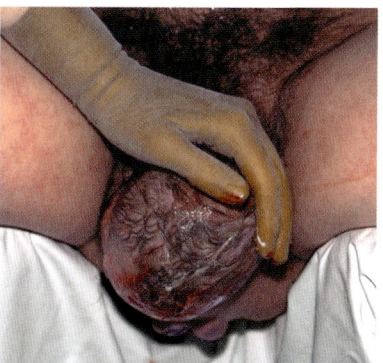

Abb. 13.44: Das Gesicht ist geboren, Kopf und Schultern drehen sich nun um 90°, damit die Schultern geboren werden können.

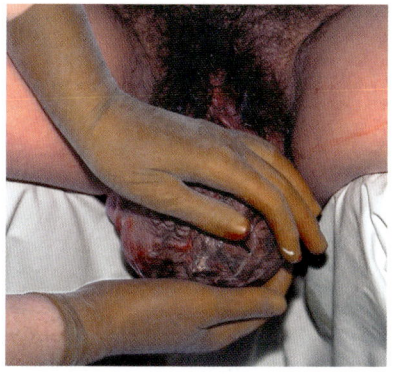

Abb. 13.45: Die Hebamme fasst den Kopf, der nun zur Seite blickt, und führt ihn nach unten, damit die vordere Schulter bei der nächsten Wehe unter der Symphyse geboren werden kann.

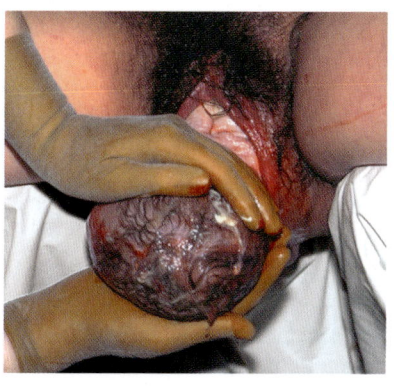

Abb. 13.46: Die vordere Schulter steckt nur noch in der Vulva. Die Hebamme führt in der nächsten Wehe zur Geburt der hinteren Schulter den Kopf nach oben.

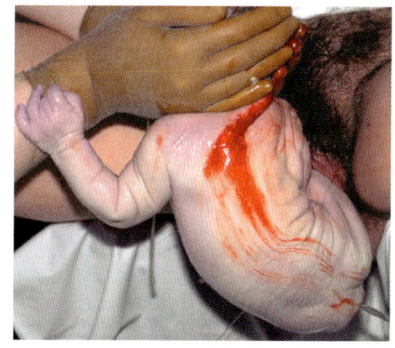

Abb. 13.47: Ist die zweite Schulter geboren, folgt problemlos der restliche Körper mit der nächsten Wehe nach.

Abb. 13.48 und Abb. 13.49: Das Neugeborene wird zu Füßen der Mutter abgenabelt und ihr dann zur ersten Kontaktaufnahme auf den Bauch gelegt.

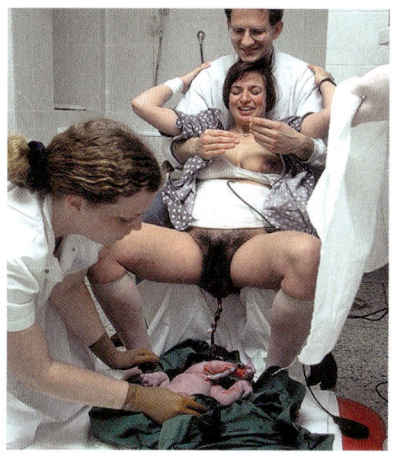

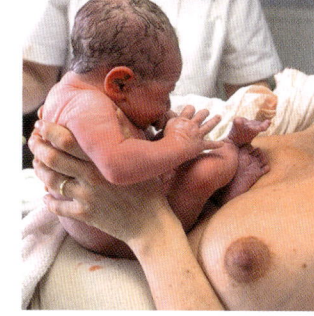

(Dammnaht). Hat die Patientin bis dahin weder eine Periduralanästhesie (☞ 13.3.1) noch einen Pudendusblock (☞ 13.3.2) erhalten, wird das Dammgewebe dazu z. B. mit 10–20 ml Scandicain® 0,25 %–0,5 % anästhesiert.

Pflege nach Episiotomie ☞ *14.5.1*
Erstversorgung des Neugeborenen ☞ *16.1*

13

Episiotomie [K206]

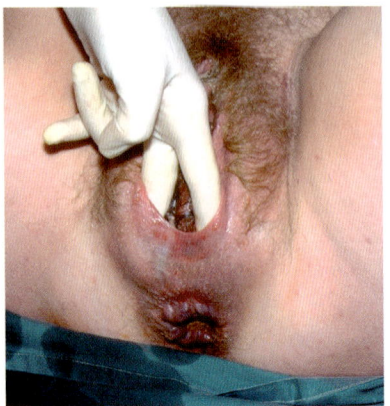

Abb. 13.50: Nach der Indikationsstellung zur Episiotomie schiebt Hebamme oder Arzt in der Wehenpause zwei Finger zwischen kindlichen Kopf und Dammhaut.

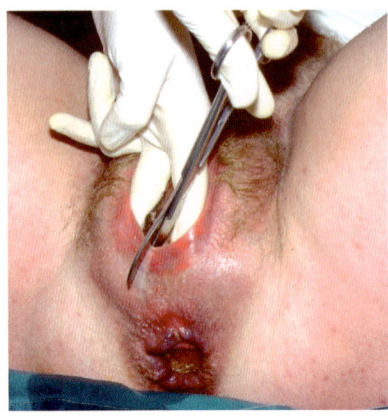

Abb. 13.51: Die Schere wird zur mediolateralen Episiotomie angesetzt, hier im Bereich der Episiotomienarbe einer vorangegangenen Geburt.

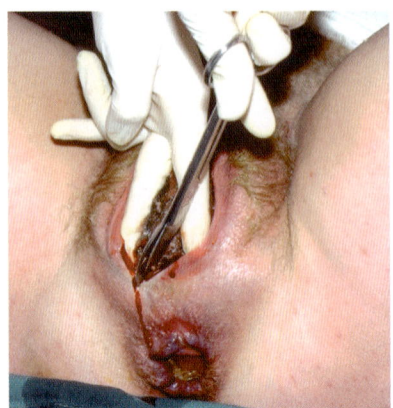

Abb. 13.52: Durch den Schnitt hat der kindliche Kopf mehr Platz und einem Dammriss (☞ 14.3.1) wird vorgebeugt.

13.3.3 Nachgeburtsperiode und Postplazentarperiode

Nachgeburtsperiode: Phase vom Abnabeln des Kindes bis zur Geburt der Plazenta. Dauer bis zu einer Stunde.

Postplazentarperiode: Umfasst die ersten zwei Stunden nach Geburt der Plazenta und ist Beginn des Wochenbetts *(Frühwochenbett)*. Da in diesen zwei Stunden die meisten Komplikationen vorkommen, werden die Wöchnerinnen in dieser Zeit engmaschig von den Hebammen im Kreißsaal überwacht.

Wenige Minuten nach der Geburt des Kindes setzen die Nachwehen ein. Sie verkleinern den Uterus und damit die Plazentahaftfläche. Dadurch bildet sich ein *retroplazentares Hämatom*, und die Plazenta wird ausgestoßen.

Zur Beschleunigung der Plazentalösung und zur Verringerung des Blutverlustes wird in vielen Kliniken kurz nach der Geburt des Kindes Oxytocin (z.B. Orasthin® ☞ Pharma-Info 12.7) i.v. gespritzt.

Hebamme oder Arzt kontrolliert die ausgestoßene Plazenta und die Eihäute auf Vollständigkeit (☞ Abb. 13.56 und 13.57). Plazentareste im Uterus können zu Infektionen und Blutungen im Wochenbett führen, selten zu polypartigen Wucherungen oder – sehr selten – zum *Chorionkarzinom* (☞ 12.3.1). Nach Ausstoßung der Plazenta wird bei verstäkter Blutung Methylergometrin (z.B. Methergin®) zur Unterstützung der Uteruskontraktion verabreicht.

Nach der Geburt der Plazenta werden eventuelle Geburtsverletzungen und/oder der Dammschnitt versorgt. Der Mutter wird dabei geholfen, sich frisch zu machen und sich umzuziehen. Dann sollte sie je nach Wunsch in flacher Rückenlage oder in halbsitzender Position *nach*

13

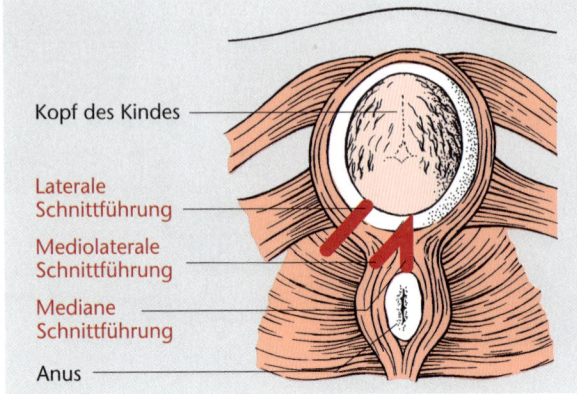

Abb. 13.53: Schnittführungen der Episiotomie, um einen Dammriss während der Austreibungsphase zu verhindern. Am häufigsten wird die mediolaterale Schnittführung durchgeführt; bei der medianen besteht die Gefahr des Weiterreißens in den analen Sphinkter (☞ 14.3.1). [A400-190]

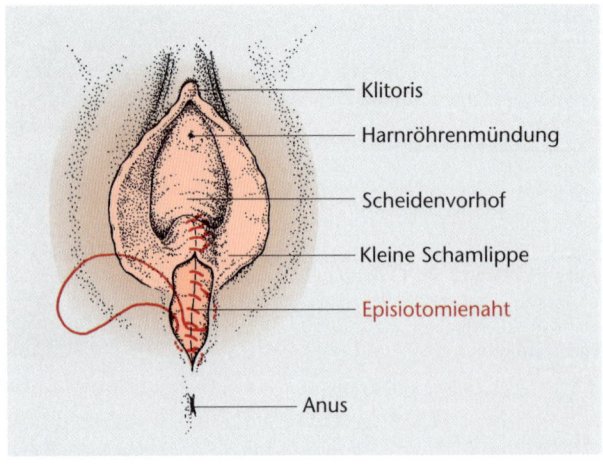

Abb. 13.54: Bei der Dammnaht werden zunächst die hinteren tiefen Ränder der Scheidenwunde genäht, dann folgen tiefe Nähte im subkutanen und Muskel-Gewebe, zum Schluss erfolgt die Hautnaht. [A400-190]

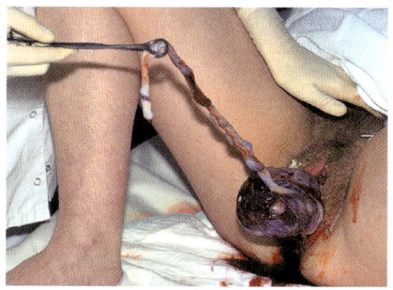

Abb. 13.55: Die Geburt der Plazenta wird von der Hebamme unterstützt durch leichten Zug an der Nabelschnur und gleichzeitigen Druck von außen auf den Fundus uteri. [K206]

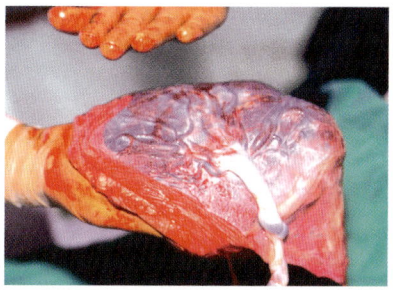

Abb. 13.56: Die Plazenta wird von allen Seiten genau auf Vollständigkeit geprüft. Hier im Bild ist die kindliche Seite zu sehen. [K206]

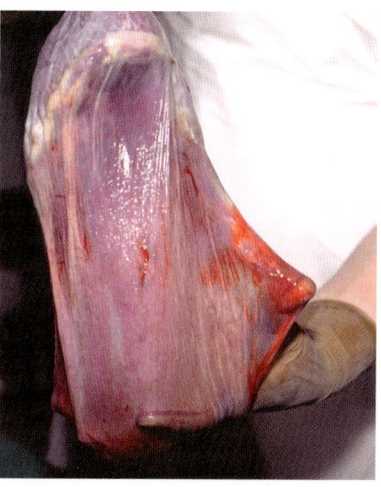

Abb. 13.57: Ebenso werden die Eihäute geprüft, die 10-monatige Umhüllung des gerade geborenen Kindes. [K206]

Fritsch gelagert werden (☞ Abb. 13.58). Nach 15 – 30 Minuten wird sie aufgefordert, sich im Bett zu bewegen. Geht es der Frau gut und sind Puls- und Blutdruckwerte in Ordnung, kann sie mit Unterstützung der Hebammen kurz aufstehen oder auf die Toilette gehen. Dies ist v. a. bei thrombosegefährdeten Frauen äußerst wichtig.

Optimal ist es, wenn Mutter und Kind sich in einem ruhigen Zimmer erholen und zusammen mit dem Vater näher kennen lernen können. Treten während dieser Zeit keine Komplikationen wie z. B. Nachblutungen auf, werden Mutter und Kind nach ca. zwei Stunden auf die Wöchnerinnen- bzw. Neugeborenenstation verlegt.

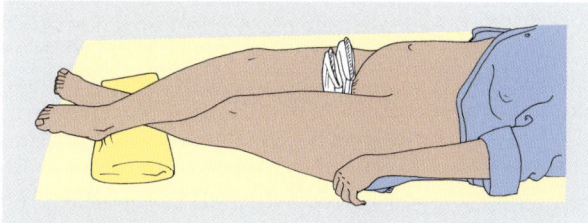

Abb. 13.58: Lagerung nach Fritsch. Die Beine sind gestreckt, die Unterschenkel übereinander geschlagen. Eine saugstarke Vorlage, deren hinterer Teil unter das Gesäß geschoben wird, liegt vor der Vulva. Auf diese Weise sammelt sich das Blut in dem Dreieck zwischen Vulva und Oberschenkel. Eine abnorm starke Blutung kann dadurch sofort erkannt werden. [A400-215]

Bonding

Schon während der Schwangerschaft entwickelt die Mutter eine Verbundenheit mit ihrem Kind. Der Begriff „Bonding" bezeichnet die Mutter (Eltern)- Kind-Bindung (engl. bond = Bund). In den ersten Wochen und Monaten nach der Geburt vertieft sich diese Bindung, das Vertrautsein zwischen Eltern und Kind immer mehr, die Familie wächst zusammen.

Um diese Bindung zu fördern, brauchen Mutter und Kind viel Zeit miteinander. Ausgiebiger Haut zu Haut-Kontakt (möglichst gleich nach der Geburt), das Stillen und viel gemeinsame Zeit (z. B. durch Rooming-in) fördern das Bonding.

Konnte die Mutter beispielsweise nach einem Kaiserschnitt die ersten Stunden nicht mit dem Kind verbringen, so entwickelt sich diese Verbundenheit etwas später. Die Pflegenden achten darauf, dass die Eltern möglichst viel ungestörte Zeit mit ihrem Kind verbringen können (📖 1, 2).

Erstversorgung des Neugeborenen ☞ 16.1

13

Literatur und Kontaktadressen

📖 Literaturnachweis

1. Spielbichler, C.: Die ersten Augenblicke nach der Geburt, Informationen für Eltern über den Bondingprozess. In: Laktation und Stillen 1/2004, S. 12–18

2. Verney, T: Bonding Teil 1. In: Deutsche Hebammenzeitschrift 2/2004, S. 59–60

Vertiefende Literatur

Baltzer, J.; Friese, K.; Graf, M.: Praxis der Gynäkologie und Geburtshilfe. Thieme Verlag, Stuttgart 2004

Dudenhausen, J. W.; Pschyrembel, W.: Praktische Geburtshilfe mit geburtshilflichen Operationen. Walter de Gruyter Verlag, Berlin 2001

Ernst, G.:Schmerzmittel im Kreisaal. In: Deutsche Hebammen Zeitschrift, Heft 11/2002, S. 18

Siedentopf, F.: Unter Schmerzen sollst du gebären!? Schmerz unter der Geburt. In: Dr. med. Mabuse 5/2002, S. 53–55

Goerke, K. et al.: Klinikleitfaden Gynäkologie und Geburtshilfe. Elsevier, Urban & Fischer Verlag, München 2003

Tomaselli-Reime, S.: Aromatherapie gegen Angst und Schmerz. In: Deutsche Hebammen Zeitschrift 11/2004, S. 53–56

Stadelmann, I.: Die Hebammen-Sprechstunde – Einfühlsame und naturheilkundliche Begleitung zu Schwangerschaft, Geburt, Wochenbett und Stillzeit mit Heilkräutern, homöopathischen Arzneien und ätherischen Ölen. Stadelmann (Selbstverlag) 2002

✉ Kontaktadressen

1. www.hebammen.de

2. Gesellschaft für Geburtsvorbereitung Bundesverband e.V., Antwerpener Str. 43, 13353 Berlin, www.gfg-bv.de

3. Bund freiberuflicher Hebammen e.V., Geschäftsführerin, Kasseler Str. 1a, 60486 Frankfurt a.M., www.bfhd.de

4. Bund deutscher Hebammen e.V. Geschäftsstelle, Gartenstr. 26, 76133 Karlsruhe, www.bdh.de

13

Wiederholungsfragen

1. Mit welchen Begriffen wird die Position des Kindes vor und während der Geburt beschrieben? (☞ 13.1.1)

2. Welchen Sinn haben die fünf Leopold-Handgriffe? (☞ 13.1.1)

3. Welche Aufgaben haben die Pflegenden/Hebammen bei der Durchführung eines CTG? (☞ 13.1.2)

4. Wehen werden nach ihrem zeitlichen Auftreten, ihrer Intensität und Dauer unterschieden. Welche gibt es? (☞ 13.2.1)

5. Welche Maßnahmen umfasst die Geburtsvorbereitung durch die Hebamme? (☞ 13.3.1)

6. Wie gelingt es dem Kind, den Engpass des mütterlichen Beckens unter der Geburt zu überwinden? (☞ 13.2.3)

7. Wie können die Schmerzen unter der Geburt gelindert werden? (☞ 13.3.1)

8. Was kennzeichnet die Stadien der Austreibungsphase? (☞ 13.3.2)

9. Welche Gebärpositionen gibt es? (☞ 13.3.1)

10. Welchen Sinn haben Dammschutz und Episiotomie? (☞ 13.3.2)

11. Wie sieht die Lagerung nach Fritsch aus und welchen Vorteil hat diese Lagerung? (☞ 13.3.3)

12. Welchen Zeitraum umfasst die Nachgeburtsperiode und welchen Zeitraum die Postplazentarperiode? (☞ 13.3.3)

13. Welche Komplikationen können in der Postplazentarperiode auftreten? (☞ 13.3.3)

14. Wie kann das Bonding gefördert werden? (☞ 13.3.3)

13

14 Pathologische Geburt und Nachgeburtsperiode

Zahlreiche Faktoren können zu einem *gestörten Geburtsablauf* (**Dystokie**, von griech. dys = schlecht, falsch und tókos = Geburt) führen. Je nach Ursache des gestörten Geburtsverlaufes und Ausmaß der Gefährdung für Mutter und Kind kann zunächst abgewartet werden, reichen konservative Maßnahmen aus oder muss die Geburt innerhalb weniger Minuten operativ beendet werden (☐1, 2).

14.1 Mütterliche Ursachen der pathologischen Geburt: Weichteildystokie

> **Weichteildystokie:** Regelwidrige Wehentätigkeit und Muttermunderöffnung durch anatomische oder funktionelle Störungen des Myometriums, der Zervix und des Weichteilkanales. Unterschieden werden *Wehen-* und *Zervixdystokien*. Häufigste Ursache einer pathologischen Geburt.

14.1.1 Wehendystokie

> **Wehendystokie:** Abweichungen von der normalen Wehenfrequenz und -dauer (☞ Medizinkasten). Unterschieden werden *hypo-* und *hyperkinetische Wehenstörungen*. Diese können *primär* oder *sekundär* auftreten.

Primäre und sekundäre Wehendystokie

Bei der **primären Wehendystokie** sind die Wehen in der Eröffnungsphase quantitativ und qualitativ unzureichend; sie setzen z. B. verzögert ein oder sind zu schwach. Bei der **sekundären Wehendystokie** sind die Wehen quantitativ und qualitativ zunächst ausreichend, die Störung bildet sich erst im Geburtsverlauf aus, d. h. die Wehen werden immer schwächer bzw. seltener.

> **Normale Wehenfrequenz und -dauer**
>
> Frühe Eröffnungsphase: 0–1 Wehe in 10 Min.
>
> Späte Eröffnungsphase: 2–3 Wehen in 10 Min.
> Dauer: 30–60 Sek. pro Wehe
>
> Austreibungsphase: 4–5 Wehen in 10 Min.
> Dauer: 50–90 Sek. pro Wehe

Hypokinetische Wehenstörung

> **Hypokinetische Wehenstörung:** Wehenschwäche. Wehenfrequenz in der späten Eröffnungsphase < 3/10 Minuten bei einer Wehendauer < 30–60 Sekunden pro Wehe. Niedriger Basaltonus < 2,0 kPa/15 mmHg und geringe Wehenamplitude < 30 mmHg (☞ 13.1.2 und Abb. 13.16). Sie tritt vor allem sekundär auf.

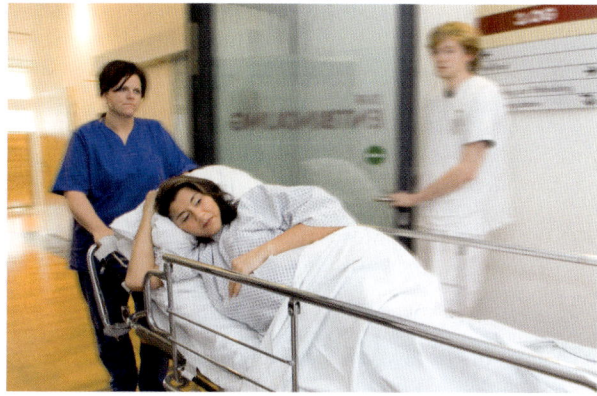

Abb. 14.1: Je nach Ursache des gestörten Geburtsverlaufes und Ausmaß der Gefährdung für Mutter und Kind muss die Geburt u. U. innerhalb weniger Minuten operativ beendet werden. Auf dem Bild wird die Gebärende schnellstmöglich vom Kreißsaal in den OP gefahren. [K115]

Krankheitsentstehung

Bei der **hypokinetischen Wehenstörung** ist die Wehentätigkeit zu schwach, um den Muttermund zu öffnen und das Kind tiefertreten zu lassen. Eine kindliche Gefährdung besteht aber erst in der Austreibungsphase durch den verzögerten Geburtsverlauf.

Anatomische Ursache ist z. B. eine Überdehnung des Myometriums etwa bei Mehrlingsschwangerschaften.

Funktionelle Ursache kann bei der primären Wehenschwäche ein regelwidriger Übergang von den unregelmäßig einsetzenden Senk- und Vorwehen zu den regelmäßig auftretenden Geburtswehen (☞ 13.2.1) sein, bei der sekundären Wehenschwäche aufgrund des Elektrolytverlustes ein erschöpftes Myometrium.

Auch eine volle Harnblase kann *reflektorisch* eine Wehenschwäche bewirken. Hinzu kommt, dass die volle Blase das Tiefertreten des kindlichen Kopfes erschwert. Das Gleiche gilt für einen vollen Enddarm.

Behandlungsstrategie und Pflege

Maßnahmen bei primärer Wehenschwäche:
- Blasen- und Darmentleerung, um einer reflektorischen Wehenschwäche bei voller Blase vorzubeugen und um die wehenanregende Wirkung eines Klistiers oder Reinigungseinlaufes zu nutzen (die Erregung der Darmmuskulatur greift auf das Myometrium über)
- Wehenstimulation durch Wärme (warmes Bad, Wärmflasche), intravaginale Prostaglandinapplikation, z. B. Prepidil®-Gel (sog. *Priming*) oder individuell dosierte und mittels CTG kontrollierte Oxytocininfusion (☞ Pharma-Info 12.7).

Maßnahmen bei sekundärer Wehenschwäche:
- Ermöglichen einer Ruhe- oder Schlafpause, falls die Geburt noch nicht zu weit fortgeschritten ist
- Ausgleich von Elektrolytstörungen, insbesondere durch Infusionen mit Kaliumzusatz
- Operative Beendigung der Geburt mittels Vakuumextraktion (☞ 14.5.2).

14

Hyperkinetische Wehenstörung

Hyperkinetische Wehenstörung, unterteilt in zwei Formen:
- **Uterine Hyperaktivität,** insbesondere in der späten Eröffnungs- und frühen Austreibungsphase mit hoher Wehenfrequenz > 5/10 Minuten und/oder hoher Wehenamplitude von > 50 mmHg bei niedrigem Basaltonus. Extremform **Wehensturm.**
- **Uterine Hypertonie** mit normaler Wehenfrequenz, normaler Wehenamplitude und hohem Basaltonus > 2,6 kPa/20 mmHg.

Hyperkinetische Wehenstörungen treten insbesondere primär auf.

Krankheitsentstehung

Die **hyperkinetische Wehenstörung** kommt vor allem bei ängstlichen Frauen vor, deren fehlgesteuertes vegetatives Nervensystem das Myometrium zu einer Überstimulation veranlasst. Auch ein Missverhältnis zwischen vorangehendem Teil und Geburtswegen oder beispielsweise eine Querlage kann zu einer hyperkinetischen Wehenstörung führen. Selten ist eine Überdosierung von Oxytocin Ursache des hyperaktiven Myometriums.

Symptome und Untersuchungsbefund

Neben dem CTG-Befund weist ein schmerzhafter, spastisch zusammengezogener Muttermund während einer Wehe auf hyperkinetische Wehenstörungen hin.

Komplikationen

Die hyperkinetische Wehenstörung birgt insbesondere folgende drei Gefahren:
- **Intrauteriner Sauerstoffmangel.** Bei zu kurzen Wehenpausen kann der durch die Wehen hervorgerufene Sauerstoffmangel nicht kompensiert werden, so dass das Kind zu wenig Sauerstoff erhält
- **Atonische Nachblutung** in der Nachgeburtsperiode, da das überanspruchte Myometrium die Plazentahaftstelle nur unzureichend durch Gefäßkonstriktion verkleinern kann
- **Überdehnungsruptur des Uterus.** Kann das Kind trotz vollständig eröffnetem Muttermund das untere Uterinsegment nicht verlassen (meist bei zu engem Becken oder Querlage mit Armvorfall), nehmen die Wehen extrem an Intensität und Häufigkeit zu **(Wehensturm),** um das Kind gegen den mechanischen Widerstand auszutreiben. Gelingt dies nicht, rupturiert der Uterus (☞ auch 14.3.3). Hebamme und Arzt erkennen die Gefahr an den zunehmenden Wehenschmerzen im Bereich des unteren Uterinsegmentes und daran, dass bei der äußeren Untersuchung die **Bandl-Furche** (*Bandl-Kontraktionsring,* starke Einziehung zwischen unterem Uterinsegment und Hohlmuskel) höher als vier Querfinger über der Symphyse zu tasten ist. Die Frau ist unruhig und leidet oft unter Todesangst.

Behandlungsstrategie

Bei hyperkinetischen Wehenstörungen ohne fassbare Ursache versuchen Arzt und Hebamme, der Frau das Ge-

bären z. B. durch eine Periduralanästhesie, ggf. in Kombination mit einer Tokolyse i. v. (☞ Pharma-Info 12.7), zu erleichtern. Außerdem versuchen sie, auf die Psyche der Frau einzuwirken, indem sie ihr z. B. die Geburtsvorgänge noch einmal erläutern, ihr vermitteln, dass sie keine Angst zu haben braucht, da sie ja in bester medizinischer Versorgung sei, mit ihr noch einmal das richtige Atmen durchgehen und ihren Partner bitten, sie seine Nähe deutlich spüren zu lassen.

14.1.2 Zervixdystokie

Zervixdystokie *(Muttermunddystokie):* Regelwidrigkeiten der Zervix, welche die Dilatation des Muttermundes beeinträchtigen.

Bei den Regelwidrigkeiten handelt es sich beispielsweise um:
- **Zervixnarben** etwa aufgrund einer Konisation (☞ 1.9.4) oder Cerclage (☞ 12.2.1). Sie verhindern, dass sich die Zervix unter der Geburt entfaltet und sich der Muttermund öffnet. Die Therapie besteht in einer instrumentellen oder digitalen Aufdehnung der Zervix unter Spekulumeinstellung
- **Verklebung des äußeren Muttermundes** mit den Eihäuten der Vorblase aufgrund einer Entzündung im Zervikalkanal *(Conglutinatio orificii externi uteri).* Die Therapie entspricht der von Zervixnarben
- **Zervikale Hypertonien,** die sich z. B. in Form von ringförmigen Einschnürungen *(constriction ring)* bemerkbar machen, welche von den Wehen nach kaudal nicht überwunden werden können. Die Therapie besteht in einer Relaxation des entsprechenden Zervikalabschnittes mittels Schmerzmitteln, z. B. Buscopan® oder Dolantin®, und ggf. auch Leitungsanästhesie. Nützt dies nichts, erfolgt eine Sectio caesarea.

14.2 Kindliche Ursachen der pathologischen Geburt

14.2.1 Lageanomalie: Quer- und Schräglage

Lageanomalie: Abweichung von der Längslage des Feten (☞ 13.1.1). Unterteilt in **Querlage** (0,7 % aller Geburten) und **Schräglage.**

Krankheitsentstehung

Meist bleibt die Ursache der **Lageanomalie** unklar. Risikofaktoren sind Beckenanomalien oder Myome der Mutter, eine Placenta praevia (☞ 12.3.2) oder kindliche Fehlbildungen, die eine zeitgerechte Drehung des Kindes erschweren. Auch bei Frühgeburten, Mehrlingen und Polyhydramnion sowie bei Vielgebärenden mit schlaffer Uteruswand treten diese Anomalien gehäuft auf.

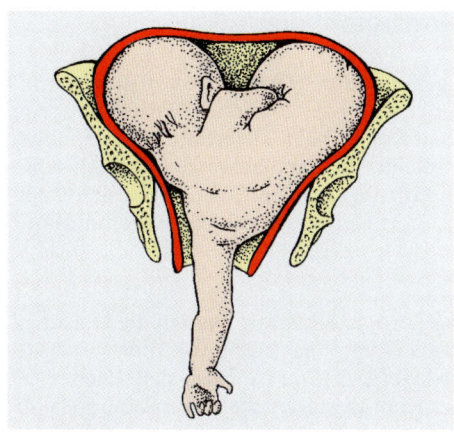

Abb. 14.2:
Verschleppte Querlage nach Blasensprung. [A400]

Symptome, Untersuchungsbefund und Diagnostik

Bei der geburtshilflichen Untersuchung ist der Fundusstand für die Schwangerschaftsdauer zu niedrig, der Kopf seitlich tastbar und das kleine Becken leer. Eine sichere Diagnosestellung ist durch die Sonographie problemlos möglich.

Komplikationen

Die Lebensgefahr für Mutter und Kind beginnt mit Einsetzen der Wehen: Nach dem Blasensprung fällt der Arm des Kindes vor, seine Schulter keilt sich ein und das Kind wird förmlich abgeknickt (**verschleppte Querlage** ☞ Abb. 14.2). Zusätzlich drohen ein Nabelschnurvorfall (☞ 12.4.2) und mit zunehmender Wehentätigkeit eine Uterusruptur (☞ 14.3.3).

Behandlungsstrategie

Bei einer Quer- oder Schräglage ist eine vaginale Geburt unmöglich und stets eine Sectio caesarea nötig, sofern der Versuch einer äußeren Wendung (☞ 14.2.2) fehlgeschlagen ist. Bis dahin sind eine medikamentöse Wehenhemmung und Beckenhochlagerung der Gebärenden erforderlich. Bei einem Nabelschnurvorfall muss sofort eine Sectio caesarea durchgeführt werden, um das Leben des Kindes zu retten.

Pflege bei Sectio caesarea ☞ *14.5.3*

14.2.2 Anomalie der Poleinstellung: Beckenendlage

Weitere Poleinstellung: Schädellage ☞ *13.1.1 und Abb. 14.5*

Anomalien der Schädellage ☞ *Haltungsanomalien 14.2.3*

> **Beckenendlage:** Anomalie der Poleinstellung (☞ 13.1.1 und Abb. 14.3). Statt des Kopfes führen (bei Längslage des Feten) Steißbein, Knie und/oder Füße des Kindes. Häufigkeit etwa 3 (–5) % aller Geburten.

Krankheitsentstehung

Die Risikofaktoren für eine **Beckenendlage** entsprechen denen bei Quer- und Schräglage (☞ oben). Meist jedoch lässt sich keine Ursache feststellen.

Symptome, Untersuchungsbefund und Diagnostik

Der Mutter fällt evtl. auf, dass „das Kind so weit unten strampelt". Bei der Untersuchung ist der kindliche Kopf im Fundusbereich tastbar, der vorangehende Teil ist weich.

Die Sonographie sichert die Diagnose und erlaubt eine Größenbestimmung des Feten sowie den Ausschluss einer Plazenta praevia und fetaler Fehlbildungen. Außerdem kann der Arzt die Beinhaltung des Feten darstellen, die den für die Dehnung der Geburtswege maßgeblichen Umfang bestimmt und somit für Geburtsverlauf und -management ganz entscheidend ist:

- *Reine (einfache) Steißlage* (am häufigsten). Vorangehender Kindsteil ist das Steißbein (geburtshilflich wirksamer Umfang etwa 27 cm)
- *(Un-)Vollkommene Steiß-Fußlage* (selten). Vorangehende Kindsteile sind Steißbein und Füße (geburtshilflich wirksamer Umfang etwa 32 cm)
- *(Un-)Vollkommene Fuß- oder Knielage.* Vorangehende Kindsteile sind Füße oder Knie (geburtshilflich wirksamer Umfang etwa 24 cm).

Komplikationen

Das Risiko der Beckenendlagen besteht darin, dass Füße und Steiß den Geburtskanal nicht so weit dehnen, dass der (größere) Kopf schnell nachfolgen kann. Ab einem bestimmten Zeitpunkt komprimiert der Kopf die Nabelschnur, die ja mit dem Nabel des Kindes vorangeht, aber noch nach oben Verbindung zur Plazenta hat, so dass die Sauerstoffversorgung des Kindes beeinträchtigt ist und die Geburt auf jeden Fall innerhalb der nächsten Minuten beendet werden muss. Wegen der unzureichenden Vordehnung der Geburtswege sind dabei vor allem Kopf, Wirbelsäule und Hals des Kindes erhöhten mechanischen Belastungen ausgesetzt.

Außerdem ist bei einer Beckenendlage wie bei einer Querlage das Risiko eines Nabelschnurvorfalls (☞ 12.4.2) beim Blasensprung erhöht.

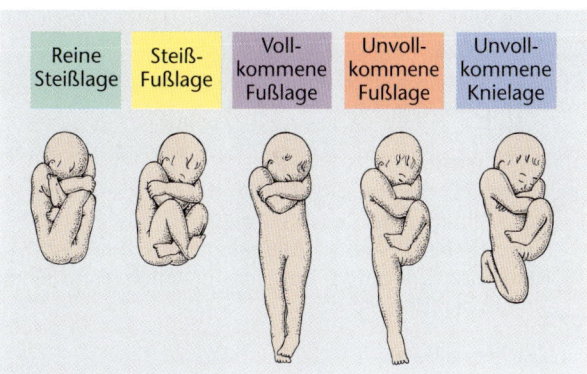

Reine Steißlage	Steiß-Fußlage	Vollkommene Fußlage	Unvollkommene Fußlage	Unvollkommene Knielage

Abb. 14.3: Beckenendlagen. [A400-190]

14

Behandlungsstrategie

Zeichnet sich im letzten Schwangerschaftsdrittel eine Beckenendlage ab, empfehlen einige Hebammen und Mediziner zunächst gymnastische Übungen, z.B. die indische Brücke mit zeitweiliger Beckenhochlagerung. Außerdem wird in manchen Zentren ab der 38. SSW bei Quer- oder Beckenendlage eine **äußere Wendung** versucht, d.h. der Arzt probiert, unter gleichzeitiger Tokolyse durch Druck von außen das Kind zu einem „Purzelbaum" zu bewegen. Aufgrund ihrer Risiken (insbesondere einem vorzeitigen Blasensprung, einer Nabelschnurkompression oder einer vorzeitigen Plazentalösung) darf die äußere Wendung nur in Sectiobereitschaft und unter ständiger CTG-Kontrolle durchgeführt werden. Kontraindikationen der äußeren Wendung sind beispielsweise Uterusfehlbildungen, Hydrocephalus (☞ 12.4.3) und Placenta praevia (☞ 12.3.2).

Liegt das Kind einer Erstgebärenden in Beckenendlage, wird nach erfolglosem Versuch einer äußeren Wendung meist eine Sectio caesarea durchgeführt, da das Risiko für das Kind dann geringer ist als bei einer vaginalen Entbindung. Unter bestimmten Voraussetzungen (geschätztes Gewicht des Kindes 2500–3500 g, Beckenendlage in einfacher Steißlage, kein vorzeitiger Blasensprung, unauffällige Beckenaustastung, PDA) kann bei Einverständnis der Schwangeren auch bei Erstgebärenden eine vaginale Entbindung versucht werden. Bei einer Frau, die bereits Kinder geboren hat, sind die Geburtswege weicher, so dass eine vaginale Geburt oft möglich ist.

Durch spezielle Handgriffe wie die Manualhilfe nach Bracht oder die Kopflösung nach Veit-Smellie unterstützt der Arzt die Entwicklung des Kindes. Sobald jedoch Komplikationen auftreten, wird eine Sectio caesarea durchgeführt.

Pflege bei Sectio caesarea ☞ *14.5.3*

Der **Kristeller-Handgriff** unterstützt die letzte Phase der Austreibungsperiode. Er wird v.a. bei einer Geburt aus Beckenendlage durchgeführt, aber auch bei einer Geburt aus Schädellage, wenn sich der Kopf nur schwer entwickeln lässt oder das CTG pathologisch ist. Ein Helfer übt gleichzeitig mit der Presswehe mit flach aufgelegten Händen Druck auf den Fundus uteri aus, um das Kind nach unten zu schieben. Da der Kristeller-Handgriff sehr unangenehm ist, bedarf er der sorgfältigen Indikationsstellung.

Nach der Geburt müssen sowohl die Mutter als auch das Kind auf Geburtsverletzungen untersucht und sorgfältig beobachtet werden.

! Vorsicht

Wegen des erhöhten Risikos für das Kind sollte bei jeder vaginalen Beckenendlagengeburt ein Baby-Notfallkoffer bereit stehen. Außerdem wird vorab ggf. ein Kinderarzt informiert, der sich für einen eventuellen Notfall bereithalten kann.

14.2.3 Haltungsanomalie

Haltungsanomalie *(Deflexionshaltung):* Schädellage, bei der die physiologische Flexion (Beugung) des kindlichen Kopfes beim Tiefertreten unzureichend ist oder ausbleibt, so dass Scheitel **(Vorderhauptslage)**, Stirn **(Stirnlage)** oder Gesicht **(Gesichtslage)** vorangehen. Stets verbunden mit einer **Stellungsanomalie**.

Je nach Ausmaß der Streckhaltung werden die **Haltungsanomalien** eingeteilt in (☞ auch Abb. 14.5):
• **Vorderhauptslage.** Der Kopf ist mäßig deflektiert
• **Stirnlage.** Der Kopf ist stark deflektiert, dadurch ist die Stirn führender Kindsteil
• **Gesichtslage.** Der Kopf ist sehr stark deflektiert, dadurch ist das Gesicht führender Kindsteil.

Alle Haltungsanomalien verlaufen mit nach hinten gerichtetem Rücken, d.h. es liegt gleichzeitig eine **Stellungsanomalie** vor (☞ 14.2.4).

Bedeutung erlangen die Haltungsanomalien dadurch, dass der Geburtsverlauf infolge des größeren Kopfumfanges verzögert ist. Dadurch ist die Gefährdung für Mutter und Kind erhöht.

Während bei der Vorderhauptslage meist eine vaginale Geburt möglich ist, erfolgt bei Stirn- und Gesichtslage in aller Regel eine Sectio caesarea.

14.2.4 Einstellungsanomalie

Einstellungsanomalie: Fehlende Anpassung des kindlichen Kopfes an den Geburtskanal. Hauptformen sind der **hohe Geradstand** und der **tiefe Querstand**.

Physiologischerweise steht der kindliche Kopf im querovalen Beckeingang quer **(hoher Querstand)**, um sich dann beim Tiefertreten zu beugen und zu drehen, so dass er im längsovalen Beckenausgang längs („gerade") steht (tiefer Geradstand).

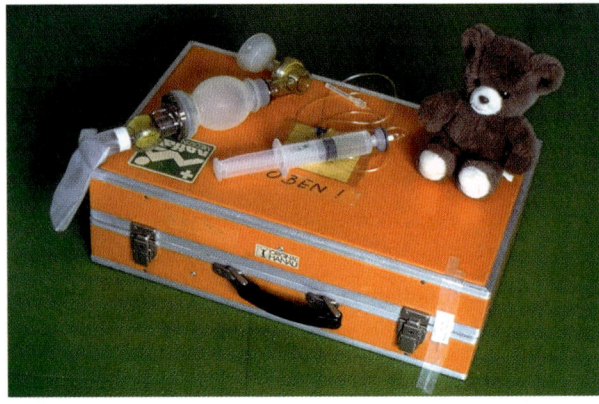

Abb. 14.4: Baby-Notfallkoffer, der bei jeder vaginalen Beckenendlagengeburt bereitgehalten werden sollte. [K183]

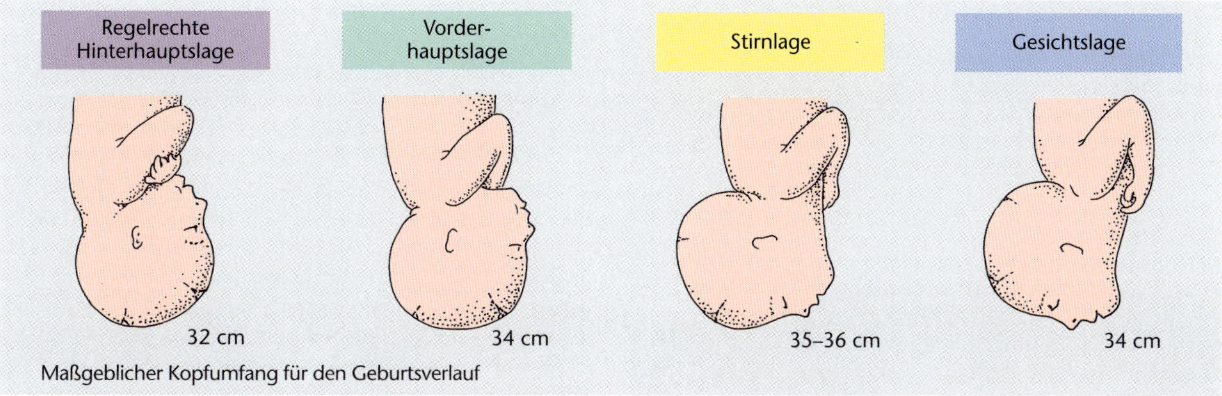

Regelrechte Hinterhauptslage	Vorder-hauptslage	Stirnlage	Gesichtslage
32 cm	34 cm	35–36 cm	34 cm

Maßgeblicher Kopfumfang für den Geburtsverlauf

Abb. 14.5: Flexionshaltung (hier regelrechte Hinterhauptslage) sowie verschiedene Deflektionshaltungen, bei denen die Beugung des kindlichen Kopfes beim Durchtritt durch das knöcherne Becken ausbleibt (☞ auch Abb.13.24). [A400-190]

Bei Einstellungsanomalien ist diese Anpassung des kindlichen Kopfes an die Beckenform gestört.

Hoher Geradstand

Beim **hohen Geradstand** steht der kindliche Kopf vor dem Beckeneingang längs („gerade"). Die Diagnose wird durch Tasten der Pfeilnaht und ggf. durch Ultraschall gesichert. Bleibt die Drehung des Kopfes trotz abwechselnder Lagerung der Gebärenden auf beide Seiten und ggf. Spasmolytikagaben aus, erfolgt eine Sectio caesarea.

Tiefer Querstand

Beim **tiefen Querstand** ist die Drehung des Kopfes beim Tiefertreten ausgeblieben, so dass der kindliche Kopf quer auf dem Beckenboden steht. Ursächlich liegt vielfach eine sekundäre Wehenschwäche (☞ 14.1.1) zugrunde.

Therapeutisch wird die Gebärende auf der Seite des kindlichen Hinterhauptes gelagert, um so die Beugung und Drehung des kindlichen Kopfes zu ereichen. Ggf. wird die Wehentätigkeit durch Oxytocininfusionen (☞ Pharma-Info 12.7) angeregt. Führen diese Maßnahmen nicht zum gewünschten Erfolg, wird das Kind vaginal-operativ durch Vakuumextraktion entbunden (☞ 14.5.2).

14.2.5 Schulterdystokie

Schulterdystokie: Einstellungsanomalie der Schulter, bei der sich nach Geburt des Kopfes die vordere Schulter nicht entwickeln lässt.

Bei der **Schulterdystokie** kommt es nach der Geburt des kindlichen Kopfes zu einem Geburtsstillstand. Beim **hohen Schultergeradstand** steht die kindliche Schulterbreite längs im (querovalen) Beckeneingang, beim **tiefen Schulterquerstand** quer im (längsovalen) Beckenausgang.

Krankheitsentstehung

Risikofaktoren für eine Schulterdystokie sind ein hohes kindliches Gewicht (≥ 4 000 g) sowie Adipositas oder Diabetes mellitus der Mutter, doch lässt sich im Einzelfall oft keine Ursache finden.

Symptome und Untersuchungsbefund

Leitsymptom der Schulterdystokie ist der Geburtsstillstand nach Geburt des Kopfes, der bereits geborene Kopf des Kindes weicht beim hohen Schultergeradstand wieder zurück bzw. vollzieht beim tiefen Schulterquerstand nicht die physiologische Drehung.

Komplikationen

Gefährlich wird die Schulterdystokie dem Kind insbesondere durch das hohe Risiko eines Sauerstoffmangels und traumatischer Schädigungen wie etwa Plexus-brachialis-Schäden oder Claviculafrakturen.

Behandlungsstrategie

Zunächst versucht der Arzt, die kindliche Schulter von außen zu lösen (**Manöver nach McRoberts** mit mehrfachem Strecken und Beugen der mütterlichen Beine in den Hüften bei gleichzeitigem Druck unmittelbar oberhalb der Symphyse). Ggf. sind auch eine Erweiterung der in diesem Fall nicht zu umgehenden Episiotomie (☞ 14.5.1) und eine Tokolyse erforderlich.

14.2.6 Kindliche Fehlbildungen

Auch **kindliche Fehlbildungen** können Ursache eines gestörten Geburtsverlaufs sein.

Zu erwähnen ist insbesondere der *Hydrozephalus* (Erweiterung der Liquorräume im Gehirn und des Schädels), der zu einem massiven Missverhältnis zwischen kindlichem Kopf und mütterlichem Becken führt. Er ist heute durch die routinemäßigen Sonographien in der Schwangerschaft fast immer schon vor der Geburt bekannt. Die Entbindung erfolgt stets durch Sectio caesarea.

Steißteratome (aus verschiedenen Geweben bestehender Tumor) können – je nach Größe – ebenfalls ein Geburtshindernis darstellen, während beim *Anencephalus* (☞ 11.2.1) in aller Regel eine vaginale Entbindung möglich ist.

14

14.2.7 Mehrlingsgeburten

Mehrlingsgeburten sind immer Risikogeburten und bedürfen der besonderen Überwachung von Mutter und Kindern. Bei komplikationslosem Verlauf der Schwangerschaft wird die Schwangere meist in der 38. SSW stationär aufgenommen, ansonsten bereits früher. Dass Hebamme und Arzt von einer Mehrlingsgeburt überrascht werden, ist heute infolge der routinemäßigen Sonographien sehr selten.

Bei reifen Zwillingen kann, falls beide Kinder in Schädellage liegen oder der erste Zwilling in Schädel- und der zweite (eher kleine Zwilling) in Beckenendlage liegt, unter ständiger CTG-Kontrolle und Sectiobereitschaft eine vaginale Geburt angestrebt werden. Dabei sollte die Geburt des zweiten Kindes innerhalb von 15–20 Minuten nach der Geburt des Ersten erfolgen, da die Gefahr einer vorzeitigen Plazentalösung besteht (☞ 12.3.2). Nach der Geburt ist die Gefahr einer Uterusatonie (☞ 14.4.2) erhöht.

In allen übrigen Fällen (z. B. andere Lage der Kinder, schlechtem Befinden eines Zwillings) oder mehr als zwei Kindern wird eine Sectio caesarea (☞ 14.5.3) durchgeführt.

14.3 Mütterliche Geburtsverletzungen

14.3.1 Dammriss

Die häufigsten mütterlichen Geburtsverletzungen sind Dammrisse, genauer *Scheiden*dammrisse, die durch Überdehnung des Dammes entstehen. Je nach Schwere der Verletzung werden drei Grade unterschieden:
- **Grad I:** Hauteinriss des Introitus, der Vagina und des Dammes ohne Verletzung der Dammuskulatur
- **Grad II:** Riss der Dammuskulatur bis zum analen Sphinkter, der Schließmuskel selbst bleibt aber intakt
- **Grad III:** Dammriss mit Verletzung des analen Sphinkters und manchmal auch der Rektumvorderwand. Das Einreißen der Rektumvorderwand wird gelegentlich auch als Dammriss **IV. Grades** bezeichnet.

Die medizinische Versorgung bei Dammrissen Grad I und II besteht in einer Dammnaht (☞ 13.3.2). Bei einem Dammriss Grad III muss der anale Sphinkter sorgfältig rekonstruiert werden, um eine spätere Stuhlinkontinenz zu vermeiden.

Pflege bei Dammriss

Die Pflege bei Dammrissen I. und II. Grades entspricht der Pflege bei Episiotomie (☞ 14.5.1).

Bei einem Dammriss III. Grades muss für weichen Stuhlgang gesorgt werden. Dabei dürfen keine Einläufe oder Suppositorien gegeben werden. Rektale Untersuchungen sind ebenfalls nicht erlaubt.

14.3.2 Zervixriss

Gelegentlich können stark blutende **Zervixrisse** auftreten, die sorgfältig genäht werden müssen. Sie entstehen z. B. bei Zangenentbindungen (☞ 14.5.2), vaginalen Beckenendlagenentwicklungen oder wenn sich der Muttermund noch nicht ganz geöffnet hat, die Gebärende aber schon presst.

14.3.3 Uterusruptur

Für Mutter und Kind lebensgefährlich ist die **Uterusruptur,** d. h. das Zerreißen der Gebärmutter. Aufgrund der guten medizinischen Möglichkeiten ist eine Uterusruptur in Deutschland sehr selten geworden.

Eine Ursache der Uterusruptur ist das Aufplatzen einer Narbe nach vorangegangenen Uterusoperationen. Diese Form der Uterusruptur kann auch (zunächst) schmerzarm verlaufen und heißt dann **stille Ruptur.** Ein intakter Uterus rupturiert insbesondere bei unüberwindbaren Geburtshindernissen, beispielsweise einer Querlage des Kindes. Hier steigern sich die Wehen zum Wehensturm (die Uterusmuskulatur kämpft gegen das Hindernis an), der Unterbauch der Frau ist auch außerhalb der Wehe stark druckschmerzhaft und die Gebärende wird immer unruhiger. Bei der Ruptur verspürt die Frau starke Schmerzen, dann hört die Wehentätigkeit auf, die Frau gerät in einen Schock und entwickelt eine Abwehrspannung des Abdomens, das Ungeborene stirbt ab.

Beim geringsten Verdacht auf eine Uterusruptur sind eine Tokolyse und eine Notsectio angezeigt. Ist der Uterus bereits rupturiert, wird sofort laparotomiert. In günstigen Fällen ist eine Uterusübernähung möglich, ansonsten muss der Uterus entfernt werden.

14.4 Plazentalösungsstörung und Uterusatonie

14.4.1 Plazentalösungsstörung

Plazentalösungsstörung: Gestörte Ablösung der Plazenta von der Uteruswand nach der Geburt des Kindes. Kann mit und ohne stärkere Blutung einhergehen. Entweder funktionell (bei Wehenschwäche nach der Geburt, bei überfüllter Harnblase) oder durch zu tiefes Einwachsen der Plazentazotten in die Uteruswand bedingt.

Zunächst wird versucht, nicht invasiv eine Plazentalösung herbeizuführen:
- Harnblase entleeren (ist dies der Frau spontan nicht möglich, einmalkatheterisieren), Uterus leicht massieren, um eine Wehe „anzureiben", Eisblase oder Kryopack auflegen
- Kontraktionsmittel injizieren (z. B. Methergin® oder Syntocinon® i. m. oder i. v.)
- Credé-Handgriff durchführen (☞ Abb. 14.6).

Bleiben diese Maßnahmen erfolglos, muss die Plazenta – evtl. in Kurznarkose – manuell gelöst und vorsichtig eine Abrasio (☞ 1.9.3) vorgenommen werden. Ist die Plazenta in das Myometrium hineingewachsen (sehr selten), kann sie manuell nicht gelöst werden; meist muss der Uterus dann entfernt werden.

14

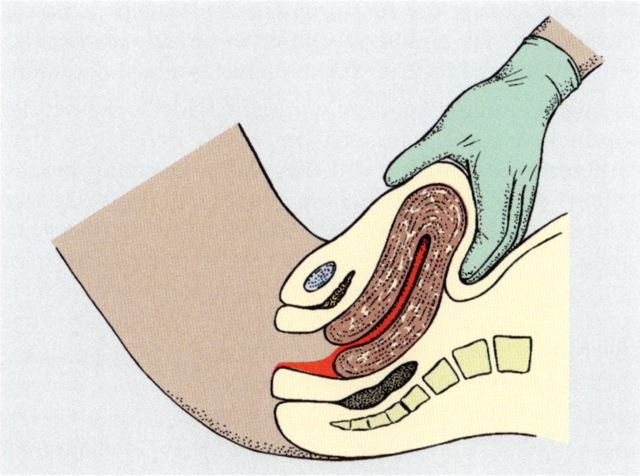

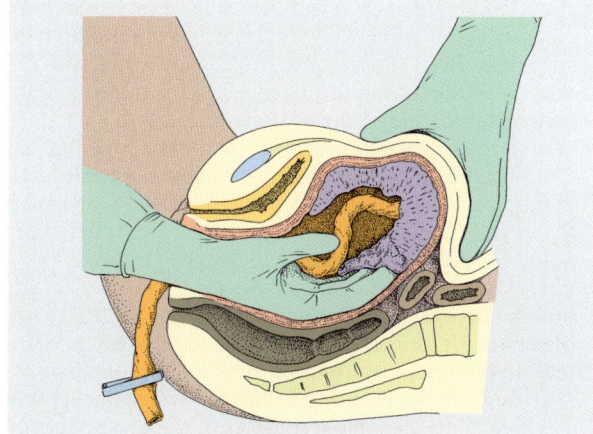

Abb. 14.6: Credé-Handgriff. Der Uterus wird mit einer Hand umfasst (Daumen auf der Vorderseite, die übrigen Finger auf der Hinterseite) und komprimiert. [A400-190]

Abb. 14.7: Manuelle Lösung der Plazenta. Anschließend wird vorsichtig eine Abrasio durchgeführt. [A400-190]

14.4.2 Uterusatonie

Uterusatonie: Unzureichende Kontraktion der Gebärmutter nach Ausstoßung der Plazenta. Zeigt sich meist durch massive vaginale Blutungen (> 500 ml), manchmal auch durch den kontinuierlichen Abgang kleinerer Blutmengen bei Einblutung in die Gebärmutterhöhle.

Atonische Nachblutungen können nicht nur in der Nachgeburtsperiode auftreten, sondern auch noch zu Beginn des Wochenbetts.

Ursachen einer **Uterusatonie** sind Kontraktionsschwäche und/oder Überdehnung des Myometriums z. B. nach einer Zwillingsschwangerschaft, Plazentareste, operative Geburtsbeendigung oder Uterus myomatosus (☞ 4.5.4). Entsprechend ist das Leitsymptom der Uterusatonie eine vaginale Blutung (☞ Definitionskasten) bei großem, schlaffen Uterus.

Bei massiven Blutungen wird zunächst versucht, den Uterus während einer Nachwehe „auszudrücken" und durch Anwendung des Credé-Handgriffs vom Fundus her komprimiert zu halten, damit die Gebärmutterhöhle nicht wieder vollblutet. Gleichzeitig wird versucht, manuell oder medikamentös, beispielsweise mit Methylergometrin (etwa Methergin®), Oxytocin (z. B. Orasthin®, Syntocinon®, Syntometrin®) und/oder Prostaglandinen (z. B. Prostaglandin $F_2\alpha$ = Dinoprost = Minprostin $F_2\alpha$®, Sulproston = Nalador®), neue Kontraktionen anzuregen. Dabei achten die Pflegenden darauf, dass die Harnblase der Frau leer ist (ggf. einmalkatheterisieren). Zur Vasokonstriktion legen sie der Frau eine in ein Tuch eingeschlagene Eisblase oder ein Kryopack auf.

Blutet die Frau weiterhin stark, führt der Arzt eine Abrasio durch, um sicherzustellen, dass keine Plazentareste in der Gebärmutter zurückgeblieben sind. Hilft auch diese nicht, wird die Gebärmutterhöhle tamponiert. In seltenen Fällen bleibt als letzte Möglichkeit nur die Entfernung des Uterus. Gleichzeitig müssen eine Schocktherapie durch-

geführt und andere Ursachen einer Nachblutung ausgeschlossen werden.

Nachblutungen in der Nachgeburtsperiode

In der Nachgeburtsperiode ist die häufigste Komplikation überhaupt eine zu starke Nachblutung. Folgende Ursachen kommen in Betracht:
- *Plazentalösungsstörung* oder *unvollständige Plazenta*. Daher Plazenta stets auf Vollständigkeit überprüfen
- *Uterusatonie*. Daher durch Tasten von außen prüfen, ob der Uterus abnorm groß oder schlaff ist
- *Mütterliche Geburtsverletzungen*. Daher Patientin auf einen Scheiden- oder Zervixriss untersuchen, d. h. postpartal eine vaginale Einstellung mit Spekula vornehmen
- *Gerinnungsstörungen*. Daher bei V. a. Gerinnungsstörungen Gerinnungsparameter (Thrombozyten, Quick, PTT, Fibrinogen, Fibrinogenspaltprodukte) überprüfen

14.5 Geburtshilfliche Operationen

14.5.1 Episiotomie

Die häufigste geburtshilfliche Operation ist die **Episiotomie** (*Dammschnitt* ☞ 13.3.2 und Abb. 13.50–13.54). Nach der Geburt der Plazenta werden die Vaginalhaut, die tieferen Dammschichten und die Haut in getrennten Schichten wieder verschlossen. Vorher wird die Frau rektal untersucht, um Darmverletzungen auszuschließen.

Pflege nach Episiotomie
- In den ersten Tagen nach der Geburt Spülung des äußeren Genitale (☞ 4.2.3) vornehmen, falls möglich Bidet benutzen. Ab dem dritten Tag ggf. Sitzbäder (☞ 4.2.4), dabei darauf achten, dass die Brust nicht mit dem Badewasser in Berührung kommt

14

- Die Dammnaht täglich auf Zeichen eines Hämatoms, einer Infektion oder einer verzögerten Wundheilung inspizieren. Bei Dehiszenzen (Auseinanderweichen der Wundränder) Arzt informieren und Patientin nüchtern lassen, da evtl. eine Sekundärnaht erforderlich ist
- Bei starkem Spannungsgefühl mehrmals am Tag mit Granugenol®-Wundöl getränkte Kompressen oder Salbentupfer, etwa mit einer Wund-Heilsalbe wie Bepanthen® oder Arnika-Salbe bzw. einer anästhesierenden Salbe wie Actovegin® oder Xylocaingel®, auflegen
- Bei Hämatomen in Absprache mit dem Arzt Kälte mittels Kryopack oder Quarkumschlag (☞ 3.5.1) applizieren. Bei einer beginnenden, oberflächlichen Infektion eher trockene Wärme anwenden (Solluxlampe) und Luft an die Dammnaht lassen. Während der Behandlung eine Einmalunterlage zum Auffangen der Lochien (☞ 15.2.1) unterlegen
- Beim Sitzen ein weiches Kissen unterlegen, da es für die Wöchnerin in den ersten Tagen nach der Geburt sehr unangenehm ist, auf der Naht zu sitzen. Von dem früher verwendeten Sitzring wird heutzutage eher abgeraten, da das Becken beim Sitzen auf dem Ring zu sehr durchhängt und damit die Rückbildungsvorgänge des Uterus (☞ 15.2.2) verlangsamt werden. Als Alternative kann sich die Frau auch auf zwei Sandsäcke setzen (unter jede Gesäßhälfte ein Sandsack), so dass die Naht hohlgelagert wird
- Bei stärkeren Schmerzen Analgetika nach Arztanordnung geben, z.B. Diclofenac, etwa in Voltaren® Supp.

Ob eine Fadenentfernung notwendig ist, hängt vom verwendeten Fadenmaterial ab. Heute werden meist resorbierbare Fäden (☞ 2.2.4) benutzt, so dass die Fäden nicht gezogen werden müssen.

14.5.2 Vaginal-operative Entbindung

Als **vaginal-operative Entbindungen** werden **Vakuumextraktion** *(Saugglocken-Entbindung)* und **Forzeps-Ent-** bindung (*Zangenentbindung*, von lat. forceps = Zange) bezeichnet. Sie sind notwendig, wenn es während der Austreibungsperiode zu einem Geburtsstillstand kommt.

Bei der Vakuumextraktion wird eine Saugglocke auf den kindlichen Kopf aufgesetzt und nach Erzeugung eines Unterdrucks das Kind mit der Wehe vorsichtig herausgeleitet (☞ Abb.14.8). Bei der Forzeps-Entbindung wird eine spezielle Zange um den Kopf des Kindes gelegt und ohne Kraftanwendung geschlossen (☞ Abb. 14.10). Die Entwicklung des Kindes erfolgt ebenfalls mit der Wehe. In beiden Fällen muss eine Episiotomie durchgeführt und die Mutter anschließend sorgfältig auf Rissverletzungen (☞ 14.3.1) untersucht werden.

Nach der Geburt besteht ein erhöhtes Risiko der Uterusatonie (☞ 14.4.2). Prophylaktisch können Medikamente gegeben werden, welche die Uteruskontraktionen unterstützen (z.B. Syntocinon® oder Syntometrin®).

Pflege nach vaginal-operativer Entbindung
- Die Patientin wird auf Blutungen oder eine verzögerte Rückbildung des Uterus kontrolliert (☞ 15.2.2 und Abb. 15.5)
- Das Kind wird sowohl nach einer Vakuumextraktion als auch nach einer Zangenentbindung sorgfältig beobachtet (Monitoring). Nach einer Vakuumextraktion hat das Kind dort, wo die Saugglocke ansetzte, eine entsprechend geformte Kopfgeschwulst, die nach der Geburt innerhalb der ersten Tage verschwindet.

14.5.3 Sectio caesarea

Ist eine vaginale Geburt nicht möglich oder für Mutter und/oder Kind mit einem unvertretbar hohen Risiko behaftet, wird das Kind durch **Sectio caesarea** (kurz *Sectio, Kaiserschnitt, abdominelle Schnittentbindung*) entbunden, also operativ durch Laparotomie.

Fällt die Entscheidung zur Sectio caesarea bereits vor der

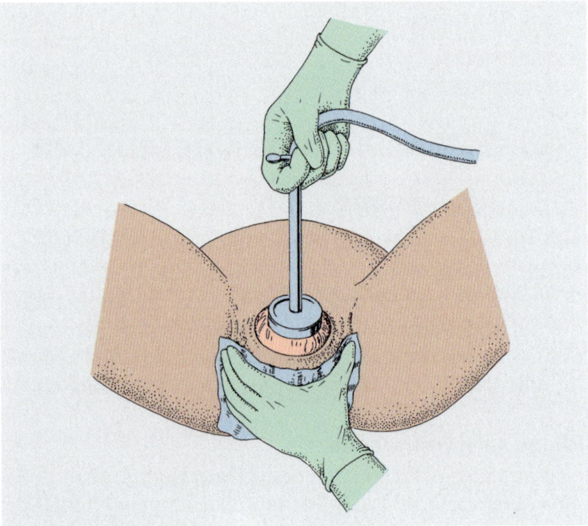

Abb. 14.8: Vaginal-operative Entbindung: Vakuumextraktion bei Schädellage (☞ 14.5.2). Die rechte Hand zieht wehensynchron am Extraktor, während die linke den Damm schützt. [A400-190]

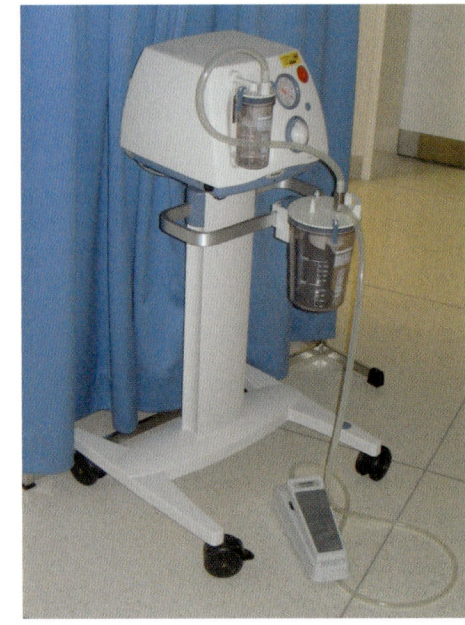

Abb. 14.9: Zum Vakuumextraktor (☞ 14.5.2) gehören eine Saugglocke, ein Schlauchsystem und eine Vakuumpumpe. [T192]

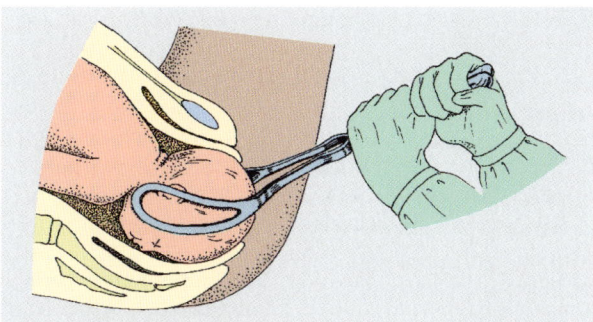

Abb. 14.10: Während einer Wehe wird das Kind mit der ohne Kraftanwendung geschlossenen Zange aus dem Geburtskanal gezogen. [A400-190]

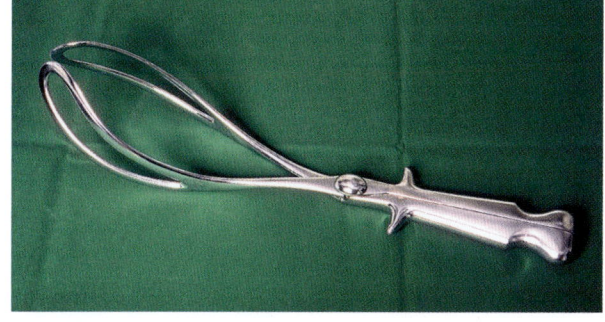

Abb. 14.11: Geburtszange. [K183]

Geburt (etwa bei einer Querlage des Kindes), spricht der Mediziner von einer **primären** *(elektiven, geplanten)* **Sectio caesarea.** Ergibt sich die Indikation jedoch erst im Verlauf der Geburt, handelt es sich um eine **sekundäre Sectio caesarea.**

Je nach Wunsch der Schwangeren und Dringlichkeit des Eingriffs ist die Sectio caesarea unter Vollnarkose oder mit Periduralanästhesie möglich (bei Notfall immer unter Vollnarkose). Nach Eröffnung der Bauchdecken durch einen Schnitt unmittelbar oberhalb der Schamhaargrenze und Eröffnung der Gebärmutter wird das Kind entwickelt, abgenabelt, abgesaugt und an die Hebamme weitergegeben. Danach werden die Plazenta und die Eihäute gewonnen. Ist der Muttermund noch nicht eröffnet, wird er zum besseren Abfluss der Lochien vorsichtig aufgedehnt, ehe alle durchtrennten Schichten der mütterlichen Bauchwunde sorgfältig wieder verschlossen werden.

Heute hat sich weitgehend die sog „sanfte" Sectio (**Sectio nach Misgav-Ladach**) durchgesetzt. Hierbei wird versucht, nach dem Hautschnitt die darunterliegenden Schichten der mütterlichen Bauchdecke weniger zu schneiden, sondern vielmehr stumpf mit den Fingern zu dehnen. So werden weniger Nerven und Blutgefäße verletzt, die Frau erholt sich nach dem Eingriff schneller und hat weniger Schmerzen.

Pflege und Patientenberatung bei Sectio caesarea

Allgemeine perioperative Pflege ☞ 2.2
Pflege bei gynäkologischen Operationen ☞ 4.2.5
Beratung vor der Entlassung ☞ 15.3

Prä- und postoperative Pflege

• Vor der Sectio Blasendauerkatheter legen
• Haare vom unteren Rippenbogen abwärts bis einschließlich Mons pubis entfernen
• Nach der Sectio Patientin wie bei abdominaler Hysterektomie pflegen (☞ 4.5.4). Zusätzlich Lochien und Uterusinvolution (☞ 15.2.2) beobachten
• Kind möglichst bald an die Brust anlegen oder falls nicht möglich Milcheinschuss durch Abpumpen anregen (Details Stillen ☞ 15.4)

• Bei rh-negativer Mutter und Rh-positivem Kind notwendige Rhesus-Prophylaxe durchführen (Arztanordnung)
• Schmerzmedikation nach Arztanordnung, für Stillende geeignet sind Paracetamol (bis zu 1 g pro Tag), Diclofenac (bis zu 3×100 mg pro Tag)
• Blasenkatheter am OP-Tag, spätestens aber am ersten postoperativen Tag ziehen
• Drainagen (intraperitoneal oder subfascial) – falls vorhanden – je nach Menge des Sekretes am 1.–3. Tag entfernen
• Mobilisation so früh wie möglich
• Je nach Schmerzen ab dem 2.–4. postopertiven Tag mit Wochenbettgymnastik beginnen (☞ 15.3)
• Nach 6–8 Wochen kann die Frau wieder Sport treiben (Ausnahme: Leistungssport frühestens nach 12–16 Wochen).

Psychische Betreuung

Die psychische Verfassung von Frauen nach einer Sectio caesarea ist sehr unterschiedlich. Die meisten Frauen freuen sich, dass „dank des Kaiserschnitts doch letztlich alles gut gelaufen ist." Einige aber fühlen sich um das Geburtserlebnis „betrogen", haben Schuld- oder Versagensgefühle oder sagen, ihr Bauch sei ihnen nun fremd, und haben Schwierigkeiten, das Kind als ihr Kind anzunehmen und Muttergefühle zu entwickeln. Die Pflegenden bemühen sich, solche teils auch unausgesprochenen Gefühle zu erspüren und auf sie einzugehen. Einem Teil der Frauen hilft die (abermalige) Erklärung, warum der Kaiserschnitt notwendig und für das Kind das Beste gewesen ist. Andere Frauen gewinnen (Selbst-)Vertrauen, wenn die Pflegenden ihnen erläutern, dass viele Frauen nach einem Kaiserschnitt so empfinden und evtl. Kontakt zu einer ebenfalls Betroffenen vermitteln (✉ 1, 2). Einige Kliniken erlauben auch die Anwesenheit des Vaters bei einer elektiven Sectio unter PDA, weil so der frühe Vater-Kind-Kontakt gestärkt wird und der Frau wenigstens ein Teil des Geburtserlebnisses und der ersten Minuten danach erhalten bleibt (wenn auch aus zweiter Hand).

Hinzu kommt, dass sich die Frau nach einer Sectio caesarea nicht nur wie jede Wöchnerin in ihre (neue) Mutterrolle hineinfinden muss, sondern dass sie gleichzeitig mit erheblichen körperlichen Einschränkungen durch die Operation zu kämpfen hat. Im Gegensatz zu der Wöchnerin nach einer physiologischen Geburt können die

14

Sectio caesarea [K206]

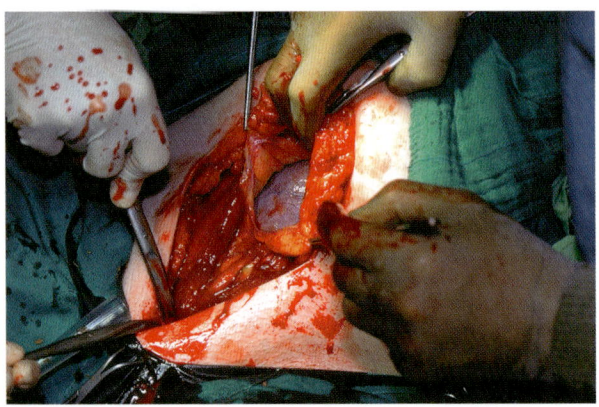

Abb. 14.12: Sectio caesarea. Eröffnung der verschiedenen Schichten bis zum Uterus. Der Hautschnitt erfolgte quer oberhalb der Schamhaargrenze (Pfannenstielschnitt). Durch Spreizung wurde er zu einer Raute erweitert, und nach Durchtrennung der Faszie zwischen beiden Mm. recti abdominis wurde das Peritoneum eröffnet. Darunter glänzt bläulich der Uterus. [K206]

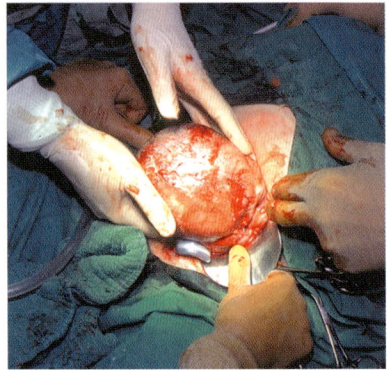

Abb. 14.13: Nach Eröffnung des Uterus fasst der Geburtshelfer den Kopf und zieht ihn aus der Uterushöhle heraus.

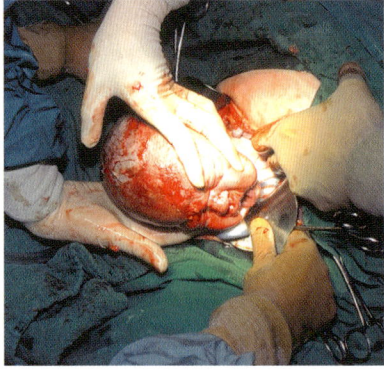

Abb. 14.14: Durch Seitneigung des Kopfes wird die Entwicklung der ersten Schulter eingeleitet …

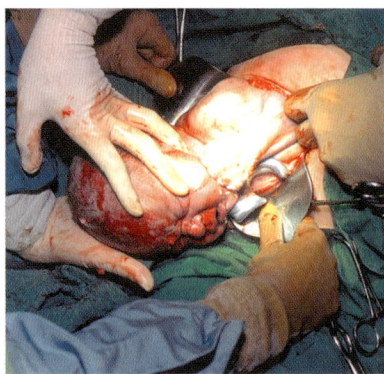

Abb. 14.15: …, die jetzt geboren ist.

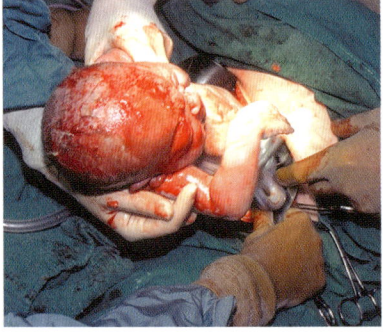

Abb. 14.16: Kopf, Arme und Oberkörper sind schon geboren.

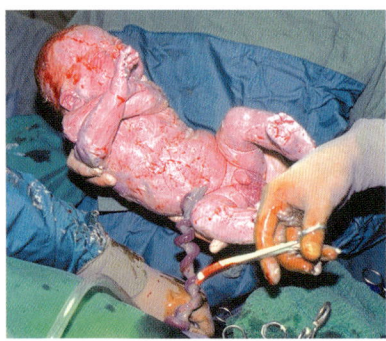

Abb. 14.17: Der Neugeborene wird sogleich abgenabelt.

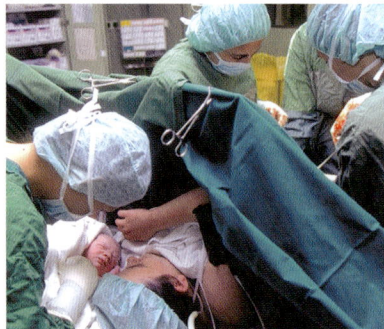

Abb. 14.18: Während das OP-Team Uterus und Bauchdecken der Mutter verschließt, nehmen Mutter und Kind schon den ersten Kontakt auf (bonding).

meisten Frauen nach einem Kaiserschnitt ihr Kind in den ersten Tagen nicht selbst versorgen. Dann unterstützen die Pflegenden die Frau in ihrem Kontakt zum Kind, achten aber gleichzeitig auch darauf, dass sich die Frau nicht überanstrengt, da dies die Erholung verzögern und so

Mutter und Kind schaden würde. Günstig ist es, wenn der Vater mithilft, da die Frau seine Hilfe oft leichter annehmen und die Familie sich so besser kennen lernen kann.

Bonding ☞ *13.3.3*

14

Literatur und Kontaktadressen

📖 Literaturnachweis

1. Goerke, K. et al.: Klinikleitfaden Gynäkologie und Geburtshilfe. Elsevier, Urban & Fischer Verlag, München 2003

2. Baltzer, J.; Friese, K.; Graf, M.: Praxis der Gynäkologie und Geburtshilfe. Thieme Verlag, Stuttgart 2004

Vertiefende Literatur

Dudenhausen, J.W.; Pschyrembel, W.: Praktische Geburtshilfe mit geburtshilflichen Operationen. Walter de Gruyter Verlag, Berlin 2001

Hutton, E.: Äußere Wendung als Alternative. In: Deutsche Hebammen Zeitschrift 9/2004, S. 18–21

✉ Kontaktadressen

1. www.sectio.de

2. www.kaiserschnitt.ch

Wiederholungsfragen

1. Was versteht man unter einer Weichteildystokie? (☞ 14.1)

2. Welche Maßnahmen ergreifen Hebammen und Pflegende bei einer hypokinetischen Wehenstörung mit primärer Wehenschwäche? (☞ 14.1.1)

3. Welche Komplikationen können bei hyperkinetischer Wehenstörung auftreten? (☞ 14.1.1)

4. Worin unterscheiden sich Grad I–Grad III eines Dammrisses? (☞ 14.3.1)

5. Wie sieht die Pflege nach Episiotomie aus? (☞ 14.5.1)

6. Wie sieht die präoperative Pflege vor einer Sectio caesarea aus? (☞ 14.5.3)

7. Wie sieht die postoperative Pflege nach einer Sectio caesarea aus? (☞ 14.5.3)

14

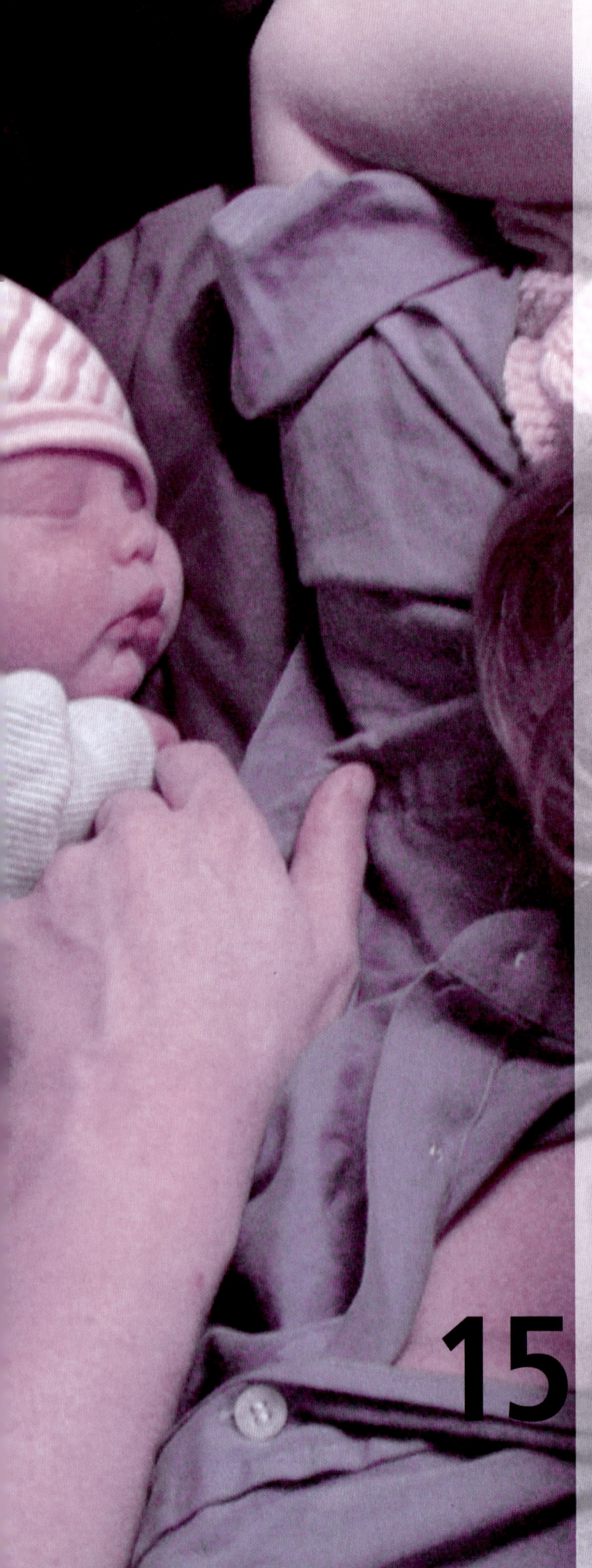

15 Pflege im Wochenbett

: **Wochenbett** (*Puerperium, Kindbe*tt): Zeit unmittelbar nach Geburt der Plazenta bis zur Involution (Rückbildung) aller Schwangerschaftsveränderungen. Dauer etwa 6–8 Wochen.

15.1 Übernahme der Wöchnerin aus dem Kreißsaal

Versorgung des Neugeborenen ☞ *Kapitel 16*

Bei unauffälligem Verlauf der Postplazentarperiode (☞ 13.3.3) können Mutter und Kind nach ca. zwei Stunden den Kreißsaalbereich verlassen.

Übergabegespräch

Im Übergabegespräch informieren sich die Pflegenden der Wöchnerinnenstation über:
- Name und Alter der Frau
- Anzahl bisheriger Geburten: Ist die Frau **Primipara** (*Erstgebärende*) oder **Multipara** (*Mehrgebärende*)?
- Entbindungsmodus, Verlauf von Geburt und Postplazentarperiode
- Höhe des Blutverlustes
- Art der Schmerzlinderung (☞ 13.3.1, 13.3.2)
- Verabreichung von Medikamenten (ja/nein?, welche?)
- Durchführung einer Episiotomie (ja/nein?)
- Ermittelte Werte bei Vitalzeichenkontrolle
- Psychisches Befinden der Wöchnerin
- Erste Mobilisation (ja/nein? Wann? Komplikationen?)
- Blasenentleerung (ja/nein? Spontan oder nach Katheterisierung? Wann? Wie viel?)
- Erste Mahlzeit (Hat die Patientin bereits ein Getränk erhalten? Ab wann darf die Frau essen?)
- Geschlecht des Kindes
- Gesundheitszustand des Kindes (Geht es ihm gut? Musste es in eine externe Kinderklinik oder auf die Intensivstation verlegt werden?)
- Beziehung zwischen Mutter und Kind (Wunschkind oder wird das Kind zur Adoption freigegeben?)
- Stillen (ja/nein?)
- Stillversuch erfolgt, erfolgreich (ja/nein)?
- Geplante Maßnahmen für Mutter und/oder Kind (z. B. orthopädisches Konsil beim Kind)
- Bezugsperson (Partner?, Freund?, Freundin?, Eltern?).

Begrüßung und Ankunft der Wöchnerin auf der Station

Zuerst gratulieren die Pflegenden der Mutter zur Geburt ihres Kindes. Dies sollte bei aller Stationsroutine nicht vergessen werden. Dann wird die Frau in ihr Zimmer gebracht und den Mitpatientinnen vorgestellt. Nun sollte sie sich von den Geburtsanstrengungen erholen können.

Geht es der Wöchnerin so gut, dass sie ihr Kind versorgen kann, fragen die Pflegenden sie nach ihren Wünschen bezüglich der Unterbringung des Kindes.

Unterbringung von Mutter und Kind

Beim **Rooming-in** ist das Neugeborene weite Teile des Tages oder den ganzen Tag bei der Mutter. Damit bildet das Rooming-in die Grundlage für das immer enger werdende Band zwischen Mutter und Kind (Bonding ☞ 13.3.3). Unterschieden werden Vollzeit- und Teilzeit-Rooming-in.

Im **Vollzeit-Rooming-in** ist das Neugeborene rund um die Uhr bei seiner Mutter. Durch den engen Kontakt lernen sich Mutter und Kind besser kennen und vor allem Erstgebärende gewinnen durch den Umgang mit dem Baby und seiner selbstständigen Versorgung Sicherheit für zu Hause. Auch für eine zufriedene Stillbeziehung bietet das Rooming-in ideale Bedingungen. Auf der anderen Seite kann das Rooming-in für die Wöchnerin aber auch sehr anstrengend sein. Sind beispielsweise drei oder mehr Mütter und Kinder in einem Zimmer untergebracht, kann der Geräuschpegel durch Besucher und das unvermeidliche Weinen der Babys derart ansteigen, dass die für Mutter und Kind notwendige Ruhe nicht mehr gewährleistet ist. Die Begrenzung der Besuchszeiten für Verwandte (außer Vater und Geschwister) und Bekannte trägt hier zur Entlastung von Mutter und Kind bei. Ein Schild an der Tür „Bitte nicht stören – Mutter und Kind schlafen" kann ebenfalls hilfreich sein.

Das **offene Rooming-in** dagegen bietet der Frau jederzeit die Möglichkeit, ihr Kind nach Bedarf im Neugeborenenzimmer abzugeben.

In vielen Kliniken ist es üblich, das Neugeborene zunächst für einige Stunden im Neugeborenenzimmer zu beobachten. Je nach Befinden von Mutter und Kind wird dann entschieden, wo das Neugeborene die erste Nacht verbringt.

Aus hygienischer Sicht ist Rooming-in der Trennung von Mutter und Kind vorzuziehen, weil dabei nicht alle Kinder von denselben (Pflege-)Personen betreut werden und die Gefahr der Keimverschleppung von einem Kind zum anderen dadurch geringer ist. Bei perinatalen Infektionen der Mutter ist das Vollzeit-Rooming-in eine notwendige hygienische Maßnahme zum Schutz der anderen Neugeborenen, da der Säugling von der Mutter infiziert und somit Übertragungsmedium bzw. Erregerreservoir sein kann.

🛏 In vielen Kliniken wird seit einigen Jahren die **integrative Wochenbettpflege** praktiziert. Mutter und Kind erfahren eine ganzheitliche, kontinuierliche und patientenorientierte Zimmerpflege. Sie werden nicht voneinander getrennt. Die ständige Anwesenheit des Kindes fördert nicht nur den Beziehungsaufbau, sondern auch das Wohlbefinden von Mutter und Kind. Durch diese enge Bindung lernt die Mutter ihr Kind kennen, die einzelnen Äußerungen unterscheiden und verstehen. So kann sie eigenverantwortlich handeln und ihr Kind nach ihrem eigenen und dem Rhythmus ihres Kindes versorgen. Ein gemeinsames Pflegeteam aus Krankenschwestern, Kinderkrankenschwestern und Hebammen unterstützt und berät sie in dieser überaus sensiblen Phase. Für die Umsetzung dieses Pflegekonzeptes ist eine Zusammenlegung von Wochen- und Neugeborenenstation erforderlich. Eine gegenseitige Einarbeitung muss erfolgen. Diese Veränderungen können anfangs zu Skepsis und Unsicherheit bei den Pflegekräften führen, die professionell begleitet werden müssen. So können die zusammengelegten Teams zu einem Team zusammenwachsen.

15

Hygienemaßnahmen auf der Wochenstation

Die **Hygienemaßnahmen** auf der Wochenstation sollen Mutter und Kind vor Infektionen schützen, ohne eine angenehme Atmosphäre zu behindern:

• Ganze Station penibel sauber halten

• Zimmerpflege durchführen, um die Gefahr der Keimverschleppung durch die Pflegenden zu reduzieren

• Sanitäre Einrichtungen häufig kontrollieren und desinfizieren, Toilette oder Bidet beispielsweise nach jeder Benutzung. Nasszellen wöchentlich auf Schimmelbildung untersuchen

---

Margit Mustermann

geb. 12.05.1970
Goethestr. 00
80000 München

Geburtennummer: **271**

Alter bei Geburt: 35 Jahre
II. Gravida II. Para

SSW 38+0
Zyklus

ET 26.03.2006
LP 20.06.2005

Röteln Titer: 1:64
Röteln-Immunität vorhanden

Aufnahme am: 09.03.2006

Wehenbeginn 11.03.2006 um 17:00

Blasensprung 11.03.2000 um 10:40

Geburt **12.03.2000 um 01:48**

Spontanpartus - vHHL
Anästhesie: PDA – Peridualanästhesie
Arzt: Dr.med. Matthias Mustermann
  (L) Dr.med. Christine Mustermann
  Dr.med. Ismail Mustermann
Hebamme: (L) Anja Mustermann
Komplikationen sub partu:
  CTG pathologisch-fetaler Distress (O26.9)
  vorzeitiger Blasensprung (O42.1)
Geburtsverletzungen / Kompl. in der Plazentaper. :
  Nachblutung infolge Placentaretention (accreta, adhaerens, unvollständig) (O72.0)

Kind Mädchen; Gewicht 2.840 g, Länge 48 cm, KU 34,0 cm
APGAR 9/10/10 NapH: 7,19 NvpH: 7,34
Vitamin-K Prohylaxe durchgeführt Oral

Verlegung aus dem Kreißsaal (bitte handschriftlich ergänzen)

Verlegung aus dem Kreißsaal am 16.03.2006 um 13:40

Temp: Puls: RR:

Uterus:

Spontanurin: ☐ Ja Aufgestanden: ☐ Ja

Sonstiges:

weitere Verordnungen:

_____
Hebamme

Abb. 15.1: Dokumentationsbogen (Beispiel). Hier können Pflegende und Ärzte auf der Wochenbettstation nachlesen, wie die Geburt verlief und ob Komplikationen auftraten. [T192]

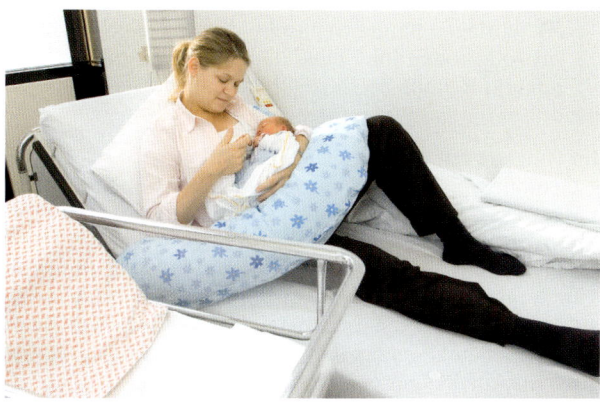

Abb. 15.2: Rooming-in. Dabei werden die Kinder in einem Bettchen neben der Mutter oder in einem am Fußende des Bettes der Mutter aufgesetzten Bettchen untergebracht. Die Mutter kann den Säugling nach Wunsch hoch- und in ihren Arm nehmen und ihn selbstständig versorgen, wobei ihr die Hebammen, Kinderkrankenschwestern und Pflegenden der Wochenstation jederzeit für Fragen oder praktische Hilfe zur Verfügung stehen. [K115]

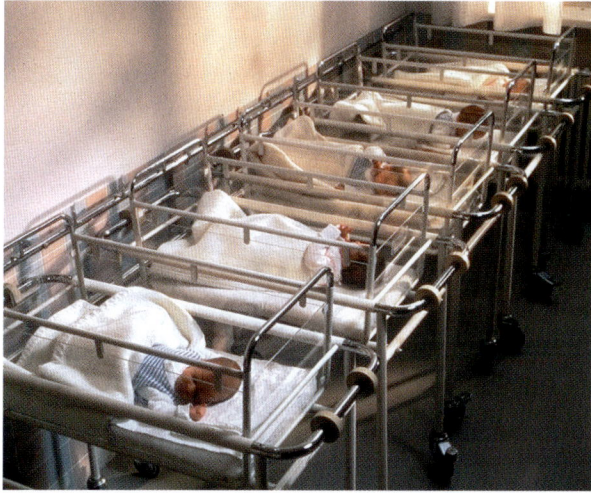

Abb. 15.4: Blick in ein Säuglingszimmer früherer Zeiten. Heutzutage ist es aufgrund der Möglichkeit des Rooming-in in aller Regel deutlich leerer. [V169]

- Abfalleimer in der Nasszelle für benutzte Vorlagen und bei Rooming-in im Patientenzimmer für gebrauchte Windeln bereitstellen (günstig mit Fußbedienung), sie mehrmals täglich leeren (lassen)
- Wegen der in Erde allgegenwärtigen Tetanuserreger und Schimmelpilze (Aspergillus) sind auf der Wochenstation (wie auf anderen Stationen auch) keine Topfpflanzen erlaubt
- Für saubere Bettwäsche sorgen. Die Betten aber nicht während der Still- und Abpumpzeiten richten
- Besucher nicht auf den Betten sitzen oder ihre Garderobe dort ablegen lassen (Mütter legen ihre Kinder oft auf dem Bett ab), für genügend Garderobenhaken und Stühle sorgen
- Umfassende Information der Wöchnerin über Umgang mit Vorlagen und Einlagen (☞ 15.2.1)
- Vor jedem Kontakt mit dem Kind oder vor jeder Berührung der Brust Hände desinfizieren
- Darauf achten, dass Besucher mit Erkältungen (auch Geschwister) einen Mindestabstand von 2 m zum Kind

einhalten, damit kein respiratorisches Sekret zum Kind gelangen kann, und sich nach dem Naseputzen die Hände gründlich waschen. Besucher mit Herpes labialis sollten direkten Kontakt mit dem Kind vermeiden. Handelt es sich dabei um den Vater, sollte er seine Hände gründlich waschen und einen Mundschutz anlegen, ehe er sein Kind auf den Arm nimmt
- Je nach räumlichen Gegebenheiten des Krankenhauses ein Stillzimmer einrichten, in dem sich die Wöchnerinnen zum Stillen zurückziehen können und das von Besuchern nicht betreten werden darf. Hier können sich die Wöchnerinnen auch zurückziehen, wenn sie mal ungestört sein wollen
- Keine Infektionskranken auf der Station pflegen, es sei denn, es gibt abgeschlossene Pflegeeinheiten mit Nasszelle auf der Station. Hier werden Mutter und Kind isoliert, solange sie infektiös sind, zum Beispiel bei A-Streptokokkeninfektionen bis 24 Stunden nach Beginn der Antibiotikatherapie.

Auch die Pflegenden verhalten sich auf der Wöchnerinnenstation und im Umgang mit Neugeborenen einwandfrei. Sie achten auf eine sorgfältige Händehygiene und vermeiden den Kontakt zum Neugeborenen bei eitrigen Infektionen an den Händen, bei Darminfektionen oder einem aktiven Herpes labialis. Lässt sich der direkte Kontakt zum Kind bei aktivem Herpes labialis oder respiratorischen Infekten nicht vermeiden, tragen sie einen Mund- und Nasenschutz.

15.2 Veränderungen des mütterlichen Organismus im Wochenbett

15.2.1 Lochien

Nach Ablösung der Plazenta besteht im Cavum uteri eine große Wunde, die unter Einwanderung von Leukozyten abheilt. Zellreste, Wundsekret, Bakterien, Leukozyten

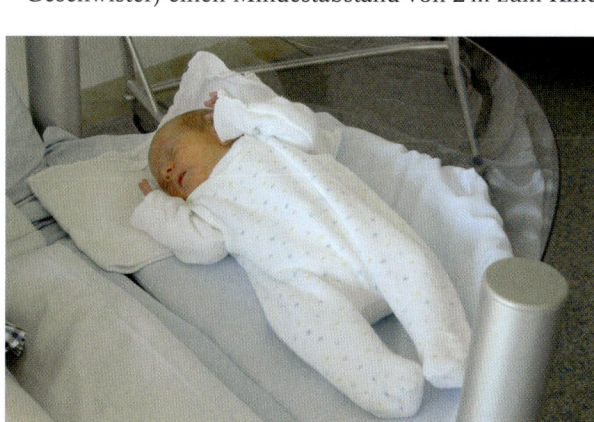

Abb. 15.3: Pforzheimer Kinderbett. Es ermöglicht die ständige Nähe von Mutter und Kind. Die Ängste der Mutter, das Kind könnte aus dem Bett fallen oder von ihr erdrückt werden, sind deutlich minimiert. [M295]

15

und Blutgerinnsel werden mit Hilfe der **Lochien** *(Wochenfluss)* nach außen abtransportiert.

Die Farbe der Lochien verändert sich in den ersten drei Wochen (☞ Abb. 15.5), und die Lochienmenge (insgesamt 400–1 200 ml) nimmt ständig ab. Nach 4–6 Wochen versiegen sie. Gleichzeitig fangen die Ovarien langsam mit der Östrogenproduktion an, so dass sich das Endometrium wieder aufbaut und die Wunde der ehemaligen Plazentahaftstelle nach 6–8 Wochen verschlossen ist.

🛏 Lochien dürfen nicht mit Blutungen verwechselt werden. Lochien sind physiologisch, Blutungen pathologisch (Komplikation!).

Bei Vaginal- und Dammwunden ist die Heilungstendenz trotz der Lochien gut. Selbst ausgedehnte Schnitte heilen meist ohne entzündliche Erscheinungen ab.

Pflege

Lochien sind primär nicht infektiös. Bereits nach 24–36 Stunden haben jedoch aus der Vulvaregion aufsteigende Keime die Gebärmutterhöhle besiedelt. Aufgrund des guten Abwehrsystems des Endometriums, insbesondere der in großer Anzahl eingewanderten Leukozyten, kommt es aber in der Regel nicht zu einer Entzündung des Uterus (☞ 15.6.1).

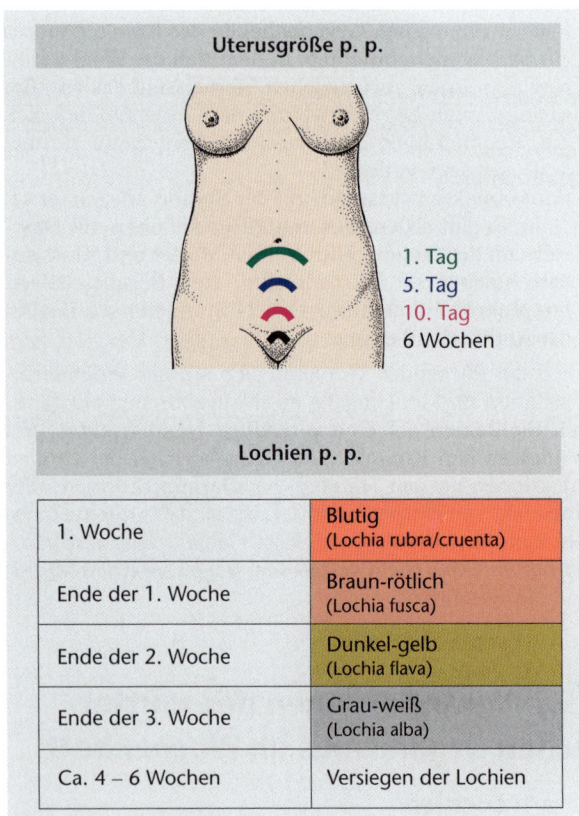

Abb. 15.5: Uterusrückbildung und Veränderung der Lochien. Die Uterusrückbildung wird täglich durch Tasten des Fundusstandes durch Pflegende, Hebamme oder Arzt kontrolliert. [A400-190]

🛏 Vorlagen häufig wechseln, da diese einen optimalen Nährboden für Keime darstellen und das Aufsteigen von Keimen begünstigen können.

Im Umgang mit Lochien ist zu beachten:
- Genitalbereich der Frau nur mit Handschuhen reinigen
- Zum Entfernen der Vorlagen ebenfalls Handschuhe tragen
- Lochien auf Menge (Anzahl der Vorlagen), Farbe, Geruch und Beimengungen kontrollieren
- Gebrauchte Vorlagen und Handschuhe sofort in einen Hygienebeutel geben und dann in den dafür vorgesehenen Abfalleimer entsorgen
- Nach dem Umgang mit Lochien erst Hände desinfizieren und dann waschen.

15.2.2 Uterusinvolution

In den Tagen und Wochen nach der Geburt bildet sich der Uterus rasch zurück **(Uterusinvolution).** Dies beruht auf dem verminderten Zellstoffwechsel nach Wegfall der hormonellen Stimulation durch die Plazentahormone und auf der verminderten Uterusdurchblutung durch die Nachwehen.

Pflege

Die Rückbildungsvorgänge werden von Arzt, Hebamme und Pflegenden regelmäßig überprüft. Da der Fundusstand auch abhängig von der Blasenfüllung ist, soll die Frau vor der Funduskontrolle die Toilette aufsuchen. Um den Fundusstand zu kontrollieren, legt der Untersucher die Handkante in Bauchnabelhöhe senkrecht auf den Bauch der Wöchnerin und drückt die Hand leicht fußwärts. Der Uterus ist als deutlicher Widerstand tastbar (☞ Abb. 15.6). Wird die Hand dann so gekippt, dass die Handfläche dem Bauch aufliegt, kann der Abstand zwischen Uterusfundus und Nabel oder Uterusfundus und Symphyse direkt in Querfingern abgelesen werden.

Am 1. Tag nach der Entbindung (lat. post partum, kurz p.p.) ist der Fundus des Uterus etwas oberhalb oder einen Querfinger unterhalb des Nabels zu tasten (individuell sehr verschieden), am 2. Tag ca. zwei Querfinger und am 3. Tag etwa drei Querfinger unterhalb des Nabels. Nach einer Woche kann der Fundus zwei Querfinger über der Symphyse ertastet werden, 10 Tage nach der Entbindung in Symphysenhöhe (☞ Abb. 15.5). Nach zwei Wochen ist der Fundus von abdominal nicht mehr zu tasten.

15.2.3 Rückbildung sonstiger Schwangerschaftsveränderungen

Die übrigen Schwangerschaftsveränderungen bilden sich in den Tagen bis Monaten nach der Geburt in unterschiedlichem Tempo zurück.

Nach der Geburt kommt es über 48–72 Stunden zur sog. *Harnflut.* Die Wöchnerin scheidet bis zu 300 ml pro Stunde bzw. bis zu 4 l am Tag aus. Außerdem schwitzt sie sehr stark. Durch die Wasserausscheidung nimmt die

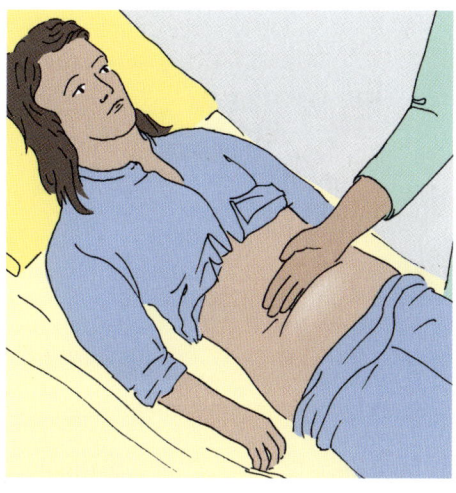

Abb. 15.6: Überprüfung des Fundusstandes. [A400-190]

Frau an Gewicht ab (zusammen mit der Uterusinvolution bis zu 5 kg innerhalb der ersten Woche zusätzlich zu den ca. 5 kg durch die Geburt selbst).

Der Tonus der glatten Muskulatur nimmt wieder zu. Bemerkbar macht sich das v. a. bei Blase und Darm. Der Darm hat nun wieder mehr Platz und es bilden sich unter Umständen vermehrt Darmgase.

Die vorher gesteigerte Durchblutung des Herzens nimmt ab, das erhöhte Herzminutenvolumen sinkt. Bei Vorschäden am Herzen kann es im äußersten Fall zum Herzversagen kommen. Die Gefäßlumina werden enger, der Widerstand in den Gefäßen größer. Die Plasmamenge nimmt ab, und die Schwangerschaftsanämie schwindet innerhalb der ersten 6–8 Wochen.

Die Bauch- und Beckenbodenmuskulatur gewinnt ihren Tonus zurück und wird straffer. Bei Frauen, die schon mehrere Kinder geboren haben, kann dies einige Zeit in Anspruch nehmen. Ausreichende Bewegung und Rückbildungsgymnastik (☞ Abb. 15.10) können den Prozess unterstützen.

Der alte Spannungszustand der Haut kehrt langsam zurück, die Striae vernarben und sehen dann weiß-glänzend aus (☞ Abb. 4.40). Pigmentveränderungen blassen langsam ab, können aber auch über Jahre bestehen bleiben.

15.3 Pflege im Wochenbett

Die gesunde Wöchnerin ist nicht krank, aber oft erschöpft und bedarf der Unterstützung, da sie völlig neue Veränderungen ihres Körpers an sich erfährt und sich zusammen mit ihrem Partner auf eine neue Rolle einstellen muss. Gespräche, Beratung und Anleitung sind während des Aufenthalts von großer Bedeutung. Ebenso wichtig sind verschiedene pflegerische Tätigkeiten, die im Folgenden beschrieben werden.

Kontrolle der Vitalzeichen

Nach einer normalen Geburt genügt es, den Blutdruck einmal täglich zu messen. Bei besonderer Indikation wie z. B. verstärkter Blutung post partum, schwangerschaftsinduzierter Hypertonie (☞ 12.6.2) oder nach einem Kaiserschnitt wird der Blutdruck je nach ärztlicher Anordnung in engeren Abständen kontrolliert. Puls und Temperatur werden 1- bis 2-mal täglich gemessen, bei Bedarf (etwa bei Fieber) häufiger.

Kontrolle von Fundusstand und Lochien

Fundusstand und Lochien werden täglich kontrolliert (☞ 15.2.1 und 15.2.2).

Kontrolle von Brust und Laktation

Die Brust wird täglich inspiziert und palpiert, bei Problemen (☞ 15.6.2) auch häufiger.

Überwachung der Blasenentleerung

Viele Wöchnerinnen können schon im Kreißsaal bzw. kurze Zeit später problemlos Wasser lassen. Den ersten Spontanurin sollte die Frau auf jeden Fall nach ca. sechs Stunden gelassen haben.

Miktionsstörungen, vor allem ein Harnverhalt, können

	1. Tag p.p.	2. Tag p.p.	3. Tag p.p.	4. – 8. Tag p.p.
Temperatur, Puls, RR	1- bis 2-mal täglich (nur bei besonderer Indikation häufiger ☞ Text)			1-mal täglich
Fundusstand (☞ 15.2.3)	3- bis 6-stdl. kontrollieren	1-mal täglich kontrollieren		
Lochien (☞ 15.2.1)	3- bis 6-stdl. beobachten	1-mal täglich beobachten		
Brust/Laktation	1-mal am Tag nach dem Stillen Brust inspizieren und eventuell palpieren, je nach Bedarf auch häufiger (fällt in vielen Kliniken in den Aufgabenbereich der Kinderkrankenschwestern im Säuglingszimmer)			
Miktion (☞ Text)	Auf ersten Spontanharn spätestens 6 Std. p. p. achten	1-mal täglich nachfragen (bei Problemen entsprechend häufiger)		
Defäkation	Auf erste Defäkation spätestens 48 Std. p. p. achten. Obstipationsprophylaxe durchführen (☞ Text)		1-mal täglich nachfragen. Ggf. abführende Maßnahmen ergreifen (Arztanordnung und stationsinterne Richtlinien beachten)	
Psychischer Zustand	Bei jeder Begegnung auf depressive Verstimmung oder Anzeichen einer beginnenden Wochenbettpsychose achten (☞ 15.6.3)			
Blutgruppe der Mutter	Blutgruppe der Mutter im Mutterpass überprüfen. Bei Rh-negativer Frau und Rh-positivem Kind innerhalb 24 Stunden p. p. Rh-Prophylaxe durchführen (☞ 12.5.2)			

Tab. 15.7: Maßnahmen zur Überwachung der Wöchnerin in der ersten Woche p. p. (kurz für **p**ost **p**artum = nach der Entbindung).

15

insbesondere in den ersten Tagen nach der Geburt gelegentlich vorkommen, da sich durch die Geburt ein Blasenhals- oder Harnröhrenödem entwickelt haben kann oder die versorgenden Nerven reversibel geschädigt sein können. Auch psychische Faktoren spielen eine nicht unerhebliche Rolle. Dann kann in Absprache mit dem Arzt versucht werden, der Frau durch eine Wärmebehandlung zu helfen, etwa durch trockene Wärme (z. B. warmes Gelkissen) oder durch eine *Blasenkompresse mit Eukalyptus* oder *Meerrettich* (☞ unten). Bewährt hat sich auch die Gabe eines handelsüblichen Nierentees, Bärentrauben- oder Brennnesselwurzeltees oder die Einnahme von Kürbissamen (morgens und abends 1–2 Esslöffel Kürbissamen gemahlen oder zerkaut mit Flüssigkeit). Nützt dies nichts und kann die Frau auch nach Einnahme von Spasmolytika oder tonussteigernden Medikamenten, etwa Ubretid®, kein Wasser lassen, wird einmalkatheterisiert, da es sonst zur Blasenüberdehnung mit Refluxgefahr und aufsteigender Infektion von Harnleiter und Niere kommt. Allerdings wird vorher sonographisch geprüft, ob die Blase wirklich gefüllt ist, da das Katheterisieren mit einer erheblichen Zystitisgefahr einhergeht und nur eingesetzt werden sollte, wenn sie wirklich unumgänglich ist.

🛏 Die Wöchnerin soll den Unterleib und die Füße warm halten und auch ohne starken Harndrang regelmäßig die Toilette aufsuchen, wobei sie darauf hingewiesen werden sollte, dass in der ersten Woche die Harnproduktion erheblich gesteigert ist. Die regelmäßige Blasenentleerung ist wichtig, weil eine volle Blase die Uterusrückbildung behindern kann. Beim Wasserlassen darf die Patientin nicht unter Zeitdruck gesetzt werden.

Blasenkompresse mit Eukalyptus

Auflagen mit Eukalyptus und Meerrettich (☞ unten) sind unterstützende Maßnahmen in Ergänzung zur schulmedizinischen Behandlung. Sie sind geeignet, die Blasenentleerung zu unterstützen. Die Anwendung dieser Auflagen wird nicht in allen Krankenhäusern durchgeführt, sie kann jedoch von der Frau im häuslichen Bereich gut selbst übernommen werden.

Eukalyptus wirkt bakteriostatisch und schwach spasmolytisch und wird daher gerne bei Blasenentzündungen angewandt. Als Öl ist es im Hautfett löslich und gelangt dann über die Haut in den Blutkreislauf. Zusätzlich kommt es zu einer reflektorischen Durchblutungssteigerung des Blasenmuskels.

Die Eukalyptusessenz wird mit kaltgepresstem Oliven- oder Sonnenblumenöl vermischt (1–5 Tropfen Essenz auf einen Esslöffel Öl, alternativ kann auch ein bereits verdünntes Eukalyptusöl genommen werden, z. B. Eukalyptusöl Weleda®) und auf eine mehrfach gefaltete Kompresse aus Baumwolle oder Seide gegeben. Die Kompresse wird in eine Plastiktüte gegeben und dann z. B. auf einer Wärmflasche erwärmt. Anschließend wird die Kompresse mit der öligen Seite nach unten auf die Blasengegend gelegt und mit Baumwolltüchern bedeckt. Um die Kompresse weiter warm zu halten, kann eine Wärmflasche auf die Kompresse gelegt werden, ehe die Frau zugedeckt wird. Ihr sollte wohlig warm sein. Zusätz-

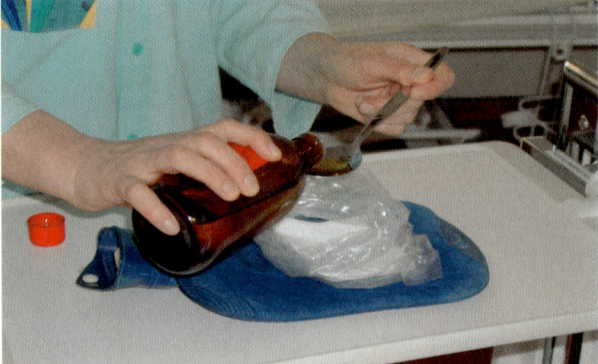

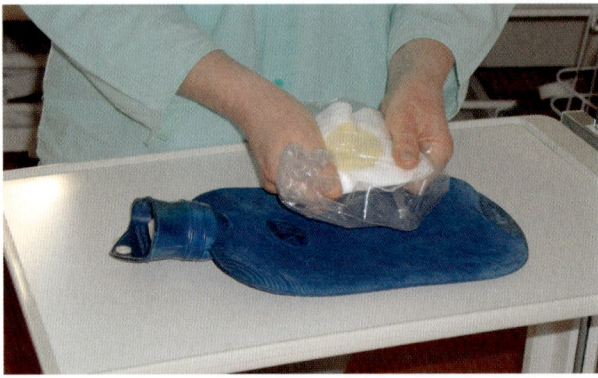

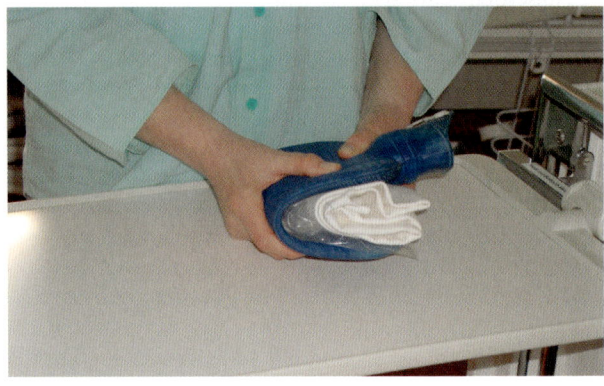

Abb. 15.8: Eukalyptusöl-Auflage. **a** Trägeröl und Eukalyptusessenz auf einem Löffel mischen. **b** Die mit der Mischung getränkte Kompresse in eine Plastiktüte legen. **c** Kompresse in der Plastiktüte und das Tuch, mit dem die Auflage abgedeckt wird, zwischen einer Wärmflasche wärmen. [M296]

lich kann ihr noch eine Wärmflasche für die Füße angeboten werden.

Etwa nach einer halben Stunde wird die Blasenkompresse entfernt und die Haut der Patientin mit einem trockenen weichen Tuch abgetupft. Ist das Herstellen der Ölkompresse zu aufwändig, kann das verdünnte Öl auch in die Haut eingerieben werden. Anschließend wird ein Tuch darüber gelegt und die Frau gut zugedeckt.

Blasenkompresse mit Meerrettich

Meerrettich enthält Allylsenföl, das die Hautdurchblutung verstärkt. Nach dem Aufbringen der Kompresse spürt die Patientin innerhalb weniger Sekunden ein warmes Brennen auf der Haut und eine Hautrötung tritt auf.

Benötigt werden 3 Esslöffel frisch geriebener Meerrettich und eine Kompresse (10 × 20 cm). Der Meerrettich wird fingerdick auf die ausgebreitete Kompresse gegeben und die Ränder umgeschlagen. Dieses Päckchen wird auf die Blasengegend gelegt und mit einem Baumwoll- oder Frotteehandtuch abgedeckt. Zum Schluss wird die Frau mit der Bettdecke zugedeckt. Um Hautverbrennungen zu vermeiden, sollte eine Pflegeperson während der Auflage grundsätzlich bei der Patientin bleiben. Die Dauer der Auflagezeit richtet sich nach der Hautreaktion (1–5 Min.). Die gerötete Haut wird anschließend mit einem wärmenden Öl (z. B. Johanniskrautöl) eingerieben und der Frau empfohlen, noch 15 Minuten nachzuruhen. Am nächsten Tag erfolgt zuerst eine Hautkontrolle. Wenn die Haut nicht mehr gerötet ist, kann eine weitere Meerrettichauflage aufgebracht werden. Ist sie noch gerötet, wird ein Tag Pause eingelegt. Bei guter Verträglichkeit kann die Auflage einmal pro Tag angewendet werden, jedoch nicht über einen Zeitraum von einem Monat. Tritt dann keine Besserung ein, sollte der Arzt aufgesucht werden.

> **! Vorsicht**
>
> Blasenkompressen mit Meerrettich sind ungeeignet für Frauen mit empfindlicher Haut und für Frauen, bei denen eine Sectio caesarea durchgeführt wurde, da die Zusätze die Haut reizen und auf der Narbe unerträglich brennen würden.
>
> Außerdem darf sich das Kind während der Behandlung nicht im Zimmer aufhalten. Vor dem direkten Kontakt mit dem Kind sollte sich die Frau waschen, damit die ätherischen Öle die empfindliche Nase des Kindes nicht reizen.

Überwachung der Stuhlausscheidung

Die Darmfunktion kommt meist am 2. oder 3. Wochenbetttag spontan in Gang.

Über die gesamte Dauer des stationären Aufenthalts achten Wöchnerin und Pflegende auf eine regelmäßige Darmentleerung und sorgen für weichen Stuhlgang. Erreicht wird letzteres vor allem durch eine ausgewogene, ballaststoffreiche Ernährung, reichlich Flüssigkeitszufuhr sowie diverse Quellmittel (Leinsamen, Weizenkleie, indische Flohsamen). Auch eine frühzeitige Mobilisation dient der Obstipationsprophylaxe.

Bei Obstipation kann eine Kolonmassage durchgeführt oder ein leichtes Abführmittel gegeben werden (Arztanordnung oder Bedarfsmedikation). Geeignet sind auch Tees (z. B. Löwenzahn- oder Erdrauchkrauttee), Laktulose, Glycerinzäpfchen oder Mikroklysmen. Leidet die Wöchnerin unter starken **Blähungen,** bringt Fenchel- oder Kümmeltee Linderung. Auch das Legen eines Darmrohres schafft Erleichterung.

Die Patientin mit Episiotomie oder Dammriss (☞ 13.3.2, 14.5.1) kann im Zusammenhang mit der Stuhl- und Urinausscheidung eine psychische Blockade aufbauen, weil sie schon vorab im Wundbereich Schmerzen befürchtet. Oft reicht es bereits, der Patientin zur Defäkation Zeit zu lassen und sie nicht unter „Erfolgsdruck" zu setzen. Auch das Aufbringen von anästhesierenden Substanzen wie Xylocain®-Gel oder -Pumpspray hilft die psychische Blo-

ckade abzubauen und die Schmerzen im Wundbereich zu lindern.

Häufig leiden die Frauen auch unter Hämorrhoiden, die durch das Pressen bei der Geburt hervortreten und sehr schmerzhaft sind. Schmerzlindernde Salben können hier hilfreich sein.

Allgemeinbefinden

Da die Frau unter der Geburt relativ viel Blut verlieren kann, kontrolliert der Arzt am zweiten oder dritten Tag p. p. das Blutbild. Je nach Ergebnis verschreibt er dann ein Eisenpräparat. Da die meisten Eisenpräparate eine obstipierende Wirkung haben, kann man auch die Angehörigen bitten, Eisenpräparate aus dem Reformhaus mitzubringen, die weniger obstipierend wirken, z. B. Floradix Kräuterblut®-S-Saft. Auch durch geeignete Ernährung kann ein Eisenmangel ausgeglichen werden (☞ unten).

Körperpflege

- Am ersten Tag p. p. Patientin am Waschbecken Ganzkörperwäsche durchführen oder bei guten Kreislaufverhältnissen duschen lassen (Patientin vor dem Aufstehen zu Atem- und Gymnastikübungen auffordern, um den Kreislauf anzuregen)
- Bei der Körperpflege auf stark parfümierte Seifen oder Lotionen verzichten, da die desodorierenden Zusätze die Haut unnötig belasten und den sensiblen Geruchssinn des Neugeborenen irritieren
- Getrennte Handtücher für Brust- und Genitalregion verwenden. Genitalregion zuletzt reinigen, dabei auf Seifen und Waschlappen verzichten
- Genitalspülung mehrfach täglich und nach jedem Toilettengang durchführen. Anfangs v. a. nach Sectio im Bett spülen (☞ 4.2.3), nach vollständiger Mobilisation über dem Bidet. Da viele postpartale Infektionen auf Kontaminationen der sanitären Anlagen zurückzuführen sind, Patientin darüber aufklären, dass sie einen direkten Körperkontakt mit Dusche oder Bidet meiden sollte
- Patientin zu sorgfältigem Händewaschen und zur Händedesinfektion nach jedem Toilettengang sowie vor dem Stillen und jedem Kontakt mit ihrem Baby anhalten
- Brust einmal täglich ohne Seife waschen. Die Mutter kann einen Still-BH tragen, der gut sitzen sollte. Die Stilleinlagen sind regelmäßig zu wechseln, um die Brüste trocken zu halten. Von Einmalprodukten ist eher abzuraten, da diese häufig flüssigkeits-undurchlässige Folien enthalten, die eine Luftzirkulation an der Brustwarze verhindern und an der Brust kleben bleiben. Den Frauen sollten Stilleinlagen aus weißem oder natur-farbenem Material (reine Baumwolle- oder Wolle-Seide- Stilleinlagen) empfohlen werden. Übertriebene Desinfektionsmaßnahmen oder die prophylaktische Anwendung von Salben oder Tinkturen an der Brust verändern das normale Hautmilieu und sind daher ungünstig
- Wöchnerin darauf hinweisen, dass es wahrscheinlich einige Wochen nach der Geburt zu vermehrtem Haarausfall kommen wird. Dieser ist durch die hormonelle Umstellung bedingt und bildet sich in der Folgezeit fast immer wieder zurück.

15

Frühmobilisation

Richtiges Aufstehen ☞ Abb. 4.13–4.15

Die Wöchnerin sollte bereits 2–4 Stunden nach einer physiologischen Geburt aufstehen.

Das frühe Aufstehen dient sowohl der Thromboseprophylaxe als auch der Pneumonie- und Obstipationsprophylaxe. Des Weiteren fördert es die spontane Blasenentleerung und regt Kreislauf- und Stoffwechselfunktionen an. Auch steigert es das psychische und physische Wohlbefinden der Frau.

Nach Sectio caesarea, Mehrlings- und Zangengeburten, bei Eklampsie (☞ 12.6.2), Symphysenschäden, tiefer Phlebitis oder Thrombose sowie nach PDA muss mit der Mobilisation länger gewartet werden (Arztanordnung beachten). Dann sollte die Frau jedoch Antithrombosestrümpfe tragen; liegt keine Arztanordnung dafür vor, holen die Pflegenden sie vor dem Anziehen der Strümpfe ein.

Manche Frauen haben wegen des Blutverlustes unter der Geburt und des starken Wasserverlustes durch die Harnflut teils erhebliche Kreislaufprobleme, die in der Regel durch gymnastische Übungen zur Verbesserung der Kreislaufsituation überwunden werden können. Sollte der Kreislauf trotz der Übungen weiterhin labil sein, begleiten die Pflegenden die Wöchnerin so lange zur Toilette und helfen ihr bei der Körperpflege, bis sie kreislaufstabil ist.

Wochenbettgymnastik

Die **Wochenbettgymnastik** beginnt am zweiten Tag nach der Geburt und dauert bis ca. 6–8 Wochen nach der Geburt. Sie wird vom Arzt angeordnet und unter Anleitung von Hebammen oder Physiotherapeuten durchgeführt.

Die Wochenbettgymnastik dient zur:
- Frühmobilisation
- Anregung von Kreislauf, Atmung und Stoffwechsel
- Unterstützung der Blasen- und Darmentleerung
- Thromboseprophylaxe
- Förderung des physischen und psychischen Wohlergehens
- Beschleunigung der Involutionsvorgänge

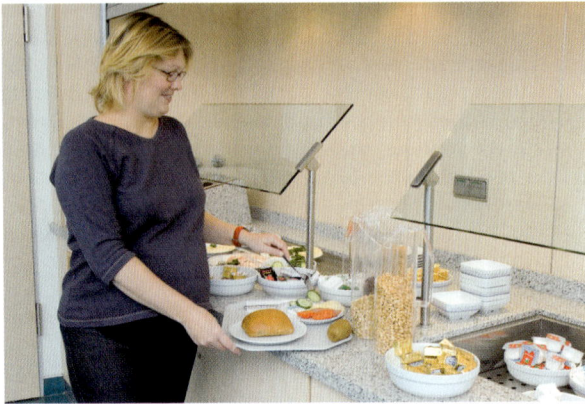

Abb. 15.9: Viele Wöchnerinnenstationen bieten ihren Patientinnen ein Frühstücksbuffet an. Dies dient nicht nur zur Appetitanregung, sondern unterstützt gleichzeitig die Mobilisation. [K115]

- Festigung der Bauch- und Beckenbodenmuskulatur (Descensusprophylaxe ☞ 5.7). Diese Übungen werden allerdings erst nach einigen Wochen durchgeführt, wenn die Bauch- und Beckenbodenmuskulatur wieder zu ihrem normalen Tonus zurückgefunden hat.

Einige der häufigsten Übungen sind in Abb. 15.10 dargestellt. Alle Übungen können von einer Wöchnerin durchgeführt werden. Aber jede einzelne muss entscheiden, welche Übungen ihr je nach Tagesform und ggf. Zustand der Sectionarbe möglich sind. Sie sollte sich auf keinen Fall überanstrengen.

Nach 6–8 Wochen löst eine gezielte **Rückbildungsgymnastik** die Wochenbettgymnastik ab. Die konsequente Durchführung der Übungen ist für eine Zeit von mindestens sechs Monaten zu empfehlen.

Übungen für die Beckenbodenmuskulatur ☞ 5.2.5

Ernährung

- Für Wöchnerinnen nach einer Sectioentbindung wird bis zum ersten Abführen leichte, dann normale Kost bestellt. Prinzipiell ist eine abwechslungsreiche und ausgewogene Mischkost (eiweiß-, ballaststoff-, vitamin- und mineralstoffreich) zu empfehlen
- Stillende Frauen dürfen alles essen, was ihnen schmeckt und ihr Kind gut verträgt (also z.B. keine Blähungen auslöst). Entgegen vieler Meinungen brauchen sie bestimmte Lebensmittel (z.B. Rettich, Kohlsorten, Hülsenfrüchte) nicht zu meiden. Sie verursachen nicht, wie weit verbreitet angenommen, Blähungen beim Neugeborenen (Verdauungsgase gehen nicht in die Muttermilch über)
- Koffeinhaltige Getränke (z.B. Kaffee, Schwarztee) sollte eine stillende Frau nur in Maßen zu sich nehmen. Ein übermäßiger Genuss kann zu unruhigen Babys führen. Gleiches gilt für Schokolade und Kakao
- Während der Stillperiode soll die Frau keine Schlankheitskuren durchführen oder die Kalorienzufuhr reduzieren, da die im Fettgewebe gespeicherten Schadstoffe beim Abnehmen freigesetzt werden und in die Muttermilch gelangen. Stillenden Frauen wird empfohlen, 200–400 kcal *zusätzlich* zum normalen Bedarf zu sich zu nehmen
- Alkohol und Nikotin sowie der unkritische Gebrauch von Medikamenten sind zu vermeiden
- Einem Eisenmangel kann durch eine geeignete Kost vorgebeugt werden. Die besten Eisenlieferanten sind Fleisch und Fisch, die Aufnahme von Eisen aus pflanzlichen Nahrungsmitteln wie Hülsenfrüchten, Hirse und Nüssen kann durch gleichzeitige Vitamin-C-Zufuhr gesteigert werden (🕮 1).

🍴 Trinkmenge beeinflusst nicht Milchmenge

Die Mutter sollte ihrem Durst entsprechend trinken (etwa 2–3 l). Die meisten Frauen haben in der Stillzeit einen erhöhten Flüssigkeitsbedarf. Geeignete Getränke sind Mineralwasser ohne Kohlensäure, ungesüßte Kräuter- oder Früchtetees, Milchbildungstee sowie verdünnte Obst- und Gemüsesäfte. Durch vermehrtes Trinken wird die Milchmenge nicht erhöht. Die Milchbildung wird dadurch eher gehemmt (🕮 2).

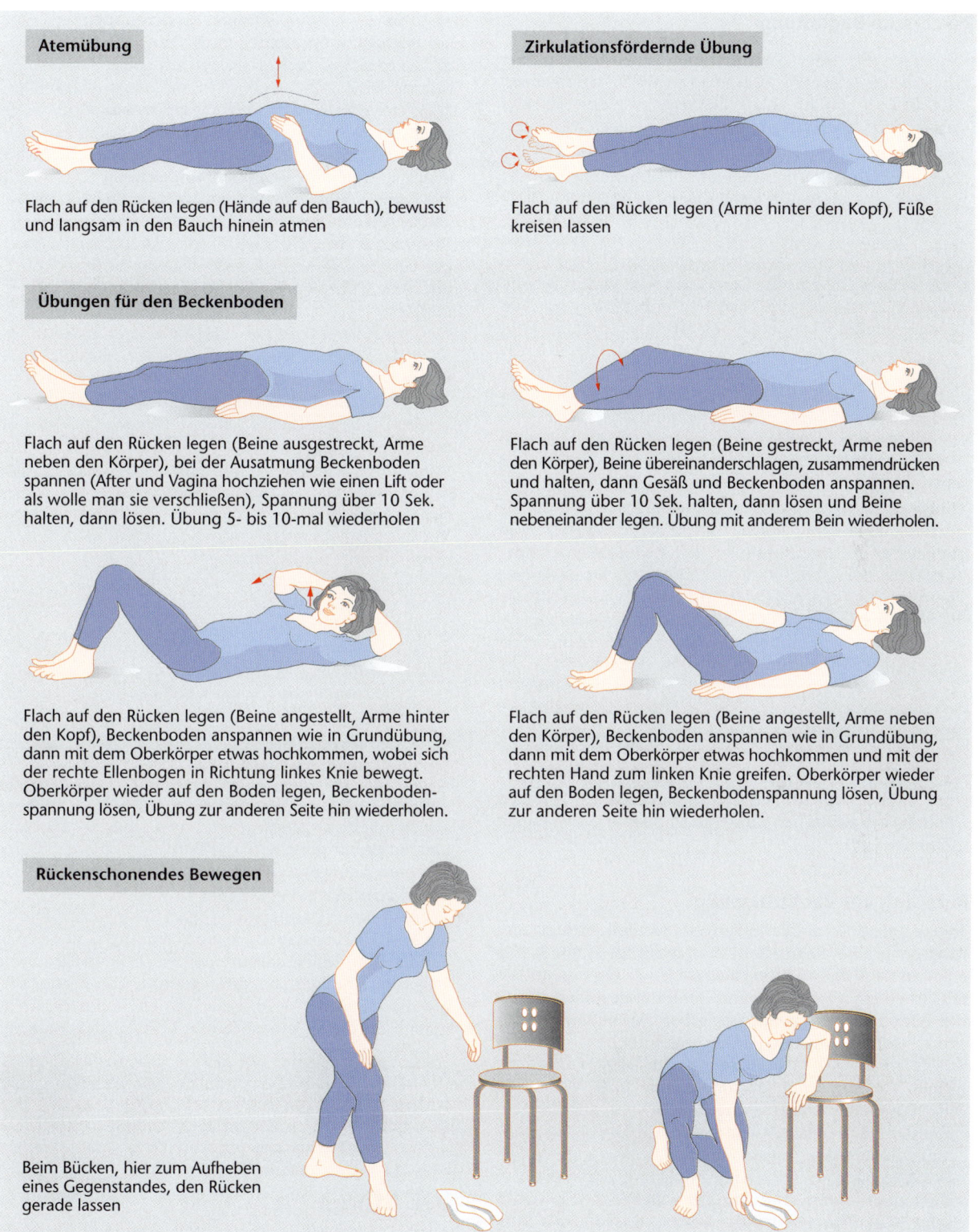

Atemübung

Flach auf den Rücken legen (Hände auf den Bauch), bewusst und langsam in den Bauch hinein atmen

Zirkulationsfördernde Übung

Flach auf den Rücken legen (Arme hinter den Kopf), Füße kreisen lassen

Übungen für den Beckenboden

Flach auf den Rücken legen (Beine ausgestreckt, Arme neben den Körper), bei der Ausatmung Beckenboden spannen (After und Vagina hochziehen wie einen Lift oder als wolle man sie verschließen), Spannung über 10 Sek. halten, dann lösen. Übung 5- bis 10-mal wiederholen

Flach auf den Rücken legen (Beine gestreckt, Arme neben den Körper), Beine übereinanderschlagen, zusammendrücken und halten, dann Gesäß und Beckenboden anspannen. Spannung über 10 Sek. halten, dann lösen und Beine nebeneinander legen. Übung mit anderem Bein wiederholen.

Flach auf den Rücken legen (Beine angestellt, Arme hinter den Kopf), Beckenboden anspannen wie in Grundübung, dann mit dem Oberkörper etwas hochkommen, wobei sich der rechte Ellenbogen in Richtung linkes Knie bewegt. Oberkörper wieder auf den Boden legen, Beckenboden-spannung lösen, Übung zur anderen Seite hin wiederholen.

Flach auf den Rücken legen (Beine angestellt, Arme neben den Körper), Beckenboden anspannen wie in Grundübung, dann mit dem Oberkörper etwas hochkommen und mit der rechten Hand zum linken Knie greifen. Oberkörper wieder auf den Boden legen, Beckenbodenspannung lösen, Übung zur anderen Seite hin wiederholen.

Rückenschonendes Bewegen

Beim Bücken, hier zum Aufheben eines Gegenstandes, den Rücken gerade lassen

Abb. 15.10: Sechs häufig empfohlene Übungen für die Wochenbettgymnastik. Sie fördern die bewusste Wahrnehmung der Atmung und einen stabilen Kreislauf, kräftigen die stark gedehnten Bauchmuskeln und lockern die Rückenmuskulatur. Zu vermeiden sind Hüpf- und Springübungen. Daneben zeigen die zwei unteren Abbildungen das rückenschonende Aufheben eines Gegenstandes. [L109]

15

Psychische Begleitung

- Bei über 50 % aller Wöchnerinnen weicht das anfängliche Glucks- und Hochgefühl etwa am 3.–10. Tag nach der Geburt ambivalenten Gefühlen, innerer Unruhe und leicht depressiven Verstimmungen (*baby blues* ☞ 15.6.3). Die betroffenen Frauen leiden unter Traurigkeit und Weinen, Müdigkeit, Erschöpfung, Stimmungsschwankungen, Ruhelosigkeit, Schlafproblemen, Reizbarkeit, Konzentrationsstörungen sowie Ängstlichkeit. Die Pflegenden erklären der Frau und ihrem Partner, dass dies aufgrund der hormonellen und körperlichen Umstellung völlig normal und kein Anlass zur Besorgnis ist. Die neue Familie muss sich in den folgenden Wochen gegenseitig kennen lernen und aneinander gewöhnen. Von der Mutter wird erwartet, dass die Bedürfnisse ihres Kindes an erster Stelle stehen. Auch das ist für die Frau eine neue Situation, denn während der Schwangerschaft stand meist sie im Mittelpunkt
- Durch die offene Frage „Wie geht es Ihnen?" erfährt die Pflegende am ehesten von Problemen, da die meisten Wöchnerinnen mitteilsam sind und Fragen haben. Geduldiges Zuhören und Zeit für Gespräche sind dabei die beste Unterstützung. Hier überschneiden sich die Tätigkeitsbereiche der Pflegenden auf der Wochenstation, der Hebammen und der Kinderkrankenschwestern aus dem Neugeborenenzimmer. Auf Fragen sollten alle an der Versorgung der Wöchnerin und des Kindes beteiligten Personen eine einheitliche Antwort geben, da unterschiedliche Antworten auf ein und dieselbe Frage die junge Mutter verwirren. Der Patientin häufigere Anleitung in der Pflege und Betreuung des Kindes anbieten und sie im Umgang mit dem Kind ermutigen und bestärken, damit sie Sicherheit gewinnt
- Viele Wöchnerinnen sind ruhebedürftig. Die Pflegenden unterstützen die Patientin ggf., Besuch in Grenzen halten, vor allem bei mehreren Patientinnen in einem Zimmer.

Beratung vor der Entlassung

Treten keine Komplikationen auf, werden Mutter und Kind nach einer vaginalen Entbindung meist am 3. Tag p. p. und nach einer Sectio caesarea am 7. Tag p. p. entlassen. In einem abschließenden Beratungsgespräch (meist vor oder nach der gynäkologischen Abschlussuntersuchung) werden folgende Punkte angesprochen:

- *Hebammenhilfe.* Die Mutter sollte wissen, dass sie einen Anspruch auf Hebammenhilfe täglich bis zum 10. Tag nach der Geburt hat, auch wenn sie aus dem Krankenhaus entlassen wurde. Vom 1. Tag bis zum Ablauf von acht Wochen sind bei Bedarf bis zu 16 weitere Besuche ohne ärztliche Anordnung möglich. Weiterhin stehen der Frau nach Ablauf der acht Wochen bei Stillschwierigkeiten noch zwei weitere Besuche bis zum Ende der Abstillphase zu. Für die meisten Frauen ist es eine Hilfe, wenn die Pflegenden Listen mit Adressen von nachsorgenden Hebammen herausgeben, so dass ggf. noch vor der Klinikentlassung Kontakt zu einer Hebamme aufgenommen werden kann
- *Mutterschutz.* Im Gespräch wird die Wöchnerin noch einmal auf den achtwöchigen Mutterschutz nach einer physiologischen Geburt hingewiesen. Nach Früh- oder Mehrlingsgeburten verlängert er sich um vier Wochen, bei Frühgeburten zusätzlich um den Zeitraum, der vor der Entbindung nicht in Anspruch genommen werden konnte (☞ 10.7.2)
- *Hygiene.* Ein Kontakt des Neugeborenen mit Lochien sollte weiterhin vermieden werden, daher wird die Wöchnerin noch einmal auf die Wichtigkeit der allgemeinen Hygienemaßnahmen hingewiesen
- *Menstruation.* Die erste Menstruation ist bei nicht stillenden Wöchnerinnen nach 5–10 Wochen zu erwarten. Dann kann die Frau auch wieder Tampons statt Vorlagen verwenden. Bei Stillenden ist eine Vorhersage über die Beendigung der sekundären Amenorrhoe nicht möglich
- *Geschlechtsverkehr.* Geschlechtsverkehr ist nach einer normalen Geburt vom medizinischen Gesichtspunkt her möglich, wenn der Wochenfluss versiegt ist (nach ca. 4–6 Wochen). Ausschlaggebend sollte ansonsten die innere Bereitschaft von Seiten der Frau sein. Der Zeitpunkt hierfür ist individuell unterschiedlich. Die Wöchnerin muss unbedingt darauf hingewiesen werden, dass Stillen keinen ausreichenden Schutz vor einer erneuten Schwangerschaft bietet. Bis auf die ursprünglichen Verhütungsmaßnahmen zurückgegriffen werden kann, empfiehlt sich die Benutzung eines Kondoms
- *Nächste gynäkologische Untersuchung.* Hat die Mutter keine besonderen Beschwerden, sollte sie sich nach 4–6 Wochen beim niedergelassenen Gynäkologen vorstellen. Da dieser Termin in etwa mit dem Abheilen der Geburtswunden und dem Abschluss der Rückbildungsvorgänge zusammenfällt, kann hier noch einmal die Frage der Empfängnisverhütung besprochen werden. Hat die Frau Beschwerden, v. a. Fieber, Stirnkopfschmerzen und verringerte Lochialblutung, Unterbauchschmerzen, erneut blutige Lochien, Brustschmerzen oder -rötung, soll sie sofort ihre Hebamme oder den Arzt aufsuchen
- *Weitere Schwangerschaften.* Nach einer normalen vaginalen Entbindung wird der Frau empfohlen, mit einer weiteren Schwangerschaft ein halbes Jahr, nach einer Sectio caesarea ein volles Jahr zu warten
- *Früherkennungsuntersuchungen des Kindes.* Die U2 am 3.–10. Lebenstag sowie die Screening-Untersuchungen im Blut des Neugeborenen (☞ 16.1) werden in der Regel im Krankenhaus durchgeführt. Die Mutter wird auf die U3 in der 4.–6. Lebenswoche aufmerksam gemacht, für die sie einen Termin beim niedergelassenen Kinderarzt braucht
- *Rachitis- und Kariesprophylaxe beim Kind.* Die Mutter ist über die Durchführung der Rachitis- und Kariesprophylaxe mit z. B. D-Fluoretten® aufzuklären (☞ 16.2.1).

15.4 Stillen

15.4.1 Physiologie des Stillens

Muttermilch *(Frauenmilch)* ist sowohl von der Nährstoffzusammensetzung als auch durch den Immunitätsschutz die beste Nahrung für das Neugeborene (☞ 16.2.1).

In der Schwangerschaft nimmt das Brustdrüsengewebe durch steigende Östrogen- und Progesteronproduktion (und damit die Brust) an Größe zu. Es findet jedoch noch keine nennenswerte Milchabsonderung statt (manchmal kommt es zur Absonderung von etwas Kolostrum).

Postpartal fallen nach der Ausstoßung der hormonproduzierenden Plazenta die Hormonspiegel im mütterlichen Blut stark ab, so dass zwei für das Stillen wesentliche Hormone ihre Wirkung entfalten können:

- **Prolaktin** *(Milchbildungshormon)*, das die Milchbildung **(Laktogenese)** fördert
- **Oxytocin** *(Milchspendehormon)*, das die Milchentleerung **(Galaktokinese)** vermittelt (☞ auch Pharma-Info 12.7).

Die Ausschüttung von Adrenalin durch Schmerzen, Überforderungsgefühle, Verspannungen, Sorgen oder Stress behindern die Bildung von Prolaktin und Oxytocin. Deshalb sollte alles unternommen werden, um die Wöchnerinnen davor zu schützen.

Der **Milcheinschuss** erfolgt in der Regel am 2.–4. Tag nach der Geburt. Er ist ein physiologischer Vorgang. Die Brüste werden größer, sind prall und können spannen. Für die Schwellung der Brüste ist vor allem die vermehrte Zirkulation von Blut- und Lymphflüssigkeit verantwortlich, nur ein geringer Anteil ist durch mehr Milch bedingt. Temperaturerhöhungen bis zu 38,0 °C für maximal zwei Tage sind als normal anzusehen. Gegen die Beschwerden helfen das Wärmen der Brust und sanfte Massage vor dem Stillen und Kühlen der Brust nach dem Stillen (☞ 15.4.2), häufiges Anlegen des Kindes und ggf. das Ausstreichen der überschüssigen Milch.

15.4.2 **Stillberatung und -anleitung**

Viele Frauen informieren sich schon in der Schwangerschaft über das Stillen. Idealerweise werden sie in *Geburtsvorbereitungskursen* oder bei den Vorsorgeuntersuchungen von Hebammen, Stillberaterinnen oder auch Gynäkologen über die Vor- und Nachteile, die Physiologie und die praktische Durchführung des Stillens aufgeklärt. Entscheiden muss sich dann jede Frau selbst je nach ihren persönlichen Möglichkeiten und Wertvorstellungen. Entscheidet sich eine Frau gegen das Stillen, sollte sich das Pflegepersonal mit persönlichen Urteilen zurückhalten und diese Entscheidung akzeptieren. Möchte eine Mutter ihr Kind stillen, ist es nicht notwendig, dass sie ihre Brust durch Manipulationen wie z. B. Abrubbeln oder Zupfen an den Brustwarzen darauf vorbereitet. Solche Manipulationen können außerdem vorzeitige Wehentätigkeit auslösen (Vorsicht bei Neigung zu Frühgeburt!). Luft, Licht und Sonne tun der Brust gut. Sie sollte nur mit klarem Wasser gewaschen werden. Zu beachten ist, dass die Funktion der Montgomerydrüsen (sondern ein leicht antiseptisches und schützendes Sekret ab) durch Eincremen von Brustwarze und Warzenhof beeinträchtigt werden kann.

So gut sich eine Frau auch vorbereitet haben mag, geduldige Hilfe und ermutigende Begleitung bleibt für den Start in eine erfolgreiche Stillbeziehung die wichtigste Voraussetzung. Vor allem Erstgebärende haben anfangs oft Probleme beim Stillen und werden durch Beratung und Anleitung von den Pflegenden unterstützt.

Schon die Hebamme im *Kreißsaal* hat einen entscheidenden Einfluss auf den Stillbeginn. Sie kann die Frau beim ersten Anlegen unterstützen und auf eine von Anfang an richtige Saugtechnik achten (☞ Abb. 15.14–15.16). Ist das Kind von der Geburt so erschöpft, dass das erste Anlegen verschoben werden muss, oder gelingen die ersten Trinkversuche nicht gleich, ist es wichtig, die Mutter zu beruhigen und ihr Mut zu machen. Kleinere Probleme zu Beginn bedeuten nicht, dass es zu dauerhaften Schwierigkeiten beim Stillen kommen muss. Nervosität, Stress und Unsicherheit können dagegen die Stillbeziehung real gefährden.

Auch auf der *Wochenstation* und im *Neugeborenenzimmer* sollte jede Pflegende der Frau die bestmögliche Unterstützung geben, da in dieser Zeit oft die Weichen für oder gegen eine erfolgreiche Stillbeziehung gestellt wer-

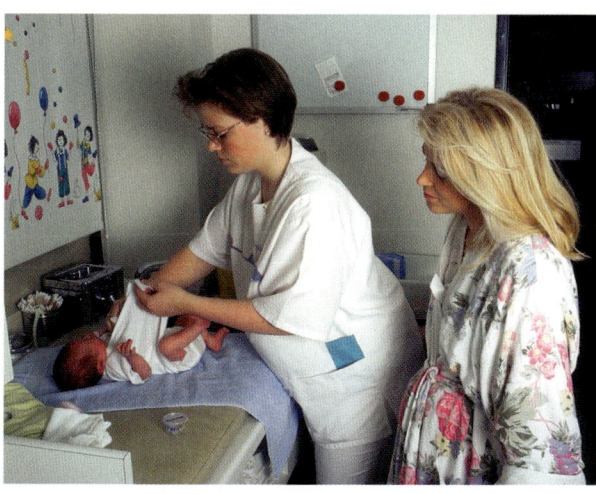

Abb. 15.11: Während des Krankenhausaufenthaltes wird die junge Mutter auch in der Säuglingspflege angeleitet. So gewinnt sie Sicherheit im Umgang mit ihrem Kind. Hier zeigt eine Pflegende, wie ein Neugeborenes richtig gewickelt und angezogen wird. [K183]

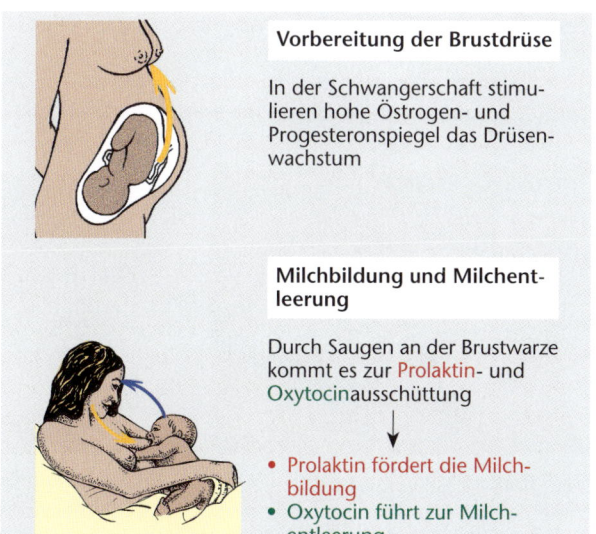

Vorbereitung der Brustdrüse

In der Schwangerschaft stimulieren hohe Östrogen- und Progesteronspiegel das Drüsenwachstum

Milchbildung und Milchentleerung

Durch Saugen an der Brustwarze kommt es zur Prolaktin- und Oxytocinausschüttung

- Prolaktin fördert die Milchbildung
- Oxytocin führt zur Milchentleerung

Abb. 15.12: Hormonelle Regelung von Brustdrüsenentwicklung, Milchbildung und Milchentleerung im Überblick. [A400-190]

15

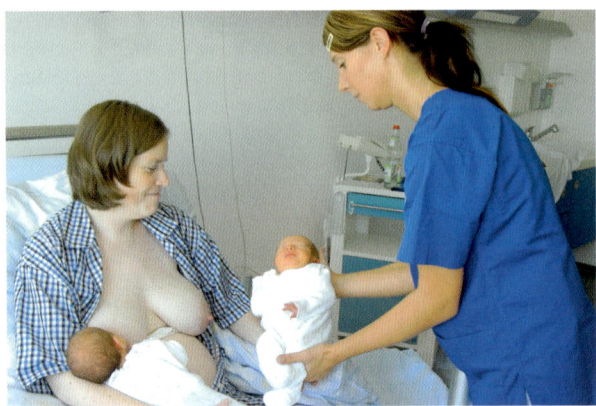

Abb. 15.13: Stillen ermöglicht einen intensiven und zugleich natürlichen Kontakt zwischen Mutter und Kind. Es ist eine praktische und zugleich vollwertige Art der Ernährung. Die Muttermilch enthält außerdem Abwehrstoffe, die den Säugling weniger anfällig für Infektionen machen. [M295]

den. Problematisch sind dort oft die, durch die Vielzahl der Pflegenden bedingten, manchmal widersprüchlichen Aussagen und Haltungen, die die Frauen verunsichern. Das im Krankenhaus teilweise noch übliche Wiegen des Kindes vor und nach jeder Mahlzeit und unbedachte Äußerungen wie „es hat ja nur 30 g getrunken" können diese Verunsicherung noch verstärken und die Stillbeziehung beeinträchtigen. Auch das routinemäßig mitgegebene Teefläschchen vermittelt der Mutter, dass ausschließliches Stillen nicht ausreichend sei. Geduldige Hilfe beim Anlegen, das Vermitteln von Informationen und die Ermutigung bei Schwierigkeiten helfen der Mutter, in Ruhe Vertrauen in ihre Stillfähigkeit zu gewinnen.

Auch Ungestörtsein während der Stillzeiten ist wichtig. Ideal ist die Einrichtung eines Stillzimmers, zu dem nur die Mütter Zutritt haben.

Zeitpunkt des Stillens

Möchte die Mutter stillen, sollte das Kind bereits in der ersten Stunde nach der Geburt angelegt werden. Dies ist meist auch nach einer Sectio caesarea möglich. Gerade vor dem Milcheinschuss ist häufiges Anlegen wichtig, weil:
- Das Kind dann wertvolles Kolostrum bekommt, das reich an Antikörpern ist
- Die Darmperistaltik des Kindes angeregt und das **Mekonium** (*Kindspech*, der in der Fetalperiode im Darm gebildete Darminhalt des Neugeborenen) schneller ausgeschieden wird
- Die Milch bei der Mutter weniger heftig einschießt, so dass die Brüste nicht so spannen und die Mutter den Milcheinschuss unter Umständen gar nicht bemerkt
- Die Mutter-Kind-Beziehung durch jedes Anlegen intensiviert wird.

Das Stillen gelingt in der Regel am besten, wenn das Kind regelmäßig dann angelegt wird, wenn es „sich meldet" (*feeding on demand*). Meldet es sich nicht, sollte es alle drei Stunden angelegt werden, um die Milchbildung in Gang zu halten und einen Milchstau oder eine Mastitis zu vermeiden. Dies gilt vor allem auch nachts, da die Prolaktinausschüttung dann am höchsten ist. Schläft das Baby, wird es sanft geweckt, z. B. durch Berührungen und die Stimme der Mutter.

> Säuglingen, die gestillt werden, keine Gummisauger oder Schnuller geben. Besser ist es, sie bei Bedarf zu stillen und ihnen zwischen den Mahlzeiten Ruhe zu gönnen.

Vorbereitung
- Kommt der Milchfluss nur schwer in Gang, helfen folgende Maßnahmen:
  - Die Brüste mit einer in heißes Wasser getauchten Baumwollwindel wärmen (vorher Temperaturprobe durchführen, damit es nicht zu Verbrennungen kommt) oder warm duschen
  - Mit den Händen bzw. der Faust vom Hals abwärts um die Schulterblätter herum massieren. Auch das Ausstreichen der Milch vom Brustansatz zur Mamille (durch behutsames und sanftes Massieren des Brust-

Richtiges Anlegen des Kindes an die Brust [O408]

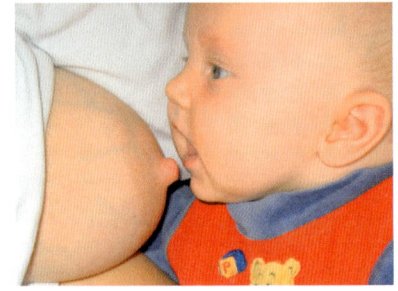 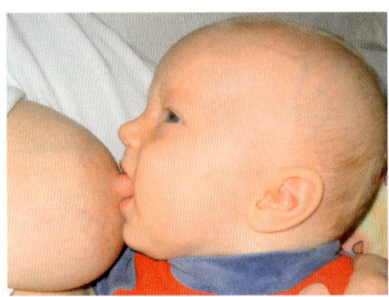 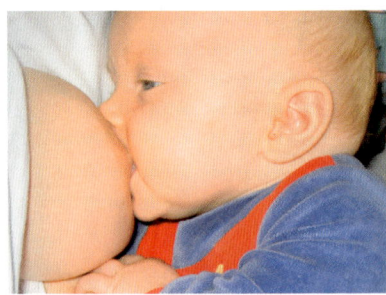

Abb. 15.14–15.16: Für eine entspannte Haltung der Mutter führt die Mutter nicht ihre Brust zum Kind, sondern das Kind zur Brust, dabei sollte das trinkende Kind seinen Kopf nicht drehen müssen. Der Bauch des Kindes liegt am Bauch der Mutter. Je nach Größe der Brust liegen Nase und Kinn des Kindes an oder fast an der Brust an. Sollte die Nasenatmung behindert sein, wird der Po des Kindes näher an den Körper der Mutter herangezogen. Ohr, Schulter und Becken des Kindes bilden eine Linie. Der Mund des Kindes sollte Brustwarze und möglichst weite Teile des Warzenhofes umschließen, damit es mit der Zunge die Milchseen ausstreichen kann. Falsche Anlegetechnik kann zu unzureichender Brustentleerung und zu wunden Brustwarzen führen (☞ 15.4.2).

15

gewebes mit den Fingerbeeren) begünstigt den Milchfluss
– Die Brüste vorsichtig mit einem *Milchbildungsöl* einmassieren, z. B. Oleum lactagogum von Weleda
• Oxytocin als Nasenspray verwenden, z. B. 1 Hub Syntocinon®-Nasenspray 2–3 Minuten vor dem Anlegen. Da ein längerer Gebrauch die Milchbildung eher hemmt, sollte es nur für kurze Zeit angewandt werden
• Soll die Milchbildung gesteigert werden, helfen:
– *Milchbildungstee* (Anis, Fenchel, Kümmel, Brennnessel zu gleichen Teilen oder als Fertigtee z. B. von Weleda), jedoch in Maßen
– Häufiges Anlegen bzw. Abpumpen ca. alle 2 Stunden oder Wechselstillen (☞ unten)
– Ausreichende Kalorien- und Flüssigkeitszufuhr und Zeit zum Ausruhen

Pfefferminz-, Hibiskus- und Salbeitee sowie stark kohlensäurehaltige Mineralwasser hemmen die Milchbildung und sollten stillenden Wöchnerinnen daher nur bei zu hoher Milchproduktion gegeben werden.

• Unmittelbar vor dem Stillen desinfiziert sich die Mutter die Hände (zu Hause reicht das Waschen der Hände) und nimmt eine Haltung ein, in der sie sich für die halbe Stunde des Stillens ohne Verspannungen und Rückenschmerzen wohl fühlt. Lagerungshilfsmittel wie Kissen (Corpomed®), Fußbank und Decken können dabei helfen. Empfehlenswert ist, ein Getränk bereitzustellen, denn Stillen macht durstig
• Dann entfernt sie die Stilleinlage und wäscht die Brustwarze mit klarem Wasser.

Anlegen und Stillen

Vor dem Anlegen des Kindes informieren Pflegende oder Hebamme die Mutter über die richtige Anlegetechnik (☞ Abb. 15.14–15.16), die verschiedenen Stillpositionen und das diese regelmäßig gewechselt werden sollen. Das erste Anlegen sollte immer im Beisein einer Hebamme oder Pflegekraft stattfinden, so kann sie jederzeit Hilfe und Unterstützung der Mutter geben

Das Baby wird so lange angelegt, wie es trinken will (etwa 15–20 Minuten an jeder Brust). Nach ca. 5 Minuten effektiven Saugens des Kindes wird der Milchspendereflex ausgelöst und das Kind beginnt zu schlucken. Zu starkes „erfolgloses" Saugen sollte auf Dauer vermieden werden, damit die Brustwarzen geschont werden und nicht einreißen (*Brustwarzen-Rhagaden*).

Bei sehr schläfrigen Kindern oder bei geringer Milchmenge kann während einer Mahlzeit mehrmals zwischen linker und rechter Brust gewechselt werden, auch wenn eine Seite noch nicht leergetrunken ist (*Weck-* oder **Wechselstillen**). Dies schont die Brustwarze, und durch die vielen kleinen Prolaktin- und Oxytocinausschüttungen wird die Milchbildung optimal in Gang gehalten. Bei der nächsten Mahlzeit wird mit der Brust begonnen, die noch nicht leer getrunken ist, in der Regel also mit der zuletzt gegebenen Brust.

Nachbereitung

• Nach dem Stillen Brustwarze nicht aus dem Mund des Kindes herausziehen (begünstigt Rhagadenbildung), sondern zuerst Finger in den Mundwinkel schieben und damit vorsichtig den Unterdruck lösen (☞ Abb. 15.17–15.19)
• Die Mutter sollte ihr Kind hochnehmen, so dass der Kopf des Kindes auf ihrer Schulter liegt. Durch vorsichtiges Klopfen und Reiben des Rückens wird es zum Aufstoßen angeregt. Wenn das Kind nicht aufstößt, ist dies nicht ungewöhnlich, denn gestillte Kinder schlucken deutlich weniger Luft
• Nach dem Anlegen Luft und Sonne auf die Brust einwirken und Speichel des Kindes sowie Milchreste an der Brust trocknen lassen, erst dann wieder Still-BH anziehen. Bilden sich Rhagaden, Stilltechnik durch Hebamme, Pflegende oder Stillberaterin überprüfen lassen. Salben oder Tinkturen wie z. B. Purelan® oder Lansinoh® nur sparsam anwenden, eher die Brustwarzen mit Muttermilch einreiben. Manche Häuser empfehlen bei wunden Brustwarzen das Auflegen von warmen Schwarzteebeuteln für einige Minuten, was einen gerbenden Effekt hat. Danach sollte ein wenig Brustwarzensalbe (z. B. Lansinoh® oder Purelan®) aufgetragen werden.

Richtiges Abnehmen des Kindes von der Brust [O408]

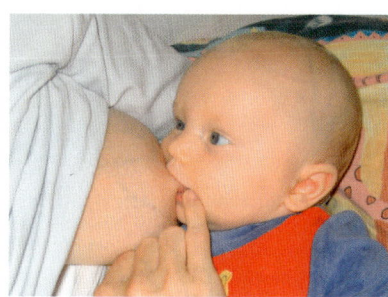 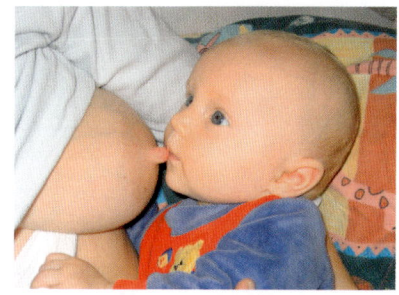 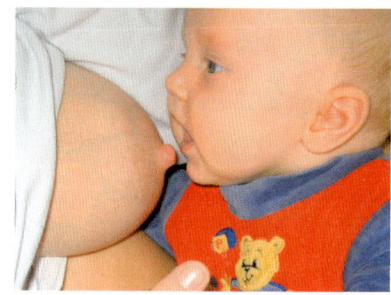

Abb. 15.17–15.19: Abnehmen des Kindes von der Brust nach Beendigung der Mahlzeit. Dazu steckt die Mutter ihren kleinen Finger zwischen Brust und Mundwinkel des Kindes, um das durch das Saugen entstandene Vakuum zu lösen. Die Mutter muss zuvor auf das Kürzen dieses Fingernagels hingewiesen werden, um Verletzungen beim Kind zu vermeiden. Anschließend lässt sie Milch- und Speichelreste an der Brust trocknen; sie sind die besten Brustwarzenpflegemittel.

15

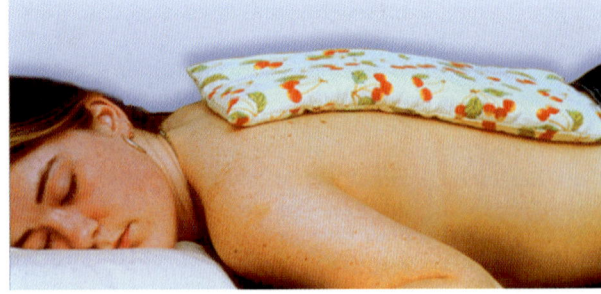

Abb. 15.20: Beispiel für ein Kirschkernsäckchen, das zum Kühlen der Brust verwendet werden kann. [V391]

- Zum Kühlen der Brust nach dem Stillen bieten sich verschiedene Methoden an. Je nach Krankenhaus können die Angebote variieren. Die Frau kann ggf. auch gebeten werden, sich z. B. ein Kirschkernsäckchen von zu Hause mitbringen zu lassen bzw. kann die Maßnahmen für die Anwendung im häuslichen Bereich empfohlen werden:
  - **Kohlwickel,** die gleichzeitig eine schmerzlindernde und entzündungshemmende Wirkung haben. Dazu Kohlblätter aus dem Kühlschrank nehmen, abwaschen und mit einem Küchentuch trocken tupfen. Die Mittelrippe herausschneiden und die Blätter mit einer Flasche walzen bis Saft austritt. So treten die Wirkstoffe des Kohls an die Oberfläche. Die vorbereiteten Blätter werden dachziegelartig auf die entzündete Brust gelegt, mit Kompressen abgedeckt und das Ganze mit einem BH fixiert. Die Auflage kann eine bis mehrere Stunden belassen werden und wird abgenommen, wenn die Frau das Gefühl hat, dass die Blätter warm sind und nicht mehr kühlen. Nachdem die Blätter abgenommen wurden, wird die Haut mit lauwarmem Wasser abgewaschen
  - **Quarkumschlag** (☞ 3.5.1)
  - Gekühlte **Kirschkernsäckchen.** Dazu werden gereinigte und getrocknete Kirschkerne in ein Stoffsäck-

chen gefüllt, das dann im Kühlschrank oder einem kalten Raum gekühlt wird. Die Kirschkerne nehmen die Kälte auf und geben sie dann langsam wieder ab. Außerdem schmiegen sie sich jeder Körperform an. Möchte man das Kirschkernsäckchen nicht selbst herstellen, kann man es z. B. im Reformhaus erwerben
  - In einem Plastikbeutel verpackte tiefgefrorene Erbsen. Sie werden in ein Tuch eingeschlagen und auf die Brust gelegt. Ebenso wie das Kirschkernsäckchen schmiegen sie sich der Körperform optimal an
  - **Kataplasmenumschlag** mit z. B. Kytta-Plasma®, das konzentriert Beinwellkraut enthält. Das Plasma wird zunächst gekühlt, dann messerrückendick auf eine feuchte Kompresse aufgetragen und zum Schluss mit einer Kompresse abgedeckt. Dieser Umschlag wird auf die Brust gelegt, mit einem BH oder einem Tuch fixiert und einige Stunden liegengelassen. Er darf nur auf intakter Haut angewandt werden
  - **Retterspitz®-Umschläge.** Dazu wird Retterspitz®, eine Kräutermischung in Alkohol, mit kaltem Wasser

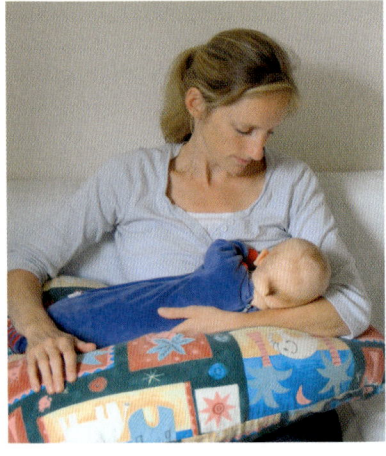

Abb. 15.21: Wiegengriff: Dabei nimmt die Mutter eine für sie bequeme Haltung ein. Die Unterarme der Mutter liegen dem Stillkissen auf und bringen das Kind auf Brusthöhe, die Füße können auf einem Fußschemel abgestellt werden. Damit das Kind die Brust erreichen kann, ohne seinen Kopf drehen zu müssen, liegt der Bauch des Kindes am Bauch der Mutter. [O408]

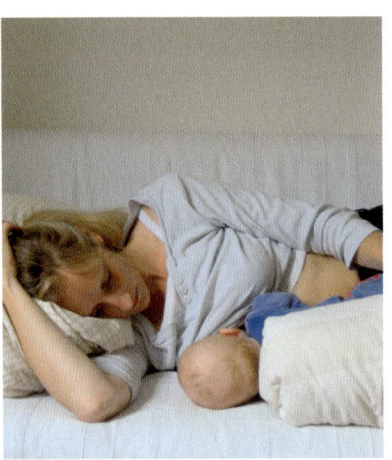

Abb. 15.22: Stillen im Liegen: Mutter und Kind liegen einander zugewandt auf der Seite. Der Kopf der Mutter wird durch ein Kissen abgestützt und zwischen den Knien der Frau ein Kissen eingebracht. Ein weiteres Kissen im Rücken der Frau verleiht insbesondere im frühen Wochenbett mehr Stabilität. [O408]

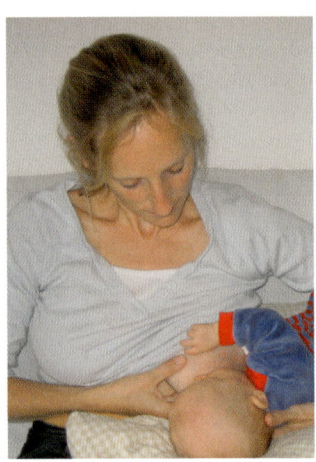

Abb. 15.23: Rückengriff: Insbesondere nach einer Sectio, aber auch bei unruhigen Kindern oder extrem großer Brust hat sich die Fußballhaltung bewährt. Die Mutter legt ihr Kind dazu neben sich auf ein (Still-)Kissen und hält den Kopf des Babys in ihrer Hand, wobei der Unterarm auf dem Kissen aufliegt und den kindlichen Rücken stützt. [O408]

15

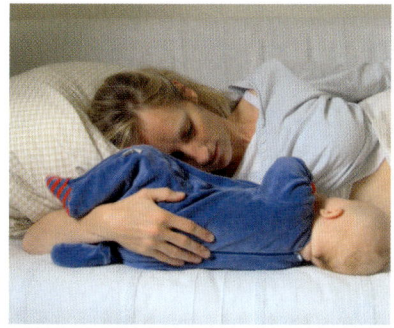

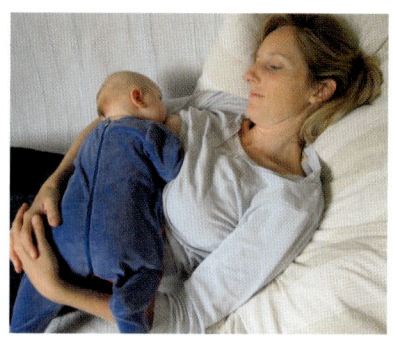

Abb. 15.24 und 15.25: Stillen bei Milchstau: Bei einem Milchstau sollte das Kind so angelegt werden, dass das Kinn des trinkenden Babys auf der gestauten Stelle liegt. Der Phantasie dabei sind keine Grenzen gesetzt, solange Mutter und Kind entspannt liegen und das Kind die Brust gut erreichen kann. Grundsätzlich sollte bei einem Milchstau öfter gestillt werden. [O408]

im Verhältnis 1:3 verdünnt, ein Tuch damit getränkt und für maximal 30 Minuten auf die Brust gelegt (nicht länger, da Retterspitz® die Haut angreift). Bei allergischen Reaktionen wird der Umschlag sofort abgenommen (Haut genau beobachten und Patientin zur Selbstbeobachtung auffordern).

👐 Während der Stillzeit sollte die Mutter keine Medikamente eigenmächtig einnehmen, da sie nicht weiß, ob und wieviel von dem Medikament in die Muttermilch übergeht und welche Auswirkungen es auf das Kind hat. Auch auf Alkohol und Nikotin sollte die Stillende besser verzichten, da sich beide Stoffe in der Muttermilch wieder finden.

Vor der Entlassung sollte die Wöchnerin auf die Hebammenhilfe im häuslichen Wochenbett (ein Schwerpunkt ist die Stillhilfe) sowie auf die Unterstützung durch **Still- und Laktationsberaterinnen** hingewiesen und ggf. Kontaktadressen vermittelt werden (✉ 1). Zusätzlich können Mütter regionale **Stillgruppen/Stillcafes** z.B. der La Leche besuchen (✉ 2, 3). Unterstützung über den Krankenhausaufenthalt hinaus kann vor allem bei gut gemeinten, aber die Frau verunsichernden Ratschlägen der Umwelt sowie bei auftretenden Stillschwierigkeiten erforderlich sein.

15.4.3 Stillhindernisse und Stillhilfsmittel

Stillhindernisse

⦂ **Stillhindernisse:** Erkrankungen oder anatomische Gegebenheiten, die das Stillen be- oder verhindern bzw. die einen völligen Verzicht auf das Stillen erfordern. Unterteilt in **absolute** und **relative Stillhindernisse.**

Absolute mütterliche Stillhindernisse
- HIV-Infektion
- HTLV-1 (Human-T-Zell-Leukämievirus Typ 1)
- Chemotherapien
- Immunsuppressive Therapien
- Hyperlipoproteinämie (Typ1)
- Alkoholismus

Absolute kindliche Stillhindernisse
- Erkrankungen des Galaktosestoffwechsels (Galaktosämie) und einige andere Stoffwechselerkrankungen mit Eiweißunverträglichkeiten.

Stillhilfsmittel

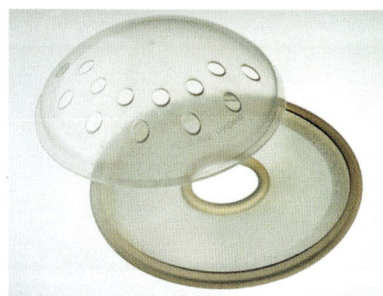

Abb. 15.26: Brustwarzenformer zur Behandlung von Flachbrustwarzen. Ab dem 4.–7. Schwangerschaftsmonat werden sie in den BH eingelegt; anfangs 10 Minuten, dann Steigerung auf 8 Stunden am Tag. [U144]

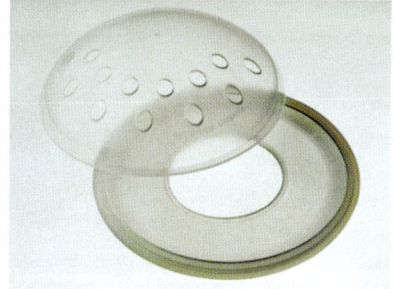

Abb. 15.27: Brustwarzenschoner: Er sieht aus wie ein Brustwarzenformer, hat allerdings zur Verminderung des Drucks auf den Warzenhof ein größeres Loch in der inneren Schale, und wird zwischen den Stillmahlzeiten in den BH eingelegt. So wird die Mamille von der Kleidung nicht eingedrückt. [U144]

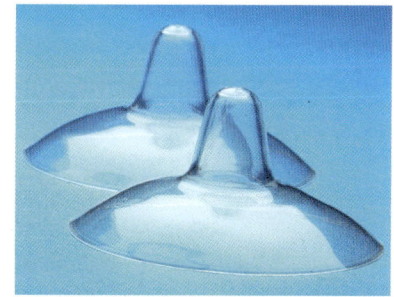

Abb. 15.28: Stillhütchen zum Schutz der Mamille während des Stillens. Beim Anlegen Rand umklappen, dann auf die angefeuchtete Mamille auflegen. Die Größe der Hütchen muss auf die jeweilige Größe der Mamille abgestimmt sein. [U119]

15

Relative mütterliche Stillhindernisse

- Schwere Allgemeinerkrankung bei der die Mutter zu schwach zum Stillen ist
- Bakterielle Infektionen (doppelseitige Streptokokkenmastitis, Tuberkulose, Diphterie, Listerien)
- Virusinfektionen (Hepatitis C, Herpes simplex, Zytomegalie, Varizella-Zoster, Masern)
- Parasitäre Infektionen (Trichomonaden)
- Chronische Erkrankungen (Cystische Fibrose)
- Narkosen, Gabe von radioaktiven Substanzen, postpartale Psychose
- Nikotin- und Drogenabusus.

Die Mutter muss in dieser Zeit häufig nur einige Tage die Muttermilch abpumpen und verwerfen. Sie kann oft nach wenigen Tagen wieder stillen.

Relative kindliche Stillhindernisse

- Trinkschwäche bei unreifen Kindern oder Säuglingen mit Herzfehlern, Pneumonie, Neuropathien
- Fehlbildungen, z.B. eine schwere Lippen-Kiefer-Gaumenspalte (☞ Abb. 11.7) oder ein abnorm kleiner Unterkiefer
- Mundkrankheiten, z.B. Mundsoor oder Aphten.

Bei relativen kindlichen Stillhindernissen sollte die Mutter die Milch abpumpen. Sie kann dem Baby dann z.B. über eine Sonde gefüttert werden. So bleiben dem Kind wenigstens einige Vorteile der Muttermilchernährung erhalten. Ist das Stillhindernis nicht von Dauer und überwunden (z.B. nach Frühgeburt), kann nach und nach das Anlegen versucht werden.

Stillhilfsmittel

Stillhilfsmittel wie **Warzenformer** *(Brustschilder, Niplette®)*, **Brustwarzenschoner**, **Stillhütchen** *(Brusthütchen, Saughütchen)* oder **Pumpen** werden nur mit großer Zurückhaltung eingesetzt. In Einzelfällen können sie hilfreich sein, jedoch haben sie neben der Verunsicherung der Mütter oft noch weitere Nachteile:

- *Warzenformer* (☞ Abb. 15.26) werden bei ausgeprägten Hohl- oder Flachwarzen manchmal zu einer sinnvollen

Stillhilfe. Wichtiger als die Form der Warze ist jedoch die richtige Anlegetechnik. Auch die Niplette® kann bei Hohlwarzen eine Hilfestellung sein
- *Brustwarzenschoner* (☞ Abb. 15.27) werden zur schnelleren Heilung von wunden Mamillen in den BH eingelegt. Da der häufigste Grund für wunde Brustwarzen eine falsche Anlegetechnik ist, werden diese Frauen über das richtige Anlegen aufgeklärt
- *Stillhütchen* (☞ Abb. 15.28) können eine vorübergehende Unterstützung bei Flach- Hohl- oder Schlupfwarzen bieten. Bei wunden Brustwarzen sind sie nicht zu empfehlen, da sie das Problem eher verschlimmern können. Auf längere Sicht führt die Anwendung oft zu Stillproblemen, da die Kinder eine falsche Zungenbewegung und Saugtechnik erlernen und vereinzelt ohne Stillhütchen nicht mehr an der Brust trinken. Außerdem werden die Nervenbahnen der Mutterbrust durch das Stillhütchen nicht mehr genügend stimuliert (☞ 15.4.1), so dass die Prolaktin- und Oxytocinausschüttung und damit auch die Milchbildung zurückgeht (☞ Abb. 15.12). Da eine falsche Anlegetechnik ursächlich für wunde Brustwarzen ist, wird das Grundproblem durch Anwendung eines Hütchens eigentlich nur verstärkt. Hinter nicht verheilenden Rhagaden können evtl. seelische Probleme stecken, die nicht mit einem Hütchen „zugedeckt" werden sollten.

(Elektrische) Milchpumpen werden vor allem dann eingesetzt, wenn Mutter und Kind vorübergehend getrennt werden müssen, z.B. nach der Verlegung des Kindes in eine andere Klinik. Bei einer übervollen Brust oder einem Milchstau wird das Kind erst angelegt oder die überschüssige Milch ausgestrichen. Nur in Ausnahmefällen wird die Milch abgepumpt.

Richtiges Abpumpen

Wie beim Stillen sollte die Frau beim **Abpumpen der Milch** eine bequeme und entspannte Haltung einnehmen und sollte die Brust gut durchwärmt und mit klarem Wasser gewaschen sein. Dann ist zu unterscheiden, ob die Frau zum Beginn der Stillzeit oder zu einem späteren Zeitpunkt für ihr Baby die Muttermilch abpumpt.

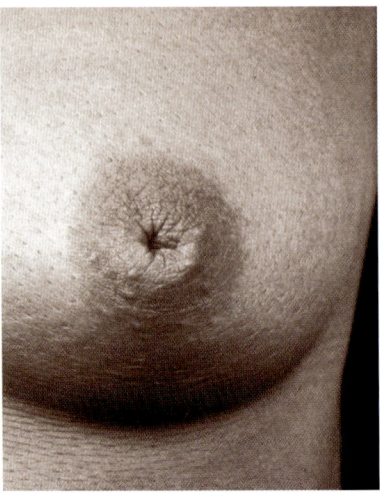
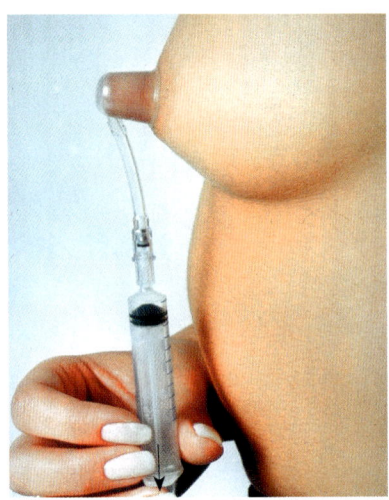
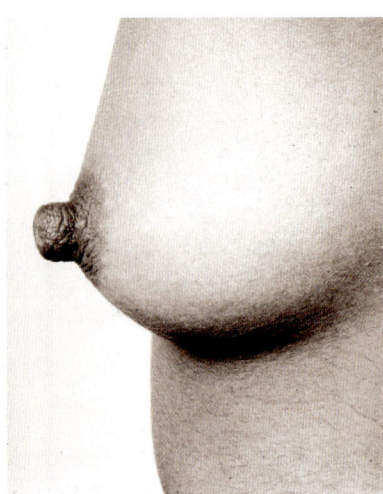

Abb. 15.29–15.31: Anwendung der Niplette® bei Hohlwarzen: Durch Sog wird die Mamille aufgerichtet [U119]

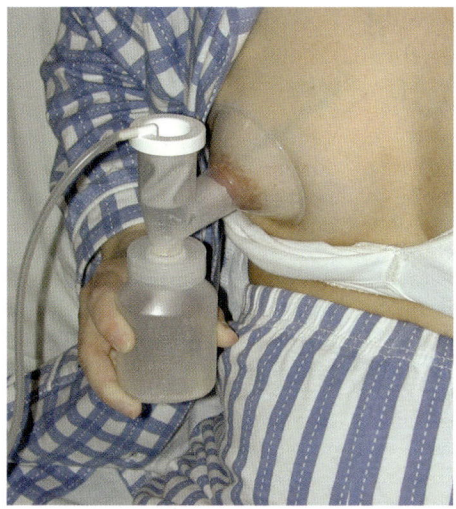

Abb. 15.32:
Wöchnerin
beim Abpum-
pen. [T192]

Zu Beginn der Stillzeit:
- Abwechselnd jede Brust ca. 7 Minuten, dann ca. 5 Minuten, dann ca. 3 Minuten abpumpen
- Nach ca. 3 Stunden den Vorgang wiederholen
- In der Nacht jedoch kann die Mutter, wenn sie sehr erschöpft ist, auch 5–6 Stunden schlafen, bevor sie wieder abpumpt.

Im Verlauf der Stillzeit:
- Die Mutter sollte etwa so viel Milch abpumpen wie ihr Kind für die nächste Mahlzeit benötigt.

Kommt die Milchbildung nicht so recht in Gang, kann u. U. ein Bild des Babys weiterhelfen.

Da in den ersten ml pro Brust in der Regel Keime enthalten sind, werden diese zunächst ausgestrichen und verworfen, wenn die Milch längere Zeit aufbewahrt werden soll (gilt nicht für das Kolostrum). Zum Einfrieren der Muttermilch sollten im Krankenhaus Glasflaschen benutzt werden. Diese lassen sich gut reinigen und machen das Sterilisieren im Autoklaven möglich. Zu Hause eignen sich Plastikbeutel (Muttermilchbeutel aus Polyethylen), da sie Platz sparend sind. Wie auch Plastikflaschen können Plastikbeutel nur einmal verwendet werden.

Umgang mit Muttermilch
Um das Risiko einer Sekundärkontamination zu reduzieren, muss Muttermilch immer aseptisch behandelt werden. Sie kann bei Zimmertemperatur (25 °C) ca. 4 Stunden aufbewahrt werden, sollte dann aber umgehend verfüttert werden.

Im Kühlschrank kann Muttermilch für ca. 48 Stunden (nicht in die Tür stellen), im Tiefkühlfach mit Tür ca. 3 Monate und im Tiefkühlgerät bei konstant –19 °C bis 6 Monate gelagert werden. Die Mutterflaschen müssen mit Datum, Uhrzeit und Namen gekennzeichnet sein. Muttermilch kann unter fließend warmem Wasser aufgetaut bzw. erwärmt werden, auch ein Flaschenwärmer ist geeignet. Vorteilhafter ist es, die Milch über Nacht im Kühlschrank aufzutauen.

Das Erwärmen der Muttermilch in der Mikrowelle ist

nicht zu empfehlen, da dadurch die Lipase in der Milch zerstört wird (wichtig zur Fettverdauung), ebenso leiden das Vitamin C und die Immunglobuline. Außerdem kann die Mikrowelle zur Verbrühungsgefahr führen, denn die Erwärmung erfolgt nicht gleichmäßig, sondern erzeugt „heiße Inseln" (🕮 3).

15.4.4 **Zusatzqualifikation Still- und Laktationsberaterin**

In Deutschland ist die Weiterbildung zur Still- und Laktationsberaterin an zwei Ausbildungsstätten möglich, beim Verband Europäischer Laktationsberaterinnen (VELB) und beim Ausbildungszentrum für Laktation und Stillen (✉ 4). Die Voraussetzungen, Inhalte sowie die Dauer der Ausbildung unterscheiden sich dabei kaum. Beide Ausbildungsstätten erwarten von den Bewerbern eine abgeschlossene Berufsausbildung in einem pflegerischen oder medizinischen Beruf sowie den Nachweis von mindestens 1800 Praxisstunden in der Stillberatung. Dieser Nachweis ist Voraussetzung für die Zulassung zum Examen. Die Ausbildung umfasst über 200 Stunden, einen 40-stündigen Praktikumseinsatz und eine Facharbeit zu einem Laktationsthema. Es werden umfangreiche Kenntnisse u. a. zur Physiologie der Laktation, Zusammensetzung der Muttermilch, zum Stillen bei Erkrankungen der Mutter oder des Kindes, zu Schadstoffen in der Muttermilch und vieles mehr vermittelt. Die Ausbildung wird mit einem internationalen Examen abgeschlossen. Die bestandene Prüfung berechtigt die Absolventen der Weiterbildung, den Titel „Laktationsberaterin IBCLC" (International Board Certified Lactation Consultant) zu führen.

15.4.5 **Initiative „Stillfreundliches Krankenhaus"**

1991 wurde die Initiative „Stillfreundliches Krankenhaus" von UNICEF und der Weltgesundheitsorganisation (WHO) gestartet. Ziel der Initiative ist es, das Stillen in Krankenhäusern aktiv durch die Umsetzung der „zehn Schritte zum erfolgreichen Stillen" zu fördern und die Einhaltung des Internationalen Kodex zur Vermarktung von Muttermilch-Ersatzprodukten zu gewährleisten. Die „Zehn Schritte zum Erfolgreichen Stillen" umfassen im Einzelnen:
- 1. Schriftliche Richtlinien zur Stillförderung, über die alle Pflegenden unterrichtet sind
- 2. Regelmäßige Schulungen des gesamten Mitarbeiterteams in Theorie und Praxis, um diese Richtlinien mit Leben zu füllen
- 3. Information aller schwangeren Frauen über die Praxis des Stillens
- 4. Die Möglichkeit für alle Mütter, ihr Kind innerhalb der ersten halben Stunde nach der Geburt anzulegen
- 5. Demonstration der richtigen Anlegetechnik und Information der Mutter, wie die Milchproduktion aufrecht erhalten wird, auch im Falle einer Trennung von Mutter und Kind
- 6. Keine Gabe von Flüssigkeit zusätzlich zur Muttermilch, wenn dies nicht aus medizinischen Gründen notwendig ist

15

- 7. Rooming in: Mutter und Kind können so viel Zeit miteinander verbringen, wie sie möchten
- 8. Ermunterung zum Stillen nach Bedarf
- 9. Keine Sauger oder Schnuller für gestillte Kinder
- 10. Förderung zur Bildung von Stillgruppen und Herstellung des Kontakts zu solchen Gruppen bei der Entlassung.

Kliniken, die die notwendigen Rahmenbedingungen schaffen, um diese zehn Schritte zu erfüllen, können die Auszeichnung „Stillfreundliches Krankenhaus" erhalten (✉ 5). Stillfreundliche Krankenhäuser sind an der Plakette mit dem Motiv „Maternity" des Künstlers Pablo Picasso zu erkennen. Nach 3 Jahren wird der Qualitätsstandard der Klinik durch ein Nachgutachten überprüft und bestätigt.

15.4.6 Abstillen

Möchte oder darf die Frau nicht stillen oder wurde das Kind tot geboren, erhält die Frau in der Regel nach der Geburt einmalig zwei Tabletten Dostinex®. Zusätzlich wird die Brust gekühlt und ein stramm sitzender Still-BH getragen, der die Brust hebt (mindert die Durchblutung). Manche Kliniken bieten außerdem Pfefferminz- und Salbeitee an, die der Milchbildung entgegenwirken. Auch homöopathische Mittel können das Abstillen unterstützen.

15.5 Ambulante Geburt

Bei einer **ambulanten Geburt** wird das Kind in der Klinik geboren. Die Mutter verlässt anschließend mit ihrem Neugeborenen nach 4–24 Stunden Kreißsaalüberwachung das Krankenhaus, um ihr Wochenbett zu Hause zu verbringen. Sie wird dort von einer Hebamme nachbetreut.

Vorbereitungen

Wird eine ambulante Geburt angestrebt, sollten die werdenden Eltern sich schon im Vorfeld um eine Hebamme für die Nachsorge kümmern. In jeder Stadt und Region gibt es so genannte „Hebammen-Listen", auf denen die Namen und Adressen der freiberuflich tätigen Hebammen stehen. Meist sind gynäkologische Praxen oder geburtshilfliche Abteilungen der Kliniken in Besitz dieser Listen und können Namen und Telefonnummern der Hebammen aushändigen. In manchen Städten gibt es auch Hebammenzentralen, die Hebammen zur Nachsorge vermitteln.

Die Frau sollte schon vor der Geburt Kontakt mit einer Hebamme aufnehmen und die Betreuung nach der Geburt vereinbaren. Sinnvoll ist oft ein Vorgespräch mit der Hebamme, in dem sich die Hebamme nach dem Wochenbettverlauf bei vorangegangen Geburten erkundigt und der werdenden Mutter erklärt, was vorzubereiten und zu besorgen ist. Außerdem muss die Frau wissen, dass bei auftretenden Problemen ein Klinkaufenthalt nötig werden kann.

Voraussetzungen

Voraussetzungen für eine ambulante Geburt bzw. für ein Wochenbett zu Hause sind:
- Normaler Geburtsverlauf
- Gesundes reifes Neugeborenes
- Gewährleistung, dass der Vater des Kindes oder eine andere Betreuungsperson rund um die Uhr da ist und das „Wochenbettmanagement" übernehmen kann (einkaufen, waschen, kochen, Ämtergänge erledigen, größere Kinder versorgen, Besuche in Grenzen halten und lenken)
- Keinerlei Alltagsverpflichtungen der Frau, so dass sie sich ausschließlich ihren Bedürfnissen und denen des Babys widmen kann, also vor allem dem Stillen und ausreichendem Ruhen
- Geringe Entfernung zwischen Wohnsitz der Frau und dem der Hebamme. Letztere sollte noch am gleichen Tag bei der jungen Familie vorbeischauen können.

Aufgabe der Hebamme im Kreißsaal vor der Entlassung

Die Frau bleibt bei einer ambulanten Geburt statt der sonst üblichen 2 Stunden für mindestens 4 Stunden post partum im Kreißsaal. Während dieser Zeit kann die Hebamme Aufgaben erledigen, die bis zur Entlassung der Frau durchzuführen sind:
- Postpartale Überwachung der Frau (☞ 13.3.3)
- Sicherstellung, dass die U1 – am besten von einem Kinderarzt – durchgeführt wird
- Durchführung der Vitamin-K-Prophylaxe (2 Tropfen Konakion®), sofern von den Eltern gewünscht
- Gründliche Untersuchung der Frau vor der Entlassung durch Hebamme oder Gynäkologen
- Fertigstellen (lassen) von Kurzbrief, Mutterpass und Vorsorgeheft des Kindes
- Falls notwendig Mitgeben einer Notration an Vorlagen, bis die Frau die Wochenbettpackung der nachsorgenden Hebamme erhält

Aufgaben der Hebamme im häuslichen Wochenbett

Die Hebamme kontrolliert
- Bei der Mutter:
  - Allgemeinzustand, Temperatur, Puls, RR
  - Blasenentleerung, Verdauung
  - Wochenfluss
  - Uterusrückbildung
  - Abheilung der Geburtswunden
  - Brust, Stilltechnik
- Beim Kind:
  - Allgemeinzustand, Temperatur, Hautfarbe
  - Verhalten
  - Abheilen des Nabels
  - Ausscheidungen
  - Trinkverhalten
  - Gewichtsentwicklung
  - Vorliegen einer Neugeborenengelbsucht
  - Ab 48 Stunden nach der Geburt Entnahme von Fersenblut für Screeninguntersuchung auf Stoffwechselstörungen (☞ 16.1).

Neben diesen Kontrollen ist der Besuch der Hebamme vor allem dazu da, Informationen, Vertrauen und Sicherheit im Umgang mit dem Kind zu vermitteln (☞ auch 15.3). Die Hebamme nimmt sich viel Zeit zum Gespräch und zur Beantwortung aller Fragen, weist die Eltern darauf hin, rechtzeitig die Vorsorgeuntersuchung U2 für das Kind in Anspruch zu nehmen und bespricht das Thema der Karies- und Rachitisprophylaxe, die ab der 2. Lebenswoche mit D-Fluoretten 500® durchgeführt werden sollte.

15.6 Pathologisches Wochenbett

15.6.1 Störungen der Rückbildungsvorgänge

Subinvolutio uteri

> **Subinvolutio uteri:** Verzögerte Uterusrückbildung im Wochenbett, d. h. der Uterusfundus steht höher als es dem Wochenbettag entspricht.

Eine *asymptomatische Verzögerung* der Uterusrückbildung tritt insbesondere nach Mehrlingsschwangerschaften, nach einer Sectio caesarea oder bei Frauen auf, die schon mehrere Kinder geboren haben. Die Wöchnerin hat keinerlei Beschwerden. Bei der routinemäßigen Funduskontrolle stellt der Untersucher fest, dass der Uterus höher steht als erwartet. Er ist nicht gut kontrahiert, weich und im Gegensatz zum Lochialstau nicht druckschmerzhaft.

Eine regelmäßige Blasen- und Darmentleerung und ausreichend Bewegung fördern die Uterusrückbildung. Arzt, Hebamme und Pflegende weisen die Wöchnerin auf den Vorteil regelmäßigen Stillens hin (jeder Stillakt setzt Oxytocin frei, das u. a. auch Myometriumkontraktionen bewirkt). Therapeutisch können Kühlelemente auf den Bauch gelegt und Kontraktionsmittel gegeben werden (z. B. Syntocinon® oder Methergin®). Sind zurückgebliebene Eihaut- oder Plazentareste Ursache der verzögerten Uterusrückbildung, ist eine Abrasio erforderlich.

Hat die Patientin zusätzlich zur Rückbildungsverzögerung Fieber, kommen ursächlich vor allem ein Lochialstau und eine Gebärmutterentzündung in Betracht (☞ Tab. 15.33).

Lochialstau

> **Lochialstau** (*Lochiometra*): Stauung der Lochien in der Uterushöhle.

Ist der Muttermund im Wochenbett verschlossen (etwa infolge unzureichender Aufdehnung nach einer Sectio caesarea) oder z. B. durch Blutkoagel, Reste der Eihaut oder Retroflexio der noch großen und schweren Gebärmutter verlegt, können die Lochien nicht abfließen und sammeln sich in der Uterushöhle an.

Typischerweise bekommt die Patientin 3–7 Tage nach der Entbindung hohes Fieber und Stirnkopfschmerzen. Der Uterus ist für den Wochenbetttag zu groß, nicht gut kontrahiert und stark druckschmerzhaft. Die Lochien sind (fast) versiegt. Bei der Spekulumuntersuchung zeigt sich ein (fast) geschlossener Muttermund. Sonographisch kann das gestaute Lochialsekret in der Uterushöhle dargestellt werden.

Die Behandlung besteht zunächst in der Gabe von Spasmolytika, um einen eventuell bestehenden Zervixspasmus zu überwinden, und mit beginnender Spasmolyse in der Gabe von Kontraktionsmitteln. Manchmal ist eine digitale oder instrumentelle Erweiterung des Muttermundes erforderlich, damit die Lochien abfließen können. Ist eine Retroflexio uteri die Ursache des Lochialstaus, hat sich die Bauchlage nach jedem Stillen bewährt. Dabei kippt der Uterus nach vorn, wird die Zervix frei und kann das Blut – unterstützt durch das Stillen und seine oxytocinbedingten Myometriumkontraktionen – abfließen.

Die Pflegenden kontrollieren täglich die Körpertemperatur der Wöchnerin und achten auf eine regelmäßige Blasen- und Darmentleerung der Frau sowie ausreichend Bewegung durch Aufstehen und Rückbildungsgymnastik. Oft können durch Massage am Uterusfundus Wehen „angerieben" werden.

Puerperalfieber

> **Puerperalfieber** (*Kindbettfieber, Wochenbettfieber*): Sammelbezeichnung für fieberhafte Erkrankungen im Wochenbett, die durch bakterielle Infektion der Geburtswunde bedingt sind, etwa Infektion der Episiotomie, Endometritis oder Myometritis. Steigt die Infektion weiter auf, kann sich eine Adnexitis (☞ 4.4.1) mit nachfolgender Pelveoperitonitis entwickeln.

	Asymptomatische Verzögerung der Uterusrückbildung	Lochialstau	Endometritis	Endo-Myometritis
Uterus	Groß, weich, nicht druckschmerzhaft	Groß, weich, druckschmerzhaft	Groß, weich, druckschmerzhaft	Groß, weich, spontan und auf Druck schmerzhaft
Lochien	Normal	Reduziert oder fehlend	Vermehrt, übel riechend	Vermehrt, übel riechend
Vaginale Blutung	Keine	Keine	Gering	Stark
Fieber	Nein	38–40 °C	Ca. 38 °C	38–40 °C

Tab. 15.33: Klinische Differenzierung zwischen asymptomatischer Verzögerung der Uterusrückbildung, Lochialstau, Endometritis und Endo-Myometritis.

15

Endometritis puerperalis: Entzündung der Uterusschleimhaut im Wochenbett (☞ auch 4.5.3).

Myometritis: Entzündung der Uterusmuskulatur, fast immer mit gleichzeitiger Endometritis (**Endo-Myometritis**). Außerhalb des Wochenbettes sehr seltene Erkrankung. Meist auf Manipulationen am Uterus (z. B. Einlage eines Intrauterinpessars ☞ 9.4.2, oder kriminelle Abruptio) mit aufsteigender bakterieller Infektion zurückzuführen.

Symptome und Untersuchungsbefund bei Endometritis und Myometritis

Endometritis und **Myometritis** im Wochenbett zeigen sich durch:
- Verzögerte Rückbildung des Uterus mit Druckschmerz (*Funduskantenschmerz* ☞ Abb. 15.5–15.6)
- Vermehrte, übel riechende Lochien
- Allgemeinerscheinungen wie Fieber und Kopfschmerzen insbesondere im Bereich der Stirn.

Diagnostik und Differenzialdiagnose bei Endometritis und Myometritis

Bei der Blutuntersuchung sind die Entzündungsparameter (BSG, BB, CRP) auffällig. Ein bakteriologischer Abstrich zur Erregeridentifizierung sollte versucht werden.

Behandlungsstrategie bei Endometritis und Myometritis

Zunächst werden symptomatisch krampflösende Medikamente (z. B. Butylscopolamin, etwa in Buscopan®) gegeben. Bei fortschreitender Erkrankung und v. a. bei Auftreten von hohem Fieber sind Antibiotika, möglichst nach Antibiogramm (☞ 3.5.1), und strenge Bettruhe indiziert. Im Wochenbett sollten zusätzlich Medikamente gegeben werden, die den Uterus zur Kontraktion anregen (z. B. Oxytocin und Methylergometrin, etwa das Kombinationspräparat Syntometrin® oder das Einzelpräparat Methergin®). Zum Schleimhautaufbau empfiehlt sich eine Östrogensubstitution, z. B. durch Gabe einer Ampulle Progynon Depot® i. m.

Pflege bei Endometritis und Myometritis

Pflege bei Endometritis ☞ 4.5.3

Pflege bei Adnexitis ☞ 4.4.1

Prognose bei Endometritis und Myometritis

Die Prognose ist insgesamt gut, doch besteht stets die Gefahr eines weiteren Aufsteigens der Entzündung mit nachfolgender Adnexitis und Pelveoperitonitis. Lebensgefährliche Komplikation einer Gebärmutterentzündung im Wochenbett ist die **Puerperalsepsis**, bei der die Erreger vom Uterus aus in die Blutbahn gelangt sind. Dieses schwere, mit allen Zeichen der Sepsis einhergehende Krankheitsbild erfordert auch heute, trotz Antibiotika und Gerinnungspräparaten, oft noch eine Entfernung des Uterus, um das Leben der Mutter zu retten.

15.6.2 Milchstau und Mastitis puerperalis

Mastitis nonpuerperalis ☞ 3.5.1

Mastitis puerperalis *(Brustdrüsenentzündung im Wochenbett):* Neben dem einfachen **Milchstau** ist sie eine der häufigsten Wochenbettkomplikationen überhaupt. Vor allem bei Erstgebärenden auftretend. Beginn typischerweise gut eine Woche nach der Geburt, kann aber während der gesamten Stillzeit auftreten. In 75 % aller Fälle einseitig.

Krankheitsentstehung

Ursachen des **Milchstaus** sind in der Regel:
- Ein gestörter Milchspendereflex mit daraus folgender Abflussbehinderung (wird vor allem durch Stress verursacht)
- Eine mechanische Abflussbehinderung (z. B. ein zu eng sitzender BH)
- Mangelnde Entleerung der Brust beim Stillen.

Für die Entstehung der typischen **Mastitis puerperalis** sind Bakterien, meist Staphylokokkus aureus, verantwortlich. Die Übertragung erfolgt bei unzureichender Hygiene z. B. durch die Berührung der Brust mit kontaminierten Händen oder den keimbesiedelten Nasen-Rachenraum von Mutter, Kind oder Krankenhauspersonal. Die Keime gelangen entweder über kleine Hautwunden (meist wunde Brustwarzen) ins Gewebe und verbreiten sich entlang der Lymphbahnen, oder sie besiedeln die Milchgänge und breiten sich vom Drüsengewebe in das umliegende Gewebe aus. Auch ein Milchstau kann durch ungenügende Entleerung der Brust eine Mastitis begünstigen, da vorhandene Keime sich wie im „stehenden Gewässer" rasch vermehren können *(Stauungsmastitis).*

Symptome und Untersuchungsbefund

Ein Milchstau und eine Mastitis puerperalis sind schwer voneinander abzugrenzen, da die Symptome fast gleich und die Übergänge fließend sind:
- Schmerzhafte Schwellung der betroffenen Brustpartie mit Rötung und Überwärmung der Haut
- Oft hohes Fieber und allgemeines Krankheitsgefühl mit Kopf und Gliederschmerzen (bei Mastitis immer vorhanden)
- Begleitend oft Schwellung der Achsellymphknoten
- Bei der Mastitis in 4–12 % der Fälle Abszessbildung nach 1–3 Tagen.

Diagnostik und Differenzialdiagnose

Die Diagnose erfolgt anhand des klinischen Bildes. Zusätzlich sind die Bestimmung der Entzündungszeichen im Blut und bei Verdacht auf Abszessbildung eine Sonographieuntersuchung notwendig. Auch der Leukozytengehalt und die Keimzahlbestimmung in der Muttermilch können Aufschluss geben (Mastitis: Leukozyten $\geq 10^6$/ml und Keimzahl $\geq 10^3$/ml Milch).

Pflege bei Milchstau und Mastitis

- In frühen Stadien der Erkrankung ausreichende Brustentleerung durch häufiges und korrektes Anlegen des Kindes oder Ausstreichen der Milch (☞ 15.4.3). Dies ist für die Wöchnerin meist sehr schmerzhaft, aber trotzdem die wirksamste Therapie. Wechselnde Stillpositionen unterstützen eine optimale Entleerung. Nur äußerst selten ist bei fortgeschrittener Mastitis Abpumpen und Verwerfen der Milch erforderlich (Staphylokokken in der Milch führen zu gastrointestinalen Symptomen beim Kind)

- Bettruhe zur körperlichen Schonung
- Vor dem Anlegen des Kindes Wärme und sanfte Brustmassage, nach dem Anlegen Kühlung durch Quarkumschläge oder Kühlelemente
- Auf Arztanordnung Verabreichung von fiebersenkenden und schmerzstillenden Mitteln
- Tritt nach 24-stündiger konservativer Behandlung keine Besserung ein, sollte ein Antibiotikum verabreicht werden.

Milchstau- und Mastitisprophylaxe

- Richtiges Anlegen des Kindes an die Brust
- Penible Beachtung der Hygieneregeln, Händedesinfektion bzw. gründliches Waschen vor dem Stillen
- Sorgfältige Brustpflege (☞ 15.4.3)
- Unverzügliche Behandlung von Rhagaden der Brustwarzen, z. B. mit sparsam aufgetragener Lansinoh®- oder Purelansalbe®. Alternativ die Brustwarze mit Muttermilch bestreichen und an der Luft trocknen lassen
- Sensibilität für seelische Problemen der Frau und Zeit nehmen für Gespräche, um Belastungen abbauen zu helfen.

Behandlungsstrategie bei Mastitis

Bei fortgeschrittener Mastitis und anhaltendem Fieber über 24–36 Stunden trotz oben genannter Maßnahmen beginnt der Arzt mit einer Antibiotikatherapie (z. B. Flucloxacillin, etwa in Staphylex®). Liegt ein Abszess vor, werden bei beginnender Einschmelzung Wärmeanwendungen (Rotlicht) zur Förderung der Abkapselung/Abszessreifung eingesetzt. Nach Einschmelzung des Abszesses sind eine meist radiäre Inzision, eine Gegeninzision am tiefsten Punkt des Abszesses und das Einlegen einer Lasche zur Sekretableitung erforderlich. Zusätzlich werden entzündungshemmende Medikamente verabreicht, z. B. Diclofenac, etwa in Voltaren®, oder Bromelaine, etwa in Traumanase®. Äußerst selten werden Prolaktinhemmer in niedriger Dosierung gegeben (z. B. Cabergolin, etwa in Dostinex®, oder Bromocriptin, etwa in Pravidel®).

Pflege nach Inzision und Drainierung eines Abszesses ☞ *3.5.1*

Prognose

Die Prognose einer Mastitis ist bei entsprechender Antibiotikagabe gut. Bei schlechter Abwehrlage der Mutter kann es allerdings zur Sepsis kommen. Nach Abszessbildung und -drainage kann eine kosmetisch störende Narbe zurückbleiben. Chronische Entzündungen (meist ohne Fieber) und Fistelungen sind möglich.

15.6.3 Extragenitale Erkrankungen

Fieber im Wochenbett

Das Fieber im Wochenbett ist nicht zu verwechseln mit dem Puerperalfieber (☞ 15.6.1). Während das Puerperalfieber per Definition stets genitale Ursachen hat, hat das Fieber im Wochenbett stets extragenitale Ursachen.

Harnwegsinfekte, Mastitiden (☞ oben), Thrombophlebitiden und grippale Infekte sind die häufigsten Auslöser von Fieber im Wochenbett.

Thrombophlebitis

Während der Schwangerschaft und im Wochenbett ist das Risiko einer **Thrombophlebitis** erhöht. Dabei handelt es sich um eine Entzündung der oberflächlichen Venen. Die Venen erscheinen als druckschmerzhafter, geröteter Strang, die Umgebung ist gerötet, überwärmt, teilweise auch geschwollen. Die Frauen fühlen sich häufig in ihrem Allgemeinbefinden eingeschränkt.

Begünstigend für die Entstehung einer Thrombophlebitis wirken eine vorbestehende Varikosis, die beschleunigte Blutgerinnung während der Schwangerschaft sowie in die Blutbahn eingeschwemmtes thromboplastinhaltiges Material aus Plazenta und Fruchtwasser.

Folgende Allgemeinmaßnahmen beugen einer Thrombose vor:

- Postpartale Frühmobilisation (wirkungsvollste Präventionsmaßnahme)
- Hochlagern der Beine
- Ausstreichen der Venen
- Venenkompression durch Kompressions- oder Stützstrümpfe
- Vermeiden von langem Stehen und Sonnenbädern (führen zu einer Vasodilatation)
- Rückstromfördernde Gymnastik und regelmäßige körperliche Bewegung
- Auf Arztanordnung Thromboseprophylaxe mit Heparin.

Postpartale psychische Verstimmungen

Baby-Blues

Baby-Blues *(Maternity-Blues, Heultage)*: Leichte depressive Verstimmung zwischen dem 2. und 10. Tag p. p., von der mehr als jede zweite Mutter betroffen ist. Kommt vor allem bei Frauen im Krankenhaus vor; bei ambulanten und Hausgeburten selten. Ursache ist die hormonelle Umstellung nach der Geburt. Keine Erkrankung im eigentlichen Sinn.

Der **Baby-Blues** ist in der Regel nur von kurzer Dauer (2–3 Tage). Arzt oder Pflegende klären die Frau und ihren Partner über die Häufigkeit dieser kurzwährenden Verstimmung auf. Medikamente sind im Normalfall nicht erforderlich, dafür aber viel Verständnis und liebevolle Unterstützung.

Postpartale psychiatrische Erkrankungen

Im Gegensatz zum Baby-Blues handelt es sich bei der *postpartalen Neurose* und der *postpartalen Psychose*

15

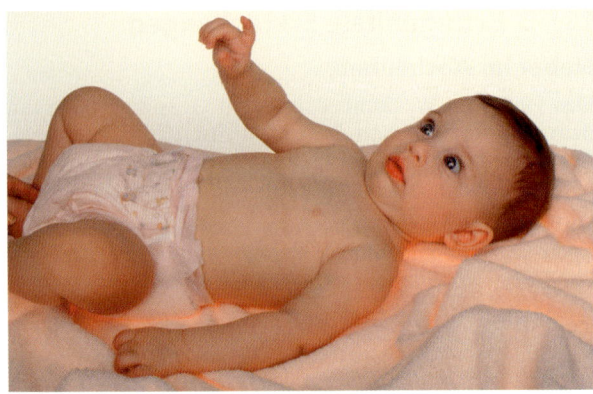

Abb. 15.34: Frauen mit postpartaler Psychose leiden unter massiver Verwirrtheit, Halluzinationen und Realitätsverlust. In sehr seltenen Fällen kann dies bis zur Tötungsabsicht des Kindes oder Suizid der Mutter führen. [V226]

um „echte" psychiatrische Erkrankungen, die fachärztlicher Behandlung bedürfen. Beide können schon im Krankenhaus auftreten, oft machen sie sich aber erst nach der Entlassung bemerkbar. Bis zu 0,25 % aller Frauen entwickeln nach Schwangerschaft und Geburt eine postpartale Neurose oder Psychose.

Postpartale Neurose

Die **postpartale Neurose** *(Wochenbettneurose)* kann Wochen dauern und ist gekennzeichnet durch starkes Weinen, Inkompetenzgefühle und Erschöpfungszustände sowie gesteigerte Angst und Sorge um das Kind. Betroffen sind vor allem Erstgebärende und Frauen, die Probleme mit dem Partner oder der Familie haben. Suizidgefahr und Kindstötungsrisiko sind gering.

Postpartale Psychose

Bei der **postpartalen Psychose** *(Wochenbettpsychose)* handelt es sich um einen Zustand schwerer postpartaler Depression. Sie tritt innerhalb der ersten sechs Wochen nach der Geburt auf und zeichnet sich durch massive Verwirrtheit, starke Stimmungsschwankungen, Realitätsverlust, Halluzinationen und Agitiertheit (motorische Unruhe und gesteigerte körperliche Erregbarkeit) aus. Das Suizidrisiko ist hoch, die Mutter kann dem Wahn verfallen, sich selbst oder dem Kind (☞ Abb. 15.34) etwas zuleide tun zu müssen. Bricht die Psychose aus, wird sofort ein Psychiater hinzugezogen. Grundsätzlich wird heutzutage angestrebt, Mutter und Kind während der Therapie nicht zu trennen, im Einzelfall ist aber eine kurzfristige Trennung unvermeidlich, um Gefahren für Kind (und Mutter) abzuwenden. Bei konsequenter Behandlung ist die Prognose beim ersten Auftreten relativ günstig, die Rezidivgefahr bei einer weiteren Geburt jedoch sehr hoch.

Literatur und Kontaktadressen

📖 Literaturnachweis

1. Eugster, G.: Ernährung in besonderen Zeiten. Während Schwangerschaft und Stillzeit braucht der Körper Lebensmittel mit hoher Nährstoffdichte. In: Laktation und Stillen 4/2003, S. 136–143

2. Mohrbacher, N; Stock, J: Handbuch für die Stillberatung. La Leche Liga Deutschland e.V., Hille 2000

3. Springer, S.: Stillmanagement und Laktation, Band 2. Sammlung, Aufbewahrung und Umgang mit abgepumpter Muttermilch für das eigene Kind im Krankenhaus und zu Hause. Leipziger Universitätsverlag, Leipzig 1998

Vertiefende Literatur

Abou-Dakan, M. et al.: Mastitis oder Milchstau, Teil 2. In: Deutsche Hebammen Zeitschrift, 6/2005, S. 57–59

Mervelskemper, G.: Rückbildung mit Feingefühl. In: Deutsche Hebammen Zeitschrift, 12/2004, S. 48–51

N. N.: Verhütung in der Stillzeit. In: Deutsche Hebammen Zeitschrift 11/2004, S. 2–3

Senkbeil, S.: Erfolgreich in den Vivantes-Kliniken Berlin: Integrative Wochenpflege. In: Heilberufe 9/2003, S. 16

Uher, S.: Krise statt Babyglück. In: Heilberufe 7/2005, S. 18–19

von Somm, S.: Wochenbettdepression ist kein „Baby Blues". In: Pflege aktuell 3/2005, S. 140–144

✉ Kontaktadressen

1. Berufsverband Deutscher Laktationsberaterinnen IBCLC e.V., Hildesheimer Str. 124E, 30880 Laatzen, Tel.: 0511/87649860, www.bdl-stillen.de

2. La Leche Liga Deutschland e.V., Dannenkamp 25, 32479 Hille, Tel.: 0571/48946, www.lalecheliga.de

3. Arbeitsgemeinschaft Freier Stillgruppen e.V., Bornheimer Str. 100, 53119 Bonn, Tel.: 0228/3503871, www.afs-stillen.de

4. Verband Europäischer Laktationsberaterinnen (VELB), Ortsbruchstr. 4, 38228 Salzgitter, Tel.: 05341/52065, office@velb.org, www.stillen.org

5. WHO/Unicef – Initiative „Stillfreundliches Krankenhaus" (BFHI) e.V., Homburger Str. 22, 50969 Köln, Tel.: 0221/3409980, www.stillfreundlicheskrankenhaus.de

15

Wiederholungsfragen

1. Welche Informationen holt die Pflegende bei der Übernahme der Wöchnerin aus dem Kreißsaal ein? (☞ 15.1)

2. Welche Möglichkeiten der Unterbringung von Mutter und Kind gibt es? (☞ 15.1)

3. Welche Hygienerichtlinien sind auf der Wochenstation zu berücksichtigen? (☞ 15.1)

4. Worauf ist im Umgang mit Lochien zu achten? (☞ 15.2.1)

5. Wie wird eine Wöchnerin gepflegt? (☞ 15.3)

6. Was ist bei der Körperpflege einer Wöchnerin zu bedenken? (☞ 15.3)

7. Welche Ziele werden mit der Wochenbettgymnastik erreicht? (☞ 15.3)

8. Welche Empfehlungen können den Wöchnerinnen bezüglich ihrer Ernährung gegeben werden? (☞ 15.3)

9. Warum benötigt die Wöchnerin auch psychische Begleitung durch das Pflegepersonal? (☞ 15.3)

10. Welche Inhalte hat das Beratungsgespräch vor der Entlassung der Wöchnerin? (☞ 15.3)

11. Welche Informationen und Empfehlungen beinhaltet die Stillberatung und -anleitung? (☞ 15.4.2)

12. Womit kann die Milchbildung natürlich angeregt werden? (☞ 15.4.2)

13. Welche Ratschläge kann das Pflegepersonal bei Rhagaden an den Brustwarzen geben? (☞ 15.4.3)

14. Welche Kriterien müssen u.a. erfüllt sein, um die Bezeichnung „Stillfreundliches Krankenhaus" führen zu dürfen? (☞ 15.4.5)

15. Welche Aufgaben hat eine Hebamme im häuslichen Wochenbett? (☞ 15.6.2)

16. Wie wird eine Patientin mit Mastitis puerperalis gepflegt? (☞ 15.6.2)

17. Wodurch kann einer Mastitis puerperalis vorgebeugt werden? (☞ 15.6.2)

15

16 Versorgung des Neugeborenen

16.1 Erstversorgung des Neugeborenen

Das gesunde Neugeborene beginnt direkt nach der Geburt zu atmen und meist auch zu schreien. Es wird dann wie folgt noch im Kreißsaal versorgt:

- **Absaugen.** Bei grünem Fruchtwasser saugt die Hebamme oder der Arzt Mund, Nase und Rachenraum des Kindes mit einem sterilen Absaugkatheter ab, um eine Mekoniumaspiration zu verhindern. Dies kann auch schon vor der Abnabelung oder auf dem Bauch der Mutter geschehen (☞ Abb. 16.1)
- **Abnabeln.** In der Regel wird das Neugeborene 1–2 Minuten nach der Geburt oder nach Aufhören der Nabelschnurpulsationen abgenabelt. Ein sofortiges Abnabeln ist bei allen deprimierten (d. h. in ihren Vitalfunktionen beeinträchtigten) Kindern notwendig, außerdem bei Hepatitis-B- oder HIV-Infektion der Mutter und bei Rhesus-negativen Müttern, um einen Keim- bzw. Antigenübertritt zu vermeiden. Die erste Nabelklemme wird ca. 10 cm, die zweite Klemme ca. 13 cm vom Nabel des Kindes entfernt gesetzt und die Nabelschnur zwischen beiden Klemmen mit einer sterilen Nabelschere durchtrennt. In vielen Häusern darf dies der Vater tun. Das endgültige Abnabeln erfolgt nach dem Wiegen und Messen des Neugeborenen. Dazu wird eine Einmal-Klemme verwendet, die ca. 2 cm vom Bauch des Kindes entfernt angebracht wird. Der Nabelrest wird mit einer sterilen Schere abgeschnitten. Entsprechend hausinterner Richtlinien wird der Nabel entweder offen oder geschlossen mit sterilen Kompressen und Bauchbinde versorgt (auch ☞ 16.2.2)
- **Bestimmen des Apgar-Wertes** (☞ Tab. 16.2). Die Hebamme bestimmt eine, fünf und zehn Minuten nach der Geburt den Apgar-Wert und entnimmt zur pH-Bestimmung Blut aus der Nabelschnurarterie. Der ärztliche Geburtshelfer horcht Herz und Lungen ab. Alle Werte dienen dazu, den Zustand des Kindes unmittelbar nach der Geburt zu beurteilen
- **Kontaktaufnahme und Stillen.** Nach der Untersuchung wird das gesunde Neugeborene provisorisch in warme Tücher gehüllt und der Mutter auf den Bauch gelegt. Dort hört es die vertrauten Herztöne der Mutter und beruhigt sich meist bald. Während dieser Kennen-

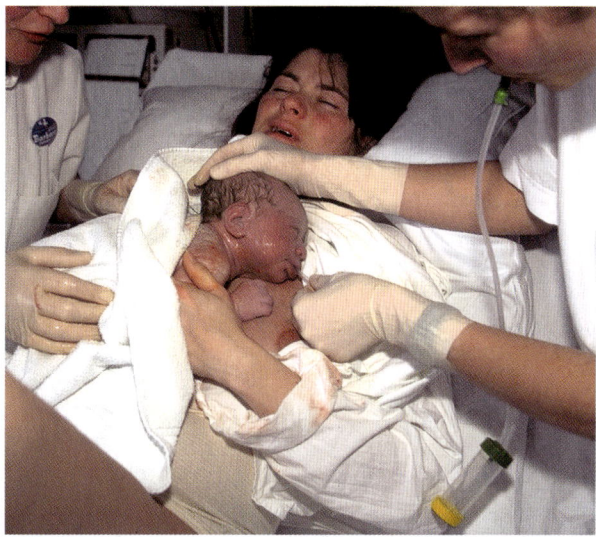

Abb. 16.1: Dieses Neugeborene wurde unmittelbar nach der Geburt in ein Tuch und der Mutter auf den Bauch gelegt. Die Hebamme saugt mit einem speziellen Absaugset Schleim und Fruchtwasserreste aus Mund, Nase und Rachen. Anschließend erfolgt die Abnabelung. [K206]

lern- und Erholungsphase beginnt das Kind normalerweise, die mütterliche Brustwarze zu suchen, und wenn es diese gefunden hat, zu saugen. Diese erste Annäherung sollte nicht unterbrochen werden, da Untersuchungen gezeigt haben, dass es später sonst eher zu Schwierigkeiten beim Stillen kommen kann (☞ auch 15.4.3). Sie ist auch eine eine wichtige Maßnahme im Rahmen des Bondings zwischen Mutter und Kind (☞ Kap. 13.3.3)

- **Wiegen, Messen und Kennzeichnung.** Nach einer angemessenen Zeitspanne wird das Kind sanft von der Mutter getrennt und von der Hebamme gemessen. Dabei ermittelt sie die Körperlänge (extreme Streckung im Hüftgelenk vermeiden), den Kopfumfang (frontookzipitaler Umfang, entspricht dem Hutmaß ☞ Abb. 16.4) und das Körpergewicht (☞ Abb. 16.3). Dann wird das Kind je nach hausinternen Gepflogenheiten gebadet oder lediglich mit Tüchern von Blutresten befreit. Die **Käseschmiere** *(Vernix caseosa)* auf der Haut des Neugeborenen, die

Beurteilungskriterium	Bewertung		
	0 Punkte	1 Punkt	2 Punkte
Atembewegungen	Keine (Apnoe)	Flach, unregelmäßig, Schnappatmung	Regelmäßige Atmung, kräftiges Schreien
Puls	Nicht wahrnehmbar	< 100/Min.	> 100/Min.
Grundtonus (Muskeltonus, Aktivität)	Schlaffer Tonus, keine Bewegungen	Geringer Tonus, wenig Bewegungen	Guter Tonus, aktive Bewegungen
Aussehen (Hautfarbe)	Blau (zyanotisch), weiß/blass	Stamm rosa, Extremitäten blau	Vollständig rosa
Reflexerregbarkeit (Reaktion auf Hautreiz oder Absaugen)	Keine Reaktion abwehrende Reaktion	Grimassieren, geringe Reaktion	Schreien, Husten, Niesen,
Beurteilung anhand der Gesamtpunktzahl: 710: unauffällig; 46: mäßige Depression; < 4: schwere Depression, akute Gefährdung			

Tab. 16.2: Apgar-Schema. Das von der Anästhesistin Virginia Apgar entwickelte Punkte-Schema dient der Zustandsbeurteilung von Neugeborenen unmittelbar nach der Geburt. Zur Gedächtnisstütze werden die Beurteilungskriterien so formuliert, dass ihre Anfangsbuchstaben ebenfalls das Wort „Apgar" ergeben (hier die meist gebräuchlichen Bezeichnungen).

16

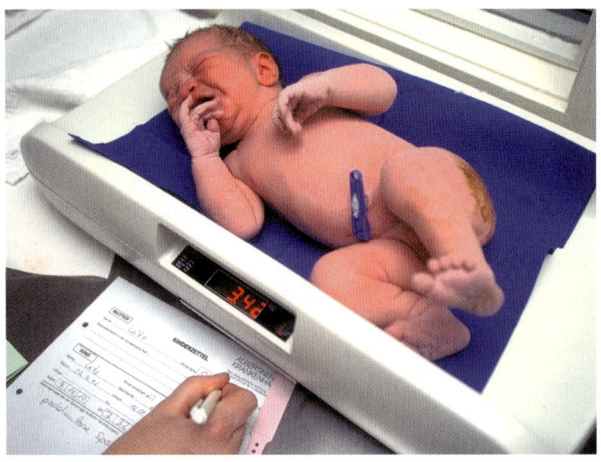

Abb. 16.3: Das Neugeborene wird gemessen und gewogen. Die braunen Flecken an der linken Pobacke sind Mekoniumreste, die sehr klebrig sind. [K206]

die Haut des Kindes intrauterin geschützt und unter der Geburt als Gleitmittel gedient hat, ist auch nach der Geburt ein nützlicher Hautschutz und wird deshalb nicht entfernt (sie zieht nach und nach ein). Anschließend wird das Baby durch ein mit (Nach-)Namen und Geburtsdatum beschriftetes Armband gekennzeichnet, der Mutter zur Kontrolle gezeigt und angezogen

- **Prophylaxen.** Um eine Vitamin-K-Mangelblutung zu vermeiden, erhält das Neugeborene Vitamin-K-Tropfen (Konakion®) jeweils zwei Tropfen oral (= 2 mg) sofort nach der Geburt, nach 3–10 Tagen und nach 4–6 Wochen. Besteht bei der Mutter eine Gonokokkeninfektion oder der Verdacht darauf, wird zur Prophylaxe einer eitrigen Bindehautentzündung (*Gonoblennorrhoe* ☞ 4.7.1) in jedes Auge ein Tropfen 1,25%ige PvP-Iod-Lösung geträufelt. Die Applikation von Silbernitrat **(Credé-Prophylaxe)** ist nicht mehr gesetzlich vorgeschrieben
- **Neugeborenen-Erstuntersuchung.** Im Laufe der ersten 24 Lebensstunden nimmt ein Arzt (Pädiater oder Gynäkologe) die Neugeborenen-Erstuntersuchung (U1) vor.

Bei einigen Kindern besteht eine Diskrepanz zwischen dem errechneten und dem tatsächlichen Geburtstermin. Andere werden zwar am errechneten Termin geboren, scheinen aber noch nicht oder zu reif zu sein. Bei diesen Kindern sowie allen Neugeborenen mit einem Geburtsgewicht unter 2500 g wird das **Gestationsalter** *(Tragzeit)* des Neugeborenen geschätzt, das der Schwangerschafts-

dauer in Wochen p.m. entspricht. Für definierte Kriterien (z.B. Hautbeschaffenheit, Ohrform, Lanugobehaarung, Fußsohlenfurchung ☞ Abb. 16.5) werden Punkte vergeben. Die Gesamtpunktzahl steht in direkter Beziehung zum geschätzten Gestationsalter.

Weitere Untersuchungen an den ersten Lebenstagen:
- Ab dem 3. Tag wird beim Neugeborenen Blut abgenommen (meist aus der Ferse), um die Früherkennungsuntersuchung auf Phenylketonurie (PKU), Hypothyreose und Galaktosämie durchzuführen
- Am 3.–10. Lebenstag sollte eine zweite Vorsorgeuntersuchung (U2) durch einen Kinderarzt erfolgen.

16.2 Versorgung des Säuglings

Sowohl Kinderkrankenschwestern als auch Hebammen sind durch ihre Ausbildung befähigt, neugeborene Kinder zu versorgen, aber auch Krankenschwestern müssen dies übernehmen können. In Kliniken ohne integrative Wochenpflege (☞ 15.1) ist es so geregelt, dass die Kinderkrankenschwestern der Säuglingsstation die Pflege des Neugeborenen und seine Ernährung inklusive der Stillhilfe übernehmen bzw. die junge Mutter beim Stillen anleiten und beraten. Die Pflegepersonen der Wochenstation kümmern sich um die mit der Geburt verbundenen körperlichen Veränderungen der Frau wie z.B. die Überprüfung der Herz-Kreislauffunktion oder des Lochienflusses. Dennoch muss auch das Pflegepersonal der Entbindungsstation Neugeborene betreuen können, da sie sich oft im Zimmer der Mutter aufhalten (*Rooming-in* ☞ 15.1). Idealerweise wird die Aufteilung in „Brust" und „Rest" vermieden und die Wochenpflege integrativ gestaltet, wie dies auch in vielen Häusern praktiziert wird. So haben die Mütter *eine* Ansprechpartnerin, an die sie sich mit allen Fragen wie z.B. zu Ernährungsmöglichkeiten des Säuglings wenden und die sie bei der Versorgung des Neugeborenen anleitet, berät und ggf. Kontaktadressen, z.B. zur Stillberatung, vermittelt (✉ 1).

16.2.1 Ernährung des Säuglings

Das Überleben der Menschheit wurde über Jahrmillionen durch ein Sekret sichergestellt, das alle Anforderungen an eine ideale Säuglingsnahrung erfüllt: die **Muttermilch** *(Frauenmilch)*. Erst die Erfindung der Milchsterilisation 1883 und die flächendeckende Versorgung mit gebrauchsfertiger Säuglingsmilch nach dem zweiten Weltkrieg ließ

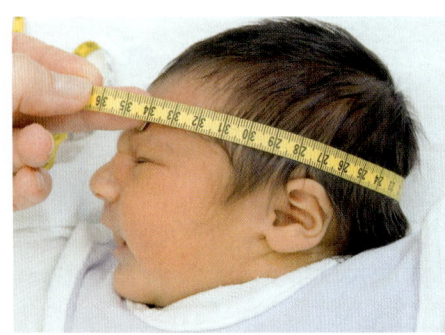

Abb. 16.4: Messung des Kopfumfanges. [K115]

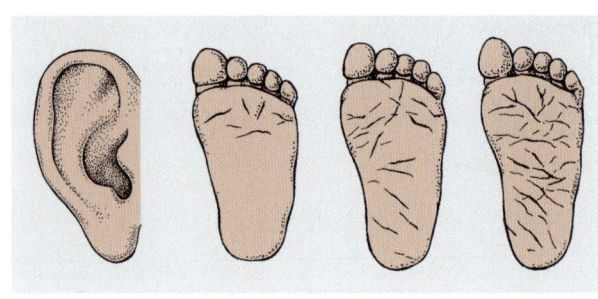

Abb. 16.5: Reifezeichen Ohr und Reifezeichen Fuß. [A300-190]

die bis dahin hohe Sterblichkeit nicht gestillter Kinder absinken. Inzwischen stehen unbedenkliche und weitgehend an die physiologischen Bedürfnisse des Säuglings angepasste Ersatznahrungen zur Verfügung (von denen die westliche Welt eine Zeitlang so beeindruckt war, dass das Stillen fast aus der Mode kam).

Richtlinien für die Säuglingsernährung

Heute empfehlen die Mediziner, den Säugling in den ersten 6–8 Lebensmonaten ausschließlich („voll") zu stillen (natürliche Ernährung). Für diese erste Lebensphase ist Muttermilch die optimale Nahrung. Als Ersatz, z.B. bei Stillhindernissen (☞ 15.4.3), und als Anschlussnahrung nach dem Stillen, stehen industriell auf Kuhmilch- oder Sojaproteinbasis hergestellte Säuglingsmilchen zur Verfügung (künstliche Ernährung). Nach dem 6.–8. Lebensmonat wird allmählich Milchmahlzeit für Milchmahlzeit durch halbfeste oder feste Kost ersetzt.

Stillen

Stillen ☞ 15.4

Stillen bietet zahlreiche Vorteile für Mutter und Kind:
- Muttermilch ist den Organleistungen des Säuglings optimal angepasst
- Muttermilch deckt trotz ihrer hohen Konzentration an Nährstoffen den hohen Wasserbedarf des Säuglings
- Muttermilch bietet einen natürlichen Infektionsschutz. Beispielsweise enthält Muttermilch, besonders die Vormilch der ersten Tage (Kolostrum), reichlich Immunglobuline der Klasse IgA, die die Darmschleimhaut auskleiden und Erreger abwehren
- Muttermilch verzögert oder verhindert Allergien. Bei der ausschließlichen Muttermilchernährung in den ersten Lebensmonaten kommt es seltener zu Sensibilisierungen gegen Kuhmilcheiweiß, denn in den ersten Lebensmonaten können kleinste Eiweißmengen auch ungespalten die Darmwand durchdringen und bei entsprechend veranlagten Kindern Allergien auslösen

- Muttermilch ist jederzeit in ausreichender Menge verfügbar und zudem preiswert. Sie ist optimal vorgewärmt und von guter hygienischer Qualität
- Stillen und die dadurch ausgelösten hormonellen Veränderungen (☞ 15.4.1) fördern bei der Mutter die Rückbildung des Uterus
- Der mit dem Stillen verbundene Körperkontakt vertieft die Mutter-Kind-Beziehung.

Künstliche Säuglingsnahrungen

Säuglingsanfangsnahrungen sind für das gesamte 1. Lebensjahr geeignet. Enthalten die Milchen Laktose (Milchzucker) als einziges Kohlenhydrat, so sind sie mit der Vorsilbe „Pre" versehen (z.B. Pre-Aptamil®, Pre Beba®). Dieser Nahrungstyp eignet sich vor allem für die Ernährung „nach Bedarf" (☞ 16.2.1), da kaum Gefahr der Überfütterung besteht. Der andere Typ der Anfangsmilchen enthält zusätzlich zur Laktose weitere Kohlenhydrate, z.B. Rohrzucker, und erhält zur Kennzeichnung eine „1" (z.B. Aponti 1®, Hipp 1®). Für diese Milcharten hat der Säugling möglicherweise keine Appetitkontrolle, sie eignen sich deshalb nicht zur Fütterung nach Bedarf.

Folgenahrungen sind für die Zeit ab dem 4.–8. Monat bis ins Kleinkindesalter vorgesehen. Zur Kennzeichnung sind diese Milchen meist mit einer „2" versehen (z.B. Milumil 2®, Aponti 2®). Folgenahrungen zeichnen sich durch ihren höheren (damit kuhmilchähnlicheren) Proteingehalt aus; auch die Kohlenhydratkonzentration ist gegenüber den Säuglingsanfangsnahrungen erhöht.

Hypoallergene Säuglingsflaschennahrung (HA-Nahrungen). Durch Zerkleinerung bzw. Aufschlüsselung der Eiweiße sollen diese Milchen vermindert antigen wirksam, d.h. weniger allergieauslösend, sein. Sie eignen sich zur Vorbeugung gegen Nahrungsmittelallergien bei Neugeborenen mit familiärem Risiko zur Atopie, wenn z.B. ein oder beide Elternteile an Heuschnupfen, Asthma bronchiale oder Neurodermitis erkrankt sind. Die Wirksamkeit ist aber umstritten. Bei bereits eingetretenen Kuhmilchprotein-Allergien haben die HA-Nahrungen keinen Vorteil, da die enthaltenen Eiweißstoffe noch immer den ursprünglichen Kuhmilcheiweißen ähneln und deshalb antigen wirksam sind. In diesem Falle muss auf höhergradig aufgeschlüsselte und deshalb bitter schmeckende Hydrolysat-Nahrung ausgewichen werden (z.B. Alfare® oder Pregomin®).

Säuglingsflaschennahrung auf Soja-Basis. Diese Milchen enthalten Soja anstelle von Kuhmilchproteinen; zudem enthalten sie anstelle des Milchzuckers andere Zuckerarten, z.B. Dextrinmaltose. Sie werden v.a. zur Behandlung von Laktose-Unverträglichkeiten eingesetzt.

Zusätzlich gibt es **Sondernahrungen**, z.B. Frühgeborenennahrungen oder Spezialnahrungen für Kinder mit Stoffwechselerkrankungen.

Früher wurde zwischen **teiladaptierten** und **(voll)adaptierten Säuglingsmilchen** unterschieden. Während teiladaptierte Nahrungen v.a. in ihrer quantitativen Nährstoffzusammensetzung an die Muttermilch angenähert wurden (in erster Linie Eiweißreduktion, Fett- und Kohlenhydratzusatz), wurde bei volladaptierten Milchen zusätzlich eine qualitative Angleichung vorgenommen (z.B. Laktose als einziges Kohlenhydrat; Molkenprotein : Kasein = 60 : 40).

Gehalt in 100 ml	Mutter-milch	Kuh-Vollmilch	Industrielle Fertignahrung	
			„Pre"-Milchen	Andere Milchen
Energie [kcal (kJ)]	69 (288)	66 (276)	67 (286)– 75 (314)	68 (284)– 78 (326)
Protein [g]	0,9	3,3	1,4–1,8	Bis 2,7
Fett [g]	3,8	3,7	3,5–3,7	3,0–3,7
Kohlen-hydrate [g]	7,0*	4,8*	7,28,3*	Bis 50% d. Gesamt-kalorien**
Mineral-stoffe [g]	0,2	0,7	Bis 0,39	Bis 0,45

* Enthält nur Laktose
** Enthält verschiedene Kohlenhydrate

Tab. 16.6: Im Vergleich zu Muttermilch ist Kuhmilch eiweiß- und mineralstoffreicher, aber milchzuckerärmer. Energie- und Fettgehalt sind etwa gleich. Die zumeist auf Kuhmilchbasis hergestellten industriellen Fertignahrungen versuchen die Unterschiede mehr oder weniger auszugleichen.

16

Milch und Beikost

Nach dem 6.–8. Lebensmonat reicht Muttermilch alleine nicht mehr aus. Der steigende Bedarf des Kindes an Energie, Kalzium, Eisen, Spurenelementen und Vitaminen erfordert die zusätzliche Gabe von **Beikost.** Allmählich wird Milchmahlzeit für Milchmahlzeit durch Beikost ersetzt (☞ Abb. 16.8). Gegen eine Weiterführung des Stillens bis zum Ende des 1. Lebensjahres oder darüber hinaus ist aber nichts einzuwenden.

Folgendes Vorgehen wird empfohlen:
- Ab dem 6.–7. Monat Einführung eines Kartoffel-Gemüse-Fleisch-Breis als Mittagsmahlzeit zur Deckung des Eisenbedarfs
- Ab dem 7.–8. Monat abendliche Gabe eines Vollmilch-Obst-Getreide-Breis zur Deckung des Kalziumbedarfs und Steigerung des Ballaststoffanteils
- Ab dem 8.–9. Monat Ersatz der Nachmittagsmahlzeit durch einen milchfreien Getreide-Obst-Brei zur Ergänzung der Vitamine und Ballaststoffe
- Ab dem 10. Monat zunehmende Einbeziehung von Tischkost und allmähliche Umstellung auf drei Haupt- und zwei Zwischenmahlzeiten
- Beibehaltung einer Milchmenge von 400 ml/Tag zur Deckung des Kalziumbedarfs, wobei gegen Ende des ersten Lebensjahres auf Vollmilch übergegangen werden kann.

Bei Gabe von Fertigmilch wird mit der Beikost jeweils etwa 1–2 Monate eher begonnen (📖 1).

Alle Empfehlungen zur Säuglingsernährung und insbesondere die Empfehlungen zur Beikost werden erheblich von den traditionellen Gepflogenheiten und dem regionalen Nahrungsmittelangebot beeinflusst. Beispielsweise werden in anderen Ländern Reisbreie als erste Beikost gefüttert. Obige Empfehlungen sind daher keineswegs als Dogmen zu verstehen.

> 🛏 Vegetarische Ernährung ist im ersten Lebensjahr möglich. Dann muss aber auf eine ausreichende Eiweißversorgung durch eine Kombination aus eiweißreichem Getreide (z.B. Haferflocken) und Vitamin C reichem Gemüse (z.B. Blumenkohl, Broccoli) oder Säften geachtet werden. Eine vegane Ernährung ist im Säuglingsalter nicht zu empfehlen.

Wie viel füttern?

Säuglinge werden zunehmend nach dem Prinzip der Nahrungsaufnahme nach Bedarf *(Ad-libitum-Fütterung, Self-demand-feeding, feeding-on-demand)* gefüttert, d.h. das Kind bestimmt Zeitpunkt und Nahrungsmenge selbst. Dennoch müssen Pflegende und Ärzte den Tagesbedarf kennen, die ein gesunder Säugling zum Gedeihen braucht:
- Am ersten Lebenstag 50 ml Mutter- oder Fertigmilch pro Kilogramm Körpergewicht und Steigerung der Milchmenge pro Tag um 20 ml pro Kilogramm: am zweiten Lebenstag also 70 ml/kg, am dritten Tag 90 ml/kg, am vierten Tag 110 ml/kg, am fünften Tag 130 ml/kg und am 6. Tag 150 ml/kg
- Danach bis zur Einführung der Breikost (etwa im 6. Monat) etwa 150 ml/kg ausschließlich Mutter- oder Fertigmilch
- Vom 4.–12. Monat etwa 100–150 ml Flüssigkeit (dann allerdings auch zunehmend ungesüßten Tee und verdünnte Obstsäfte zusätzlich zur Milch).

Trinkt ein gestilltes Neugeborenes spontan mehr, ist zu keiner Zeit eine Einschränkung notwendig. Bei großer Hitze oder Fieber wird häufiger und kurz angelegt, um dem Kind die wässrige und durstlöschende Vordermilch zukommen zu lassen. Nur in seltenen Fällen ist es notwendig, abgekochtes Wasser oder ungezuckerten Tee anzubieten.

Das früher übliche **Wiegen** nach jeder Mahlzeit auch bei gesunden Säuglingen terrorisiert Kind und Mutter. Ein Wiegen des Kindes bei den Vorsorgeuntersuchungen und sonstigen Arztterminen reicht in der Regel aus. Wenn ein gestillter Säugling allerdings ungenügend zunimmt, sollte die Trinkmenge durch eine *Stillprobe* überprüft werden. Dabei wird das Kind mit gleicher Kleidung vor und nach jeder Mahlzeit gewogen, die Differenz entspricht der getrunkenen Milchmenge.

Wie oft füttern?

Bei der Fütterung nach Bedarf entscheidet die „biologische Uhr" des Säuglings über die Häufigkeit der Mahlzeiten. In der Regel stellt sich bereits ab der 3. Lebenswoche ein relativ fester Rhythmus mit 5–8, manchmal bis zu 12 Mahlzeiten am Tag ein (gestillte Kinder melden sich in der Regel häufiger zu den Mahlzeiten als „Flaschenkinder"). Nach ca. drei Monaten „verschlafen" viele Kinder ihre Nachtmahlzeit.

Wird nach einem starren Schema gefüttert, wird die Nahrung bis zur Einführung der Beikost auf 5–8 Mahlzeiten verteilt. Neugeborene werden in vielen Kliniken auch alle drei Stunden gefüttert. Im späteren Säuglingsalter reduziert sich die tägliche Zahl der Mahlzeiten auf 5–6.

Häufigere kleine Mahlzeiten sind angezeigt bei ungenügender Milchproduktion und bei untergewichtigen Säuglingen.

Zusätze zur Ernährung

Sowohl bei Muttermilchernährung als auch bei Ernährung mit künstlichen Fertigmilchen wird empfohlen, dass der Säugling während des gesamten ersten Lebensjahres und während des zweiten Lebensjahres von September bis Mai täglich eine **Vitamin-D-Fluorid-Tablette** zur Rachitis- und Kariesprophylaxe erhält. Im Alter von 4–6 Wochen sollten alle gesunden, gestillten Säuglinge **Vitamin K oral** (☞ 16.1) bekommen, um Vitamin-K-Mangelzuständen vorzubeugen, bei denen es zu lebensbedrohlichen Blutungen *(Morbus haemorrhagicus neonatorum)* kommen kann (bei Frühgeborenen oder Neugeborenen mit schweren Erkrankungen wird **Vitamin K parenteral** zugeführt). Weitere Zusätze, insbesondere das früher übliche Zufüttern von Karottensaft bereits in den ersten Lebenswochen, sind nicht erforderlich.

Füttern des Säuglings mit der Flasche

- Flaschen und Sauger müssen sauber sein und mindestens bis zum 4. Lebensmonat vor Gebrauch sterilisiert werden. Flaschen, Sauger und benötigtes Zubehör (z.B. Messbecher) werden mindestens einmal täglich fünf Minuten lang ausgekocht oder in einem Vaporisator (Dampfsterilisiergerät) behandelt
- Bei mehr als 50 mg Nitrat/l Trinkwasser (= 0,81 mmol/l)

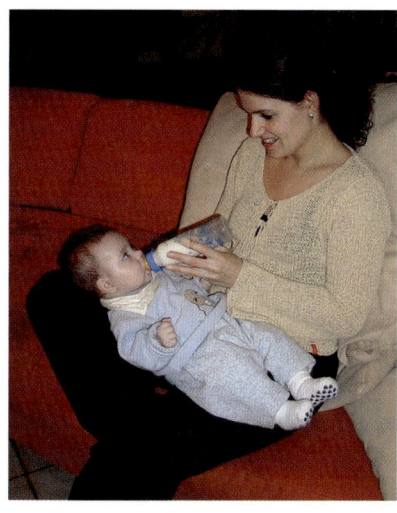

Abb. 16.7: Halbsitzende Fütterungsposition, die einen guten Blickkontakt zwischen fütternder Person und Säugling erlaubt. [O199]

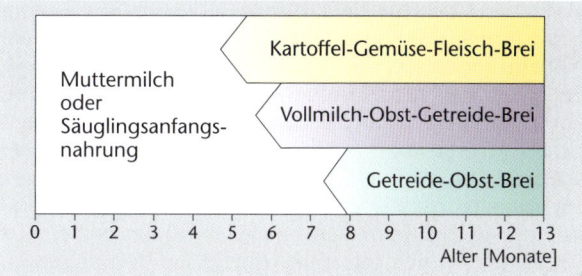

Abb. 16.8: Beikostschema zur allmählichen Ergänzung der Muttermilch oder Säuglingsanfangsnahrung.

sollte für die Säuglingsnahrung abgepacktes und speziell für diesen Zweck deklariertes Wasser verwendet werden. Auskunft über den Nitratgehalt des Trinkwassers erteilt das zuständige Wasserwerk

• Der Säugling sollte spontan erwacht sein (geweckte Babys sind oft noch schläfrig und trinken schlecht). Das Wickeln vor den Mahlzeiten ist meist nicht notwendig und auch nicht ökonomisch, da durch das Füttern oft eine Darmentleerung ausgelöst wird. Jedoch werden manche Kinder durch das Wickeln wacher und trinken besser, weshalb im Einzelfall das Wickeln vor der Mahlzeit oder (wenn das Baby während der Mahlzeit einschläft) das Unterbrechen einer Mahlzeit zum Wickeln probiert werden kann

• Das Wasser zum Auflösen der Fertignahrung wird vor Gebrauch mindestens fünf Minuten lang abgekocht und dann auf 50–60 °C abgekühlt, damit im Milchpulver vorhandene hitzeempfindliche Vitamine nicht zerstört werden

• Die Fertignahrung wird genau nach den Anweisungen auf der Packung vor jeder Mahlzeit frisch zubereitet

⚕ Wegen der raschen Keimvermehrung (Milch ist ein idealer Nährboden für Krankheitserreger) darf Milch nicht in einer Thermosflasche warm gehalten werden.

• Zum Füttern sollte der Säugling in halbsitzender Position so im Arm gehalten werden, dass Blickkontakt zur fütternden Person möglich ist (☞ Abb. 16.7). Alternativ kann das Baby gegen die Oberschenkel der Fütternden gelehnt werden, die beide Füße auf einem Hocker abstützt. Das Hinlegen des Säuglings auf eine Unterlage mit abgestützter Flasche birgt ein hohes Aspirationsrisiko und wird den emotionalen Bedürfnissen des Kindes nicht gerecht. Der Säugling muss die Flasche nicht leer trinken. Reste werden immer weggeworfen

• Wenn der Säugling eine Trinkpause einlegt, kann die fütternde Person ihn hochnehmen, so dass der Kopf des Kindes auf ihrer Schulter liegt. Durch vorsichtiges Klopfen oder Reiben des Rückens wird das Aufstoßen erleichtert. Ein aktives Unterbrechen der Mahlzeit ist nur

bei Kindern mit Blähungsproblemen erforderlich. Am Ende der Mahlzeit sollte der Säugling aber stets sein „Bäuerchen" machen

• Dann wird das Baby gewickelt und nach der Mahlzeit abwechselnd auf die rechte und linke Seite gelegt. In Einzelfällen wird es im Bett zunächst auf die rechte Seite gelagert, um die Magenentleerung zu erleichtern. Zum Schlafen wird es dann gedreht (☞ 16.2.3).

Probleme bei der Nahrungsaufnahme

Nahrungsverweigerung

Gesunde Säuglinge sind zu den Mahlzeiten in aller Regel hungrig. Verweigert ein Säugling mehr als eine Mahlzeit hintereinander oder trinkt er über mehrere Mahlzeiten sehr schlecht, spricht man von **Nahrungsverweigerung.** Dies kann auf die unterschiedlichsten Erkrankungen (z. B. Infektionen) hinweisen und ist daher stets ernst zu nehmen.

„Spucken" und Erbrechen

„Speikinder sind Gedeihkinder" sagt der Volksmund und meint mit „Speien" das Herauslaufen kleiner Nahrungsmengen nach der Fütterung (oft beim Aufstoßen). Tatsächlich ist dieses Phänomen häufig und – solange die Kinder gedeihen – nicht beunruhigend. Echtes Erbrechen jedoch (größere Nahrungsmengen, oft im Schwall oder „Strahl") ist meist ein Krankheitszeichen und sollte bei wiederholtem Auftreten Anlass zur Untersuchung des Kindes geben.

16.2.2 Nabelpflege

Eine Besonderheit der Neugeborenenpflege ist die **Nabelpflege,** die dem Infektionsschutz dient. Nach dem endgültigen *Abnabeln* (Abtrennen der Nabelschnur ☞ 16.1) steht noch ein 1–2 cm langer Nabelstumpf, der in den Folgetagen eintrocknet und nach 7–10 Tagen abfällt. Die dadurch entstehende kleine Wunde heilt rasch ab.

Bezüglich der korrekten Nabelpflege gibt es verschiedene Ansichten (hausinterne Richtlinien beachten). Heute wird in den meisten Häusern der *offenen Nabelpflege* der Vorzug gegeben. Dazu wird nach vorheriger Händedesinfektion der Nabelstumpf mindestens einmal am Tag mit einer sterilen Kompresse und einem geeigneten Desinfektionsmittel gereinigt und desinfiziert. Eine Kompresse wird anschließend um den Nabelschnurrest gewickelt, um zu

16

verhindern, dass die Nabelklemme oder der Nabelstumpf in die Bauchhaut drückt. In einem Teil der Häuser werden Nabelstumpfansatz und Nabelgrund von allen Seiten eingepudert, z. B. mit Fissan®-Silberpuder. Dabei ist darauf zu achten, dass möglichst wenig Puder auf die umliegende Haut gerät, da er stark austrocknet. Der Puder darf außerdem nicht in die Atemwege des Säuglings gelangen. Alternativpräparat ist z. B. Weleda Wecesin® (mit Arnika). Ist der Nabelschnurrest abgefallen, wird der Nabel nach dem Desinfizieren mit einer trockenen Kompresse abgedeckt.

Im Gegensatz zu früher werden die Neugeborenen heute in vielen Häusern gebadet, bevor der Stumpf abgefallen ist. Ansonsten reicht einmal tägliches Waschen.

16.2.3 Handling des Säuglings

Handling in der Säuglingspflege: Alle Pflegetätigkeiten so ausführen, dass die Bewegungsentwicklung des gesunden Säuglings gefördert wird.

Tragen, Drehen und Hochnehmen des Säuglings

Es gibt unterschiedliche Varianten, wie ein Säugling getragen, gedreht oder hochgenommen werden kann. Die Abb. 16.9–16.28 zeigen einige empfehlenswerte Beispiele.

Das Köpfchen des Kindes muss stets gestützt werden, da das Neugeborene noch keine Kopfkontrolle hat.

Lagern und Betten des Säuglings
Lagern

Ein Säugling kann seine Lage in den ersten Lebensmonaten nicht selbst bestimmen. Er ist darauf angewiesen, von der Pflegeperson korrekt gelagert zu werden.

Die Ansichten darüber, wie ein Baby richtig gelagert wird, haben sich in den letzten Jahren und Jahrzehnten immer wieder gewandelt. Bis vor einigen Jahren war beispielsweise die Rückenlage wegen der dabei angeblich erhöhten Aspirationsgefahr als Schlafposition tabu; die

Hochheben aus der Rückenlage [K115]

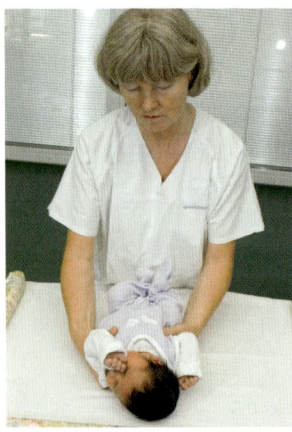

Abb. 16.9: Mit beiden Händen unter die Schulterblätter des Kindes greifen …

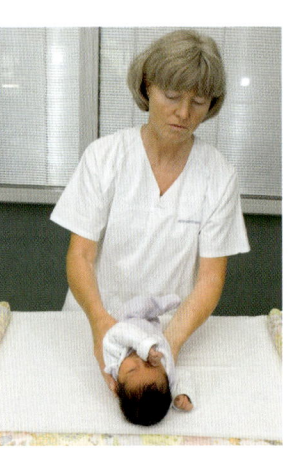

Abb. 16.10: … Kind zur Seite …

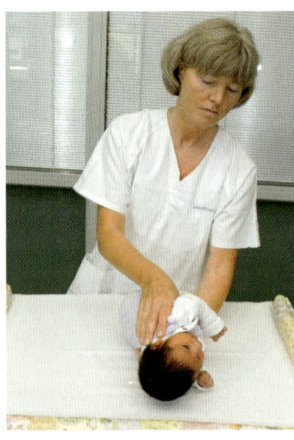

Abb. 16.11: … und über die Seitlage hinaus drehen.

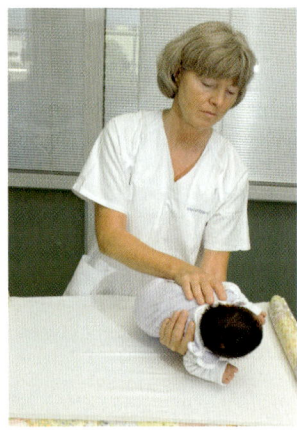

Abb. 16.12: In einer spiraligen Bewegung

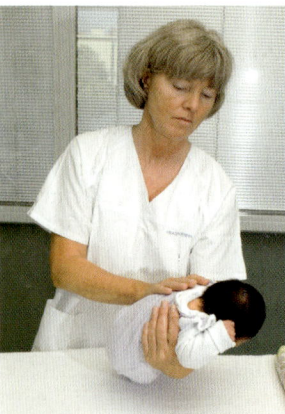

Abb. 16.13: … zuerst den Oberkörper von der Unterlage abheben …

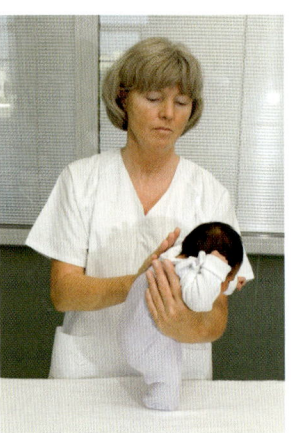

Abb. 16.14: … das Kind in die Senkrechte bringen

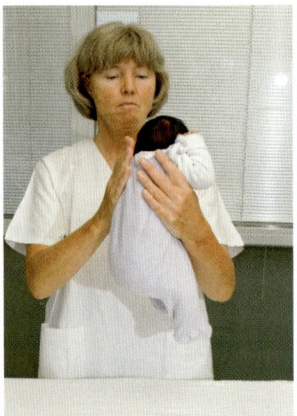

Abb. 16.15: … und hochnehmen. Die Beine verlassen als letztes die Unterlage.

16

Kinder sollten zum Aspirationsschutz und zur Förderung der motorischen Entwicklung vorzugsweise auf dem Bauch gelagert werden. Seitdem sich herausgestellt hat, dass die Bauchlage wahrscheinlich einen Risikofaktor für den Plötzlichen Kindstod darstellt, wird heute die Rückenlage empfohlen. Folgende Richtlinien scheinen ein praktikabler Kompromiss zu sein (☞ auch Tab. 16.29):

- Extreme sind ungesund. Deshalb zum Schlafen die Rückenlagerung anwenden. Die Seitenlage kann nach den Mahlzeiten im Wechsel eingesetzt werden, um Verformungen des noch weichen Schädels und Druckstellen zu vermeiden
- In Wachzeiten Rücken- und Bauchlage miteinander abwechseln. Die Rückenlage ermöglicht Blickkontakte und das Spiel mit den Händen, die Bauchlage fördert

andere Komponenten der motorischen Entwicklung, z.B. die Kopfhebung
- Ältere Säuglinge bestimmen ihre Schlafposition selbst und drehen sich auch während des Schlafs.

Betten

Die Auswahl des Bettes richtet sich nach der Größe bzw. dem Entwicklungszustand und einer möglichen Erkrankung des Kindes. Die wichtigsten Bettarten sind:

- **Inkubator** *(Brutkasten)* zur Unterbringung von Früh- und Risikogeborenen (☞ Abb. 16.31)
- **Wärmebett** zur Unterbringung von Säuglingen mit noch schwankender Körpertemperatur, z.B. Frühgeborene, die aus dem Inkubator ausgeschleust werden. Unter der eigentlichen Matratze befindet sich eine beheizbare Metallplatte, deren Temperatur reguliert werden kann

Tragen des Kindes (verschiedene Möglichkeiten) [K115]

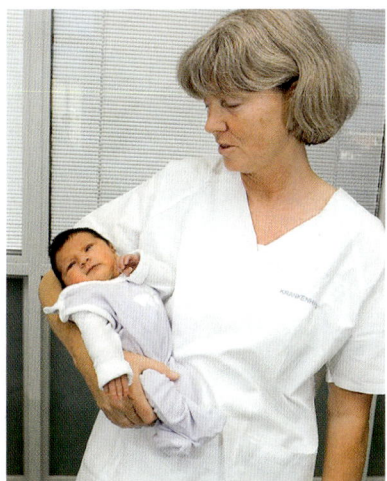

Abb. 16.16: Tragen in Rückenlage: Das Kind liegt auf dem Unterarm, der äußere Oberschenkel wird in lockerer Beugehaltung fixiert.

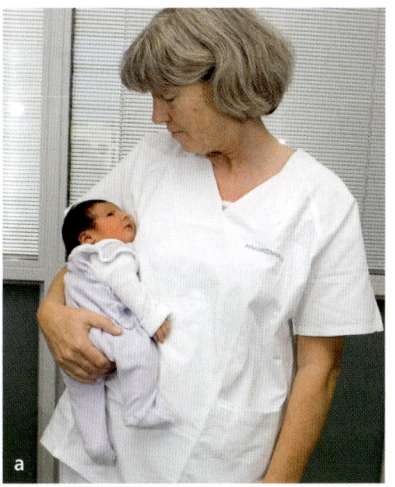

Abb. 16.17: Tragen in aufrechter „Rückenlage" mit einer Hand.
a Die Pflegeperson legt ihre Hand in den Schritt des Kindes und stabilisiert es mit ihrem Unterarm. Sie kann den Säugling zum Körper zugewandt oder **b** vom Körper abgewandt tragen.

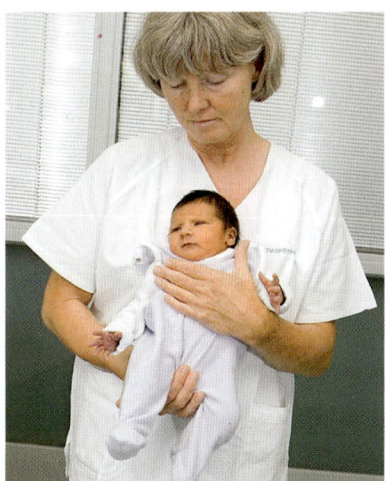

Abb. 16.18: Tragen in aufrechter „Rückenlage" mit zwei Händen. Eine Hand greift zwischen den Beinen hindurch zum Unterbauch, die zweite Hand hält die Brust des Kindes.

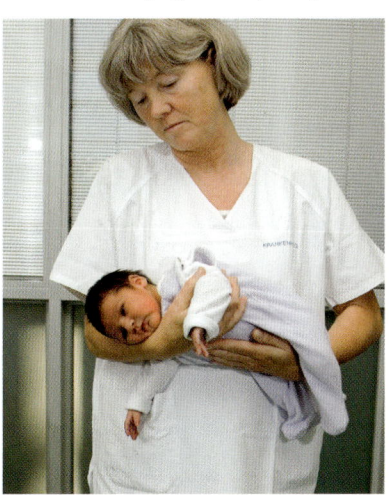

Abb. 16.19: Tragen in Bauchlage. Eine Hand stützt den Oberkörper, die zweite greift von hinten zum Unterbauch.

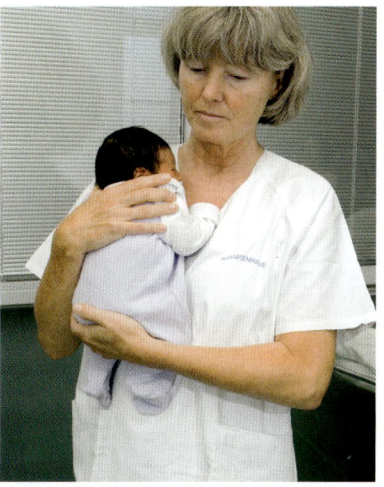

Abb. 16.20: Tragen an der Schulter in „Bauchlage". Eine Hand unterstützt das Gesäß, die zweite hält den Rücken und ggf. den Kopf.

16

Drehen von der Rücken- in die Bauchlage [K115]

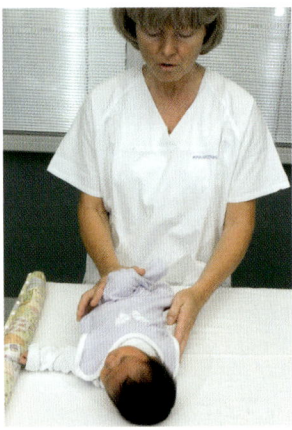 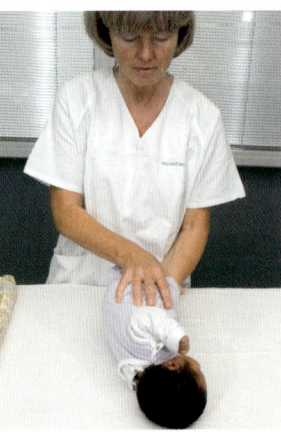 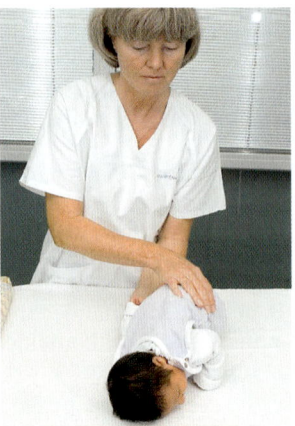 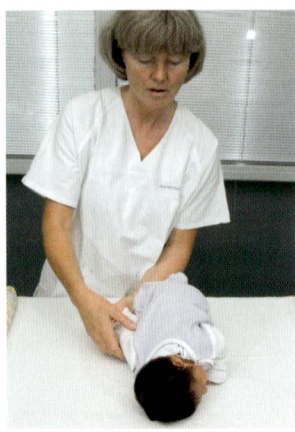

Abb. 16.21: Der rechte Arm des Kindes wird angelegt und die Schulter leicht nach unten geschoben. Gleichzeitig wird das linke Bein gebeugt und die Hüfte leicht nach oben gebracht. Das Kind macht dadurch eine spiralige Bewegung.

Abb. 16.22: Das Kind in die Seitlage bringen …

Abb. 16.23: … und auf den Bauch drehen.

Abb. 16.24: Zum Schluss den rechten Arm nach oben führen.

- „Normales" Säuglingsbett unterschiedlicher Größe (für Neugeborene, für Säuglinge bis zu ca. sechs Monaten sowie für Säuglinge bis ca. einem Jahr)
- Gitterbetten für Kleinkinder, die bis zu ca. sechs Jahren verwendet werden können
- Jugend- und Erwachsenenbett
- Spezialbett, z. B. Herzbett mit absenkbarem Fußteil.

16.2.4 Waschen und Baden des Säuglings

Ganzkörperwaschung

Können Säuglinge z. B. wegen einer Infusion am Arm nicht gebadet werden, werden sie im Bett oder auf der Wickelfläche gewaschen. Pflegeziele sind wie beim Erwachsenen die Hautreinigung, die Reduktion von Keimen (Infektvermeidung), die Erhaltung bzw. die Verbesserung der Hautschutzfunktion sowie die Steigerung des allgemeinen Wohlbefindens.

Drehen von der Bauch- in die Rückenlage [K115]

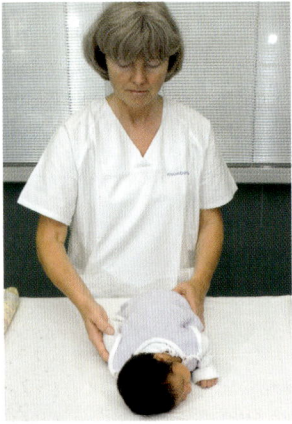 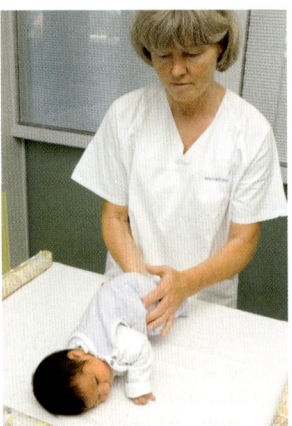 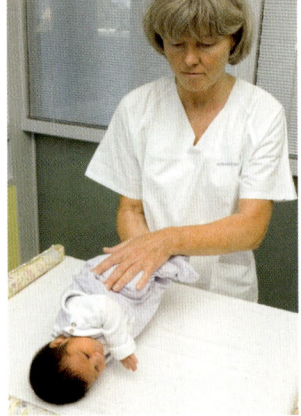 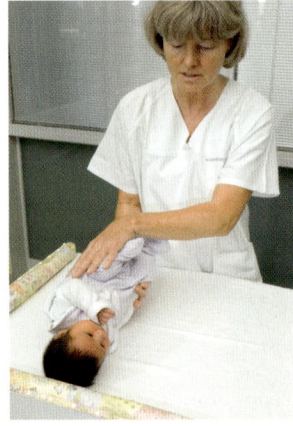

Abb. 16.25: Den rechten Arm des Kindes neben den Rumpf legen.

Abb. 16.26: Die Drehbewegung am Unterkörper des Kindes beginnen. Dazu ein Bein anwinkeln und eine Spiralbewegung einleiten.

Abb. 16.27: Anschließend hebt sich der Oberkörper von der Unterlage ab

Abb. 16.28: … und das Kind kann vollends auf den Rücken gedreht werden.

16

Lagerung	Vorteile	Nachteile	Durchführung	Indikation
Seitenlage	Aspirationsschutz. Rechtsseitenlage: Erleichterung der Magenentleerung	Rutschen oder Rollen des Säuglings in die Bauch- oder Rückenlage	Kind auf die Seite legen, unten liegenden Arm hervorholen. Handtuchrolle in den Rücken legen, um Rollen in die Rückenlage zu verhindern	Schlafposition, Rechtsseitenlage nach den Mahlzeiten
Rückenlage	Gute Blickmöglichkeiten für wache Kinder	Aspirationsgefahr	Kind flach (ohne Kissen) auf dem Rücken lagern	Wachzeiten
Bauchlage	Aspirationsschutz	Wahrscheinlich Risikofaktor für den Plötzlichen Kindstod	Kind flach (ohne Kissen) auf den Bauch legen, Arme unter dem Rumpf vorholen	Wachzeiten, zurzeit nicht als allgemeine Schlafposition empfohlen

Tab.16.29: Vergleich verschiedener Lagerungsmöglichkeiten für Säuglinge.

Vorbereitung

- Raum vorbereiten: Fenster schließen, für eine angemessene Zimmertemperatur sorgen (evtl. Wärmelampe benutzen), Wickelfläche und evtl. Waschbecken desinfizieren
- Materialien bereitlegen: Waschschüssel bzw. Waschbecken, Waschlappen, Badetuch bzw. zwei Handtücher (je nach Größe des Kindes), Windeln, frische Kleidung, Pflegeartikel wie Öl, Bade-/Waschzusatz bei Bedarf (bei Neugeborenen besser nur Wasser), Gesichts- und Wundschutzcreme, Tupfer, Haarbürste
- Hygienemaßnahmen durchführen: Hände gründlich waschen und desinfizieren, je nach Gepflogenheiten des Hauses evtl. Schutzkittel tragen
- Wasser vorbereiten: Waschwasser einlassen und Wassertemperatur überprüfen (37 °C).

Durchführung

- Säugling auf das zusammengefaltete Badetuch legen, Beine und Gesäß entkleiden
- Gesäß mit Wasser vorreinigen. Auf die Anwendung von Öl sollte verzichtet werden. Die Haut kann nicht atmen, da die Poren verstopft werden. Außerdem reagieren viele Kinder mit Hautrötungen auf Öl
- Ggf. Körpertemperatur kontrollieren (rektale Messung)
- Hände waschen und desinfizieren
- Oberkörper des Kindes entkleiden

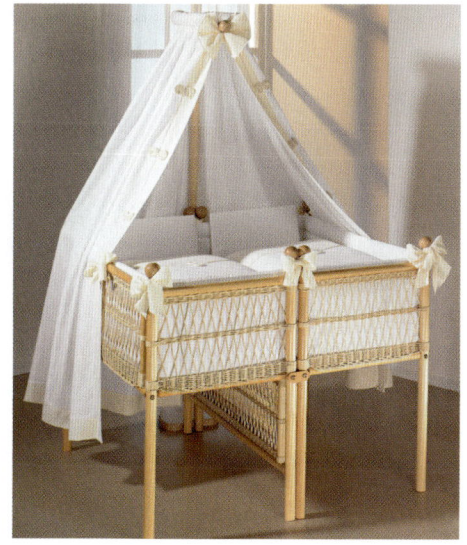

Abb. 16.30: Zwillinge, die die Nähe des anderen von Beginn an gewohnt sind, sollten die ersten 6 Monate in einem Zwillingsbettchen schlafen. [V393]

- Körpergewicht bestimmen (im Krankenhaus sind tägliche Kontrollen üblich)
- Säugling wieder auf das gefaltete Badetuch legen
- Gesicht ohne Badezusatz waschen, dabei die Augen von außen nach innen reinigen. Danach bei Bedarf sparsam Badezusatz hinzufügen
- Haare bei Bedarf mit einem Waschlappen reinigen
- Nacheinander Hals, Ohren, Hände, Arme, Achseln, Brust, Bauch, Rücken, Beine, Genitalbereich und Gesäß (von vorne nach hinten) waschen. Zwischendurch bereits gereinigte Körperteile trocknen
- Gesicht pflegen: Nase und Ohren kontrollieren und ggf. mit Tupfer reinigen (nur die Ohrmuschel, nicht in den Gehörgang eingehen). Gesicht bei Bedarf sparsam eincremen, Haare kämmen
- Evtl. Genitalbereich nachreinigen (Cremereste)
- Oberkörper des Säuglings bekleiden, Badetuch nach unten schieben, Windel unter das Gesäß legen und Badetuch entfernen
- Falls notwendig, nach entsprechender Händehygiene Nabelpflege (☞ 16.2.2) durchführen
- Gesäß nur bei Bedarf sparsam eincremen, Windel verschließen und Kind anziehen (☞ 16.2.5)
- Während der ganzen Zeit Kind auf Zustand und Auffälligkeiten beobachten (z. B. Hautbeschaffenheit, Allgemeinbefinden).

Säuglingsbad

Die Pflegeziele beim Baden eines Säuglings entsprechen denen der Ganzwaschung. Außerdem wird durch ein Vollbad der Kreislauf angeregt. Die meisten Kinder empfinden ein Bad als sehr angenehm. Da das Säuglingsbad die Haut austrocknet, sollte ein Baby nicht zu häufig gebadet werden. 1–2 Vollbäder pro Woche reichen völlig aus. Kinder mit Neurodermitis sollten so wenig wie möglich gebadet werden.

Durchführung

Vorbereitungen ☞ Ganzwaschung

- Bis einschließlich Waschen des Gesichtes wie bei der Ganzwaschung vorgehen
- Kind dann in die Badewanne einbringen. Als Rechtshänder hierbei mit der linken Hand das Schultergelenk umfassen, wobei der Kopf des Babys auf dem Unterarm der Pflegenden liegt (☞ Abb. 16.33)
- Bei Bedarf Haarpflege wie oben beschrieben durchführen

16

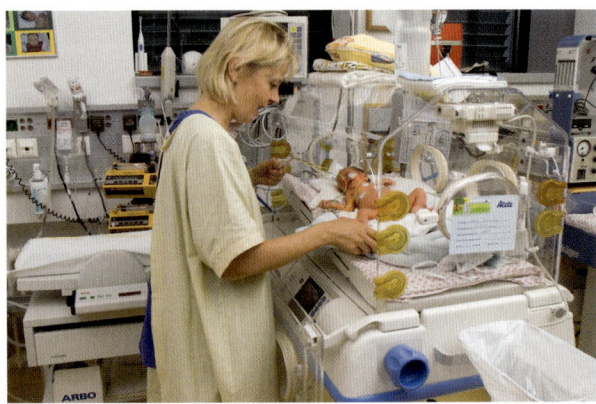

Abb. 16.31: Im Inkubator hat das Früh- oder Risikogeborene einen besonderen Schutzraum, da dort ein konstantes Milieu (z.B. Temperatur, Sauerstoffkonzentration) aufrechterhalten werden kann. [K115]

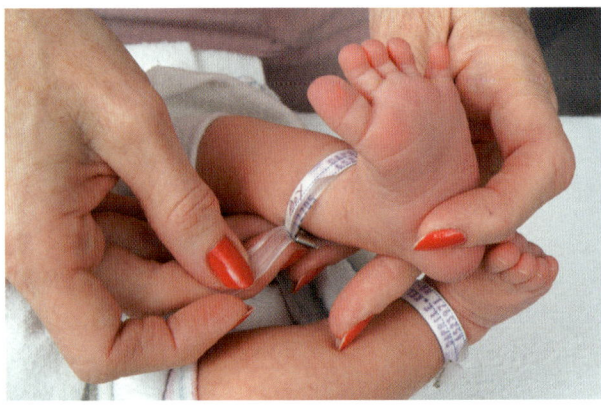

Abb. 16.32: Im Rahmen der täglichen Körperpflege sollten beim älteren Säugling regelmäßig auch die Finger- und Zehennägel betrachtet und bei Bedarf entsprechend gekürzt werden. Beim Neugeborenen schilfern die sehr feinen Nägel in der Regel von selbst ab. [J669]

- Nacheinander mit der rechten, freien Hand Hals, Ohren, Hände, Arme, Achseln, Brust und Bauch waschen
- Kind ggf. zum Waschen des Rückens auf den Bauch drehen. Dabei den Säugling immer zu sich hin drehen, niemals umgekehrt (Gefahr, dass das Kind ins Wasser rutscht). Das Kind liegt danach mit dem Oberkörper

auf dem linken Unterarm der Pflegenden, der linke Arm des Säuglings zeigt über den Arm der Pflegenden. Darauf achten, dass das Gesicht des Kindes nicht in das Wasser eintaucht. Das Drehen des Kindes ist aber nicht unbedingt notwendig. Dies sollte den Eltern bei der Anleitung zum Baden gesagt werden, damit sie das Dre-

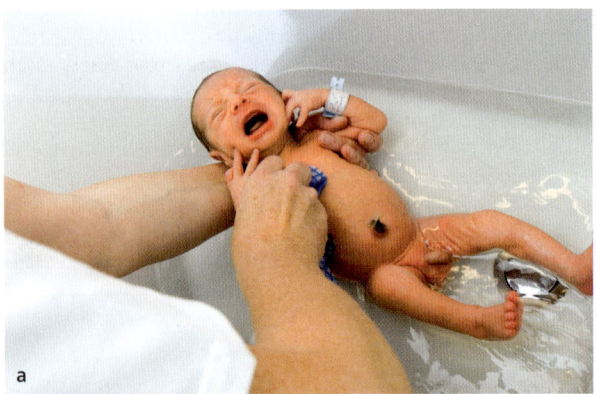

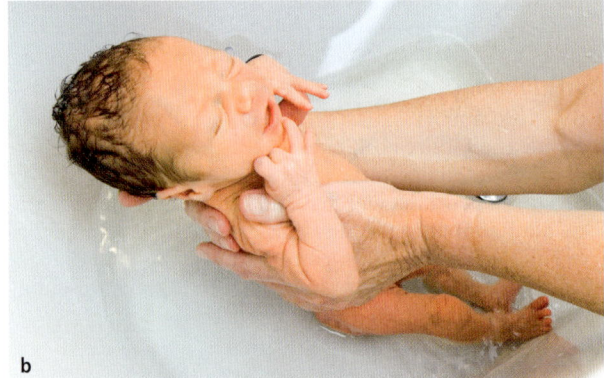

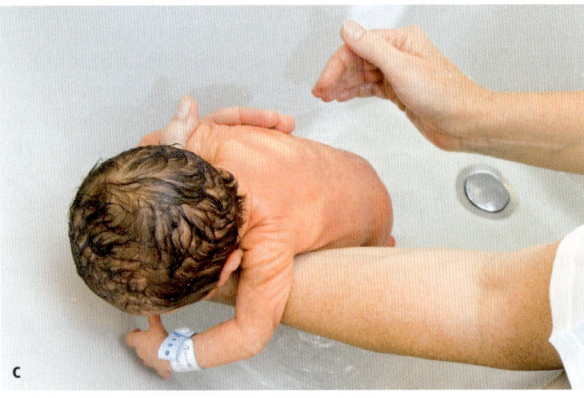

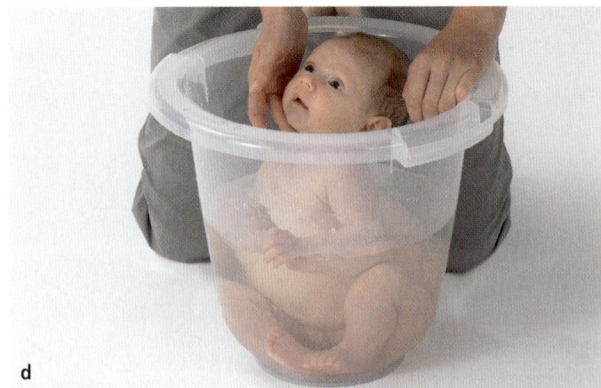

Abb. 16.33: Säuglingsbad. **a** Der Kopf des Säuglings ruht auf dem Unterarm der Pflegeperson, ihre linke Hand greift in die Achselhöhle und hält das Kind sicher, wenn es sich bewegt. **b** Beim Drehen des Kindes in die Bauchlage wird der Kopf mit dem Zeigefinger unterstützt. **c** In der Bauchlage liegt die Brust (nicht der Hals!) sicher auf dem Unterarm. **d** Durch die enge Begrenzung im Tummy Tub® Badeeimer ist das Baden mit der Situation im Mutterleib vergleichbar und vermittelt dem Baby Sicherheit und Geborgenheit. Diese Alternative zur herkömmlichen Babybadewanne findet vor allem im häuslichen Bereich Anwendung. [K115, V390]

16

hen nicht durchführen, wenn sie sich dabei unsicher fühlen
- Säugling wieder zurückdrehen, dabei immer durch korrekten Griff in der Achselhöhle sichern
- Beine, Genitalbereich (von vorne nach hinten) und Gesäß waschen
- Kind aus der Wanne herausnehmen, auf das Badetuch legen, einwickeln und gründlich abtrocknen (auch auf das Abtrocknen zwischen den Hautfalten achten)
- Weiter wie bei der Ganzkörperwaschung vorgehen.

☛ Falls therapeutische Bäder (Kamillen-, Kaliumpermanganatbad) angeordnet sind, ersetzen diese nicht das Reinigungsbad.

16.2.5 Wickeln und Gesäßpflege

Es gibt keine feste Regel, wie häufig Säuglinge gewickelt werden sollten. Als Anhaltspunkt gilt, dass bei jeder Mahlzeit gewickelt wird, im Schnitt also 5- bis 8-mal täglich.

Ob ein Kind vor oder nach der Mahlzeit gewickelt wird, richtet sich z.B. danach, ob der Säugling sehr hungrig ist. Hungrige Kinder wird man erst füttern, es sei denn, ein Windelwechsel ist dringendst erforderlich („positiver Riechtest", „Auslaufen"). Kinder, die zum Spucken neigen, sollten vor dem Füttern gewickelt werden, da die Bewegungen beim Wickeln das Spucken begünstigen. Das Wickeln vor der Mahlzeit hat den Nachteil, dass häufig ein zweites Mal nach der Mahlzeit gewickelt werden muss, da die Nahrungsaufnahme die Darmperistaltik anregt und oft zu einer Stuhlentleerung unmittelbar nach dem Füttern führt.

Ein Kind mit Durchfall oder Hautproblemen im Windelbereich muss häufiger gewickelt werden. In der Regel ist es aber nicht sinnvoll, ein schlafendes Kind nur zum Wickeln zu wecken.

Windelarten

Unterschieden werden:
- Handelsübliche **Einmalwindeln,** die in den verschiedensten Größen erhältlich sind
- **Stoffwindeln,** die aus unterschiedlichen Materialien hergestellt werden. *Baumwolle* ist sehr strapazierfähig und unempfindlich gegen Schweiß. Sie ist sehr fein und weich und eignet sich gut für Kinder, die zu Allergien neigen. Baumwolle muss bei hohen Temperaturen gewaschen werden. *Schafwolle* ist in ihren Eigenschaften der menschlichen Haut ähnlich; sie hält die Wärme gut, da Luft in ihren Kräuselungen eingeschlossen ist, und kann bis zu 40% ihres Eigengewichts an Feuchtigkeit aufnehmen, ohne sich von außen nass anzufühlen oder zu kühlen. Auf Schafwolle siedeln sich nur wenige Keime an.

Welche Windeln günstiger für die Umwelt sind, ist umstritten. Bei Stoffwindeln fällt kein Müll an. Allerdings bedeutet das Waschen der Windeln auch eine Umweltbelastung (Trinkwasser- und Energieverbrauch beim Waschen, Umweltbelastung durch Waschmittel). Stoffwindeln sind auch nicht unbedingt preisgünstiger, da die Anschaffungskosten recht hoch sein können.

Wickeln

- Für eine angemessene Raumtemperatur sorgen, evtl. Wärmelampe einschalten
- Materialien zurechtlegen: Reinigungs- und ggf. Pflegematerialien, frische Windel und – sicherheitshalber – Ersatzkleidung
- Untere Körperpartie entkleiden
- Genitalbereich mit „sauberen" Teilen der alten Windel grob vorreinigen
- Schmutzwindel so zusammenlegen, dass das Kind auf sauberen Anteilen liegt. Ist das nicht möglich, Schmutzwindel entsorgen und saubere Unterlage unterlegen
- Windelregion und v.a. Hautfalten gründlich reinigen, z.B. mit einem feuchten Waschlappen. Auf keinen Fall zu stark „rubbeln", da dies zu Hautreizungen führen kann. Bei Mädchen von der Scheide zum Anus hin reinigen, um einer Keimverschleppung vorzubeugen. Haut beobachten (Rötungen?)
- Frische Windel unterlegen, Schmutzwindel entfernen, nur bei Bedarf sparsam das Gesäß und die Hautfalten mit Dexpanthenolsalbe eincremen, Windel verschließen und Kind anziehen.

☛ **Tipps zum Wickeln**

- Das Kind darf durch die Windelpackung nicht in seiner Bewegungsfreiheit eingeschränkt werden, d.h. die Kniekehlen bleiben auf jeden Fall frei
- Eine zu enge Windelpackung kann die Atmung beeinträchtigen
- Die Beinchen des Säuglings sollten leicht gespreizt sein, da dies die natürliche Entwicklung der Hüftgelenke fördert
- Das Kind darf nie unbeaufsichtigt auf dem Wickeltisch liegen (Gefahr des Hinunterfallens). Eine Hand der Pflegeperson ist immer am Kind.

Das Wickeln ist eine gute Gelegenheit, um mit dem Säugling Kontakt aufzunehmen und ihm Zuwendung zu schenken.

Häufiges Problem: Wundsein

Fast alle Kinder im Windelalter werden ein oder mehrere Male „wund" (**Windeldermatitis** ☞ Abb. 16.34–16.35). In leichten Fällen ist die Haut nur gerötet, in schweren Fällen bestehen erosive und ekzematöse Hautveränderungen.

Zur Entstehung tragen die Hautreizung durch Urin und Stuhl sowie Wärmestau und Luftabschluss („feuchte Kammer") durch die Windel bei. Manchmal besteht auch eine Besiedelung der Haut mit Candida albicans **(Windelsoor)** oder Bakterien.

Meist reicht es aus, das Kind häufiger zu wickeln. Dabei wird der Windelbereich vorsichtig sauber getupft (nicht reiben) und die Haut danach mit Dexpanthenolsalbe und einer zinkhaltigen Creme nach Arztanordnung abgedeckt. Evtl. empfiehlt sich vorübergehend die Benutzung von Stoffwindeln statt Einmalwindeln mit ihrer Plastikschicht. Außerdem sollte man das Kind öfter nackt liegen gelassen werden. Ist dies nicht möglich, kann „offen" gewickelt werden, d.h. die Windel wird nur umgelegt und nicht zugeklebt. Zusätzliche Maßnahmen, etwa der Ein-

16

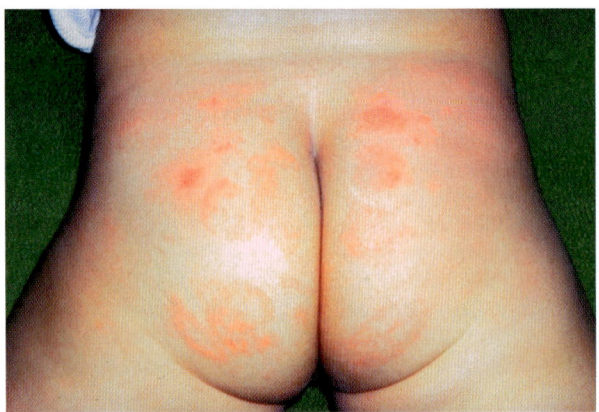

Abb. 16.34: In leichten Fällen einer Windeldermatitis ist die Haut nur leicht gerötet. [T122]

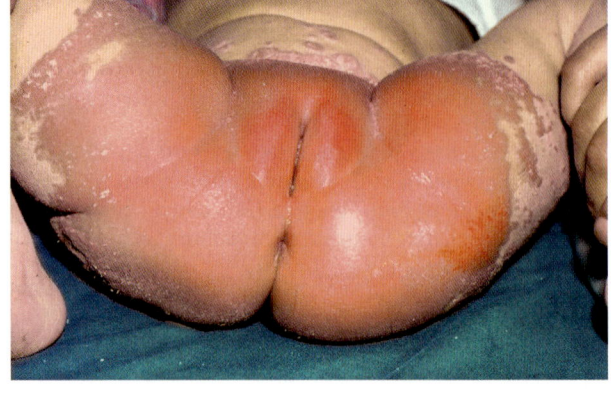

Abb. 16.35: In schweren Fällen einer Windeldermatitis ist die Haut des Kindes hochrot, und es bestehen ekzematöse und erosive Hautveränderungen. [T122]

satz von antimykotischen Cremes, werden vom Arzt angeordnet.

16.2.6 Anziehen des Säuglings

Säuglinge werden mehrfach am Tag an- und ausgezogen. Dabei gelten folgende Regeln:
- Vorher Raumtemperatur überprüfen, evtl. Wärmelampe anschalten und alle benötigten Kleidungsstücke bereitlegen
- Baby auf dem Wickeltisch oder einer anderen ebenen Fläche umziehen (dann muss man das Kind nicht ständig festhalten und hat beide Hände frei)
- Hals- und Ärmelöffnung immer vorher mit den eigenen Händen weiten und aufrollen. Nie an den zarten Fingern oder Zehen ziehen, sondern am distalen Unterarm oder Unterschenkel anfassen
- Beim Übereinanderschlagen z.B. von Erstlingshemden darauf achten, dass sich keine Falten bilden. Diese schädigen die empfindliche Neugeborenenhaut und können dem Kind Unbehagen bereiten.

Literatur und Kontaktadressen

📖 Literaturnachweis

1. Eugster, G.: Babyernährung gesund & richtig. B(r)eikost und Fingerfood ab dem 6. Lebensmonat. Elsevier, Urban & Fischer Verlag, München 2005

Vertiefende Literatur

Biancuzzo, M.: Stillberatung. Mutter und Kind professionell unterstützen. Elsevier, Urban & Fischer Verlag, München 2004

Hockenberry, M.J.; Wong, D.L.: Handbuch für die Kinderkrankenpflege. Elsevier, Urban & Fischer Verlag, München 2005

Hoehl, M.; Kullick, P.: Kinderkrankenpflege und Gesundheitsförderung. Thieme Verlag, Stuttgart 2002

Kühl, P.G. et al.: Klinikleitfaden Kinderkrankenpflege. Elsevier, Urban & Fischer Verlag, München 2003

Schießler, B.: Heilende Hände. Babymassage. In: Die Schwester/Der Pfleger 1/2004, S. 50–54

Schwabe, H.; Santo, G.: Kinästhetik – Infant Handling in der ganzheitlichen Wochenpflege. In: Die Schwester/Der Pfleger 5/2002, S. 390–393

Sparshott, M.: Früh- und Neugeborene pflegen. Huber Verlag, Bern 2000

✉ Kontaktadressen

1. La Leche Liga Deutschland e.V., Dannenkamp 25, 32479 Hille, Tel.: 0571/48946, www.lalecheliga.de

16

Wiederholungsfragen

1. Wie wird das Neugeborene im Kreißsaal versorgt? (☞ 16.1)

2. Was verbirgt sich hinter der Abkürzung „APGAR" (Apgar-Schema)? (☞ 16.1)

3. Welche Vorteile bietet das Stillen? (☞ 16.2.1)

4. Was verbirgt sich bei künstlicher Säuglingsnahrung hinter der Vorsilbe „Pre"? Wofür steht die „1" oder die „2"? (☞ 16.2.1)

5. Wie viel Milch benötigt der Säugling in den ersten sechs Lebenstagen pro Tag? (☞ 16.2.1)

6. Welche Lagerungsmöglichkeiten für Säuglinge gibt es? Welche Vor- und Nachteile haben sie? (☞ Tab. 16.29 und 16.2.3)

7. Worauf achten die Pflegenden bei der Ganzkörperwäsche bzw. beim Baden des Säuglings? (☞ 16.2.4)

8. Welche Windelarten gibt es? Welche Vor- und Nachteile haben sie? (☞ 16.2.5)

9. Welche Maßnahmen kann die Mutter bei einer Windeldermatitis ergreifen? (☞ 16.2.5)

16

17 Laborwerte

AFP (Alpha-Fetoprotein, α-Fetoprotein)

Normwert: < 10 µg/l bzw. < 7 U/ml

Funktion: Protein im fetalen Stoffwechsel (☞ auch 11.2.1)

↑: Tumormarker für das primäre Leberzellkarzinom und Keimzelltumoren (v.a. im Ovar). Geringe Erhöhung bei anderen Lebertumoren, Leberzirrhose, gutartigen Lebererkrankungen, Raucherinnen und Schwangeren (insbesondere bei kindlichen Neuralrohrdefekten)

☑ 2–3 ml Serum

ALAT ☞ *Glutamat-Pyruvat-Transaminase*

Albumin

Normwerte
Serum: 60,6–68,6% des Serumeiweißes (35–50 g/l)
Liquor: < 0,7% des Serumalbumins
Sammelurin: < 16,6 mg/l

Funktion: Mengenmäßig bedeutendstes Bluteiweiß, erzeugt 80% des kolloidosmotischen Drucks im Gefäßsystem

Stark ↓: Hypoproteinämie (☞ Gesamteiweiß)
Stark ↑: Hyperproteinämie (☞ Gesamteiweiß)

☑ 2 ml Serum, 10 ml Sammelurin (24-Std.-Menge mitteilen und dokumentieren) oder 1 ml Liquor

Alkalische Phosphatase (AP)

Normwerte:
♀ < 105 U/l
♂ < 130 U/l
Im Wachstumsalter bis 700 U/l

Funktion: Enzym für Reaktionen mit organischen Phosphaten, besonders wichtig für Knochen, Leber und Gallenwege sowie Dünndarmschleimhaut

↓ **(selten): Hypophosphatasie** (erblicher AP-Mangel mit Skelettstörungen), Hypothyreose

↑: Cholestase jeder Ursache (z. B. Hepatitis, Verschlussikterus, biliäre Zirrhose), Knochenerkrankungen (z. B. Knochenmetastasen, Osteosarkom, Hyperparathyreoidismus, Frakturen, Osteomalazie), Niereninsuffizienz

☑ 1–2 ml Serum/Plasma

α-Amylase (Alpha-Amylase)

Normwert: Stark methodenabhängig, z. B. < 100 U/l

Funktion: Stärke spaltendes Enzym, das in Mund- und Bauchspeicheldrüse vorkommt

↑: Akuter Schub einer Pankreatitis, Pankreasgangverschluss, penetrierendes Magenulkus, Speicheldrüsenerkrankungen, praktisch alle Ursachen des „akuten Abdomens", nach ERCP, paraneoplastisch, diab. Ketoazidose

☑ 1–2 ml Serum/Plasma

Antithrombin III ☞ *AT III*
ASAT ☞ *Glutamat-Oxalazetat-Transaminase, GOT*

17

Androstendion

Normwert: Zyklusabhängig 0,5–2,5 ng/ml

Funktion: Männliches Sexualhormon, auch bei Frauen, vorwiegend in der 2. Zyklushälfte nachweisbar

↑ **(Hyperandrogenämie):** Polyzystisches Ovar (☞ 4.4.4), Nebennierenhyperplasie, Androgen produzierende Tumoren, Adipositas
↓: Nebennieren-, Ovarialinsuffizienz

☑ 1–2 ml Serum

AT III (Antithrombin III)

Normwert: 70–120 % der Norm = 0,14–0,39 g/l

Funktion: Natürliche gerinnungshemmende Substanz, die Thrombin inaktiviert

↓ (erhöhtes Thromboserisiko): Familiärer AT-III-Mangel, Leberzirrhose, Sepsis, nephrotisches Syndrom, nach großer OP oder Trauma, zu Beginn der Heparintherapie, „Pille"

↑: Cumarintherapie, Cholestase

☑ 3–4 ml Zitratblut

Bilirubin im Blut

Normwerte:
• **Direktes Bilirubin** (= Gesamt-Bili – indirektes Bili):
< 0,3 mg/dl = < 5 μmol/l
• **Indirektes Bilirubin** (= Gesamt-Bili – direktes Bili):
< 0,8 mg/dl = < 13,8 μmol/l
• **Gesamt-Bili** (= direktes Bili + indirektes Bili):
< 1,1 mg/dl = < 18,8 μmol/l

Funktion:
• Direktes Bilirubin (= konjugiertes Bili): Durch Umwandlung (Konjugation) in der Leber wasserlösliches Abbauprodukt des Hämoglobin, wird mit der Galle in den Darm ausgeschieden
• Indirektes Bilirubin (= unkonjugiertes Bili): Wasserunlösliches Abbauprodukt des Hämoglobin, liegt im Blut an Albumin gebunden vor (bevor es in der Leber konjugiert wird)

Ikterus sichtbar, wenn Gesamt-Bili > 2 mg/dl (> 34 μmol/l)

↑: **Hämolytische Ursachen:** z. B. hämolytische Anämie, Hämatomresorption
↑: **Hepatozelluläre Ursachen:** etwa Hepatitis, Zirrhose, toxische Schädigung, schwere Infektion, Rechtsherzinsuffizienz
Cholestatische Ursachen, z. B. Fettleber, Leberabszess, Lebertumoren, Schwangerschaft, idiopathisch, Verschlussikterus, portocavaler Shunt
Medikamentöse Ursachen: z. B. Östrogene, Glukokortikoide, Rö-Kontrastmittel

☑ 1–2 ml Serum

Bilirubin im Urin

Positiv: Erkrankungen mit erhöhtem (direktem) Serum-Bilirubin ☞ 17.8
Hinweis: Das im Urin nachweisbare Bilirubin ist immer direktes (konjugiertes) Bilirubin, da indirektes Bili nicht nierengängig ist.

☑ 5 ml Sammelurin (24-Std.-Menge mitteilen und dokumentieren)

Blutgasanalyse (BGA)

Normwerte:

pH	7,36 bis 7,44
paO₂ (altersabhängig)	≥ 85 mmHg (20 J.)
	≥ 70 mmHg (70 J.)
paCO₂	36 bis 44 mmHg
Bikarbonat (HCO₃)	22 bis 26 mmol/l
BE (Base excess, Basenüberschuss)	– 2 bis + 2 mmol/l

Diagn. Funktion: Bestimmung von Sauerstoffpartialdruck (p_aO_2), Kohlendioxidpartialdruck (p_aCO_2) und der Pufferkapazität (Bikarbonat) im arteriellen bzw. arterialisiert-kapillären Blut zur Klärung, ob Störungen der Lungen-, Nieren- und Stoffwechselleistungen vorliegen, ferner zur Kontrolle bei allen maschinell beatmeten Patienten

☑ Arterialisiertes Kapillarblut oder 12 ml arterielles Blut („blasenfrei" gewonnen!), aufgezogen in zuvor mit Heparin benetzter Spritze.

BGA unter der Geburt ☞ *13.1.4*

Blutkörperchensenkungsgeschwindigkeit (BSG, BKS, BSR)

Normwerte:
♀ 5–15 mm/1. Stunde
♂ 3–10 mm/1. Stunde

Diagn. Funktion: Messung der Sedimentationsgeschwindigkeit von Erythrozyten in einer Zitrat-Vollblutprobe. Basisdiagnostik zur Abklärung, ob eine (nicht nur lokale) Entzündung im Körper vorliegt

↓: Polyzythämie und Polyglobulie, Herzinsuffizienz, Allergien

↑: Entzündungen, Infektionen (vor allem bakterielle), Nekrosen, Schock, postoperativ, Anämie, Tumoren, Schwangerschaft

Stark h: Plasmozytom, Niereninsuffizienz, metastasierende Tumoren, rheumatische Erkrankungen

☑ 2 ml Zitratblut (0,4 ml Zitrat ☞ 1,6 ml Blut)

BZ ☞ *Glukose*

Calcium ☞ *Kalzium*

Chlorid (Cl⁻)

Normwerte:
Serum: 97–108 mmol/l (= mval/l)
Urin: abhängig von Serumelektrolyten und SBH

Funktion: Mengenelement, häufiges Anion im Extrazellulärraum; entscheidend für die Aufrechterhaltung der Wasserbilanz zwischen den Zellen. Veränderungen meist gleichsinnig mit Natrium

↓: Hyponatriämie

↑: Alle Ursachen der Hypernatriämie

☑ 1–2 ml Serum/Plasma oder 5 ml Sammelurin (24-Std.-Menge mitteilen und dokumentieren)

C-reaktives-Protein (CRP)

Normwert: < 8 mg/l (laborabhängig), in der Schwangerschaft < 12 mg/l

Funktion: Sog. „Akute-Phase-Protein", bei vielen systemischen Entzündungen erhöht

Diagn. Funktion: Verlaufskontrolle entzündlicher Erkrankungen. Normaler CRP-Wert schließt systemische bakterielle Infektion in der Regel aus

↑: Systemische Entzündungen, postoperativ, post-partal

☑ 3–5 ml Serum/Plasma

Differentialblutbild

Normwerte	Zellen/nl	= % der Leukos
Neutrophile Granulozyten	1,8–7,7	59%
Lymphozyten	1,0–4,8	20–50%
Eosinophile Granulozyten	< 0,45	2–4%
Basophile Granulozyten	< 0,2	< 0,5%
Monozyten	< 0,8	ca. 4%

Eisen (Fe^{2+})

Normwerte Serum:
♀ 23–165 µg/dl (4,1–29,6 µmol/l)
♂ 35–168 µg/dl (6,3–30,1 µmol/l)
☞ Zur DD Ferritin und Transferrin

Funktion: Wichtiger O_2-bindender Bestandteil des Hämoglobins im Erythrozyten

↓: Meist chron. Blutverlust. Seltener chronische Entzündungen, Karzinome, erhöhter Bedarf (z. B. Pubertät, Schwangerschaft) oder erniedrigte Aufnahme (z. B. Fehlernährung)

↑: Hepatitis, Leberzirrhose, Hämochromatose (seltene Eisenspeicherkrankheit), Infektion, Bluttransfusionen, verschiedene hämatologische Erkrankungen

☑ 1–2 ml Serum (hämolysefrei)

Eosinophile Granulozyten (Eos)

Normwert: < 0,45/nl, 2–4% der Leukos

Funktion: Zur Phagozytose befähigte Untergruppe der Leukozyten, die an der Parasitenbekämpfung, chronischen Infektionen und Autoimmunerkrankungen beteiligt sind

↓: Typhus, Masern, Cushing-Syndrom, Glukokortikoidtherapie

↑: Allergische Erkrankungen, Parasitenbefall, Scharlach, abklingende Infektionen, akute Sarkoidose, M. Addison, M. Hodgkin

☑ 2 ml EDTA-Blut

Erythrozyten (Erys)

Normwerte: ♀ 3,8–5,5/pl; ♂ 4,5–6,0/pl

Funktion: O_2-transportierende Blutzellen

↓: 6 Std. nach akuter Blutung, alle Ursachen der Anämie

↑: Dehydratation, chronische respiratorische Insuffizienz, Höhenkrankheit, Androgentherapie, Polyglobulie und Polyzythämie

☑ 2 ml EDTA-Blut

Erythrozyten Indizes

Normwerte:
MCV = mittleres korpuskuläres Volumen: 80–96 fl
MCH = mittleres korpuskuläres Hb: 27–33 pg
MCHC = mittlere Hb-Konzentration des Erythrozyten: 33–36 g/dl Ery

Diagn. Funktion: Errechnete Größen zur morphologischen Klassifizierung von Anämien:
Normozytäre und normochrome Anämie
(MCV und MCH normal): Blutverlust und Hämolyse, Knochenmarkhypoplasie
Mikrozytäre und hypochrome Anämie
(MCV ↓ und MCH ↑): Eisenmangel und -verwertungsstörungen
Makrozytäre und hyperchrome Anämie
(MCV ↑, MCH ↓): Vit.-B_{12}- und Folsäuremangel

☑ 2 ml EDTA-Blut

Ferritin

Normwert: Stark altersabhängig, im mittleren Erwachsenenalter 20–210 µg/l

Funktion: Eisenspeicherung

↓: Eisenmangel

↑: *Bei erhöhtem oder normalem Serumeisen:* Eisenspeicherkrankheiten, Transfusionen
↑: *Trotz Serumeisenmangel:* Tumoren, chronische Entzündungen

☑ 1 ml Serum/Plasma

α-Fetoprotein ☞ *AFP und 11.2.1*

Fibrinogen

Normwert: 2,0–4,0 g/l (stark methodenabhängig)

Funktion: Eiweißstoff, wird in der Gerinnungsreaktion durch Thrombin zu Fibrin umgewandelt

↓: Schwere Lebererkrankungen (verminderte Synthese), Verbrauchskoagulopathie (erhöhter Verbrauch), fibrinolytische Therapie (erhöhter Abbau)

↑: Z. B. Postoperativ, nach Trauma, Akute-Phase-Protein, vergleichbar mit CRP (☞ 17.13)

☑ 2–3 ml Zitratblut

fT3 ☞ *freies Trijodthyronin*

fT4 ☞ *freies Thyroxin*

FSH (Follikelstimulierendes Hormon)

Normwerte (zyklusabhängig): 2–12 U/l in der Follikel- und Lutealphase, bis 20 U/l mittzyklisch und > 20 U/l in der Postmenopause

Funktion: Hormon des Hypophysenvorderlappens, stimuliert die Reifung des Follikels im Ovar

↑: Klimakterium praecox (Beginn des Klimakteriums vor dem 43. Lj. durch vorzeitige Ovarialinsuffizienz ☞ auch 6.1)

↓: Androgenisierung, Hypophysenvorderlappen-Insuffizienz

☑ 1–2 ml Serum

17

Gesamteiweiß

Normwert:
Serum: 66–83 g/l
Liquor: 120–500 mg/l
Sammelurin: stark methodenabhängig
max. 150 (–300) mg/24 Std.

↓: Mangelernährung, Malabsorption, Maldigestion, schwere Lebererkr., Nierenerkr. mit Proteinurie (z. B. nephrotisches Syndrom), Colitis ulcerosa, M. Crohn, starke Blutungen, schwangerschaftsinduzierte Hypertonie (☞ 12.6.2)

↑: Chronisch-entzündliche Erkrankungen (γ-Globulinerhöhung), Sarkoidose, Paraproteinämien

☑ 1–2 ml Serum/Plasma oder 2–3 ml frischer Liquor oder 10 ml Sammelurin (24-Std.-Menge mitteilen)

Glukose im Blut

Normwert (nüchtern):
55–110 mg/dl = 3,0–6,0 mmol/l

Funktion: Wichtigster Energieträger des Körpers

↓: Hunger, Malabsorption, große Tumoren, Alkohol, Überdosierung von Antidiabetika, Insulinom

↑: Diab. mellitus, Cushing-Syndrom, Akromegalie, Phäochromozytom, Herzinfarkt, Medikamente (z. B. Diuretika, Glukokortikoide, „Pille")

☑ 1–2 ml Serum/Plasma oder 0,01–0,1 ml Kapillarblut

Glukose im Urin

Normwert: < 15 mg/dl = 0,84 mmol/l

Diagn. Funktion: Diagnose und Therapiekontrolle des Diabetes mellitus, Selbstkontrolle des Diabetikers

↑: Diab. mell. und andere Hyperglykämien, wenn die Nierenschwelle (ca. 180 mg/dl) überschritten wird, ohne Hyperglykämie bei Nierenerkrankungen (z. B. Glomerulonephritis), Schwangerschaft

☑ 5 ml Spontanurin bzw. Urin definierter Sammelperioden

Glutamat-Oxalazetat-Transaminase (GOT, ASAT)

Normwerte: ♀ < 35 U/l; ♂ < 50 U/l

Funktion: Wichtiges Enzym im Aminosäure- und Kohlenhydratstoffwechsel

↑: Herzinfarkt (nach 4 Std. nachweisbar, Gipfel nach 16–48 Std., Normalisierung nach 3–6 Tagen), Herzoperation, -massage, Hepatitis, Leberzirrhose, Verschlussikterus, toxische Leberschäden, HELLP-Syndrom (☞ 12.6.2)

☑ 1–2 ml Serum/Plasma

Glutamat-Pyruvat-Transaminase (GPT, ALAT)

Normwerte: ♀ < 35 U/l; ♂ < 50 U/l

Funktion: Wichtiges Enzym im Aminosäurestoffwechsel

↑: Akute und chron. aggressive Hepatitis, Schub einer Leberzirrhose, Verschlussikterus, toxische Leberschäden, HELLP-Syndrom (☞ 12.6.2)

☑ 1–2 ml Serum/Plasma

γ-Glutamyl-Transferase (γ-GT)

Normwerte: ♀ < 40 U/l; ♂ < 60 U/l

Funktion: Wichtiges Enzym im Aminosäurestoffwechsel

↑: Leitenzym bei Cholestase und Alkoholabusus! Mäßige Erhöhung z. B. bei Hepatitis, Leberzirrhose und Lebermetastasen

☑ 1–2 ml Serum/Plasma

Glykosyliertes Hämoglobin (glykiertes Hämoglobin, Glykohämoglobin, HbA)

Normwerte: HbA_1 < 7,6 %; HbA_{1c} < 6,4 %

Diagn. Funktion: Maß für die Serumglukosekonzentration der letzten 4–8 Wochen

↑: Alle Hyperglykämien. Falsch hoher Wert (methodenabhängig) bei Niereninsuffizienz und Hyperlipoproteinämie

☑ 2–3 ml EDTA-Blut

Hämatokrit (Hkt, Hk)

Normwert: ♀ 35–47 %; ♂ 40–52 %

Funktion: Anteil der festen Bestandteile (Erythrozyten, Leukozyten, Thrombozyten) im Blut

↓: Anämien, Hyperhydratation

↑: Dehydratation, Polyglobulie, Polyzythämie

☑ 2 ml EDTA-Blut

Hämoglobin (Hb)

Normwerte: ♀ 12–16 g/dl; ♂ 13,5–17,5 g/dl

Funktion: O_2-bindendes und -transportierendes Protein im Erythrozyten

↓: Anämie, Hyperhydratation, Schwangerschaft

↑: Dehydratation, Polyglobulie, Polyzythämie

☑ 2 ml EDTA-Blut

Harnsäure

Normwerte:
Serum: ♀ 2,3–6,1 mg/dl = 137–363 µmol/l
      ♂ 3,6–7,0 mg/dl = 214–416 µmol/l
Urin: < 800 mg/24 Std. = 4,8 mmol/24 Std. (kostabhängig, Beurteilung im Zusammenhang mit Serumwert)

Funktion: Endprodukt des Purinstoffwechsels

↑: Gicht, Leukämien (erhöhter Zellabbau), Niereninsuffizienz, Diab. mell., Fasten, Alkohol, div. Medikamente, schwangerschaftsinduzierte Hypertonie (☞ 12.6.2)

☑ 1–2 ml Serum/Plasma oder 1 ml Punktat oder 5 ml Sammelurin (24-Std.-Menge mitteilen und dokumentieren)

Harnstoff (Urea)

Normwert: 10–50 mg/dl = 2–8 mmol/l

Funktion: Harnpflichtiges Endprodukt des Eiweißstoffwechsels

↑: Alle Ursachen der Krea-Erhöhung, erhöhter Eiweißabbau

☑ 1–2 ml Serum/Plasma

HbA_1, HbA_{1c} ☞ *Glykosyliertes Hämoglobin*

17

HCG (hCG, humanes Choriongonadotropin)

Normwerte:
Männer und nicht schwangere prämenopausale Frauen: < 5 U/l
Postmenopausale Frauen: < 10 U/l
Schwangere Frauen: In Abhängigkeit von der Schwangerschaftswoche bis etwa 170000 U/l (laborabhängig)

Funktion: Glykoproteinhormon, das in der Frühschwangerschaft die Rückbildung des Progesteron produzierenden Gelbkörpers und damit die Abstoßung der Funktionalis verhindert und so die Schwangerschaft erhält (☞ auch Abb. 4.8)

↑: Physiologischerweise erhöht in der Schwangerschaft, daher eingesetzt zum Schwangerschaftsnachweis/-ausschluss, außerdem bei der Triple-Diagnostik (☞ 11.2.1). Pathologisch erhöht bei Blasenmole, bestimmten malignen Keimzelltumoren (z. B. Chorionkarzinom) sowohl des Ovars als auch extra-ovariell und – seltener und geringer – anderen malignen Erkrankungen

↓: Im Vergleich zur Schwangerschaftsdauer zu niedrig bei (Früh-)Abort, Extrauteringravidität

☑ 1–2 ml Serum, Plasma, bei Schwangerschaftstest auch Urin

Kalium (K$^+$)

Normwert: 3,6–4,8 mmol/l

Funktion: Häufigstes Mengenelement in den Zellen; wichtigstes Ion bei der Entstehung von Ruhe- und Aktionspotenzialen in Nervenzellen, entscheidend bei der Insulinaufnahme in die Zelle

↓: **Renale Verluste:** Diuretika, Glukokortikoide, Cushing-Syndrom, Hyperaldosteronismus.
Enterale Verluste: Diarrhoe, Erbrechen, Fisteln, Laxantien.
Verteilungsstörungen: Alkalose, Initialbehandlung des diabetischen Koma

↑: **Verminderte renale Ausscheidung:** Niereninsuffizienz, kaliumsparende Diuretika, Nebennierenrinden-Insuffizienz.
Verteilungsstörung: Azidose, massive Hämolyse, Zellzerfall

☑ 1–2 ml Serum/Plasma (hämolysefrei)

Kalzium (Ca^{2+})

Normwert:
Serum 2,2–2,6 mmol/l = 8,8–10,2 mg/dl
Urin < 300 mg/24 Std. = 7,5 mmol/24 Std. (auch kostabhängig)

Funktion: Wichtiges Mengenelement, entscheidendes Kation beim Zahn- und Knochenaufbau, Schlüsselstellung bei der neuromuskulären Erregungsübertragung

↓: Hypoparathyreoidismus, Nephrotisches Syndrom, Leberzirrhose, akute nekrotisierende Pankreatitis, Thiazid-Diuretika, Schleifendiuretika

↑: Endokrin, v. a. primärer Hyperparathyreoidismus, Immobilisation, Sarkoidose, Vit.-D- oder Vit.-A-Überdosierung, Tumoren

☑ Gesamt: 1–2 ml Serum/Plasma oder 5 ml Sammelurin (24-Std.-Menge mitteilen und dokumentieren). Ionisiertes Kalzium: 2–3 ml Heparinblut (eisgekühlt) sofort ins Labor und bestimmen

Kreatinin (Krea)

Normwerte (methodenabhängig):
♀ 0,5–0,9 mg/dl = 44–80 µmol/l
♂ 0,6–1,1 mg/dl = 53–97 µmol/l)

Funktion: Harnpflichtiges Endprodukt des Muskelstoffwechsels

↑: Chron. Niereninsuffizienz (jedoch erst ab ca. 50 %iger Reduktion der Nierenleistung), akutes Nierenversagen, akuter Muskelzerfall (Trauma, Verbrennung)

☑ 1–2 ml Serum/Plasma

Kreatinin-Clearance

Normwerte (alters- und methodenabhängig), meist:
♀ 75–130 ml/min/1,73 m^2 Körperoberfläche
♂ 80–160 ml/min/1,73 m^2 Körperoberfläche
(entsprechend ca. 75 kg KG)

Diagn. Funktion: Nierenfunktionstest zur annähernden Bestimmung der glomerulären Filtrationsrate, v. a. zur Erfassung beginnender Nierenfunktionsstörungen.

↓: Minderung der glomerulären Filtrationsrate z. B. bei Niereninsuffizienz im Stadium der kompensierten Retention, auch dann, wenn Serum-Krea noch normal ist. Bei Serum-Kreatinin > 3 mg/dl (> 260 mmol/l) wenig aussagekräftig

☑ 1–2 ml Serum/Plasma und 5 ml Sammelurin (24-Std.-Urinmenge, Gewicht und Größe der Patientin mitteilen)

Leukozyten (Leukos) **und neutrophile Granulozyten**

Normwerte:
(Gesamt-)Leukozyten: 4–10/nl
Neutrophile Granulozyten: 1,8–7,7/nl (ca. 60 % der Gesamtleukozyten)

Funktion der neutrophilen Granulozyten: v. a. Phagozytose und Vernichtung von Mikroorganismen und Fremdantigenen, wahrscheinlich auch von entarteten körpereigenen Zellen. Veränderung der Gesamtleukozyten- und der neutrophilen Granulozytenzahl meist gleichsinnig

Neutrophile ↓: Virusinf., einige bakterielle Inf. (z. B. Typhus), Medikamente, Knochenmarkschädigung (z. B. Tumorinfiltration, Zytostatika- oder Strahlentherapie)

Neutrophile ↑: Die meisten (bakteriellen) Infektionen, Sepsis, nicht-infektiöse entzündliche Erkr. (z. B. rheumat. Erkrankungen), diabetisches Koma, Leberkoma, Urämie, Vergiftungen, bestimmte Leukämien

☑ 2 ml EDTA-Blut

LH (Luteinisierendes Hormon)

Normwert (zyklusabhängig): 2–8 U/l in der Follikel- und Lutealphase, 6–20 U/l mittzyklisch und > 30 U/l in der Postmenopause

Funktion: Hormon des Hypophysenvorderlappens, bewirkt den Eisprung und die Umwandlung des Follikels in den Gelbkörper (Corpus luteum)

↓: Androgenisierung, Hypophysenvorderlappen-Insuffizienz

☑ 1–2 ml Serum

Lipase

Normwert: (methodenabhängig): < 60 U/l

Funktion: Triglyzeride spaltendes Enzym des Pankreas

↑: Pankreatitis, Niereninsuffizienz

☑ 1–2 ml Serum/Plasma

Lymphozyten

Normwert: 1,0–4,8/nl bzw. 20–50 % der Leukos

Funktion: Zweitgrößte Fraktion der Leukozyten mit Schlüsselstellung bei der spezifischen Abwehr. Viele Teilpopulationen (z. B. T$_4$-Helferzellen, T$_8$-Suppressorzellen) mit spezifischen Funktionen

↓: Tumoren, HIV-Infektion und AIDS, Strahlenther., Zytostatikather., Glukokortikoidtherapie

↑: Bestimmte Infektionskrankheiten, z. B. Tuberkulose, Virushepatitis

☑ 2 ml EDTA-Blut

17

Magnesium (Mg^{2+})

Normwert: 1,8–2,6 mg/dl = 0,74–1,07 mmol/l

Funktion: Wichtiges Mengenelement, beteiligt an muskulärer Erregungsübertragung

↓: Alkohol, Diarrhoe, Erbrechen, renale Verluste (z. B. bei Diuretikather.), Hyperaldosteronismus

↑: Akute und chronische Niereninsuffizienz, Überdosierung magnesiumhaltiger Antazida oder „Substitutionspräparate" v. a. bei Niereninsuffizienz

☑ 1–2 ml Serum/Plasma

Monozyten

Normwert: 0,2–1/nl; ca. 4% der Leukos

Funktion: Phagozytosefähige Teilfraktion der Leukozyten, verlassen Blutbahn und siedeln in verschiedenen Organen (und heißen dann Gewebsmakrophagen)

↑: Sarkoidose, Tbc, bakt. Endokarditis, abklingende Infektion, nach Agranulozytose, Colitis ulcerosa, M. Crohn, bestimmte Leukämien, systemischer Lupus erythematodes

☑ 2 ml EDTA-Blut

Natrium (Na$^+$)

Normwert: 135–145 mmol/l

Funktion: Häufigstes Mengenelement im Extrazellulärraum, entscheidendes Kation für den dort herrschenden osmotischen Druck

↓: Erbrechen, Diarrhoe, längerdauernde Magensaftabsaugung, Herzinsuffizienz, Leberzirrhose, Niereninsuffizienz, Nebennierenrindenunterfunktion, Medikamente (z. B. bestimmte Diuretika)

↑: Diarrhoe, Fieber/Schwitzen bei zu geringer Wasserzufuhr, Diabetes insipidus, bestimmte Medikamente

☑ 1–2 ml Serum/Plasma

Neutrophile Granulozyten ☞ Leukozyten

Östradiol (Estradiol, E$_2$)

Normwert (zyklusabhängig):
Mittzyklischer Gipfel von 30–350 pg/ml,
in der Postmenopause 10–35 pg/ml

Funktion: Proliferation des Endometriums

↑: Östrogen produzierende Tumoren

↓: Hypophysäre oder ovarielle Sterilität (☞ 8.1), Amenorrhoe (☞ 4.3.2), Klimakterium praecox (Beginn des Klimakteriums vor dem 43. Lj. durch vorzeitige Ovarialinsuffizienz ☞ auch 6.1)

☑ 1–2 ml Serum

Partielle Thromboplastinzeit (PTT)

Normwert: bis 40 Sek.

Diagn. Funktion: Maß für das endogene Gerinnungssystem

↑: Hämophilie A und B, Verbrauchskoagulopathie, schwere Lebererkrankungen. Überwachung der Heparintherapie (bei Vollheparinisierung ca. 1,5- bis 2-fache Verlängerung angestrebt), Ther. mit Vit.-K-Antagonisten (z. B. Marcumar®, üblicherweise jedoch Kontrolle über Quickwert)

☑ 3–5 ml Zitratblut

Phosphat (anorganisch)

Normwert: 2,6–4,5 mg/dl = 0,84–1,45 mmol/l

Funktion: Mengenelement, Baustein von ATP (Adenosintriphosphat), Zellmembran und Knochenmineral, wichtiges pH-stabilisierendes Puffersystem im Blut

↓: Rachitis, Malabsorption, renal-tubuläre Erkr., Hyperparathyreoidismus

↑: Niereninsuffizienz, Hypoparathyreoidismus, Akromegalie, Knochentumoren, Metastasen

☑ 1–2 ml Serum/Plasma

Progesteron (Gestagen)

Normwert (zyklusabhängig): 0,2–1,0 ng/ml außerhalb der Lutealphase, 6–25 ng/ml in der Lutealphase

Funktion: Umbau des Endometriums (Sekretionsphase), bei Abfall der Blutwerte Auslösen der Menstruation

↑: Ovarialtumoren, Blasenmole

↓: Gelbkörperinsuffizienz (Corpus-luteum-Insuffizienz), nicht erfolgte Ovulation

☑ 1–2 ml Serum

O$_2$ ☞ Blutgasanalyse

Protein im Urin

Normwert (methodenabhängig): < 150 (–300) mg/24 Std.

↑: **Renale Ursachen:** z. B. Glomerulonephritis, Pyelonephritis, nephrotisches Syndrom, Erkrankungen der Harnwege
Extrarenale Ursachen: Schwangerschaft, Rechtsherzinsuffizienz, Fieber, Eiweißerhöhung im Blut (z. B. bei Plasmozytom)

☑ 5 ml Sammelurin (24-Std.-Menge mitteilen)

Proteine im Serum ☞ Albumin, Gesamteiweiß

PTT ☞ Partielle Thromboplastinzeit

Quick (Prothrombinzeit, Thromboplastinzeit, TPZ)

Normwert: 70–120%

Diagn. Funktion: Maß für das exogene System der Gerinnung

↓: Lebererkrankungen, Verbrauchskoagulopathie, Vit.-K-Mangel, Hemmkörper gegen Gerinnungsfaktoren, z. B. systemischer Lupus erythematodes, AT-III-Überschuss, Ther. mit Vit.-K-Antagonisten (z. B. Marcumar®, therapeutischer Bereich ca. 15–25%)

☑ 5 ml Zitratblut

Retikulozyten (Retis)

Normwert:
♀ 0,8–4,1% der Erys
♂ 0,8–2,5% der Erys

Funktion: Junge, noch Reste von Zellorganellen tragende Erythrozyten

↓: Aplastische Anämie, Knochenmarkinfiltration, Erythrozytenbildungsstörungen

↑: Erhöhter Ery-Ausstoß aus dem Knochenmark, z. B. bei Blutverlust, Hämolyse, Leberzirrhose

☑ 2 ml EDTA-Blut

Sauerstoffsättigung (S_aO_{2sat})

Normwert: 94–98% im arteriellen Blut

Diagn. Funktion: Messgröße zur Kontrolle der Arterialisierung des Blutes in der Lunge

↓: **Lungenerkrankungen:** Entzündung, Ödem, Asthma bronchiale, Karzinom, Emphysem, Infarkt, Embolie
Zirkulatorische Ursachen: Schock, Kreislaufkollaps, Herzinsuffizienz, Shunt
Behinderung der Atemexkursion: z. B. Rippenfraktur, Pleuraerguss, Pneumothorax

☑ 2–3 ml Heparin-Blut (eisgekühlt) sofort ins Labor und bestimmen oder BGA-Röhrchen

T_3, fT_3 ☞ Trijodthyronin
T_4, fT_4 ☞ Thyroxin

T_4-Helferzellen (T_4-Lymphozyten, CD_4-Zellen, OKT_4)

Normwert: 35–55% der Lymphos = > 1/nl (> 1000/µl)

Funktion: Gruppe der Lymphozyten, die u. a. die Antikörperbildung anstößt

↓: Immunschwäche, typischerweise bei fortgeschrittener HIV-Infektion und AIDS, vorübergehend bei Virusinfekten, Autoimmunerkrankungen und bei fortgeschrittenen Tumoren

Thrombinzeit (TZ, Plasmathrombinzeit, PTZ)

Normwert: 17–24 Sek.

Diagn. Funktion: Maß für „gemeinsame Endstrecke" der Gerinnung

↑: Fibrinmangel, Fibrinolyether., zur Kontrolle und Steuerung der Heparinther. (Therapieziel: 2- bis 3-fach verlängerte Thrombinzeit)

☑ 3–5 ml Zitratblut

Thrombozyten (Thrombos, Blutplättchen)

Normwert: 140–440/nl

Funktion: Leiten Blutgerinnung im endogenen Gerinnungssystem ein

↓: Leukämie, toxisch (Alkohol, Medikamente, z. B. Zytostatika), Verbrauchskoagulopathie, Idiopathische thrombozytopenische Purpura

↑: Myeloproliferative Erkrankungen, nach Infektionen, Blutungen oder Milzentfernung

☑ 2 ml EDTA-Blut

Thyroxin (T_4)/Freies Thyroxin (fT_4)

Normwert:
Gesamt-Thyroxin: 45–115 µg/l = 55–160 nmol/l
Freies Thyroxin: 0,8–2 ng/dl = 10–23 pmol/l

Funktion: Schilddrüsenhormon (☞ vgl. 17.58)

↓: Hypothyreose, z. B. bei Jodmangel, Thyroxinsynthesedefekt, chron. Thyreoiditis, Z. n. Schilddrüsenresektion, Medikation mit Thyreostatika

↑: Hyperthyreose

☑ 1–2 ml Serum/Plasma

Transferrin

Normwert: 200–340 mg/dl

Funktion: Transportprotein für freies Eisen im Serum

↓: Infektionen, chron. entzündl. Erkrankungen, Tumoren, Proteinverluste, Lebererkrankungen

↑: Eisenmangel, Schwangerschaft

☑ 1–2 ml Serum/Plasma

Trijodthyronin (T_3)/ Freies Trijodthyronin (fT_3)

Normwert:
Gesamt-T_3: 0,9–1,8 µg/l = 1,3–2,8 nmol/l
fT_3: 2,5–6 pg/ml = 3,8–9,2 pmol/l)

Funktion: Schilddrüsenhormon; wird im peripheren Blut durch Abspaltung eines Jodanteils aus T_4 gebildet; schneller und stärker wirksam als T_4

↓: Hypothyreose, außerdem Umwandlungshemmung von T_4 in T_3, z. B. bei Schwerkranken oder bestimmten Medikamenten

↑: Hyperthyreose. In 5–10% der Hyperthyreosen sog. isolierte T_3-Hyperthyreose

☑ 1–2 ml Serum/Plasma

17

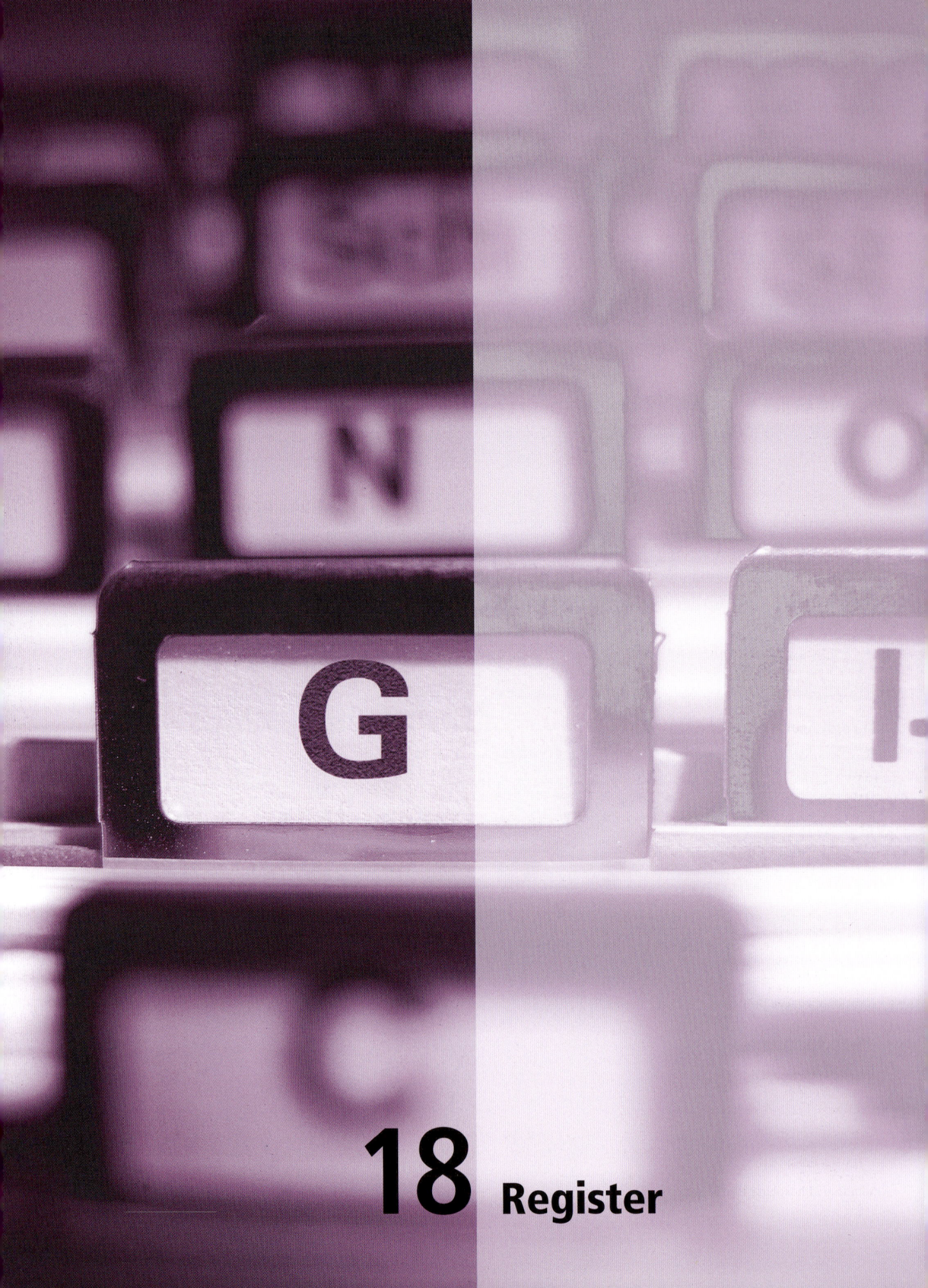

18 **Register**